发育性和癫痫性脑病

名誉主编　黄远桂

主　　编　邓艳春

副 主 编　江　文　刘永红　吴振宇

编　　者　（按姓氏笔画排列）

王晓丽　孔小红　邓艳春　甘亚静　冯　研

乔晓枝　刘　超　刘永红　江　文　李　丹

李国艳　李锋同　杨　琳　杨欣伟　吴振宇

汪　东　张文娟　张建芳　张楚楚　张翠荣

赵　新　赵斯玉　秦晓琴　黄绍平　曹　咪

韩腾辉　魏子涵

第四军医大学出版社·西安

图书在版编目（CIP）数据

发育性和癫痫性脑病 / 邓艳春主编 . —西安：第
四军医大学出版社，2024.1
ISBN 978 - 7 - 5662 - 0986 - 3

Ⅰ . ①发…　Ⅱ . ①邓…　Ⅲ . ①脑病–诊疗　Ⅳ .
①R742

中国国家版本馆 CIP 数据核字（2024）第 012323 号

FAYUXING HE DIANXIANXING NAOBING

发育性和癫痫性脑病

出版人：朱德强　　　责任编辑：土丽艳　赵吉倩

出版发行：第四军医大学出版社
　　　　　地址：西安市长乐西路 169 号　邮编：710032
　　　　　电话：029 - 84776765　　　传真：029 - 84776764
　　　　　网址：https：//www.fmmu.edu.cn/press/

制版：西安聚创图文设计有限责任公司
印刷：陕西天意印务有限责任公司
版次：2024 年 1 月第 1 版　　2024 年 1 月第 1 次印刷
开本：889×1194　1/16　　印张：32.75　　字数：910 千字
书号：ISBN 978 - 7 - 5662 - 0986 - 3
定价：268.00 元

癫痫是神经科临床最常见的疾病之一,同时也是最复杂的疾病之一。根据2017 年国际抗癫痫联盟的分类,癫痫的病因可分为结构性、遗传性、感染性、代谢性、免疫性以及未知原因等六类,有极为复杂的致病机制。有一部分癫痫由于癫痫的病因本身而造成严重的认知和行为障碍,其严重程度超过了癫痫发作所致的脑功能障碍,被称为发育性和癫痫性脑病(DEE)。这类疾病大多在新生儿期、婴幼儿期或儿童期发病,治疗效果普遍较差,相当部分是由各种各样的基因突变所致,在临床上识别及诊断的难度较大。故我们整理了现有的关于发育性和癫痫性脑病的资料,并结合我们临床工作中遇到的病例,编写《发育性和癫痫性脑病》,为临床医师诊断此类疾病提供参考。

《发育性和癫痫性脑病》分为两篇,第一篇为发育性和癫痫性脑病总论,主要讲述正常儿童脑发育过程、儿童脑发育迟缓及其评估、离子通道基因突变与癫痫、物质代谢通路基因突变与癫痫、各类信号通路基因变异与癫痫等内容,对发育性和癫痫性脑病可能的发病机制进行了概要的讲述;第二篇为发育性和癫痫性脑病的分子分型,按照 OMIM 网上 DEE 注册的时间顺序对 DEE1 至DEE100 型的病因、临床表现、诊断以及可能的治疗方法进行了较为翔实的叙述,读者们可以在书中简明扼要地了解这些疾病。部分分型加入了我们搜集的病例,这些病例有的诊断明确,有的可能会存在争议,仅供参考。本书脉络清晰,有助于初级临床医师建立对于发育性和癫痫性脑病这一类疾病的基础认识,为临床诊断提供帮助;同时也可供中高级临床医师参考,以加深对于这一类疾病的认识。

在这里需要提醒读者的是，在本书成稿时，已经报道的发育性和癫痫性脑病共有 100 型，但并不是说就只有 100 型。人类大脑中包含近千亿的神经元，而且还有数量远超神经元的神经胶质细胞，而其中发挥作用的分子又何止这百十种，还有很多文献报道的病例并未收录进 OMIM 网站，因此我们并不应该受限于本书，而是应该以发展的眼光看待临床中遇到的每一位患者。

编者的临床经验和水平还有所不足，书中难免存在缺陷，甚至错误，恳请读者提供宝贵意见和建议。

本书也是我们团队在学习发育性和癫痫性脑病的过程中记录的读书笔记，现在整理出来与大家分享。感谢所有参编者的努力工作和第四军医大学出版社土丽艳编辑和赵吉倩编辑等人的辛苦付出。衷心希望本书能够对读者的临床实践有一点点帮助。

邓艳春

目录

CONTENTS

第二篇　发育性和癫痫性脑病的分子分型

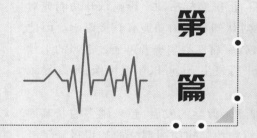

第一篇

发育性和癫痫性脑病总论

1 概述

1.1 发育性和癫痫性脑病的概念

"癫痫性脑病"是癫痫活动本身导致的严重认知和行为障碍,2017 年国际抗癫痫联盟(ILAE)正式修订的新癫痫分类系统中,将"癫痫性脑病"修改为"发育性和癫痫性脑病"(developmental and epileptic encephalopathies,DEE),因为除了频繁的癫痫活动会对大脑发育产生影响外,许多遗传性癫痫的突变基因也可直接导致发育障碍。

发育性和癫痫性脑病指认知功能受癫痫发作、发作间期癫痫样活动以及癫痫背后的神经生物学过程产生的影响。在新修订的分类中,发育性和癫痫性脑病被分为发育性脑病(DE)、癫痫性脑病(EE)与发育性和癫痫性脑病(DEE)三类。发育性脑病指非进行性发育迟缓、智力残疾的患者,随着大脑的成熟,残疾可能会变得更加明显。发育性脑病患者患癫痫的风险高于普通人群,但癫痫样活动不影响认知功能或对认知功能的影响较小。相反,癫痫性脑病患者的癫痫或癫痫样活动对认知和行为功能有直接影响。因此抗癫痫药物对发育性脑病患者认知功能的改善效果不明显,但大多数癫痫性脑病患者可通过适当的干预恢复到正常或接近正常的基线认知状态。发育性脑病和癫痫可以平行发生,也可以相互影响,最终导致病情恶化。

大多数发育性和癫痫性脑病都有遗传原因,随着基因检测和神经影像学的发展,越来越多的新基因的变异被发现,发育性和癫痫性脑病的表型谱逐渐扩大,发育性和癫痫性脑病病因部分的知识得到了补充,越来越多以前不明原因的癫痫发作的患者被诊断为发育性和癫痫性脑病。目前 OMIM 网已经收录了100 余种发育性和癫痫性脑病,相信仍有许多发育性和癫痫性脑病表型有待我们发现。

发育性和癫痫性脑病在任何年龄段都有可能发病,但通常于婴幼儿或儿童早期发病。目前的研究表明,婴儿期发病的发育性和癫痫性脑病主要包括大田原综合征(Ohtahara syndrome)、早期肌阵挛性脑病(EME)、婴儿期发作的迁移局灶性癫痫、West 综合征和婴儿期严重肌阵挛癫痫(Dravet 综合征)。儿童期发病的常见发育性和癫痫性脑病有:Landau - Kleffner 综合征(LKS)、Lennox - Gastaut 综合征(LGS)、睡眠中持续棘波发育性和癫痫性脑病。长期以来,一系列研究表明编码离子通道的基因突变是发育性和癫痫性脑病最常见的原因之一,而现在越来越多的非离子通道基因突变在 DEE 患者中被发现,如与发育性和癫痫性脑病相关的结构性疾病[结节性硬化症(TSC)、下丘脑错构瘤、半巨脑]、代谢性疾病(GLUT1 缺陷)和免疫紊乱(Rasmussen 综合征)等。

对于发育性和癫痫性脑病来说,早期诊断对治疗和预后有着深远的影响,潜在病因可能直接影响癫痫的严重程度和发育的基线水平,确定病因对于有针对性地精准干预非常重要。随着发育性和癫痫性脑病相关基因不断被发现,其表型谱也逐渐扩展,诊断技术也在不断进步。目前的诊断方法除了询问临床病史以及癫痫症状、筛选危险因素和临床标志物外,还有一些诊断性检测手段,可以帮助识别临床综合征、明确病因并与其他疾病进行鉴别。例如:①脑电图检查。视频脑电图可以帮助区分不同的发作症状,发现特定的电模式,如 Ohtahara 综合征的抑制性爆发、West 综合征的高幅失律、Lennox - Gastaut 综合征频率小于 2.5 Hz 的慢的棘慢波放电以及婴儿恶性迁移性部分性发作,脑电图上显示为癫痫放电从一侧半球转移到另一侧半球。②脑MRI检查。脑MRI有助于识别一些结构性异常,如皮质发育畸形、脑髓鞘发育不良、脑白质异常信号、巨脑回等。③基因检测。基因检测技术是诊断发育性和癫痫性脑病的金标准。10%到50%的病例可以用目前的分子技术进行诊断。随着全外显子测序(WES)和全基因组测序(WGS)被应用于发育性和癫痫性脑病的病因诊断,临床医师可以从生物信息学的角度更加直接地识别致病变异,遗传病因的知识也在不断扩充。④其他检查。包括血和尿的代谢筛查和免疫检测等,如葡萄糖转运蛋白1缺乏症的低血糖和脑脊液葡萄糖水平低下,发育性和癫痫性脑病3型的血浆脯氨酸、鸟氨酸、精氨酸和谷氨酸等水平升高等氨基酸代谢障碍等。

发育性和癫痫性脑病大多数对抗癫痫发作药物(ASMs)不敏感,但也有部分例外。如丙戊酸钠和拉莫三嗪在相当长一段时间内被认为是LGS的一线治疗药物,目前有更新研究表明大麻二酚和氯巴占可能更有效;苯二氮草类药物也常用于治疗睡眠中持续棘波;氨己烯酸对TSC相关的West综合征非常有效;长期以来也有医生使用皮质类固醇类激素来治疗各种癫痫综合征,如使用肾上腺皮质激素(ACTH)治疗婴儿痉挛,有报道称SLC35A2-先天性糖基化紊乱患者对ACTH反映良好。此外生酮饮食也已经被证明在广泛的癫痫中有效,且生酮饮食特别适用于GLUT1缺陷或丙酮酸脱氢酶缺陷的患者,对于儿童Dravet综合征也应尽早考虑。为了防止癫痫导致的运动或神经心理恶化,经过严格的评估后还可采用癫痫外科或神经调控手术进行治疗,如在继发于局灶脑或半球结构损害的药物难治性DEE儿童中,病变切除或半球断离是有效的。但这些有效背后的精准机制有待探讨,并且亟待开发更多的针对不同分子类型发育性和癫痫性脑病的精准治疗手段。

目前越来越多的药物难治性癫痫找到了精准治疗的靶点,现研究较多的基因包括CDKL5、SCN1A、KCNQ2/KCNQ3、PCDH19、SCN2A/SCN8A、SLC2A1等,在这些基因突变体中存在一些有希望的靶向治疗方法。此外KCNT1、STXBP1、CACNA1A、CHD2、SYNGAP1、GABRB3和GRIN2A/GRIN2D基因突变也有靶向治疗的希望。例如功能获得性SCN2A基因突变患者使用钠通道阻滞剂在40%~80%的患者中可以达到50%的发作减少,在30%的患者中可以完全控制癫痫发作;NMDA受体拮抗剂已被建议用于GRIN2A/GRIN2B相关疾病;奎尼丁逆转突变的钾通道KCNT1引起的功能增强;FOLR1基因突变患者四氢叶酸治疗;SLC35A2基因突变导致的先天性糖基化营养不良可采用半乳糖替代治疗;PCDH19基因突变患者对氯巴占反应良好等。靶向治疗的目的不仅是改善癫痫发作,也通过直接作用于产生疾病的病因,改善患者的发育状况和相关的其他疾病。

随着人们对生育质量的重视,遗传咨询逐渐普及,产前诊断技术也在不断发展。发育性和癫痫性脑病患者致病性基因突变的发现可为精确的遗传咨询提供信息,避免了基因缺陷患儿的出生。

1.2 正常儿童脑发育概述

1.2.1 正常儿童的大脑神经元发育过程

1.2.1.1 大脑神经细胞的发育

神经元和胶质细胞具有繁多的种类,这种多样性主要源于神经管的局限性多能神经上皮细胞向不同类型神经细胞的定向分化。只存在于早期胚胎的神经上皮细胞,最终转变为室管膜细胞和放射状胶质细胞。其中室管膜细胞作为神经管的组成部分并且分泌脑脊液。而放射状胶质细胞的主要功能是驱动大脑发育,比如在整个胚胎和胎儿发育过程中作为主要的神经干细胞及作为其他祖细胞和新生神经元迁移的神经支架。

大脑中的细胞主要分为神经元和胶质细胞。胶质细胞分为3类,即少突胶质细胞、星形胶质细胞和小胶质细胞。

神经元是传导电势能并将电脉冲信号转化为机体功能的细胞。大脑中,神经元被组织成为核团,具有不同的纤维连接,也意味着具有不同的功能。初始的神经管由跨越整个宽度的生发神经上皮构成,由内向外为室管膜区、中间区和边缘区。经过一系列有规律的增殖分化,形成细胞层。随着室管膜区内干细胞的持续分裂,迁移的细胞围绕初始的神经管形成第二层细胞层并逐渐增厚,叫作套区。套区的细胞可以分化成神经元和胶质细胞,全部细胞层分化完成后,在外侧形成一个几乎全是轴突没有胞体的边缘区。最终,少突胶质细胞以髓鞘的形式覆盖最外层,使得神经元看上去呈白色,白质也因此得名。不含髓鞘的区域被称为灰质。发育完成后,室管膜区的生发上皮将萎缩并内衬在脑室的内表面,称为室管膜。对于大脑皮层而言,同样遵循这一发育规律。对于皮层而言,套区的神经祖细胞会在放射状胶质细胞的突出上向脑外表面迁移,聚集成一个新的细胞层,称为皮质板,最终形成新皮质的 6 层结构。新皮质是哺乳动物的最显著特征之一。新皮层神经元的特化与 Lhx2 转录因子相关,缺失 *lhx2* 基因的小鼠不能形成大脑皮质。全部大脑结构成熟一般在童年中期完成,形成不同脑区功能与连接都不相同的大脑皮质。当然除了垂直地形成 6 层结构之外,大脑皮质还在水平方向上形成大量脑区,对不同功能进行调节。在干细胞分裂的 S 期中,临近神经管外缘的细胞中的核位于基端,随着细胞周期的进行,核向顶端位移。在 M 期,细胞核到达靠近室管膜表面的顶端。在 G1 期,细胞核重新缓慢移动到基端。这个过程被称为周期性核迁移,广泛存在于脊椎动物中,同样存在于胶质细胞的分裂过程中。

少突胶质细胞构成中枢神经系统的髓鞘,外周神经系统的髓鞘由施万细胞构成。髓鞘一方面能够帮助神经元发挥正常功能,另一方面能够对神经元提供支持和保护作用,延长神经元的寿命。髓鞘的缺失即脱髓鞘,与许多临床疾病存在相关,如惊厥、麻痹、多发性硬化等等。在动物研究中,科学家找到了一些与髓鞘发育相关的分子。在 trembeler 突变体小鼠中,会出现外周神经系统髓鞘形成缺陷,但是对于中枢神经系统的神经活性却没有影响。与之相反的,在 jimpy 突变体小鼠中,中枢神经系统的髓鞘缺失,而周围神经系统中不受影响。

星形胶质细胞可以建立血脑屏障、应答中枢神经系统的感染、支持突触稳态和传递神经信号。星形胶质细胞的主要标记物是胶质细胞原纤维酸蛋白(GFAP)。人编码 GFAP 的基因发生突变时会导致编码的 GFAP 蛋白折叠错误,从而引起亚历山大病,即一种由于纤维性蛋白聚集体阻碍多种神经系统功能而引起的脑白质发育不良。

小胶质细胞作为中枢神经系统的免疫细胞,具有吞噬死亡或功能失调的神经元或胶质细胞的功能。相比于其他类型细胞,小胶质细胞能够表现出很强的活动性。

人类大脑发育一般从胚胎期持续到成年,与其他系统类似,神经系统的发育同样遵循一定规律。脑功能取决于神经元和突触连接的多少,从宏观来看,大脑体积能够在一定程度上反映大脑功能。通过尸检及多个数据库比对发现,婴儿出生时脑重量350~400 g,占体重的 1/9~1/8,约为成人脑重的 25%;1 岁时为出生时的 2 倍,达成人脑重的 50%;2 岁时为成人脑重的 75%;3 岁人脑重达到成年人脑重的85%;3~6 岁时,脑的发育仍较迅速,脑重已由 1 岁时的 900 g 增至 6 岁时的 1 200 g。神经纤维分支增多加长,这有利于神经元联系的形成。6 岁左右,大脑半球的一切神经传导通路几乎都已髓鞘化,身体在接受刺激后,刺激可以快速地、准确地由感官沿着神经通路传到大脑皮质高级中枢。大脑皮质各区间增加了暂时联系的可能性,分化作用也大大加强,条件反射的形成比较稳定而巩固。7~8 岁的儿童大脑半球继续发育,脑重由 6 岁时的 1 200 g 增加到 1 300 g,接近成人的脑重(1 350~1 400 g),同时神经细胞体积增大,细胞分化基本完成,神经细胞的突起分支变得更密,出现了许多新的神经通路。大脑额叶迅速生长,使儿童运动的协调性得到发展。由于大脑的发育,抑制能力及分析综合能力加强,工作能力也逐渐增强,儿童的行为变得更有意识。但这一时期,儿童对第二信号系统的语言和文字反应尚未完善,直观形象模仿能力强,而对抽象概念思维能力差。9~16 岁儿童,脑重量增加不多,这一时期神经的联络纤维在数量上大幅增加,联络神经元的结构和皮质细胞结构功能快速形成和发展,这是大脑进行思维的物质基础,是大脑功能进一步成熟的标志。

有研究表明,将 1978 年的尸检数据与 2011 年的数据库数据对比,大脑体积没有显著差异,但是后者测量的青少年队列体重更大,因此肥胖对于大脑功能和发育没有影响。而对于胎儿时期而言,高脂肪饮食的小鼠后代大脑中 BDNF、NGF 和 NT-4/5 的表达降低,导致神经发生和突触可塑性受损,因此母体肥胖对胎儿大脑功能具有一定程度的负性作用。另外值得注意的是,早产儿与正常产儿相比在 15 岁时大脑容量较小。在这里需要强调的是,幼儿学习模式是一种类似于统计的学习方式,即出现次数越多记忆越深刻。

不同类型神经元和胶质细胞分化的时间点不同,早期分化而成的细胞迁移到近处,晚期分化而成的细胞迁移到远处,到达更靠近脑表面的位置。神经元之所以能够到达指定位置,与放射状胶质的功能密切相关。科学家已经在小脑中观察到,神经元在小脑胶质细胞突出上以每小时 40 mm 的速度向靶区迁移。现已阐明的机制中,Reelin、黏附蛋白 astretactin 和脑源性神经营养因子 BDNF 在其中扮演重要角色。

有研究表明,将 *ARHGAP11B* 基因导入发育中的小鼠脑皮质,使原本无脑回的小鼠大脑产生了类似脑回的折叠。因此 *ARHGAP11B* 这种特异性表达在人脑放射状胶质细胞中的基因可能与脑回的产生具有相关性。

影响祖细胞向外迁移的细胞是 cajal-retzius(CR)细胞,这些细胞位于软脑膜表面,分泌 Reelin 蛋白。从 CR 细胞分泌之后,Reelin 蛋白以梯度的方式分布在细胞外基质中。Reelin 对新生神经元发出指令,从基端细胞膜向软脑膜表面延伸丝足。之后由于 Dab1 被激活,Dab1 编码的蛋白具有丝状肌动蛋白的作用,并且能上调神经钙黏素的表达。神经钙黏素主要定位在放射状胶质纤维的细胞膜上,在最接近边缘区的位置浓度最高。通过这两种机制,Reelin 参与了神经元形成后迁移的过程。完成迁移后,Reelin 达到浓度最高时,通过蛋白降解来抑制 Dab1,进而终止细胞迁移并在特定的皮层开始促使细胞分化。一旦编码 Reelin 蛋白或其下游 Disabled-1 酶的基因产生突变,会发生因皮层分层障碍导致的大脑发育不良,产生包括智力低下、癫痫等临床症状。

神经生长因子(nerve growth factor,NGF)是发现最早和研究最深入的神经生长调节因子。1953 年,意大利科学家 Levi Montalcini 发现了 NGF,1960 年美国科学家 Cohen 提取纯化 NGF,证明其生物活性。NGF 的发现是现代生物学发展的重要里程碑,Montalcini 和 Cohen 也因对 NGF 研究的杰出成就而荣获 1986 年诺贝尔生理医学奖。之后学者们又发现了第 2 个神经营养因子,即脑源性神经营养因子(BDNF 或 NT-2);以后又陆续发现了一些与 NGF 蛋白质同源的神经营养因子特称为神经营养素(neurotrophin,NT)或 NGF 族因子,如神经营养素-3、4/5、6、7(NT-3、4/5、6、7),上述因子组成 NGF 家族或 NT 家族。

脑源性神经生长因子(brain-derived neurotrophic factor,BDNF)是脑中含量最大的神经营养因子,最初是德国神经生物学家 Brade(1982 年)等人从猪脑分离鉴定的一种碱性蛋白质,其大小和等电点与 NGF 单体相似,相对分子质量为 13.5×10^3,等电点 10。BDNF 的氨基酸序列有 48% ~ 60% 与 NGF 相同,证明它们是同一家族的神经营养因子。BDNF 前体分子为 249 个氨基酸。BDNF 广泛分布于中枢神经系统。除主要分布在海马神经元外,翼板源性感觉神经元、神经嵴感觉神经元、结状节神经元、脊髓运动神经元、面神经运动神经元、三叉神经本体感觉神经元、视网膜节细胞、基底前脑胆碱能神经元、黑质多巴胺能神经元、黑质 GABA 能神经元和皮质神经元等也有 BDNF 存在。BDNF 是一种重要的运动和感觉神经元营养因子,不但在中枢神经系统发育过程中对神经元的生存、分化、生长和生理功能的维持起关键作用,而且还具有抗损伤性刺激、促进神经元再生、抑制神经细胞凋亡、刺激诱导轴突再生及促进神经通路修复等作用。BDNF 具有与 NGF 重叠却不尽相同的作用,它在体内能支持某些对 NGF 无反应的感觉神经元的存活,而且对多巴胺能神经元和运动神经元有较强的生物效应。BDNF 对周围和中枢神经元具有广谱作用,它是脑神经和脊神经感觉节、大脑皮质、海马、纹状体发生中神经元存活的主要依赖因子,参与调控脑的分化。除此之外有研究表明,BDNF 能影响突触功能,在脊髓神经元与肌细胞联合培养中加入 BDNF 或 NT-3,数分钟内便可在肌细胞记录到自发的和冲动引起的突触活动。BDNF 或 NT-3 能迅速增加培养的海马神经元的细胞内钙含量,进而可能增加神经递质的释放。此外,BDNF 为突触稳定的触发因子。神经营养因子的生物学功能由高亲和力酪氨酸激酶受体(trk)介导,其在神经营养靶细胞和低亲和力受体 p75 的生物学功能中起主要作用。NGF 通过与位于细胞表面的 TRKA 受体结合来发挥其作用,激活细胞质或内体通路,如 PI3K、磷脂酶 C 和 ras-丝裂原活化蛋白激酶(MAPK)。

在母体中,神经营养因子参与调节着床、母体免疫和血管生长。NGF 和 BDNF 等神经营养因子在胎盘发育和成熟中发挥重要作用。在胚胎发生过程中,BDNF 和 NT-3 在血管生成和血管稳定中发挥重要作用。

BDNF 等神经营养因子具有能穿过子宫-胎盘屏障到达胎儿大脑的特性,因此能够参与胎儿大脑产前和产后发育过程,并具有神经保护作用。神经营养因子已被证明可通过 PI3K/Akt 通路调节神经元细胞中神经肽(如神经肽 W)的表达,并且在影响发育中和成熟神经系统的突触特性方面发挥着重要作用。

孕期母体营养和各种宫内因素会影响胎儿大脑的可塑性和神经发育。动物研究表明,联合补充 n-3 多不饱和脂肪酸(PUFA)和维生素 B_{12} 可提高大脑中神经营养因子(如 BDNF 和 NGF)的浓度,从而改善神经血管功能和大脑发育,而缺乏则可导致后代认知功能降低;喂食高脂肪饮食的大鼠会减少海马和额叶皮层中的 NPY 1 受体和 BDNF,从而增加焦虑样行为;缺乏 omega-3 的饮食会降低雄性后代大鼠下丘脑和海马中的 NPY 1 受体和 BDNF 含量。

如前所述,在妊娠第三周神经祖细胞的分化开启了胎儿的大脑发育。发育中胎儿的外周和中枢神经系统的神经元生长和分化过程涉及神经营养因子,包括 BDNF 和 NGF 等。BDNF 被认为是中枢神经系统神经回路发育的关键调节因子,它在中枢神经系统中大量表达并在许多方面影响神经元功能,如神经元的生长、形态、突触和结构可塑性。NGF 已被证明对中枢神经系统中胆碱能神经元的轴突生长、发育和存活至关重要,在外周神经元的存活和维持中起重要作用,并调节分化神经元的功能。

在脑相关疾病或精神疾病的病理学中广泛报道了 BDNF 和 NGF 水平的改变。据报道,与非抑郁症患者相比,抑郁症患者的前扣带皮层和尾侧脑干中的 BDNF 水平较低;BDNF 对多巴胺能神经元具有神经保护和神经恢复作用,因此被认为是帕金森病治疗中的一种有前途的药物;癫痫患者的 BDNF 和 TrkB 增加,抑制 BDNF-TrkB 信号传导和增强 NPY 系统可能有助于癫痫的治疗;NGF 及其受体与阿尔茨海默病的进展有关;血清 NGF 水平与精神分裂症患者大脑不同区域的灰质体积显著相关。因此,包括 BDNF 在内的 NGF 对于大脑发育和功能维持方面具有重要的生理作用。

长链多不饱和脂肪酸(LC-PUFA),包括二十二碳六烯酸(DHA)和花生四烯酸(AA),被结合到细胞膜的磷脂中,它们除了在这些膜中的结构作用外,还充当自体信号分子的前体。DHA 是中枢神经系统中细胞膜的成分之一,在胎儿大脑中的积累开始于怀孕的最后三个月,并且大脑的高水平 DHA 会在整个生命中保持。妊娠晚期的全身 DHA 增加量约为 50 mg/d。由于 DHA 的内源性形成相对较低,因此增加 DHA 摄入量可能有助于大脑发育。在早产婴儿中,LC-PUFA(帮助 DHA 进入细胞膜)在胎儿组织中的积累在妊娠结束时被截断,并且在发育迟缓的胎儿中也受到强烈限制,这可能是造成早产儿智力发育低下的原因之一。在动物试验中,饮食 DHA 始终处于足量状态,已被证明能够支持皮层的发育。值得注意的是,通常胎儿体内 DHA 浓度高于母体,这可能是"双肝系统"的自然结果。

关于婴儿补充 DHA 的队列研究显示,视力发育速度明显增加,但是对视力影响的持久性以及这种早期视觉缺陷是否对认知发展产生潜在影响仍然未知。其次,无论是早产儿还是足月儿,在 12 个月时贝利量表心理发育指数表现出了差异,补充 DHA 组评分更高。最后也是最重要的,没有足够的证据证明早期增加 DHA 供应量可以改善婴儿的智力发育,但是早期摄入 DHA 可以对健康产生正向长期作用是肯定的。值得注意的是,母体补充过多 DHA 可能会导致婴儿头部变大。

1.2.1.2 神经突触可塑性与癫痫的关系

神经系统的可塑性(plasticity)是指神经系统对机体内、外环境适应或应变而发生的形态结构和功能活动的改变。神经系统的结构和功能可塑性是神经系统的重要特征之一。结构可塑性包括突触结构的修饰、神经元轴突和树突的改变以及神经回路(neural circuit)的改变等;功能可塑性微观上包括突触传递(synaptic transmission)、树突整合以及神经元兴奋性的改变等,宏观上表现为学习、记忆以及其他脑高级功能的改变。各种可塑性变化可以出现在发育期、成年期及老年期,在生理和病理条件下均可出现。突触传递效率的变化称为突触可塑性的变化,可增强或减弱,通常在刺激后的几毫秒到几天内发生。突触可塑性的长期变化是未成熟神经系统发育、成人大脑学习和记忆以及其他高级大脑功能的细胞基础。因此,突触可塑性活动被认为随着人类生活的内外环境的变化而变化。根据表达部位的不同,突触可塑性可分为突触前神经递质释放变化或突触后神经元对神经递质的反应变化。

谷氨酸作为中枢神经系统最常见的兴奋性神经递质,在突触可塑性形成、维持和改变的过程中起关键作用。在成年哺乳动物的中枢神经系统中,主要有三种代谢型谷氨酸受体,即 AMPA 受体、藻酸盐受体和 N - 甲基 - D - 天冬氨酸(NMDA)受体。除此之外还有一种微不足道的"δ"型受体(GluD1 和 GluD2)。尽管"δ"受体与 AMPA 受体具有结构同源性,但它不能被谷氨酸激活,但可以利用细胞外糖蛋白连接突触前和突触后的功能元件。

AMPA 受体是大脑中最常见的受体之一,它以四种受体亚基的形式存在,即 GluA1~4 不同组合的四聚体,至少含杂聚物(最常见的形式)和均聚物两个亚基。在 CNS 中,90%~95% 的 AMPA 受体是 GluA1/GluA2 异聚体。被谷氨酸激活后,代谢型谷氨酸受体(mGluR)的信号转导发生的时间范围相对较广,从几毫秒到几小时不等。AMPA 是最早响应谷氨酸的受体。当谷氨酸的浓度迅速下降或上升时,AMPA 受体会在不到 1 ms 的时间内迅速打开并在几毫秒内失活。

海马中的 AMPA 受体由 GluR1/2 或 GluR2/3 组成,并有少量的 GluR1/1 异构通道。一般来说,海马中 GluA1 亚基的含量最多,而 GluA2 相对较少。AMPA 受体通常在海马锥体神经元和中间神经元的突触后膜上表达。然而研究表明,AMPA 也在突触前轴突的末端表达并具有功能活性。此外,GluA1 和 GluA2 亚基位于年轻小鼠的突触后、海马切片培养物和突触前轴突中。复杂的分布使得海马中 AMPA 受体的功能更加多样化和复杂。

AMPA 突触可塑性具有多种调控机制,其核心是钙离子的调控。不同的钙内流条件会导致突触可塑性发生变化,而细胞内 Ca^{2+} 的基线水平和时间波动对于多种形式的神经元可塑性而言是最重要的。具体而言,细胞内 Ca^{2+} 的短期快速增加可能导致长期增强(LTP),而 Ca^{2+} 持续缓慢增加可能导致抑制(LTD)。研究表明,mGluR 在长期或重复激活后减弱海马锥体神经元的 LTD。此外,一些 mGluR 可能产生不依赖于谷氨酸的基本活动。这些都为 AMPA 调节突触可塑性的变化提供了可能。此外,癫痫与谷氨酸能神经传递增强有关。谷氨酸诱导细胞质的游离 Ca^{2+} 水平增加,进而增加神经元和星形胶质细胞的 Glu 释放。细胞内 Ca^{2+} 的积累也会触发涉及多个细胞内信使系统的分子级联反应,最终导致神经元传递效率变化。在 4 - 氨基吡啶诱导的癫痫发作中,脑微透析检测到组织谷氨酸显著增加。在动物模型中,慢性 TLE 后,GluA1、GluA2 和 AMPA 受体亚基的表达显著降低。这种减少可能导致整体谷氨酸能传递的减少,并可能影响钙渗透性。在毛果芸香碱诱导大鼠癫痫持续状态(SE)后的第一周,在海马中检测到 GluA1 和 GluA2 mRNA 表达降低。电生理学表明,缺乏 GluA2 的癫痫动物的锥体神经元可以改变对 AMPA 受体的 Ca^{2+} 调节,此现象也在下丘脑错构瘤和癫痫患者中得到证实。此外,AMPA 受体表达的水平、位置和发育阶段尚不确定,这意味着存在一种潜在机制,可以维持参与突触传递活动的神经元网络的稳定性和神经元的完整性。大脑功能不会过于敏感或缓慢。在 LTP 和 LTD 中发挥关键作用的 AMPA 转运可以实现上述监管。此外,一般认为 LTP 刺激对于 GluA1 - GluA2 受体进入突触结构至关重要。在 LTP 的初始阶段,含有 GluA1 且不含 GluA2 和 GluA3 的 AMPA 受体会被募集到突触结构中。GluA1 亚基上的四个丝氨酸残基(Ser831、Ser845、Ser818 和 Ser816)和一个苏氨酸残基(Thr840)可以被磷酸化,这有助于在 LTP 期间将 AMPA 受体插入突触后膜。另一种蛋白激酶,非典型 PKC 异构体 M zeta(PKMξ),参与 LTP。PKMξ 通过上调 AMPA 受体转运来增加突触后膜中 AMPA 受体的水平,这取决于 GluA2 和 N - 乙基马来酰亚胺敏感因子的存在与否。研究表明,PICK1 调节 AMPA 受体的转运。在 AMPA 受体亚基(例如 GluA2)的极端 C 端,GluA2 的突触后致密区(PSD)结合配体与 PICK1 蛋白和位于 PSD 上的 AMPA 受体结合蛋白相互作用,并与谷氨酸受体相互作用。在 KA 诱导的慢性颞叶癫痫(TLE)大鼠中,海马突触体中 PICK1 的浓度显著降低。

大量研究表明,癫痫的发生和发展与谷氨酸能神经传递的强度和效率密切相关。前脑癫痫性惊厥主要由谷氨酸能神经传递介导。此外,大脑中的 AMPA 表达在癫痫发作后相对增强。癫痫持续状态(SE)模型是 1983 年首次报道的累及边缘系统的癫痫动物模型。相关病理研究证实毛果芸香碱诱导的 SE 模型存在海马神经元死亡和苔藓纤维发芽。这些症状与人类 TLE 的临床症状和病理类型相似,因此通常作为 TLE 模型进行研究。研究表明,成人 SE 后,AMPA 受体介导的电流的内向整流也可能略有增加。一般认为,在 SE 模型中癫痫发作后锥体神经元的 Ca^{2+} 流入发生变化,导致兴奋性毒性或癫痫发生。激活这些途径的原因可能多种多样。随着给药方式的不断优化,研究证明新的 SE 模型不会导致神经元死亡,但仍会产生癫痫症状。因此,SE 模型的癫痫发作机制不仅仅是神经元损伤后神经胶质细胞增殖引起的局部环路调节障碍。越来越多的研究表明,代谢型谷氨酸受体已逐渐成为癫痫治疗的有效靶点。例如,托吡酯是一种抗癫痫药,对各种发作类型有效,包括全身强直阵挛发作,以及单纯性部分性和复杂性部分性发作;托吡酯的主要作用机制是拮抗海人酸对其受体中海人酸亚基 2(GluK2)的兴奋作用,从而降低神经元的兴奋性,达到治疗癫痫的目的和效果。

此外,AMPA 受体抑制剂 NBQX 在癫痫的治疗中也发挥重要的作用。癫痫发作后用 AMPA 受体拮抗剂 NBQX 治疗可以阻止细胞内钙反应性的增加,从而降低 GluA2 的表达。在大鼠新生儿癫痫发作模型中观察到神经元 AMPA 受体依赖性 Ca^{2+} 反应增强,CA1 海马神经元突触 GluA2 表达降低,LTD 功能丧失。此外,用 AMPA 受体拮抗剂 NBQX 治疗癫痫发作可以减少癫痫引起的副反应,这有助于 AMPA 受体作为潜在的年龄特异性治疗靶点发挥枢纽作用,防止早期癫痫损伤引起的发育和突触可塑性变化,进一步支持 AMPA 受体在这些变化发生中的作用。然而,最近的研究发现,NBQX 对成年动物没有抗癫痫作用。因此,用 NBQX 治疗癫痫发作似乎是生命早期发作的独特之处。此外,第三代抗癫痫发作药物吡仑帕奈是一种 AMPA 受体的非竞争性拮抗剂,可减轻癫痫发作的症状并延长癫痫发作的潜伏期,但对星形胶质细胞没有影响。新出现的证据表明,AMPA 介导的突触变化对癫痫的发生发展具有重要意义。

1.2.2 中枢神经系统髓鞘化过程

1.2.2.1 髓鞘的结构及功能

1854 年,Rudolf Virchow 首次用 Myelin 一词来描述髓鞘,当时他认为这是一种神经元分泌的、具有绝缘功能的物质。20 世纪 20 年代,Pio Del Rio Hortega 和 Wilder Penfield 利用碳酸银染色证明了中枢神经系统髓鞘是由少突胶质细胞形成。在形成髓鞘的过程中,少突胶质细胞的细胞膜极度伸展,将突起末端的细胞膜表面积扩大 50 倍,对相应神经元轴突进行包裹并挤压突起中的细胞质,从而形成完整的髓鞘。少突胶质细胞末端突起挤压的过程并不完全,在髓鞘中还保留着细胞质通道,随着包裹过程的不断进行,这些通道在髓鞘末端形成螺旋状结构附着于轴突表面，被称为内舌。除少突胶质细胞外，星形胶质细胞和小胶质细胞在髓鞘形成过程中也发挥重要的作用。星形胶质细胞提供了少突胶质前体细胞生存和分化所必需的 PDGFα 并且为少突胶质细胞提供了大量的脂质用于合成髓鞘，而小胶质细胞则提供了 IGF1 以支持少突胶质细胞形成髓鞘。在髓鞘的结构中，三种髓鞘组成蛋白发挥重要的作用：髓鞘碱性蛋白（MBP），是髓鞘的重要组成部分，对髓鞘膜状板层结构的维持有重要作用；2',3' - 环核苷酸 - 3' 磷酸二酯酶（CNP），与肌动蛋白微丝相互作用以保持髓鞘内的细胞质通道开放，即形成非致密髓鞘；脂蛋白 1（PLP1），是髓鞘内含量最高的蛋白，其作用主要是帮助外膜相互黏附。髓鞘的独特结构对其功能十分重要。首先，郎飞结的存在使电脉冲可以通过跳跃传导的方式来保证信息的快速传递；其次，形成内舌的细胞质通道为轴突代谢活动所必需的乳酸提供了运输通道（单羧酸转运蛋白 MCT1 和 MCT2）。同时，轴突的活动可以促进少突胶质细胞摄取葡萄糖并将其转运至轴突以供应能量代谢。

1.2.2.2 正常髓鞘发育过程

髓鞘形成开始于胎儿发育的第 5 个月，并且在整个生命过程中持续进行。大体上，髓鞘形成遵循由下至上、由后至前、由深至浅的顺序进行，即脑干和小脑会在大脑之前髓鞘化，基底节和丘脑会在白质前髓鞘化，内囊后肢会在内囊前肢前髓鞘化，中央放射冠会在皮质下白质前髓鞘化。Flechsig 认为投射纤维在获得功能的同时髓鞘化，但这其中的调控机制尚不清楚。

使用核磁共振成像（MRI）的不同序列可以很好地观察出生后的髓鞘发育过程，在 T1 相上，成熟髓鞘与灰质相比为高信号；在 T2 相上，成熟髓鞘与灰质相比为低信号。在髓鞘形成过程中，头颅 MRI 的 T1 相和 T2 相均会出现明显变化，但其原理不同。T1 相上，髓鞘信号的逐渐增强是由于糖脂等脂质在髓鞘中聚集；而在 T2 相上，髓鞘信号的逐渐减低则是由于髓鞘沉积过程中水的不断减少。足月儿出生时，在 MRI T1 相上，可以看到脑干的背侧、中央放射冠、中央前回及中央后回已经存在髓鞘；在 MRI T2 相上，除上述位置外还可以确认背侧丘脑、内囊后肢以及中央放射冠存在髓鞘。4 月龄时，在 MRI T1 相上内囊前肢开始出现髓鞘化，此时新生儿期已经出现髓鞘化的部位髓鞘逐渐成熟；而 T2 相则无太明显变化。6 月龄时，中央白质特别是半卵圆中心以及放射冠的髓鞘较前明显增加，而且之前出现髓鞘化的部位此时髓鞘化的程度也较前明显增加。这种增加在 T1 相上更为明显，而 T2 相则稍稍落后。9 月龄时，上述部位的髓鞘化程度进一步增加。12 月龄时，T1 相上观察，髓鞘化过程基本完成；在 T2 相上观察，可以看到仍有较大量没有髓鞘化的白质，主要在额叶及颞叶。18 月龄时，在 T1 相上观察，与 12 月龄时的差别不大，中央和深部白质仍然在继续增加髓鞘化程度；在 T2 相上，除额叶后部及部分颞叶外，其余部分的髓鞘化基本完成。24 月龄时，整个中枢神经系统髓鞘化过程基本完成。

在髓鞘化的过程中，多种因素会影响髓鞘发育的时间和程度，其中主要的影响因素为营养缺乏以及甲状腺功能减退。多种营养物质缺乏，包括蛋白质、铁、叶酸以及维生素 B_{12} 等均会影响脑部的正常发育，包括髓鞘化进程。而甲状腺激素在少突胶质细胞前体细胞分化为少突胶质细胞的过程中是必须的，甲状腺激素水平减低或者转运受限会导致髓鞘形成过程减慢。

1.2.2.3 中枢神经系统髓鞘化的调节

在中枢神经系统中，少突胶质细胞中形成髓鞘的相关基因由一系列转录因子所调节，包括 SOX10、MYRF、YY1 以及 SIP1/Zeb2 等。这些转录因子的活动与包含了染色质重组、组蛋白修饰以及 DNA 甲基化的调控网络相关。值得注意的是，髓鞘形成相关基因的转录速率与其蛋白产物的丰富程度并不一定相关，其调控机制可能还涉及 miRNA 等。目前的研究表明髓鞘形成这一过程同时涉及了髓鞘相关基因的转录激活以及对髓鞘相关基因转录抑制因子的抑制，对这一过程还需要进一步研究。

除了轴突的物质传递以及少突胶质细胞本身外，还有许多因素可以促进髓鞘化过程，包括电活动、少突胶质细胞前体细胞的空间分布密度以及来自星形胶质细胞、小胶质细胞或巨噬细胞的信号等。Brinkman等人证明,在缺乏来自神经元的NRG1或者缺乏来自少突胶质细胞的erbB3和erbB4信号时,中枢神经系统仍然可以继续髓鞘化过程,而NRG1过度表达可以刺激少突胶质细胞形成髓鞘。目前不同的少突胶质细胞信号调节通路在什么细胞水平上、如何调节髓鞘合成所必需的髓鞘蛋白和脂质还需要进一步研究。

1.3 儿童脑发育迟缓及评估

1.3.1 儿童脑发育迟缓的概念

全面性发育迟缓(GDD)这一术语用于5岁以下儿童,指患儿5个能区中(认知、语言、大运动、精细运动或社交和社会适应能力)有≥2个能区未达到预期的发育标志,且无法进行系统的智力评估。智力障碍(ID)用于≥5岁的儿童,指智力筛查评定量表检测智商低于平均值2个标准差,伴有社会适应能力缺陷。全面发育迟缓或智力障碍是儿童主要的致残原因之一,其病因复杂,临床表现多样,早期识别干预及病因诊断有助于更精准的治疗和预后评估。

1.3.2 儿童脑发育迟缓的流行病学特征

目前在5岁以下的儿童中,GDD的患病率不详,约在1%～3%之间,且并非所有的GDD均发展为ID。以往报道中,ID在全世界的患病率约为1%,美国的患病率报道为1.2%,欧洲的患病率<1%,我国2006年残疾人抽样调查的数据显示智力障碍的患病率约为0.96%。

1.3.3 正常儿童神经精神发育进展

大运动发育:3～4月婴儿抬头稳;6月可双手向前撑住独坐;7月会翻身;8月独坐稳,8～9月会用双上肢向前爬;11月可独站片刻;15月独走稳;24月会双脚跳;30月会单脚跳。

精细运动发育:4月会主动抓面前物体;6～7月会换手抓物;9～10月会拇、食指捏物;12～15月会乱涂画;18月能叠2～3块方积木,会自己进食;2岁会用勺吃饭,会翻书。

语言发育:新生儿会哭;3～4月会咿呀发音;7月能听懂自己名字,会无意识发"baba、mama"等复音;12月能说简单单词,如再见等;18月能用15～20个字;2岁会说2～3字构成的句子;3岁会唱短歌谣,会数几个数;4岁会讲简单故事。

社会适应行为发育:2～3月小婴儿以眼神、啼哭或停止啼哭等表示认识父母;3～4月会社会反应性大笑;7～8月会认生;9～12月为认生高峰期;12～13月会与人玩躲猫猫游戏,对人和事物有喜憎之分,穿衣合作;18月懂命令、会示意大小便,逐渐有自我控制能力;2岁不再认生,易与父母分开;3岁可与小朋友做游戏。

1.3.4 儿童脑发育迟缓的临床表现

婴儿期以运动发育、认知功能、语言功能及社会适应能力落后为主要临床表现。儿童期常以语言发育落后最先受到关注,包括语言理解能力差、发音错误、缺乏自主言语、持续婴儿语言等。此外,丧失原有技能或无法获得新技能,学习困难或行为异常也是婴儿期发育迟缓的常见临床表现。青少年期患儿学习困难是智力障碍最为突出的临床表现,学习困难可能影响一个或多个学习领域,学习困难者也可能伴有行为异常。

1.3.5 儿童脑发育评估量表

1.3.5.1 筛查性评估

筛查性评估工具具有花费低、家长或主要看护人参与多以及符合儿童发育动态变化等特点,适用于社区基层儿科广泛应用。筛查性评估有助于全面发育迟缓患者的早期识别,以便尽早接受诊断性评估和康复干预措施。常用的筛查工具有以下几种:

(1)丹佛发育筛查测验(Denver development screen test,DDST) 适用于4.5岁以下儿童,测试内容分为大运动、精细运动、个人适应性行为和语言四个能区。

(2)年龄及发育进程问卷(age & stages questionnaire,ASQ) 适用于1月至5岁半儿童,主要由家长或主要看护人参与,涉及粗大运动、精细运动、沟通、问题解决和个人-社交五大能区。

(3)绘人测试 适用于5~9.5岁儿童。

(4)图片词汇测试(Peabody picture vocabulary test,PPVT) 适用于4~9岁儿童的一般智能筛查。

1.3.5.2 诊断性评估

诊断性评估工具测试项目多、费时,反映儿童发育综合能力,强调对个体儿童的评价,需要具有资质的专业人员使用,可为儿童全面发育迟缓或智力低下的早期诊断及康复干预提供指导。以下为我国常用的儿童诊断性评估量表。

(1)盖塞尔发育量表(Gesell developmental scales,GDS) 适用于4周~3岁,包括大运动、精细运动、适应行为、语言和个人-社交五个部分。Gesell通过提示发育商数(D.Q)来评估患儿的发育水平,是我国儿童保健部门常用的发育评估工具。

(2)贝利婴幼儿发育量表(Bayley scales of infant development,BSID) 适用于2~30月婴幼儿,包括智力量表、运动量表和行为评定量表三个部分。智力量表(163个项目)主要测试儿童评估当时的认知、个人社交和语言的发育情况;运动量表(81个项目)测试儿童评估当时的大运动和精神运动发育情况;行为评定量表评估患儿测试活动中的行为表现,并对行为质量进行评估,同时起到帮助解释智力和运动量表的作用。

(3)韦氏学龄前及初小儿童智力量表(Wechsler preschool and primary scale of intelligence) 适用于4~6.5岁儿童。该测试共有11个分测试,归纳为语言和操作量表两部分,得分综合患儿多方面能力信息,较为客观地反映儿童智能水平。

(4)韦氏儿童智力量表修订版(Wechsler intelligence scale for children revised,WISC-R) 韦氏量表1949年首次出版,1974年进行了修订,适用于6~16岁零11月儿童。韦氏量表包括言语量表和操作量表两个部分,每一量表本身有5个或更多的测试子项,每一个子项测试不同的智力侧面。言语量表包括常识、类同、算术、词汇和理解5组,操作量表包括填图、图片排列、积木图案、图片组合和数字-符号译码五组。韦氏智力测试采用离差智商,由言语智商和操作智商得出总智商,智商小于70考虑存在智力障碍。

(5)儿童适应行为评定量表 我国1990年编制此量表,共有59个项目,分为感觉运动、生活自理、语言发育、个人取向、社会责任、时空定向、劳动技能和经济活动8个分量表,以及独立功能、认知功能、社会自制3个因子。该量表既适用于3~12岁智力正常儿童的适应行为发展水平评定,也是智力低下儿童智力诊断的辅助工具。

1.3.6 儿童脑发育异常的病因诊断

1.3.6.1 非遗传性病因

非遗传病因对全面发育迟缓和智力低下患儿影响很大,分为产前因素、产时因素和产后因素三大类。产前因素包括先天感染,接触环境中毒物或致畸物等;产时因素包括早产、低出生体重儿、缺氧窒息、产伤或颅内出血等;产后因素包括低血糖、新生儿胆红素脑病、甲状腺功能减退、营养不良、中枢神经系统感染、颅脑外伤、脑血管疾病、肿瘤、社会-心理因素等。

首先应对患儿进行详细的病史采集和全面的体格检查,这一步骤尤为重要,可为62%~79%的患儿提供诊断线索。全面发育迟缓和智力低下患儿建议行头颅 MRI 平扫＋磁共振液体衰减反转恢复序列，对于怀疑有遗传代谢性疾病的患儿酌情加做磁共振波谱成像。对于语言发育落后的患儿应常规进行听力筛查，包括听觉诱发电位和声阻抗等检查。

1.3.6.2　遗传性病因

在不明原因的智力障碍患者中遗传性因素占比约 50%，在中重度智力障碍患者中这一比例可高达 2/3 甚至以上。遗传性病因所致的全面发育迟缓或智力障碍包括染色体数目或结构异常、线粒体疾病、单基因疾病、多基因疾病和（或）表观遗传异常等。中华医学会儿科学分会神经学组专家共识推荐遗传性病因诊断步骤如下：

（1）根据患儿病史、临床特征提示有特定的综合征（如唐氏综合征、18－三体综合征等），家族中有染色体重组异常家族史，以及母亲有反复流产或死胎疾病史的患儿建议首先行染色体核型分析。但对于高度怀疑 Prader－Willi 综合征、Rett 综合征的患儿可根据具体情况选择相应的检查手段。

（2）判断患儿是否存在遗传代谢性疾病，如苯丙酮尿症、线粒体疾病等，专家组推荐全面发育迟缓和智力低下患儿进行基础的代谢性筛查。对于临床高度提示遗传代谢性疾病的患儿可转诊到有条件的遗传代谢性疾病专科进行进一步评估检测及治疗。

（3）对于经上述步骤仍不能明确病因的患儿，推荐将染色体微阵列芯片分析和脆性 X 综合征检测作为一线检查。

（4）经过上述评估步骤仍不能明确诊断的患儿，应再次进行临床和实验室评估，推荐进行二代测序相关检查方法如基因包、全外显子基因测序以及全基因组测序等。

1.3.7　共患病的评估

全面性发育迟缓和智力障碍的患儿在进行上述各步骤评估的过程中还应同时评估是否患有共患病，如癫痫、运动障碍、偏头痛、孤独症谱系障碍、注意缺陷多动障碍、强迫症、焦虑、抑郁等。

1.3.8　小结

全面性发育迟缓和智力障碍的患儿应尽早发现并进行康复干预，同时应高度重视病因诊断和共患病的评估，这对进一步精准治疗和改善预后具有重要临床意义。

参考文献

[1]刘珍敏，蒋莉. KCNT1 基因突变致早发癫痫性脑病 1 例报告并文献复习[J]. 临床儿科杂志，2021，39（03）：218－221.

[2]中华医学会儿科学分会神经学组，中国医师协会神经内科分会儿童神经疾病专业委员会. 儿童智力障碍或全面发育迟缓病因诊断策略专家共识[J]. 中华儿科杂志，2018，56（11）：5.

[3]Abulkhair H，Elmeligie S，Ghiaty A，et al. In vivo and in silico-driven identification of novel synthetic quinoxalines as anticonvulsants and AMPA inhibitors[J]. Archiv der Pharmazie，2021，354：e2000449.

[4]American Psychiatric Association DSM- Task Force Arlington VA US. Diagnostic and statistical manual of mental disorders：DSM-5™（5th ed.）[J]. Codas，2013，25（2）：191.

[5]Amrutkar C，Riel-Romero R M. Lennox Gastaut Syndrome[G]//StatPearls. Treasure Island（FL）：StatPearls Publishing.

[6]Barca-Mayo O，Lu Q R. Fine-Tuning Oligodendrocyte Development by microRNAs[J]. Frontiers in neuroscience，2012，6：13.

[7]Berg A T，Berkovic S F，Brodie M J，et al. Revised terminology and concepts for organization of seizures and

epilepsies：report of the ILAE Commission on Classification and Terminology，2005—2009［J］. Epilepsia，2010，51（4）：676 - 685.

［8］Boullerne A I. The history of myelin［J］. Experimental neurology，Exp Neurol，2016，283（Pt B）：431 - 445.

［9］Brambilla P，Lauritzen L，Mazzocchi A，et al. DHA Effects in Brain Development and Function［J］. Nutrients，2016，8.

［10］Branson H M. Normal myelination：a practical pictorial review［J］. Neuroimaging clinics of North America，United States，2013，23（2）：183 - 195.

［11］Brown K A，Parikh S，Patel D R，et al. Understanding basic concepts of developmental diagnosis in children［J］. Transl Pediatr，2020，9：S9 - S22.

［12］Brunetti S，Malerba L，Giordano L，et al. Cerebral folate transporter deficiency syndrome in three siblings：Why genetic testing for developmental and epileptic encephalopathies should be performed early and include the FOLR1 gene［J］. American Journal of Medical Genetics. Part A，2021，185（8）：2526 - 2531.

［13］Dörre K，Olczak M，Wada Y，et al. A new case of UDP-galactose transporter deficiency（SLC35A2-CDG）：molecular basis，clinical phenotype，and therapeutic approach［J］. Journal of Inherited Metabolic Disease，2015，38（5）：931 - 940.

［14］Esmaeeli N S，Sherr E H. Epileptic Encephalopathies：New Genes and New Pathways［J］. Neurotherapeutics，2014，11（4）：796 - 806.

［15］Geneva. WHO methods and data sources for global burden of disease estimates 2000-2011［EB/OL］.（2017 - 01），［2018 - 03 - 01］

［16］Gilbert S F，Barresi M J F. Developmental Biology［M］. 11 版. The Quarterly Review of Biology，Sunderland（Massachusetts）：Sinauer Associates.，2017，92.

［17］Lee Y，Morrison B M，Li Y，et al. Oligodendroglia metabolically support axons and contribute to neurodegeneration［J］. Nature，2012，487（7408）：443 - 448.

［18］Leen W G，Wevers R A，Kamsteeg E J，et al. Cerebrospinal Fluid Analysis in the Workup of GLUT1 Deficiency Syndrome：A Systematic Review［J］. JAMA Neurology，2013，70（11）：1440.

［19］Lemmon M E，Kossoff E H. New treatment options for lennox-gastaut syndrome［J］. Current Treatment Options in Neurology，2013，15（4）：519 - 528.

［20］Lotte J，Bast T，Borusiak P，et al. Effectiveness of antiepileptic therapy in patients with PCDH19 mutations［J］. Seizure，2016，35：106 - 110.

［21］Liu J，Casaccia P. Epigenetic regulation of oligodendrocyte identity［J］. Trends in neurosciences，2010，33（4）：193 - 201.

［22］Maenner M J，Blumberg S J. Prevalence of cerebral palsy and intellectual disability among children identified in two U. S. National Surveys，2011 - 2013［J］. Annals of Epidemiology，2016，26（3）：222 - 226.

［23］Maguire M J，Hemming K，Wild J M，et al. Prevalence of visual field loss following exposure to vigabatrin therapy：a systematic review［J］. Epilepsia，2010，51（12）：2423 - 2431.

［24］Maljevic S，Reid C A，Petrou S. Models for discovery of targeted therapy in genetic epileptic encephalopathies［J］. Journal of Neurochemistry，2017，143（1）：30 - 48.

［25］Moeschler J B，Shevell M. Comprehensive Evaluation of the Child With Intellectual Disability or Global Developmental Delays［J］. Pediatrics，2014，134（3）：e903.

［26］Nualart M A，Solsona C，Fields R D. Gap junction communication in myelinating glia［J］. Biochimica et biophysica acta，2013，1828（1）：69 - 78.

［27］Nave K A，Werner H B. Myelination of the nervous system：mechanisms and functions［J］. Annual review of cell and developmental biology, Annu Rev Cell Dev Biol, 2014, 30: 503 − 533.

[28] O'Byrne J J, Lynch S A, Treacy E P, et al. Unexplained developmental delay/learning disability: guidelines for best practice protocol for first line assessment and genetic/metabolic/radiological investigations[J]. Irish Journal of Medical Science, 2016, 185(1): 241 − 248.

[29] Peltola M E, Liukkonen E, Granström M L, et al. The effect of surgery in encephalopathy with electrical status epilepticus during sleep[J]. Epilepsia, 2011, 52(3): 602 − 609.

[30] Power V, Spittle A, Lee K, et al. Nutrition, Growth, Brain Volume, and Neurodevelopment in Very Preterm Children[J]. The Journal of Pediatrics, 2019, 215.

[31] Raga S, Specchio N, Rheims S, et al. Developmental and epileptic encephalopathies: recognition and approaches to care[J]. Epileptic Disorders: International Epilepsy Journal with Videotape, 2021, 23(1): 40 − 52.

[32] Reid E S, Williams H, Anderson G, et al. Mutations in SLC25A22: hyperprolinaemia, vacuolated fibroblasts and presentation with developmental delay[J]. Journal of Inherited Metabolic Disease, 2017, 40(3): 385 − 394.

[33] Scheffer I E, Liao J. Deciphering the concepts behind "Epileptic encephalopathy" and "Developmental and epileptic encephalopathy"[J]. European Journal of Paediatric Neurology, 2020, 24: 11 − 14.

[34] Scheffer I E, Berkovic S, Capovilla G, et al. ILAE classification of the epilepsies: Position paper of the ILAE Commission for Classification and Terminology[J]. Epilepsia, 2017, 58(4): 512 − 521.

[35] Shashi V, Mcconkie-Rosell A, Rosell B, et al. The utility of the traditional medical genetics diagnostic evaluation in the context of next-generation sequencing for undiagnosed genetic disorders [J]. Genetics in Medicine Official Journal of the American College of Medical Genetics, 2013, 15(10): 176 − 182.

[36] Stadelmann C, Timmler S, Barrantes-Freer A, et al. Myelin in the Central Nervous System: Structure, Function, and Pathology[J]. Physiological reviews, Physiol Rev, 2019, 99(3): 1381 − 1431.

[37] Stolt C C, Rehberg S, Ader M, et al. Terminal differentiation of myelin-forming oligodendrocytes depends on the transcription factor Sox10[J]. Genes & development, 2002, 16(2): 165 − 170.

[38] Stödberg T, Mctague A, Ruiz A J, et al. Mutations in SLC12A5 in epilepsy of infancy with migrating focal seizures[J]. Nature Communications, 2015, 6(1): 8038.

[39] Snaidero N, Simons M. Myelination at a glance[J]. Journal of cell science, England: 2014, 127: 2999 − 3004.

[40] Thammongkol S, Vears D F, Bicknell-Royle J, et al. Efficacy of the ketogenic diet: which epilepsies respond? [J]. Epilepsia, 2012, 53(3): e55 − 59.

[41] Trivisano M, Specchio N. What are the epileptic encephalopathies? [J]. Current Opinion in Neurology, 2020, 33(2): 179 − 184.

[42] Tomita S, Chen L, Kawasaki Y, et al. Functional studies and distribution define a family of transmembrane AMPA receptor regulatory proteins[J]. The Journal of cell biology, 2003, 161(4): 805 − 816.

[43] Urbanik A, Ostrogórska M, Kozub J, et al. Brain Maturation—Differences in Biochemical Composition of Fetal and Child's Brain[J]. Fetal and Pediatric Pathology, 2017, 36: 380 − 386.

[44] Van B Hans. Genetic and epigenetic networks in intellectual disabilities[J]. Annu Rev Genet, 2011, 45: 81 − 104.

[45] Vannucci R, Vannucci S. Brain growth in modern humans using multiple developmental databases[J]. American Journal of Physical Anthropology, 2018, 168.

[46] Weng Q, Chen Y, Wang H, et al. Dual-mode modulation of Smad signaling by Smad-interacting protein Sip1 is required for myelination in the central nervous system[J]. Neuron, 2012, 73(4): 713 − 728.

[47] Witters P, Tahata S, Barone R, et al. Clinical and biochemical improvement with galactose supplementation in SLC35A2-CDG[J]. Genetics in Medicine: Official Journal of the American College of Medical Genetics, 2020,

22（6）：1102－1107.

［48］Wlodarczyk A，Holtman I R，Krueger M，et al. A novel microglial subset plays a key role in myelinogenesis in developing brain［J］. The EMBO journal，2017，36（22）：3292－3308.

［49］Wolff M，Brunklaus A，Zuberi S M. Phenotypic spectrum and genetics of SCN2A-related disorders，treatment options，and outcomes in epilepsy and beyond［J］. Epilepsia，2019，60 Suppl 3：S59－S67.

［50］Yaqoob M，Bashir A，Zaman S，et al. Mild intellectual disability in children in Lahore，Pakistan：Aetiology and risk factors［J］. Journal of Intellectual Disability Research，2010，48（Pt7）：663－671.

（吴振宇　魏子涵　汪　东　邓艳春）

2 离子通道基因突变与癫痫

2.1 编码钠离子通道的基因突变与癫痫

细胞膜上分布着一系列离子通道,其中钠通道是第一个被发现的离子通道超家族。钠离子通道是细胞质膜上的一种跨膜糖蛋白,分类方式多样,按其工作原理可分为电压门控钠通道和非电压门控钠通道,如 ENAC/DEG 基因家族的上皮钠通道介导上皮和其他细胞的钠转运。

人体中的上皮钠离子通道(epithelial sodium channel,ENaC)属于非电压依赖钠通道,主要表达于远端肾单位、结肠上端和肺上皮细胞。人体中的上皮钠通道包括上皮钠通道 1a 亚基、1β 亚基、1δ 亚基和 1γ 亚基四种,分别由 SCNN1A、SCNN1B、SCNN1D 和 SCNN1G 基因编码而来。该通道对 Na^+、Li^+ 的选择性远远高于 K^+,其主要的生理功能是跨越紧密连接的上皮单向转运钠离子,调节水和离子的转运。

电压门控钠离子通道(voltage - gated sodium channel;Nav)广泛存在于人体中,能够产生细胞的动作电位。在真核生物中,电压门控钠离子通道由一个 α 亚基和 2 个 β 亚基组成。目前已经发现了 14 种编码电压门控钠离子通道的基因,其中有 10 种编码 α 亚基(分别命名为 Nav1.1 ~ Nav1.9)和 4 种编码 β 亚基。编码 α 亚基的分别为 SCN1A、SCN2A、SCN3A、SCN4A、SCN5A、SCN7A、SCN8A、SCN9A、SCN10A、SCN11A,编码 β 亚基的分别为 SCN1B、SCN2B、SCN3B、SCN4B。在人类中,Nav1.1、Nav1.2、Nav1.3 和 Nav1.6 主要在中枢神经系统中起作用;Nav1.4 和 Nav1.5 分别在骨骼肌和心脏中起作用;Nav1.7、Nav1.8 和 Nav1.9 主要存在于周围神经系统中。α 亚基为该离子通道的核心亚基,用于电压依赖性离子渗透,β1 ~ β4 中的一个或两个 β 亚基调节膜运输和膜通道性质。Nav 通道功能障碍可导致多种严重疾病,目前已在人类 Nav 通道中发现 1 000 多个点突变与疾病相关,包括癫痫、心律不齐、肌肉麻痹、强直性肌痉挛症、疼痛综合征和孤独症谱系障碍等,因此 Nav 通道也是重要的药物作用靶点。

钠离子通道基因突变导致的疾病谱广泛,本章节主要描述钠通道基因突变与癫痫的关系。目前已经发现了由 SCN1A、SCN2A、SCN3A、SCN8A、SCN9A、SCN1B 基因所导致的癫痫,表型众多,下面分别描述。

2.1.1 SCN1A 基因突变与癫痫

SCN1A 是与癫痫关系最密切的基因,该基因位于 2q24.3,包含 26 个外显子,其编码产物是 Nav1.1,是一种电压门控钠通道亚单位,由 2 009 个氨基酸组成。Nav1.1 定位于抑制性中间神经元上,因此其失功能突变会导致 γ - 氨基丁酸(GABA)能神经元的兴奋性降低,从而导致更强的兴奋性活动。SCN1A 代表典型的通道病,与广泛的癫痫表型谱相关,包括遗传性癫痫伴热性惊厥、婴儿期恶性迁移性部分性发作、肌阵挛失张力性癫痫(MAE)、Dravet 综合征(DS)、婴儿恶性迁移性部分性发作和两种未分类的发育性和癫痫性脑病。此外 SCN1A 基因突变还会导致偏头痛、偏瘫和孤独症谱系障碍。

2.1.1.1 SCN1A 与遗传性癫痫伴热性惊厥

遗传性癫痫伴热性惊厥(GEFS +)是一种复杂的常染色体显性遗传性疾病,于 1997 年被首次发现,属于一种家族性癫痫综合征,三分之一的患者只有发热性癫痫发作;三分之二的患者有各种癫痫综合征(既有局灶性,也有全身性)。该疾病有多种表型,包括热性惊厥、热性惊厥附加症、DS。目前报道最多的导致 GEFS + 的基因是 SCN1A,其次为 SCN1B 和 GABRG2。热性惊厥(FS)是其最常见的表型,其次是热性惊厥附加症(FS +)。SCN1A 突变家族在生命第一年出现 FS 和 FS + 的年龄早于 SCN1B 突变的家族。大多数受影响的人都有轻度癫痫,发育正常。DS 和 MAE 也发生在 GEFS + 家族中。其中 DS 是 GEFS + 中最严重的一型。

FS 是指出生后前 6 年内常伴有发热、无中枢神经系统感染或其他可确定原因、无热性惊厥先兆的惊厥。FS 在所有儿童中的发生率大约为 3%。FS 是 GEFS + 中最常见的表型,约占 GEFS + 家族的 41%。FS 临床上好发于婴幼儿,六个月到五岁年龄段较为常见,一般发生于早期高热状态下(发热 ≥38℃),一般在生后三个月到六年内发生,主要表现为突发全身或局部肌肉的阵挛及强直抽动,伴双眼斜视、直视、上翻和意识障碍等,一般于几分钟内自然停止,但也有患者持续至 30 分钟以上。Colosimo 等学者评估了 13 名患有 FS 的患者,其中有 3 例发展为颞叶癫痫,提示 SCN1A 基因突变可导致与颞叶癫痫相关的单纯性 FS。

在 GEFS + 家族中,20% 的受影响个体为 FS + ,FS + 是指 6 岁以后仍有热性惊厥,伴或不伴有无热性全面强直阵挛发作的症状。全身强直 - 阵挛发作持续到 6 岁以后,无论是否发烧,通常在青春期停止,成人无热性全身性强直 - 阵挛发作较为罕见。FS + 患者的智力一般不受影响。FS 和 FS + 可与其他发作类型一起发生,包括失神、肌阵挛或失张力发作。

2.1.1.2 SCN1A 与肌阵挛失张力性癫痫

小部分的 MAE 与 SCN1A 基因突变有关,是儿童中罕见的癫痫综合征,儿童时期起病,以肌阵挛 - 失神、肌阵挛或失神发作为特征,发病年龄在 3 ~ 6 岁之间。2/3 患者还会出现其他的发作类型,如失神和全身性强直 - 阵挛发作以及非惊厥性癫痫持续状态,可以早于或同时与肌阵挛失神发作出现。近一半的患者在失神发作之前有认知损害。MAE 患者发作期脑电图为对称同步的 3 Hz 棘慢复合波节律爆发,类似失神发作的脑电图,且棘慢复合波与肌阵挛的频率密切相关。

2.1.1.3 SCN1A 与 DEE6

发育性和癫痫性脑病 6 型(DEE6),又称 Dravet 综合征,是一种典型的发育性和癫痫性脑病。在已报道的 DS 病例中,大多数(70% ~80%)的病例为 SCN1A 基因突变所致。在 DS 中发现错义和截断突变的频率大致相同,而 GEFS + 在很大程度上与错义突变有关。到目前为止,大多数患有这种早发性 SCN1A 导致的 DEE 患者都有一个反复发生的新生错义突变:Thr226Met。

典型的 DS 病程可分为 3 期,分别为①出生后第一年的热性惊厥期或诊断期;②1 ~5 岁间的恶化期;③5 岁后的稳定期。三个阶段的临床表现各不相同。在第一期中,DS 发病的平均年龄为 6 个月。首次发作通常为阵挛发作,可为全面性或单侧性,通常为发热引起,并且持续时间较一般的热性惊厥长。也有部分病例报道首次发作与发热无关,这些病例通常为注射疫苗或感染后出现癫痫发作。在部分患儿中首次发作可能为局灶性发作。患儿在 1 岁左右即进入病程第二期,在 1 ~4 岁间,多种癫痫发作类型均会出现,包括肌阵挛发作、局灶性发作、不典型失神发作及较为罕见的强直发作等,癫痫痉挛在 DS 患者中不常见。患儿自两岁起开始出现进行性发展的发育迟缓,智力残疾的轻重程度不等,大约一半患者为重度,轻度智力障碍者较罕见。同时,部分患者中可能会出现各种神经系统体征,包括肌张力减退、共济失调、锥体束征、运动不协调以及发作间期肌阵挛。患儿一般在 5 岁左右进入症状稳定期,在恶化期出现的一系列症状会成为该期的临床症状特征。

DS 可出现多种癫痫发作形式,因此其脑电图也有多种表现形式,且随着患者的病情进展,脑电图表现也有所不同。在病程的第一阶段,患者的脑电图(EEG)通常在清醒期和睡眠期都是正常的,EEG 可以表现为单侧或全面性的背景活动减慢。当进入第二阶段时,随着多种癫痫发作形式的出现,患者的脑电图也会呈现出相应的改变。①单侧性或全面性的阵挛发作或强直阵挛发作。单侧性的阵挛发作或强直阵挛发作为 DS 的标志性发作类型,这些癫痫发作可能会延长并反复出现,最终导致癫痫持续状态的出现。②肌阵挛发作。于 1 ~5 岁间出现,多为轴性肌阵挛,发作程度可轻可重,EEG 多表现全面性的棘慢波发放,肌阵挛的出现与脑电图异常存在锁时关系,可由光线刺激、光线强度变化、闭眼以及注视等因素诱发,部分患者可出现肌阵挛癫痫持续状态。③不典型失神发作,于4个月至6岁间出现,可能与肌阵挛发作同时出现,一些发作可持续数小时甚至数天。EEG表现为全面性的1.5~2.5 Hz棘慢波暴发。④局灶性发作。多为旋转发作或单个肢体或一侧肢体的阵挛发作,还可表现为自动症发作伴意识障碍。随发作类型不同,其脑电图表现也不同。⑤强直发作,这种发作类型在DS中较为罕见,类似于Lennox - Gastuat综合征中的强直发作,但多为散发。EEG多表现为低波幅快波并紧接着出现慢波活动。

2.1.1.4 *SCN1A* 与 DEE6B

并非所有的*SCN1A*基因突变所导致的发育性和癫痫性脑病均为Dravet综合征,其余非DS的发育型和癫痫性脑病被称为发育性和癫痫性脑病6B型。该表型较为罕见,目前报道的病例不多。

Sadleir等学者报道了9名患者,该9名患者符合发育性和癫痫性脑病的诊断,但不符合DS,被称为早期婴儿*SCN1A*脑病。早期婴儿*SCN1A*脑病很容易与DS和遗传性癫痫伴FS+区分开来,它的发病年龄较早,从3个月开始,而DS的典型发作年龄范围为4至15个月。值得注意的是,DEE6B型的严重程度远比DS严重,并且与p. Thr226 Met错义突变有关(8/9)。该类DEE以早期婴儿癫痫发作、严重的智力障碍为特征,并且有一种独特的运动障碍,为手足徐动症、肌张力障碍和口周运动亢进。该9名患者均为药物难治性癫痫,并且预后较差。

此外Tsukasa Ohashi等学者也报道了一例女性患者,该患者符合DEE的诊断,但与DS和早期婴儿SCN1A脑病的临床表型不符。该患者3个月大时出现局灶性癫痫,有多个病灶,此后逐渐发展为热敏感的频繁发作的癫痫持续状态,此外自婴儿起就有严重的发育迟缓、进行性脑萎缩和多动症并伴有手部刻板动作。

2.1.1.5 *SCN1A* 与婴儿恶性迁移性部分性发作

婴儿恶性迁移性部分性发作(MPSI)是目前所描述的最严重的*SCN1A*表型,目前所报道的患者数量不足100例,几乎一半婴儿迁移性部分性癫痫病例是由*KCNT1*基因突变引起的,*SCN1A*也有报道,但较为罕见。MPSI为一种罕见的疾病,主要特征是两个半球的多个独立区域几乎连续发作,并且精神运动发育迟滞,此外还有先天性小头畸形、轴性低眼压和锥体外系症状等非特异性症状。该综合征的自然病史可以分为3个阶段。①第一个阶段是从出生第一周到7个月,在该时间段内,癫痫发作通常是零星发作。发作时通常为一侧的局灶性运动;近一半的患者迅速出现泛化,并且经常出现自主神经反应,如呼吸暂停、面色发红或发紫。在这个阶段,患者经常被误诊或忽视。②第二阶段又被称为暴风雨阶段。是从生后3周到10个月,在该时间段内,癫痫发作非常频繁并且种类多样,每天以5~30个为一组发生几次。主要表现为头部和眼睛的外侧偏斜、眼睑抽搐、一侧双侧强直阵挛性或强直性抽动,以及阵发性强直性泛化。癫痫痉挛在该类患者中不常见,一般持续1~4分钟,但也有患儿发展成癫痫持续状态。③第三阶段开始的年龄可能有很大的差异,从1岁到5岁不等,在该时期相对无癫痫发作,但偶尔可出现癫痫持续状态。

MPSI患者脑电图显示癫痫放电从一侧半球转移到另一侧半球,并且可以观察到明确临床和脑电图相关性,如枕部放电伴有眼睑阵挛和头部偏斜,颞叶放电伴有咀嚼、凝视和流口水等。发作间期脑电图显示为背景活动逐渐减慢,经常从一个半球转移到另一个半球。随着年龄的增长,发作放电的幅度有增加的趋势,额区常受累。

该类患者属于药物难治性癫痫,据报道,一些病例对溴化物反应良好,卢非酰胺和乙酰唑胺可能有一定的疗效,氨己烯酸和卡马西平可能会加重癫痫发作,应避免使用。该类患者预后极差,患者最终都会发展成严重的临床模式,并且通常于出生后1~2年内死亡。

2.1.2 *SCN2A* 基因突变与癫痫

*SCN2A*基因位于2q24.3,编码电压门控钠通道Nav1.2。Nav1.2是主要的神经元钠通道之一,在早期

发育过程中,其主要在轴突起始部位以及有髓神经纤维的郎飞结处表达,而在成年的脑中则主要表达于轴突起始部位以及无髓神经纤维。Nav1.2 在动作电位的起始和传递中都发挥着重要的作用。SCN2A 基因致病突变所致的临床表型较为复杂,目前已报道的案例按临床表型可大体分为 3 类:良性家族性新生儿癫痫(BFNIS)、发育性癫痫性脑病(DEE)以及智力障碍(ID)和(或)孤独症状(ASD)合并可能的迟发性癫痫。研究表明,影响 Nav1.2 门控功能的突变会导致 DEE,而轻微的获得功能性突变则会导致 BFNIS。

2.1.2.1 SCN2A 基因突变与良性家族性新生儿惊厥

2002 年 Heron 等人首次描述了一种临床中间变异:良性家族性新生儿 - 婴儿癫痫,为一种婴幼儿早期重要的钠离子通道病。良性家族性新生儿 - 婴儿癫痫发作是由编码 Nav1.2 通道的 SCN2A 基因突变引起的,为常染色体显性遗传,几乎完全发生在生命的最初几天到几个月。而良性家族性新生儿癫痫是由编码电压门控 K⁺ 通道 Kv7.2 和 Kv7.3 的两个基因 KCNQ2 和 KCNQ3 的功能丧失突变引起的。Nav1.2 通道在发育早期表达,染色强度降低,并向轴突起始段近端重新分布,至少在一些成熟神经元中表达。而 Nav1.6 通道的表达随着发育或多或少地取代 Nav1.2 通道,特别是在远端轴突起始段。Yunxiang Liao 等学者的研究表明,皮层和海马兴奋性神经元轴突起始节段特定电压门控 Na⁺ 通道的不同发育表达可能解释了 BFNIS 患者中功能 SCN2A 基因突变导致 Nav1.2 功能增强引起癫痫。

良性家族性新生儿惊厥为无热性全身性或局灶性发作,并非所有家系均可见到新生儿惊厥。发作时主要表现为典型的头部和眼球偏斜,随后出现紧张性运动和阵挛运动,癫痫发作持续时间不定,呼吸暂停和凝视是某些癫痫发作的显著特征,该类患者发育和智力均不受影响。良性家族性新生儿惊厥患者发作的频率差异较大,有些患者只发作几次,另一些患者每天发作很多次,但很容易被抗癫痫药控制。少数病人的癫痫发作为热敏感性,所有的患者出生一年后癫痫发作均停止,具体机制尚不清楚,可能与相关离子通道亚单位或其他基因的发育调节有关。如果一个家庭中的所有病例都在 6 个月前开始,并且强烈怀疑发病总是在 5 个月前,并伴有新生儿和早期婴儿发病,则应考虑诊断良性家族性婴儿 - 新生儿癫痫。良性家族性婴儿 - 新生儿癫痫患者脑电图记录的癫痫发作通常起源于后脑区,并且很容易被抗癫痫药控制。

2.1.2.2 SCN2A 基因突变与 DEE11

DEE11 是一种早发的常染色体遗传神经系统疾病。由 SCN2A 基因致病突变所致的 DEE,根据其起病时间的不同可分为新生儿及婴儿早期 DEE、婴儿期和儿童期 DEE 两类,其临床表现各不相同。

新生儿及婴儿早期 DEE:约有 2/3 携带 SCN2A 基因突变的 DEE 患者在出生后 3 个月内出现癫痫发作,其中大多数于婴儿期首次出现癫痫发作。在这些患者中,最为常见的癫痫类型是大田园综合征(OS)以及婴儿癫痫伴游走性局灶性发作(EIMFS)。在所有的新生儿及婴儿早期 DEE 患者中,发育停滞以及倒退在癫痫发作最为频繁时出现。在 75% 的患者中有显著的智力障碍,而在余下的患者中则为轻到中度的智力障碍。新生儿及婴儿早期 DEE 患者通常会出现某些神经系统异常,包括轴性肌张力减低、肌张力障碍或舞蹈症样运动障碍以及痉挛状态。在 20% 的患者中发现了小头畸形。患者的头颅 MRI 可以出现以下表现:大脑萎缩、T2 像白质、基底节、丘脑或脑干高信号、髓鞘化延迟以及中度的小脑萎缩。

婴儿期和儿童期 DEE:大约有 30% 的患者在婴儿后期出现癫痫发作,West 综合征是最常见的癫痫类型,癫痫起病年龄在 3 月龄至 13 月龄之间,约 30% 的患者在疾病发展过程中演化为 Lennox - Gastaut 综合征(LGS)。在 2~3 岁时患者可出现全面强直阵挛发作、失神发作以及肌阵挛发作;3 岁后,局灶性发作开始出现。在这些患者中,智力障碍以及孤独症状可能在癫痫发作前就已经出现,也有可能为正常,约 2/3 的婴儿期和儿童期 DEE 患者有严重的发育迟缓,而在其他患者中为中度发育迟缓。患者通常会出现肌张力降低、共济失调以及舞蹈症样运动障碍。

在新生儿及婴儿早期 DEE 患者中,OS 的主要脑电图特征为暴发 - 抑制。部分 EIMFS 患者的脑电图在发作起始时可以表现为暴发 - 抑制样,应与 OS 进行鉴别。对于无法鉴别癫痫类型的患者,脑电图多为

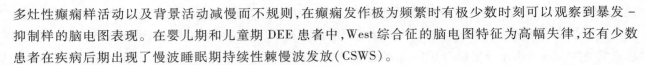

多灶性癫痫样活动以及背景活动减慢而不规则,在癫痫发作极为频繁时有极少数时刻可以观察到暴发-抑制样的脑电图表现。在婴儿期和儿童期 DEE 患者中,West 综合征的脑电图特征为高幅失律,还有少数患者在疾病后期出现了慢波睡眠期持续性棘慢波发放(CSWS)。

2.1.3 *SCN3A* 基因突变与癫痫

SCN3A 基因位于 2q24.3,全长约 120 kb,有 30 个外显子。SCN3A 在小脑和额叶表达最强,杏仁核、尾状核、海马、黑质、延髓和枕极等中等表达,丘脑底核、丘脑、大脑皮质、颞叶和壳核表达较弱。*SCN3A* 基因突变可导致发育性和癫痫性脑病 62 型(DEE62)与家族性局灶性癫痫,其中 DEE62 为常染色体显性遗传,并且非常罕见。

2.1.3.1 *SCN3A* 与 DEE62

2018 年 Zaman 等学者首次证实了 *SCN3A* 基因杂合突变是早期发育性和癫痫性脑病的原因。*SCN3A* 编码 3 型电压门控 Na^+ 通道 α 亚单位 Nav1.3,在胚胎发生期间和出生后早期表达水平高,到成年后几乎检测不到,因此该类发育性和癫痫性脑病主要出现在出生后早期。*SCN3A* 基因突变导致 Nav1.3 通道功能显著增强,缓慢失活电流分量的幅度明显增加,其中的两个突变体(p. Ile875Thr 和 p. Pro1333Leu)的激活电压依赖左移到更超极化的电位。

患儿起病年龄小,可在出生第一天出现癫痫发作,主要的临床症状为药物难治性的早发性强直性发作及肌阵挛发作,伴有低眼压和全面精神运动发育迟缓,部分患儿无法正常行走。癫痫发作以及智力障碍、发育迟缓等症状会持续到成年期。患儿的头颅影像学检查部分正常,部分提示多小脑回、胼胝体变薄等,表明 *SCN3A* 基因对结构性脑发育有潜在的突变特异性影响。部分患儿还伴有其他畸形,例如 Zaman 等学者报道的 1 例患者伴有小头畸形,患儿的脑电图以低位节律、伴有高振幅多灶性锐波和棘波为特点。由于发育性和癫痫性脑病与 *SCN3A* Nav1.3 通道显著功能增益和增加的非灭活 Na^+ 电流有关,因此针对该机制可以采用钠通道拮抗剂如苯妥英钠等,其长远效果目前仍不明确。

2.1.3.2 *SCN3A* 与家族性局灶性癫痫

SCN3A 基因突变除了会导致严重的 DEE 外,还会引起家族性局灶性癫痫。家族性局灶性癫痫是一种常染色体显性遗传的疾病,主要特征是出生后前几年出现的局灶性癫痫发作,一些患者可能有继发性全身或轻度发育障碍。

研究表明,Nav1.3 癫痫相关突变 K354Q 可以增强持续电流和斜坡电流。Whitaker 等学者也提出 *SCN3A* mRNA 在癫痫海马的细胞中表达水平较高,在诱导癫痫持续状态后的大鼠 CA1~CA3 区神经元和齿状颗粒细胞层中表达水平较高,这支持了 Nav1.3 与癫痫的关系。

目前报道的由 *SCN3A* 基因突变导致家族性局灶性癫痫的患者不多,Vanoye 等学者报道了 4 名患有局灶性癫痫的患者,均在出生后 6 年内出现癫痫发作,2 例患者有轻度认知障碍,包括语言迟缓、注意力缺陷、多动和学习障碍,有 2 例患者脑部影像学有轻微的非特异性异常,该 4 名患者癫痫均控制良好。而 Lamar 等学者报道的男孩病情较重,出生后第一周即出现全面发育迟缓、局灶性癫痫发作、小头畸形等,此外还伴有自主神经功能障碍。

2.1.4 *SCN8A* 基因突变与癫痫

SCN8A 基因位于染色体 12q13.13,编码电压门控钠通道 Nav1.6 的 α 亚基。Nav1.6 在脑内分布广泛,包括皮层和皮层下,该钠通道位于轴突起始段,为动作电位的起始和传播提供了分子基础。研究表明,一种功能增强的致病机制导致部分或全部持续性钠电流升高,最终导致离子通道过度活跃,与癫痫的发生有关。目前发现除了 DEE 以外还有其他表型,包括家族性或散发的癫痫、良性家族性新生儿癫痫、认知障碍和(或)行为障碍伴或不伴运动障碍。

2.1.4.1 *SCN8A* 基因突变与 DEE13

DEE13 是一种早发且严重的常染色体遗传神经系统疾病,是 *SCN8A* 基因突变最常见的表型,约占所有 DEE 的 1%,随着基因检测技术的发展,*SCN8A* 基因致病突变的数量正不断增长。

DEE13 的临床表现主要为早期的癫痫发作、严重的认知及运动障碍、锥体束或锥体外系体征以及皮质盲。癫痫发作的起病时间不一,在不同的报道中,中位发作的年龄范围为出生后 43 天至 4 个月。早期的癫痫发作以及神经系统症状在某些患者中发展迅速,在其他患者中则为逐步恶化,在恶化过程中有复发期和缓解期。癫痫发作无明显诱发因素,通常出现密集发作以及夜间睡眠中发作,最为常见的发作形式为局灶性发作,发作持续时间较长,常伴有明显的自主神经症状(呼吸暂停、心动过速或过缓以及发绀)。这种局灶性发作可能会进展为单侧强直或阵挛样发作,并最终进展为双侧强直和(或)阵挛发作。在长期随访中,所有的患者都出现了明显的认知障碍,包括重度至极重度的智力障碍、语言功能缺如、进展性的锥体系或锥体外系症状、进行性脑萎缩、轴性肌张力减低、肌张力障碍或运动障碍以及肌阵挛,患者的一个典型特征是持续性的视觉损害导致获得性皮质盲。胃肠道症状极为普遍,从涎分泌过多到严重的胃食管反流、经口喂养不安全(50% 的患者需要通过经皮内镜下胃造瘘饲管进食)以及便秘均有可能发生。小部分患者还会出现频繁的骨折。

在癫痫起病时,患者的脑电图可能正常或仅有轻微异常,随后所有病例均会出现进行性的背景活动恶化、癫痫样活动以及 β 活动混于 δ 活动中,且主要出现在头后部,并且在睡眠过程中活动增强。局灶性发作通常起源于颞叶后部和枕区,并且可能从一个半球迁移至另一半球。

2.1.4.2 *SCN8A* 与良性家族性婴儿癫痫

良性家族性婴儿癫痫发作 – 5(BFIS5)是一种常染色体显性遗传性神经系统疾病,其特征是婴儿期无发热性癫痫发作。在大多数情况下,癫痫发作在 2 岁时消退,尽管有些患者可能在儿童期后期出现 1 次或数次癫痫发作。癫痫发作对钠通道阻滞剂治疗反应良好,患者随后的精神运动发展正常。一些患者可能会在青春期前后发生阵发性运动障碍。目前对于 *SCN8A* 基因突变所导致的良性家族性婴儿癫痫共报道了 4 个家系。

Gardella 等人报道了 3 个无血缘关系的家系,共 16 名成员,所有受影响的个体在出生后的第一年(6 ~ 12 个月)都表现出自限性癫痫发作(只有一名患者在 7 岁时发作),不需要长时间的抗癫痫治疗。发作间期脑电图一般正常,罕见出现癫痫样异常。有一名患者认知和精神运动发育异常,三分之一的患者在晚年有无诱因的癫痫发作,三分之一的患者在青春期出现阵发性运动障碍或肌张力障碍发作,但小剂量卡马西平可迅速控制。

Anand 等人报道了一对患有良性家族性婴儿癫痫的父子,儿子在 5 个月时出现癫痫发作,父亲在 4 个月时出现癫痫发作,精神运动发育和认知均正常,分别使用卡马西平、丙戊酸钠缓解,并且均对钠通道阻滞剂反应良好。

2.1.4.3 *SCN8A* 与家族性或散发性癫痫

家族性或散发性癫痫处于发育性和癫痫性脑病与良性家族性婴儿癫痫这两个极端情况之间,属于中间表型。家族性或散发性癫痫患者平均发作年龄约为 14 个月(范围为 1.5 个月至 7 岁)。可以表现为局灶性和全身性发作(双侧强直阵挛发作、不典型失神发作、强直、肌阵挛等),以及少数患者的癫痫痉挛和非惊厥性癫痫持续状态的孤立发作。发作的严重程度没有随着时间的推移而进展。有一半的患者发作间期脑电图正常或在随访时恢复正常。部分患者脑电图显示局灶性或多灶性和弥漫性癫痫样异常,在某些情况下,后脑区也有离散的 β 活动。这些患者认知正常或存在轻度智力障碍、注意力缺陷或多动障碍和孤独症特征。此外还伴有典型的神经功能障碍,如共济失调、震颤或肌阵挛、低张力、运动障碍和睡眠障碍。58% 的患者在 4 岁到 10 岁之间达到了无癫痫发作,36% 的人在单药治疗或联合治疗的情况下没有癫痫发作,大多数情况下,单一治疗即可缓解,其中卡马西平、拉莫三嗪和丙戊酸盐效果最好。

2.1.5 *SCN9A* 基因突变与癫痫

SCN9A 基因位于染色体 2q24.3,编码 Nav1.7,该通道主要存在于周围神经系统,在中枢神经系统有

少量表达,因此该通道的突变通常与疼痛障碍有关。Nav1.7 是一种电压门控钠通道,在中枢神经系统中主要在胚胎期的海马区表达,这表明该通道在中枢神经系统和伤害性信号传递中起着关键作用。SCN9A 被认为是与 GEFS + 连锁的 SCN1A 突变的遗传修饰物,并可能是 DS 的潜在易感基因。SCN9A 基因突变导致的表型谱较广泛,包括原发性红斑肢痛症、先天性疼痛不敏感、阵发性极度疼痛障碍、小纤维神经病变,此外还与一系列癫痫障碍有关,其主要特征是早期孤立的热性癫痫发作,到全身性癫痫伴热性发作。孤立性发热性惊厥的患者通常在 5 个月到 4 岁之间发病,并在 6 岁时自然缓解,而 GEFS + 的患者在以后的生活中仍然有各种类型的发热和无热危象。

SCN9A 突变导致癫痫表型于 1999 年首次由 Peiffer 等人报道,共报道了 21 名患者。11 人在 6 岁之前仅经历热性惊厥;另外的 10 人后来发展为无热性癫痫发作,这 10 例中的 8 例在 16 岁时癫痫发作缓解,其余 2 例发展为顽固性癫痫。Maaria Alves 等人也报道了一对 p. Lys655Arg 变异的姐妹,似乎与早发性孤立性热性惊厥有关,表现为发热性癫痫或 GEFS + 。Maria Alves 等学者认为发热性癫痫或 GEFS + 中 SCN9A 突变的患者很少,因此还不能确定 SCN9A 在癫痫中的特定作用。Fashamed 等学者研究发现 N641Y 变体在阿米什人中高频存在,涉及数百名但没有癫痫发作,驳斥了 SCN9A 与癫痫之间有联系的观点。

2.1.6 SCN1B 基因突变与癫痫

2.1.6.1 SCN1B 与遗传性癫痫伴热性惊厥

全身性癫痫伴热性惊厥 +1 型(GEFS +1)是一种常染色体显性遗传的神经系统疾病,与 SCN1B 基因突变有关。主要特征是婴儿期或儿童早期出现与发热相关的癫痫发作,此外 SCN1A 基因突变与 GEFS +2 有关。即使在家族内部,也存在广泛的表型变异性。与典型的热性惊厥相比 GEFS +1 患者超过 6 岁仍有热性惊厥,或者出现癫痫伴无发热性癫痫发作。其他的发作类型包括失神发作、局灶性发作、肌阵挛性癫痫和失张力发作。

Singh 学者报道了一个大型家系,16 例有典型的热性惊厥,10 例患有 GEFS + ,表型的严重程度广泛,大多数患者在出生后第一年发病,有些患者在成年后仍有癫痫发作,其中最严重的是一名 29 岁的女性,患有顽固性肌阵挛性癫痫。Wallace 等学者也报道了一例 GEFS +1 患者,该患者的表型较严重,18 个月时出现发热相关的全身强直阵挛发作,一直持续到 3 岁;此外还出现了无发热性癫痫发作,包括失神发作;该患者在 14 岁时被诊断为颞叶癫痫。还有患者虽然为 SCN1B 基因突变导致的 GEFS + ,但从未有过热性惊厥,在 17 个月大时出现无热性失神发作。

2.1.6.2 SCN1B 与 DEE52

DEE52 是一种极为罕见的常染色体隐性遗传神经系统疾病,由 SCN1B 基因纯合致病突变所致。2009 年由 Patino 等人首次报道了携带 SCN1B 基因纯合错义突变的常染色体隐性遗传的发育性和癫痫性脑病患者。目前 DEE52 报道的病例十分罕见,仅有 5 个家系 7 名患者。

Patino 等学者报道了一个由近亲结婚父母所生的同卵双胞胎男孩。患者 3 个月大时在接种疫苗后出现全身性强直 - 阵挛性癫痫发作。之后患者多次癫痫发作,发作的类型包括高热性癫痫发作和肌阵挛癫痫发作。随着病程进展,患者出现精神运动减退、全身肌张力减退和锥体束征。患者患有药物难治性癫痫,使用丙戊酸、氯硝西泮、氯巴沙姆和苯妥英钠药物治疗后仍然无效。患者于 14 月龄死于吸入性肺炎,而他的双胞胎兄弟表现正常不受影响。Ogiwara 等人报道了一个 24 岁的日本男子,他的父母身体健康。患者 6 个月大时出现癫痫持续状态和肌阵挛性发作。之后,患者多次癫痫发作,发作的类型包括发热引起的肌阵挛性癫痫发作和全身性强直 - 阵挛性癫痫发作,严重时出现癫痫持续状态。患者在初次癫痫发作后出现神经运动系统发育迟滞、四肢共济失调、智力低下和轻微的锥体束征。随着病程进展,其癫痫逐渐演变为了 DS。患者采用多种癫痫药联合治疗均对癫痫发作无改善。脑磁共振成像显示轻度的非特异性萎缩伴侧脑室增大。

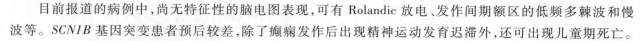

目前报道的病例中,尚无特征性的脑电图表现,可有 Rolandic 放电、发作间期额区的低频多棘波和慢波等。*SCN1B* 基因突变患者预后较差,除了癫痫发作后出现精神运动发育迟滞外,还可出现儿童期死亡。

2.1.7 钠通道相关的抗癫痫发作药物

不同的钠通道组织表达情况复杂,目前仍没有完全阐明。根据文献报道,Nav1.1~1.3 在中枢神经系统表达,Nav1.6 在中枢神经系统和周围神经系统均有表达,与癫痫的发生有关;Nav1.7~1.9 表达于外周神经系统,与疼痛有关;骨骼肌和心肌中分别含有丰富的 Nav1.4 和 Nav1.5 通道,其中 Nav1.4 功能障碍可以导致瘫痪,Nav1.5 功能障碍与心脏综合征有关。研究表明 Nav1.7~1.9 是潜在的新止痛药的靶点;与 Nav1.7 相关的通道病变的特征包括遗传性红斑痛、阵发性极端疼痛障碍和小纤维神经病,这些疾病是由 >40 个功能获得突变引起的,而 Nav1.7 的功能丧失突变可以导致先天性疼痛不敏感;Nav1.1、Nav1.2、Nav1.3、Nav1.6、Nav1.7 以及 β1 亚基突变与癫痫有关,可作为治疗癫痫的潜在靶点;包括长 QT 和 Brugada 综合征在内的心律失常同样与 Nav1.5 以及四个 β 亚基 >400 点突变有关,许多神经肌肉疾病是由影响电压依赖性激活或失活的 Nav1.4 和 Nav1.6 突变引起的。

Nav1.1 和 Nav1.2 通道表达于中枢神经系统抑制性中间神经元上,*SCN1A* 和 *SCN2A* 的错义突变或功能丧失突变会使 Nav1.1 和 Nav1.2 功能障碍,从而损害 GABA 能抑制性神经元的兴奋性,使神经元兴奋抑制失衡引起多种形式的癫痫。

作用于钠通道的抗癫痫发作药物(ASM)包括:苯妥英钠、卡马西平、奥卡西平、拉莫三嗪、丙戊酸钠和乳糖胺,卢非酰胺可能对 Nav1.1 和 Nav1.6 具有适度的优先活性。此外托吡酯、非尔氨酯和唑尼沙胺也可能有阻断钠通道的作用。该类药物通过阻断钠离子依赖性动作电位的快速发放,有效抑制癫痫发作背后的异常神经元放电来发挥作用。

2.1.7.1 常见的作用于钠通道的抗癫痫发作药物(表 1-2-1)

苯妥英钠:苯妥英钠对 GTCS 和部分性发作有效,对全身性肌阵挛或全面性失神发作无效,甚至可能使其加重。因此,它不是特发性全面性癫痫的首选药物。其主要作用机制是与 Na^+ 通道的激活状态结合,以延长其快速失活状态,从而减少癫痫发作期间可能发生的高频放电,同时允许正常的动作电位发生。此外,人们普遍认为苯妥英钠通过稳定脑细胞膜的功能和增加大脑中抑制性神经递质 5-羟色胺(5-HT)和氨基丁酸的水平来发挥抗癫痫作用。苯妥英钠的蛋白结合率很高,约为 90%,在肝脏内代谢,并且是一种有效的酶诱导剂。静脉注射苯妥英钠时,皮下组织渗出会导致严重的局部皮肤不良反应,包括灼痛、静脉炎、蜂窝织炎,很少出现紫色手套综合征。快速静脉注射苯妥英钠时会导致严重低血压和心律失常,因此使用苯妥英钠时应监测病人的心电图和血压。高浓度苯妥英钠的不良反应包括共济失调、协调失调、构音障碍、眼球震颤和复视。特殊反应包括过敏性皮疹、Stevens-Johnson 综合征、中毒性表皮坏死松解或伴有发热、皮疹、淋巴结肿大、嗜酸性粒细胞增多以及肝和肾损害的超敏综合征。长期使用苯妥英钠相关的不良反应包括牙龈增生、粉刺、多毛症、小脑萎缩等。由于苯妥英钠药物剂量与血药浓度不成正比例关系,而且治疗窗很窄,安全范围小,易发生血药浓度过高引起的毒性反应,因此患者服用苯妥英钠达到维持剂量后以及每次剂量调整后,都应测血药浓度。随着新的抗癫痫药物的出现和改进,苯妥英钠的使用量已经大幅降低。

卡马西平:卡马西平是部分性发作的首选药物,也是第一个用于控制双向情感障碍的 ASM,此外也适用于三叉神经痛的治疗。卡马西平对复杂部分性发作疗效优于其他,对继发性 GTCS 亦有较好疗效,但可加重失神和肌阵挛发作。此外卡马西平也适用于治疗由双相情感障碍Ⅰ型引起的躁狂发作和混合躁狂抑郁发作。目前,卡马西平的作用机制尚未完全阐明,并引起广泛争论。一个主要的假设是卡马西平通过与电压依赖性钠通道结合,减少高频神经放电,防止动作电位的产生来治疗癫痫发作。在双相情感障碍中,卡马西平被认为可以促进多巴胺的更新,增加 GABA 的传播,治疗躁狂和抑郁症状。此外卡马西平也有一系列的副作用,包括头晕、视物模糊、恶心、低钠血症、中性粒细胞减少,对于特异性的体质也可出现皮疹、再生障碍性贫血、Stevens - Johnson 综合征、肝损害等。卡马西平能通过胎盘屏障,可能导致神经管畸形,因此对于妊娠期期妇女慎用。

奥卡西平:奥卡西平为卡马西平的 10 - 酮衍生物,对局灶性癫痫有效,为局灶性癫痫的一线单药治疗药物,但可能会加重失神和肌阵挛发作,在全面性癫痫患者中应避免使用。目前奥卡西平已成为儿童部分发作的最常用的药物之一。其作用机制是与钠通道结合,并抑制高频重复的神经元放电,还抑制谷氨酸的释放。奥卡西平可能导致嗜睡、头痛和疲劳,高剂量会导致头晕、视力模糊、复视、恶心、呕吐和共济失调;皮疹可能发生在 2% ~4% 的个体中;奥卡西平比卡马西平更容易引起低钠血症,突然停药可能导致疾病严重反弹,与其他经典钠通道阻滞剂连用可能导致头晕、复视、共济失调。

丙戊酸:丙戊酸是一种广谱抗癫痫药,是全面性发作,尤其是 GTCS 合并典型失神发作的首选药。丙戊酸的作用机制非常复杂,包括①非选择性地抑制电压门控钠通道,阻止异常神经元的放电;②减少 GABA 代谢并增加 GABA 能神经传递,增加抑制性活性;③阻断 T 型钙通道,对抗失神发作。丙戊酸钠对所有局灶性和全身性发作,包括全面性失神和肌阵挛发作,具有广泛的疗效,但其对复杂部分性发作的耐受性和有效性低于卡马西平。双丙戊酸钠制剂也可用于偏头痛预防和双相情感障碍的治疗。由于丙戊酸钠具有致畸的风险,因此有生育计划的妇女应避免使用。丙戊酸盐的不良反应包括胃刺激、恶心、呕吐和厌食。其他副作用包括腹泻、疲劳、嗜睡、震颤、体重增加、脱发、外周水肿和神志不清。与拉莫三嗪合用时,会提高拉莫三嗪的血药浓度,并引发致命的皮肤反应,如 Stevens - Johnson 综合征。丙戊酸钠缓释剂通常会提高耐受性。

拉莫三嗪:拉莫三嗪通过阻断钠通道发挥作用,具有极好的口服生物利用度。在肝脏中广泛代谢,主要是通过葡糖醛酸作用,然后通过尿液排出。雌激素和怀孕会增加拉莫三嗪的清除率。拉莫三嗪适用于局灶性癫痫、全身性强直阵挛发作和 Lennox - Gastaut 综合征,对全身性失神发作的疗效不如丙戊酸钠和乙琥胺,是治疗局灶性癫痫和全身性强直 - 阵挛发作的重要一线药物。它对某些患者的肌阵挛发作可能是有效的,但对另一些患者可能会加剧这些发作。拉莫三嗪也可用于双相 I 型障碍的维持治疗。拉莫三嗪的致畸率低,可用于妊娠期妇女。与剂量相关的不良反应包括头晕、视力模糊、复视、不稳、恶心和呕吐、头痛和震颤。史蒂文斯 - 约翰逊综合征、中毒性表皮坏死松解、超敏综合征和噬血细胞综合征是罕见的严重特异性不良反应。

托吡酯:托吡酯为天然单糖基右旋果糖硫代物,是一种广谱抗癫痫药,对局灶性和全身性强直阵挛发作有效,为难治性部分性发作及继发 GTCS 的附加单药治疗药物,对 Lennox - Gastaut 综合征和婴儿痉挛症等也有一定疗效。此外托吡酯也可用来预防偏头痛、治疗双相情感障碍,但研究表明,它对全身性失神发作无效。托吡酯具有多种作用机制,包括增强 GABA 活性、阻断电压门控钠通道等。托吡酯具有极好的口服生物利用度,在肝脏中部分代谢。其不良反应包括认知减慢、注意力下降、镇静、疲劳、头晕、共济失调和抑郁。约 1.5% 的个体会发生肾结石;手和脚的感觉异常可能会随着治疗开始和剂量的增加而发生,但通常会消失。卡马西平和苯妥英钠可降低托吡酯的血药浓度,当托吡酯与丙戊酸盐联合使用时,可能会发生高氨血症。

唑尼沙胺:唑尼沙胺为一种磺胺类抗癫痫药,对于 GTCS 和部分性发作有明显的疗效,也可治疗继发性全面性发作、失张力发作、West 综合征、Lennox - Gastaut 综合征不典型失神发作及肌阵挛发作等。可能通过阻断电压门控钠通道和钙通道,抑制神经元去极化和超同步化而起作用;或通过变构作用与 GABA 受体结合,可能抑制抑制性神经递质 GABA 的摄取,同时增强兴奋性神经递质谷氨酸的摄取而发挥抗癫痫的作用。

2.1.7.2　具有潜在抗癫痫发作作用的其他钠通道阻断剂(表 1 -2 -1)

奎尼丁:奎尼丁属于一类抗心律失常药,临床上主要用于心房颤动或心房扑动经电转复后的维持治疗。2014 年,奎尼丁首次被证明可以用于治疗 *KCNT1* 相关的癫痫。奎尼丁作用于神经元细胞膜上的钠通道,限制癫痫发作活动的扩散并减少癫痫发作的传播,还能抑制因 *KCNT1* 基因突变导致的钾离子通道功能增益引起的癫痫发作。在 *KCNT1* 基因突变相关癫痫的治疗中,研究者们对奎尼丁治疗的评价褒贬不一。Helbig 等学者报道的 43 名 *KCNT1* 相关癫痫患者的观察性研究中,奎尼丁治疗显著减少了 20% 的患者的癫痫发作。刘珍敏等学者也报道了 1 例 *KCNT1* 基因突变的患者,给予奎尼丁治疗后癫痫发作有所缓解。曾也有报道显示,1 例 *KCNT1* 错译突变 EIMFS 患儿经奎尼丁治疗 7 个多月后,癫痫发作频率明显降低,且精神运动发育得到改善。但康庆云等学者报道的 1 例 *KCNT1* 基因突变 EIMFS 患者奎尼丁治疗无明显疗效且出现 QT 间期延长。根据研究显示,*KCNT1* 变异相关癫痫 4 岁以下儿童对奎尼丁治疗均有反应,而 4 岁以上儿童均无反应。因此奎尼丁的疗效仍值得考究,并且其治疗受到心脏副作用的限制。

利多卡因:利多卡因属于Ⅰb类抗心律失常药,此外还是酰胺类的麻醉剂,通过浸润吸收产生局部麻醉作用。1955 年 Bernhard 等首次提出利多卡因能够终止癫痫持续状态的发作,近几年国内外也报道了多例利用利多卡因治疗癫痫持续状态的案例。黄亚辉等报道了 18 例利用利多卡因治疗成人癫痫持续状态,有 16 例在 60 分钟内得到完全控制。Frederick A. Zeiler 等的系统评价也显示 60% 的癫痫持续状态对利多卡因有反应。其主要机制是竞争性抑制电压门控 Na^+ 通道,减少 Na^+ 内流,同时促进 K^+ 外流,从而改变 Na^+ 内流及 K^+ 外流间的平衡,使膜电位趋于稳定,最终阻止放电的扩散,达到控制癫痫发作的目的。但利多卡因控制癫痫发作具有浓度依赖性,低浓度时有抗癫痫作用,而浓度在 15 mg/L 以上则有诱导癫痫发作的可能。虽然利多卡因能有效终止癫痫持续状态,但因其存在心血管风险而不能作为癫痫持续状态的首选药物。

美西律:美西律在结构上与利多卡因类似,被广泛用作Ⅰb类抗心律失常药,用于治疗室性心动过速和有症状的室性期前收缩,以及预防心室颤动,且美西律具有一定的抗癫痫发作作用。美西律作用机制与利多卡因一样,是通过抑制电压门控钠通道来抑制脉冲的启动和传导所需的内向钠电流,从而降低动作电位的上升速率,阻滞放电扩散,从而达到抗癫痫的目的,但美西律过量时反而会诱发癫痫发作。利多卡因不能作为口服药物使用,因此利用利多卡因进行长期治疗较为困难;但美西律作用机制与利多卡因类似,具有口服活性,可作为利多卡因的替代品。在 Nakazawa 等学者的报道中,患者口服多种 ASM 无效,但输注利多卡因有效,之后患者长期口服美西律控制了癫痫发作,证实了这一观点。A Miyamoto 等学者也报道了一例 Lennox - Gastaut 综合征患者,该患者常规抗癫痫药物无效,采用利多卡因治疗后口服美西律,在两年内癫痫发作得到良好控制,并且使行为问题得到改善。美西律治疗癫痫的研究还不够充分,目前被报道可用于各种癫痫类型,如 Lennox - Gastaut 综合征、Doose 综合征和复杂部分性癫痫。

表 1 - 2 - 1　常见作用于钠通道的抗癫痫药与具有潜在抗癫痫作用的其他钠通道阻断剂

药物	作用机制	适应证	副反应
苯妥英钠	作用于钠通道,抑制 Na^+ 内流,使细胞静息电位负值增大,提高脑细胞兴奋阈,稳定膜电位,阻止病灶放电的扩散;使脑中抑制性递质 γ - 氨基丁酸含量升高	GTCS 发作、复杂部分性发作、预防和治疗神经外科手术期间或之后的癫痫发作	剂量相关副作用:疲劳、嗜睡、抑郁、注意力涣散、多动、易激惹、攻击行为;巨幼粒细胞贫血等 特异体质副作用:皮疹、再生障碍贫血、Stevens - Johnsson 综合征、肝损害
丙戊酸	非选择性地抑制电压门控钠通道,阻止异常神经元的放电;减少 GABA 代谢并增加 GABA 能神经传递,增加抑制性活性;阻断 T 型钙通道,对抗失神发作	广谱抗癫痫药,适用于全面发作,是 GTCS 合并典型失神发作的首选	剂量相关副作用:胃刺激、恶心、呕吐、厌食、腹泻;疲劳、嗜睡、震颤;体重增加、脱发特异体质副反应:肝毒性、血小板减少、急性胰腺炎、丙戊酸钠脑病

续表

药物	作用机制	适应证	副反应
卡马西平	与电压依赖性钠通道结合,减少高频神经放电,防止动作电位的产生	单纯及复杂部分性发作的首选药	剂量相关副作用:头晕、视物模糊、恶心、低钠血症、中性粒细胞减少 特异体质副反应:皮疹、再生障碍性贫血、Stevens – Johnsson 综合征、肝损害等
奥卡西平	与钠通道结合,并抑制高频重复的神经元放电,还抑制谷氨酸的释放	局灶性癫痫	剂量相关副作用:嗜睡、头痛、疲劳、头晕;视力模糊、复视;恶心、呕吐;共济失调 特异体质副作用:皮疹
拉莫三嗪	选择性地与无活性的钠通道结合来抑制钠电流,抑制兴奋性氨基酸谷氨酸的释放	简单部分性发作、复杂部分性发作、全身性强直阵挛发作、Lennox – Gastaut 综合征	剂量相关副作用:头晕、视力模糊、复视、不稳、恶心和呕吐、头痛和震颤等 特异体质副作用:皮疹、中毒性表皮溶解症、Stevens – Johnsson 综合征、肝损害等
托吡酯	增强 γ – 氨基丁酸（GABA）活性、阻断电压门控钠通道	广谱抗癫痫药,单纯部分性发作、复杂部分性发作和全身强直阵挛性发作,尤其对 Lennox – Gastaut 综合征和 West 综合征的疗效较好	剂量相关副作用:认知减慢、注意力下降、记忆障碍、疲劳、头晕、共济失调 特异体质副作用:急性闭角型青光眼
唑尼沙胺	阻断电压门控钠通道和钙通道,抑制神经元去极化和超同步化;抑制抑制性神经递质 GABA 的摄取;增强兴奋性神经递质谷氨酸的摄取	其他药物治疗无效的癫痫,尤其是局灶性癫痫	剂量相关副作用:倦怠、头痛、眩晕、烦躁、抑郁、幻觉、平衡障碍、食欲缺乏、恶心、呕吐、腹痛、胃痛、腹泻、白细胞减少、贫血、血小板减少及转氨值升高 特异体质副作用:皮疹
奎尼丁	作用于神经元细胞膜上的钠通道,限制癫痫发作活动的扩散并减少癫痫发作的传播;抑制 KCNT1 基因突变导致的钾离子通道功能增益	KCNT1 基因突变相关癫痫	剂量相关副作用:心律失常、心脏停搏等;恶心、呕吐、食欲下降、痛性痉挛、腹泻等;耳鸣、心悸、惊厥、头痛面红、视力障碍、听力障碍、震颤、兴奋、昏迷甚至死亡;肌肉反应,加重重症肌无力 特异体质副作用:各种皮疹;血小板减少、急性溶血性贫血、中性粒细胞减少等
利多卡因	竞争性抑制电压门控 Na⁺ 通道,减少 Na⁺ 内流,同时促进 K⁺ 外流,从而改变 Na⁺ 内流及 K⁺ 外流间的平衡,使膜电位趋于稳定,最终阻止放电的扩散	多种抗癫痫药无效的癫痫持续状态	剂量相关副作用:紧张不安、烦躁、头昏、眩晕、寒战、感觉异常及肌肉颤抖、惊厥、神志不清、意识丧失等;严重窦性心动过缓、心脏停搏、室颤、严重房室传导阻滞及心肌收缩力减低,甚至循环衰竭 特异体质副作用:表现为荨麻疹、水肿、局部红斑、支气管痉挛、低血压甚至循环衰竭
美西律	抑制电压门控钠通道来抑制脉冲的启动和传导所需的内向钠电流,从而降低动作电位的上升速率,阻滞放电扩散	利多卡因敏感性癫痫	剂量相关副作用:恶心、呕吐;头晕、震颤、共济失调、昏迷及惊厥、视物模糊;窦性心动过缓、室性心动过速、低血压及心力衰竭 特异体质副反应:皮疹、白细胞及血小板减少

2.2 编码钾离子通道的基因突变与癫痫

所有的生物细胞都有钾通道,它们对跨膜转运机制至关重要,自从电压门控钠通道和钙通道被发现以来,钾通道的功能在限制神经元的兴奋的基础上进一步多样化。在结构上,钾通道由跨膜蛋白元件(TM)组成,类似于钠、钙通道和环核苷酸调节通道,其中钾通道可以组成一个离子通道的超家族。目前已经发现了超过100个编码不同钾离子通道亚基的人类基因,在其中也发现了部分基因与癫痫相关。根据功能不同,将钾离子通道定义为:"电压门控"钾通道(Kv),由6TM组成;"两孔域漏"钾通道(K2p),由4TM组成;"内向整流"钾通道(Kir),由2TM组成;以及特殊的超极化激活的环核苷酸门控通道(HCN)。

2.2.1 电压门控钾通道

最大的钾离子通道群是Kv家族,由12个Kv亚家族(Kv1~12)组成(表1-2-2)。从结构角度来看,钙依赖性钾通道(Kca)同样属于Kv通道。目前报道和癫痫相关的编码Kv家族的基因包括*KCNA2*、*KCNB1*、*KCNC1*、*KCNH1*、*KCNQ2*、*KCNQ3*、*KCNT1*、*KCNT2*、*HCN1*、*HCN2*、*HCN4*和*KCNMA1*。

表1-2-2 编码钾离子通道的基因突变与癫痫

	名称	基因	chr	表型	遗传
Kv	Kv1(KCNA1~7,10)	*KCNA2*	1p13.3	DEE32	AD
	Kv2(KCNB1~2)	*KCNB1*	20q13.3	DEEMAE	AD
	Kv3(KCNC1~4)	*KCNC1*	11p15.1	DEE7;BFNE	AD
	Kv4(KCND1~3)			BFNE	
	Kv5(KCNF1)				
	Kv6(KCNG1~4)				
	Kv7(KCNQ1~5)	*KCNQ2*	20q13.33	TBS;ZLS	AD
		KCNQ3	8q24.22		AD
	Kv8(KCNV1~2)				
	Kv9(KCNS1~3)				
	Kv10(KCNH1,5)	*KCNH1*	1q32.2		AD
	Kv11(KCNH2,6,7)				
	Kv12(KCNH3,4,8)				
	K_{ca1}(KCNMA1)	*KCNMA1*	10q22.3	DEE	AD/AR
	K_{ca2}(KCNN1~3)		9q34.3		
	K_{ca3}(KCNN4)		1q31.3		
	K_{ca4}(KCNT1~2)	*KCNT1*		DEE14	AD
	K_{ca5}(KCNU1)	*KCNT2*		DEE57	AD
K2P	K2P(KCNK1~18)	*KCNK4*	11q13.1	FHEIG	AD
Kir	Kir1(KCNJ1)				
	Kir2(KCNJ2,4,12,14)				
	Kir3(KCNJ3,5,6,9)				
	Kir4(KCNJ10,15)	*KCNJ10*	1q23.2	EAST综合征;SESAME综合征	AR
	Kir5(KCNJ16)				
	Kir6(KCNJ8,11)	*KCNJ11*	11p15.1	新生儿糖尿病;DEE	AD/AR
	Kir7(KCNJ13)				
HCN	HCN(1~4)	*HCN1* *HCN2* *HCN4*	5p1219p13.3 15q24.1	DEE24;GEFS+ FS;GEFS+ Brugada综合征;病窦综合征;DEE	AD AD AD

Kv1.2 是由 *KCNA2* 编码的,位于染色体 1p13.3,全长约 3 100 bp,含 3 个外显子及 2 个内含子,该通道由具有 6 个跨膜片段(S1~S6)的 4 个亚单位组成,跨膜片段 S1~S4 形成电压传感器域,S5~S6 形成孔区域,其中包含选择性过滤器和门控离子流。Kv1.2 属于延迟整流类的钾通道,在神经兴奋性和神经递质释放中发挥重要作用,使神经元在动作电位后能够有效地复极化。功能缺失变异导致过度兴奋的神经细胞膜和由于复极化受损而致重复的神经元放电,*KCNA2* 基因敲除小鼠的癫痫表型证实了这一假设。*KCNA2* 基因突变导致的 DEE32 型以常染色体显性遗传方式遗传,多在婴儿期起病,起病前发育正常,临床症状可有癫痫脑病、难治性癫痫、轻到中度的智力障碍、言语贫乏、共济失调、肌阵挛、震颤等。Syrbe 等人于 2015 年报道 7 例有严重癫痫、神经功能缺损的患儿,于 5~17 月龄起病,癫痫发作类型包括热惊、偏侧发作、肌阵挛、肌阵挛 - 失张力、部分认知障碍、全面强直 - 阵挛发作、失神发作等。4~15 岁的 4 例患者无癫痫发作,2 例病情较重的青少年患者经药物治疗后癫痫发作明显减轻,但所有患者都有残留的神经功能缺陷,包括智力障碍、语言迟缓、共济失调、震颤和肌阵挛。Pena 等人于 2015 年报道一例共济失调、肌阵挛的 7 岁患者,15 月龄前出现第一次热惊,继而出现无热惊厥、肌阵挛、失神发作,共济失调和发育倒退进行性加重。患儿脑电图表现各异,可见多导尖波、尖慢波、棘波、全导棘波,可仅有 Rolandic 区放电和 Rolandic 区放电达到睡眠期癫痫性电持续状态。治疗方面以常规抗癫痫发作药物控制发作,辅以其他治疗。预后不佳,部分患者癫痫发作在儿童期可缓解,但几乎所有患者都会遗留神经系统功能缺损。癫痫预后也分功能丧失组和功能增强组,在 Silvia Masnada 等人于 2017 年报道中功能丧失突变组的预后相对较好,八名患者中四名癫痫消失。

Kv2.1 是由 *KCNB1* 基因编码的,位于 20q13.3,全长 11.9 kb,含有 2 个外显子,表型为 DEE26 型,基因突变以常染色体显性遗传方式遗传。Claire Bar 等人于 2019 年回顾及报道新发的 *KCNB1* 基因突变患者共 64 例,其中 85% 发生癫痫,中位发病年龄为 12 个月,所有患者在癫痫发作前都有发育迟缓,有 30 例表现出多种发作类型,包括全身性强直阵挛发作、癫痫痉挛、强直性发作、肌阵挛发作、非典型性失神、非全身性发作和阵挛性发作。9 名患者符合 West 综合征表型,也可出现孤独症、低张力、共济失调、舞蹈样动作、攻击性行为及多动症。脑电图显示多灶性、局灶性棘波的联合慢性背景活动,可伴有心律失常。MRI 显示无特异性异常。30 名患者为药物难治性癫痫,在 9 个只有婴儿痉挛症状的患者中有 6 个经过抗癫痫治疗后再未出现痉挛症状,氨己烯酸和生酮饮食可改善癫痫发作,但目前仍没有有效治疗改善 DEE26 带来的智力损害及发育迟缓。Kv2.1 是海马和皮层锥体神经元延迟整流钾电流的主要来源,延迟整流钾电流在重复刺激条件下对膜复极起重要作用,并抑制高频放电。小鼠延迟整流钾电流 *KCNB1* 缺失的减少导致诱发癫痫的阈值降低,导致癫痫发作。

Kv3.1 是由 *KCNC1* 基因编码的,位于 11p15.1,基因突变以常染色体显性遗传方式遗传。Muona 等人于 2015 年对不明基因原因的进行性肌阵挛癫痫患者的 DNA 进行了测序,发现 *KCNC1* 基因中 31% 的患者出现新生突变,命名为"钾离子通道突变引起的肌阵挛性癫痫和共济失调"。大多数患者的第一个症状是肌阵挛(有时为震颤),年龄在 6~14 岁,早期出现共济失调的患者较少。所有患者都可出现强直阵挛发作。在青春期,肌阵挛逐渐加重,限制行走,需要行走辅助设备或轮椅。在个别患者中发现学习障碍,在青春期早期认知能力有轻微的下降。没有观察到早期死亡病例。脑电图显示全身癫痫样放电,为多灶性和不规则的多棘波复合波,在某些情况下伴有光敏感性。MRI 没有特异性特征,可以是正常或小脑萎缩。发病机制可能是 *KCNC1* 突变导致了电流幅度的显著降低,出现肌阵挛和癫痫发作。Kv3 亚家族与其他 Kv 通道相比,具有移位电压依赖性激活和更快的激活和失活速率。这些差异使 Kv3 通道成为几种中枢神经系统神经元高频放电的主要决定因素。Kv3 功能的丧失扰乱了快速尖峰神经元的放电特性,影响神经递质释放,并诱导细胞死亡。Kv3.1 的表达仅限于中枢神经系统,在抑制性 GABA 能神经元间隙中表达突出。因此突变导致了快速刺激 GABA 能中间神经元放电受损,从而导致了去抑制。此外,Kv3.1 表达的小脑神经元的功能障碍和/或变性,可能导致运动功能障碍和共济失调。治疗方面,丙戊酸钠、唑尼沙胺、氯硝西泮和左乙拉西坦是有效的药物,而拉莫三嗪可加重肌阵挛。Kv3 通道功能的调节为 KCNC1 突变患者的药物干预提供了可能。Kv3 通道激活剂 RE01 提高了野生型和突变型 Kv3.1 通道的开放概率,伴随着超极化方向的激活的压力依赖性的转移。在 RE01 存在时,Kv3.1 通道在膜去极化过程中的激活速度明显加快,导致生理相关膜电位处的钾电导增高;Kv3.1 通道更快的激活和更低的激活阈值意味着动作电位更快的复极化,从而提高神经元的放电频率。

Kv10.1 是由 KCNH1 基因编码的,位于 1q32.2,表型为坦普-巴雷特综合征(TBS)和齐默尔曼-拉邦综合征(ZLS)1 型,基因突变以常染色体显性遗传方式遗传。TBS 于 1991 年首次被报道,表型为多系统发育障碍、智力障碍、癫痫、拇指和大脚趾指甲发育不全或再生障碍,因为畸形特征是非特异性的,所以 TBS 很容易被漏诊。Adeline Jacquinet 等人于 2010 年报道了 4 例 TBS 患者,所有患者在婴儿时期都有明显的低张力,整体发育迟缓和严重的智力障碍,部分患者表现为孤独症谱系障碍。MRI 显示无特异性异常。4 个病人中 3 个在儿童时期(2~6 岁)发生癫痫,但均在常规抗癫痫药物治疗后未出现发作。KCNH1 的低水平嵌合变异可能导致癫痫。

Kv7.2 是由 KCNQ2 基因编码的,与由 KCNQ3 基因编码的 Kv7.3 共同构成异源四聚体钾通道。KCNQ2 基因突变导致的 DEE7 型以常染色体显性遗传方式遗传,还会引起一种不同的癫痫综合征-良性家族性新生儿癫痫(BFNE)。近期 Goto 等人的研究指出,引起 BFNE 的 KCNQ2 基因突变多位于 S2 与 S3 间的胞内段,而引起 DEE7 的突变则多位于 S6、S6 毗邻的孔道结构域以及 S6 与螺旋 A 之间的胞内段。DEE7 的主要临床表现为早发的难治性癫痫以及神经系统发育迟缓,常见的癫痫综合征有大田园综合征以及 West 综合征。主要的癫痫发作类型是强直发作,有时会伴有自动症样的特征,也有患者表现为癫痫性痉挛。患儿通常在首次发作时于 1 天内出现多次发作,并且在出生后数月至 1 年内即出现频繁的癫痫发作,且对治疗反应性不佳。在部分患者中,癫痫发作会逐渐减少,变为散发的全面性强直-阵挛发作,并且癫痫发作会在 9 月龄至 4 岁间停止。部分患儿仍会有频繁的癫痫发作,而在癫痫发作停止的患者中也有复发的情况。大部分患儿有严重的智力障碍以及轴性的肌张力减退和/或痉挛性四肢瘫。小部分患儿的表型较轻,表现为中度智力障碍,粗大运动功能较其他患儿好,但精细运动仍很差。大部分患者的早期头颅 MRI 可能会发现在基底节处有不同程度的 T1 及 T2 信号增高,有时丘脑也有相应变化。这些改变通常为双侧的,且在新生儿期最为明显,随着年龄增长可能会逐渐消失。患儿的脑电图在患病初期多表现为爆发-抑制,而随着病程进展,EEG 会变为多灶性癫痫样活动,随着癫痫发作频率的降低,癫痫样电活动出现的频率也会降低,在癫痫发作停止后,EEG 可能表现为正常脑电图或仅有轻度的背景活动减慢。在出现癫痫性痉挛的患儿中,EEG 可记录到高幅失律。治疗方面目前仅能对症治疗,在 Kato 等人报道的 12 名患者中,有 8 名患者通过单药、多药治疗或者肌内注射 ACTH 达到无癫痫发作,在这些患者中最为常用的 ASM 是苯巴比妥。该病预后不佳,患者的癫痫发作可能会随年龄的增加而逐渐减少,甚至达到无癫痫发作,但遗留的神经系统发育迟缓以及智力障碍等症状依旧无法改善。

Kv7.3 是由 KCNQ3 基因编码,位于 8q24.22,KCNQ3 引起的突变以常染色体显性遗传方式遗传,多为错义突变。该家族最早发现的人类基因是 KCNQ1 和 KCNQ2,其中 KCNQ1 在心脏和内耳表达,KCNQ2 和 KCNQ3 在大脑中表达。KCNQ3 引起的突变以常染色体显性遗传方式遗传,多为错义突变。Charlier C 等人于 1998 年首次报道了一个家系中 KCNQ3 的错义功能缺失(lof)变异引起 BFNE,大部分是良性的、自限性的癫痫形式,伴有正常的精神运动发育。Tristan T 等人于 2019 年报道了 KCNQ3 突变与一种新的表型有关,包括神经发育迟缓、孤独症特征和睡眠激活的连续多灶棘波。报道的 11 名患者都有不同程度的智力障碍和发育迟缓,常出现于 4 至 18 个月之间,语言发育迟缓同时或先于运动迟缓。虽然所有患者最终都能行走,但常常表现为不稳定和平衡能力差,可出现共济失调。其中 5/11(45%)患者诊断为孤独症,表现为攻击性、冲动性和自我伤害行为,7/11(64%)出现低张力和斜视。脑部 MRI 显示正常或非特异性异常。癫痫类型可有全身性强直阵挛、失神发作,新生儿期没有患者发作。8 名患者(73%)在睡眠中有局灶性棘波,出现睡眠中癫痫性电持续状态(ESES)。治疗方面,部分患者口服地西泮或皮质类固醇后,睡眠期脑电图的棘波减少。发病机制为 KCNQ3 突变导致通道活性丧失效应。癫痫、智力障碍和孤独症经常同时发生,并且可能共享遗传原因和潜在机制。睡眠时持续的癫痫样活动可能会干扰发育,苯二氮䓬类药物治疗可能减少脑电图异常放电。

KNa1.1 由 KCNT1 基因编码,位于 9q34.3,是一种钠离子激活的钾通道。与其他的电压门控钾通道类似,KNa1.1 有一个较大的 C 端,在这个 C 端中包括 2 个调节钾离子孔道通透性的调节因子以及一个 NAD + 结合结构域。KCNT1 基因引起的突变以常染色体显性遗传方式遗传,目前发现的均为错义突变,KCNT1 基因致病突变除引起 DEE14 以外,还可以引起夜发额叶癫痫(ADNFLE)、West 综合征、婴儿癫痫伴游走性局灶性发作(EIMFS)以及心脏传导异常。其中,引起 EIMFS 的致病突变多位于 S5 跨膜结构域或 C 端的钾离子通透性调节结构域,而引起 ADNFLE 的致病突变则多位于 NAD + 结构域或 C 端更远处。EIMFS 首次于 1995 年报道,是一种罕见的发育性及癫痫性脑病,其最为特征性的临床症状是出生后 6 个月内出现难治性的游走性局灶性癫痫发作以及进行性发育迟缓。常见的癫痫发作类型为局灶性运动性发作,可能出现的发作类型包括强直发作、阵挛发作、强直阵挛发作、肌阵挛发作以及癫痫性痉挛,可能伴有局灶进展为双侧强直阵挛发作。患者常伴有自主神经症状,例如口周青紫、脸红、呼吸暂停等。在 Kuchenbuch 等人观察的一组患者中,EIMFS 可分为两期。第一期(自首次发作至密集发作期):中位癫痫发作起始时间为 6 日龄,癫痫发作均为局灶性发作,但发作类型多样。随后患者的病情进行性发展,癫痫发作频率逐渐增高,出生后 57 天左右开始出现特征性的 EEG 改变,即游走性癫痫发作。部分患者发病后直接进入密集发作期。在这一期中,约一半的患者 MRI 正常,部分患者会发现异常的影像学表现,包括髓鞘化延迟、薄型胼胝体、皮质 – 皮质下萎缩以及硬膜下血肿。第二期(稳定期/慢性期):部分患者在经历密集发作期后会进入稳定期。在这一期中,患者的癫痫发作类型多为强直发作,发作时多会伴有尖叫、咧嘴以及双眼凝视,有时还会伴有头部或躯体的偏转。自主神经症状常见。癫痫发作持续时间通常小于 1 分钟,发作频率也有所下降,但仍较频繁,部分患者仍每天均有发作。癫痫发作的主要诱发因素是压力、睡眠剥夺以及情绪变化。2 岁以上患者的 MRI 时常会发现皮质 – 皮质下萎缩,部分患者还伴有髓鞘化延迟以及小脑萎缩。在这一期中,MRI 特征较为稳定,萎缩未见明显进展。在神经发育方面,多数患者在癫痫发作前的发育情况正常,在 EIMFS 起病后 6 个月内,所有的患者均出现了神经系统检查异常。所有患者均有轴性肌张力减低伴有眼神交流缺如或不连续。患者的精神运动发育迟缓,多数患者无法行走,语言表达能力亦缺如。部分患者出现其他的运动障碍症状,包括舞蹈症以及局部或全面的肌张力障碍。部分患者出现小头畸形。部分患者有心血管系统的症状,包括肝动脉和门静脉间的复杂动静脉瘘、扩张性心肌病、体循环与肺循环间的侧支动脉形成等,部分患者还有心律失常症状出现。EIMFS 患者最特征性的脑电图表现是在相邻皮质区域间迁移以及在多个不同部位独立起源的局灶性放电。随发作时间的延长,异常波的幅度逐渐增加以及额区主导逐渐显现,并且在发作间期以及发作后可以观察到电抑制。常用的抗癫痫药物对该病患者的控制效果不佳。部分患者使用司替戊醇、苯二氮䓬类药物(通常为氯硝西泮或氯巴占)、左乙拉西坦以及生酮饮食可以取得有限的效果。迷走神经刺激术对患者的癫痫控制没有效果。部分研究指出奎尼丁对于该病的治疗有一定效果,但也有研究持反对意见。针对该病患者的预后研究较少。在 Kuchenbuch 等人观察的 17 名患者中,有 8 名患者死亡,中位死亡年龄为 3 岁,范围为 1.5 ~ 15.4 岁,4 名患者在密集发作期死亡,1 人死于脓毒血症,1 人死于血流动力学并发症,其余的 2 人死于可能的癫痫猝死(SUDEP)。4 名患者在慢性期死亡,1 人死于可能的 SUDEP,其余 3 人死于呼吸道感染。在其余进入慢性期的患者中,所有人均有小头畸形、痉挛性四肢瘫以及显著的轴性肌张力减低。多数患者语言功能缺如或仅能说单字。部分患者因吞咽障碍引起反复的呼吸道感染,已经接受了胃造口术。

KNa1.2 由 *KCNT2* 基因编码,位于 1q31.3,KCNT2 通道开放能够增加外向的钾电流,从而起到降低和调节神经元兴奋性的作用。*KCNT2* 基因在脑发育过程中的作用在 2017 年由 Gururaj 等人于携带 *KCNT2* 基因杂合突变的常染色体显性遗传的 DEE 患者中首次报道。体外功能性表达研究指出,与野生型相比,突变体的蛋白表达降低,离子选择性显著改变,对氯化物的敏感性降低,钠电流传导性提高。此外突变体在原代大鼠背根神经节神经元中的表达引起膜超兴奋性和神经元毒性。*KCNT2* 引起的突变以常染色体显性遗传方式遗传。在 2017 年 Gururaj 等人报道了 1 名 *KCNT2* 基因突变的男性患者,其临床表现主要为肌张力减退、顽固性的癫痫发作和严重的发育迟缓。患者于出生后 3 个月出现癫痫发作。其主要的发作类型为长时间的强直性癫痫发作,此外还有肌阵挛性癫痫发作和非典型性失神发作。患者采用了多种抗癫痫药物治疗效果不佳。脑电图表现背景活动异常和多灶性癫痫波发放。脑部影像学检查表现为脑白质普遍减少和胼胝体变薄。患者的癫痫发作为药物难治性,且合并严重的发育迟缓,预后较差。

KCNMA1 基因位于 10q22.3,编码电导、电压和钙敏感性钾离子通道(BK 通道)的 α 亚基,该亚基也被胞浆 Mg^{2+} 浓度激活,主要表达在杏仁核、尾状核、大脑皮层、海马、下丘脑、脊髓和小脑的浦肯野细胞,*KCNMA1* 引起的突变以常染色体显性或隐性遗传方式遗传。杜伟等人于 2005 年在一个全身性癫痫和发作性非运动诱发性运动障碍的家系中第一次报道 *KCNMA1* 突变。Lina Liang 等人于 2019 年报道了 8 种 BK 通道中不同的 *KCNMA1* 基因突变,表型为单纯的智力障碍和发育迟缓、共济失调、癫痫、轴性低张、失用、构音障碍、言语迟缓、大脑萎缩、斜视和畸形,*KCNMA1* 纯合子突变与小脑性共济失调、发育迟缓和癫痫发作相关。癫痫发作类型为失神发作、全身性或局灶性发作、失张力性发作,脑电图可显示普遍的尖波活动。发病机制可能是因为 *KCNMA1* 突变导致 BK 通道功能的增强,动作电位快速复极,使得大脑兴奋性增加。治疗方面,左乙拉西坦和丙戊酸对于控制癫痫发作有效,左乙拉西坦可抑制突触前钙通道发挥作用。此外,由于 BK 电流增加是癫痫的一个原因,BK 通道抑制剂或阻滞剂可能是治疗癫痫的一个新方向。Xia Li 等人发现通过腹腔注射 BK 通道阻滞剂 Paxilline,可以消除强直阵挛性癫痫发作,减少癫痫发作持续时间和强度。

2.2.2 两孔域漏钾通道

在生理条件下,大多数 K2P 通道都是开放式整流器——它们主要导向外侧的电流。K2P 通道在中枢神经系统和外周广泛表达,有助于膜电导,具有多种功能,包括离子稳态、激素分泌、细胞发育和兴奋性。目前报道和癫痫相关的编码 K2P 家族的基因为 *KCNK4*。

KCNK4 基因是编码 K2P 通道基因之一,KCNK4 也称为 TRAAK,是构成 TRAAK/TREK 亚家族的三个脂质和机械敏感的 K2P 通道之一。*KCNK4* 基因位于 11q13.1,包含 6 个外显子。Christiane K. Bauer 等人于 2018 年首次报道了一种神经发育综合征,命名为面部畸形、多毛症、癫痫、智力/发育迟缓和牙龈过度生长综合征(FHEIG),为常染色体显性遗传。临床特征为脸部双侧狭窄、眉毛浓密笔直、长睫毛、人中短而深、下巴后缩、耳朵低垂前倾、牙龈增生和全身多毛症,与齐默尔曼 - 拉邦综合征相似,伴有不同程度的发育迟缓和认知障碍,从轻微的言语迟缓和发育紊乱模式到极其严重的智力障碍均可出现。癫痫发作类型为局灶阵挛性发作和强直阵挛性发作。发病机制可能为 *KCNK4* 突变导致了通道功能的显著增强,电导显著增加。致病突变过度激活导致对机械刺激和花生四烯酸的敏感性受损。目前共报道 3 例患者,尚无有效治疗手段。

2.2.3 内向整流钾通道

Kir 通道具有多种生理功能,如维持静息膜电位、产生长时间动作电位、调节细胞兴奋性和运输钾离子。目前报道和癫痫相关的编码 Kir 家族的基因包括 *KCNJ10* 和 *KCNJ11*。

Kir4.1 由 *KCNJ10* 基因编码,位于 1q23.2,表型包括癫痫、共济失调、听觉障碍、EAST 综合征和

SESAME 综合征,为常染色体隐性遗传。Ali Mir 等人于 2019 年报道了 5 例 EAST 综合征患儿,癫痫是首发症状,随着年龄增长出现听觉障碍、共济失调、低钾血症、低镁血症及低氯血症等。其中大多数患儿癫痫发作的年龄都在 3～4 个月。最常见的类型是全身强直 - 阵挛性发作,少数有全身性痉挛发作及失神发作,癫痫发作通常持续不到三分钟。脑电图通常显示是正常或者非特异性的,只有少数患儿的脑电图呈现背景波缓慢,这表明有些患儿可能患有轻微的脑病。MRI 提示一些患儿的齿状核高信号。治疗方面,低剂量[12～21 mg/(kg·d)]卡马西平可以很好地控制癫痫发作,并且未发现副作用,拉莫三嗪、丙戊酸和托吡酯也有帮助。在先天性高胰岛素血症治疗中发现卡马西平是一种新的 ATP 敏感钾通道(KATP)的修正剂,同时对于由 KCNA1 基因错义突变引起的阵发性共济失调 1 型也有效。如果患儿经常癫痫发作,可以用氯硝西泮或氯巴占联合拉莫三嗪治疗。预后方面有些患儿在停用抗癫痫药物后,即使长时间无癫痫发作,仍可能出现癫痫复发及癫痫持续状态,建议使用直肠安定或口服咪达唑仑等急救药物。发病机制可能因为 KCNJ10 基因突变或表达下调抑制 Kir4.1 通道,增加了突触中钾离子和谷氨酸的细胞外水平,引起神经元的过度兴奋导致癫痫发作。

Kir6.2 由 KCNJ11 基因编码,位于 11p15.1,在肌肉、神经元、大脑以及胰岛 β 细胞中都有表达,突变以常染色体显性及隐性遗传方式遗传。表型包括发育迟缓、癫痫、新生儿糖尿病及家族性高胰岛素性低血糖。Yukiko Hashimoto 等人于 2017 年报道了 25 例新生糖尿病患儿,其中有两例表现为 West 综合征与发育迟缓。脑电图显示多灶多棘波和高幅波放电的高频心律失常。在开始使用格列本脲及 ACTH 辅助治疗后,痉挛几乎消失,脑电图明显改善,运动和认知能力有所改善。另一位患儿最初用胰岛素治疗,1 岁后出现明显的发育迟缓,仍然无法行走。2 岁开始服用格列本脲后,运动技能显著提高,能够跑步。然而,在他 4 岁的时候,智力仍然非常迟钝,不能说话。尽管发育迟缓不能令人满意地预防,但磺胺类药物可以有效治疗新生儿糖尿病的神经症状。KATP 通道是葡萄糖诱导 β 细胞分泌胰岛素的关键成分。正常情况下,当血糖升高时,KATP 通道感知细胞内 ATP/ADP 比值升高并关闭,进而引起细胞膜去极化,导致钙通过电压门控钙通道内流和 β 细胞分泌胰岛素。由于 KATP 通道也分布于中枢神经系统,导致患儿出现了相关的神经系统症状,即发育迟缓、癫痫和新生儿糖尿病。

2.2.4 超极化激活的环核苷酸门控钾通道

超极化激活的环核苷酸门控通道构成了一类独特的电压门控钾通道,包括四个不同的亚型编码不同的基因(HCN1～HCN4)。所有四种 HCN 亚型都在哺乳动物的大脑中表达,但是它们的表达在不同的大脑区域有很大的差异。HCN1 主要在皮层中表达,HCN2 在大多数大脑区域都表达,在丘脑和脑干细胞核最高。HCN3 在中枢神经系统中分布很低,这种亚型的低至中度表达仅在嗅球和下丘脑核团中检测到。HCN4 主要在嗅球的二尖瓣细胞层中表达。

HCN1 基因位于 5p12,引起的突变以常染色体显性遗传方式遗传,表型为 DEE24 型及全身性癫痫伴热性癫痫发作 10 型及 Dravet 综合征。Carla Marini 等人于 2018 年报道了 33 例新的 HCN1 致病或可能的致病变异的患者,癫痫发作的年龄为出生后 30 小时至 6 岁。少数患者表现出与 DEE 相对应的严重癫痫,而绝大多数散发和家族性病例表现为轻度的综合性癫痫表型,伴有轻度智力障碍或认知障碍。脑电图表现为局灶性、多灶性或全身性发作性活动。脑部 MRI 表现为正常或非特异性脑部异常,包括顶叶、枕叶或额颞叶萎缩、胼胝体变薄和轻度弥漫性白质增多。10 例患者有小头畸形。治疗方面,17 名癫痫患者中至少有 10 人(58.8%)对几种常规抗癫痫药物组合无反应,为药物难治性癫痫。也有报道患者服用丙戊酸钠后癫痫发作改善,服用拉莫三嗪后加重。功能分析表明,致病变异破坏了 HCN1 通道的电压依赖性,使通道开放,净内向电流的贡献减少,增加了神经元放电频率和兴奋性,可能诱发癫痫。

HCN2 基因位于 19p13.3,包含 8 个外显子,长度约为 27 kb,引起的突变以常染色体显性遗传方式遗传,表型为失神发作、家族性高热惊厥、全身性癫痫伴高热惊厥及特发性全身性癫痫。脑电图可提示全身癫痫样活动,MRI 显示无异常。HCN2 基因敲除的小鼠有窦性心律失常,这表明该通道的变异可能改变心脏功能。治疗方面,拉莫三嗪降低了癫痫发作的频率和严重程度,但会出现类似肌阵挛性抽搐副作用,丙戊酸钠、托吡酯效果不佳,可使用左乙拉西坦代替。HCN2 通道产生的电流比对照组大 35%,证明 *HCN2* 电流的功能增强,使神经元接近动作电位放电的阈值,诱发癫痫发作。

HCN4 基因位于 15q24.1,包含 8 个外显子。HCN4 在心脏组织中很重要,它是心脏起搏器活动的基础。引起的突变以常染色体显性遗传方式遗传,表型为 Brugada 综合征、病窦综合征、癫痫及特发性全身性癫痫 18 型(易感基因)。Giulia Campostrini 等人于 2018 年报道了一个家系中两兄弟患有婴儿期良性肌阵挛性癫痫,其 *HCN4* 基因上存在 p. arg550cys(c. 1648c > t)杂合突变。脑电图分析显示正常背景,癫痫样放电位于前区,伴有听觉刺激引起的肌阵挛。MRI 显示无异常。治疗方面,使用丙戊酸钠后,患者在两岁半后无癫痫发作,抗癫痫治疗持续到四岁停止,但语言发育有轻微的延迟。虽然 *HCN4* 基因突变常与心律失常有关,突变也可能导致 *HCN4* 对通道功能的丧失和神经元放电的增加,诱发癫痫发作。

2.2.5 钾通道开放剂作用靶点

三磷酸腺苷敏感性钾(K_{ATP})通道广泛存在于代谢活性组织中,是由内向整流性钾离子通道孔和调节性磺酰脲受体亚单位组成的异质通道,该亚单位是钾离子通道开放剂通过拮抗 ATP 诱导的孔隙抑制而促进通道活性的作用位点。K_{ATP} 通道活性在心血管应激适应性反应、神经元电稳定性维持和激素稳态中起关键作用。因此,K_{ATP} 通道开放剂具有独特的治疗范围,从应用于心脏或血管疾病患者的肌张力和血管扩张,到可能用于支气管扩张剂、膀胱松弛剂、胰岛细胞保护剂、抗癫痫药和促进毛发生长。目前常规钾通道激动剂包括瑞替加滨、二氮嗪、吡那地尔、米诺地尔及尼可地尔等。

在电压门控的钾电流中,M 电流(I_{KM})是一个主要的传感器,用于检测细胞外化学成分变化对内在神经元特性的影响。I_{KM} 是一种低阈值、缓慢激活和失活、非失活的电压依赖性钾电流,它限制了重复放电,并引起尖峰频率适应,I_{KM} 代表了新生儿神经元的主要抑制电导。瑞替加滨可以激活电压依赖性神经元钾电流,至少比 GABA 介导的电流增强 10 ~ 30 倍,增强使神经元的静息膜电位超极化,导致对自发或突触触发的神经元活动的抑制。

二氮嗪是 K_{ATP} 通道开放剂,能够保护神经元和星形胶质细胞对抗氧化应激和凋亡。二氮嗪可能通过抑制 Kir 亚基的表达来抵消癫痫样放电诱导的细胞毒性,可能有神经保护作用。

2.3 钙离子通道相关基因突变与癫痫

钙离子通道是一种镶嵌在细胞膜脂质双分子层上的膜蛋白,它介导离子跨膜转运,控制细胞内外的离子平衡,参与细胞兴奋活动调节,影响神经信号的产生和传导,参与神经递质的分泌等重要的生理过程;而癫痫作为一种多病因引起的慢性脑部疾病,以脑神经元过度放电导致反复性、发作性和短暂性的中枢神经系统功能失常为特征。引起癫痫发作的神经元阵发性同步异常放电与离子通道密切相关,因此,编码钙离子通道的基因致病性变异成为癫痫病因的易感或致病基因之一。现有的抗癫痫发作药物(ASMs)被证明其作用机制包括抑制钙通道活性,但目前还缺乏高选择性的钙离子通道阻断剂。了解哪些发作类型的癫痫患者都有哪些类型的钙离子通道编码基因突变,对理解癫痫的发病机制和今后的精准诊疗很有必要。现对钙离子通道及其分型、编码基因和已经发现在癫痫患者中的突变再作一叙述如下。

根据门控特性将钙离子通道分为电压门控型钙离子通(voltage - dependent calcium channel, VDCC)、配体门控型钙离子通道(ligand - dependent calcium channel, LDCC)、机械门控式钙离子通道。

VDCC 是一类由膜电位控制开放或关闭的钙离子通道。在分子结构上,一个典型的电压门控钙离子通道(以 L 型为例)由 α1、α2、δ、β、γ 五个亚单位构成(图 1 - 2 - 1)。α1 亚单位是构成功能性钙离子通道的主要成分,在细胞膜上形成 4 个跨膜区域,每个跨膜区域由 6 个 a 螺旋肽段及其间的连接肽链组成。其中 S5 和 S6 间有一孔道区,表现出高度的保守性,是通道的核心部分;S4 内含有规则排列的正电荷残基,为通道的电荷感应部分,故称其具有通道和电压感受器双重作用(图 1 - 2 - 2)。通常根据其开放通道时阈值的高低,将 VDCC 分为:高电压激活(high voltage - activated,HVA),在膜电位达 - 40mV 时激活;低电压激活(low voltage - activated,LVA),在膜电位达 - 60mV 时激活。HVA 钙通道根据其药物的敏感性以及其 α1 亚单位蛋白(Cav)的构成不同又可分为 L 型(Cav1.1 ~ Cav1.4)、P/Q 型(Cav2.1)、N 型(Cav2.2)及 R 型(Cav2.3);而 LVA 钙通道,又称 T 型钙通道,相对于其他电压门控型钙离子通道,表现为小而短暂的电流,它的 α1 亚单位蛋白(Cav)为 Cav3.1 ~ Cav3.3。

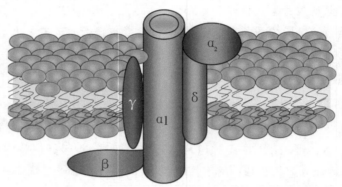

图 1 - 2 - 1 膜上钙通道各亚基分布简图

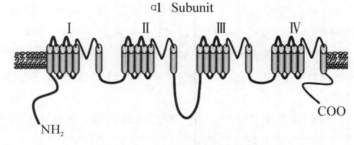

图 1 - 2 - 2 道 α1 亚基结构域示意图

2.3.1 编码电压门控型钙离子通道基因

编码电压门控型钙离子通道基因共有 26 种,定位于不同的染色体(表 1 - 2 - 3)。

表 1 - 2 - 3 电压门控钙离子通道的定位信息

亚单位	Cav	亚型	人类基因	染色体定位
α1S	1.1	L - type	*CACNA1S*	1q31 ~ q32
α1C	1.2	L - type	*CACNA1C*	12p13.3
α1D	1.3	L - type	*CACNA1D*	3p14.3
α1F	1.4	L - type	*CACNA1F*	Xp11.23
α1A	2.1	P/Q - type	*CACNA1A*	19p13.1
α1B	2.2	N - type	*CACNA1B*	9q34
α1E	2.3	R - type	*CACNA1E*	1q25 ~ q31
α1G	3.1	T - type	*CACNA1G*	17q22
α1H	3.2	T - type	*CACNA1H*	16p13.3

亚单位	Cav	亚型	人类基因	染色体定位
α1I	3.3	T - type	CACNA1I	22q13.1
α2/δ - 1			CACNA2D1	7q21 ~ q22
α2/δ - 2			CACNA2D2	3p21.3
α2/δ - 3			CACNA2D3	3p21.1
α2/δ - 4			CACNA2D4	12p13.3
β1			CACNB1	17q21 ~ q22
β2			CACNB2	10p12
β3			CACNB3	12q13
β4			CACNB4	2q22 ~ q23
γ1			CACNG1	17q24
γ2			CACNG2	22q13
γ3			CACNG3	16p12 ~ p13.1
γ4			CACNG4	17q24
γ5			CACNG5	17q24
γ6 ~ 8			CACNG6 ~ CACNG8	19q13.4

2.3.2 钙离子通道基因突变与癫痫

1979 年 Traub 等在细胞外 Ca^{2+} 浓度降低的海马锥体细胞上第一次记录到癫痫样电活动。此后,人们对钙离子通道与癫痫之间的关联进行了大量研究,在细胞以及分子生物学方面均获得了大量证据,证明其基因的突变是癫痫发作的病因之一。Ca^{2+} 细胞内流是癫痫发作的基本条件,电生理检测癫痫发作时阵发性去极化漂移多提示细胞膜钙通道活性增高和细胞内 Ca^{2+} 累积。目前认为,导致癫痫的脑神经元异常发放正是由于短暂快速的 Ca^{2+} 内流和缓慢的 Ca^{2+} 内流引起的细胞膜去极化,这种去极化达到一定程度就会触发 Na^+ 内流,从而爆发一系列迅速的去极化过程。此外,Ca^{2+} 的内流也导致兴奋性氨基酸的释放,引起神经毒性作用。癫痫发作后期,癫痫病灶内巨大的传出冲动可通过负反馈激活抑制机制,产生长时间细胞膜过度去极化。抑制性突触后电位(inhibitory postsynaptic potentials, IPSP)的产生,使脑内抑制过程扩散,癫痫发作终止,而 IPSP 的产生也与 Ca^{2+} 有关。迄今为止,已发现近二十种钙通道相关基因与癫痫的发病相关。

2.3.2.1 CACNA1C 基因突变与癫痫

CACNA1C 基因,编码 L 型钙电压门控钙通道的 a1C 亚基(Cav1.2),Cav1.2 在突触前神经递质的释放中起着十分重要的作用。Schultz 等通过荧光原位杂交,将其定位到 12p13.3。CACNA1C 基因全长约 150 kb,由 44 个不变外显子和 6 个可变外显子组成。Bozarth 等在对 CACNA1C 相关疾病的研究中,报告了来自两个家族的三个个体变异:患者 1 出现新生儿发作性癫痫性脑病(NOEE),并在外显子组测序中发现 CACNA1C 的一个杂合新生错义变异[c.4087G > A(p. V1363M)];在家族 2 中,患者 2 表现为先天性心脏异常和心肌病,而她的父亲患者 3 表现出学习困难、迟发性癫痫和先天性心脏异常,他们两个通过基因测序发现都具有同一个杂合的剪接位点变异(c. 3717 + 1 - 3717 + 2insA)。在此前,CACNA1C 相关疾病的报道主要集中在 Brugada 综合征等心脏类疾病,与癫痫相关的病例很少,该研究扩大了 CACNA1C 相关疾病的临床表型,包括从新生儿开始发作的严重的发育性和癫痫性脑病。

2.3.2.2 *CACNA1D* 基因突变与癫痫

CACNA1D 基因,又名 *CACNL1A2*,编码 L 型钙电压门控钙通道的 a1D 亚基(Cav 1.3)。2013 年 Scholl U. I. 等报道了一个 3 岁的患有原发性醛固酮增多症、癫痫发作和神经异常的欧洲血统女孩,在 *CACNA1D* 基因的第 8b 外显子中发现了一个新生的杂合突变(c.1208G>A),导致在通道孔内 S6 段内一个高度保守的残基上的甘氨酸被天冬氨酸取代(G403D),且在 HEK293 细胞的全细胞膜片钳记录显示,与野生型相比,G403D 突变体的去极化电位更低。另一个 10 岁的患有原发性醛固酮增多症、癫痫发作和神经异常的非裔女孩,在 *CACNA1D* 基因第 8a 外显子中发现了一个新生的杂合突变(c.2310C>G),导致在通道孔内 S6 段高度保守的残基上的异亮氨酸 770 被蛋氨酸取代(I770M),且在 HEK293 细胞的全细胞膜片钳记录显示 I770M 突变体的去极化电位低于野生型。此外,还观察到 I770M 突变体的电流密度增加。2017 年,Pinggera A. 等报道了一个患有孤独症伴发育迟缓、癫痫和肌张力减退的患儿,在 *CACNA1D* 基因第 8a 外显子上发现一个新生的杂合错义突变(c.1201G>C,p.V401L),并且在 tsA - 201 细胞的全细胞膜片钳记录显示,与野生型相比,V401L 突变体上表现出显著的电流密度增加,及整个通道的功能增强,更易激活和失活。

2.3.2.3 *CACNA1A* 基因突变与癫痫

CACNA1A 基因,又名 *CACNL1A4*,编码 P/Q 型钙离子通道的 a1A 亚基(Cav 2.1),在突触前神经递质的释放中起着十分重要的作用。Diriong 等通过 FISH 将其定位于 19p13;Ophoff 等克隆了该基因。*CACNA1A* 基因约 390 kb,含 49 个外显子。Jouvenceau 等对 1 例特发性全面性癫痫(idiopathic generalized epilepsy,IGE)的先证者进行研究,发现 *CACNA1A* 基因在 5 733 位存在了一个 C 到 T 的突变,引入了 1 个终止密码子(R1820 stop),结果导致 Cav2.1 亚单位 C 末端肽链的缩短;电生理学研究也显示其钙离子通道的功能明显被削弱。随后,Chioza 等为 *CACNA1A* 基因参与 IGE 的病因提供了直接证据。他们分析了 IGE 患者 4 种单核苷酸多态性(single nucleotide polymorphism,SNP),发现其中 1 种 SNP8 与疾病显著关联。Epi4K 联盟和癫痫表型组/基因组计划 2013 年报告了一名 19 岁女孩(患者 EPGP011141)患有 DEE42,她出生后不久开始肌阵挛发作,此后表现出严重的智力残疾;脑电图表现为全身性多棘波放电和全身性背景减慢;其他特征包括交替性内斜视、眼球震颤、共济失调步态、挛缩、张力过低和孤独症特征。Epi4K 联盟 2016 年还报告了 5 名患者,包括 2 名同胞。这些患者在出生后不久或出生后的前几周出现癫痫发作,发作类型各不相同,包括局灶性肌阵挛、强直阵挛、强直和痉挛性癫痫持续状态。这些患者因中度至重度智力残疾而延缓了整体发育。所有患者脑电图均有异常,表现多样,包括多灶性放电、棘波放电和全身背景减慢。一名患者被诊断为婴儿期癫痫伴局灶性游走性发作(EIMFS)。其他特征包括肌张力降低、肢体张力增高伴反射亢进、震颤、共济失调步态、无动症和异常眼动。脑部成像基本正常。

2.3.2.4 *CACNA1B* 基因突变与癫痫

CACNA1B 基因,又名 *CACNL1A5*,编码 N 型钙离子通道的 a1B 亚基(Cav 1.3),Diriong 等(1995)和 Kim 等(1997)通过荧光原位杂交技术将 *CACNA1B* 基因定位于 9q34。2019 年,Gorman Kathleen M 等在来自 3 个无关家庭的 6 个孩子中报告了 *CACNA1B* 双等位基因功能变异,其受影响的成员患有复杂和进行性神经系统综合征。所有受影响的个体均患有癫痫性脑病、严重的神经发育延迟和运动亢进症。*CACNA1B* 中的双等位基因功能丧失变异体会导致 Ca^{2+} 内流破坏,从而导致突触神经传递受损,对神经元功能的最终影响可能在非自愿运动和癫痫的发生中起重要作用。

2.3.2.5 *CACNA1E* 基因突变与癫痫

CACNA1E 基因,又名 *CACNL1A6*,在中枢神经系统中高幅表达,并编码 R 型钙离子通道的 a1B 亚基(Cav 2.3),该通道传导高电压激活的 R 型钙电流,从而启动突触传递。Helbig 等使用二代测序技术,在 30 名患有 DEE 的个体中发现了 *CACNA1E* 的 5 种新生突变,c.683T>C(p. Leu228Pro),c. 1042G>C （p. Gly348Arg），c. 1054G > A（p. Gly352Arg），c. 1807A > C（p. Ile603Leu），c. 2069G > A（p. Gly690Asp）。这些突变体大多聚集在所有 4 个 S6 节段的胞质末端内，这形成了 Cav2.3 通道的激活门。几个 S6 变体的功能分析显示一致的功能增益效应，包括促进的电压依赖性激活和缓慢的失活，而位于结构域 Ⅱ S4 ~ S5 接头中的另一个变体导致促进活化和增加电流密度。DEE 是一种严重的神经发育性疾病，通常始于婴儿期或幼儿期，其特征为顽固性癫痫发作，脑电图上表现出大量癫痫样放电以及发育障碍。5 名参与者在抗癫痫药托吡酯上获得了癫痫无发作，该药可阻断 R 型钙通道。

2.3.2.6　*CACNA1G* 基因突变与癫痫

CACNA1G 基因，编码 T 型钙离子通道的 a1G 亚基。1998 年 Perez Reyes 等通过 FISH 与辐射混合动力分析将其定位于 17q22，并克隆了该基因。*CACNA1G* 基因全长约 89 kb，含 38 个外显子。Singh 等分析了 123 例日本及西班牙的 IGE 患者，并与 360 名健康人进行了对照，从中发现了 13 个突变体，其中 5 个包括氨基酸替换。这种 1 709 位 C - T 的突变，引起第 570 位丙氨酸 - 缬氨酸的一个替换，主要在青少年肌阵挛性癫痫（juvenile myoclonic epilepsy，JME）及早期儿童失神癫痫患者（childhood absence epilepsy，CAE）中零散出现，且对照组中未发现相应突变。而在 3 265 位点 G - T 的突变，引起第 1 089 位丙氨酸 - 丝氨酸的一个替换，在 3 个 JME 家系中出现，且在对照组中发现一个相应变体。而 2 968 位点 G - A 的突变在 2 例 JME 患者及 3 名对照者中出现。目前认为 *CACNA1G* 是特发性全面性癫痫的一个潜在易感基因。

2.3.2.7　*CACNA1H* 基因突变与癫痫

CACNA1H 基因，编码 T 型钙离子通道的 a1H 亚基。Cribbs 等通过 FISH 与辐射混合动力分析将其定位于 16p13.3，并克隆了该基因。*CACNA1H* 基因约 89 kb，含 37 个外显子。Chen 等对 118 例 CAE 患者进行研究，发现其中有 14 例患者的 *CACNA1H* 基因存在 12 个错义突变。其中 5 个突变位点（F161L、E282K、C456S、V831M、D1463N）已经被证实。Heron 等在 2 个独立的 IGE 的家族中发现了 *CACNA1H* 基因上一个杂合的 1 853C - T 的突变，它引起了第 618 位的脯氨酸 - 亮氨酸的一个替换。在较大的那个家系中，有 3 个患者存在这种变体，2 个患者不存在，1 个正常人存在；另一个家系中只有 1/2 的人存在这种变异体。

2.3.2.8　*CACNA1I* 基因突变与癫痫

CACNA1I 基因，编码 T 型钙离子通道的 a1I 亚基（Cav 3.3）。El Ghaleb 等报道了一个患有严重发育障碍和癫痫的患者，在 *CACNA1I* 基因上发现一个新生突变 p.（Ile860Asn）；另外两个具有发育迟缓、张力减退和癫痫的患者，在 *CACNA1I* 基因上发现了 p.（Ile1306Thr）和 p.（Met1425Ile）的变异。在 HEK293T 细胞上的全细胞膜片钳记录显示：与野生型相比，这些突变体电流激活、失活和去极化的动力学降低，让电压依赖性通道的激活和失活向超极化转移。总体表现为整个通道的功能增强。

2.3.2.9　*CACNB4* 基因突变与癫痫

CACNB4 基因，编码电压依赖钙离子通道的 β4 亚基。Taviaux 等通过互补 DNA 与原位荧光混合将其定位于 2q22 ~ q23，并克隆了该基因。*CACNB4* 基因全长约 347 kb，含 21 个外显子。Escayg 等报道了在一些家族性癫痫和共济失调的小家系中发现钙离子通道 β4 亚基的基因 *CACNB4* 存在突变，其癫痫发作类型包括青少年失神癫痫（JAE）、青少年肌阵挛癫痫（JME）及儿童失神癫痫（CAE）。其中有 1 例 JME 存在插入突变（R482X），导致 C 末端 38 个氨基酸丢失。

2.3.2.10　*CACNG3* 基因突变与癫痫

CACNG3 基因，编码电压依赖钙离子通道的 γ3 亚基，Black 等和 Burges 等使用 PCR 与基因组测序分析将其定位于 16p13.1 ~ p12，并克隆了该基因。而这个区域与家族性婴幼儿痉挛相关。*CACNG3* 基因全长约 139 kb，含 4 个外显子。Szepetowski 等将 4 个法国的常染色体显性遗传性婴幼儿良性惊厥伴手足舞蹈徐动症家系的致病基因定位于 16p12 ~ q12。Lee 等将 1 例中国的常染色体显性遗传性婴幼儿良性惊厥

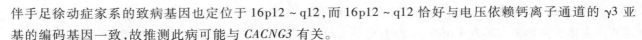

伴手足徐动症家系的致病基因也定位于 16p12 ~ q12,而 16p12 ~ q12 恰好与电压依赖钙离子通道的 γ3 亚基的编码基因一致,故推测此病可能与 *CACNG3* 有关。

2.3.2.11 *CACNG5* 基因突变与癫痫

CACNG5 基因,编码电压依赖钙离子通道的 γ5 亚基,AL – Eitan L. N 等招募了来自约旦人群的 299 名健康个体和 296 名儿科患者,收集血样并使用定制平台阵列分析进行基因分型,结果发现 *CACNG5* 变异会使其在使用抗癫痫药物时产生不良反应(抗性)。而 *CACNG2 – CACNG8* 基因因为没有生化或功能的证据支持这些蛋白质作为钙通道亚基的作用,现在认为 *CACNG2 – CACNG8* 基因属于跨膜 AMPA 受体调节蛋白。

2.3.2.12 *CACNA2D1* 基因突变与癫痫

CACNA2D1 基因,编码钙离子通道 α2/δ1 亚基。Powers 等使用 PCR 将其定位于 7q21 ~ q22。*CACNA2D1* 基因全长约 647 kb,含 47 个外显子。Vergult 等报道了 3 例 *CACNA2D1* 基因异常的患者,均具有癫痫和智力缺陷的临床表现。作者认为 *CACNA2D1* 基因是癫痫发作的易感基因之一。然而,*CACNA2D1* 基因引起癫痫的发病机制不清,且其关联程度还有待进一步证实。

2.3.2.13 *CACNA2D2* 基因突变与癫痫

CACNA2D2 基因,编码钙离子通道 α2/δ2 亚基。2019 年 Punetha J 等对患有癫痫脑病伴小脑萎缩的 2 个家系进行了全外显子基因测序,家系 1 在两个患病兄妹的 *CACNA2D2* 基因中发现了同一个纯合错义突变 c.1778G > C(p. Arg593Pro),家系 2 在先证者的 *CACNA2D2* 基因上发现了一个罕见的纯合无义突变 c.485_486del(p. Tyr162Ter)。在此之前,Edvardson 等报道 3 例,Pippucci 等、Valence 等、Butler 等各报道 1 例,总共 6 例患有癫痫脑病的患者具有该基因的变异。该研究为 *CACNA2D2* 作为与神经系统疾病表型谱(包括癫痫、共济失调和小脑萎缩)相关的致病基因提供了支持性证据。

2.3.2.14 *CACNA2D4* 基因突变与癫痫

CACNA2D4 基因,编码钙离子通道 α2/δ4 亚基。2002 年,Qin 等确定了 *CACNA2D4* 基因跨度约为 130 kb,包含 36 个不变外显子(外显子 2 ~ 37)和 4 个备选外显子(外显子 1、1b、37l 和 38)。2019 年,van Loo Karen M J 等认为钙通道亚基 α2/δ4 受早期生长反应 1(Egr1)的调节,并促进癫痫发生。Egr1 不仅激活 T 型 Ca 通道亚基 Cav3.2 的转录,还可以调节电压依赖性 Ca 通道亚基 α2/δ4 的表达,该表达在毛果芸香碱和海藻酸引起的癫痫持续状态后持续且早期增强。Egr1 控制 VDCC 亚基 Cav3.2 和 α2/δ4 的丰度,它们在癫痫发生中起协同作用,从而引起"转录性钙通道病",导致癫痫发作。

2.3.3 钙离子相关电压门控通道

2.3.3.1 *CLCA4* 基因突变与癫痫

CLCA4 基因属于钙依赖性氯离子通道家族,包括 *CLCA1 ~ CLCA4*,定位于 1p22.3。Long H 等使用人类甲基化 450 K BeadChip 分析法比较了颞叶癫痫(MTLE)患者(n = 30)相对于对照组(n = 30)的血液全基因组 DNA 甲基化模式,所有数据的生物信息学图谱表明,差异甲基化区域与 130 个已知的功能基因相关。在前 10 个超甲基化基因和前 10 个低甲基化基因中,有一组基因包括:*SLC34A2*、*CLCN6*、*CLCA4*、*CYP3A43*、*CYP3A4* 和 *CYP2C9*,在流行病学上与癫痫有关,但病理生理学及临床背景还待进一步讨论和研究。

2.3.3.2 *TMCO1* 基因突变与癫痫

TMCO1 基因,是一种内质网膜通道的编码基因,包含 7 个外显子,它可以检测钙超载并调节恢复钙稳态。Sharkia R 等对来自以色列阿拉伯社区的近亲家族的两名成员进行全基因测序,他们在临床上被诊断为患有颜面凹陷,骨骼异常,智力障碍和癫痫。测序显示,在 *TMCO1* 基因的 6 号外显子中发现纯合突变 c. 616C > T(Arg206 *),这种突变表现为基因的功能减弱。

2.3.4 相关基因药物治疗

2021 年,Kessi M 等对已明确与癫痫发生相关的几种钙通道的阻滞剂进行了综述,详见表 1 - 2 - 4。

表 1 - 2 - 4 常见的钙通道及其阻滞剂

基因	Cav	通道亚型	阻滞剂
CACNA1C	1.2	L - type	二氢吡啶类、lead(铅)
CACNA1D	1.3	L - type	二氢吡啶类
CACNA1A	2.1	P/Q - type	omega - agatoxin - IVA
CACNA1B	2.2	N - type	omega - conotoxin - GVIA omegaagatoxin - IIIAS
CACNA1E	2.3	R - type	SNX - 482
CACNA1G	3.1	T - type	咪拉地尔、杂化的去芳香化异戊二烯化酰基间苯三酚(DIAP)、单萜类、羟丙酮 a(激动剂和拮抗剂)
CACNA1H	3.2	T - type	依福地平、非洛地平 伊拉地平、尼群地平
CACNA1I	3.3	T - type	咪拉地尔

2.4 编码氯离子通道的基因突变与癫痫

离子通道是所有真核生物细胞维持正常生理功能必需的一大类跨膜蛋白,是大脑思维、心脏跳动以及肌肉收缩等细胞电兴奋产生和传导的基础。对于兴奋的细胞,离子通道负责其膜电位的静息和兴奋。近年来随着分子生物学和膜电钳电生理技术的发展,许多编码离子通道蛋白的基因被广泛关注。过去几年来的研究也不断证实和发现,离子通道的遗传缺陷和许多神经系统遗传性疾病密切相关,癫痫是其中之一。癫痫是一种由多种病因引起的慢性神经系统疾病,因脑神经细胞过度放电导致反复性、刻板性、阵发性和短暂性脑功能障碍,其病因多样,发病机制复杂,离子通道基因突变是癫痫最常见的遗传学病因。由于氯离子跨膜流动持续时间较长,电压依赖性较弱,常被认为是漏电流而未引起重视,因此国内外对癫痫与离子通道关系的研究主要集中在 Na^+、K^+ 和 Ca^{2+}。而具有调节突触传递和细胞兴奋性作用的 Cl^- 通道,由于多种原因,该通道的研究起步较晚,直到膜片钳技术的问世,才使研究 Cl^- 通道成为可能。Cl^- 是生物体中含量最丰富的阴离子,其跨膜转运可改变细胞膜的电压,从而参与调节神经元的兴奋性。氯通道除了稳定膜电位和介导了中枢神经系统大多数的快速抑制反应的基本功能外,还具有平衡阳离子转运、酸化细胞器、调节细胞体积、维持细胞内稳态、协助物质跨膜转运等作用。

1999 年 Alexander 和 Peter 将已知编码氯离子通道的基因共分为六大类,分别为氨基酸受体氯通道、体积调节氯通道、最大氯通道、囊性纤维膜电导调节体、钙激活氯通道和电压门控氯通道(CLC),其中氨基酸受体氯通道和电压门控氯通道两大类的基因突变与癫痫密切相关。氨基酸受体氯通道分为甘氨酸受体和 GABA 受体,GABA 受体又分为 GABAa 受体、GABAb 受体和 GABAc 受体三种类型。GABAa 受体包括 19 种,α1、α2、α3、α4、α5、α6、π、θ、δ、ε、γ1、γ2、γ3、β1、β2、β3、ρ1、ρ2、ρ3,均为配体门控的趋氯离子受体,也是 GABA 突触传递中最主要的受体;GABAb 受体为 G 蛋白偶联受体,并在中枢神经系统发育晚期开始反应;GABAc 受体是一种配体门控的氯离子性受体,与 GABAa 和 GABAb 受体不同,GABAc 只存在于视觉通路中。根据通道的基因和蛋白质序列,哺乳动物的 CLC 通道分为下列三个亚类:第一类包括 CLC 1(CLCN)、CLC - 2、CLC - K(CLC - Ka 和 CLC - Kb),CLC - 0 从结构上也可归于这一类,但功能有所不同;第二类与酵母 scCLC 结构相近,包括 CLC - 3、CLC - 4、CLC - 5;第三类与植物 CLC 蛋白 At CLC - a 接近,包括 CLC - 6、CLC - 7。

GABAa 受体是一种配体门控的氯离子通道,在人类大脑中广泛表达,介导中枢神经系统的主要抑制作用。大多数 GABAa 受体是由两个 α 亚基、两个 β 亚基和一个 γ 亚基组成的异五聚体,许多抗癫痫药物对 GABAa 受体有激动作用。因此,GABAa 受体的功能障碍已在癫痫的病因学中发挥重要作用。事实上,编码 α1、β2、β3、γ2 或 δ 亚基的基因突变或遗传变异(分别为 *GABRA1*、*GABRB2*、*GABRB3*、*GABRG2* 和 *GABRD*)与人类癫痫密切相关,包括伴有发热性的癫痫和不伴有发热性的癫痫。

2.4.1 *GABRA1* 基因突变与癫痫

GABRA1 位于 5q34,编码 α1 亚基,该亚基对 GABA 诱发电位的启动至关重要。*GABRA1* 基因突变的主要临床表型为青少年肌阵挛与发育性和癫痫性脑病,为常染色体显性遗传。Laschet 等人(2007 年)发现部分癫痫患者的皮层组织分离,与非癫痫对照组相比,GABRA1 亚基的磷酸化减少。两组间亚单位组成无明显差异,提示内源性磷酸化不足。根据膜片钳对独立神经元的研究,与正常对照组相比,癫痫组织中 GABA 电流的功能不稳定性增加。Tan 等人(2010 年)发现苯二氮䓬类药物通过正向调节附近中间神经元的 GABA 受体,增加腹侧被盖区多巴胺神经元的放电。这种去抑制依赖于这些细胞中表达的含有 α1 的 GABA 受体,在多巴胺神经元的兴奋性传入中触发药物诱发的突触可塑性,并作为药物强化的基础。在对 *GABRA1* 基因杂合致病变异的 11 名癫痫患者的回顾性分析中,根据观察其临床表现、脑电图及神经影像学特征得出以下结论:新生致病变异比遗传变异更常见。大多数由 *GABRA1* 基因突变引起的癫痫发生在婴儿期;多数患者多发惊厥,以局灶性惊厥多见。多数患者预后较好,但仍可能存在不同程度的发育迟缓。在动物实验中,杂合子 *GABRA1* 敲除后,小鼠表现出尖峰波放电和缺失样癫痫发作。

2.4.1.1 *GABRA1* 发育性和癫痫性脑病 19 型(DEE19)

发育性和癫痫性脑病 19(DEE19)是由染色体 5q34 上 *GABRA1* 基因的杂合突变引起的。其特征为患者在出生后的第一年(通常在 8 至 12 个月大之间)发生各种类型的癫痫发作。癫痫发作通常由发热引起,并可能产生癫痫持续状态,受影响的个体随后表现出轻度至中度智力发育受损。脑部影像学检查通常正常;临床表型与 Dravet 综合征相似。

在一名患有 DEE19 的 2 岁女孩中,Carvill 等人在 *GABRA1* 基因中发现了一个从头的杂合突变。该突变由全外显子组测序发现,在另外 67 名具有相似表型的患者中对 *GABRA1* 基因进行靶向重测序,发现其他 3 名无关联患者存在杂合错义突变,其中 2 个突变被证明是从头开始发生的。G251S 突变的体外功能表达研究表明,它导致 GABA 诱导的电流幅度降低 2.6 倍,GABA 灵敏度降低 5 倍。虽然未对其他变体进行功能研究,Carvill 等人认为,这些患者的癫痫发作是由于大脑中 GABA 抑制功能受损引起的。

在一名患有 DEE19 的 13 岁男孩中,Steudle 等人在 *GABRA1* 基因中发现了一个从头杂合的错义突变,该突变是通过全外显子组测序发现的。HEK293 细胞的体外研究表明,突变导致正常的蛋白表达,受体组装和细胞定位。Steudle 等人得出结论,这些对含 GABAa 受体的联合作用可能是细胞广泛适应性反应的基础。患者在 2.5 个月大时首次发作,18 个月大时被诊断为癫痫,伴复杂局灶性癫痫发作、严重发育迟缓和视神经萎缩。

2.4.1.2 *GABRA1* 与青少年肌阵挛性癫痫

在一个患有青少年肌阵挛性癫痫的法裔加拿大家庭的 14 名成员中,Cossette 等人在 *GABRA1* 基因中发现了杂合子突变。在 98 名患有 IGE 的德国人中,Maljevic 等人鉴定出 1 名男孩在 *GABRA1* 基因中具有杂合突变。他患有儿童期失神癫痫,在 3~5 岁之间的每日聚集性发作时出现短暂的意识丧失,没有热性惊厥,也没有该疾病的家族史。在 2 个不相关的法裔加拿大家族的受影响成员中,Lachance - Touchette 等人在 *GABRA1* 基因中发现了 2 种不同的杂合突变。体外研究表明,该突变降低了蛋白质的表面表达并改变了神经递质的部分属性,导致对神经元回路的抑制控制产生不利影响。

2.4.2 *GABRB2* 基因突变与癫痫

GABRB2 位于 5q34,编码 β2 亚基,引起的突变常以常染色体显性遗传方式遗传。在一项对 8 个 *GABRB2* 变异患者的回顾性研究中,其中 2 例患者遗传自父母一方,6 例患者为新生变异。发病年龄为出生后 1 天至 22 个月,中位年龄为 6 个月。1 个月以内发病 2 例,1~6 个月发病 2 例,7~12 个月发病 2 例,1 岁以上发病 2 例。癫痫发作类型呈多样化,其中局灶性发作 6 例,全面性强直性阵挛发作 4 例,肌阵挛发作 3 例,癫痫性痉挛 2 例。6 例患者出现发育迟缓。8 例患者中,Dravet 综合征 3 例,West 综合征 2 例,Ohtahara 综合征 1 例。6 例患者为发热敏感型癫痫,8 例患者均出现癫痫持续状态。该基因突变导致的癫痫目前尚无报道有效治疗方法。

GABRB2 与发育性和癫痫性脑病 92 型(DEE92)

在一名 12 岁患有 DEE92 的西班牙女孩中,Srivastava 等人在 *GABRB2* 基因中发现了从头杂合错义突变。该突变是通过全外显子组测序发现的,未对该变体进行功能研究。在 10 名不相关的 DEE92 患者中,Hamdan 等人在 *GABRB2* 基因中发现了从头杂合错义突变。在一名患有 DEE92 的 2 岁男孩中,Ishii 等人在 *GABRB2* 基因中发现了一个从头杂合突变。该突变是通过对 214 名癫痫患者进行基因面板测序发现的,并通过 Sanger 测序得到证实。HEK293 细胞的体外功能表达研究表明,突变导致总 *GABRB2* 表达降低,导致细胞表面表达降低 66%。含有突变 β-2 亚基的 GABA 受体保留在细胞内。来自含有突变亚基的 GABA 受体的电流峰值振幅降低了 96.4%,从而表明了 Cl⁻ 通道功能障碍。

2.4.3 *GABRB3* 基因突变与癫痫

GABRB3 位于 15q11.2~q12 染色体上,共包含 10 个外显子,包括 2 个编码信号肽的外显子,跨度为 250 kb,是一个重要的神经发育基因,编码 GABAa 受体的 β3 亚基。引起的突变常以常染色体显性遗传方式遗传。临床表型主要为儿童失神癫痫、发育性和癫痫性脑病 43 型。它在胚胎时期的大脑中高幅表达,而在成人大脑中表达水平较低,但在海马体中表达水平较高。*GABRB3* 与癫痫高度相关,当 *UBE3A* 也缺乏时,症状更为严重。2020 年 Piero Pavone 等人介绍了一名 *GABRB3* 变异的患者,该女孩在 1 岁时表现为癫痫发作伴高热,随后发作类型为局灶性和肌阵挛型。在其中一次发作中,女孩出现了癫痫持续状态,临床表现、疾病的病程及脑电图诊断其为退行性椎体移位。包括本案在内共报道了 33 个 *GABRB3* 基因突变的病例:其中 Lennox-Gastaut 综合征 5 例、肌阵挛-弛缓性癫痫 6 例、West 综合征 4 例、发育性和癫痫性脑病 11 例、局灶性癫痫 3 例和 Dravet 综合征 4 例。*GABRB3* 基因敲除小鼠的特征提供了 *GABRB3* 表达减少可导致癫痫的直接证据。这些小鼠表现出腭裂、癫痫发作以及脑电图异常,通常与失神发作有关。

2.4.3.1 *GABRB3* 与发育性和癫痫性脑病 43 型(DEE43)

发育性和癫痫性脑病 43 型(DEE43)是一种神经系统疾病,其特征为出生后第一年出现各种类型的癫痫发作。发病的年龄范围是从新生儿期到出生后 12 个月不等。癫痫发作类型包括发热、婴儿痉挛、局灶性强直阵挛和肌阵挛性癫痫,常为难治性癫痫。受影响的个体常表现出全身发育迟缓,伴有轻度至中度智力残疾,有些人在癫痫发作前可能有正常发育。脑电图可见与癫痫发作相关的局灶性、多灶性或全身性尖波,有时伴有高度节律失常。其他更多可变的特征包括肌张力低下、外周肌张力亢进、共济失调;运动障碍和行为异常,包括攻击性和冲动行为。

Epi4K 联盟和癫痫表型组/基因组计划报告了 4 名无关的婴儿癫痫性脑病患者。患者在出生后第一年内出现多种癫痫发作类型,包括失神、肌阵挛和全身强直阵挛发作。3 名患者显示整体发育迟缓,其中 2 人有行为异常。Epi4K 联盟和癫痫表型组/基因组计划得出结论,他们的结果涉及癫痫性脑病中的 *GABRB3* 基因。Epi4K 联盟 3 年后报告了患者的随访情况,这些患者年龄从 11 岁到 20 岁不等。其中 1 人轻度发育迟缓,另外 3 人有轻度至重度智力残疾。

Epi4K 联盟报告了另外 7 名 DEE43 患者。6 人在出生后的第一年出现了多种癫痫发作类型,这些患者中只有 2 名在癫痫发作前发育正常,所有人都有轻度至极重度智力障碍;第 7 位患者是一名患有严重智力障碍的 19 岁女孩,在 6 个月大时明显发育迟缓,但直到 12 岁才出现癫痫发作。1 位病例有遗传性癫痫和热性惊厥(GEFS +)家族史。结合先前报告的 4 名患者(共 11 名患者),5 名患有重度至极重度智力残疾,3 名患有轻度至中度残疾,其余 3 名患者的认知障碍程度尚不清楚;主要癫痫发作类型为肌阵挛性、强直性、失神性和全身性强直阵挛发作;脑电图显示多种异常,包括全身性尖峰波放电、背景减慢和高度节律失常。

2.4.3.2 *GABRB3* 与儿童失神癫痫 5 型(CAE5)

Urak 等人于 2006 年筛查了 45 名儿童失神癫痫(CAE)患者的 *GABRB3* 基因序列变异。Tanaka 等人 2008 年在 48 个儿童失神癫痫的家庭中发现 4 个(8%)受影响成员的 *GABRB3* 基因出现了 3 种不同的杂合突变,几种突变携带者未受到影响,表明外显率不完全。作者指出,患有 Angelman 综合征和 *GABRB3* 基因缺失的患者也可表现出失神发作。

2.4.4 *GABRG2* 基因突变与癫痫

GABRG2 位于 5q34,编码 γ2 亚基,引起的突变常以常染色体显性遗传方式遗传。8 名患有发育性和癫痫性脑病 74 型的无关儿童中确定了 5 个新的(A106T、I107T、P282S、R323W 和 F343L)和 1 个已知的(R323Q)新生 *GABRG2* 致病突变,通过结合膜片钳记录描述了 *GABRG2* 突变对 GABAa 受体生物生成和通道功能的影响。与野生型受体相比,含有突变型 γ2 亚基的 GABAa 受体的细胞表面表达降低,虽然不能直接从这些结果中确定这些突变的因果作用,但功能分析和遗传信息表明,这些 *GABRG2* 变异可能是癫痫性脑病表型的主要成因。2017 年在动物实验中,发现敲除小鼠 *GABRG2* 后,几个癫痫相关基因的表达谱发生了显著变化,其中一些基因也表现出温度诱导的变化。

2.4.4.1 *GABRG2* 与发育性和癫痫性脑病 74 型(DEE74)

发育性和癫痫性脑病 74 型(DEE74)是一种常染色体显性遗传疾病,主要的临床症状为早发的顽固性癫痫发作,严重的整体发育迟缓,伴有智力发育受损、语言缺失和严重的肌张力减退伴有运动障碍,还可伴有眼球运动障碍。

Shen Dingding 等报道了 8 名患有 EIEE74 的无血缘关系的欧洲裔儿童,年龄在 3 岁到 10 岁之间。不同发作类型的顽固性癫痫在出生后第一年内出现,包括强直 - 阵挛性发作、强直性发作、局灶扩展至双侧强直 - 阵挛发作、发热性发作和肌阵挛性发作。大多数患者会出现其他类型的癫痫发作(失张力发作、全面强直 - 阵挛发作、失神发作、局灶性发作)。所有患者均有严重的整体发育迟缓,伴有智力发育受损、语言缺失和严重的肌张力减退伴有运动障碍。其他特征包括眼球运动异常、舞蹈性运动,无畸形或其他疾病特征。

部分患者的癫痫发作为药物难治性,部分单用 LEV、联合应用 VPA 和 TPM 能达到癫痫无发作。部分患者单用 LTG 能轻微改善症状。8 例患儿中有 3 例出现 Lennox - Gastaut 综合征。癫痫的结局是可变的,有 2 名患者最终没有癫痫发作,而另外 6 名患者尽管联合使用了抗癫痫药物,在最后一次随访时癫痫发作仍然难以控制。

2.4.4.2 *GABRG2* 与家族性热性惊厥 8 型

Audenaert 等人在 2006 年报告了一个家庭,其中 2 个兄弟姐妹和他们的父亲有孤立的热性惊厥。发病年龄在 13 ~ 18 个月之间,3 名患者的癫痫发作均在 5 岁时消退;智力发育正常,且癫痫无进展趋势。分子分析在 3 名患者中发现了 *GABRG2* 基因的杂合突变。据报道,未受影响的祖父也携带了突变,表明外显率不完全。Carvill 等人在 2013 年报道了 1 名 2.5 岁的男孩,患有全身性癫痫,伴有热性惊厥。他在 8 个月大时出现热性惊厥,随后出现失神发作、失张力发作、肌阵挛性抽搐和强直阵挛发作。脑电图正常,发育正常。遗传分析在 *GABRG2* 基因中发现了一个从头杂合突变,在 500 名癫痫性脑病患者的大队列中,这是唯一一个被发现携带 *GABRG2* 突变的患者。

2.4.5 *GABRD* 基因突变与癫痫

GABRD 位于 1p36.33,大小约为 13 kb,引起的突变常以常染色体显性遗传方式遗传,是哺乳动物大脑中的主要抑制性神经递质。Sommer 等人于 1990 年确定 *GABRD* 基因包含 9 个外显子,该基因结构与烟碱型乙酰胆碱受体家族成员相似。Dibbens 等人于 2004 年筛查了 72 名无血缘关系的特发性全面性癫痫患者、65 名 GEFS 患者和 66 名热性惊厥患者的 *GABRD* 基因突变,确定了两个家系:一个表型与 GEFS 一致,另一个为青少年肌阵挛性癫痫。然而 Lenzen 等人于 2005 年在 562 名德国患者和 664 名对照中发现 *GABRD* R220H 变异与特发性全身性癫痫或青少年肌阵挛性癫痫之间没有关联。

2.4.6 电压门控氯通道与癫痫

CLC 家族有一个"双桶"结构,由两个同源亚基连接形成一个二聚体,每个由 18 个螺旋(a ~ R)组成,形成单独的门控通道,各自的门称为快门;两个通道有一个共同的门,称为慢门。快门主要受细胞内外 Cl^- 浓度的影响,控制其各自的开度;慢门易受膜电位、pH、温度等生理条件的影响,同时关闭两通道。当谷氨酸残基侧链占据 Cl^- 外结合位点时通道关闭,当谷氨酸残基侧链离开 Cl^- 外结合位点时通道打开。此外,$2Cl^-/H^+$ 反向转运体中的谷氨酸门选也对 H^+ 与 Cl^- 的耦合起着重要作用。不同亚型的 CLC 的功能有所差异,CLC1、CLC2 和 CLCka/kb 是细胞膜上的氯离子通道,Cl^- 在膜内外,由高浓度 Cl^- 向低浓度 Cl^- 转化,主要维持细胞内外离子浓度平衡,调节细胞兴奋性,协助跨膜物质运输;CLC3 至 CLC7 是核内体或溶酶体膜上 Cl^- 或 H^+ 的反向转运体,即 Cl^- 和 H^+ 同时向相反方向转运,主要功能是参与细胞内吞噬,维持细胞内稳态,敏感囊泡酸化,并影响囊泡离子组成和溶酶体功能。

2.4.6.1 *CLCN1* 基因突变与癫痫

CLCN1 基因位于 7q34,编码 CLC1 蛋白。CLC1 蛋白由 998 个氨基酸组成,相对分子质量约为 120 kD,是哺乳动物中最大的 CLC 蛋白。*CLCN1* 基因突变导致 CLC1 氯通道功能部分或完全丧失,是先天性肌强直最常见病因。Chen 等人于 2013 年发现 *CLCN1* 基因在人类大脑的各个区域表达,包括小脑、海马体、脊髓和大脑皮层,以及心脏。*CLCN1* 也在发育中小鼠和成年小鼠的大脑和心脏中表达。在小鼠脑中,在海马体的锥体和齿状颗粒细胞、小脑浦肯野细胞、分散的脑干神经核团、额叶新皮层和丘脑中检测到 *CLCN1* 的神经元表达。结果表明,*CLCN1* 除了在骨骼肌中的已知作用外,还具有神经元功能和兴奋性的作用。他们还在一个难治性癫痫患者中发现了 *CLCN1* 的 R976X 新生无义突变,翻译的 CLC1 蛋白碳末端缺少了 12 个氨基酸。该患者 11 月龄起病,表现为全面强直阵挛和失神发作,伴肌强直,智力测试和推理测验显示语言得分正常,而操作得分处于边缘水平。Liechetta 等报道了一个 *CLCN1* 突变的先天性肌强直家系,其中 1 名患者还患有脑炎和癫痫,在最后一次发作后 1 个月进行常规脑电图,除左大脑半球背景节律偏慢以外,未发现其他异常。但该患者血浆和脑脊液谷氨酸脱羧酶抗体阳性,且该家系其他 4 个受累者仅表现为肌强直,均无癫痫发作。因此,该患者的癫痫发作被认为体内 γ 氨基丁酸受体减少,导致神经元抑制作用减弱;然而,关于治疗方案并未有明确记录。

2.4.6.2 *CLCN2* 基因突变与癫痫

CLCN2 基因位于 3q27.1,编码 CLC2 蛋白。CLC2 蛋白由 898 个氨基酸组成,相对分子质量为 98.5 kD,在几乎所有组织中均有表达,主要表达于大脑中 GABA 抑制性神经元,参与细胞兴奋性和细胞信号转导的调节。CLC2 通道是一种 Cl^- 流出通路,通过细胞超极化和细胞内 Cl^- 升高,维持细胞内 Cl^- 较低的水平,与 GABA 抑制性突触传递的 Cl^- 跨膜转运密切相关。该突变主要的临床表型有特发性全身性癫痫 - 11(EIG11)、青少年肌阵挛性癫痫 - 8(EJM8)和青少年失神癫痫 - 2(EJA2)。Haug 等人在 *CLCN2* 基因中

发现了一个杂合子的插入(597insG),其中 4 名研究对象患有青少年肌阵挛性癫痫,1 名成员患有癫痫,醒来时有大发作。插入突变是导致过早停止密码子和截断的蛋白质缺乏离子孔的主要因素。功能研究表明,突变通道不产生可检测的氯电流,作者认为由此产生的细胞内氯化物积累会降低抑制性 GABA 反应,导致神经元过度兴奋和癫痫发作。而 Saint Martin 等人在 52 个家系中发现氯通道失活和 CLC2 通道功能缺失,但该谱系中部分成员携带 CLCN2 变异,并无癫痫发作,表明了 CLCN2 基因单独突变并不足以诱发癫痫,从而仅支持 CLCN2 基因为癫痫的易感因素。2018 年,日本报道了首例 CLCN2 突变患者,一位 22 个月大的女性在 3 个月大时有全身性强直阵挛性惊厥。脑 MRI 弥散加权图像显示双侧小脑白质包括齿状核、中脑背侧及内囊后肢呈高信号,相同区域弥散系数明显较低。抗癫痫药物有效,无智力障碍或运动障碍。结果发现,在难治性癫痫病变中,CLCN2 的表达水平明显低于正常脑组织。上述研究结果提示 CLCN2 与癫痫密切相关,但部分研究尚未发现在癫痫患者中存在致病性 CLCN2 变异。CLCN2 敲除小鼠出现脑白质病变、视网膜和睾丸变性,并无癫痫发作。综上所述,虽然在癫痫患者中检测到的部分 CLCN2 变异但不影响 CLC2 的功能,CLCN2 敲除小鼠也没有癫痫表型,然而,CLC2 主要表达在 GABA 抑制神经元中,与抑制性突触传递密切相关,因此,虽然 CLCN2 是一种癫痫致病基因的证据不足,但它可被认为是一种癫痫易感基因。

2.4.6.3　CLCN3 基因突变与癫痫

CLCN3 基因位于 4q33,编码 CLC3 蛋白。CLC3 蛋白由 760 个氨基酸组成,相对分子质量为 85 kD。它广泛表达于各种组织中,在脑、肾和肠中表达量最高,主要分布于海马、嗅球和小脑。CLCN3 基因编码驻留在内体或溶酶体系统的细胞内囊泡上的氯(Cl⁻)通道和转运蛋白,并介导 $2Cl^-/H^+$ 交换。CLC3 蛋白位于内小体、突触小泡和突触样微泡,参与细胞体积调节和突触小泡转运 GABA。CLC3 通道在难治性癫痫病变中的表达明显高于正常脑组织,提示 CLC3 通道表达的增加可能与癫痫发作有关。在 2 个患有伴有癫痫发作和脑部异常的神经发育障碍的家族中,Duncan 等人在 CLCN3 基因中发现了纯合子 4 bp 缺失(c.336_339del),导致移码突变。通过外显子组测序发现了突变与疾病分离,虽然没有对患者进行功能研究和细胞学研究,但作者仍坚持功能丧失的假设。动物实验中,CLCN3 敲除后小鼠海马和视网膜退化现象严重,并伴有母细胞进行性减少、神经元突触囊泡受损,表现为失明、共济失调和多动症,部分小鼠出现癫痫发作。综上所述,CLC3 通道在癫痫灶中表达增加,CLCN3 敲除小鼠的海马发生变性被认为致病性的病变,故 CLCN3 基因可能是癫痫易感或致病基因。

2.4.6.4　CLCN4 基因突变与癫痫

CLCN4 基因位于 Xp22.2,编码 CLC4 蛋白。CLC4 蛋白由 760 个氨基酸组成,相对分子质量为 84 kD,广泛表达于各种组织,其中脑中表达量最高,主要分布在海马的锥体细胞和齿状回。CLC4 蛋白具体功能目前尚不明确,或许与体内离子稳态、细胞内囊泡运输有关。通过人类外显子测序已经明确 CLCN4 基因突变与智力障碍和癫痫相关。目前共报道 44 例 CLCN4 突变患者,其中 54.55%(24/44)的患者诊断为癫痫,且多数患者耐药。24 例患者中,15 例患有癫痫性脑病,4 例在早期死亡;69.57%的患者在出生后 1 年内出现癫痫发作;肌阵挛发作是最常见的发作类型,56.25%的患者有多种发作类型;所有患者均表现为智力残疾,其中严重智力障碍的患者占 65.22%;其他常见特征包括语言发育迟缓、行为障碍和畸形等;5 例患者从拉莫三嗪治疗中获益。变异多为遗传变异,以错义变异为主。移码或缺失变异所致的疾病表型较轻,错义突变或新发变异导致的表型较严重。动物实验中,CLCN4 基因敲除小鼠并无明显大脑形态改变,亦无明显的神经系统症状出现,因此目前 CLCN4 突变引起 CLC4 通道功能丧失导致癫痫发作的机制尚不明确。

2.4.6.5　CLCN6 基因突变与癫痫

CLCN6 基因位于 lp36.22,编码产物为 CLC6 蛋白。CLC6 蛋白由 869 个氨基酸组成,相对分子质量为

97.2 kD,其主要可能与体内离子稳态有关。*CLCN6* 基因编码一种跨膜 Cl^-/H^+ 交换子,主要存在于晚期内体上,调节细胞内离子组成。*CLCN6* 主要在神经系统中表达,最近一项关于 152 例不明原因的散发癫痫患儿和 139 例对照的研究,发现部分癫痫患儿存在 *CLCN6* 基因非同义单核苷酸变异,而对照组中未发现。Yamamoto 等在 48 例 *PRRT2* 基因阴性的婴儿良性局灶性癫痫和 48 例热性惊厥患儿中发现了 *CLCN6* 基因非同义单核苷酸多态性,但对照组中也有发现,且 2 组间差异无统计学意义。Hailan He 2021 年报道了 1 名患者并提供了一种致病性 *CLCN6* 变异的证据,首次表明 *CLCN6* 的常染色体显性错义突变可能与 West 综合征、智力残疾、运动障碍、小头畸形、面部畸形和视力障碍有关。此外,他们的研究结果还指出,CLC6 突变与自噬 - 溶酶体降解途径的实质性变化有关,自噬对于维持细胞内稳态和细胞健康至关重要,异常的自噬可能会促进异常的轴突可塑性、突触重塑和癫痫网络的形成,并表明了 CLC6 与自噬 - 溶酶体和癫痫发作之间的相关性。但 *CLCN6* 缺失的小鼠仅出现轻度溶酶体储存异常和轻微的行为异常,并未检测到癫痫发作。因此,综合以上研究提示 *CLCN6* 基因可能与癫痫相关。

2.4.7 体积调节氯通道

体积调节性氯通道(volume regulated anion channels,VRAC $I_{Cl-well}$)可根据机体细胞内外环境的改变调节细胞容积维持平衡状态,又被称为体积敏感有机渗压剂阴离子通道、体积扩展敏感外向整流阴离子通道等。生理状态下体积调节性氯通道主要通透 Cl^-,但对其他阴离子也具有不同的通透性。许多阳离子如 K^+、Na^+ 等也可通过 $I_{Cl-well}$ 通道,这对肿胀细胞的容积调节十分有效。20 世纪 90 年代以来有多个实验室致力于 $I_{Cl-well}$ 的分子鉴定和研究工作,但由于缺乏对该通道高亲和力的特异性配体和无内源性表达 $I_{Cl-well}$ 的细胞系(有利于表达克隆通道),至今仍未克隆出表达 $I_{Cl-well}$ 的基因,因而对其分子生物学特性了解甚少。$I_{Cl-well}$ 普遍存在于哺乳动物细胞对维持细胞容积的动态平衡,调节细胞的电活动以及对细胞内 pH 值、细胞增殖与分化、细胞的凋亡等多种生物学功能发挥重要的作用。其生理作用主要受 ATP、Ca^{2+}、pH、细胞内的离子强度和蛋白激酶的调节,Carton 等人发现 G 蛋白也参与了对 $I_{Cl-well}$ 的调节,但它可能并不是直接作用于该通道,而是增加了通道对细胞容量变化的敏感性。目前暂无文献报道体积调节性氯通道与癫痫的相关性。

目前暂无最大氯通道(maximum chloride channel)相关报道。

2.4.8 囊性纤维化跨膜电导调节体

囊性纤维化跨膜电导调节体(cystc fibrosis transmembrane conductance regulaor,CFTR)是种 Cl^- 通道,属于 ATP 结合转运体超家族,位于染色体 7q31.2。CFTR 功能缺陷是高加索人种中普遍存在的致死性常染色体隐性遗传疾病囊性纤维化(cystic fibrosis, CF)发生的主要原因。这种疾病患者各组织上皮细胞内 Cl^- 转运均失调。除此之外,CFTR 还与先天性双侧输精管缺失、汗液氯化物升高、支气管扩张症伴或不伴汗液氯化物升高 1 型、新生儿高胰蛋白酶血症、遗传性胰腺炎等疾病相关,目前暂无 CFTR 功能缺陷与癫痫发作相关的报道。

2.4.9 钙激活氯通道

钙激活氯通道(calcium - activated chloride channels,CaCCs)在组织中分布广泛,其主要功能包括离子转运、磷脂破坏和调节其他膜蛋白,并参与了众多生理过程,如感觉传导、神经和心肌兴奋性调节、腺体和上皮分泌等,甚至可能参与细胞分裂周期与细胞增殖。跨膜蛋白 16A(TMEM16A)为钙激活氯通道的分子基础,相关研究揭示 *TMEM16A* 在一些肿瘤组织中表达明显上调。动物实验中,*TMEM16A* 基因消融导致小鼠上皮细胞分泌功能障碍、气管结构异常和胃肠蠕动受阻。目前暂无钙激活氯通道功能缺陷与癫痫发作相关的报道。

2.4.10 氯通道相关的治疗药物

苯巴比妥为长效巴比妥类药物的典型代表,体外电生理实验表明苯巴比妥可使神经细胞的氯离子通道开放,致使细胞超极化,从而提高惊厥阈,直接抑制病灶放电,还能限制放电的扩散,与γ-氨基丁酸的作用十分相似。治疗浓度的苯巴比妥可降低谷氨酸的兴奋作用、加强γ-氨基丁酸的抑制作用,抑制中枢神经系统单突触和多突触传递,从而抑制病灶的调频放电及其向周围扩散。该药物对中枢的抑制作用随着剂量加大,表现为镇静、催眠、抗惊厥及抗癫痫,大剂量使用时对心血管系统、呼吸系统有明显的抑制;过量则可麻痹延髓呼吸中枢致死。苯巴比妥作用快,维持时间长,毒性低,安全性较大,可作为控制大发作首选药物,对小发作和精神运动性发作的疗效差。不可突然停药,长期应用可致成瘾。

地西泮的中枢作用可能和药物作用于γ氨基丁酸受体有关,这类受体被激活后,它使神经元细胞膜对于氯离子的通透性增加,氯离子大量地进入细胞内,引起膜的超极化,使神经兴奋性降低;同时也通过增加氯通道开放的频率,增强了γ氨基丁酸对γ氨基丁酸a受体的作用。苯二氮䓬类药物的药理作用包括抗焦虑、抗痉挛、催眠、肌松作用等,常见的不良反应包括嗜睡、疲劳、肌肉无力和共济失调等。

氯硝西泮对各种类型的癫痫均有抑制作用。该药物既抑制癫痫病灶的发作性放电,也抑制放电活动向周围组织的扩散,作用于中枢神经系统的苯二氮䓬受体(BZR),加强中枢抑制性神经递质γ-氨基丁酸(GABA)与GABAA受体的结合,促进氯通道开放、细胞过极化,增强GABA能神经元所介导的突触抑制,使神经元的兴奋性降低。

扑米酮在体内的主要代谢产物为苯巴比妥,体外电生理实验可见其使神经细胞的氯离子通道开放,细胞超极化,类似于γ-氨基丁酸的作用。该药物在治疗浓度时可降低谷氨酸的兴奋作用并加强γ-氨基丁酸的抑制作用,抑制中枢神经系统的传递,导致神经细胞兴奋性降低,使发作阈值提高。该药物对全面强直阵挛发作、精神运动性发作及局限性发作都有较好疗效,但不如苯妥英钠。因儿童对其有耐受性,故用量较大;体内半衰期较长,长期应用可产生药物蓄积性,不可突然停药。

托吡酯是一个由氨基磺酸酯取代单糖的新型抗癫痫药物,目前的研究提示托吡酯的抗癫痫作用有三重机制,包括阻断钠通道、增加γ-氨基丁酸激活GABAA受体的频率并加强氯离子内流和降低谷氨酸AMPA受体的活性。该药首先被用于难治性部分性癫痫发作的治疗,并取得良好的疗效。最常见的不良反应是嗜睡、疲劳、泌汗障碍、眩晕、共济失调、注意力不集中、找词困难、认知障碍、情绪不稳、厌食、体重降低等。在与药物的联合使用中,托吡酯不改变其他抗癫痫药物的浓度,但苯妥英钠、卡马西平可降低托吡酯血药浓度40%。

氨己烯酸是γ-氨基丁酸转氨酶的不可逆抑制剂,导致γ-氨基丁酸积累,血浆蛋白结合率降低,口服生物利用度提高。目前,氨己烯酸被推荐为局灶性癫痫发作的初始单药治疗药物,但可能加重特发性全身性癫痫患者的失神和肌阵挛发作。该药对婴儿痉挛有效,特别是同时伴有结节性硬化的婴儿痉挛症。其常见的不良反应包括嗜睡、疲劳、头晕和共济失调,也有可能出现行为改变、精神病和抑郁症及体重增加;较严重的不良反应为进行性和永久性双侧视野缺失,使用该药物时建议定期进行视觉评估,如果在治疗前3个月有效再建议继续用药。

大麻二酚的确切作用机制尚不清楚,可能与变构调节GABAA受体增强γ氨基丁酸活性有关。高脂肪膳食可提高其生物利用度,该药品在肝脏中代谢,主要通过细胞色素P450家族2C19和细胞色素P450家族3A4酶转化为活性物质。研究表明,大麻二酚有效减少了具有耐药性的Lennox-Gastaut综合征和Dravet综合征发作,但关于与这两种综合征无关的癫痫类型的疗效还需要进一步研究。Neale总结了132篇临床文献,证实了大麻二酚治疗癫痫的安全性,并表明该药物不会引起心率、血压和体温的改变。其最常见的不良反应是嗜睡、疲劳、食欲减退以及腹泻。

2.5 镁离子通道与癫痫

2.5.1 镁离子通道

2.5.1.1 镁离子通道的种类

（1）MgtE 属于 MgtE/SLC41 家族的 Mg^{2+} 通道和转运体，广泛分布于真核生物、真细菌和古生菌中。MgtE 被揭示为一种同源二聚体，含有与 C 端膜包埋离子孔相连的大细胞内 N 端调节区，与细胞内结构域结合的离子用于将跨膜（TM）离子孔保持在闭塞状态，这表明了离子通道的闭合构象。细菌 MgtE 是一个 Mg^{2+} 选择性离子通道，参与 Mg^{2+} 稳态。

（2）CorA 属于 Mrs2 - Alr1 Mg^{2+} 离子通道，Alr1 和 Mrs2 蛋白被表征为高电导 Mg^{2+} - 选择性通道，CorA 被揭示为一种漏斗形的同五聚体，具有一个大的细胞内 N 端结构域，通过扩展的 α 螺旋连接到 C 端跨膜离子孔域。CorA Mg^{2+} 的整体结构通道处于关闭状态。CorA、Alr1 和 Mrs2 蛋白作为离子通道起作用，移动 Mg^{2+} 进入细胞（或线粒体）基于膜电位提供的驱动力。

2.5.1.2 镁离子通道编码的基因

编码镁离子通道的基因可以分为四组：高钙低镁血症（包括 CLDN16、CLDN19、CASR、CLCNKB）、糖样 GS 低镁血症（包括 CLCNKB、SLC12A3、BSND、KCNJ10、FYXD2、HNF1B、PCBDI）、线粒体低镁血症（SARS2、MT - TI）和其他低镁血症（TRPM6、CNMM2、EGF、EGFR、KCNA1、FAM111A）。

2.5.1.3 镁离子通道表达分布

镁离子通道广泛存在于真核生物及原核生物中，是人体的重要元素，是细胞内含量第二的阳离子，参与 600 多种酶的功能和调节多个离子通道的活性。镁离子通道的正常生理功能：镁离子与免疫反应、发育及肿瘤形成等密切相关，受离子通道调控的镁离子浓度的变化承担着信号传递功能。Mg^{2+} 离子是参与各种生理过程的生物必需元素，包括多种酶的催化作用，ATP 的利用和合成，也是复制、转录和翻译基因组信息的机器中的重要辅助因子。

2.5.1.4 编码镁离子通道基因突变的临床表现、辅助检查和治疗

（1）SLC12A3 估计患病率为 1:40 000，是一种常染色体隐性疾病，其特征为存在低钾血症性代谢性碱中毒伴低镁血症和低钙血症，吉特曼综合征是低镁血症最常见的遗传原因。它是由 SLC12A3 隐性突变引起的，症状通常在生命的最初几年不出现，直到在最初十年结束时，患者才开始出现症状。患者在青春期或成年期出现轻度和非特异性症状。受影响的患者可能会出现一系列与低镁血症相关的症状，如痉挛、感觉异常，甚至心搏骤停等。辅助检查：生化异常（正常或低血压、代谢性碱中毒、低镁血症、低钙尿和肾素 - 血管紧张素 - 醛固酮系统活性增加）和基因检测。治疗：鼓励所有患者保持高钠饮食；镁和钾补充剂（口服或静脉注射）通常给予患者以改善临床症状。

（2）FXYD2 只有三个家族，都在比利时或荷兰，据报道携带导致低镁血症的 FXYD2 突变。FXYD2 基因编码 Na^+ - K^+ - ATP 酶的 γ - 亚基，特异性显性突变导致该 γ - 亚基的定位错误，从而阻止剪接变体 FXYD2b 与 Na^+ - K^+ - ATP 酶的 α - 和 β - 亚基组装。几乎所有的患者都患有肌肉痉挛、软骨钙质沉着症和癫痫发作；此外，其他一些与低镁血症相关的症状也可发生。辅助检查：基因检测。治疗：给予镁补充剂（口服或静脉注射）、抗癫痫治疗。

（3）TRPM6 Mg^{2+} 通道基因 TRPM6 突变可导致最严重的遗传性低镁血症。发病于婴儿早期，伴有全身性惊厥。辅助检查：基因检测，初步实验室评估显示血清镁水平极低、血清钙水平低和甲状旁腺激素水平低。治疗：通常包括急性静脉注射镁补充剂，以缓解临床症状和正常钙血症，然后终身口服镁补充剂。

（4）CNNM2 CNNM2 基因突变可导致低镁血症、癫痫发作和智力残疾。其中以难治性癫痫、严重癫痫性脑病、小头畸形、严重整体发育迟缓和智力残疾为特征，表型可分为三种类型：1 型，常染色体显性遗

传(AD)遗传性单纯性低镁血症;2 型,AD 遗传性低镁血症伴癫痫和 ID/DD;3 型,常染色体隐性遗传(AR)遗传性低镁血症伴癫痫和 ID/DD。辅助检查:通过基因检测确诊,实验室评估显示血清镁水平。治疗:补充镁治疗和抗癫痫治疗。

(5)EFHC1 该基因的突变可能是不同类型的癫痫综合征的基础,其基因的点突变与青少年肌阵挛性癫痫有关,这是一种相当常见的特发性全身性癫痫。主要表现为肌阵挛性、全身强直阵挛和失神发作等方式。通过基因检测确诊,治疗方式包括生活方式干预、抗癫痫治疗,避免睡眠剥夺和计划怀孕。

(6)NIPA1 该基因突变引起遗传性痉挛性截瘫,其特征是缓慢、渐进、进行性无力和下肢痉挛。进展速度和症状严重程度差异很大,初始症状包括腿部平衡困难、无力和僵硬、肌肉痉挛以及行走时拖曳脚趾;在某些形式的疾病中,可能会出现膀胱症状(例如尿失禁),或者身体其他部位可能存在无力和僵硬。还有其他表现,其中癫痫最有代表性,但也具有周围神经病变,肌萎缩侧索硬化症,记忆缺陷或认知障碍,震颤和肌张力障碍。辅助检查:通过基因检测确诊,实验室评估显示血清镁水平。治疗:补充镁治疗和抗癫痫治疗。

(7)NIPA2 该基因突变见于儿童失神癫痫患者,引起安格尔曼综合征和普拉德 - 威利综合征(PWS);可导致认知障碍,语言和(或)运动迟缓,精神行为问题(注意力缺陷多动、孤独症、诵读困难、精神分裂症或偏执型精神病),共济失调,癫痫发作,协调性差,先天性异常和脑成像异常。辅助检查:通过基因检测确诊,实验室评估显示血清镁水平。治疗:给予镁补充剂和抗癫痫治疗。

(8)CYFIP1 该基因突变见于脆性 X 综合征和孤独症,脆性 X 综合征是智力障碍和孤独症谱系障碍的主要遗传形式,患者除了语言发育不良和癫痫发作外,还可能出现严重的行为改变,包括多动、冲动和焦虑;孤独症表现为自残,攻击性,重复和刻板行为,注意力不集中,多动症和睡眠障碍。辅助检查:基因诊断测试。治疗:没有治愈的方法,因此治疗仅限于控制相关症状。米诺环素也被认为是治疗 FXS 的一种有益的治疗方法。

(9)TUBGCP5 该基因突变见于普拉德 - 威利综合征。特征是严重的婴儿肌张力减退、吸吮不良和生长迟缓;性腺功能减退症导致生殖器发育不全和青春期功能不全;特征性面部特征;儿童早期发病时有肥胖和食欲亢进;发育迟缓或轻度智力残疾;身材矮小和独特的行为表型。睡眠异常和脊柱侧弯很常见。生长激素功能不全是常见的,替代疗法可以改善生长。辅助检查:基因诊断测试。治疗包括强化康复、心理护理、言语治疗,如果患者符合适当的标准,还包括生长激素治疗。治疗的一个极其重要的因素也是正确计划和实施营养管理。充足的饮食可以防止生命第一阶段的营养不良和随后几年体重过重的发展。

2.5.2 镁离子在体内的转运

镁离子的转运体主要分为选择性镁离子转运体和非选择性镁离子转运体。选择性镁离子转运体是指对镁离子具有高度选择性,直接参与镁离子的转运。而非选择性镁离子转运体是指对多种离子均具有选择性,不限于镁离子,但参与镁离子的转运。选择性镁离子转运体主要有 MRS2、MagT1、NIPA2 三种。

(1)MRS2 是第一个在分子水平上发现的哺乳动物镁转运体。它被发现为一个 CorA 同源物,定位于线粒体内膜,并参与 Mg^{2+} 线粒体摄取。在大鼠组织中发现了 MRS2mRNA 的普遍表达。在酵母中使用 MagFura - 2 荧光探针,发现 MRS2 过表达可以增强线粒体 Mg^{2+} 内流。另一方面,MRS2 基因缺失后,线粒体 Mg^{2+} 内流停止。因此,MRS2 蛋白被描述为线粒体中必需的镁转运体。

(2)MagT1 是一种质膜 Mg^{2+} 转运体,在不同的真核生物物种中高度保守。MagT1 全长由 367 个氨基酸组成,有一个大的 n 端片段、4 个跨膜结构域(TMs)和一个小的 c 端尾部;它与其他镁转运体没有结构相似性。该转运体对 Mg^{2+} 的转运是流变性和电压依赖性的。它对镁离子具有高度的选择性,通过荧光和电压钳位方法显示。

(3)NIPA2 是一个高度选择性镁离子转运体,它由 360 个氨基酸组成,有 9 个跨膜蛋白结构;它位于许多组织中,但在肾细胞中尤其丰富。研究提示 NIPA2 突变可能导致儿童癫痫缺失,突变蛋白在细胞质中积累,降低神经元内 Mg^{2+} 浓度,影响神经元的兴奋性。这一假设得到了最近一项研究结果的支持,其中 NIPA2 的功能障碍被证明可以降低大钾(BK)通道电流。此外,BK 通道电流的降低增强了神经元的兴奋性。

非选择性镁离子转运体主要有 TRPM6/7、MMgT1/2、CNNM、HIP14、SLC41A1 五种。

(1)TRPM7 及其同源物 TRPM6 是研究最多的 Mg^{2+} 转运体。TRPM7 在细胞镁调控中的意义已经在多种细胞类型中进行了分析,包括心肌细胞、成骨细胞、肿瘤细胞和白细胞等。TRPM6 和 TRPM7 蛋白都包含 6 个 TMs 和一个通道孔,对位于第 5 段和第 6 段之间的 Ca^{2+}、Mn^{2+}、Co^{2+} 和 Zn^{2+} 离子也具有渗透性。在质膜中,TRPM7 作为一种同型二聚体,尽管它也可以与其类似物 TRPM6 异源二聚体。TRPM6 主要在肠道和肾脏中表达,而 TRPM7 则广泛表达。

(2)MMgT1 和 MMgT2 属于一个新的镁转运体家族,与其他转运体没有已知的相似之处。通过研究发现其存在基因差异表达。结果表明,MMgT1 和 MMgT2 蛋白存在于高尔基体和后高尔基体囊泡中,通过双电极电压钳分析和荧光测量,两者都介导了镁离子的转运。

(3)CNNMs 已被证实是由 Acdp 基因编码的。一些研究认为,CNNMs 作为直接转运体,通过与 Na^+ 离子交换,将 Mg^{2+} 离子从细胞中挤出。另一方面,有证据表明,它们既可以作为细胞内的 Mg^{2+} 传感器,也可以作为 Mg^{2+} 的稳态介质。然而,一些结构特征支持它们直接参与 Mg^{2+} 挤压。

(4)HIP14 为镁转运体,是一种香酰酶。研究表明通过荧光和电压钳技术证明,HIP14 介导 Mg^{2+} 通量。该结果表明,当细胞外镁离子水平降低时,HIP14 从高尔基体到后高尔基体囊泡的运输增加。此外,HIP14 包含 11 个半胱氨酸残基,可能作为棕榈酰化位点,这些半胱氨酸残基反过来又会影响 HIP14 介导的镁转运。

(5)SLC41A1 为溶质载体家族的成员,也被证明受到 Mg^{2+} 的差异调控。它由 10 个 TMs 组成。SLC41A1 蛋白已被确定除了镁离子外,还可以转运许多其他的二价阳离子。SLC41A1 对 Mg^{2+} 的转运已被证明是流变性和电压依赖性的。最近的数据表明,SLC41A1 是一个 NME(Na^+/Mg^{2+} 交换器)和主要的细胞 Mg^{2+} 流出系统。在急性氧化应激下,SLC41A1 和其他两种蛋白可能作为导致 Mg^{2+} 显著消耗的分子机制。这种情况可导致细胞代谢下降(线粒体功能障碍)和促凋亡反应。

2.5.3 硫酸镁的抗癫痫作用

硫酸镁使用广泛且有效,其作用机制尚不完全清楚。已知作用包括作为血管扩张剂,在外周或脑循环中缓解血管收缩,保护血脑屏障以减少脑水肿形成,以及作为中枢抗惊厥药物。

(1)镁引起血管舒张　镁是一种独特的钙通道阻滞剂,因为它可以作用于血管平滑肌中的大多数类型的钙通道,因此可以减少细胞内钙含量。细胞内钙离子减少的一个主要影响是钙调节蛋白依赖的肌球蛋白轻链激酶活性失活和抑制收缩,导致动脉扩张,降低外周和脑血管阻力,缓解血管痉挛,降低动脉血压。镁诱导的血管舒张在子痫的治疗和预防中的重要性尚不完全清楚。经颅血管多普勒(TCD)研究似乎强化了脑血管痉挛的病因理论,提示硫酸镁治疗导致脑循环扩张。硫酸镁可能在血管系统中有其他作用,也可以解释其在子痫中的有效性,镁可以通过刺激内皮细胞产生前列环素而引起血管舒张。对于妊娠期高血压患者,硫酸镁治疗显著降低了血管紧张素转换酶的水平,这些作用可以减轻与子痫(前期)相关的内皮功能障碍。

(2)对血脑屏障和脑水肿的影响　血脑屏障的破坏可导致血管源性水肿的形成,这是子痫临床表现中的一个重要组成部分。在各种血脑屏障破坏的动物模型中,硫酸镁治疗可导致血脑屏障通透性降低,减少脑损伤后脑水肿的形成。综上所述,硫酸镁对子痫治疗有效的一种机制可能是通过保护血脑屏障和减少脑水肿的形成。

（3）抗癫痫活性　镁可能的抗惊厥活性可能与其作为 n - 甲基 d - 天冬氨酸（NMDA）受体拮抗剂的作用有关,癫痫发作被认为至少部分是由谷氨酸受体的刺激介导的,如 NMDA 受体。使用硫酸镁全身治疗可导致大脑中 NMDA 受体结合能力的显著降低,镁离子必须穿过血脑屏障才能引起中枢抗惊厥作用。在动物中已经证明硫酸镁可以穿过完整的血脑屏障进入中枢神经系统,与血清高镁血症水平相关。有趣的是,癫痫发作的活动了镁进入大脑的运动。部分研究也显示,在全身给药后,硫酸镁的脑脊液浓度有微小但显著的增加。相反,其他研究表明,血脑屏障可以阻止大脑和脑脊液镁浓度的变化。然而,这一组成员后来提出,即使是中枢神经系统中少量的镁也可能抑制皮层神经元的活动。急性高血压可导致惊厥和血脑屏障中断,但仍有可能允许硫酸镁进入脑实质,并在子痫期间发挥抗惊厥药物的作用。

2.6　氢离子（质子）通道与癫痫

氢离子通道分布广泛,存在于真核生物中,在人体多种组织中独特地分布着,参与了许多生物过程。H$^+$ 离子是神经元兴奋性的非常有效的调节剂。这使得大脑功能对 pH 值的微小变化高度敏感,这些变化是通过调节整个机体酸碱状态的机制"外部"产生的,和"内部"通过活性诱导的跨膜通量和酸碱等价物的从头产生。pH 变化对神经元兴奋性的影响是由多种多样的协同作用机制介导的,这些机制在电压门控和配体门控离子通道和间隙连接的水平上起作用。一般来说,碱性移位会引起兴奋性增加,这种兴奋性通常强到足以触发癫痫样活动,而酸中毒则具有相反的效果。大脑 pH 值的变化显示了其时空特性的广泛可变性,在脑细胞和间质液中具有催化位点的不同亚型对 pH 变化的动力学以及神经元功能产生非常强的影响。

2.6.1　氢离子（质子）通道的种类

质子通道（proton channel）是离子通道家族中的一个重要家族成员,因对质子的高度选择性而得名,可以快速高效地转运质子。主要包括电压门控质子通道（HV1）、属于耳表蛋白家族的 OTOP 质子通道以及具有多个亚单位的质子泵 V – ATPasez 氢离子通道。

2.6.1.1　HV1 质子通道

也称为 HVCN1 或 VSOP,是电压门控离子通道家族的成员。它由两个亚单位组成,每个亚单位包含一个质子可渗透的电压感应域,缺乏其他电压门控离子通道典型的孔域。HV1 质子通道对 H$^+$ 具有高度选择性,并在调节各种细胞类型的 pH 稳态中起着至关重要的作用。在神经系统中,HV1 是中枢神经系统中脑小胶质细胞中 NOX 依赖性 ROS/H2O2 生成所必需的。HV1 不仅在外周免疫细胞中表达,而且在中枢神经系统的组织驻留,是小胶质细胞中表达的主要离子通道之一。HV1 的一个关键作用是与 NADPH 氧化酶 2（NOX2）相互作用,以调节活性氧（ROS）和胞质 pH。研究表明,在损伤的中枢神经系统中,ROS 的过表达需要通过 HV1 的质子电流,而中风、创伤性脑损伤和脊髓损伤可能在中枢神经系统损伤模型中提供神经保护。最近的数据表明,小胶质细胞 HV1 介导的信号通路在中枢神经系统损伤的病理生理学中,进一步支持了 HV1 通道可能是创伤后神经炎症和神经退行性变的关键机制的观点。

2.6.1.2　OTOP 质子通道

OTPO 基因家族编码了一个离子通道家族,它在结构上与之前识别的离子通道无关,并且对质子具有高度选择性,是耳表蛋白家族的一员,包括 OTOP1、OTOP2、OTOP3。OTOP1 在前庭细胞和味觉细胞、棕色脂肪组织、心脏、子宫、背根神经节、肾上腺、乳腺和受刺激的肥大细胞中表达,而 *OTOP2* 在胃、睾丸和嗅球中表达最高,OTOP3 在表皮、小肠、胃和视网膜中表达。与 OTOP1 一样,*OTOP3* 对 H$^+$ 具有选择性;在整个 pH 范围内,当在 HEK293 细胞中表达并通过微荧光法进行评估时,OTOP2 和 OTOP3 都将质子带入细胞质,以降低 pH 值,有证据表明,就像 *OTOP1* 一样,它们形成了质子通道。与 HV1 不同,*OTOP1* 对电压的敏感性较弱。是否像病毒的质子通道 M2 一样,低 pH 的 *OTOP1* 尚不清楚。OTOP 通道在正常的静息电

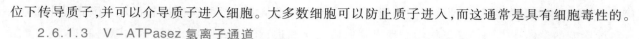

位下传导质子,并可以介导质子进入细胞。大多数细胞可以防止质子进入,而这通常是具有细胞毒性的。

2.6.1.3　V-ATPasez 氢离子通道

V-ATPasez 氢离子通道是具有多个亚单位的质子泵,由附着于内部膜相关成分 V0 的外周成分 V1 组成。V0 与蛋白质的转运有关,而 V1 负责 ATP 的水解。这些泵与 V1 的 8 个亚单位和 V0 的 6 个亚单位协同作用。这些泵的调节发生在多个过程中,例如 V1 和 V0 亚单位的可逆解离、二硫键形成、以偶联效率表示的质子转运与 ATP 水解比率的改变以及抗衡离子电导的调节。

2.6.2　编码氢离子通道的基因

编码氢离子通道的基因主要有 *KCNK9*、*CLCN7*、*ATP6V1B2*、*ATP6V0A1* 和 *CIC-4*。

2.6.3　编码氢离子通道基因突变的临床表现

2.6.3.1　*KCNK9* 基因突变与癫痫

编码 TASK3(Twik 样酸敏感)通道的 *KCNK9* 基因位于 8q24,该位点与人类失神癫痫表型呈正连锁。对来自斯特拉斯堡的遗传性失神癫痫大鼠(GAERS)的 *KCNK9* 基因进行测序,揭示了 C-末端细胞内结构域内多聚丙氨酸束中的额外丙氨酸残基。突变通道在 CHO 细胞中的表达产生 K^+ 电流,该电流被酸性 pH 阻断,并且与野生型通道没有不同。在脑切片中,丘脑神经元显示显著的 pH 敏感性钾电流。Twik 样酸敏感性 K^+(TASK3)通道可能与 TASK1 相关。这些研究描述了失神癫痫遗传模型中发现的第一个突变。

2.6.3.2　*CLCN7* 基因突变与癫痫

CLCN7 编码氯/质子逆向转运蛋白 7,主要存在于溶酶体囊泡的细胞膜上。已知 *CLCN7* 突变可导致常染色体显性 OPT2 型,也称为阿尔伯斯-申伯格病(Albers-Schonberg Disease),其以骨硬化为特征,主要发生在脊柱、骨盆和颅底,导致骨脆性和骨折。Albers-Schonberg 病未报道与 RTA 相关,但常染色体隐性 OPT3 型(OPTB3)与 RTA 与碳酸酐酶 2 型(CA2)突变相关。在 CA2 或任何其他已知的导致近端 RTA 的基因中均未检测到突变。*CLCN7* 和 CA2 突变以前均未被报道与肾结石或癫痫相关。但是,在一个具有常染色体显性骨质疏松症、RTA、肾结石、癫痫和失明的家族中发现了一个 *CLCN7* 突变。

2.6.3.3　*ATP6V1B2* 基因突变与癫痫

编码 V-ATPase 中的 V1B2 亚基,这是一个负责溶酶体酸化的质子泵。该基因的突变导致显性耳聋-甲营养不良综合征(DDOD 综合征)、门综合征和齐默尔曼-拉班德综合征,它们具有先天性感音神经性聋、甲性营养不良以及不同程度的癫痫发作或伴有癫痫的智力残疾的重叠特征。

2.6.3.4　*ATP6V0A1* 基因突变与癫痫

液泡 H^+-ATPase 是一个大型多亚基质子泵,由参与质子转运的完整膜 V0 结构域和催化 ATP 水解的外周 V1 结构域组成。这种复合物广泛分布在各种亚细胞器的膜上,如内体和溶酶体,并在自噬及蛋白质转运和内吞的细胞过程中发挥关键作用。*ATP6V0A1*(V0 结构域中富含大脑的同种型)的变异体,与四名个体的发育迟缓和癫痫相关。最近有学者鉴定了来自 14 个不相关家族的 17 位个体,他们都有这个基因新的变异,代表了迄今为止最大的一个群体。该基因双等位基因突变的 5 名受影响受试者表现出早发进行性肌阵挛癫痫伴共济失调的表型,而 12 名个体携带新发错义变异并表现出严重的发育性和癫痫性脑病。仅 *R740Q* 突变就占病例中鉴定突变的近 50%,它通过直接损害溶酶体内区室的酸化导致溶酶体水解失败,导致自噬功能障碍和秀丽隐杆线虫的严重发育缺陷。研究发现进一步扩展了与该基因突变相关的神经表型,并在 *ATP6V0A1* 相关疾病的病理生理学中提供了与溶酶体内酸化的直接联系。

2.6.3.5　*CIC-4* 基因突变与癫痫

编码氯离子/氢离子交换体,*CLCN4* 变异体在大脑中显著表达,最近被发现可导致 X 连锁智力残疾和癫痫。智力残疾从边缘到严重不等。行为和精神障碍在儿童和成人中都很常见,包括孤独症特征、情绪障碍、强迫行为以及异性和自身反应。癫痫很常见，严重程度从癫痫性脑病到控制良好的癫痫发作不等。一些受影响的个体在大脑神经影像学表现出脑白质变化和进行性神经症状，包括运动障碍和痉挛。杂合子女性可能和男性一样受到严重影响。女性症状的变异性与在她们血液中研究的 X 失活模式无关。突变谱包括移码、错义和剪接位点变异体以及一个单外显子缺失。

2.6.4 质子通道阻滞剂

锌（Zn^{2+}）和其他多价阳离子作为质子电流抑制剂已使用多年。它们和 H^+ 竞争与外表面结合，从而改变通道感知的膜电位。然而，这种抑制是非特异性的，因为 Zn^{2+} 离子参与了许多其他的生理过程。因此，Zn^{2+} 作为 HV1 通道阻断剂的作用是有限的。哈诺托毒素是一种来自狼蛛毒液的毒素，是 HV1 的另一种非特异性阻断剂。该分子与桨基序结合，而桨基序在不同的电压门控离子通道中高度保守。

参考文献 ▶

[1] Abou – Khalil B W. Antiepileptic Drugs[J]. Continuum, 2016, 22(1 Epilepsy): 132 – 156.

[2] Abou – Khalil B W. Update on Antiepileptic Drugs 2019[J]. Continuum, 2019, 25(2): 508 – 536.

[3] Laith N A, Lalam M A, Afrah K E, et al. Genetic Association of Epilepsy and Anti – Epileptic Drugs Treatment in Jordanian Patients[J]. 2020, 10(13): 503 – 510.

[4] Allen A S, Berkovic S F, Cossette P, et al. De novo mutations in epileptic encephalopathies[J]. Nature, 2013, 501(7466): 217 – 221.

[5] Allen N M, Conroy J, Shahwan A, et al. Unexplained early onset epileptic encephalopathy: Exome screening and phenotype expansion[J]. Epilepsia, 2016, 57(1): e12 – 7.

[6] Alrashood S T. Carbamazepine[G]//Profiles of Drug Substances, Excipients and Related Methodology. Elsevier, 41: 133 – 321.

[7] Alves R M, Uva P, Veiga M F, et al. Novel ANKRD11 gene mutation in an individual with a mild phenotype of KBG syndrome associated to a GEFS+ phenotypic spectrum: a case report[J]. BMC Medical Genetics, 2019, 20 (1): 16.

[8] Anand G, Collett – White F, Orsini A, et al. Autosomal dominant SCN8A mutation with an unusually mild phenotype [J]. European Journal of Paediatric Neurology, 2016, 20(5): 761 – 765.

[9] Anna G E, Marilyn J C. Magnesium Sulfate for the Treatment of Eclampsia A Brief Review[J]. Stroke, 2009, 40, 1169 – 1175.

[10] Arain F M, Boyd K L, Gallagher M J. Decreased viability and absence – like epilepsy in mice lacking or deficient in the GABAA receptor α1 subunit[J]. Epilepsia, 2012, 53(8): e161 – e165.

[11] Aurora R N, Kristo D A, Bista S R, et al. The treatment of restless legs syndrome and periodic limb movement disorder in adults——an update for 2012: practice parameters with an evidence – based systematic review and meta – analyses: an American Academy of Sleep Medicine Clinical Practice Guideline[J]. Sleep, 2012, 35(8): 1039 – 1062.

[12] Bar C, Barcia G, Jennesson M, et al. Expanding the genetic and phenotypic relevance of KCNB1 variants in developmental and epileptic encephalopathies: 27 new patients and overview of the literature[J]. Hum Mutat, 2020, 41(1): 69 – 80.

[13] Bar C, Kuchenbuch M, Barcia G, et al. Developmental and epilepsy spectrum of KCNB1 encephalopathy with long – term outcome[J]. Epilepsia, 2020, 61(11): 2461 – 2473.

[14] Barrese V, Miceli F, Soldovieri M V, et al. Neuronal potassium channel openers in the management of epilepsy: role and potential of retigabine[J]. Clin Pharmacol, 2010, 2: 225 – 236.

［15］Barro - Soria R. Epilepsy - associated mutations in the voltage sensor of KCNQ3 affect voltage dependence of channel opening［J］. J Gen Physiol, 2019, 151(2): 247 - 257.

［16］Barrons R, Roberts N. The role of carbamazepine and oxcarbazepine in alcohol withdrawal syndrome［J］. Journal of Clinical Pharmacy and Therapeutics, 2010, 35(2): 153 - 167.

［17］Bauer C K, Calligari P, Radio F C, et al. Mutations in KCNK4 that Affect Gating Cause a Recognizable Neurodevelopmental Syndrome［J］. Am J Hum Genet, 2018, 103(4): 621 - 630.

［18］Bauer C K, Schneeberger P E, Kortum F, et al. Gain - of - Function Mutations in KCNN3 Encoding the Small - Conductance Ca^{2+} - Activated K^+ Channel SK3 Cause Zimmermann - Laband Syndrome［J］. Am J Hum Genet, 2019, 104(6): 1139 - 1157.

［19］Bearden D, Strong A, Ehnot J, et al. Targeted treatment of migrating partial seizures of infancy with quinidine ［J］. Ann Neurol, 2014, 76(3): 457 - 461.

［20］Beauregard L E, Pacheco C G, Ajeawung N F, , et al. (2020). DOORS syndrome and a recurrent truncating ATP6V1B2 variant［J］. Genet Med. 23, 149 - 154.

［21］Begemann A, Acuña M A, Zweier M, et al. Further corroboration of distinct functional features in SCN2A variants causing intellectual disability or epileptic phenotypes［J］. Molecular Medicine, 2019, 25(1): 6.

［22］Berger T K, Isacoff E Y. The Pore of the Voltage - Gated Proton Channel［J］. Neuron. 2011. 72, 991 - 1000.

［23］Berghuis B, Van Der P J, De Haan G J, et al. Carbamazepine - and oxcarbazepine - induced hyponatremia in people with epilepsy［J］. Epilepsia, 2017, 58(7): 1227 - 1233.

［24］Bleakley L E, McKenzie C E, Soh M S, et al. Cation leak underlies neuronal excitability in an HCN1 developmental and epileptic encephalopathy［J］. Brain, 2021, 144(7): 2060 - 2073.

［25］Bonzanni M, DiFrancesco J C, Milanesi R, et al. A novel de novo HCN1 loss - of - function mutation in genetic generalized epilepsy causing increased neuronal excitability［J］. Neurobiol Dis, 2018, 118: 55 - 63.

［26］Bourinet E, Stotz S C, Spaetgens R L, et al. Interaction of SNX_482 with domains III and IV inhibits activation gating of alpha(1E) (Ca(V)2.3) calcium channels［J］. Biophys J, 2001, 9: 1603 - 1616.

［27］Bozarth, X, Jennifer N D, Qian C, et al. Expanding clinical phenotype in CACNA1C related disorders: From neonatal onset severe epileptic encephalopathy to late - onset epilepsy［J］. American Journal of Medical Genetics Part A, 2018. 176(12): 2733 - 2739.

［28］Brohawn S G, del Marmol J, MacKinnon R. Crystal structure of the human K2P TRAAK, a lipid - and mechano - sensitive K^+ ion channel［J］. Science, 2012, 335(6067): 436 - 441.

［29］Bunda A, Lacarubba B, Akoko M, et al. Tissue - and cell - specific expression of a splice variant in the II - III cytoplasmic loop of Cacna1b［J］. FEBS Open Bio, 2019, 9: 1603 - 1616.

［30］Butler K M. Epileptic encephalopathy and cerebellar atrophy resulting from compound heterozygous CACNA2D2 variants. Genet, 2018, 6308283.

［31］Cain S M. Voltage - Gated Calcium Channels in Epilepsy. 2012.

［32］Campostrini G, DiFrancesco J C, Castellotti B, et al. A Loss - of - Function HCN4 Mutation Associated With Familial Benign Myoclonic Epilepsy in Infancy Causes Increased Neuronal Excitability［J］. Front Mol Neurosci, 2018, 11: 269.

［33］Cannon S C. Sodium Channelopathies of Skeletal Muscle［G］//CHAHINE M. Voltage - gated Sodium Channels: Structure, Function and Channelopathies. Cham: Springer International Publishing, 246: 309 - 330.

［34］Carranza R D, Hamiwka L, Mcmahon J M, et al. De novo SCN1A mutations in migrating partial seizures of infancy［J］. Neurology, 2011, 77(4): 380 - 383.

［35］Carvill G L, Heavin S B, Yendle S C, et al. Targeted resequencing in epileptic encephalopathies identifies de novo mutations in CHD2 and SYNGAP1[J]. Nat Genet, 2013, 45(7): 825-830.

[36] Carvill G L, Weckhuysen S, McMahon J M, et al. GABRA1 and STXBP1: novel genetic causes of Dravet syndrome[J]. Neurology, 2014, 82(14): 1245-1253.

[37] Catterall W A. Sodium channels, inherited epilepsy, and antiepileptic drugs [J]. Annual Review of Pharmacology and Toxicology, 2014, 54: 317-338.

[38] Catterall W A, Striseenig J, Snutch T P, et al. International Union of Pharmacology. XL. Compendium of voltage -gated ion channels: calcium channels[J]. Pharmacol Rev., 2003, 55: 579-81.

[39] Cazares O V, Pardo L A. Kv10.1 potassium channel: from the brain to the tumors[J]. Biochem Cell Biol, 2017, 95(5): 531-536.

[40] Chandy K G, Williams C B, Spencer R H, et al. A family of three mouse potassium channel genes with intronless coding regions[J]. Science, 1990, 247(4945): 973-975.

[41] Charlier C, Singh N A, Ryan S G, et al. A pore mutation in a novel KQT-like potassium channel gene in an idiopathic epilepsy family[J]. Nat Genet, 1998, 18(1): 53-55.

[42] Chen C H, Lin S K. Carbamazepine treatment of bipolar disorder: a retrospective evaluation of naturalistic long-term outcomes[J]. BMC psychiatry, 2012, 12: 47.

[43] Chen P C, Olson E M, Zhou Q, et al. Carbamazepine as a novel small molecule corrector of trafficking-impaired ATP-sensitive potassium channels identified in congenital hyperinsulinism[J]. J Biol Chem, 2013, 288(29): 20942-20954.

[44] Chen T T, Klassen T L, Goldman A M, et al. Novel brain expression of ClC-1 chloride channels and enrichment of CLCN1 variants in epilepsy[J]. Neurology, 2013, 80(12): 1078-1085.

[45] Zuberi S M, Brunklaus A, Birch R, et al. Genotype-phenotype associations in SCN1A-related epilepsies[J]. Neurology, 2011, 76(7): 594-600.

[46] Chen Y, Lu JJ, Pan H, et al. Association between genetic variation of CACNA1H and childhood absence epilepsy[J]. Ann Neurol, 2003: 54(7): 239-243.

[47] Chenal C, Gunner M R. Two Cl Ions and a Glu Compete for a Helix Cage in the CLC Proton/Cl(-) Antiporter [J]. Biophys J, 2017, 113(5): 1025-1036.

[48] Christensen J, Grønborg T K, Sørensen M J, et al. Prenatal valproate exposure and risk of autism spectrum disorders and childhood autism[J]. JAMA, 2013, 309(16): 1696-1703.

[49] Collins M P, Forgac M. Regulation and function of V-ATPases in physiology and disease[J]. Biochim. Biophys. Acta Biomembr. 2020; 1862: 1833.

[50] Coppola G. Malignant migrating partial seizures in infancy[J]. Handb Clin Neurol. 2013; 111: 605-9.

[51] Crotti L, Marcou C A, Tester D J, et al. Spectrum and prevalence of mutations involving BrS1-through BrS12-susceptibility genes in a cohort of unrelated patients referred for Brugada syndrome genetic testing: implications for genetic testing[J]. J Am Coll Cardiol, 2012, 60(15): 1410-1418.

[52] De Kovel C G F, Meisler M H, Brilstra E H, et al. Characterization of a de novo SCN8A mutation in a patient with epileptic encephalopathy[J]. Epilepsy Research, 2014, 108(9): 1511-1518.

[53] DeLera R M, Kraus R L. Voltage-Gated Sodium Channels: Structure, Function, Pharmacology, and Clinical Indications[J]. Journal of Medicinal Chemistry, 2015, 58(18): 7093-7118.

[54] Decoursey T E. Voltage-Gated Proton Channels: Molecular Biology, Physiology, and Pathophysiology of the HVFamily[J]. Physiol. Rev. 2013, 93: 599-652.

[55] Depienne C, Trouillard O, Saint-Martin C, et al. Spectrum of SCN1A gene mutations associated with Dravet syndrome: analysis of 333 patients[J]. Journal of Medical Genetics, 2009, 46(3): 183-191.

［56］Detoledo J C. Lidocaine and seizures［J］. Therapeutic Drug Monitoring, 2000, 22(3): 320 - 322.

［57］Devinsky O, Cross J H, Laux L, et al. Trial of Cannabidiol for Drug - Resistant Seizures in the Dravet Syndrome ［J］. N Engl J Med, 2017, 376(21): 2011 - 2020.

［58］Devinsky O, Patel A D, Cross J H, et al. Effect of Cannabidiol on Drop Seizures in the Lennox - Gastaut Syndrome［J］. N Engl J Med, 2018, 378(20): 1888 - 1897.

［59］Dib - Hajj S D, Waxman S G. Sodium Channels in Human Pain Disorders: Genetics and Pharmacogenomics［J］. Annual Review of Neuroscience, 2019, 42(1): 87 - 106.

［60］Dib - Hajj S D, Yang Y, Black J A, et al. The NaV1.7 sodium channel: from molecule to man［J］. Nature Reviews Neuroscience, 2013, 14(1): 49 - 62.

［61］Dibbens L M, Feng H J, Richards M C, et al. GABRD encoding a protein for extra - or peri - synaptic GABAA receptors is a susceptibility locus for generalized epilepsies［J］. Hum Mol Genet, 2004, 13(13): 1315 - 1319.

［62］Dibbens L M, Reid C A, Hodgson B, et al. Augmented currents of an HCN2 variant in patients with febrile seizure syndromes［J］. Ann Neurol, 2010, 67(4): 542 - 546.

［63］Dibué - Adjei M, Kamp M A, Alpdogan S, et al. Cav2.3 (R - Type) Calcium Channels are Critical for Mediating Anticonvulsive and Neuroprotective Properties of Lamotrigine In Vivo［J］. Cellular Physiology and Biochemistry: International Journal of Experimental Cellular Physiology, Biochemistry, and Pharmacology, 2017, 44(3): 935 - 947.

［64］DiFrancesco J C, Barbuti A, Milanesi R, et al. Recessive loss - of - function mutation in the pacemaker HCN2 channel causing increased neuronal excitability in a patient with idiopathic generalized epilepsy［J］. J Neurosci, 2011, 31(48): 17327 - 17337.

［65］DiFrancesco J C, Castellotti B, Milanesi R, et al. HCN ion channels and accessory proteins in epilepsy: genetic analysis of a large cohort of patients and review of the literature［J］. Epilepsy Res, 2019, 153: 49 - 58.

［66］Dravet C. The core Dravet syndrome phenotype［J］. Epilepsia, 2011, 52 Suppl 2: 3 - 9.

［67］Du W, Bautista J F, Yang H, et al. Calcium - sensitive potassium channelopathy in human epilepsy and paroxysmal movement disorder［J］. Nat Genet, 2005, 37(7): 733 - 738.

［68］Duncan A R, Polovitskaya M M, Gaitán - Peñas H, et al. Unique variants in CLCN3, encoding an endosomal anion/proton exchanger, underlie a spectrum of neurodevelopmental disorders［J］. Am J Hum Genet, 2021, 108 (8): 1450 - 1465.

［69］Dziembowska M, Prett DI, Janusz A, et al. High MMP - 9 activity levels in fragile X syndrome are lowered by minocycline［J］. Am J Med Genet A, 2013, 161A: 1897 - 1903.

［70］Palmer E E, Stuhlmann T, Weinert S. De novo and inherited mutations in the X - linked gene CLCN4 are associated with syndromic intellectual disability and behavior and seizure disorders in males and females［J］. Mol Psychiatry, 2018, 23(2): 222 - 230.

［71］Ertel E A, Campbell K P, Harpold F, ea al. Nomenclature of voltage - gated calcium channels［J］. Neuron, 2000: 25 (3): 533 - 535.

［72］Edvardson S O. Early infantile epileptic encephalopathy associated with a high voltage gated calcium channelopathy J Med Genet. 50, 2013: 118 - 123.

［73］Ghaleb Y E, Panline E S, Monica L F, et al., CACNA1I gain - of - function mutations differentially affect channel gating and cause neurodevelopmental disorders［J］. Brain, 2021, 144(7): 2092 - 2106.

［74］Collaborators, Affiliations. De Novo Mutations in SLC1A2 and CACNA1A are important causes of epileptic encephalopathies［J］. Am J Hum Genet, 2016, 99(2): 287 - 298.

［75］Estacion M, Gasser A, Dib - Hajj S D, et al. A sodium channel mutation linked to epilepsy increases ramp and persistent current of Nav1.3 and induces hyperexcitability in hippocampal neurons[J]. Experimental Neurology, 2010, 224(2): 362-368.

[76] Eunson L H, Rea R, Zuberi S M, et al. Clinical, genetic, and expression studies of mutations in the potassium channel gene KCNA1 reveal new phenotypic variability[J]. Ann Neurol, 2000, 48(4): 647-656.

[77] Fasham J, Leslie J S, Harrison J W, et al. No association between SCN9A and monogenic human epilepsy disorders[J]. BARSH G S. PLOS Genetics, 2020, 16(11): e1009161.

[78] Freilich E R, Jones J M, Gaillard W D, et al. Novel SCN1A Mutation in a Proband With Malignant Migrating Partial Seizures of Infancy[J]. Archives of Neurology, 2011, 68(5).

[79] Fu Q, Sun Z, Zhang J, et al. Diazoxide preconditioning antagonizes cytotoxicity induced by epileptic seizures [J]. Neural Regen Res, 2013, 8(11): 1000-1006.

[80] Fukuoka M, Kuki I, Kawawaki H, et al. Quinidine therapy for West syndrome with KCNTI mutation: A case report[J]. Brain Dev, 2017, 39(1): 80-83.

[81] Funato Y, Furutani K, Kurachi Y, et al. CrossTalk proposal: CNNM proteins are Na^+/Mg^{2+} exchangers playing a central role in transepithelial Mg^{2+} (re)absorption[J]. J Physiol Lond. 2018, 596: 743-746.

[82] Funato Y, Yamazaki D, Mizukami S, et al. Membrane protein CNNM4-dependent Mg^{2+} efflux suppresses tumor progression[J]. J Clin Investig. 2014: 124: 5398-5410.

[83] Gardella E, Møller R S. Phenotypic and genetic spectrum of SCN8A-related disorders, treatment options, and outcomes[J]. Epilepsia, 2019, 60 Suppl 3: S77-S85.

[84] Gardella E, Møller R S. Phenotypic and genetic spectrum of SCN8A-related disorders, treatment options, and outcomes[J]. Epilepsia, 2019, 60(S3): S77-S85.

[85] Gimenez M, Gonzalez R I, Fernandez-Rodriguez C, et al. Current Structural Knowledge on the CNNM Family of Magnesium Transport Mediators[J]. Int J Mol Sci, 2019, 20: 1135.

[86] Gorman K M. Bi-allelic Loss-of-Function CACNA1B Mutations in Progressive Epilepsy-Dyskinesia. The American Journal of Human Genetics, 2019. 104(5): p. 948-956.

[87] Goto A, Ishii A, Shibata M, et al. Characteristics of KCNQ2 variants causing either benign neonatal epilepsy or developmental and epileptic encephalopathy[J]. Epilepsia, 2019, 60(9): 1870-1880.

[88] Gripp K W, Smithson S F, Scurr I J, et al. Syndromic disorders caused by gain-of-function variants in KCNH1, KCNK4, and KCNN3 - a subgroup of K(+) channelopathies[J]. Eur J Hum Genet, 2021, 29(9): 1384-1395.

[89] Gururaj S, Palmer E E, Sheehan G D, et al. A De Novo Mutation in the Sodium-Activated Potassium Channel KCNT2 Alters Ion Selectivity and Causes Epileptic Encephalopathy[J]. Cell reports, 2017, 21(4): 926-933.

[90] Hamdan F F, Myers C T, Cossette P, et al. High Rate of Recurrent De Novo Mutations in Developmental and Epileptic Encephalopathies[J]. Am J Hum Genet, 2017, 101(5): 664-685.

[91] Hardy S, Uetani N, Wong N, et al. The protein tyrosine phosphatase PRL-2 interacts with the magnesium transporter CNNM3 to promote oncogenesis[J]. Oncogene 2015, 34: 986-995.

[92] Hashimoto Y, Dateki S, Hirose M, et al. Molecular and clinical features of KATP-channel neonatal diabetes mellitus in Japan[J]. Pediatr Diabetes, 2017, 18(7): 532-539.

[93] Haug K, Warnstedt M, Alekov A K, et al. Mutations in CLCN2 encoding a voltage-gated chloride channel are associated with idiopathic generalized epilepsies[J]. Nat Genet, 2003, 33(4): 527-532.

[94] Haug K, Warnstedt M, Alekov A K, et al. Mutations in CLCN2 encoding a voltage-gated chloride channel are associated with idiopathic generalized epilepsies[J]. Nat Genet, 2003, 33(4): 527-532.

[95] He H, Cao X, Yin F, et al. West Syndrome Caused By a Chloride/Proton Exchange-Uncoupling CLCN6

Mutation Related to Autophagic – Lysosomal Dysfunction[J]. Mol Neurobiol, 2021, 58(6):2990 – 2999.

[96]He H, Guzman R E, Cao D, et al. The molecular and phenotypic spectrum of CLCN4 – related epilepsy[J]. Epilepsia, 2021, 62(6): 1401 – 1415.

[97]Helbig K L, Lauerer R J, Bahr J C, et al. De Novo Pathogenic Variants in CACNA1E Cause Developmental and Epileptic Encephalopathy with Contractures, Macrocephaly, and Dyskinesias[J]. Am J Hum Genet, 2018, 103 (5): 666 – 678.

[98]Heron S E, Crossland K M, Andermann E, et al. Sodium – channel defects in benign familial neonatal – infantile seizures[J]. The Lancet, 2002, 360(9336): 851 – 852.

[99]Heron P M. Genetic variation of CACNA1H in idiopathic generalized epilepsy. Ann Neurol, 2004, p. 55(6): 595 – 596.

[100]Herrmann S, Stieber J, Ludwig A. Pathophysiology of HCN channels[J]. Pflugers Arch, 2007, 454(4): 517 – 522.

[101]Hirose S. Mutant GABA(A) receptor subunits in genetic (idiopathic) epilepsy[J]. Prog Brain Res, 2014, 213: 55 – 85.

[102]Hite R K, Yuan P, Li Z, et al. Cryo – electron microscopy structure of the Slo2.2 Na^+ – activated K^+ channel [J]. Nature, 2015, 527(7577): 198 – 203.

[103]Hoshi M, Koshimizu E, Miyatake S, et al. A novel homozygous mutation of CLCN2 in a patient with characteristic brain MRI images – A first case of CLCN2 – related leukoencephalopathy in Japan[J]. Brain Dev, 2019, 41(1): 101 – 105.

[104]Howell K B, Mcmahon J M, Carvill G L, et al. SCN2A encephalopathy: A major cause of epilepsy of infancy with migrating focal seizures[J]. Neurology, 2015, 85(11): 958 – 966.

[105]Hu H, Haas S A, Chelly J, et al. X – exome sequencing of 405 unresolved families identifies seven novel intellectual disability genes[J]. Mol Psychiatry, 2016, 21(1): 133 – 148.

[106]Huang W, Liu M, Yan S F, et al. Structure – based assessment of disease – related mutations in human voltage – gated sodium channels[J]. Protein & Cell, 2017, 8(6): 401 – 438.

[107]Ishii A, Kang J Q, Schornak C C, et al. A de novo missense mutation of GABRB2 causes early myoclonic encephalopathy[J]. J Med Genet, 2017, 54(3): 202 – 211.

[108]Jacquinet A, Gerard M, Gabbett M T, et al. Temple – Baraitser syndrome: a rare and possibly unrecognized condition[J]. Am J Med Genet A, 2010, 152A(9): 2322 – 2326.

[109]Jedrychowska J, Korzh V. Kv2.1 voltage – gated potassium channels in developmental perspective[J]. Dev Dyn, 2019, 248(12): 1180 – 1194.

[110]Jentsch T J, Pusch M. CLC Chloride Channels and Transporters: Structure, Function, Physiology, and Disease [J]. Physiol Rev, 2018, 98(3): 1493 – 1590.

[111]Jin J, Desai B N, Navarro B, et al. Deletion of Trpm7 Disrupts Embryonic Development and Thymopoiesis Without Altering Mg^{2+} Homeostasis[J]. Science 2008, 322: 756 – 760.

[112]Jones O T. Ca^{2+} channels and epilepsy. Eur J Pharmacol, 2002: p. 447(2 – 3): 211 – 25.

[113]Jouveneeau A E. Human epilepsy associated with dysfunction of the brain P/Q – type calcium channel. Lancet, 2001, 358(9284): 801 – 807.

[114]Junyun He, Rodney M Ritzel, Junfang Wu. Functions and Mechanisms of the Voltage – Gated Proton Channel Hv1 in Brain and Spinal Cord Injury[J]. Front Cell Neurosci, 2021 Apr 9; 15.

[115]Kaplan M R, Cho M H, Ullian E M, et al. Differential control of clustering of the sodium channels Na(v)1.2 and Na(v)1.6 at developing CNS nodes of Ranvier[J]. Neuron, 2001, 30(1): 105 – 119.

[116]Kato M, Yamagata T, Kubota M, et al. Clinical spectrum of early onset epileptic encephalopathies caused by

KCNQ2 mutation[J]. Epilepsia, 2013, 54(7): 1282 - 1287.

[117] Kawasaki Y, Kuki I, Ehara E, et al. Three Cases of KCNT1 Mutations: Malignant Migrating Partial Seizures in Infancy with Massive Systemic to Pulmonary Collateral Arteries[J]. J Pediatr, 2017, 191: 270 - 274.

[118] Kessi M, Chen B, Peng J, et al. Calcium channelopathies and intellectual disability: a systematic review. Orphanet Journal of Rare Diseases, 2021, 16(1).

[119] Kim H, Lee S, Choi M, et al. Familial cases of progressive myoclonic epilepsy caused by maternal somatic mosaicism of a recurrent KCNC1 p. Arg320His mutation[J]. Brain Dev, 2018, 40(5): 429 - 432.

[120] Kim D S, Jung H H, Park S H, et al, Isolation and characterization of the 5 - prime - upstream region of the human N - type calcium channel alpha - 1B subunit gene: chromosomal localization and promoter analysis. J Biol Chem, 1997, 272: 5098 - 5104.

[121] Kinboshi M, Ikeda A, Ohno Y. Role of Astrocytic Inwardly Rectifying Potassium (Kir) 4.1 Channels in Epileptogenesis[J]. Front Neurol, 2020, 11: 626658.

[122] Kohling R, Wolfart J. Potassium Channels in Epilepsy[J]. Cold Spring Harb Perspect Med, 2016, 6(5).

[123] Köhling R, Wolfart J. Potassium Channels in Epilepsy[J]. Cold Spring Harbor Perspectives in Medicine, 2016, 6(5): a22871.

[124] Kolisek M, Montezano A C, Sponder G, et al. PARK7/DJ - 1 dysregulation by oxidative stress leads to magnesium defificiency: Implications in degenerative and chronic diseases[J]. Clin Sci, 2015, 129: 1143 - 1150.

[125] Kolisek M, Nestler A, Vormann J, et al. Human gene SLC41A1 encodes for the Na^+/Mg^{2+} exchanger[J]. Am J Physiol Cell Physiol, 2012, 302: C318 - C326.

[126] Kolisek M, Sponder G, Pilchova I, et al. Magnesium Extravaganza: A Critical Compendium of Current Research into Cellular Mg^{2+} Transporters Other than TRPM6/7[J]. Rev Physiol Biochem Pharmacol, 2019, 176: 65 - 105.

[127] Kolisek M, Zsurka G, Samaj J, et al. M. Mrs2p is an essential component of the major electrophoretic Mg^{2+} inflflux system in mitochondria[J]. Embo J. 2003, 22: 1235 - 1244.

[128] Kong W, Zhang Y, Gao Y, et al. SCN8A mutations in Chinese children with early onset epilepsy and intellectual disability[J]. Epilepsia, 2015, 56(3): 431 - 438.

[129] Kortum F, Caputo V, Bauer C K, et al. (2015). Mutations in KCNH1 and ATP6V1B2 cause zimmermann - laband syndrome[J]. Nat. Genet. 47: 661 - 667.

[130] Kuchenbuch M, Barcia G, Chemaly N, et al. KCNT1 epilepsy with migrating focal seizures shows a temporal sequence with poor outcome, high mortality and SUDEP[J]. Brain, 2019, 142(10): 2996 - 3008.

[131] Lachance - Touchette P, Brown P, Meloche C, et al. Novel α1 and γ2 GABAA receptor subunit mutations in families with idiopathic generalized epilepsy[J]. Eur J Neurosci, 2011, 34(2): 237 - 249.

[132] Lamar T, Vanoye C G, Calhoun J, et al. SCN3A deficiency associated with increased seizure susceptibility[J]. Neurobiology of Disease, 2017, 102: 38 - 48.

[133] Lange P F, Wartosch L, Jentsch T J, et al. ClC - 7 requires Ostm1 as a beta - subunit to support bone resorption and lysosomal function[J]. Nature 440: 220 - 223.

[134] Laschet J J, Kurcewicz I, Minier F, et al. Dysfunction of GABAA receptor glycolysis - dependent modulation in human partial epilepsy[J]. Proc Natl Acad Sci U S A, 2007, 104(9): 3472 - 3477.

[135] Laura C B, Mitra F, Maria L, et al. Variants in ATP6V0A1 cause progressive myoclonus epilepsy and developmental and epileptic encephalopathy[J]. Brain Commun, 2021, 3(4): 245.

[136] Lenzen K P, Heils A, Lorenz S, et al. Association analysis of the Arg220His variation of the human gene encoding

the GABA delta subunit with idiopathic generalized epilepsy[J]. Epilepsy Res, 2005, 65(1 -2): 53 - 57.

[137]Li M, Maljevic S, Phillips A M, et al. Gain - of - function HCN2 variants in genetic epilepsy[J]. Hum Mutat, 2018, 39(2): 202 - 209.

[138]Li X, Guo S, Liu K, et al. GABRG2 Deletion Linked to Genetic Epilepsy with Febrile Seizures Plus Affects the Expression of GABA (A) Receptor Subunits and Other Genes at Different Temperatures[J]. Neuroscience, 2020, 438: 116 - 136.

[139]Li X, Poschmann S, Chen Q, et al. De novo BK channel variant causes epilepsy by affecting voltage gating but not Ca^{2+} sensitivity[J]. Eur J Hum Genet, 2018, 26(2): 220 - 229.

[140]Liao Y, Deprez L, Maljevic S, et al. Molecular correlates of age - dependent seizures in an inherited neonatal - infantile epilepsy[J]. Brain: A Journal of Neurology, 2010, 133(Pt 5): 1403 - 1414.

[141]Licchetta L, Bisulli F, Naldi I, et al. Limbic encephalitis with anti - GAD antibodies and Thomsen myotonia: a casual or causal association? [J]. Epileptic Disord, 2014, 16(3): 362 - 365.

[142]Liu N N, Xie H, Xiang W S, et al. The absence of NIPA2 enhances neural excitability through BK (big potassium) channels[J]. CNS Neurosci Ther, 2019, 25: 865 - 875.

[143]Long HY, Li F, Jin K, et al. Blood DNA methylation pattern is altered in mesial temporal lobe epilepsy[J]. Scientific Reports, 2017. 7(1).

[144]Marini C, Porro A, Rastetter A, et al. HCN1 mutation spectrum: from neonatal epileptic encephalopathy to benign generalized epilepsy and beyond[J]. Brain, 2018, 141(11): 3160 - 3178.

[145]Masnada S, Hedrich U B S, Gardella E, et al. Clinical spectrum and genotype - phenotype associations of KCNA2 - related encephalopathies[J]. Brain, 2017, 140(9): 2337 - 2354.

[146]Matsuda L M, Biancalana M, Zou J, et al. Magnesium transporter 1 (MAGT1) defificiency causes selective defects in N - linked glycosylation and expression of immune - response genes[J]. J Biol Chem, 2019, 294: 13638 - 13656.

[147]Mckerrall S J, Sutherlin D P. Nav1.7 inhibitors for the treatment of chronic pain[J]. Bioorganic & Medicinal Chemistry Letters, 2018, 28(19): 3141 - 3149.

[148]McTague A, Appleton R, Avula S, et al. Migrating partial seizures of infancy: expansion of the electroclinical, radiological and pathological disease spectrum[J]. Brain, 2013, 136(Pt 5): 1578 - 1591.

[149]McTague A, Nair U, Malhotra S, et al. Clinical and molecular characterization of KCNT1 - related severe early - onset epilepsy[J]. Neurology, 2018, 90(1): e55 - e66.

[150]Mei D, Cetica V, Marini C, et al. Dravet syndrome as part of the clinical and genetic spectrum of sodium channel epilepsies and encephalopathies[J]. Epilepsia, 2019, 60 Suppl 3: S2 - S7.

[151]Meisler M H, Helman G, Hammer M F, et al. SCN8A encephalopathy: Research progress and prospects[J]. Epilepsia, 2016, 57(7): 1027 - 1035.

[152]Menezes L F S, Sabiá Júnior E F, Tibery D V, et al. Epilepsy - Related Voltage - Gated Sodium Channelopathies: A Review[J]. Frontiers in Pharmacology, 2020, 11: 1276.

[153]Milano A, Vermeer A M, Lodder E M, et al. HCN4 mutations in multiple families with bradycardia and left ventricular noncompaction cardiomyopathy[J]. J Am Coll Cardiol, 2014, 64(8): 745 - 756.

[154]Mir A, Chaudhary M, Alkhaldi H, et al. Epilepsy in patients with EAST syndrome caused by mutation in the KCNJ10[J]. Brain Dev, 2019, 41(8): 706 - 715.

[155]Moller R S, Heron S E, Larsen L H, et al. Mutations in KCNT1 cause a spectrum of focal epilepsies[J]. Epilepsia, 2015, 56(9): e114 - e120.

[156]Munch A S, Saljic A, Boddum K, et al. Pharmacological rescue of mutated Kv3.1 ion - channel linked to

progressive myoclonus epilepsies[J]. Eur J Pharmacol, 2018, 833: 255 − 262.

[157] Muona M, Berkovic S F, Dibbens L M, et al. A recurrent de novo mutation in KCNC1 causes progressive myoclonus epilepsy[J]. Nat Genet, 2015, 47(1): 39 − 46.

[158] Myers K A, Scheffer I E, Berkovic S F. Genetic literacy series: genetic epilepsy with febrile seizures plus[J]. Epileptic Disorders, 2018, 20(4): 232 − 238.

[159] Nadler M J S, Hermosura M C, Inabe K, et al. LTRPC7 is a Mg center dot ATP − regulated divalent cation channel required for cell viability (vol 411, pg 590, 2001)[J]. Nature 2001, 412, 660

[160] Nakamura K, Kato M, Osaka H, et al. Clinical spectrum of SCN2A mutations expanding to Ohtahara syndrome [J]. Neurology, 2013, 81(11): 992 − 998.

[161] Nakazawa M, Okumura A, Niijima S, et al. Oral mexiletine for lidocaine − responsive neonatal epilepsy[J]. Brain & Development, 2013, 35(7): 667 − 669.

[162] Nappi P, Miceli F, Soldovieri M V, et al. Epileptic channelopathies caused by neuronal Kv7 (KCNQ) channel dysfunction[J]. Pflugers Arch, 2020, 472(7): 881 − 898.

[163] Nascimento F A, Andrade D M. Myoclonus epilepsy and ataxia due to potassium channel mutation (MEAK) is caused by heterozygous KCNC1 mutations[J]. Epileptic Disord, 2016, 18(S2): 135 − 138.

[164] Neale M. Efficacy and safety of cannabis for treating children with refractory epilepsy[J]. Nurs Child Young People, 2017, 29(7): 32 − 37.

[165] Nimmrich V G G. P/Q − type calcium channel modulators[J]. Br J Pharmacol, 2012, 167: 741 − 759.

[166] Numis A L, Nair U, Datta A N, et al. Lack of response to quinidine in KCNT1 − related neonatal epilepsy[J]. Epilepsia, 2018, 59(10): 1889 − 1898.

[167] O'Malley H A, Isom L L. Sodium channel β subunits: emerging targets in channelopathies[J]. Annual Review of Physiology, 2015, 77: 481 − 504.

[168] Ogiwara I, Nakayama T, Yamagata T, et al. A homozygous mutation of voltage − gated sodium channel β(I) gene SCN1B in a patient with Dravet syndrome[J]. Epilepsia, 2012, 53(12): e200 − 203.

[169] Ohashi T, Akasaka N, Kobayashi Y, et al. Infantile epileptic encephalopathy with a hyperkinetic movement disorder and hand stereotypies associated with a novel SCN1A mutation[J]. Epileptic Disorders, 2014, 16(2): 208 − 212.

[170] Ohba C, Kato M, Takahashi S, et al. Early onset epileptic encephalopathy caused by de novo SCN8A mutations [J]. Epilepsia, 2014, 55(7): 994 − 1000.

[171] Oliver K L, Franceschetti S, Milligan C J, et al. Myoclonus epilepsy and ataxia due to KCNC1 mutation: Analysis of 20 cases and K(+) channel properties[J]. Ann Neurol, 2017, 81(5): 677 − 689.

[172] Palmer E E, Stuhlmann T, Weinert S, et al. De novo and inherited mutations in the X − linked gene CLCN4 are associated with syndromic intellectual disability and behavior and seizure disorders in males and females[J]. Mol Psychiatry, 2018, 23(2): 222 − 230.

[173] Park E, Campbell E B, MacKinnon R. Structure of a CLC chloride ion channel by cryo − electron microscopy [J]. Nature, 2017, 541(7638): 500 − 505.

[174] Park J, Koko M, Hedrich U B S, et al. KCNC1 − related disorders: new de novo variants expand the phenotypic spectrum[J]. Ann Clin Transl Neurol, 2019, 6(7): 1319 − 1326.

[175] Patocka J, Wu Q, Nepovimova E, et al. Phenytoin − An anti − seizure drug: Overview of its chemistry, pharmacology and toxicology[J]. Food and Chemical Toxicology, 2020, 142: 111393.

[176] Pavone P, Pappalardo X G, Marino S D, et al. A novel GABRB3 variant in Dravet syndrome: Case report and literature review[J]. Mol Genet Genomic Med, 2020, 8(11): e1461.

[177] Payandeh J, Hackos D H. Selective Ligands and Drug Discovery Targeting the Voltage – Gated Sodium Channel Nav1.7[J]. Handbook of Experimental Pharmacology, 2018, 246: 271 – 306.

[178] Pena S D, Coimbra R L. Ataxia and myoclonic epilepsy due to a heterozygous new mutation in KCNA2: proposal for a new channelopathy[J]. Clin Genet, 2015, 87(2): e1 – 3.

[179] Peng J, Yi M H, Jeong H, et al. The Voltage – Gated Proton Channel Hv1 Promotes Microglia – Astrocyte Communication and Neuropathic Pain after Peripheral Nerve Injury[J]. Mol Brain, 2021. 14, 99. 10. 1186.

[180] Pinggera A, Mackenroth L, Rump A, et al. New gain – of – function mutation shows CACNA1D as recurrently mutated gene in autism spectrum disorders and epilepsy. Human Molecular Genetics, 2017. 26 (15): 2923 – 2932.

[181] Pippucci T P A P, A Novel Null Homozygous Mutation Confirms CACNA2D2 as a Gene Mutated in Epileptic Encephalopathy. PLoS One, 2013, 8: e82154.

[182] Piret S E, Gorvin C M, Trinh A, et al. Autosomal dominant osteopetrosis associated with renal tubular acidosis is due to a CLCN7 mutation[J]. Am J Med Genet Part A, 170A: 2988 – 2992.

[183] Polovitskaya M M, Barbini C, Martinelli D, et al. A Recurrent Gain – of – Function Mutation in CLCN6, Encoding the ClC – 6 Cl⁻/H⁻ – Exchanger, Causes Early – Onset Neurodegeneration[J]. Am J Hum Genet, 2020, 107(6): 1062 – 1077.

[184] Poroca D R, Pelis R M, Chappe V M. ClC Channels and Transporters: Structure, Physiological Functions, and Implications in Human Chloride Channelopathies[J]. Front Pharmacol, 2017, 8: 151.

[185] Preuss C V, Randhawa G, Wy T J P, et al. Oxcarbazepine[M]. StatPearls [Internet], StatPearls Publishing.

[186] Punetha J. Biallelic CACNA2D2 variants in epileptic encephalopathy and cerebellar atrophy. Annals of clinical and translational neurology, 2019, 6(8): 1395 – 1406.

[187] Wang Q C, Zheng Q X, Tan H Y, et al. TMCO1 is an ER Ca²⁺ Load – Activated Ca²⁺ Channel. Cell., 2017.

[188] Quamme G A. Molecular identification of ancient and modern mammalian magnesium transporters[J]. Am J Physiol, Cell Physiol, 2010, 298: C407 – C429.

[189] Ramadan W, Patel N, Anazi S, et al. Confirming the recessive inheritance of SCN1B mutations in developmental epileptic encephalopathy[J]. Clinical Genetics, 2017, 92(3): 327 – 331.

[190] Reichold M, Zdebik A A, Lieberer E, et al. KCNJ10 gene mutations causing EAST syndrome (epilepsy, ataxia, sensorineural deafness, and tubulopathy) disrupt channel function[J]. Proc Natl Acad Sci USA, 2010, 107(32): 14490 – 14495.

[191] Riikonen R S. Favourable prognostic factors with infantile spasms[J]. Eur J Paediatr Neurol, 2010, 14(1): 13 – 18.

[192] Sadleir L G, Mountier E I, Gill D, et al. Not all SCN1A epileptic encephalopathies are Dravet syndrome: Early profound Thr226Met phenotype[J]. Neurology, 2017, 89(10): 1035 – 1042.

[193] Sands T T, Miceli F, Lesca G, et al. Autism and developmental disability caused by KCNQ3 gain – of – function variants[J]. Ann Neurol, 2019, 86(2): 181 – 192.

[194] Sankaraneni R, Lachhwani D. Antiepileptic Drugs—A Review[J]. Pediatric Annals, 2015, 44(2).

[195] Savio – Galimberti E, Argenziano M, Antzelevitch C. Cardiac Arrhythmias Related to Sodium Channel Dysfunction[G]//CHAHINE M. Voltage – gated Sodium Channels: Structure, Function and Channelopathies. Cham: Springer International Publishing, 246: 331 – 354.

[196] Scheffer I E, Nabbout R. SCN1A - related phenotypes: Epilepsy and beyond[J]. Epilepsia, 2019, 60(S3).

[197] Schlick B B E, Flucher, Obermair G R. Voltage – activated calcium channel expression profiles in mouse brain and cultured hippocampal neurons[J]. Neuroscience, 2010, 167(3): 786 – 798.

[198] Scholl U I, Goh G, Gabriel S, et al. Somatic and germline CACNA1D calcium channel mutations in aldosterone

— producing adenomas and primary aldosteronism[J]. Nature Genetics, 2013, 45(9): 1050 – 1054.

[199]Seredenina T, Demaurex N, Krause K H. Voltage – gated proton channels as novel drug targets: from NADPH oxidase regulation to sperm biology[J]. Antioxid. Redox Signal. 23, 490 – 513.

[200]Shen D, Hernandez C C, Shen W, et al. De novo GABRG2 mutations associated with epileptic encephalopathies [J]. Brain, 2017, 140(1): 49 – 67.

[201]Simons C, Rash L D, Crawford J, et al. Mutations in the voltage – gated potassium channel gene KCNH1 cause Temple – Baraitser syndrome and epilepsy[J]. Nat Genet, 2015, 47(1): 73 – 77.

[202]Sponder G, Mastrototaro L, Kurth K, et al. Human CNNM2 is not a Mg^{2+} transporter per se[J]. Pflug Arch Eur J Physiol, 2016, 468: 1223 – 1240.

[203]Srivastava S, Cohen J, Pevsner J, et al. A novel variant in GABRB2 associated with intellectual disability and epilepsy[J]. Am J Med Genet A, 2014, 164A(11): 2914 – 2921.

[204]Steudle F, Rehman S, Bampali K, et al. A novel de novo variant of GABRA1 causes increased sensitivity for GABA in vitro[J]. Scientific Reports, 2020, 10(1): 2379.

[205]Stritt S, Nurden P, Favier R, et al. Defects in TRPM7 channel function deregulate thrombopoiesis through altered cellular Mg^{2+} homeostasis and cytoskeletal architecture[J]. Nat Commun, 2016, 7.

[206]Suchonwanit P, Thammarucha S, Leerunyakul K. Minoxidil and its use in hair disorders: a review[J]. Drug Des Devel Ther, 2019, 13: 2777 – 2786.

[207]Syrbe S, Hedrich U B S, Riesch E, et al. De novo loss – or gain – of – function mutations in KCNA2 cause epileptic encephalopathy[J]. Nat Genet, 2015, 47(4): 393 – 399.

[208]Tan K R, Brown M, Labouèbe G, et al. Neural bases for addictive properties of benzodiazepines[J]. Nature, 2010, 463(7282): 769 – 774.

[209]Teleb M ROZF. Synthesis of some new C2 substituted dihydropyrimidines and their electrophysiological evaluation as L – /T – type calcium channel blockers. Bioorg Chem. , 2019: 88: 102915.

[210]Thiele E A, Marsh E D, French J A, et al. Cannabidiol in patients with seizures associated with Lennox – Gastaut syndrome (GWPCARE4): a randomised, double – blind, placebo – controlled phase 3 trial[J]. Lancet, 2018, 391(10125): 1085 – 1096.

[211]Tolou – Ghamari Z, Zare M, Habibabadi J M, et al. A quick review of carbamazepine pharmacokinetics in epilepsy from 1953 to 2012[J]. Journal of Research in Medical Sciences: The Official Journal of Isfahan University of Medical Sciences, 2013, 18(Suppl 1): S81 – 85.

[212]Tomasello D L, Hurley E, Wrabetz L, et al. Slick (Kcnt2) Sodium – Activated Potassium Channels Limit Peptidergic Nociceptor Excitability and Hyperalgesia[J]. Journal of experimental neuroscience, 2017, 11: 1179069517726996.

[213]Torkamani A, Bersell K, Jorge B S, et al. De novo KCNB1 mutations in epileptic encephalopathy[J]. Ann Neurol, 2014, 76(4): 529 – 540.

[214]Trujillano D, Bertoli – Avella A M, Kumar K K, et al. Clinical exome sequencing: results from 2819 samples reflecting 1000 families[J]. European journal of human genetics: EJHG, 2017, 25(2): 176 – 182.

[215]Vadlamudi L, Dibbens L M, Lawrence K M, et al. Timing of De Novo Mutagenesis — A Twin Study of Sodium – Channel Mutations[J]. New England Journal of Medicine, 2010, 363(14): 1335 – 1340.

[216]Valence S C E R. Exome sequencing in congenital ataxia identifies two new candidate genes and highlights a pathophysiological link between some congenital ataxias and early infantile epileptic encephalopathies. Genet Med, 2019: 21: 553 – 563.

[217]Vanoye C G, Gurnett C A, Holland K D, et al. Novel SCN3A variants associated with focal epilepsy in children

［J］． Neurobiology of Disease, 2014, 62：313 － 322.

［218］Vergult S D A. Genomic aberrations of the CACNA2D1 gene in three patients with epilepsy and intellectual disability. Eur J Hum Genet, 2015：23（5）：628 － 632.

［219］Wagnon J L, Mencacci N E, Barker B S, et al. Partial loss － of － function of sodium channel SCN8A in familial isolated myoclonus：WAGNON ET AL［J］． Human Mutation, 2018, 39（7）：965 － 969.

［220］Wang G X. Otopetrin 1 protects mice from obesity － associated metabolic dysfunction through attenuating adipose tissue inflammation［J］． Diabetes. 2014；63：1340 － 1352.

［221］Wang H, Xu M, Kong Q, et al. Research and progress on ClC － 2 （Review）［J］． Mol Med Rep, 2017, 16（1）：11 － 22.

［222］Wang J, Lin Z J, Liu L, et al. Epilepsy － associated genes［J］． Seizure, 2017, 44：11 － 20.

［223］Wang Y, Du X, Bin R, et al. Genetic Variants Identified from Epilepsy of Unknown Etiology in Chinese Children by Targeted Exome Sequencing［J］． Sci Rep, 2017, 7：40319.

［224］Weckhuysen S, Mandelstam S, Suls A, et al. KCNQ2 encephalopathy：emerging phenotype of a neonatal epileptic encephalopathy［J］． Ann Neurol, 2012, 71（1）：15 － 25.

［225］Wei A D, Gutman G A, Aldrich R, et al. International Union of Pharmacology. LII. Nomenclature and molecular relationships of calcium － activated potassium channels［J］． Pharmacol Rev, 2005, 57（4）：463 － 472.

［226］Wei F, Yan L, Su T, et al. Ion Channel Genes and Epilepsy：Functional Alteration, Pathogenic Potential, and Mechanism of Epilepsy［J］． Neuroscience Bulletin, 2017, 33（4）：455 － 477.

［227］Wolff M, Brunklaus A, Zuberi S M. Phenotypic spectrum and genetics of SCN2A － related disorders, treatment options, and outcomes in epilepsy and beyond［J］． Epilepsia, 2019, 60 Suppl 3：S59 － S67.

［228］Wolff M, Johannesen K M, Hedrich U B S, et al. Genetic and phenotypic heterogeneity suggest therapeutic implications in SCN2A － related disorders［J］． Brain：A Journal of Neurology, 2017, 140（5）：1316 － 1336.

［229］Wu L J, Wu G, Sharif M R A, Baker A, , et al. The Voltage － Gated Proton Channel Hv1 Enhances Brain Damage from Ischemic Stroke［J］． Nat. Neurosci. 2012. 15, 565 － 573.

［230］Xie H, Zhang Y, Zhang P, et al. Functional Study of NIPA2 Mutations Identifified from the Patients with Childhood Absence Epilepsy［J］． PLoS ONE 2014, 9.

［231］XKaren M J. Van. XErick Martinez － Chavez, Calcium Channel Subunit α2δ4 Is Regulated by Early Growth Response 1 and Facilitates Epileptogenesis. The Journal of Neuroscience, 2019：39（17）：3175 － 3187.

［232］Yamamoto T, Shimojima K, Sangu N, et al. Single nucleotide variations in CLCN6 identified in patients with benign partial epilepsies in infancy and/or febrile seizures［J］． PLos One, 2015, 10（3）：e118946.

［233］Yang Y, Zhang Y H, Chen J Y, et al. Clinical features of epilepsies associated with GABRB2 variants［J］． Zhonghua Er Ke Za Zhi, 2019, 57（7）：532 － 537.

［234］Yang Y, Zhang Y H, Chen J Y, et al. Clinical phenotypes of epilepsy associated with GABRA1 gene variants ［J］． Zhonghua Er Ke Za Zhi, 2020, 58（2）：118 － 122.

［235］Ye Y S. Congenetic hybrids derived from dearomatized isoprenylated acylphloroglucinol with opposite effects on Ca（v）3.1 low voltage － gated Ca（2 ＋） channel J Med Chem, 2020：63：1709 － 1716.

［236］Yu Y, Chen S R, Xiao C Y, et al. TRPM7 is involved in angiotensin II induced cardiac fifibrosis development by mediating calcium and magnesium influx［J］． Cell Calcium 2014, 55, 252 － 260.

［237］Yuan Y, Zhang J, Chang Q, et al. De novo mutation in ATP6V1B2 impairs lysosome acidifification and causes dominant deafness － onychodystrophy syndrome［J］． Cell Res. 2014, 24：1370 － 1373.

［238］Zaman T, Helbig I, Božović I B, et al. Mutations in SCN3A cause early infantile epileptic encephalopathy［J］． Annals of Neurology, 2018, 83（4）：703 － 717.

[239]Zeiler F A, Zeiler K J, Teitelbaum J, et al. Lidocaine for Status Epilepticus in Pediatrics[J]. The Canadian Journal of Neurological Sciences. Le Journal Canadien Des Sciences Neurologiques, 2015, 42(6): 414-426.

[240]Zhang Y H, Burgess R, Malone J P, et al. Genetic epilepsy with febrile seizures plus: Refining the spectrum [J]. Neurology, 2017, 89(12): 1210-1219.

[241]Zhou P, He N, Zhang J W, et al. Novel mutations and phenotypes of epilepsy-associated genes in epileptic encephalopathies[J]. Genes Brain Behav, 2018, 17(8): e12456.

[242]Zou Z G, Rios FJ, Montezano A C, et al. TRPM7, Magnesium, and Signaling[J]. Int J Mol Sci, 2019, 20, 1877.

[243]刘珍敏, 蒋莉. KCNT1基因突变致早发癫痫性脑病1例报告并文献复习[J]. 临床儿科杂志, 2021, 39 (03): 218-221.

[244]应义, 崔虓, 张慧. 抗癫痫药物研究现状与新进展[J]. 中国药业, 2012, 21(20): 110-112.

[245]康庆云, 廖红梅, 杨赛, 等. KCNT1基因突变相关婴儿癫痫伴游走性局灶性发作患儿临床分析[J]. 实用药物与临床, 2021, 24(04): 326-329.

[246]王栋梁, 宋海栋, 许可, 等. 新型抗癫痫药物临床应用研究[J]. 中国医学科学院学报, 2019, 41(04): 566-571.

[247]黄亚辉, 曾其昌, 卢军, 等. 利多卡因治疗难治性癫痫持续状态的临床观察[J]. 当代医学, 2017, 23 (28): 97-98.

（甘亚静　冯　研　陈　璇　秦晓琴　邓艳春）

3 物质代谢通路与癫痫

3.1 葡萄糖代谢与癫痫

3.1.1 大脑中的葡萄糖代谢

糖类是人体中最为重要的代谢通路之一,其大体过程如图 1-3-1 所示。

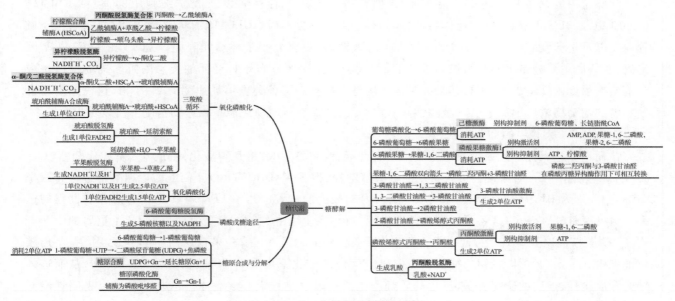

图 1-3-1 人体糖代谢路径简图
图中高亮文字为糖代谢过程中的关键酶,加粗文字为既往报道过的与癫痫相关的分子

3.1.1.1 糖类的消化吸收过程

（1）消化过程 在人类的正常食谱中,主要包含三种可消化的糖类,分别是蔗糖、乳糖以及淀粉。在食物中还有相当数量的纤维素,但人类的消化道中缺乏可以水解纤维素的酶,因此无法消化纤维素。糖类的消化过程自口腔开始,到小肠结束。咀嚼食物时,食物会与唾液充分混合,而唾液中含有主要来自腮腺的唾液淀粉酶(一种 α-淀粉酶),该酶主要水解糖原中的 $\alpha1,4$ 糖苷键,将淀粉水解为麦芽糖以及其他包含 $3\sim9$ 个葡萄糖分子的小型多聚体,但由于食物在口腔内停留时间较短,仅有约 5% 的淀粉在咀嚼过程中被水解。随后,食物进入胃中,部分唾液淀粉酶在食物与胃液混合均匀前继续发挥作用,直到混合物的 $pH<4$ 时,唾液淀粉酶失活。在这一过程中,有 30%～40% 的淀粉被唾液淀粉酶水解为麦芽糖。当食糜进入十二指肠后,消化糖类的主要酶类是胰淀粉酶,该酶同样也是 α-淀粉酶,但其消化能力是唾液淀粉酶的数倍,在食糜完全进入十二指肠 15～30 分钟后即可完全消化所有碳水化合物,使其转化为麦芽糖以及其他小型葡萄糖多聚体。进入空肠后,起消化作用的主要是分布于小肠微绒毛刷状缘上的四种酶:乳糖酶、蔗糖酶、麦芽糖酶以及 α-糊精酶。这些酶可以将乳糖、蔗糖、麦芽糖以及其他小型葡萄糖多聚体分解为其对应的单糖。

（2）吸收过程　食物中所含的碳水化合物最终几乎均会以单糖形式吸收,仅有少部分会以二糖的形式吸收。在所吸收的单糖中,葡萄糖占其中的绝大部分,主要来源于淀粉,而剩下的部分包括半乳糖和果糖,分别来自乳糖和蔗糖。葡萄糖的吸收依赖钠离子共转运机制,该机制共分为两步。首先,小肠上皮细胞内的钠离子通过细胞基底面的钠钾泵主动运输进入血液。随后,由于细胞内的钠离子浓度降低,小肠腔内的钠离子通过协助扩散的方式进入小肠细胞中,在这一过程中,葡萄糖也被逆浓度梯度转运至小肠细胞内,这一过程需要的运载体为 Na^+ – 葡萄糖同向转运体 1（SGLT1）。在小肠上皮细胞中的葡萄糖则通过葡萄糖运载体 GLUT2 顺浓度梯度进入细胞间隙,并最终进入血液循环。半乳糖的吸收与葡萄糖进入细胞的机制类似,而果糖则是以协助扩散的方式进入小肠上皮细胞,且这一过程不需要钠离子的共转运,大部分果糖在进入细胞后会磷酸化并转化为葡萄糖。

3.1.1.2　大脑的葡萄糖转运

动脉血中的葡萄糖是通过一系列葡萄糖转运体转运至神经元以及胶质细胞中的,包括 GLUT1、GLUT3 以及 GLUT4 等,这些转运体特性各不相同,且定位也不同。GLUT1 由 SLC2A1 基因编码,定位于血管内皮以及星形胶质细胞;GLUT3 由 SLC2A3 基因编码,主要分布于神经元表面;GLUT4 由 SLC2A4 基因编码,在外周主要分布于脂肪组织和骨骼肌,在大脑中则主要分布于神经元的突触附近。葡萄糖通过内外葡萄糖浓度差转运进入脑内,其最大转运速度是静息状态下葡萄糖消耗速度的 2~3 倍,这一速度差会使脑内的葡萄糖浓度远高于己糖激酶饱和所需浓度,从而在暂时缺乏能量供应的情况下可以保护大脑。

3.1.1.3　大脑中的葡萄糖代谢

在葡萄糖进入神经元或胶质细胞后,首先会由己糖激酶（HK）将其磷酸化,生成 6 – 磷酸葡萄糖（G – 6 – P）。随后 G – 6 – P 通常会进入常规的糖酵解途径,生成 NADH、ATP 以及丙酮酸。糖酵解过程有三个关键酶,分别为 HK、磷酸果糖激酶（PFK）以及丙酮酸激酶（PK）,其中 PFK 调节了整个糖酵解过程的速率。除糖酵解外,G – 6 – P 还可以进入磷酸戊糖途径,该途径由 G – 6 – P 脱氢酶催化,产生重要的中间产物 5 – 磷酸核糖以及 NADPH,最终产物为 3 – 磷酸甘油醛以及 6 – 磷酸果糖返回糖酵解过程。在星形胶质细胞中,G – 6 – P 可以在葡萄糖磷酸变位酶（PGM）的催化下生成 1 – 磷酸葡萄糖（G – 1 – P）从而进入糖原合成途径,近期的研究表明,星形胶质细胞主要在睡眠过程中合成糖原。也有部分研究表明神经元也具有合成糖原的能力。

在糖酵解阶段结束后,细胞质中的丙酮酸通常有三种去路。第一,丙酮酸在谷氨酸氨基转移酶的作用下生成丙氨酸;第二,丙酮酸在乳酸脱氢酶的作用下可以生成乳酸;第三,丙酮酸会进入线粒体,由丙酮酸脱氢酶转化为乙酰辅酶 A,进入三羧酸循环和氧化磷酸化产生大量 ATP。三羧酸循环过程中也有三个关键酶,分别为柠檬酸合酶（CS）、异柠檬酸脱氢酶（IDH）以及 α 酮戊二酸脱氢酶复合体。这三类酶的活性受到反应底物及代谢产物的调节,从而实现对于三羧酸循环的调节,生成 NADH 和 $FADH_2$。这两类物质在线粒体内膜复合体 Ⅰ、Ⅱ、Ⅲ 和 Ⅳ 的作用下实现电子传递,并释放能量使线粒体基质中的氢离子进入线粒体内膜,形成氢离子浓度差,由质子浓度差带来的推动力为 ATP 合成提供了能量。另外值得注意的是,丙酮酸并不仅仅来自糖酵解过程,也可以来自其他代谢底物,例如乳酸。

三羧酸循环的中间产物是脂质、氨基酸以及神经递质生化合成的重要前体,因此三羧酸循环中间产物代谢池需要通过回补（anaplerosis）这一过程进行补充。并且,为了保持能量产生的效率,三羧酸循环的进行依赖于 4 碳或 5 碳的中间产物（例如草酸乙酰）,因此回补这一过程对于 ATP、脂质以及神经递质等物质的合成十分关键。在星形胶质细胞和寡突胶质细胞中,丙酮酸可以通过丙酮酸羧化酶生成草酰乙酸。在大脑中,约有 10%～17% 的丙酮酸通过这一通路代谢,生成的 4 碳产物可转化为谷氨酰胺并输送到神经元。另一种回补底物是丙酰辅酶 A,该底物是在异亮氨酸、丙氨酸以及 5 碳酮体的氧化过程中产生的。丙酰辅酶 A 在乙酰化后可以在丙酰辅酶 A 羧化酶以及甲基 – 丙二酰基变位酶的作用下生成琥珀酰辅酶 A。^{13}C - 庚酸代谢追踪实验证实丙酰辅酶 A 主要用于产生谷氨酰胺,表明这一代谢过程主要在星形胶质细胞中完成。

3.1.2　葡萄糖代谢与癫痫的关系

葡萄糖代谢在神经系统的活动中发挥着至关重要的作用,其作用不仅仅是提供神经活动所必须的能量,其中间产物还为神经递质等物质的合成提供了原料。因此,在大脑能量代谢通路中关键部位发生异常可能会导致能量供应失衡,从而引发癫痫发作。

3.1.2.1　GLUT1 与癫痫

GLUT1 由位于 1P34.2 的 *SLC2A1* 基因编码,是介导葡萄糖通过血脑屏障的主要转运蛋白,也是第一个被发现的促葡萄糖转运家族成员。首例 GLUT1 缺乏症(GLUT1 - DS)由 De Vivo 等人在 1991 年报道,至今共报道了约 300 例患者,且多数为散发病例。GLUT1 - DS 的疾病谱较为广泛,根据其临床症状,GLUT1 - DS 可分为经典型和非经典型。在目前报道的患者中,90% 为经典型,其临床症状表现为婴儿期起病的癫痫以及发育性脑病;经典型患者多在 2 岁前出现首次癫痫发作,发作类型多样包括全面强直阵挛发作、肌阵挛发作、不典型失神发作、失张力发作以及局灶性发作,其中最为常见的是肌阵挛发作和不典型失神发作。同时,经典型患者有可能出现认知障碍以及锥体系、锥体外系、小脑症状等。而非经典型患者则多表现为阵发性共济失调以及运动障碍等症状,伴或不伴癫痫。目前 GLUT1 - DS 的标准治疗是生酮饮食,可以明显缓解患者的癫痫发作和运动障碍,但对认知功能改善不明显,而且并非所有患者的症状都能得到控制。据报道,开始有效治疗时的年龄越小,生酮饮食的治疗效果就越好,可能对患者的认知改善也有一定的帮助。

3.1.2.2　GLUT3 与癫痫

GLUT3 由位于 12p13.31 的 *SLC2A3* 基因编码,是介导葡萄糖由细胞外进入神经元的主要转运蛋白。GLUT3 在脑内有三个重要功能。首先,GLUT3 可以稳定神经元对葡萄糖的摄取和利用。神经元表面的GLUT3 所提供的葡萄糖量远超神经元所需的量,仅有半数的 GLUT3 存在即可供应神经元所需能量。神经元上的 GLUT3 会受到整体和局部葡萄糖供应水平以及其他病理生理的调节。在慢性低血糖情况下,GLUT3 的 mRNA 和蛋白会随之上调,而慢性高血糖的情况下,GLUT3 的 mRNA 和蛋白会随之下调。其次,GLUT3 可以影响大脑的发育和功能。在孕期的前半段,GLUT3 对于葡萄糖的有效利用极为重要。非特异性的 *SLC2A3* 基因纯合变异会导致胚胎死亡,神经系统特异性的 *SLC2A3* 基因纯合突变的小鼠可以存活,但会出现包括轴突棘的减少、神经元兴奋性增加以及神经元细胞寿命缩短等神经发育异常。第三,GLUT3 可以减轻衰老相关的症状,但会随着年龄增长而不明显。在动物模型中,GLUT3 可以减轻衰老相关的神经系统改变,但目前没有相关证据证明其作用。

研究表明癫痫患者发作期表现为葡萄糖摄取和代谢水平升高,而发作间期则表现为葡萄糖摄取和代谢水平降低,这表明在癫痫中,神经元的葡萄糖代谢水平发生了明显变化。在动物模型中,Gronlund 等人也发现了类似的表现。在小鼠模型中,*GLUT3* 基因杂合突变会导致小鼠出现持续性的癫痫发作,可能与 GLUT3 缺乏导致的能量代谢失衡相关。但是目前在人类患者中仍没有相关报道证明 GLUT3 与癫痫的相关性。

3.1.2.3　GLUT4 与癫痫

GLUT4 由位于 17q13.1 的 *SLC2A4* 基因编码,在机体中主要分布于骨骼肌和脂肪组织,在脑部则主要分布在神经元轴突末端。Ashrafi 等人证明 GLUT4 在激活的神经元中起调节代谢的作用,轴突末端需要GLUT4 来上调糖酵解水平以满足神经细胞活动所需的 ATP。Sekar 等人在 GEARS 小鼠(一种失神发作小鼠模型)的皮质、丘脑以及海马组织中测量了 PI3K/Akt 通路调节的胰岛素相关信号通路主要成分的含量,实验表明在 GEARS 小鼠中 GLUT1 以及 GLUT4 的含量显著下降,表明包含 GLUT4 的胰岛素相关信号通路与失神发作之间存在一定联系。但就目前来看,在人类患者中仍没有与 *SLC2A4* 基因相关的癫痫病例报道。

3.1.2.4 糖酵解及三羧酸循环与癫痫

基于 ^{18}F 氟代脱氧葡萄糖正电子发射断层扫描(FDG - PET)以及类似的 ^{14}C - 2 脱氧葡萄糖(2 - DG)正电子发射断层扫描的应用,研究者们早已发现人类颞叶癫痫以及慢性癫痫动物模型中存在致痫灶在发作间期表现出葡萄糖代谢障碍的现象,在其他类型的癫痫患者中也发现了类似现象。由于这两种物质都是通过 HK 代谢的,因此其后的糖代谢过程是否存在变化并不能通过这两项检查得到,这些患者出现葡萄糖低代谢的机制仍不清楚。根据 McDonald 等人的研究,与正常对照组相比,在慢性癫痫小鼠模型海马组织中的 HK、PFK 以及 PK 等糖酵解通路酶的活性并无明显改变,但糖酵解产物中 ^{13}C 的含量明显降低,这可能表明在慢性癫痫小鼠模型中,神经元对于葡萄糖的摄取存在异常,糖酵解过程的酶活性没有变化。在同一研究中,研究者们还在慢性癫痫小鼠模型的海马组织中发现了丙酮酸脱氢酶和酮戊二酸脱氢酶的活性分别下降了 33% 和 55%,表明慢性癫痫小鼠模型海马组织中的三羧酸循环也出现了障碍。由于糖酵解产物的减少以及三羧酸循环关键酶活性的下降,三羧酸循环中间产物的含量也随之减少。三羧酸循环关键中间产物的减少、丙酮酸脱氢酶的活性下降以及三羧酸循环的底物减少限制了三羧酸循环的产能,因此减少了 NADH 和 FADH$_2$ 的产生。这些高能代谢物的减少了电子呼吸链的底物,使 ATP 的生成减少,导致细胞能量供应出现障碍。

丙酮酸脱氢酶复合体(PDHc),作为衔接糖酵解和三羧酸循环的酶,其功能变化值得注意。丙酮酸脱氢酶复合体由三种酶组成,包括丙酮酸脱氢酶(E1)、二氢硫辛酰胺乙酰转移酶(E2)以及二氢硫辛酰胺脱氢酶(E3),其作用是将丙酮酸转化为乙酰辅酶 A,使其能够进入三羧酸循环。除了上述成分外,人类的 PDHc 还包含一个辅助亚基 E3 结合蛋白,其作用是使 E3 稳定结合于 E2 的核心处。PDHc 的活动受到两种酶的调节,分别为丙酮酸脱氢酶激酶以及丙酮酸脱氢酶磷酸酶。上述蛋白功能出现障碍均可能导致丙酮酸和乳酸在细胞内的堆积,导致高乳酸血症以及能量供应缺乏,带来一系列临床症状。而大脑作为一个能量供应几乎全靠糖类氧化供应的器官,受到的影响尤为严重,并且糖酵解及三羧酸循环过程在神经细胞中与神经递质的合成密切相关,丙酮酸脱氢酶复合体的功能改变还可能导致神经递质的合成减少。目前已报道的 PDHc 缺乏症患者中最为常见的基因突变编码 E1α 亚基的 E1α 基因,位于 X p22.1 ~ p22.2,由位于 3p13.23 的 *PDHB* 基因(编码 E1β 亚基)突变引起的 PDHc 缺乏症少见,因此多认为该病是 X 染色体显性遗传疾病。该病在男性和女性中的发病率几乎相同,但男性的症状严重程度明显高于杂合子女性患者。该病的临床症状差异较大,常见的临床症状包括精神发育迟滞、肌张力低下、共济失调、周围神经病、运动不耐受以及癫痫发作等,头颅影像学多存在异常,包括脑萎缩以及脑室扩大。该病的诊断主要依靠基因检测以及代谢筛查。当发现患者存在明显的高乳酸血症,同时伴有丙酮酸水平升高时,应当怀疑 PDHc 缺乏症,行基因检测发现相关致病基因即可诊断。目前尚无有效手段可以治疗 PDHc 缺乏症,部分病例报道使用了生酮饮食等方法治疗相关患者,虽然可以减少患者的癫痫发作频率,但对于患者进行性恶化的病程无明显影响。该疾病的治疗还需要更进一步的研究。

三羧酸循环的一种关键酶——异柠檬酸脱氢酶(IDH)的功能变化同样值得注意。编码 IDH 的 *IDH1* 基因突变在胶质瘤细胞中十分常见。该基因突变会导致三羧酸循环中的异柠檬酸转化为 D - 2 - 羟戊二酸而非 α - 酮戊二酸。D - 2 - 羟戊二酸会聚集在胶质瘤细胞以及细胞间质中,其结构类似于谷氨酸,可以作为谷氨酸受体激动剂异常激活谷氨酸受体,导致神经兴奋性异常增高,从而导致癫痫发作。

3.1.2.5 糖原代谢与癫痫

糖原代谢包括糖原的合成及分解。糖原的合成需要三种酶的共同作用,包括糖原合酶、糖原蛋白以及糖原分支酶。糖原分解则依赖于两种酶,分别为糖原磷酸化酶以及糖原脱支酶,且糖原还会转运到溶酶体中,并在其中由溶酶体源的 α - 葡萄糖苷酶水解。糖原的合成和分解都受到高度调控以维持葡萄糖稳态。

　　Lafora 病是进行性肌阵挛癫痫的一种,主要病理特征是在大脑、肌肉、肝脏以及心脏等多种组织的细胞内聚集的构型异常且无法溶解的糖原分子的致密聚集体,被称为 Lafora 小体,其主要症状表现为癫痫、肌阵挛以及迅速进展的痴呆。Lafora 病可以由 2 种不同的基因发生突变导致,分别为位于 6P24.3 的 *EPM2A* 基因以及位于 6p22.3 的 *NHLRC1* 基因,分别编码两种调控糖原代谢的酶:磷酸酶 laforin 以及 E3 泛素连接酶 malin。laforin 的作用是使糖原以及磷酸化的葡聚糖去磷酸化,其编码基因突变可能会导致 laforin 丧失功能,导致糖原过度磷酸化,干扰糖原分支以及脱支的过程,使葡萄糖分子聚集为长链状,这种结构异常的糖原无法正常水解,导致其聚集于细胞内,形成 Lafora 小体;另一种酶 malin 是一种泛素连接酶,它将 laforin 作为衔接蛋白来使靶向糖原蛋白多泛素化。靶向糖原蛋白是蛋白磷酸酶 1 的亚基,蛋白磷酸酶 1 的作用是将糖原合酶去磷酸化并使其激活。因此 malin 与 laforin 可能形成了一个复合体,通过泛素依赖的蛋白酶体降解调节参与糖原代谢的蛋白质。它们其中任意一个失活均会导致糖原代谢障碍,过量糖原聚集,从而导致 Lafora 病。

3.1.3　小结

　　就目前的研究来看,糖代谢异常普遍存在于难治性癫痫患者中,且在慢性癫痫的动物模型中也存在相应的表现。虽然进行了相应的基础实验,探究了葡萄糖低代谢出现的机制,但在患者中,低代谢出现的具体机制仍然是不清楚的。包括生酮饮食在内的代谢治疗在动物模型及部分患者中取得了较好的抗癫痫发作疗效,但其背后的具体代谢机制以及治疗的长期影响仍需要进一步研究来验证。

3.2　先天性糖基化障碍与癫痫

3.2.1　糖基化概述

　　糖基化是一类将一个或多个糖链连接到蛋白或脂质上的过程,这一过程依赖于多种酶共同作用,翻译后的基因产物中,至少有 2% 发生了各式各样的糖基化。决定糖基化产物的最重要因素有以下几点:①蛋白质或脂质的特性;②在参与生化合成过程的限速酶;③糖基化产物的亚细胞定位;④活化糖(磷酸化糖或核苷酸糖)的供应及定位;⑤竞争性受体的存在。在糖基化过程中,几乎所有的前体物质(核苷酸糖等)都是在细胞质中合成,随后经由一系列转运体进入内质网或高尔基体中。糖基化蛋白可以携带多种糖链。由于多条合成通路共享类似的前体,限制这些前体物质的合成或转运会明显影响多种糖基化通路。糖基转移酶是糖基化过程中非常重要的一类酶,它们在转录水平上被严格调控,同时,它们还受到自己的定位以及内质网回收效率的调控。糖基化需要一个功能完整的高尔基体系统,任何影响高尔基体稳态、转运以及构成的缺陷都会导致糖基化障碍。

3.2.2　糖基化过程

　　在内质网 - 高尔基体网络中,主要有 8 种多聚糖生成通路。在目前发现的 137 种先天性糖基化疾病患者中,多数患者的基因突变都属于这些通路,而且其中大部分患者都有神经系统相关表型。在特定的通路中,通路特异的糖基转移酶负责糖基化的起始并延长糖链,但远端糖链的延长有时需要其他可以参与多个通路的转移酶。

3.2.2.1　N - 连接糖基化

　　N - 连接糖基化的名字来源于其在内质网腔中添加到初生蛋白天冬氨酸残基上的第一个糖基 n - 乙酰氨基葡糖(GlcNAc)。N - 连接糖基化广泛存在于几乎所有通过内质网 - 高尔基体网络的蛋白中,包括所有的分泌蛋白、细胞表面蛋白、受体蛋白、信号膜蛋白以及高尔基体、内质网或者溶酶体蛋白等。N - 糖基可以促进蛋白的折叠、增加稳定性,促进蛋白的转运、定位以及寡聚化,在细胞间相互作用以及跨细胞信号传递中发挥重要作用。

　　所有的 N - 连接糖基化均由一个几乎相同的,包含 2 分子 GlcNAc、9 分子甘露糖以及 3 分子葡萄糖的

14 糖前体起始,这一前体基于一种脂质载体(多萜醇),并逐步组装成为脂质连接寡糖。5 分子的甘露糖单位来自二磷酸鸟苷甘露糖,4 分子来自多萜醇磷酸甘露糖。整个多聚糖由多亚基的寡聚糖转移酶复合体转移至初生蛋白的天冬氨酸残基上。在这些多糖转移至蛋白上后,所有的葡萄糖残基以及 6 个分子的甘露糖残基由一系列定位于内质网以及高尔基体的糖苷酶移除,并添加 GlcNAc、半乳糖、唾液酸以及海藻糖,形成不同长度和成分的分支。部分糖链会经过硫酸酯或磷酸酯的修饰。

多萜醇磷酸甘露糖除了参与 N - 连接糖基化外还会参与到以下通路中:糖基磷脂酰肌醇(GPI)- 锚定点合成、O - 甘露糖糖基化以及 C - 甘露糖糖基化等。

3.2.2.2 O - 连接糖基化

O - 连接蛋白糖基化的起始主要为糖链连接到蛋白的丝氨酸/苏氨酸残基上,涉及的糖链包括甘露糖、木糖、N - 乙酰氨基半乳糖(GalNAc)、海藻糖、GlcNAc 以及葡萄糖。

(1)O - 甘露糖糖基化 O - α 甘露糖多聚糖的产生涉及一个极其复杂的通路,其中包含 GlcNAc、半乳糖、GalNAc、木糖、葡糖醛酸以及唾液酸等物质。在哺乳动物体内有超过 20 种的 O - 甘露糖结构,其合成需要大量的酶。这些糖类的主要携带者是 α - 肌营养不良聚糖,它在神经肌肉接头的构成以及将肌肉细胞骨架连接到细胞外基质分子层粘连蛋白上发挥着重要的作用。这一合成通路发生障碍通常会导致神经系统相关障碍,但部分可能仅导致肌肉相关疾病。

(2)蛋白聚糖 O - β - 木糖连接黏多糖连接到特定蛋白的丝氨酸残基上形成蛋白多糖,这类糖蛋白包括硫酸乙酰肝素、肝素、软骨素以及硫酸皮肤素等。葡糖醛酸 - GalNAc(合成肝素及软骨素)以及葡糖醛酸 - GlcNAc(合成硫酸乙酰肝素及硫酸皮肤素)这 2 种二糖在 1 个五碳糖核心上重复组装 20 ~ 100 次,合成相应的产物。合成过程中,部分的葡糖醛酸被差向异构化形成艾杜糖醛酸,复数的硫酸酯基可以添加到去 N 端乙酰化的 GlcNAc 的氨基酸残基或羟基上。

仅有大约 35 种核心蛋白可以与 O - β - 木糖连接黏多糖连接形成蛋白多糖,对于硫酸乙酰肝素来说,这些蛋白包括 GPI - 锚定的磷脂酰肌醇聚糖以及跨膜锚定的多配体蛋白聚糖。细胞表面的硫酸乙酰肝素链在发育过程中可以结合生长因子、细胞因子以及成型素以形成这些物质的浓度梯度。含有软骨素的蛋白则通常被用于确保物理完整性和减震。

3.2.2.3 糖脂

部分脂质也可以携带多聚糖,这些脂质通常可以分为两种类型:糖基磷脂酰肌醇锚定点和鞘糖脂。第一种糖脂是添加到蛋白质上,而第二种则是一种不含蛋白质的纯糖脂。这两种糖脂都赋予了多聚糖更大的灵活性,且常常在细胞表面聚集成簇。

糖基磷脂酰肌醇锚定点:糖基磷脂酰肌醇锚定点的糖链组成了许多信号蛋白的跨膜部分。它们包含甘露糖以及葡萄糖胺,在内质网中组装到磷脂酰肌醇骨架上。整个糖脂会被转移到蛋白质的 C 端,同期蛋白质 C 末端肽链会被移除。GPI - 锚定蛋白被转运至高尔基体,在高尔基体中,脂质被组装到蛋白质上,并被组装进脂筏中,从而影响膜渗透、细胞内的蛋白分类以及信号传导。

3.2.2.4 鞘糖脂

鞘糖脂将葡萄糖连接到神经酰胺上,并且将半乳糖连接到葡萄糖神经酰胺上形成乳糖神经酰胺。该核心可以扩展成多种更为复杂的鞘糖脂,包括唾液酸化的神经节苷脂。鞘糖脂含量最高的部分在大脑和周围神经系统,这些鞘糖脂被组装入脂筏中,并且相互结合或者结合到蛋白质上,例如整联蛋白,通过这些结合,鞘糖脂可以影响信号传导。

3.2.3 先天性糖基化障碍的诊断

先天性糖基化障碍(CDG)是一类遗传性的代谢性疾病,由参与蛋白或脂质糖基化过程的基因发生突变所致。目前约有 137 种不同类型的先天性糖基化障碍。多聚糖相关的生物标志物对于先天性糖基化障碍的诊断十分重要,结合患者的外显子测序对于该病的诊断很有帮助。目前所有的糖基化通路并没有易于测量的生物标志物。

特定血清生物标志物的糖基化状态改变对于确认突变的糖基化通路很有帮助。对血清中的转铁蛋白进行质谱分析对于确诊影响 N-连接糖基化或多种糖基化通路的疾病十分有效。对患者的肌肉活检组织使用单克隆抗体进行免疫组化分析可以用于确认部分 O-连接糖基化相关障碍。使用常规的流式细胞仪检测可以检出白细胞上的多种 GPI-锚定蛋白的缺失。全外显子检测可以准确地发现发生突变的糖基化相关基因,从而准确地诊断特定类型的糖基化相关障碍。在临床实践中,生物标志物应当与基因检测结合使用,以达到最佳的诊断效果。

3.2.4 先天性糖基化障碍与癫痫的关系

多种糖基化通路的缺陷均可以导致癫痫,目前已发现涉及的基因见表 1-3-1,其严重程度从药物治疗有效的癫痫到严重的癫痫脑病不等。在肌营养不良聚糖相关疾病中,癫痫可能是由神经元移行障碍所致,例如无脑回畸形,这是因为 α-肌营养不良聚糖提供了神经元移行的停止信号。在发育期的皮质中,受损的 α-肌营养不良聚糖会损害表面边缘区,导致神经元可以迁移到软膜区。多种肌肉萎缩肌营养不良聚糖相关疾病的致病基因可以导致严重的神经元移行障碍。例如钙粘素等蛋白的 O-连接甘露糖糖基化障碍也可能在发育过程中影响皮质的形成,从而导致癫痫发作。多唾液酸是神经细胞黏附分子(NCAM)上 N-糖基化的重要修饰成分,它可以在发育过程中负性调节 NCAM 的功能。当多唾液酸的组装出现障碍时,神经元的迁移以及突触形成会受到明显影响,从而可能造成癫痫发作。

除了小脑和大脑的萎缩外,多数患有 CDG 的癫痫患者并没有明显的脑部结构异常。这些患者中,导致癫痫的病因可能是兴奋性神经活动和抑制性神经活动不平衡所致。电压依赖离子通道的活动是神经活动的基础,其精确调节也是神经活动协调的根本保障。这些通道蛋白中大多含有 N-多聚糖。缺乏 N-多聚糖通常会导致通道蛋白折叠和转运异常,而唾液酸化异常则会导致神经元的电位向去极化方向发展。在神经元兴奋性活动延长时,抑制性神经元中的 α-肌营养不良聚糖反应性上调。α-肌营养不良聚糖相关基因的下调或者合成 α-肌营养不良聚糖过程中的糖基转移酶下调可能会阻碍 α-肌营养不良聚糖反应性上调的过程,引起抑制性活动与兴奋性活动不平衡,从而引起癫痫发作。

高尔基体中的核苷酸糖转运体在多种合成多聚糖的通路中发挥作用。编码 UDP-GlcNAc 转运体的基因 *SLC35A3* 的突变已经在部分癫痫患者中被发现,功能验证显示这种基因突变会导致 UDP-GlcNAc 转运体的功能下降,引起 N-连接多聚糖分支减少。

位于 X 染色体的 UDP-半乳糖转运体编码基因 *SLC35A2* 相关突变也在一组以脑发育异常以及癫痫为特点的患者中被发现,一项综述显示约 1% 的早发性癫痫脑病患者携带该基因的突变。其具体的致病机制目前仍不清楚。

表 1-3-1 目前已报道的可以导致癫痫的糖基化相关基因

基因	染色体定位	遗传方式
PIGA	Xp22.2	XLR
PIGB	15q21.3	AR
PIGH	14q24.1	AR
PIGN	18q21.33	AR
PIGP	21q22.13	AR
PIGQ	16p13.3	AR

续表

基因	染色体定位	遗传方式
PIGS	17q11.2	AR
PIGU	20q11.2	AR
PIGW	17q12	AR
ALG1	16p13.3	AR
ALG3	3q27.1	AR
ALG13	Xq23	XL
DOLK	9q34.1	AR
DPAGT1	11q23.3	AR
SLC35A2	Xp11.23	XLD
ST3GAL3	1p34.1	AR
ST3GAL5	2p11.2	AR
MPDU1	17p13.1	AR
DPM1	20q13.13	AR
FUT8	14p23.3	AR
EXTL3	8p21.3	AR
GALNT2	1q42.13	AR
GPAA1	8q24.3	AR
FCSK	16q22.1	AR
GOSR2	17q21.32	AR

3.2.5 先天性糖基化障碍疾病的治疗

目前已知的先天性糖基化障碍疾病在近几年逐渐增加,但在目前发现的 137 种 CDG 中,仅有 12 种有或多或少有效的治疗方法(表 1 - 3 - 2)。

表 1 - 3 - 2 目前已报道的可治疗 CDG 及其治疗方法

先天性糖基化障碍	治疗方法	推荐剂量
MPI - CDG	甘露糖	每天 600 ~ 1 200 mg/kg,分 4 ~ 5 次口服
PGM1 - CDG	半乳糖	每天 500 ~ 2 500 mg/kg,分 3 ~ 6 次口服
SLC35A2 - CDG	半乳糖	每天 500 ~ 1 500 mg/kg,分 5 次口服
SLC35C1 - CDG	海藻糖	每天 500 ~ 1 000 mg/kg,分 4 ~ 5 次口服
CAD - CDG	尿苷	每天 100 mg/kg,分 4 次口服
SLC39A8 - CDG	锰剂	每天 15 ~ 20 mg/kg $MnSO_4 * H_2O$,分 5 次口服
	半乳糖	每天 500 ~ 3 750 mg/kg,分 5 次口服
TMEM165 - CDG	半乳糖	每天 1 000 mg/kg,口服
GFPT1 - CDG	吡斯的明	每天 2.5 ~ 15 mg/kg,分 3 次口服
ALG2 - CDG	吡斯的明	口服,无推荐剂量
ALG14 - CDG	吡斯的明	每天 5 ~ 8 mg/kg,分 2 ~ 6 次口服
PIGM - CDG	丁酸钠	每天 60 ~ 90 mg/kg,分 3 次口服
PMM2 - CDG	乙酰唑胺	每天 7 ~ 17 mg/kg,分 2 次口服

3.2.5.1 底物/产物替代治疗

口服糖基化底物或糖基化产物是一种可能有效且简单的治疗方法,其原理是绕过酶缺乏所导致的底物/产物缺乏,使受到影响的生化过程继续进行。在甘露糖磷酸异构酶所致的先天性糖基化障碍(MPI-CDG)患者中,补充甘露糖治疗已经较为成熟。Cechova 等人回顾了 20 名采用甘露糖补充治疗的 MPI-CDG 患者,该治疗改善了患者的整体情况以及实验室指标,但是对于肝脏损害的改善有限。Tegtmeyer 等人首次提出了采用半乳糖补充疗法治疗葡萄糖磷酸变位酶-1 缺乏症(PGM1-CDG)。在后续的临床研究中证明了半乳糖补充疗法对于 PGM1-CDG 治疗的安全性和有效性。除了 PGM1-CDG 外,半乳糖补充疗法对于 SLC35A2-CDG 同样具有治疗效果,对于患者的临床症状具有较为明显的缓解效果。海藻糖补充疗法可以改善多数 SLC35C1-CDG 的免疫症状。它可以降低患者的感染率、降低白细胞计数,但多数患者的精神运动发育症状并无明显改善。氨甲酰磷酸合成酶 2(CAD)缺乏症是一种致命的 CDG,由于氨甲酰磷酸合成酶 2 缺乏导致嘧啶合成障碍以及糖基化障碍。尿苷补充治疗对于这一型 CDG 十分有效。既往报道的 4 名 CAD 缺乏症患者在使用尿苷治疗后,癫痫发作很快停止,患者的发育情况和贫血症状明显改善。SLC39A8-CDG(缺乏锌离子或锰离子转运体)和 TMEM165-CDG(缺乏一种高尔基体锰离子调节器)是两种影响高尔基体稳态性的 CDG,半乳糖及锰离子联合补充治疗对于这两种 CDG 具有较好的疗效。半乳糖的补充增加了 β-1,4-半乳糖基转移酶的活性,从而减轻患者的临床症状。而锰离子的补充则可以纠正高尔基体中锰离子依赖金属酶的功能,从而显著改善患者的生化指标以及临床症状。

3.2.5.2 器官移植

器官移植可以缓解特定 CDG 的症状,甚至治愈部分 CDG。肝移植可以改善 MPI-CDG 所致的肝肺综合征,纠正肝脏相关代谢指标,亦可以用于治疗 CCDC115-CDG 所致的肝脏疾病和凝血障碍。心脏移植可用于治疗 DOLK-CDG 所致的心肌病。造血干细胞移植可以用于缓解 PGM3-CDG 所致的免疫系统功能障碍。

3.2.5.3 其他治疗方法

在部分临床症状表现为先天性肌无力综合征的 CDG 中,包括 GFPT1-CDG、ALG2-CDG 以及 ALG14-CDG,使用胆碱酯酶抑制剂治疗可以达到很好的治疗效果。但在影响多系统的 DPAGT1-CDG 和 GMPPB-CDG 中治疗效果则不尽如人意。在 PIGM-CDG 患者中,使用丁酸钠可以诱导乙酰化以及基因表达,从而减少患者的癫痫发作并且促进患者的精神运动发育。吡哆醇可以用于控制 PIGO-CDG 以及 PIGS-CDG 患者的癫痫发作。根据 Martínez Monseny 等人的报道,23 例 PMM2-CDG 患者在使用乙酰唑胺后,小脑症状、认知及社交功能以及凝血障碍均有明显改善,但其治疗机制尚需要进一步研究。

3.3 脂肪酸和脂类代谢异常与癫痫

脂类是不溶于水而溶于非极性溶剂的有机分子。在人体中,脂质是细胞膜的主要成分,此外还起着重要的作用,如能量储存、细胞信号传导和作为转运蛋白等。脂质可以根据其组成分子分为简单脂质和复杂脂质。简单脂质为水解后产生一种或两种产物的脂质,包括脂肪酰基(如脂肪酸)和脂肪酰基与醇的化合物(如甘油、甾醇或氨基醇鞘氨醇);复杂脂质被定义为水解后产生三种或三种以上产物的脂质。因此,除了脂肪酸和醇之外,复杂脂质还含有残基,例如磷脂中的磷酸基团或糖脂中的糖。迄今为止,已有近 150 种遗传疾病归因于脂质代谢的先天缺陷,其中超过 80 种涉及复杂的脂质生物合成和重塑,由于基因突变导致脂肪酸和脂质代谢障碍可能会影响人类的重要神经功能,通常包括不同类型的神经症状,癫痫就是其中之一。

3.3.1 *CPT1A* 基因与癫痫

CPT1A 基因位于 11q13.3,包含 19 个外显子和 18 个内含子。*CPT1A* 基因编码肉碱棕榈酰转移酶 I A

（CPT－ⅠA），这是一种与脂肪酸氧化有关的转氨酶。肉碱棕榈酰转移酶ⅠA缺乏症（CPTID）是由于CPT－Ⅰ活性缺乏或降低导致的脂肪酸氧化代谢病，属于常染色体隐性遗传病，由BougnSres等人于1981年首次报道，患者常于发热或胃肠道疾病等能量需求增加情况下诱发，以"低酮性低血糖、肝大、转氨酶升高"为主要特征，首发症状可表现为抽搐，较少累及心脏及骨骼肌。CPT－Ⅰ介导肉碱在线粒体内外的穿梭过程，催化长链脂酰CoA与肉碱合成脂酰肉碱，其活性降低导致C0（血游离肉碱）的堆积和长链（C16、C18）酰基肉碱生成减少。CPT1A缺乏导致中长链脂肪酸进入线粒体氧化分解受阻，酮体生成障碍，此时易诱发急性肝性脑病。CPT1AD患儿首次发病时间多在0~2岁，急性期病情进展迅速，可出现呕吐、意识改变、惊厥及昏迷等症状，易误诊为Reye综合征。肝性脑病发作引发的代谢紊乱可能导致神经系统后遗症。于玥等人于2021年报道6例肉碱棕榈酰转移酶ⅠA缺乏症患儿，发病前均有发热或呕吐、腹泻等诱因，主要表现为抽搐或癫痫发作等神经系统症状，其中2例初诊时被误诊为"Reye综合征"，抗感染及对症支持治疗病情改善不明显。4例发病患儿血清中转氨酶、血氨及总肉碱浓度升高，患儿均有肝功能损伤。血串联质谱检查发现所有患儿C0升高，同时C0/（C16＋C18）比值升高，排除外源补充左旋肉碱，基因检测确诊为CPT1AD。治疗方面，长期管理应限制饮食中脂肪摄入，碳水化合物摄入量至少占总能量配比的70%，及时应用药物控制抽搐或癫痫发作，避免出现癫痫持续状态。

3.3.2 ACADS 基因与癫痫

ACADS基因位于12q24.31，包含10个外显子和9个内含子，编码短链酰基辅酶A脱氢酶（SCAD）。ACADS基因突变可引起短链酰基辅酶A脱氢酶缺乏症（SCADD），是一种常染色体隐性遗传的脂肪酸β氧化疾病。SCAD在线粒体中发挥作用，催化酰基辅酶A酯的α、β－脱氢，将电子传递给电子转移黄素蛋白（ETF）。由于丁酰辅酶A（C4辅酶A）是SCAD的主要底物，这种酶的缺乏与C4辅酶A副产物的积累有关，包括血液、尿液和细胞中的丁酰肉碱（C4）、丁酰甘氨酸、乙基丙二酸（EMA）和甲基琥珀酸（MS）。SCADD患者的临床表现不同于其他脂肪酸氧化代谢（低酮性低血糖、脂肪肝以及心肌病等），主要表现为神经系统方面，发育迟缓是最常见的表现；其他常见的症状有语言发育落后和肌张力低下、惊厥、肌病、生长迟缓和喂养困难、昏睡和行为问题；有时可见患者有畸形、心肌病、宫内发育迟缓和呼吸抑制，偶见急性酸中毒发作报道。虽然临床诊断的患者有各种临床表现，但研究表明，通过新生儿筛查诊断的患者大多无症状。治疗方面，对于SCADD患者的癫痫发作，避免使用丙戊酸，因为丙戊酸是脂肪酸β－氧化途径的底物，其干扰线粒体β－氧化。Yuki Suzuki等人于2021年报告一例SCADD婴儿，癫痫发作表现为婴儿痉挛，服用正常剂量丙戊酸后，血药浓度提示超出正常值两倍以及出现粒细胞缺乏症，在丙戊酸减量后血药浓度仍过高。

3.3.3 HMGCL 基因与癫痫

HMGCL基因位于1p36.11，包含9个外显子和8个内含子，编码3－羟基－3－甲基戊二醛－CoA裂解酶（HMGCL），该基因突变导致3－羟基－3－甲基戊二酰辅酶A裂解酶缺乏症（HMGCLD），是一种罕见的先天性酮体合成和亮氨酸代谢缺陷病，是常染色体隐性遗传疾病。线粒体HMGCL催化3－羟基3－甲基戊二酰辅酶A转化为乙酰乙酸酯和乙酰辅酶A。该反应是脂肪酸生成酮的最终步骤，也是亮氨酸降解的最终步骤。患有这种疾病的患者容易发生严重的代谢失代偿，伴有低酮症低血糖和代谢性酸中毒，这些通常在新生儿期就已经发生，如果不立即治疗，可能会导致永久性神经损伤或死亡。Grünert等人于2017年报道了37例HMGCLD患者，最常见的临床症状是反复呕吐及癫痫发作。实验室检查多提示低血糖、酸中毒、高氨血症和转氨酶活性升高，大多数患者MRI提示白质受累和基底神经节异常。Alfadhel等人于2022年报道沙特阿拉伯62例HMGCLD患者，神经系统表现包括癫痫发作17/62（27.41%），低张3/62（4.83%），言语延迟7/62（11.29%），多动4/62（6.45%），发育迟缓6/62（9.677%），学习障碍15/62（24.19%），共济失调1/62（1.612%）。治疗方面大多数患者都采取限制蛋白质和/或亮氨酸饮食。此外,给予 L - 肉碱可能具有解毒作用,并有助于避免继发性 L - 肉碱缺乏症和游离辅酶 A 的细胞内耗竭。患儿的长期治疗中应避免代谢应激状态,如长期饥饿、超负荷运动或严重的感染等;HMGCLD 是少数可进行治疗的遗传代谢病之一,早期接受规范治疗的患儿大多能够正常地生长发育。未能早期干预的患儿病死率较高,达 20%,往往与非酮症性低血糖有关。

3.3.4 *SLC16A1* 基因与癫痫

SLC16A1 基因位于 1p13.2,包含 5 个外显子。单羧酸转运蛋白 1(MCT1)是一种跨膜蛋白,由 *SLC16A1* 基因编码,参与单羧酸的转运,包括酮体和乳酸盐。MCT1 是分布最广泛的单羧酸转运蛋白,在生成酮的肝细胞、溶解酮的组织(包括心脏、大脑和骨骼肌)中表达,在增加酮转运能力的红细胞中表达。MCT1 在促进酮体和乳酸盐在肝细胞和肝外组织中的跨膜扩散中有重要作用。MCT1 缺乏症于 2014 年由 Hasselt 首次报道,是一种由禁食或感染引发的复发性酮症酸中毒的新的常染色体隐性及显性遗传疾病。MCT1 缺乏症多出现在出生后第一年。他们鉴定了 *SLC16A1* 基因的 8 种突变,导致 96 例病因不明的酮症酸中毒患者中有 9 例丧失功能。纯合子突变与更严重的表型相关,包括更早的症状发作、更严重的酮症酸中毒和轻度至中度的发育迟缓。其他中枢神经系统相关疾病包括小头畸形、癫痫和偏头痛。MRI 多提示皮质下白质和基底神经节异常信号,和/或胼胝体发育不全。治疗方面对于 MCT1 缺乏症患者的癫痫发作,避免使用生酮饮食。Audrey 等人于 2020 年报道了一例表现为早发失神癫痫(EOAE)的 5 岁女孩,携带 *SLC16A1* 致病突变,她从 2 岁开始频繁失神发作,使用丙戊酸、乙琥胺和左乙拉西坦后,每天仍有 40 ~ 60 次失神发作,持续 5 ~ 15 秒。在应用生酮饮食后第二天,当天发作只有 7 次,但出现呕吐发作、低血糖并伴有严重的代谢性酸中毒,随后停止生酮饮食并纠正酸中毒后好转。

3.3.5 *BSCL2* 基因与癫痫

BSCL2 基因位于 11q12.3,包含 11 个外显子。Seipin 是内质网的常驻蛋白,由 *BSCL2* 基因编码,直接参与脂滴的生成和代谢。该基因主要编码三种 seipin 亚型。Celia 脑病或 PELD 伴/不伴脂肪营养不良的进行性脑病是一种非常罕见的儿童神经退行性疾病,是常染色体隐性遗传疾病,由纯合或复合杂合子 *BSCL2* 基因突变引起。PELD 患者出生时正常,在 2 岁后出现精神运动延迟、运动协调和语言能力差、步态不稳。3 岁后,他们会出现共济失调步态、震颤、肌张力障碍、睡眠障碍和难治性或耐药性肌阵挛性癫痫相关的神经恶化过程,导致 9 岁前死亡。除了神经退行性疾病,复合杂合变异患者还患有先天性全身性脂肪营养不良(CGL,也称 2 型 Berardinelli - Seip 综合征),与这种疾病特有的代谢和肝脏并发症有关。迄今为止,全球仅报告了 8 例 PELD 病例,6 例在西班牙,1 例在伊朗,另 1 例在巴西,其中只有两例存活。这种亚型发病机制由于缺乏第二个跨膜区和羧基末端胞质末端,在神经元中形成聚集体,导致内质网应激和核积聚,并最终导致凋亡,预后不良。多年来,*BSCL2* 基因中已报道了 40 多种致病性变异,这可能导致先天性全身性脂肪营养不良或上和/或下运动神经元疾病(常染色体显性疾病)。治疗方面,PELD 患者多预后不良,VNS 手术对于肌阵挛性癫痫的发作频率及程度均有改善,长期疗效有待观察。

3.3.6 *MBOAT7* 基因与癫痫

MBOAT7 基因位于 19q13.42,包含 8 个外显子。*MBOAT7* 基因编码溶血磷脂酰基转移酶,该蛋白包含七种结构域,是参与 LANDs 循环中磷酸肌醇(PIP)重塑的四种酶之一,它通过磷脂重塑来调节细胞中游离花生四烯酸(AA)。2016 年 Johansen 等人在来自 6 个不同中东血统血缘家庭的 16 名患有常染色体隐性智力发育障碍的患者中确定了 *MBOAT7* 基因的 5 种不同纯合突变,16 例患者表现为孤独症、发育迟缓、中度至重度智力障碍、癫痫、躯干张力减退。2018 年 Dilek 等人报道了来自 7 个家族的 12 名 *MBOAT7* 基因突变患者,主要症状是发育迟缓和癫痫发作,所有患者最终在 3 ~ 5 岁左右能够独立行走,并有严重的智力障碍和语言迟缓,此外还有部分患者出现肌张力减退和共济失调,但未出现孤独症症状。除 1 例患

者外,所有患者均有癫痫,4 例患者以癫痫发作为首发症状。发作类型为局灶性和全面性癫痫发作,两名患者因窒息而出现新生儿癫痫发作,这可能会将癫痫发作延长至婴儿期(出生后 28 天)。此外,一些患者有婴儿痉挛,表明在婴儿期存在严重的癫痫症状。癫痫发作通常对药物治疗反应良好,并且没有表现出通常在神经代谢紊乱中常见的耐药性。影像学特征主要为小脑萎缩,此外还出现胼胝体变薄、基底神经节受累、小脑皮质信号减弱、白质改变等。发病机制多考虑由于这些致病突变导致蛋白质截断、异常剪接或影响关键结构域的基因内缺失。

3.3.7 *PIK3R2* 基因与癫痫

PIK3R2 基因位于 19p13.11,包含 16 个外显子。PI3Ks 是一个激酶家族,催化 PIP2(磷脂酰肌醇 4,5 - 二磷酸)转化生成 PIP3(磷脂酰肌醇 3,4,5 - 三磷酸)。ⅠA 类 PI3Ks 由催化亚单位(p110)和调节亚单位(p85)组成,每个亚单位都有三种亚型,分别由 *PIK3CA*、*PIK3CB*、*PIK3CD*(p110)和 *PIK3R1*、*PIK3R2*、*PIK3R3*(p85)编码,PI3K/Akt/mTOR 通路在神经元发育和迁移中至关重要。*PIK3R2* 基因编码 ⅠA 类 PI3K 的 p85β 调节亚单位,其对于 PI3K 的激活是重要的。巨脑 - 多小脑回 - 多趾 - 脑积水综合征(Megalencephaly - polymicrogyria - polydactyly - hydrocephalus,MPPH)和巨脑 - 毛细血管畸形综合征(Megalencephaly - capillarymalformation - olymicrogyria syndrome,MCAP)是两种密切相关的疾病,主要表现为异常的脑过度生长(巨脑)。这些疾病的结构性缺陷(巨脑、多小脑回和脑积水)通常伴随着智力障碍和癫痫。在 MPPH 和 MCAP 综合征中发现了 PI3K/Akt/mTOR 通路中许多基因突变(*AKT3CCND2*、*PIK3CA*、*PIK3R2*)。在 *PIK3R2* 突变中,MPPH、双侧巨脑畸形、多小脑回这些表型均属于生殖性突变。王亦舒等人于 2021 年报道了 *PIK3R2* 突变(NM_005027.4:c. 265 > T;NP_005018.2: p. Arg89Cys)的一个内侧颞叶癫痫家系,证实了该突变增强了来自先证者外周血单核细胞(PBMCs)的诱导多能干细胞(iPSCs)中 PI3K 的功能。对切除的颞叶皮质进行病理学检测,难治性颞叶癫痫患者 *PIK3R2* 的表达明显高于对照组的非癫痫疾病患者。由此可以推断,*PIK3R2* 可能在 TLE 的发生发展中起重要作用。此外,一项对 307 例难治性 TLE 手术病理标本的研究显示,近 80% 的病例显示局灶性脑皮质发育不良(FCD),这进一步表明 *PIK3R2* 在 TLE 和 FCD 中起重要作用。

3.3.8 *PIK3CA* 基因与癫痫

PIK3CA 基因位于 3q26.32,包含 22 个外显子。*PIK3CA* 编码 Ⅰ 类磷脂酰肌醇 - 3 - 激酶(phosphatidylino - sitol 3 - kinases,PI3Ks)的 p110 催化亚单位,即 PI3Kp110a,位于磷脂酰肌醇 - 3 - 激酶 - 蛋白激酶 B - mTOR(PIK3 - AKT - mTOR)通路中。*PIK3CA* 基因与许多临床疾病相关,其中包括乳腺癌、卵巢癌、结直肠癌、胃癌、肝细胞癌、MPPH、MCAP、半侧巨脑畸形(HME)、脑海绵状血管畸形、CLAPO 综合征、Cowden 综合征、FCD 等。突变以体细胞突变为主,癫痫表型为 FCD、MPPH、MCAP、HME,脑结构异常的程度与体细胞突变的嵌合度呈正相关,嵌合度低时多表现为 FCD,嵌合度高时多为 HME。生殖性突变表现为双侧巨脑畸形。Steven 等人于 2021 年报道了 134 名携带 150 种 *PIK3CA* 基因突变的神经胶质瘤患者队列,其中 H1047R 变异与药物难治性的癫痫发作有关。在评估神经胶质瘤患者术后癫痫发作风险的未来预测模型中,应考虑 *PIK3CA* 变异。神经胶质瘤中癫痫发作的发生率高低多与其亚型相关,PI3K/Akt/mTOR 通路的过度激活是其中之一。临床前证据进一步表明,激活催化亚单位 *PIK3CA* 的突变,可能对肿瘤周围的过度兴奋性产生不同的影响,从而出现癫痫发作。

3.3.9 *CERS1* 基因与癫痫

CERS1 基因位于 19p13.11,包含 10 个外显子。神经酰胺是细胞信号传导、生长、增殖、分化和凋亡的主要参与者。在中枢神经系统中,表达最高的神经酰胺合酶是 CerS1,由 *CERS1* 基因编码,它存在于新皮层、海马和小脑的神经元中。CerS1 是一种跨膜蛋白,位于内质网膜的胞质小叶中,对 C18 - 酰基辅酶 A

表现出独特的特异性,是大脑中 C18 神经酰胺合成的主要催化剂。Vanni 等人于 2013 年报道了一个来自阿尔及利亚的家系,包括 4 个患有癫痫和进行性认知减退的兄弟姐妹。患者的独特临床特征包括 6 至 16 岁之间发病的动作肌阵挛、全身强直阵挛性癫痫发作和进行性认知减退直至痴呆。脑电图显示背景活动进行性减慢,大脑磁共振成像显示所有受试者的小脑和脑干萎缩。体外细胞功能表达分析表明,突变导致 C18 - 神经酰胺的生物合成减少,表明 CerS1 酶功能下降。小鼠神经母细胞瘤细胞中 CerS1 的敲低触发了内质网应激、未折叠蛋白反应和细胞凋亡,提示了神经变性的一种机制。Oliveira 等人于 2018 年报道了一名 22 岁的 8 型进行性肌阵挛癫痫患者,这是由于 *CERS1* 中一种新的纯合变异突变(Chr19:18.990. 187;p. Arg255Cys)所致。1 岁时出现四肢共济失调,随后发育里程碑逐渐延迟,特别是在语言方面。5 岁时,由于全身强直阵挛性癫痫发作,开始服用丙戊酸。自 5 岁起,患者出现肌阵挛性癫痫,主要发生在跑步、锻炼或穿衣服时。治疗给予托吡酯 200 mg/d,氯硝西泮 4 mg/d,扑米酮 200 mg/d,吡拉西坦 1600 mg/d,可以控制癫痫发作,但随后他的认知能力和肌阵挛恶化,出现步态异常和跌倒。

3.3.10 *CYP27A1* 基因与癫痫

CYP27A1 基因位于 2q35,包含 9 个外显子。*CYP27A1* 编码线粒体甾醇 27 - 羟化酶,基因突变可引起脑腱黄瘤病(CTX),属于常染色体隐性脂质储存障碍。甾醇 27 - 羟化酶活性降低导致胆汁酸合成受损,导致胆汁酸尤其是鹅去氧胆酸(CDCA)的产生减少,以及血清胆甾烷醇和尿胆汁醇升高。CTX 患者诊断时的平均年龄为 35 岁,诊断延迟为 16 年。临床体征和症状包括成人发病的进行性神经功能障碍(即共济失调、肌张力障碍、痴呆、癫痫、精神障碍、周围神经病和肌病)和过早的非神经系统表现(即肌腱黄瘤、儿童期发病的白内障、婴儿期发病的腹泻、过早出现动脉粥样硬化、骨质疏松和呼吸功能不全)。幼年白内障、进行性神经功能障碍和轻度肺功能不全是将 CTX 与其他脂质贮积症区分开来的独特症状,包括家族性 β 脂蛋白异常血症、纯合子家族性高胆固醇血症和谷甾醇血症,所有这些疾病也可能伴有黄瘤和心血管疾病。MRI 显示双侧小脑齿状核病变和轻度白质病变。典型的症状和体征,即血清和尿液中胆甾烷醇和胆汁醇水平升高、脑 MRI 和 *CYP27A1* 基因突变,可明确 CTX 的诊断。早期诊断和鹅去氧胆酸(750 mg/d)的长期治疗可改善神经症状并有助于更好的预后。CTX 最常见的癫痫症状是痉挛性强直阵挛,Karan 等人于 2020 年报道了一例以肌阵挛性癫痫为主要表现的 CTX 患者,脑电图上显示背景减慢,伴有多灶性尖波发作间期放电。CTX 患者癫痫发作的机制可能是由于循环中高水平的胆汁醇对血脑屏障造成了损害。

3.3.11 *PLCB1* 基因与癫痫

PLCB1 基因位于 20p12.3,包含 32 个外显子。*PLCB1* 编码产物是两种磷脂酶 C(PLC)和 B 同工酶(PLCB1a 和 PLCB1b),PLCB1 酶的作用是将膜上的 4,5 - 二磷酸 - 磷脂酰肌醇剪切为细胞质基质可溶的 1,4,5 - 三磷酸肌醇以及膜结合的甘油二酯,这两种物质是胞外信号向胞内传导的关键物质。这一代谢过程在神经传递、激素信号传递以及其他涉及 G 蛋白信号传递的过程中均有参与,对于中枢神经系统十分重要。*PLCB1* 基因致病性突变表型为发育性和癫痫性脑病 12 型(DEE12)。最为常见的癫痫发作类型为癫痫性痉挛,其他发作类型还包括局灶性阵挛发作、局灶性强直发作、全面强直阵挛发作、肌阵挛发作等。所有的患者均有精神运动发育迟缓或倒退,在所有的 7 名患者中,5 名患者在癫痫发作后才出现发育倒退;所有的患者均有重度至极重度的智力障碍,仅有 1 人学会了行走;所有的患者均有躯干肌张力减退,有时会伴有锥体系或锥体外系所致的肢体肌张力增高;患者的手功能发育差,有 3 名患者不会使用手;在所有的 7 例患者中,3 例有小头畸形,其中 2 例有脑萎缩表现,其余患者的头围及身高发育正常;脑电图表现最为常见的脑电图改变是高幅失律,还有 3 例患者则为局灶性异常,表现为颞区放电。治疗方面,部分患者在激素治疗和生酮饮食治疗帮助下可以获得短暂的癫痫发作减少。

3.3.12 *SYNJ1* 基因与癫痫

SYNJ1 基因位于 21q22.11,包含 34 个外显子,其编码产物是多磷酸肌醇磷酸酶,在被膜小窝和突触囊泡动力学中发挥重要作用。*SYNJ1* 基因在神经系统发育过程中的作用在 1999 年由 Cremona 等人在 *SYNJ1* 基因缺陷的小鼠中验证。*SYNJ1* 基因缺陷小鼠表现出神经系统发育异常,出生后不久就死亡。2016 年 Hardies 等人报道了 3 个与 *SYNJ1* 基因纯合突变导致的严重的发育性和癫痫性脑病家系。得出结论,人类常染色体 *SYNJ1* 基因纯合突变的相关的表型与残留的 SYNJ1 磷酸酶活性相关。造成 SYNJ1 双重磷酸酶活性丧失的突变会导致严重的 DEE,而产生的突变造成的 SYNJ1 磷酸酶结构域的去磷酸化活性丧失仅导致早发性婴儿帕金森病和癫痫发作易感性明显增加。*SYNJ1* 基因突变表型为发育性和癫痫性脑病 53 型(DEE53),是常染色体隐性遗传神经系统疾病。Hardies 等人报道的病例中,其中有 2 个家系是近亲结婚,而第 3 个家系非近亲结婚。在其中 2 个家系中,4 名患者在出生第一天出现癫痫发作,而在另 1 个家系中,2 名患者在出生后出现肌张力低下和婴儿早期喂养不良,后分别在 2.5 和 6 个月时出现癫痫发作。癫痫发作类型包括强直性、强直阵挛性、肌阵挛性和眨眼性发作,有 1 名患者在病程中出现了几次癫痫持续状态。这 4 名患者的癫痫发作均为药物难治性癫痫,多种抗癫痫药物联合治疗无效。这些患者均表现出神经运动发育迟滞、进行性痉挛性四肢瘫、严重的智力障碍、中枢视力障碍或缺乏眼神交流以及无法进食,需要进行胃造口术。Samanta 和 Arya 报道了 1 例女性患者,她主要的临床症状包括早发的难治性局灶性肌阵挛癫痫、婴儿痉挛症、肌张力低下、角弓反张、显著的发育迟缓以及进行性的神经退行性病变。在报道的 1 个家系中,根据实验室检查结果,2 名患者的肝脏和成纤维细胞中的血清肌酸激酶增加、乳酸增加以及线粒体呼吸道复合物Ⅲ和Ⅳ的综合缺乏,提示线粒体功能异常。6 名患者中有 5 名患者的脑部影像正常,但其中 1 名患者检查显示胼胝体薄、局限胶质增生和室周白质萎缩。脑电图特征为背景活动减慢和多灶性癫痫波发放。治疗方面,患者的癫痫发作均为药物难治性,抗癫痫药物治疗效果不佳;患者均有进食困难的症状,适当条件下可行胃造口术。

3.4 有机酸代谢障碍与癫痫

有机酸代谢障碍疾病是指生化途径中的酶发生缺陷引起一些代谢产物在体内毒性蓄积的一系列疾病。这类疾病的临床表现通常为非特异性的,可出现精神运动发育迟缓、癫痫发作、代谢性酸中毒等。临床上可通过气液色谱检查尿液及血液中有机酸及其衍生物水平辅助诊断,长期治疗可应用限制摄入相应蓄积有机酸的前体物质的和促进蓄积物代谢的方法等。

3.4.1 肌酸缺乏综合征

肌酸是一种含氮有机酸,它是大脑、心脏和肌肉的主要供给能量来源。肌酸体外来源于饮食,在体内主要由肾脏、胰腺及肝脏合成,内源性合成途径中涉及精氨酸甘氨酸酰基转移酶(AGAT)及胍基乙酸甲基转移酶(GAMT)两种酶,当二者之一的编码基因发生突变时,可导致肌酸缺乏综合征(CDS)的发生,在神经系统表现为脑肌酸缺乏综合征(CCDS),编码酶的基因突变导致的综合征分别称为 CCDS2 和 CCDS3。在供给大脑能量时,肌酸需通过血脑屏障中的钠和氯依赖性肌酸转运体(CRTR),其编码基因为 *SLC6A8*,且大脑产生肌酸数量较少,转运蛋白的基因出现突变时同样可导致脑肌酸缺乏综合征(CCDS)的发生,称为 CCDS1。原发性肌酸缺乏症的主要受累器官是大脑,可以在质子磁共振波谱(1H-MRS)中观察到肌酸峰值显著降低或缺失。常见临床表现形式有发育迟缓、智力残疾、言语延迟、孤独症行为和(或)不同程度的癫痫,从偶尔发作到顽固性发作;其他表现包括发育不良、肌肉质量低、肌张力减退和运动障碍(主要为锥体外系)。

3.4.1.1 *SLC6A8* 基因相关 CDS 与癫痫

SLC6A8 基因位于 Xq28,包含 13 个外显子,跨越 8.5 kb 基因组 DNA。*SLC6A8* 基因突变引起的

CCDS1 是一种 X 连锁的遗传代谢性疾病,常见的临床表现有智力迟滞、严重言语障碍、癫痫、运动障碍和行为障碍等。迄今为止,关于 CCDS1 的病例报告已有 160 多例。*SLC6A8* 对于肌酸在体内的利用至关重要。Parastoo Rostami 等人于 2020 年报道了两例原发性肌酸缺乏综合征的新变体病例报告,其中一例为 *SLC6A8* 基因突变引起的以反复癫痫发作和神经功能退化为表现的 CCDS1。该患者在常规接种疫苗后 2 个月开始癫痫发作,随后出现反复混合型癫痫发作(出生后第一个月婴儿痉挛,然后是局灶性癫痫发作),伴有认知、言语和运动迟缓以及神经功能退化。其脑 MRI 序列(年龄分别为 4 岁、5 岁和 6 岁)显示显著的脑萎缩、异常的深部白质和齿状核信号改变以及额顶叶和颞叶区域的大量硬膜下积液。该患者确诊 CCDS1 后予以补充肌酸治疗,但患者对于药物剂量耐受性差,在坚持半年的肌酸和精氨酸盐治疗后,粗大运动功能分类系统评分(GMFCS)有所提升,该年龄段(6.5 岁)的最新脑 MRI 显示弥漫性脑和小脑萎缩,但患者整体预后较差。在 CDS 中,X-连锁铬转运蛋白缺乏症是最常见的,目前没有有效的治疗方法。但是对于一些 CCDS1 患者而言,大剂量左旋精氨酸和左旋甘氨酸的补充治疗,可能会使肌肉质量提升、运动障碍改善、顽固性癫痫发作频率降低以及能够在一定程度上改善认知功能等疗效。

3.4.1.2 *GAMT* 基因相关 CDS 与癫痫

GAMT 基因位于 19p13.3,全长 4.5 kb,编码将胍基乙酸转化为肌酸的氨基转移酶,*GAMT* 基因突变引起 CCDS2,一种常染色体隐性遗传代谢疾病,除上述 CCDS1 常见的临床表现外,CCDS2 有特殊的行为障碍,包括自闭行为和自残。迄今为止,已报告约 110 例 CCDS2 病例。Iliyana Pacheva 等人于 2016 年报道了一例 *GAMT* 缺乏症(纯合子 c.64dupG 突变)表现为神经发育迟缓、癫痫、行为障碍和轻度低张力的病例。该患者的癫痫首次发作时间为 10 月龄,表现为发热、全身性强直阵挛性痉挛伴肢体左偏,持续时间为 25 分钟。之后的癫痫发作依旧与发热相关,发作年龄分别为 4 岁 10 月龄、5 岁 9 月龄和 5 岁 11 月龄。自 2 岁半起多次出现肌阵挛样发作,这被认为是颤抖发作。实验室检查显示,血浆和尿液中的肌酐较低,乳酸略有升高。影像学检查显示,MRI 结构正常,但 MR 波谱显示肌酸峰值的缺乏,该患者的脑电图(EEG)表现随年龄增长而恶化。1 岁 4 月龄时睡眠 Ⅰ 期和 Ⅱ 期脑电图显示,只有几次节律失常活动;2 岁 9 月龄时,觉醒时的脑电图已经显示出明显的慢节律背景活动;5 岁 9 月龄时,Ⅱ 期睡眠的 EEG 显示出 1~2 Hz 高幅失律的慢波活动,δ 和 θ 背景活动中有罕见的多灶性棘波或尖锐波(即提示有改良的节律减退)。神经肌肉检查显示肌肉张力异常,后出现笨拙步态及运动发育延迟。神经心理学评估提示严重精神发育迟滞及轻度至中度孤独症。以上临床表现及辅助检查结果可明确 CCDS 诊断。一水合肌酸等肌酸补充剂的治疗可补充大脑肌酸供给,同时在饮食治疗上注意给予鸟氨酸补充治疗及限制蛋白质或精氨酸摄入,可以帮助减少神经毒性胍基乙酸的积累,达到改善 CDDS2 的运动障碍表现的疗效。

3.4.1.3 *AGAT* 基因相关 CDS 与癫痫

AGAT 基因(又名 *GATM*)位于 15q21.1,*AGAT* 基因突变引起的 CCDS3 是一种常染色体隐性遗传代谢性疾病,全头部发育迟缓或智力残疾是所有脑肌酸缺乏症(*AGAT*、*GAMT*、*CRTR*)的共同特征,但 *AGAT* 缺乏症是唯一出现额外肌病的疾病,这可能与胍基乙酸(GAA)缺乏有关。作为 CPK(肌酸激酶)的替代底物,在 *GAMT* 和 *CRTR* 缺乏症中,GAA 磷酸盐提供了替代磷酸肌酸的替代高能库,从而预防了肌病。在 *AGAT* 缺乏症中,由于 GAA 合成受损,不会形成 GAA 磷酸盐,从而导致肌肉高能磷酸盐的完全耗竭。实验室检查中,*AGAT* 缺乏症的特征是体液(尿液、血浆)中的 GAA 浓度低,而 *GAMT* 缺乏症的特点是 GAA 浓度高。男性 *CRTR* 缺乏症的特征是尿液排泄量高,表现为尿肌酐与肌酐比值高。在治疗上,肌酸补充对 *AGAT* 患者的肌无力和肌病有最佳的效果,使得异常发育评分显著改善甚至正常化。

3.4.2 L-2 羟基戊二酸尿症

L-2 羟基戊二酸尿症(L2HGA)是一种罕见的、进行性的、常染色体隐性遗传的有机酸代谢紊乱。L-2-HGA 相关的突变可抑制 L-2 羟基戊二酸脱氢酶(L2HGDH)的活性,L2HGDH 是参与谷氨酸和谷氨酰胺代谢过程的一种线粒体酶，它可以将 L－2－羟基戊二酸氧化成 α－酮戊二酸。该病的常见临床表现有精神运动发育迟滞、巨头畸形、癫痫及小脑异常体征等。近 50% 的 L2HGA 患者表现为巨头畸形，这可能是 L2HGA 的首发症状，巨头畸形多于颅骨骨缝闭合之前出现，与大脑水肿性肿胀有关。约有半数患者患有癫痫，且通常发生在疾病后期；但癫痫发作或癫痫持续状态也可能在 L2HGA 的早期发生，其原因可能与早期皮质下白质受累有关。同样，严重的皮质下受累也可能与复发性全身性强直－阵挛性癫痫发作有关。关于癫痫发作的类型，有报道提示，热性惊厥、部分性和全面性发作都属于很难控制的类型，需进行综合治疗。Sedat Işikay 等人于 2013 年报道了一例以全身性癫痫持续状态为主要临床表现的 11 岁女性 L2HGA 患者，在该患者入院查体过程中的异常体征为肌腱反射过度活跃，当癫痫发作 2 天后再次进行神经系统查体后提示轻度小脑功能障碍，符合 L2HGA 的临床表现。该患者的头颅 MRI 显示轻度双侧高信号病变，主要位于右侧额叶皮质下脑白质、苍白球和齿状核，脑室周围白质、丘脑和脑干不受影响，这是 L2HGA 的典型 MRI 表现。该患者在癫痫持续状态停止发作后 12 小时内的脑电图提示左头部节律减慢，出现频繁的尖波。L2HGA 患者的质子磁共振波谱可显示 N－乙酰天冬氨酸和胆碱减少，肌醇峰增加。关于 L2HGA 的临床诊断，还需进行脑脊液、血液及尿液中的 L－2 羟基戊二酸的水平检测等。目前 L2HGA 的治疗可采用蛋白质限制饮食，应用抗癫痫发作药物对症治疗及补充核黄素及肉碱（左卡尼汀氯化物等），FAD 可能激活 L－2－HG 氧化成 α－酮戊二酸，进一步降低 L－2－HG 对神经系统的毒性作用；左卡尼汀可与有机酸结合形成水溶性代谢物，促进其排泄。

3.4.3 3－甲基戊二酸尿症

3－甲基戊二酸尿症是一种由 HTRA2 缺陷引起的常染色体隐性遗传代谢性疾病。*HTRA2* 基因位于 2p13.1，含有 8 个外显子，跨度为 3.8 kb。*HTRA2* 基因编码一种丝氨酸蛋白酶，该蛋白酶定位于线粒体膜上。当细胞发生凋亡刺激应激时，HTRA2 可暴露细胞凋亡蛋白（IAP）结合基序的抑制剂以介导细胞死亡，或通过其丝氨酸蛋白酶活性以介导细胞死亡。当 HTRA2 功能受损时，线粒体功能也受到影响，乳酸产生增多。3－甲基戊二酸尿症常见临床表现有新生儿期或婴儿期癫痫发作、反复呼吸暂停导致呼吸功能不全、张力障碍及吞咽困难等，以上通常在出生后第一个月内即可表现出来。Reka Kovacs Nagy 等人于 2018 年报道了 2 例由 *HTRA2* 基因突变引起的 3－甲基戊二酸尿症的患者：患者 1 在出生时就出现了锥体综合征相关的肌张力增高，后在静脉注射苯巴比妥后观察到有所改善的左下肢反复、间歇性的阵挛运动，还表现有呼吸功能不全及严重的吞咽困难；患者 2 在出生时表现为小头畸形、反复呼吸暂停、全身肌肉张力减退和吞咽困难，后出现癫痫发作。本病实验室检查中可显示中性粒细胞减少、尿液中 3－MGA 升高、血液及脑脊液中的乳酸升高等。Hanna Mandel 等人于 2016 年报道了相关病例，其中一位患者的头颅 MRI 显示胼胝体薄、侧脑室和第三脑室的扩大及基底神经节萎缩。其具有短 TE（35 ms）的 MR 光谱揭示了白质和灰质中的 N－乙酰天冬氨酸/肌酸（NAA/Cr）比率减低，白质中的胆碱和肌醇与肌酸的比值增加等。另一位患者的脑电图出现异常放电，在 4 月龄时，出现癫痫发作症状时的脑电图表现与肌阵挛性脑病一致。关于 HTRA2 缺乏症的治疗目前暂无特异性方案，多以对症支持治疗为主，应用抗癫痫发作药物及辅助通气治疗等。

3.4.4 甲基丙二酸血症

甲基丙二酸血症（MMA）是由甲基丙二酰辅酶 A 变位酶缺乏引起的一种常染色体隐性遗传性疾病。*MUT* 基因编码甲基丙二酰辅酶 A 变位酶（MUT），其主要功能为参与丙酸分解代谢中的甲基丙二酰辅酶 A 转化为琥珀酰辅酶 A 的过程，该过程还需腺苷钴胺素（维生素 B_{12}、AdoCbl）作为辅因子参与其中。当 *MUT* 基因发生突变，即甲基丙二酰辅酶 A 变位酶缺乏时，丙酸代谢途径受到阻滞，使得甲基丙二酰辅酶 A 转而生成甲基丙二酸等毒性物质，引起 MMA 相关的一系列程度不一的临床表现。该病可表现为各个系统的相关症状，常见的临床表现有嗜睡、呕吐、呼吸急促、代谢性酸中毒症状、发育迟缓、癫痫发作等；当甲基丙二酸血症患者出现发热、感染等应激反应或代谢压力增高的情况下,可表现为急性代谢失代偿表现,如意识水平障碍、肌张力低下并发发高氨血症性脑病、呼吸困难、酸中毒等。赵英等人于 2011 年报道了多例以癫痫发作为表现的 MMA 患者,其中的癫痫发作类型有全面强直阵挛发作、部分发作、强直发作、肌阵挛发作、痉挛发作及癫痫持续状态等。针对报道患者进行了清醒期及睡眠期的脑电图检查,结果显示甲基丙二酸血症并发癫痫发作的 EEG 表现可有背景节律减慢、局灶性或多灶性癫痫样放电、广泛痫样、高幅失律、广泛电压抑制及不典型爆发抑制等。MMA 的生化检查中可出现血液丙酰肉碱升高和(或)丙酰肉碱与乙酰肉碱比值升高、尿液甲基丙二酸及甲基枸橼酸明显升高。该病患者头颅 MRI 的表现可有脑萎缩、脑白质异常、胼胝体发育不良、双侧基底节异常及双侧苍白球对称性坏死等。*MUT* 基因突变导致的甲基丙二酸血症根据 MUT 残留活性可分为 *MUT* 基因完全突变使得 MUT 活性几乎检测不到的 Mut(0) 和 *MUT* 基因部分突变致在高浓度 Adocbl(维生素 B_{12})存在下的低到中等的残留 MUT 活性的 Mut(−)两型,二者都对维生素 B_{12} 治疗无反应。MMA 的治疗中可根据个体情况应用钴胺素注射治疗,长期治疗包括限制丙酸前体物质的特殊配方奶粉(不含蛋氨酸、缬氨酸、苏氨酸、异亮氨酸)、补充高热量饮食以保证生长发育、补充肉碱促进有机酸排泄、应用抗生素减少肠道菌群等。当 MMA 患者发生急性代谢失代偿时应及时进行紧急治疗以减少对于中枢神经系统的损伤,包括补充葡萄糖电解质、肉碱补充剂治疗促进有机酸排泄和纠正代谢紊乱。MMA 患者的慢性器官损害中有肾损伤,必要时可进行肾移植和肝移植治疗等。

3.4.5 丙酸血症

丙酸血症(PA)是由 *PCCA* 或 *PCCB* 基因突变导致丙酰辅酶 A 羧化酶(PCC)缺乏的一种常染色体隐性遗传代谢性疾病。丙酰辅酶 A 羧化酶参与丙酸代谢途径,其功能是将丙酸及其前体物质(缬氨酸、异亮氨酸、苏氨酸、蛋氨酸及奇数链脂肪酸胆固醇侧链)转化为丙酰辅酶 A。当 *PCCA* 或 *PCCB* 基因发生突变时,丙酰辅酶 A 羧化酶缺陷,使得丙酸及其代谢前体物质在体内积累且转化生成大量的 3 − 羟基丙酸及柠檬酸甲酯等有毒代谢产物,从而引起临床表现和严重程度都是非特异性的丙酸血症。PA 临床表现以神经症状为主,典型的丙酸血症新生儿患者通常在出生后数小时至数天内起病,常伴有急性代谢紊乱、一般状况不佳、进食困难、呕吐、脱水和体温不稳定、神经系统受累,表现为张力过低或多动、易怒、嗜睡或癫痫发作等。迟发型丙酸血症可出现在任何年龄,婴儿期、儿童期甚至以后,表现为生长迟缓、智力残疾或由代谢应激引起的急性代谢紊乱,主要表现为感染,也可出现全身并发症,如癫痫发作、酮症酸中毒、反复呕吐、白细胞减少或心肌疾病等。丙酸血症的临床诊断有尿液气相色谱 − 质谱分析提示 3 − 羟基丙酸和甲基柠檬酸升高,干血斑酰基肉碱血液串联质谱分析提示丙酰肉碱明显升高,影像学检查中头颅 MRI 可显示脑萎缩、迟发性髓鞘形成和基底节的各种变化;MRS 显示 N − 乙酰天冬氨酸和肌醇的峰值降低,谷氨酰胺增加反映了高氨血症对神经系统的影响。癫痫发作和脑电图异常在丙酸血症患者中很常见,可能与高氨血症对神经系统的影响以及基底神经节对代谢紊乱的更高敏感性有关。此外,EEG 变化可以是广泛的,也可以是局灶性的。目前暂时没有关于丙酸血症的特异性治疗,主要治疗方式为对症及支持治疗,包括饮食限制(饮食限制氨基酸和奇数链不饱和脂肪作为丙酸前体物质)、肉碱补充和甲硝唑及其他抑制肠道细菌的抗生素应用,必要时可进行肝移植。另外,当发生急性代谢紊乱时,应以逆转分解代谢和排除有毒代谢产物为原则进行治疗,补充葡萄糖、脂肪乳以逆转分解代谢,补充肉碱、进行血液透析或腹膜透析等去除有毒化合物;当出现高氨血症时,可应用苯甲酸钠、苯乙酸钠、N − 氨基甲酰谷氨酸及精氨酸促进尿素循环以对抗高氨血症。

3.5 氨基酸代谢障碍与癫痫

人体内共有 21 种氨基酸用于合成蛋白质,它们在新陈代谢中扮演着不同的角色,除了作为蛋白质的组成部分,一些氨基酸还调节维持、生长、繁殖和免疫所必需的关键代谢途径。氨基酸是参与包括神经传递在内的各种复杂代谢途径的重要分子,由于基因突变导致氨基酸代谢障碍可能会影响人类的重要神经功能。这些疾病的临床表型多种多样,通常包括不同类型的神经症状,癫痫就是其中之一。

3.5.1 *ARG1* 基因突变与癫痫

ARG1 基因位于 6q23.2,全长 15 kb,包含 8 个外显子。*ARG1* 基因突变引起的高精氨酸血症是一种常染色体隐性遗传性疾病,常见的临床表现是进行性痉挛瘫痪、癫痫和认知障碍。*ARG1* 基因缺陷导致肝脏精氨酸酶缺乏、精氨酸降解障碍、鸟氨酸与尿素生成减少、血液氨含量增高、导致尿素循环障碍等。*ARG1* 基因致病性错义突变会导致蛋白质支架和蛋白质三聚体的组装发生变化,酶反应的活性部位会扭曲,从而影响酶的功能。Giovanni Baranello 等人于 2014 年报道了一例儿童期表现为进行性痉挛截瘫的 10 岁患者,该患者携带 *ARG1* 基因的新发纯合子错义突变,早期症状是出现"剪刀"步态。神经系统检查显示双侧锥体束征,伴有远端痉挛、反射亢进、Babinsky 征阳性、痉挛步态。血浆氨基酸分析显示精氨酸水平升高(468 μM/L,正常范围 20~80 μM/L),因此提示诊断为高精氨酸血症。患者睡眠和清醒脑电图显示多灶性癫痫样放电,主要位于右侧额颞区和左侧中央颞区,但没有癫痫发作。高精氨酸血症导致癫痫没有特定的脑电图模式。精氨酸酶缺乏导致胍类化合物增加,这些化合物在体外和体内都具有神经毒素的作用。胍类化合物抑制转酮醇酶的活性,并可能产生脱髓鞘,引起上运动神经元的症状。胍类化合物的积累可能会影响 γ-氨基丁酸的神经传递,导致兴奋性毒性和致痫风险。治疗方面,针对高精氨酸血症首先应该限制蛋白质摄入,选择低精氨酸饮食,及时使用苯甲酸钠等药物治疗,加快氨的排泄,降低血氨,如有癫痫发作及时使用抗癫痫发作药物。

3.5.2 *ASL* 基因突变与癫痫

ASL 基因位于 7q11.21,包含 17 个外显子。*ASL* 基因突变引起的精氨酸琥珀酸尿症是一种常染色体隐性遗传性疾病,常见的临床表现是新生儿高氨性昏迷、智力发育迟缓和癫痫。D. Grioni 等人于 2011 年回顾分析了 11 例精氨酸尿症患者癫痫的发生情况,8 例患者于新生儿时期起病,出生后第 1 天高氨血症最大峰值为 180~4 518 μ/L。11 例患者中,有 6 例患者出现癫痫发作,发作形式为全面性发作(强直阵挛、肌阵挛)和单纯运动性发作。所有患者均接受药物治疗,服用的抗癫痫发作药物包括丙戊酸、卡马西平、拉莫三嗪、左乙拉西坦,这些药物均对癫痫发作有改善,生酮饮食也被报道对于 *ASL* 基因突变所致的癫痫发作有效。在患者癫痫发作时的脑电图出现局灶性棘波或尖波、广泛性多棘波,其中有一例在全身性肌阵挛癫痫状态下脑电显示与大量双侧肌阵挛相关的广泛性多棘波爆发,但目前的报道显示精氨酸琥珀酸尿症引起的癫痫脑电图没有特定模式。部分患者的头部 MRI 显示双侧脑室周围可见微囊性白质软化区。所有新生儿期发病患者均有不同程度的智力发育迟缓。生化检查提示高谷氨酰胺血症、高氨血症、精氨酸琥珀酸尿症和精氨酸缺乏症。精氨酸提供了肌酸的合成的中间体,主要是胍基乙酸,它是一种致痫化合物,如果控制饮食以促进血浆精氨酸的降低,结合肌酸治疗,减少胍基乙酸,那么癫痫发作就会减少。

3.5.3 *ASS1* 基因突变与癫痫

ASS1 基因位于 9q34.11,包含 16 个外显子。*ASS1* 基因突变引起的瓜氨酸血症是一种常染色体隐性遗传性疾病,分为三种类型,Ⅱ型瓜氨酸血症是成人发病,而Ⅰ型和Ⅲ型是新生儿或婴儿发病。精氨酸琥珀酸合成酶(ASS)是尿素循环的限速酶,缺乏 ASS 会导致瓜氨酸和氨的积累以及精氨酸的减少。瓜氨酸血症新生儿出生后数天内可出现严重脑病、反复发作的嗜睡、急性共济失调、多动、呕吐和脱水,近而可能导致昏迷。晚发型表现为成年后意识改变、躁动和异常行为,容易被误诊为精神分裂症等。脑病的高氨血症发作的持续时间一般为几天或几周。当患者出现典型的瓜氨酸血症危象时,可出现暴发抑制、多灶性棘波或重复的阵发性活动等多种脑电图表现。高浓度氨的存在会导致脑水肿,并导致神经恶化。新生

儿期 MRI 表现为皮质受累并伴有基底节信号改变,广泛脑区弥散受限,累及基底节、中脑、脑桥背部和小脑脚中段。诊断通过血浆氨基酸定量分析,可发现低精氨酸、瓜氨酸和谷氨酰胺水平升高。在治疗方面以限制蛋白质饮食和补充精氨酸为主。

3.5.4 *MTR* 基因突变与癫痫

MTR 基因位于 1q43,包含 33 个外显子。*MTR* 基因突变可以引起的高同型半胱氨酸血症和低甲硫氨酸血症,是一类常染色体隐性遗传性疾病,被称作甲硫氨酸合成酶缺乏症,常见的临床表现是新生儿高氨性昏迷、智力发育迟缓和癫痫。甲硫氨酸合成酶缺乏症是一种罕见的先天性钴胺代谢缺陷疾病,Jonna Komulainen Ebrahim 于 2017 年首次报道了一例伴有高同型半胱氨酸血症和低甲硫氨酸血症的严重巨幼细胞贫血、发育迟缓和耐药性癫痫患者的 *MTR* 基因 c.3518C > T(p.P1173L)突变。患者在 3 个月时发现严重的大细胞正常色素贫血,从 5 月龄开始出现顽固性癫痫,表现为婴儿痉挛,后来转变为 Lennox - Gastaut 综合征。患者接受了多种抗癫痫发作药物的联合治疗(包括苯巴比妥、托吡酯、拉莫三嗪、左乙拉西坦、氯硝西泮、氨己烯酸的不同组合治疗),但对癫痫发作没有明显效果。使用唑尼沙胺后,癫痫发作频率降低。现患者正在接受拉莫三嗪、唑尼沙胺和丙戊酸的联合治疗。生化检查提示甲硫氨酸水平低,同型半胱氨酸水平升高。根据临床特征和实验室结果,怀疑钴胺代谢障碍。治疗方面开始是肌内注射羟乙醇胺和口服叶酸,后再加入甜菜碱口服,并保持了近 4 年的无癫痫发作。在之后的随访中,患者表现为发育迟缓、低眼压、视力下降并伴有眼球震颤、进行性小头畸形、手足徐动症和远端痉挛。最后一次随访是在 8 岁时,患者出现了水平眼球震颤,约每月出现一次长时间的癫痫发作。甲硫氨酸合成酶缺乏症患者出现血浆同型半胱氨酸水平升高,加上血浆氨基酸分析中甲硫氨酸水平低对于早期诊断十分重要,早期治疗对患者的临床预后也有重要影响。

3.5.5 *CPS1* 基因突变与癫痫

CPS1 基因位于 2q35,包含有 4 500 个编码核苷酸及 38 个外显子和 37 个内含子,编码氨基甲酰磷酸合成酶 I。氨基甲酰磷酸合成酶 I 是尿素循环的限速酶,负责在尿素循环的初始步骤将氨和碳酸氢盐转化为氨基甲酰磷酸。*CPS1* 基因突变引起的氨基甲酰磷酸合成酶 I 缺乏症是一种常染色体隐性遗传性疾病,常见的临床表现主要与高氨血症导致的神经功能障碍有关,氨基甲酰磷酸合成酶 I 缺乏症可以是新生儿出生后最初几天的致死性发病,但在儿童或成人中也可表现为不太严重的晚期发病,临床表现的严重程度取决于酶活性缺陷的程度。根据发病年龄、临床表现及酶活力降低的程度分为两个独立表型:新生儿型和迟发型。新生儿型出生时通常表现正常,随着喂养的建立开始出现症状如喂养困难、呕吐、嗜睡、低肌张力、低体温、抽搐、昏迷及呼吸暂停等,病情进展迅速,病死率高;迟发型见于各年龄阶段,临床表现轻重不等,发病可为间歇性,可因病毒感染或高蛋白饮食等诱发。Hu 等人于 2014 年报道了 11 例携带 p.Val1013del 突变的氨基甲酰磷酸合成酶 I 缺乏症患者,所有 11 名患者(6 名女性,5 名男性)在出生后第 1 天至第 6 天之间发病,并在新生儿期或婴儿期死亡。所有 11 名患者都有高氨血症,氨浓度最高在 970 ~ 2 957 moL/L 之间。Kanarachchi 等人于 2021 年报道了一例氨基甲酰磷酸合成酶 I 缺乏症患者,患者到 6 岁才开始癫痫发作,症状主要是局灶性运动性半面部强直阵挛运动,伴有口咽部症状,并伴有语言停止和抽搐,偶尔也会出现双侧强直 - 阵挛发作。脑电图显示高电压的双相棘波,活动缓慢,主要在右侧中央颞区。治疗上服用卡马西平后加重发作,改为丙戊酸服用后出现高氨血症,停止服用丙戊酸改为左乙拉西坦后血氨正常,无癫痫发作。

3.5.6 *ETHE1* 基因突变与癫痫

ETHE1 基因位于 19q13.31,由 7 个外显子组成,编码 EHTE1 蛋白。ETHE1 蛋白是一种线粒体硫双加氧酶,位于线粒体基质,参与硫在体内的代谢循环,将硫化物转化为毒性较小的物质。ETHE1 蛋白缺陷导

致结肠黏膜、肝脏、肌肉以及大脑硫化氢蓄积。体内硫化氢的主要来源是结肠厌氧菌群,虽然微量硫化氢在体内起到气体递质的作用,但高浓度的硫化氢可直接损伤血管内皮,并对多种酶有毒性作用,比如细胞色素 C 氧化酶(线粒体呼吸链酶复合物 Ⅳ)及短链酯酰辅酶 A 脱氢酶,引起线粒体能量代谢障碍、多种酶活性下降及血管内皮损伤。ETHE1 基因突变导致的乙基丙二酸脑病是一种罕见的常染色体隐性遗传病,以早发性脑病、慢性腹泻、瘀斑、直立性肢端紫黑、肌肉和脑中细胞色素 C 氧化酶缺乏为特征,神经系统体征和症状包括进行性发育迟缓、低眼压、癫痫发作和异常运动。临床主要特点为婴幼儿早期出现精神发育迟缓和退行性改变、慢性腹泻、多发瘀斑或瘀点、直立性手足发绀等。主要生化特点为尿有机酸乙基丙二酸及甲基琥珀酸浓度增高。Laura Papetti 等人于 2015 年报告了一例新的 ETHE1 基因突变相关的严重早发性脑病患者,这是第一例早期癫痫发作的病例,表现为 West 综合征。发作特点为肌张力低下和肌肉无力,成串样点头发作。EEG 显示出混乱的高幅背景,特征是随机的高压慢波和多个病灶产生的棘波,并交替出现短暂的平坦抑制爆发。脑部 MRI 显示双侧豆状核和尾状核以及脑干和小脑齿状核的多个斑片状异常信号强度。特别是在体部和压部,胼胝体明显变薄。治疗方面,氨己烯酸抗癫痫治疗的基础上,又开始了肉碱和核黄素的治疗,但效果不佳,并对包括 ACTH、泼尼松和丙戊酸在内的其他疗法都没有反应。在患者 9 个月时因呼吸道感染引发了急性严重代谢性酸中毒和昏迷,入院后第三天因微循环衰竭死亡。此病预后不良,多数患儿在 10 岁前死亡。

3.5.7　GCDH 基因突变与癫痫

GCDH 基因位于 19p13.13,包含 11 个外显子,大小约为 7 kb,编码谷氨酸辅酶 A 脱氢酶。GCDH 基因突变引起的戊二酸尿症 Ⅰ 型是一种常染色体隐性遗传性疾病,患儿在发生机体应激事件,例如感染、发热以及疫苗接种等时,会出现机体高代谢状态,并因此诱发急性脑病危象,表现为脑病、肌张力障碍和巨头畸形。戊二酸尿症 Ⅰ 型是由戊二酰辅酶 A 脱氢酶缺乏引起,其特征是脑实质中戊二酸、3 - 羟基戊二酸和谷氨酸水平升高。这些有机酸的增加抑制了谷氨酸脱羧酶,从而降低了 γ - 氨基丁酸的合成。未经治疗的患者在发育过程中表现出严重的神经功能障碍,包括癫痫等。Parag M. Tamhankar 等人于 2020 年报道了印度 30 例戊二酸尿症 Ⅰ 型患者,平均起病年龄为 10 个月,巨头畸形 7 例,23 名患者出现异常运动(舞蹈性、手足徐动症和肌张力障碍),12 名患者首次出现脑炎危象或急性脑病。MRI 检查中所有患者均表现为侧裂扩大,22 例出现典型的蝙蝠翼征。9 例患者表现为双侧硬膜下额颞部明显萎缩,伴有硬膜下积聚,尤其是颞角前方。灰质病变位于尾状核、壳核、苍白球、丘脑和中脑。白质病变见于脑室周围白质、半卵圆中心、皮质下白质、放射冠和内囊。11 例患者显示戊二酰肉碱水平升高,所有患者的尿戊二酸、谷氨酸和3 - 羟基戊二酸升高。队列预后中,死亡率为 27.58%。治疗方面包括口服肉碱和核黄素、限制蛋白质饮食、低赖氨酸饮食,以维持患儿血、尿中戊二酸和 3 - 羟基戊二酸在正常水平,以及静脉注射葡萄糖和补水治疗急性危象。Verity M Mcclelland 等人于 2009 年首次报道一例单独表现为癫痫发作的戊二酸尿症 Ⅰ 型患者,癫痫表现为局灶性发作,EEG 背景慢,多灶性和广泛性棘波混合放电。丙戊酸加重了癫痫发作。头颅磁共振成像显示侧裂增宽。代谢检查显示戊二酸尿症 Ⅰ 型。治疗方面在低蛋白和低赖氨酸饮食、左乙拉西坦和小剂量拉莫三嗪服用后已经 12 个月没有癫痫发作。

3.5.8　SLC25A15 基因突变与癫痫

SLC25A15 基因位于 13p14.11,包含 7 个外显子,编码鸟氨酸转运蛋白,属于溶质载体家族 25 的成员。SLC25A15 基因突变引起的高鸟氨酸血症 - 高氨血症 - 高瓜氨酸尿症(HHH 综合征)是一种常染色体隐性遗传性疾病。急性期临床症状包括呕吐、肝衰竭以及意识模糊;慢性期则表现为嗜睡、癫痫发作、精神发育迟滞、痉挛性截瘫、小脑性共济失调、学习困难、凝血因子缺陷和厌恶富含蛋白质的食物。嗜睡和昏迷是最常见的早期症状,运动和行为功能障碍通常与疾病的晚期发作或进展阶段有关。生化检查提示谷氨酰胺和丙氨酸水平升高,以及尿中乳清酸和尿嘧啶量增加。在患病较早的患者中更容易出现癫痫发作,约占患病人数的 35%,主要表现为肌阵挛性癫痫发作或婴儿痉挛症。临床描述 HHH 综合征的发病年龄、症状类型和严重程度差异很大。临床症状通常从婴儿早期开始,包括新生儿期、儿童期,更罕见的是在成年期。HHH 综合征患者在急性期接受静脉注射葡萄糖、取消蛋白质摄入和服用氨清除剂如苯甲酸盐和苯丁酸盐的治疗,在慢性期接受补充瓜氨酸或精氨酸的低蛋白饮食的治疗。Sook Z. Kim 等人于2012 年报道对 4 例 HHH 综合征患者进行 11~38 年的随访,通过限制蛋白质摄入来控制血氨,3 名患者尽管控制了高氨血症,但所有患者都仍有严重的神经系统症状,细胞内鸟氨酸缺乏可能对大脑功能产生不利影响。

3.5.9　MMUT 基因突变与癫痫

MMUT 基因位于 6p12.3,包含 13 个外显子,大小约为 35 kb,编码甲基甲酰辅酶 A 突变酶。MMUT 基因突变引起的 MUT(0)型甲基丙二酸尿症是一种常染色体隐性遗传性疾病,临床特征主要包括嗜睡、呕吐、代谢性酸中毒症状、发育迟缓、癫痫等;生化检查提示血液丙酰肉碱升高和(或)丙酰肉碱与乙酰肉碱比值升高、尿液甲基丙二酸及甲基枸橼酸明显升高。由于甲基丙二酰辅酶 A 变位酶代谢缺陷,导致甲基丙二酰辅酶 A 转化为琥珀酰辅酶 A 障碍,体内甲基丙二酸、甲基枸橼酸大量蓄积,造成代谢紊乱及多器官损害。MUT(0)型甲基丙二酸尿症患者出生时可正常,在发热、感染、饥饿、疲劳、外伤等应激状态或高蛋白饮食、输血、药物等因素诱发下则出现急性代谢紊乱,表现为类似急性脑病样症状,如呕吐、脱水、昏迷、惊厥、酸中毒、酮尿、低血糖、呼吸困难、肌张力低下并发脑病,早期病死率极高,预后不良。早发型患儿多于 1 岁内起病,以神经系统症状最为严重,尤其是脑损伤,大多累及双侧苍白球,可表现为惊厥、运动功能障碍及舞蹈手足徐动症等,并常伴发血液系统损伤,如巨幼细胞贫血,部分患儿亦出现肝肾损伤。迟发型患儿多在 4~14 岁出现症状,甚至于成年期起病,常合并脊髓、外周神经、肝、肾、眼、血管及皮肤等多系统损害,儿童或青少年时期表现为急性神经系统症状,如认知能力下降、意识模糊及智力落后等,甚至出现亚急性脊髓退行性变。治疗方面,急性期患儿根据个体情况肌内注射钴胺素,静脉输注葡萄糖电解质溶液、左卡尼汀、碳酸氢钠,对症治疗,促进有机酸排泄,纠正代谢性酸中毒;对稳定期患儿,给予左卡尼汀、钴胺素、特殊配方奶粉(不含蛋氨酸、缬氨酸、苏氨酸、异亮氨酸),限制天然蛋白,保证营养供应。对饮食及药物控制不良的患儿,考虑肝移植。

3.5.10　OTC 基因突变与癫痫

OTC 基因位于 Xp11.4,包含 10 个外显子,大小约为 73 kb,编码鸟氨酸氨甲酰转移酶。OTC 基因突变引起的鸟氨酸氨甲酰转移酶缺乏症是一种 X 连锁遗传性疾病,主要临床表现为显著的高氨血症,故又称为高氨血症 2 型,是先天性尿素循环障碍疾病中最常见的类型。OTC 酶是催化氨甲酰磷酸和鸟氨酸反应合成瓜氨酸的重要线粒体酶,OTC 基因发生变异可使 OTC 酶活性丧失或降低,导致瓜氨酸合成障碍。瓜氨酸参与人体尿素循环,其合成障碍可导致尿素循环中断,体内大量氨蓄积,从而出现高氨血症及低瓜氨酸血症等。新生儿期发病的患儿多为男性,OTC 酶活性几乎完全丧失,出生后数小时至数天内开始出现易激惹、拒奶、呼吸急促、低体温和嗜睡等表现,起病危重,并迅速发展为惊厥、昏迷和呼吸衰竭等,若不及时治疗,病死率极高,幸存者多遗留严重的神经损害。迟发型患儿常于婴幼儿期起病,临床表现多样,如肝大、癫痫、生长发育迟缓及行为异常等。新生儿期起病的患儿,急性脑病期血氨浓度常高于 200 pmol/L,甚至高达 500~1 000 pmol/L。治疗方面以降血氨、支持治疗为主,选择低蛋白、高热量饮食,保证营养供应。对饮食及药物控制不良的患儿,考虑肝移植。

3.5.11　PGDH、PSAT 和 PSP 基因突变与癫痫

L-丝氨酸是一种关键的氨基酸,因为除了 D-丝氨酸外,它是大量必需代谢物的前体。在所有非光合生物中,包括哺乳动物,L-丝氨酸的主要来源于 L-丝氨酸生物合成的磷酸化途径。该途径由三种酶

组成即 D - 3 - 磷酸甘油酸脱氢酶(PGDH)、磷酸丝氨酸氨基转移酶(PSAT)和 D - 磷酸丝氨酸磷酸酶(PSP)。L - 丝氨酸由糖酵解中间体 D - 3 - 磷酸甘油酸(PGA)产生,L - 丝氨酸生物合成途径中的第一个酶是 PGDH。它将 D - 3 - 磷酸甘油酸转化为磷酸羟基丙酮酸(PHP),同时将 NAD + 还原为 NADH。为了完成该途径,磷酸丝氨酸氨基转移酶(PSAT)将 PHP 转化为 L 磷酸丝氨酸(PS),同时谷氨酸转化为 α - 酮戊二酸(a - KG),接着 PS 转化为 L - 丝氨酸,同时磷酸丝氨酸磷酸酶(PSP)失去磷酸。丝氨酸缺乏症是由参与丝氨酸生物合成的三种酶即 PGDH、PSAT 和 PSP 中任何一种酶的缺乏引起的常染色体隐性代谢疾病。患有丝氨酸缺乏症的个体通常在婴儿期出现严重的神经发育异常,包括顽固性癫痫发作、严重的智力残疾、先天性小头畸形和精神运动迟缓,血浆丝氨酸和脑脊液丝氨酸较低。A. Brassier 等人于 2015 年报告了两个新的丝氨酸缺乏症病例,分别由 PGDH 缺乏症和 PSAT1 缺乏症引起,表现为先天性小头畸形和痉挛型脑瘫,分别在 4.5 岁和 3 个月时开始口服 L - 丝氨酸治疗。PGDH 缺乏症患者在治疗一周后癫痫发作显著减少,并且在一年内脑电图异常放电减少。PSAT1 缺乏症用 L - 丝氨酸治疗后痉挛状态改善。饮食或静脉补充 L - 丝氨酸可有效控制癫痫发作,但对精神运动发育几乎没有影响。

3.5.12　*BCKDK* 基因突变与癫痫

BCKDK 基因位于 16p11.2,包含 13 个外显子,编码支链 α - 酮酸脱氢酶激酶。*BCKDK* 基因突变引起的枫糖尿症是一种常染色体隐性遗传性疾病,临床症状包括喂养困难、嗜睡、肌张力增高及特殊的枫糖浆尿味,随着病情进展出现癫痫、低血糖、昏迷、发育迟缓、孤独症等,严重时甚至死亡。由于枫糖尿症缺乏特异性的临床表现,常被误诊为破伤风、低血糖、败血症或其他神经系统及异常代谢性疾病。BCKDH 的活性降低或缺失,使支链氨基酸(亮氨酸、异亮氨酸、缬氨酸)在转氨过程中,其衍生物 a - 酮酸不能发生氧化脱羧反应,从而导致 a - 酮酸及支链氨基酸在脑组织及体液中不断蓄积,进而造成神经系统损害。François Boemer 等人于 2022 年报道了在一个近亲结婚家族的 3 个兄弟姐妹中发现一种新的 *BCKDK* 基因纯合缺失突变 c.999_1001delCAC(p.Thr334del),这 3 个兄弟姐妹在出生后的第一年出现了精神运动发育迟缓。颅围生长曲线显示进行性小头畸形。所有患者都在儿童早期出现全身性癫痫发作并接受丙戊酸钠和左乙拉西坦的联合治疗,但癫痫发作控制不佳。之后 3 名患者接受了高蛋白质的饮食[2.5 ~ 3 g/(kg·d)]和药理剂量的 L - 亮氨酸、L - 异亮氨酸和 L - 缬氨酸的治疗,在开始治疗后,2 位患者无癫痫发作,另 1 位患者有较大改善。并且通过 Vineland 适应行为量表评估,患者在沟通和社交方面有明显改善。

3.5.13　*ECHS1* 基因突变与癫痫

ECHS1 基因位于 10q26.3,包含 8 个外显子,编码烯酰辅酶 A 水合酶。*ECHS1* 基因突变引起的线粒体短链烯酰 CoA 水合酶 1 缺乏症是一种常染色体隐性遗传性疾病,多在幼儿早期起病,主要临床表现为肌张力异常、运动发育迟缓或倒退、痉挛、耳聋、血清和(或)脑脊液乳酸增高、基底核损伤,部分伴心肌病变、视神经萎缩等。多数患儿在新生儿期或儿童期死亡,但也有患儿生存至成年。治疗方面,所有可能受影响的氨基酸(缬氨酸、异亮氨酸和赖氨酸)都是必需氨基酸,预计它们的饮食摄入会影响其分解代谢。此外,维持高葡萄糖水平,可能对线粒体短链烯酰 CoA 水合酶 1 缺乏症的心脏功能有保护作用。ECHS1 突变可通过影响各种氨基酸的代谢,特别是缬氨酸,引起线粒体短链烯酰 CoA 水合酶 1 缺乏症。在缬氨酸代谢的途径中,*ECHS1* 基因编码的短链烯酰 CoA 水合酶作用于甲基丙烯酰 CoA 和(S) - 3 - 羟基异丁酰之间及丙烯酰 CoA 与 3 - 羟基丙酰 CoA 之间的转化通路,可导致具有细胞毒性的甲基丙烯酰 CoA 和丙烯酰 CoA 生成过多,从而破坏许多生化反应和蛋白结构。

3.5.14　*GLUD1* 基因突变与癫痫

GLUD1 基因编码谷氨酸脱氢酶,位于 10q23.2,全长约 45 kb,包含 13 个外显子。*GLUD1* 突变表型为高胰岛素 - 高氨血症综合征及癫痫发作,为常染色体显性遗传。Chang Su 等人于 2018 年报道了 26 例杂

合性错义突变谷氨酸脱氢酶高胰岛素血症,患儿起始发病年龄为出生后 1 天至 3 岁,表现为蛋白饮食后低血糖,提示血氨浓度增高,11 例患儿有精神运动发育迟缓,大部分患者有癫痫发作(23/26),发作形式为肌阵挛失神发作、局灶运动性发作及全面强直阵挛发作。在治疗方面,服用二氮嗪可以很好地控制血糖、缓解低血糖等症状,限制蛋白质摄入可以减少二氮嗪的用量;部分患者联合应用左乙拉西坦、丙戊酸和(或)唑尼沙胺效果较好。其中 24 例发现 GLUD1 新基因突变,2 例为显性遗传,均为杂合突变。癫痫发作原因推测是复发性急性脑低血糖或慢性高氨血症损伤;另一个可能的原因是谷氨酰胺或 GABA 等神经递质在大脑中的浓度因谷氨酸脱氢酶活性升高而降低。

3.5.15　17β-羟基类固醇脱氢酶缺乏症

HSD17B10 基因位于 Xp11.22,含有 6 个外显子,跨度约为 4 kb。HSD17B10 基因突变会引起 17β-羟基类固醇脱氢酶 10 型(HSD10)缺乏症,该病遗传方式为 X 连锁遗传。HSD17B10 基因编码 HSD10,这是一种多功能蛋白质,其主要功能为催化异亮氨酸代谢中的 2-甲基-3-羟基丁酰辅酶 A 脱氢(MHBD)反应,也是处理 mtDNA 转录本所需的线粒体核糖核酸酶(RNase)P 的重要组成部分。HSD17B10 基因发生突变时,会影响 HSD10 的活性,也会导致神经活性类固醇作用受损及线粒体功能障碍等。HSD10 缺乏症的常见临床表现有发育迟缓、张力减退、构音障碍、共济失调、舞蹈样运动障碍、难治性癫痫、渐进性视力或听力丧失和肥厚型心肌病等。Laurie H. Seaver 等人于 2011 年报道了一例难治性癫痫、舞蹈症和学习障碍的 HSD10 缺乏症患者。该患者在 4 岁左右时出现复杂局灶性癫痫发作,其脑电图(EEG)显示弥漫性背景节律减慢、多灶性棘波,使用抗癫痫药物卡马西平和奥卡西平进行治疗后发作频率有所降低;6 至 7 岁时,癫痫发作类型出现了短暂的肌阵挛抽搐,该年龄段时的脑电图显示罕见的双额叶高波幅棘慢波,后继续应用抗癫痫药物进行治疗;后至该患者 10 岁期间,癫痫发作类型有短暂的失神发作、肌阵挛发作和其他一些不能明确的发作形式,如点头、眼球转动或视线偏离、躯干摇晃等,其脑电图显示睡眠期广泛频繁的高波幅棘波和多棘慢波。影像学检查方面,HSD10 缺乏症的头颅 MRI 可显示额颞叶萎缩、基底神经节异常及脑室周围白质异常等。HSD10 缺乏症在代谢检查中的特征性表现为尿液有机酸分析中 2-甲基-3-羟基丁酸和甲基巴豆酰甘氨酸升高。本病目前暂无特异性的治疗方法;有报道应用一种"线粒体鸡尾酒"疗法,即应用辅酶 Q10,维生素 B$_1$、B$_2$、C 和 E 乙酰半胱氨酸和硒,以及消化酶和益生菌进行对症治疗,可观察到临床表现有所改善,但关于疗效的数据分析结果并不明确;另外,限制异亮氨酸饮食也可应用于 HSD10 缺乏症患者的临床表现的改善,可发现患者的尿液 2-甲基-3-羟基丁酸和甲基巴豆酰甘氨酸等指标有所好转,但对于控制疾病进展的效果并不明确。

3.5.16　3-甲基巴豆酰辅酶 A 羧化酶缺乏症

MCCA 基因位于 3q25~q27,含有 19 个外显子;MCCB 基因位于 5q12~q13,含有 17 个外显子。MCCA 或 MCCB 基因突变引起 3-甲基巴豆酰辅酶 A 羧化酶(MCC)缺乏症,是一种常染色体隐性遗传代谢性疾病。MCCA 基因和 MCCB 基因编码 3-甲基巴豆酰辅酶 A 羧化酶(MCC)的 a 和 b 亚基,MCC 参与亮氨酸分解代谢过程,其主要功能为催化 3-甲基巴豆酰辅酶 A 转化为 3-甲基戊二酰辅酶 A,当 MCCA 或 MCCB 基因发生突变时,MCC 的活性受到影响,使得亮氨酸代谢障碍。MCC 缺乏症的临床表现的严重程度具有很大的差异性,有严重的新生儿发病形式,也会出现一些无症状的个体。该病常见的临床表现有精神运动发育迟滞、癫痫发作、呼吸暂停、进食困难、肌肉张力减退等,通常在轻微感染后会出现以上临床表现。此外,本病患者在并发感染或蛋白质负荷增加后可能出现急性代谢紊乱,可表现为低血糖、代谢性酸中毒、高氨血症等代谢紊乱。Süleyman Şahin 等人于 2021 年报道了两例以小头畸形、全身发育迟缓和间歇性张力障碍性收缩为表现的 MCC 缺乏症患者。他们的头颅 CT 显示脑室扩张、轻度脑萎缩、双侧脑室周围白质和丘脑钙化;头颅 MRI 显示大脑萎缩、异常沟型、胼胝体变薄和双侧丘脑信号异常改变;脑电图显示轻度缓慢的背景活动和癫痫放电,并伴有广泛性或局灶性棘波活动。F. Tuba Eminoglu 等人于

2009 年报道了一个 3 - 甲基巴豆酰辅酶 A 羧化酶缺乏症家族。其中一位患者以失张力性癫痫发作为表现,其脑电图显示左侧额叶中央区的部分放电。3 - 甲基巴豆酰辅酶 a 羧化酶缺乏症患者的尿液有机酸分析提示 3 - 羟基异戊酸及 3 - 甲基巴豆酰甘氨酸水平升高,血清酰基肉碱分析提示 3 - 羟基异戊酰肉碱升高,成纤维细胞中的甲基巴豆酰辅酶 A 羧化酶的残存酶活性低。3 - 甲基巴豆酰辅酶 a 羧化酶缺乏症患者的癫痫发作可通过抗癫痫药物治疗来进行控制。该病的治疗还可通过补充甘氨酸和左旋肉碱促进有机酸的排泄,可对生化和临床表现进行改善,但长期应用的疗效暂未明确。

氨基酸代谢在癫痫的发生发展中起重要作用,氨基酸代谢的基因突变可有难治性癫痫性脑病表型,并且有待新的发现。氨基酸代谢异常疾病均可提示生化指标异常,对于氨基酸代谢基因突变癫痫,暂无明确抗癫痫药物,多以对症为主,限制蛋白质饮食、补充或减少相应氨基酸摄入后部分可改善癫痫发作,整体预后较差。

3.6 核酸/核苷酸代谢障碍与癫痫的诊治

3.6.1 概述

嘌呤核苷酸和嘧啶核苷酸是 DNA 和 RNA 的重要组成部分,嘧啶可参与磷脂、糖原的合成以及蛋白质的唾液酸化和糖基化等,嘌呤可作为细胞内或细胞间的信号分子,如鸟嘌呤相关的 G 蛋白耦联受体等参与大量的生物过程。此外,ATP 可作为各种生物合成的主要能量来源等。核酸/核苷酸代谢障碍是指人体内合成核酸所需的酶活性受到影响或其编码基因发生突变时,引起的一系列综合征,如腺苷琥珀酸裂解酶缺乏症、Lesch - Nyhan 综合征、ATIC 缺乏症等,此类综合征以神经系统的临床表现较为显著,常见的有精神运动发育迟滞、癫痫发作、小头畸形等。本文汇总了部分核酸/核苷酸代谢障碍与癫痫的综合征,对其相关致病机制、临床特征及诊治方面进行了概述,并回顾了既往的相关文献,方便临床医生在临床中面临罕见的核酸/核苷酸代谢障碍疾病出现多系统症状和癫痫表现共存的病例时,做出更精确的诊断。

3.6.2 腺苷琥珀酸裂解酶缺乏症

腺苷琥珀酸裂解酶(ADSL)缺乏症是一种罕见的常染色体隐性遗传的嘌呤核苷酸代谢紊乱。本病的致病基因为 ADSL 基因,位于 22q13.1,编码腺苷琥珀酸裂解酶,该酶的主要功能为参与嘌呤从头合成途径中的琥珀酰氨基咪唑甲酰胺核苷酸(SAICAR)转化为氨基咪唑甲酰胺核苷酸(AICAR)及嘌呤核苷酸循环中次黄嘌呤核苷酸(IMP)通过腺苷酸代琥珀酸(S - AMP)转化为腺嘌呤核苷酸(AMP)的过程。ADSL 基因发生突变会导致 ADSL 缺乏,使得上述途径受到阻滞,即腺嘌呤和鸟嘌呤核苷酸的从头合成减少,对具有高能量需求的组织如脑组织等产生影响。该酶缺乏还会导致 SAICAR 和 S - AMP 以去磷酸化形式,即 SAICAr 和 S - Ado 两种有毒的中间代谢产物在体内蓄积。ADSL 缺乏症常见的临床表现形式有精神运动发育迟滞、张力减低、癫痫发作及行为改变等。该病的癫痫发作类型可包括肌阵挛发作、局灶性发作、全面强直 - 阵挛发作、癫痫持续状态及婴儿痉挛症等。本病可通过测定脑脊液中 S - Ado/SAICAr 的比值确定其严重程度,二者的比值越小,则说明疾病的严重程度越高。临床上可根据症状严重程度分为以下三型:①新生儿致死型,临床表现包括肺部发育不全、严重致命性的新生儿脑病、呼吸衰竭和顽固性癫痫发作,可出现早期死亡,脑脊液中 S - Ado/SAICAr 的比值 <1;②I 型 ADSL 缺乏症(严重型),表现为在出生最初的几周内出现严重的精神运动障碍、发育迟滞、癫痫早期发作、昏迷等,脑脊液中 S - Ado/SAICAr 的比值 ≈1;③II 型 ADSL 缺乏症(中度/轻型),表现为在出生数年后出现轻度至中度的精神运动发育迟滞、张力减低及癫痫发作等,脑脊液中 S - Ado/SAICAr 的比值 ≥2。ADSL 缺乏症的临床诊断可通过改良 Bratton - Marshall 试验、具有紫外检测或质谱的高效液相色谱(HPLC)及使用高效液相色谱结合电喷雾电离(ESI)串联质谱(MS/MS)开发 ADSL 缺陷的高通量尿液筛查技术等测定尿液及脑脊液中的 SAICAr、S - Ado 浓度显著升高,血液中两者的浓度也有相应的升高,脑脊液中 S - Ado/SAICAr 的比值测定可帮助

诊断该病的严重程度。神经影像学检查 MRI 可显示脑萎缩、髓鞘减少、胼胝体变薄、白质异常及小脑发育不全等。脑电图检查可有广泛棘慢波及暴发 - 抑制表现等。ADSL 缺乏症暂无特异性治疗，有报道应用 D - 核糖和尿苷进行治疗，患者的运动协调能力得到增强，且可控制癫痫发作，但未有更多的有效治疗数据支持。有文献报道了将 S - 腺苷 - L - 甲硫氨酸应用于 ADSL 缺乏症的治疗，但疗效不佳。现关于 ADSL 缺乏症的治疗多为抗癫痫药物治疗和生酮饮食疗法。抗癫痫药物的治疗与病患的癫痫发作类型相关，临床上大多数 ADSL 缺乏症患者的抗癫痫治疗多采用多药联合治疗，且耐药性的发生频率较高。生酮饮食为现阶段针对难治性癫痫的疗效较好的一种方式，生酮饮食可造成低血糖和 pH 值降低，使腺苷和 ATP 水平增加，而酮体的升高，即丙酮增多，可有抗惊厥作用，生酮饮食还可增加抑制性神经递质 γ - 氨基丁酸（GABA）对抗癫痫。应用生酮饮食疗法时应在用药前对患者进行全面系统地检查，更好地预防副作用对患者的影响。

3.6.3 Lesch - Nyhan 综合征

Lesch - Nyhan 综合征是一种由次黄嘌呤 - 鸟嘌呤磷酸核糖转移酶（HPRT）的编码基因 *HPRT* 突变引起的 X 连锁隐性遗传的嘌呤核苷酸代谢紊乱。*HPRT* 基因位于 Xq26.2 ~ Xq26.3，全长约 44 kb，含有 9 个外显子。该基因编码次黄嘌呤 - 鸟嘌呤磷酸核糖转移酶，其主要功能为参与催化次黄嘌呤转化为肌苷一磷酸（IMP）和鸟嘌呤转化为鸟嘌呤一磷酸（GMP）的过程。当 *HPRT* 基因发生突变时，会导致 HPRT 酶的缺乏，使得磷酸核糖焦磷酸（PRPP）堆积，继而加速嘌呤的从头合成途径，还会使得鸟嘌呤和次黄嘌呤转而代谢为尿酸。大脑依赖于嘌呤的补救合成途径，因此脑组织中的鸟嘌呤和腺嘌呤核苷酸的产生减少。HPRT 酶完全缺乏时，称为 Lesch - Nyhan 综合征，患者多为男性，该病的常见临床表现有精神运动发育迟滞、智力障碍、痉挛性脑瘫、舞蹈手足徐动症、尿路结石、自毁性咬伤及癫痫发作等。尿酸的增多从出生时就可存在，尿酸晶体的沉积可导致尿路结石，婴儿期可有橙色晶体残留于患儿尿布中，治疗不及时可能会导致肾功能衰竭。在生命的第一年中可出现肌张力减低和智力运动发育迟缓，其他的症状如舞蹈手足徐动症等可在生命的最初几年中表现，手指和嘴唇的自毁性咬伤行为一般在患儿 2 ~ 4 岁时出现。LNS 患者可出现癫痫发作，但由于更多的 LNS 患者会表现为运动障碍，应注意鉴别临床中的痉挛等其他表现是否为癫痫发作。Alison Christy 等人于 2016 年报道了一例以癫痫状态伴呼吸衰竭和严重的呼吸性酸中毒为表现的 LNS 患者，该报道中提出 LNS 患者的呼吸衰竭和猝死倾向可能与癫痫发作有关。LNS 的神经受累表现与基底神经节中多巴胺能神经递质系统的功能障碍有关，在 LNS 患者的生化检查中可观察到次黄嘌呤的显著升高，它可通过改变腺苷转运和影响 $Na^+ - K^+ - ATP$ 酶活性来对神经系统产生毒性作用。LNS 的实验室检查可提示高尿酸血症，但当临床检查中尿酸水平不升高时不可完全排除 LNS。LNS 的诊断还可通过测定外周红细胞或皮肤成纤维细胞中的 HPRT 酶活性及进行 *HPRT*1 基因突变的检测。本病患者的脑电图检查结果显示为非特异性减慢或紊乱，其神经影像学检查可显示脑萎缩伴脑容量和尾状核体积减小。针对尿酸增多的治疗是 LNS 治疗的关键之一，别嘌呤醇作为一种黄嘌呤氧化酶抑制剂，可用于高尿酸血症的治疗。关于 LNS 患者的自我伤害行为可以通过对身体的约束管理，如唇部护罩、拔牙等来改善。LNS 的神经症状如改善肌张力障碍和行为症状的治疗方面，巴氯芬作为可能的多巴胺功能性拮抗剂和其本身的抗焦虑作用可应用其中，改善效果较好；加巴喷丁作为抗癫痫药物也可应用于 LNS 的治疗中，有报道说明该药在控制肌张力障碍和自伤行为方面部分有效；S - 腺苷 - L - 甲硫氨酸（SAMe）和利培酮联合也是一种改善 LNS 神经症状的可行治疗方法，SAMe 是一种主要的甲基供体，通过细胞跨甲基化途径影响中枢神经系统功能，SAMe 还具有显著的抗抑郁作用以及可以作为腺苷供体补充嘌呤库。巴氯芬或苯二氮䓬类药物可改善 LNS 的痉挛状态和阵挛发作。现还有多种关于 LNS 治疗的方法正在进行相关研究，如深部脑刺激、骨髓移植及应用卡马西平等。

3.6.4 ATIC 缺乏症

ATIC 缺乏症是一种罕见的常染色体隐性遗传的嘌呤核苷酸代谢紊乱,迄今为止报道的病例数较少。本病与位于染色体 2q35 上的 *ATIC* 基因突变相关,该基因编码一种参与嘌呤从头合成途径的双功能酶(ATIC),即氨基咪唑碳酰胺核糖转化酶(AICAR TF)和肌苷单磷酸环水解酶(IMP CH),前者将 AICAR 转化为甲酰氨基咪唑碳酰胺核糖(FAICAR),后者将 FAICAR 转化为 IMP。当 *ATIC* 基因发生突变时,对于 AICAR 转化酶的影响大于 IMP 环水解酶,使得 AICAR 及其去磷酸化产物 ATIC-核糖苷累积。有研究表明,ATIC-核糖苷对碳水化合物、肝脏脂质代谢具有显著的抑制作用,可刺激葡萄糖的摄取,AICAR 对于发育中的大脑可能具有神经毒性作用,AICAR 为 AMP 激活蛋白激酶(AMPK)激活剂,这些机制与本病的一系列临床表现可能相关。ATIC 缺乏症的常见临床表现包括神经发育障碍、严重视力障碍如绒毛膜视网膜萎缩、产前生长障碍、严重脊柱侧凸、面部畸形、早发性癫痫等,还可能出现主动脉缩窄、慢性肝细胞溶解、轻微生殖器畸形和肾钙质沉着症等罕见表现。本病的癫痫发作类型可能有 West 综合征、全面强直发作、局灶性发作伴意识障碍、部分枕叶癫痫等,多为耐药性癫痫。ATIC 缺乏症的致病机制中可能与累积的中间代谢产物的毒性作用有关,也可能与嘌呤从头合成途径受阻使得嘌呤合成不足相关,但在胚胎发育和器官发生过程中,依赖嘌呤的从头合成途径更多,ATIC 缺乏时使得嘌呤耗竭,继而出现产前生长障碍。Ramond 等人于 2020 年报道了 3 例 ATIC 缺乏症患者并对第一例 ATIC 缺乏症患者的近况进行说明,3 例新发的 ATIC 缺乏症患者均出现晚期宫内生长迟缓(IUGR)。ATIC 缺乏症的生化检查中可提示尿液和脑脊液中的 ATIC-核糖苷显著升高,红细胞和成纤维细胞中的 AICAR 及其衍生物(ZDP、ZTP)升高,这可能与腺苷激酶将摄取的 ATIC-核糖苷进行磷酸化转而生成 AICAR 有关,同时也可解释红细胞中的 ATP 浓度下降是因为该磷酸化过程需要将 ATP 转化为 AMP。除此之外,S-Ado 和 SAICARr 在本病中也可升高,与 AICAR 累积后反向抑制 ADSL 相关。在 ATIC 缺乏症中未发现嘌呤的缺失,可能与嘌呤补救合成途径代偿合成有关。酶学检查中显示成纤维细胞中的 AICAR 转化酶活性严重不足,IMP 环水解酶残留活性为正常值的 40%。神经影像学检查 MRI 可显示脑干背核信号异常、胼胝体厚及髓鞘形成延迟等。ATIC 缺乏症的治疗方面暂无特异性疗法,累积中间代谢产物的细胞毒性作用可能为本病的病理机制,故针对细胞毒性效应的阻断可能为治疗的有效靶点。此外,针对本病的癫痫症状可应用抗癫痫药物,但临床异质性较高,不同患者对于抗癫痫药物的反应性不同,个体化用药是关键。Ramond 等人于 2020 年报道的病例中癫痫多呈耐药性特点。

3.6.5 腺苷单磷酸脱氨酶-2 缺乏症

AMPD2 基因编码腺苷单磷酸脱氨酶-2(AMPD2),AMPD2 是一种参与嘌呤核苷酸循环和腺嘌呤核苷酸分解代谢中催化 AMP 转化为 IMP 的酶。位于染色体 1p13 上的 *AMPD2* 基因纯合突变可使得脑桥小脑发育不全 9 型(PCH9)和痉挛性截瘫-63(SPG63)的发生。PCH9 是一种罕见的常染色体隐性遗传的嘌呤核苷酸代谢紊乱。PCH9 可能的致病机制为 *AMPD2* 基因发生纯合突变会导致 AMP 脱氨酶缺乏,而 AMPD2 是鸟嘌呤核苷酸生物合成和蛋白质翻译所必需的,AMPD2 缺乏导致 ATP 增加和 GTP 水平降低,使得 GTP 依赖性蛋白质翻译启动发生缺陷。PCH9 常见的临床表现有小头畸形、吞咽进食困难、精神运动发育迟滞、痉挛、癫痫发作和脑部异常影像学表现。PCH9 的神经影像学 MRI 显示脑桥小脑发育不全,表现为"蜻蜓状"小脑半球明显萎缩、蚓部相对稀疏、胼胝体发育不全、脑干"8 字形"外观及脑室周围白质化等特异性表现,其他非特异性表现可有白质减少、脑萎缩、基底节和丘脑严重不良等。本病的诊断依靠于典型的 MRI 表现,通过连锁分析、全外显子组测序及分子 sanger 测序等进行基因检测也可帮助诊断。AMPD2 缺乏症的患者脑电图可显示 θ 和 δ 减慢、β 活动和弥漫性节律减慢等。通过 HPLC 进行生化检测 AMPD2 缺乏症患者的成纤维细胞或神经祖细胞中腺苷或鸟嘌呤核苷酸水平的百分比,可提示 AMPD2 缺乏症可导致 ATP 增加和 GTP 降低。AMPD2 缺乏症的致病机制主要为腺苷的累积导致的神经毒性作用和

GTP 依赖性蛋白质翻译启动障碍,故 AMPD2 缺乏症的治疗可通过给予嘌呤从头合成途径的前体物质补充进行。有研究表明 AICAr 的补充治疗可改善鸟嘌呤核苷酸的水平缺陷,使得神经细胞的压力降低,从而改善症状,AICAr 可在腺苷激酶的磷酸化作用下转化为嘌呤从头合成所需的 AICAR,挽救 AMPD2 缺陷导致的嘌呤从头合成障碍,生成 IMP,转而生成 GMP 和 GTP。IMP 的生成增加后,还可通过去磷酸化形成肌苷,激活维持细胞能量稳态十分重要的调节器,即 AMP 激活蛋白激酶(AMPK)。需要注意的是,单纯补充 AMPK 激活剂对于 AMPD2 缺乏症的改善并不有效,进一步说明了 AMPD2 缺乏症的致病机制靶点在于嘌呤从头合成障碍导致的鸟嘌呤核苷酸缺陷和腺苷累积介导的神经毒性。

3.6.6 双链 RNA 特异性腺苷脱氨酶缺乏症

双链 RNA 特异性腺苷脱氨酶 - 2(ADAR2)缺乏症是一种罕见的由染色体 21q22 上 *ADARB*1 基因纯合或双等位突变导致的常染色体隐性遗传的核酸代谢紊乱。*ADARB*1 基因编码 ADAR2 酶,该酶与双链 RNA 结合发挥作用,催化 A – to – I RNA 编辑。GRIA2 是离子型 α – 氨基 – 3 – 羟基 – 5 – 甲基 – 4 – 异恶唑丙酸(AMPA)谷氨酸受体的一个亚基,ADAR2 编辑将 GRIA2 的谷氨酰胺密码子(CAG)转换为精氨酸(CIG),使得 AMPA 受体的钙渗透性较低,当 ADAR2 缺乏时,AMPA 受体的钙渗透性增高,使得钙内流或钙依赖性蛋白酶异常激活等,可能为 ADAR2 缺乏症的致病机制。*ADARB*1 基因突变所致疾病的常见临床表现有神经发育障碍、肌张力低下、小头畸形、癫痫发作、智力残疾及肢体痉挛等。通常在出生的前几个月中,患儿可能出现过度烦躁、哭闹和喂养困难等表现,癫痫发作通常在患儿出生后的第一年出现,其发作类型包括全面强直阵挛发作、肌阵挛发作、以 West 综合征为表现的婴儿痉挛、局灶性发作及癫痫持续状态等,癫痫多为药物难治性,丙戊酸、左乙拉西坦、苯巴比妥、托吡酯等多种抗癫痫药物治疗无效,生酮饮食治疗及迷走神经刺激治疗效果同样不佳。ADAR2 缺乏症的患者脑电图表现为背景节律减慢、双侧多灶性癫痫放电等。神经影像学检查多为非特异性表现,MRI 可显示髓鞘形成延迟、弥漫性脑萎缩伴随白质受累、及胼胝体发育不全等。*ADARB*1 基因突变的患者生化检查,如有机酸、酰基肉碱谱等通常正常,故本病的诊断主要通过 *ADARB*1 基因突变的基因检测,Tan 等人于 2020 年报道了 4 例双等位基因 *ADARB*1 变异与小头畸形、智力障碍和癫痫发作相关的患者,其中的 p. Arg603Gln 变体导致编辑活动严重下降。应用 AMPA 受体的选择性和非竞争性拮抗剂,例如吡仑帕奈,控制癫痫发作,可能为 ADAR2 缺乏症的一种可行的治疗方法,早期干预治疗癫痫发作可能减少或延缓脑部病变的进展。

3.6.7 肌苷三磷酸焦磷酸水解酶缺乏症

肌苷三磷酸焦磷酸水解酶(ITPase)缺乏症是一种罕见的常染色体隐性遗传的核酸代谢紊乱。*ITPA* 基因位于染色体 20p. 13,含有 8 个外显子,编码肌苷三磷酸单磷酸水解酶(ITPase),其主要功能为回收以 ITP 形式的嘌呤,将 ITP 转化为 IMP 和焦磷酸的形式,保护细胞免受 ITP、dITP 及 XTP(黄嘌呤三磷酸)这些可能被掺入 RNA、DNA 中的核苷酸的累积,当 *ITPA* 基因发生突变时,影响 ITPase 的活性导致缺乏,可能使细胞发生遗传损伤、程序性细胞死亡以及可能干扰细胞内正常的 ATP 和 GTP 相关的信号转导。Kevelam 等人于 2015 年首次报道了 7 例患有严重的发育性和癫痫性脑病患者,在 *ITPA* 基因中发现了四种新的纯合突变。ITP 酶缺乏症常见的临床表现有生命最初几个月出现的癫痫发作、小头畸形、精神运动发育迟滞、肌张力低下、喂养困难以及多数患者早期死亡,还有一些其他症状,包括眼部受累如白内障等、心脏受累如扩张性心肌病等以及伴有反射亢进的阑尾痉挛等。本病的癫痫发作类型可包括热性惊厥、肌阵挛发作、强直发作和全面强直阵挛发作等。患者的红细胞中检测到 ITP 酶活性严重降低和 ITP 积累,成纤维细胞中提示 ITP 酶活性严重下降但无 ITP 积累。本病的神经影像学检查说明了其神经元变性的特点,MRI 可显示早期髓鞘结构形成受到影响,特征性表现为内囊后肢或锥体束表现为明显的 T2 高信号和扩散受限,还涉及脑干束、初级视觉和运动皮质束等,以及可显示进行性脑萎缩等表现。基因检测通过全外显子组测序和 sanger 测序可提示 *ITPA* 基因突变。ITP 酶缺乏症的患者的生化检查通常无明显异常。

脑电图检查结果异质性高,可显示缓慢、混乱的背景节律下的局灶性、多灶性或弥漫性的癫痫样放电。当 ITP 酶缺陷时,6-巯基嘌呤异常代谢,在应用硫嘌呤等抗肿瘤药物时应注意可能出现药物毒性作用。利巴韦林应用于丙型肝炎的治疗过程中,ITP 酶缺乏可能与其贫血延缓发展有关。ITP 酶缺乏症暂无特异性治疗方法,其导致的严重发育性和癫痫性脑病的治疗应早期进行抗癫痫治疗。本病的癫痫多为难治性癫痫,应用一种或多种抗癫痫药物治疗效果不佳,生酮饮食作为一种降低神经元兴奋性的低碳水化合物,可应用于 ITP 酶缺乏症导致的难治性癫痫的治疗中,有研究表明生酮饮食可降低癫痫的发作频率。

3.6.8 二氢嘧啶脱氢酶缺乏症

二氢嘧啶脱氢酶(DPD)缺乏症是一种罕见的常染色体隐性遗传的嘧啶核苷酸代谢紊乱,由 DPYD 基因纯合或复合杂合突变引起,该基因位于染色体 1p22,包含 23 个外显子,长度约 950 kb。DPYD 基因编码二氢嘧啶脱氢酶,其主要功能为参与嘧啶核苷酸的降解途径,将胸腺嘧啶和尿嘧啶转化为相应的二氢衍生物。DPYD 基因发生突变会导致 DPD 缺乏,使得胸腺嘧啶和尿嘧啶的降解代谢受到阻滞,其产物 β-氨基异丁酸和 β-丙氨酸减少。有研究表明,β-丙氨酸为神经胶质细胞的 GABA 再摄取阻断剂,该物质的分子结构与 γ-氨基丁酸和甘氨酸这两种神经系统中主要的抑制性神经递质相类似,DPD 缺乏导致 β-丙氨酸产生减少,可能是该病出现神经症状的原因。DPD 缺乏症的常见临床表现有婴儿期出现的精神运动发育迟滞、癫痫发作、小头畸形、肌张力障碍及眼部异常等。在成人期时,由于 5-氟尿嘧啶需通过 DPD 代谢,DPD 缺乏症患者若接受了 5-氟尿嘧啶及其类似物等癌症治疗药物后会出现严重的危及生命的表现,故在应用该药治疗前必要可行 DPD 缺乏症的相关筛查。DPD 缺乏症的诊断可通过气相色谱-质谱(GC-MS)等进行生化检查明确血液、尿液及脑脊液中的胸腺嘧啶和尿嘧啶的水平升高。酶学检查中测定成纤维细胞、肝脏及血液单核细胞的 DPD 酶活性以及对 DPD 酶的编码基因 DPYD 进行基因突变的检测等也可帮助诊断。DPD 缺乏症的神经影像学检查可显示脑萎缩及白质异常等非特异性表现,该病患者的脑电图检查可显示为各种类型的癫痫放电。M. Fleger 等人于 2017 年报道了一例以智力障碍、精神运动发育迟滞、小头畸形及脑电图高度活跃的癫痫样放电为主要临床特征的 DPD 缺乏症患者,其脑电图表现为 4~5 Hz 的顶枕叶棘波;M. Brockstedt 等人于 1990 年报道了一例癫痫发作、精神运动发育迟滞和行为异常为主要表现的 DPD 缺乏症患者,其 EEG 在颞枕区出现局灶性突发性尖波,背景活动普遍减慢等。癫痫发作是 DPD 缺乏症较常见的症状,抗癫痫治疗也是 DPD 缺乏症治疗的关键一环,使用丙戊酸钠、奥卡西平、苯巴比妥及乙琥胺等抗癫痫药物治疗可以控制癫痫发作症状、缓解脑电图癫痫样放电表现及改善整体状况和发育。有研究表明,多种抗癫痫药物的作用是通过增强神经系统中 GABA 的抑制作用来控制癫痫发作,嘧啶降解代谢产物 β-丙氨酸作为 GABA 再摄取阻断剂亦具有抗癫痫作用。

3.6.9 二氢嘧啶酶缺乏症

二氢嘧啶酶(DHP)缺乏症是一种罕见的常染色体隐性遗传的嘧啶核苷酸代谢紊乱,其致病基因为位于染色体 8q22 上的 DPYS 基因,该基因长度超过 80 kb,由 10 个外显子组成。DPYS 基因编码二氢嘧啶酶,其主要功能为参与嘧啶降解代谢途径的第二个关键步骤,即将二氢尿嘧啶及二氢胸腺嘧啶转化为 β-脲基丙酸和 β-脲基异丁酸。当 DPYS 基因突变时,DHP 缺乏导致嘧啶降解代谢受阻,二氢衍生物堆积,β-丙氨酸和 β-氨基异丁酸减少,如上述 DPD 缺乏症中所描述的,DHP 缺乏症中 β-丙氨酸也有减少,可能为神经系统紊乱的原因。β-氨基异丁酸在 DHP 缺乏症中显著减少,其为主要抑制性神经递质甘氨酸的部分受体激动剂,也有研究表明 β-氨基异丁酸可能增加瘦素的排泄并刺激脂肪酸氧化,而瘦素已有明确研究显示其具有神经保护、认知和抗惊厥作用,因此 DHP 缺乏症中的 β-氨基异丁酸显著减少亦可能为神经系统症状的原因。本病常见的临床症状包括神经系统症状和胃肠道症状,神经系统症状包括癫痫发作、智力低下、生长发育迟缓、小头畸形及张力减退等,胃肠道症状包括进食障碍、呕吐、胃食管反流及吸收不良伴绒毛萎缩等。Nakajima 等人于 2017 年报道了 4 例 DHP 缺乏症患者,其中一位患者于 4 月龄时出现婴儿痉挛、点头症状,头部 MRI 显示白质减少和脑萎缩。对 DHP 缺乏症患者行生化检查可提示血液、尿液及脑脊液中的二氢尿嘧啶和二氢胸腺嘧啶升高,β-丙氨酸及 β-氨基异丁酸减少,DHP 酶学检查只能依靠肝脏活检测定其酶活性,这是因为与 DPD 可存在于各个组织不同,DHP 存在于肝脏和肾脏。基因检测 DPYS 基因突变也可帮助诊断。DHP 缺乏症的神经影像学检查可显示髓鞘形成继发性延迟、进行性神经元萎缩、白质减少及脑萎缩等。本病暂无特异性治疗方法,多为对症治疗,同 DPD 缺乏症的抗癫痫治疗类似。应注意在应用 5-氟尿嘧啶等抗肿瘤药物时关注嘧啶降解代谢的酶缺乏症是否同时存在,避免引发更严重的紊乱。

3.6.10 β-脲基丙酸酶缺乏症

β-脲基丙酸酶(βUP)缺乏症是一种由染色体 22q11 上 UPB1 基因纯合或复合杂合突变引起的罕见的常染色体隐性遗传的嘧啶核苷酸代谢紊乱。UPB1 基因编码 β-脲基丙酸酶,该酶参与嘧啶核苷酸降解途径的最后一步,即将 N-氨基甲酰基-β-丙氨酸(β-脲基丙酸)和 N-氨基甲酰-β-氨基异丁酸(β-脲基异丁酸)转化为 β-丙氨酸和 β-氨基异丁酸。当 UPB1 基因突变时,使得 β-脲基丙酸酶缺乏,继而引起一系列临床表现。与 DPD 缺乏症和 DHP 缺乏症类似,βUP 缺乏症患者表现包含神经系统症状,如张力减退、智力障碍、严重发育迟缓及癫痫发作等,还可出现脊柱侧弯及先天性泌尿生殖系统和结直肠异常等。Van Kuilenburg 等人于 2004 年报道了 4 例 βUP 缺乏症患者,其中一位患儿在 8 月龄时表现为无热性惊厥、运动迟缓,脑电图表现为高幅失律,头部 MRI 显示髓鞘形成延迟,在应用舒噻美和氨己烯酸治疗 4 周后癫痫症状控制,应用氨己烯酸治疗 1 年后,脑电图症状得到缓解。该患儿 3 岁时出现精神运动发育迟滞、严重的智力障碍和言语障碍。Jun Hwa Lee 等人于 2014 年报道了一例以全身强直阵挛发作为首发表现的 βUP 缺乏症患者,其脑电图和神经影像学检查均为非特异性表现,该患儿在 3 月龄时因"全身强直阵挛发作"就诊,应用苯巴比妥后癫痫发作停止,在之后的成长过程中反复出现癫痫发作,类型包括全身性癫痫持续状态、顽固性癫痫发作等,应用了多种抗癫痫药物及生酮饮食治疗效果不佳。8 岁时出现了全身肌张力减退,无法独自说话和坐立等,进行基因检测和生化检查后明确 β-脲基丙酸酶缺乏症,在 9 岁 1 月龄时应用限制嘌呤和嘧啶饮食,对于患儿的跌倒发作和全身强直阵挛发作的频率降低疗效较好,同时应用多种抗癫痫药物,包括丙戊酸、唑尼沙胺、卢非酰胺及氯巴占等。βUP 缺乏症生化检查提示二氢尿嘧啶和二氢胸腺嘧啶的水平正常或中度升高,β-脲基丙酸和 β-脲基异丁酸在血液、尿液及脑脊液中显著升高。与 DHP 缺乏症相同,β-脲基丙酸酶的酶学检查需通过肝活检确定其酶活性。本病的神经影像学检查 MRI 显示髓鞘形成延迟、脑萎缩等非特异性表现。诊断需通过生化检查、酶学检查及基因检测等。βUP 缺乏症的治疗暂无特异性治疗,β-丙氨酸、β-氨基丁酸补充剂及 βUP 补充帮助 N-氨基甲酰基-β-丙氨酸和 N-氨基甲酰基-β-氨基异丁酸代谢等治疗可能为可应用的方法,但 β-丙氨酸的应用治疗研究并未出现临床改善的结果,其他两种治疗方法暂无应用于本病治疗的研究报道。限制嘧啶饮食可能为疗效较好的方法,有报道表明可降低癫痫发作的频率。抗癫痫药物的治疗亦为本病的对症治疗方法。

3.6.11 小结

核酸/核苷酸代谢障碍是通过人体内合成核酸所需的酶活性受到影响或其编码基因发生突变所致的一系列综合征,此类综合征有多种临床表现形式,上文阐述了核酸/核苷酸代谢障碍与癫痫的相关内容,癫痫的发作类型可包含肌阵挛发作、局灶性发作、全面强直阵挛发作、热性惊厥、West 综合征等。关于癫痫的治疗方面,生酮饮食治疗可应用于腺苷酸琥珀酸裂解酶缺乏症和肌苷三磷酸酶缺乏症等,加巴喷丁、巴氯芬及苯二氮卓类药物可应用于 Lesh-Nyhan 综合征,吡仑帕奈对于双链 RNA 特异性腺苷脱氨酶缺乏症的癫痫治疗较为有效,二氢嘧啶脱氢酶缺乏症的抗癫痫治疗可通过给予 β-丙氨酸等嘧啶降解代谢产物,而限制嘧啶饮食可能为 β-脲基丙酸酶缺乏症中抗癫痫治疗的可行方法。该类疾病的癫痫多为耐药性癫痫,即难治性癫痫,在临床工作中,应注意根据患者的癫痫发作类型及病因学相关检查确定合适的治疗方案,早发现早诊断早治疗。然而目前本类疾病的治疗并不可观,大多数仍为对症治疗,特异性治疗方案较少,期待未来更多的研究可能为核酸/核苷酸代谢障碍与癫痫的患者带来福音。

3.7 维生素代谢异常与癫痫

维生素是一系列人体所需要的有机化合物,通常无法由机体自身产生,需要靠饮食等途径获得。维生素在人体内属于微量成分,并且在人体生长、代谢、发育过程中发挥着重要的作用,一旦维生素缺乏,即可引起一系列的疾病,统称为维生素缺乏症。其中硫胺素、吡哆醇、生物素、叶酸、钴胺素缺乏可发生中枢和周围神经系统的损害,导致一系列的神经精神症状包括癫痫。

3.7.1 维生素 B₆ 代谢障碍与癫痫

维生素作为一种有机化合物,在人体的生长、代谢、发育过程中发挥着重要的作用。维生素 B₆ 是吡哆醇、吡哆醛、吡哆胺与其各自的 5-磷酸盐这 6 种化合物的集合。其中 5'-磷酸吡哆醛是主要的代谢活性形式,作为酶的辅因子,参与氨基酸的生化代谢。维生素 B₆ 依赖性癫痫是一组常染色体隐性遗传性疾病,由磷脂酰肌醇结合蛋白(PLPBP)、乙醛脱氢酶 4 家族成员 A1(ALDH4A1)、乙醛脱氢酶 7 家族成员 A1(ALDH7A1)、吡哆胺 5'-磷酸氧化酶(PNPO)、组织非特异性碱性磷酸酶(TNSALP)基因突变所致。

在人体内,维生素 B₆ 首先在小肠内被吸收,进入门静脉到达肝脏,被转化为吡哆醛、吡哆醇和吡哆胺,以及其各自的 5'-磷酸盐。一部分吡哆醇和吡哆胺磷酸被 PNPO 氧化成磷酸吡哆醛(PLP)。PLP 与血液中的白蛋白结合,到达全身各处。而在中枢神经系统,PLP 需要被碱性磷酸酶裂解成吡哆醛,从而穿过血脑屏障。在脑细胞中,吡哆醇、吡哆醛和吡哆胺在吡哆醇激酶的作用下,再次被磷酸化,被脑细胞中的 PNPO 氧化生成 PLP。而 PLP 作为一种通用催化剂,可作为氨基酸或胺的辅因子。在大脑内,许多依赖 PLP 的酶参与重要的氨基酸或胺类神经递质的代谢,如多巴胺、GABA、甘氨酸、谷氨酸、5-羟色胺等。因此,PLP 功能障碍可导致严重的中枢神经系统疾病,如癫痫发作等。

3.7.1.1 PLPBP 基因突变与癫痫

PLPBP 基因位于 8p11.23,编码磷酸吡哆醛稳态蛋白(PLPHP),该蛋白位于线粒体或细胞质,可作为 PLP 的载体与 PLP 结合,避免 PLP 与其他底物反应或被细胞内磷酸酶影响。因此 PLPBP 基因突变时,导致 PLP 与其他底物反应或被磷酸化,影响了脑内重要的胺或氨基酸类神经递质的代谢,从而导致癫痫。目前共报道了 31 例 PLPBP 基因突变患者,除了一例复合杂合子之外,其余均为纯合基因突变。在这 31 例患者中,23 例的父母为近亲婚配,且普遍在出生后数月内出现药物难治性癫痫发作。Johnstone 等人报道了一例 PLPBP 突变患者较为特殊,仅表现为运动障碍,而无癫痫发作。除药物难治性癫痫外,多数患者还伴有发育迟缓和智力障碍。虽然患者对抗癫痫药物不敏感,但对维生素 B₆ 反应良好,多数患者使用维生素 B₆ 治疗能维持数年不发作。PLPBP 基因突变患者最常见的代谢异常是出生后第1天乳酸和血糖水平升高,第 3~4 天恢复正常。患者也可出现血浆氨基酸代谢异常,其中以甘氨酸含量增高最为常见。Ahmed 等学者报道了 1 例巴基斯坦患者,其尿液中有明显的香草酸排泄,类似于 PNPO 基因突变的代谢特征,容易被误诊。到目前为止,PLPBP 突变患者仍没有特异的诊断特征,且缺乏用于早期检测和预后评估的标志物。因此对于 PLPBP 缺乏症的诊断目前仍依赖于标准 B6 试验和基因检测,值得注意的是,标准 B6 实验需要在有完整复苏设施环境下进行。

PLPBP 基因突变的患者一经诊断需及时补充吡哆醇或 PLP,连续服药三天观察疗效。根据斑马鱼幼体实验研究提示,吡哆醇治疗对该表型的患者效果更显著,且存在明显的剂量依赖关系,但根据目前的临床报道,未发现吡哆醇比吡哆醛效果更好。根据指南推荐,每天吡哆醇的用量不应超过 200~300 mg,避免吡哆醇过量导致神经损伤和运动功能障碍。对于维生素依赖性癫痫,需要持续药物维持治疗,一旦停

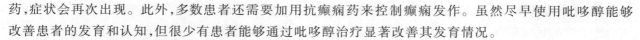

药,症状会再次出现。此外,多数患者还需要加用抗癫痫药来控制癫痫发作。虽然尽早使用吡哆醇能够改善患者的发育和认知,但很少有患者能够通过吡哆醇治疗显著改善其发育情况。

3.7.1.2　*ALDH4A1* 基因突变与癫痫

ALDH4A1 基因又称为 P5CDH,位于 1p36.13,编码 Δ1 - 吡咯啉 - 5 - 羧酸脱氢酶(P5CDH),该基因突变可导致 Ⅱ 型高脯氨酸血症(HP Ⅱ),其发病率约为 1/70 万。*P5CDH* 基因突变时,导致 P5C 在线粒体内积聚,可与 PLP 反应而使大脑产生 PLP 缺乏症,也可转化为脯氨酸,导致血浆中脯氨酸浓度升高。在高脯氨酸血症患者中,脯氨酸蓄积可导致 ATP 酶活性下降,进一步导致线粒体应激,使乳酸水平增高,还可以降低谷氨酸的摄取。因此氧化应激增加、Na^+ - K^+ - ATPase 活性丧失以及线粒体功能的生化标志物改变在高脯氨酸血症的兴奋性毒性增加中起作用。

HP Ⅱ 最常见的临床表现为与发热相关的反复癫痫发作,大多于新生儿期、婴儿早期或儿童早期出现,此外还可伴有一系列的发育迟缓、智力障碍和明显的行为问题包括精神分裂、焦虑和幻觉等,患者还可伴有上呼吸道感染、呕吐、持续性的腹泻腹痛、呼吸衰竭、高乳酸血症、高钾血症等全身问题。至今共报道了 8 种不同类型的 ALDH4A1 变体,其中 Kaur 等学者报道了首例无义突变导致翻译提前终止的患者。

诊断 HP Ⅱ 之前需要先排除乳酸酸中毒的可能性,因为乳酸酸中毒可以导致继发性的高脯氨酸血症。目前可以基于血浆中脯氨酸的水平对 Ⅱ 型高脯氨酸血症进行诊断,且尿液中 P5C 含量升高也是一项重要标志,但诊断的金标准还是基因检测。

虽然 *ALDH4A1* 突变患者的癫痫发作对吡哆醇或 PLP 敏感,但并不能改善其智力发育。Hassel 等学者认为脑内 γ - 谷氨酸半醛和 P5C 的积累可能是 *ALDH4A1* 突变患者发生智力障碍的原因。经动物实验证明,*ALDH4A1* 基因突变患者,补充维生素 E 和维生素 C 可以逆转高脯氨酸血症对 ATP 酶活性的抑制,适当地使用抗氧化剂也有助于减轻神经毒性。

3.7.1.3　*ALDH7A1* 基因突变与癫痫

ALDH7A1 基因位于 5q23.2,编码 α 氨基己二醛(α - AASA)脱氢酶,该基因突变可导致典型的维生素 B_6 依赖性癫痫。α - AASA 脱氢酶参与赖氨酸的氧化,当 *ALDH7A1* 基因突变时,可导致赖氨酸途径中的 α - AASA 脱氢酶缺乏,使 α - AASA、Δ - 1 - 哌啶 - 6 - 羧酸盐(Δ1P6C)和哌咯酸的病理性积累。而 Δ1P6C 积累可形成 knoevenage 缩合物,灭活 PLP,影响脑内重要神经递质的代谢,从而发生癫痫。值得注意的是,有学者认为放射状胶质细胞和 Bergmann 胶质细胞中都有 α - AASA 脱氢酶的表达,并且在是早期神经元的发生和迁移过程中发挥作用,参与了脑脊液循环,因此该基因突变可能与脑室扩大和脑积水有关。

目前文献共报道了 165 种 *ALDH7A1* 致病变异,但并未发现基因型和表型之间的相关性,估计该疾病在健康人群中的发病率为 1:64 352,其中亚洲的发病率为 1:16 556,文献中所报道的最常见的突变位点时 C.1279G > C,p. Glu427Gln,且 98% 的患者为双等位基因致病变异。

ALDH7A1 基因突变患者在胎儿时期即可出现异常胎动,典型的发作形式是在出生后一月内出现癫痫发作,不典型患者可于婴儿期后期至 3 岁时出现癫痫发作。患者的癫痫表型谱广泛,有局灶性癫痫、强直性癫痫、肌阵挛性抽搐、婴儿痉挛、失张力发作、视觉发作、癫痫持续状态、与发热相关的癫痫,还伴有孤独症谱系障碍、焦虑、ADHD、强迫症和情绪障碍。此外还有肌张力减退、肌张力亢进、嗜睡、过度警觉、睡眠障碍等神经精神症状。该疾病对吡哆醇有部分反应,但仍有 75% 的患者遗留有发育迟缓、智力障碍。此外还有呕吐、喂养不良、斜视、大头畸形、低血压、呼吸困难、小头畸形、血栓形成、大肠杆菌败血症、白内障、肝脏肿大,凝血功能障碍、尿崩症、坏死性小肠结肠炎、黄疸和低体温等全身表现。

患者神经影像学检查可正常,也可出现新生儿脑出血、室管膜下囊肿、脑室增大、胼胝体发育不良、脑皮质萎缩、白质异常和髓鞘发育不良,蛛网膜囊肿、先天性脑积水;脑干和脑桥发育不良为少见表型,仅报道了不到 5 例患者。*ALDH7A1* 基因突变患者的脑电图表现通常较为严重,最常见的放电模式为暴发抑制,其次还可出现高幅失律和多棘波放电,在患者服用吡哆醇之后脑电图会出现相应的变化。患者还表现为全身性的代谢障碍,包括低血糖、乳酸性酸中毒、低镁血症、甲状腺功能减退症、低白蛋白血症。血浆苏氨酸、甘氨酸、牛磺酸、组氨酸、3 - 甲氧基酪氨酸水平增高。脑脊液中 GABA 含量降低,谷氨酸、苏氨酸、甘氨酸、牛磺酸、组氨酸、3 - 甲氧基酪氨酸含量降低。Mills 等学者分析了 272 份样本,并且发现 *ALDH7A1* 基因突变患者的 β - AASA/肌酐比值明显超过正常值,并且具有明显的年龄依赖性。Gallagher 等学者通过高效液相色谱结合电化学检测对脑脊液单胺代谢物进行分析,发现其包含 2 个身份不明的"X"峰。Engelke 等学者发现,氧丙基哌啶 - 2 - 羧酸(2 - OPP)和 6 - oxoPIP 与患者的 ALDPH7A1 基因缺乏有明显的相关性。在尿液中 2 - OPP 和 6 - oxoPIP 的水平与 α - AASA 呈明显正相关,并且在接受维生素 B₆ 治疗的患者中,脑脊液 2 - OPP 和 6 - oxoPIP 的浓度最高,因此该物质也可以考虑作为患者血清筛查的标志物。

ALDH4A1 基因突变对抗癫痫药的反应差,补充维生素 B₆ 可缓解癫痫发作,且患者癫痫起病时间越晚,对维生素 B₆ 的反应越慢且虽然对维生素治疗有效,但仍可遗留发育迟缓和智力障碍。Karnebeek 等学者发现限制患者饮食赖氨酸的摄入耐受性良好,且血浆和脑脊液中 α - AASA 和 Δ1P6C 含量大幅降低,癫痫发作得到控制,且发育也得到了一定的改善。因为精氨酸可竞争性抑制赖氨酸转运进入中枢神经系统,减少 P6C 和 α - AASA 的积聚。同理,补充精氨酸治疗也可使脑脊液 α - AASA 下降,且运动语言功能也有改善。该类患者的主要治疗策略是补充维生素 B₆ 和精氨酸,并且限制赖氨酸的摄入。此外,对危险人群积极筛查,在产前即开始治疗可有效预防患儿的大脑畸形。

3.7.1.4 *PNPO* 基因突变与癫痫

PNPO 基因位于 17q21.32,编码吡哆醛 - 5 - 磷酸氧化酶(PNPO),PNPO 是将吡哆醇 - 5 - 磷酸转化为 5 - 磷酸吡哆醛(PLP)的关键酶,该基因突变可导致 PLP 含量降低,影响脑内许多重要的氨基酸或胺类神经递质的代谢。PLP 缺乏引起谷氨酸向 γ - 氨基丁酸转化的过程障碍可导致癫痫,而 5 - 羟色胺、肾上腺素、去甲肾上腺素和 GABA 产生不当可出现易怒、周围神经炎和神经脱髓鞘。

Mills 等学者发现 *PNPO* 基因 R225H/C、D33V 和 R116Q/P 突变可导致 PNPO 活性大幅降低,产生吡哆醇反应性癫痫的概率更大。*PNPO* 基因 R116Q 和 Arg116Gln 突变者表型较温和,可能无癫痫发作或症状出现较晚,仅有轻中度的智力障碍。大多数 *PNPO* 基因突变患者通常有早产或宫内窘迫,在生后 2 周内出现癫痫发作,少部分在出生一年后发病,且癫痫表型多样,包括局灶性癫痫、全面性癫痫、阵挛性发作、强直性发作、肌阵挛性抽搐、婴儿痉挛、癫痫持续状态、热性惊厥等。此外,还伴有多系统症状,如呼吸窘迫、眼球运动障碍、口面部肌张力障碍、代谢性酸中毒、血乳酸升高、凝血功能障碍、腹胀、喂养困难、贫血、易怒、周围神经炎、生长迟缓、厌食、心脏异常、小头畸形、肝大、肾功能衰竭等。约 56% 患者伴有发育迟缓和智力障碍,且早产、早发性癫痫发作,治疗延迟的患者预后较差。目前报道的脑电图形式包括正常脑电图、暴发抑制模式和高幅失律。MRI 可正常或出现白质异常、皮质水肿、脑萎缩、脑出血、基底神经节缺血、皮质层状坏死、髓鞘形成减少、脑软化。约 80% 的患者脑脊液甘氨酸水平升高,81% 脑脊液 PLP 水平降低,91% 的患者尿香草酸升高。脑脊液和血浆中吡哆胺含量升高和干血斑检查显示 PNPO 酶活性降低为 *PNPO* 基因突变的标志性改变。

对于该类患者应尽早开始维生素 B6 治疗,因为早期及时治疗与良好的预后密切相关,对于治疗不及时的患者通常有严重的发育迟缓和严重的大脑损害。PNPO 的活性是生成 PLP 的关键,因此,该类患者唯一有效的治疗药物是 PLP,且需要每 6 个小时服用一次,但仍有 44% 的患者仅对吡哆醇有反应,可能是由于残存的酶活性可将吡哆醇转化为 PLP。值得注意的是因为高浓度的 PLP 通过抑制 PNPO 酶的活性来控制细胞内 PLP 的水平,而具有残留活性的突变酶不能受到 PLP 的抑制,使部分患者从吡哆醇改为使用 PLP 后症状反而加重。由于长期大剂量地使用 PLP 可出现肝大、肝硬化,极少数患者会发生肝癌,大剂量使用 PLP 时应密切检测患者肝功能,对于明确吡哆醇有反应的患者应继续使用吡哆醇治疗。加用 PNPO 的辅因子核黄素可能会提高 PNPO 的残存活性,而在分娩前额外补充 PLP 可以预防宫内癫痫和产后早期的癫痫发作。

3.7.1.5 *TNSALP* 基因突变与癫痫

TNSALP 基因位于 1p36.12,编码一种组织非特异性的碱性磷酸酶,广泛分布于肝脏、骨骼、肾脏和牙齿。*TNSALP* 基因突变使碱性磷酸酶活性丧失或仅有正常活性的 40%,但碱性磷酸酶活性的下降程度与临床表现的严重程度无关。根据文献报道,常染色体隐性遗传患者通常较常染色体显性遗传患者临床表型更严重。Rathbun 报道了一名婴儿,表现为严重的骨量减少和癫痫发作,组织和血液中碱性磷酸酶含量低下,在 2 个月大时死于强直性癫痫,并于 1948 年首次将该疾病定义为低磷症。该病的发病率约为 1/10 万,婴儿低磷症的死亡率高达 50%,在美国白人比黑人易感,如果伴有传染性非典型肺炎,会使该病的死亡率进一步增加。TNSALP 可提供无机磷酸盐以生产羟基磷灰石结晶,并且促进无机焦磷酸盐(PPI)的排泄。羟基磷灰石结晶生长,最终打破基质小泡,矿化类骨质。而 PPI 可破坏羟基磷灰石结晶的生长,抑制骨的矿化。因此当 *TNSALP* 基因突变时,PPI 积聚,羟基磷灰石生成减少,骨的矿化障碍,使患者的骨量下降。此外 PLP 在碱性磷酸酶的作用下转化为吡哆醛通过血脑屏障,之后再次变为 PLP,TNSALP 是该过程中 140 多个酶的辅因子,当 *TNSALP* 基因突变时中枢神经系统内 PLP 水平过低,不能合成足量的 GABA,导致吡哆醇反应性癫痫。

根据既往文献报道,学者们将低磷血症分为 7 种不同的形式:①成人低磷酸血症。通常于中年发病,既往有乳牙过早脱落或软骨病史,可出现反复骨折、骨骼与关节疼痛和肌无力,PPI 在细胞外堆积导致焦磷酸盐关节病及假关节。②儿童低磷血症。通常发病于出生 6 个月后,有乳牙过早脱落、身材矮小、肌无力。骨骼异常包括颅缝融合、颅内压升高、大脑损伤、贝壳牙齿,随着生长发育的进行,低磷血症可逐渐改善。③婴儿低磷血症。于出生后 6 个月内出现,出生时正常,之后逐渐出现喂养不良、发育迟缓、运动里程碑延迟。④围产期低磷血症。是低磷血症最严重的形式,该类患者在胎儿时期即可出现骨骼损害,但在怀孕过程中无明显表现,在出生后不久即死亡。婴儿低磷血症和围产期低磷血症还会出现一系列急慢性的全身表现,如喂养不良、食欲减退、烦躁、持续性呕吐、轻度贫血和脱水、生长发育受限、巩膜模糊、皮肤色素沉着、发绀、肺部感染、低眼压、复发性骨折。骨骼畸形包括颧骨膨大、头围缩小、颅骨狭窄、肢体缩短、膝外翻,极严重的骨骼畸形可表现为球形头骨。患者的牙齿异常包括乳牙过早脱落、牙齿发育不良、牙槽骨生长不充分、牙髓间隙扩大和严重龋齿。由于矿物质进入骨骼受阻甚至会出现高磷血症、高钙血症以及癫痫发作。⑤良性产前低磷血症。患者在子宫中即出现了骨骼畸形,围产期出现低磷血症,但随着出生后治疗的进行可逐渐改善,从婴儿低磷症转变为牙本质低磷症。⑥假性低磷症。该表型类似于婴儿低磷症,但其碱性磷酸酶活性正常。有可能是骨折合并其他疾病导致碱性磷酸酶代偿性升高。⑦牙磷酸盐缺乏症。该表型是最轻微、最常见的一种低磷酸盐血症,可于任何年龄发病,无骨病的放射学或临床学表现。

总体来说骨病出现的年龄越早,其预后越差。血清中 5'-磷酸吡哆醛升高是低磷症敏感的标志物,血清和尿液中磷乙醇胺的水平通常也会升高,此外骨骼 X 线照射也有助于该疾病的诊断。降钙素和氯噻嗪可以治疗患者高钙血症和高尿钙。低磷症的酶替代疗法在人类临床试验中取得了良好的效果,可以降低低磷症的死亡率,改善患者的软骨病、肺功能和运动里程碑,在酶替代开始后停止补充吡哆醇也不会再复发癫痫。此外,骨髓和骨髓细胞移植可增强其骨骼内 TNSALP 的活性,目前 2 名女婴采用该疗法效果良好。

3.7.2 **硫胺素代谢障碍与癫痫**

SLC19A3 基因位于 2q36.3,编码硫胺素转运蛋白。*SLC19A1* 编码还原叶酸转运蛋白,*SLC19A2* 基因编码硫胺素转运蛋白,*SLC19A3* 与 *SLC19A1* 的同源性为 39%,与 *SLC19A2* 的同源性为 48%,SLC19A3 是与

SLC19A1 和 SLC19A2 组成的新的异化载体家族,属于第二种硫胺素转运体,也是一种潜在的生物素转运体。在哺乳动物体内,生物素是多种关键羧化酶的辅酶,还可调控体内多种基因的表达。早期生物素缺乏可抑制 SLC19A3 的表达,随着生物素缺乏的加重,反而刺激 SLC19A3 表达,增加生物素的转运。

SLC19A3 基因的纯合突变可导致生物素 - 硫胺素反应性基底节病(BBGD)、乳酸中毒合并脑病、婴儿癫痫痉挛、由疾病或创伤引发的儿童早期脑病,少部分 *SLC19A3* 基因杂合突变还可表现为 Wernicke 样脑病。

生物素 - 硫胺素反应性基底节病(BBGD)在 1998 年由 Ozand 等学者首次描述,属于常染色体隐性遗传病,以沙特阿拉伯人口最为常见,且其父母多为近亲结婚,目前共报道了 100 余例患者。BBGD 通常发生于学龄前或学龄期儿童,可由发热性疾病或轻微创伤诱发。临床症状表现为意识障碍、构音障碍、癫痫发作、孤独症谱系障碍以及抑郁症、锥体外系症状和锥体束症状。典型癫痫发作类型是单纯部分性发作或全身性发作,用 1 种抗癫痫发作药物即可得到控制。锥体外系症状包括肌张力障碍、构音障碍和共济失调。锥体束症状包括核上性面神经麻痹、眼外肌麻痹、偏瘫等,还可伴有全身瘫痪、肌张力障碍、轻度智力低下等后遗症。Yamada 等学者等报道了 2 例 *SLC19A3* 致病纯合子突变(C. 958G > C,p. E320Q),表现为癫痫性痉挛,但脑电表现不典型,为多灶性棘波,无高幅失律。脑部 MRI 可表现为双侧尾状核头中心性坏死,壳核部分或完全坏死,急性期还可出现幕上和幕下皮质以及脑干的血管源性水肿,如果治疗及时,这些影像学表现可部分或完全消失。在治疗不及时的患者中可出现胶质增生和脑萎缩。而 *SLC19A3* 癫痫性痉挛患者特征性的脑 MRI 表现为双侧丘脑和基底节病变以及进行性的脑萎缩。总的来说,任何神经退行性疾病、癫痫、肌张力障碍、神经影像显示基底节改变,均应考虑 BBGD 的可能性。

2017 年宣武医院提出了 BBGD 的诊断标准:①幼年亚急性起病;②癫痫发作;③肌张力障碍;④共济失调;⑤家族中有类似症状患者或患者为近亲婚生子女;⑥头 MRI 可见双侧尾状核头和壳核异常信号;⑦不能用其他疾病更好地解释;⑧基因学检查证实 *SLC19A3* 基因的纯合或复合杂合致病变异。当患者符合①~⑤的任意两项,且符合⑥和⑦时应高度怀疑 BBGD,诊断为可能的 BBGD。当患者基因学检查符合⑧即可确诊 BBGD。

对于 BBGD 患者来说,早期治疗尤为关键。在症状出现后应用生物素[2 ~ 3 mg/(kg·d)]和硫胺素(100 ~ 300 mg/d)治疗,可使多数患者的症状在数天内完全消失或缓解。而对于治疗不及时的患者可发生死亡或遗留肌张力障碍、四肢瘫痪、智力障碍等后遗症。有部分患者单独使用生物素治疗时可使急性危象复发,因此一般采用生物素与硫胺素协同治疗。在患者急性期治疗明显缓解后需要在长期治疗状态下采用低剂量维持。但 *SLC19A3* 相关婴儿癫痫痉挛服用大量生物素反应性疗效不佳,仅对 ACTH 有一过性反应。

SLC19A3 基因的致病性复合杂合突变可导致 Wernicke 样脑病。Wernicke 样脑病表现为患者在十几岁时出现共济失调、眼球震颤、眼肌麻痹、复杂部分性癫痫发作,无锥体束症状,硫胺素治疗可缓解上述症状。血清检查无硫胺素缺乏,MRI 特征性的表现为进行性脑萎缩、双侧丘脑以及基底节病变。服用高剂量的硫胺素(600 mg/d)在 24 小时内症状即可改善。

3.7.3 生物素代谢障碍与癫痫

生物素酶缺乏症是由编码生物素酶的基因(*BTD*)突变引起,51% 由 c. 98 - 104del7ins3 纯合突变导致,属于常染色体隐性遗传病,其发病率约为1/6 万,其中20% 的患者父母有血缘关系。*BTD* 基因突变可使生物素酶活性降低,肠道摄取生物素的能力下降,体内生物素的浓度降低,因此完全依赖于外源性摄入来保持生物素的正常水平。在哺乳动物体内,生物素是四种关键羧化酶(丙酮酸羧化酶、丙酰辅酶 A 羧化酶、3 - 甲基巴豆酰辅酶 A 羧化酶、乙酰辅酶 A 羧化酶)的辅酶,该四种羧化酶的功能受到影响可导致糖异生、脂肪合成与氨基酸的分解代谢障碍,使神经、皮肤、呼吸、免疫、消化等多系统受累。

大多数有症状的儿童血清生物素酶活性为正常酶活性的10% 或无法检测,脑和脑脊液中生物素水平通常更低。生物素缺乏症典型的临床症状包括癫痫、精神运动迟缓、耳聋、肌张力异常、皮肤表现以及视力减退,通常发生于出生后前几月,在 c. 98 – 104del7ins3 纯合突变中约 55% 的患者可发生癫痫,并且 38% 以癫痫为首发症状。发作主要为全身强直阵挛(56%),也包括肌阵挛、癫痫痉挛和大田原综合征等。皮肤表现包括皮疹、皮肤感染和脱发,而皮疹通常发生于头面部、眼睛、口腔和鼻子周围,有时还会发生脱皮的现象。该类皮肤症状通常在使用生物素治疗 1~2 周后消失。患者肌张力障碍以痉挛性下肢瘫痪多见,其运动功能通常受影响。生物素缺乏症的其他症状包括呼吸困难、共济失调和腹泻。代谢异常影响延髓呼吸中枢可能与过度换气、呼吸暂停和喉鸣有关。部分生物素酶缺乏症患者随着年龄的增长,逐渐出现共济失调现象。

脑电图表现包括暴发抑制、多灶性发作等。大田原综合征患者发作期脑电图为高压暴发与多灶性棘波混杂,以相对规则的频率交替出现几乎平坦的周期。生物素缺乏症的影像学可有各种表现,如幕上脑白质弥漫性异常、脑体积减小、弥漫性脑水肿、基底节钙化以及髓鞘形成延迟。Marjorie Bunch 等报道的一例生物素缺乏症的患者脑 MRI 显示有双侧额叶皮质下囊肿、颅骨增厚和 Dandy Walker 畸形。还有 3 名中国患者表现为颈髓和胸髓的水肿与进行性脱髓鞘。

约半数的患者用抗癫痫发作药物可控制癫痫发作,开始使用生物素治疗后癫痫发作消失,而未使用抗癫痫药治疗的患者,多数在应用生物素 24 h 内停止癫痫发作。部分患者经历多次反复的代谢障碍可发生不可逆的神经损伤、智力低下、共济失调、痉挛性截瘫、感觉神经性听力损失、视神经萎缩和癫痫。丙戊酸会损害肝脏的线粒体功能,使生物素酶的活性降低,因此在生物素酶缺乏症的患者中应避免使用。对该类患者来说早期识别至关重要,避免严重神经系统后遗症的发生。

3.7.4 维生素 B_{12} 代谢障碍与癫痫

维生素 B_{12} 缺乏症是一种常见的疾病,通常可以导致巨幼细胞贫血、舌炎以及神经精神症状。最常见的神经系统表现为脊髓和周围感觉神经病变的亚急性联合变性,而癫痫属于维生素 B_{12} 缺乏症的罕见表现。Gramer 等学者在 27 个月筛查的 176 702 名儿童队列中发现了 33 名儿童维生素 B_{12} 缺乏症的患者,其发病率约为 1∶5 355。Irevall 等人筛查的 11 143 名婴儿中有 35 例患有维生素 B_{12} 缺乏症,发病率约为 314/10 万。

目前关于维生素 B_{12} 缺乏导致神经系统疾病的机制有 4 种说法:①维生素 B_{12} 包括甲钴胺和腺苷钴胺 2 种活性形式,其中腺苷钴胺参与甲基丙二酰辅酶 A 向琥珀酰辅酶 A 的转化,当维生素 B_{12} 缺乏时,甲基丙二酰辅酶 A 积聚,导致单链脂肪酸合成,而单链脂肪酸整合入神经鞘中,导致髓鞘改变;②同型半胱氨酸在甲钴胺的作用下转变为甲硫氨酸,甲硫氨酸可代谢为 S – 甲硫氨酸(SAM),S – 甲硫氨酸去甲基后转变为 S – 腺苷同型半胱氨酸(SAH),甲钴胺缺乏时 SAM∶SAH 比例下降。损害中枢神经系统合成蛋白质、脂质和神经递质所必须的化学反应,抑制 DNA 的合成与细胞分裂;③同型半胱氨酸积聚还刺激 N – 甲基 – D – 天冬氨酸(NMDA)受体,导致神经退行性疾病的发生;④也有报道称维生素 B_{12} 缺乏患者中,TNF – α 水平升高,损害大脑发育。

根据目前病例报道,非婴幼儿期出现维生素 B_{12} 缺乏导致癫痫的患者癫痫表型不确定,包括复杂部分性癫痫发作、全身性癫痫发作、紧张性阵挛以及全身强直阵挛抽搐,继发性全身症状包括神志不清、腱反射亢进、交替性困惑、可逆性痴呆、情绪波动、精神病症状、高血压等。患者在采用钴胺素替代治疗后癫痫和其他神经精神系统症状可缓解,甚至完全恢复。但有一例患者尽管持续接受氰钴胺替代治疗,但在停用抗精神病药物和抗癫痫药物后,精神病症状和癫痫复发。

婴幼儿维生素 B_{12} 缺乏症患者通常由素食主义、不食肉、患有恶性贫血等母体维生素 B_{12} 缺乏者母乳喂养所致,通常于 6 月龄之前显现出发育迟缓,随后出现癫痫发作。目前所报道的婴幼儿期维生素 B_{12} 缺乏性癫痫均表现为 West 综合征。Meena 等学者的研究表明,有婴儿痉挛的儿童血清维生素 B_{12} 平均水平低于无痉挛的全身性发育迟缓儿童,并且婴幼儿痉挛患儿血清同型半胱氨酸水平和尿甲基丙二酸水平均高于对照组,提示维生素 B$_{12}$缺乏可能与婴儿痉挛有关。除癫痫外其他症状包括全面发育迟缓、昏迷、心动过速、全身张力低下、深度低眼压、小头畸形、腱反射活跃、腱反射消失等。脑电图通常表现为高幅失律。Piero Pavone 等报道的一例患者 8 月龄时出现婴儿痉挛,脑电为高幅失律,维生素 B$_{12}$、ACTH 联合维卡他汀治疗在几周内神经功能改善,痉挛消失,出现散发的双侧肌阵挛发作,EEG 表现为弥漫性广泛性多棘波。Glaser 等人报道了 1 例 6 个月大纯母乳喂养的婴儿,脑电图显示背景活动减慢,在开始补充维生素 B$_{12}$后患者认知发育情况改善,临床症状表现为丛集性痉挛,脑电图表现为高幅失律。MRI 通常表现为可逆性脑萎缩,髓鞘生成延迟,部分患者 MRI 可正常。该类患者使用 ACTH、抗癫痫发作药物、维生素 B$_{12}$联合治疗可改善脑电特征和影像学表现,无进一步癫痫发作。但 Pavone 等报道的一例患者表现为生长发育迟缓、低眼压,补充维生素 B$_{12}$治疗,在维生素 B$_{12}$水平近乎正常时出现临床恶化与婴儿痉挛,使用托吡酯治疗后未出现癫痫发作,提示患者发生 West 综合征的发病机制可能与维生素 B$_{12}$缺乏无直接关系。此外,代谢分析可出现维生素 B$_{12}$血清水平显著降低,甲基丙二酸尿症、低蛋氨酸和同型半胱氨酸水平显著升高,但维生素 B$_{12}$缺乏的严重程度与预后无关,应着重关注血浆中的甲硫氨酸和S－腺苷蛋甲硫氨酸以及脑脊液中的四氢叶酸甲酯等指标。

总的来说,维生素 B$_{12}$缺乏症可治疗,若不治疗可能会导致严重的神经系统后遗症,因此对于所有不明原因的癫痫患者均应排除维生素 B$_{12}$缺乏的可能性,尤其是癫痫伴有大细胞性贫血者。一般不推荐长期服用抗癫痫发作药物,并且卡马西平、苯妥英可降低维生素 B$_{12}$和叶酸水平,应避免使用。

3.7.5　叶酸代谢障碍与癫痫

叶酸为人体内生化反应中一碳单位转移酶系的辅酶,参与嘌呤和胸腺嘧啶的合成,同型半胱氨酸转化为蛋氨酸,以及用于甲基转移的活性甲基供体 S－腺苷蛋氨酸(SAM)的形成。因此叶酸对蛋白质、核酸的合成以及氨基酸的代谢有重要作用。而 SAM 可为 DNA、脂肪酸、磷脂和蛋白质的合成提供甲基,其中髓鞘蛋白的甲基化可维持髓鞘的稳定。同型半胱氨酸转变为蛋氨酸需要胆碱或叶酸提供甲基,因此当叶酸缺乏时,细胞会代谢更多的胆碱,导致胆碱缺乏。胆碱缺乏会使髓鞘的主要成分磷脂酰胆碱的缺乏,因此该类患者的髓鞘膜稳定性降低。因此,叶酸缺乏会导致髓鞘的稳定性降低,神经变性。原发性脑叶酸缺乏症病因包括叶酸受体(FR1)自身抗体的存在和编码 FR1 蛋白的 *FOLR1* 基因突变。而继发性脑叶酸缺乏症包括二氢叶酸还原酶缺乏、遗传性叶酸吸收不良、二氢蝶啶还原酶缺乏等。

3.7.5.1　原发性脑叶酸缺乏症

2004 年 Ramaekers 等学者将原发性脑叶酸缺乏症定义为神经系统外叶酸水平正常而脑脊液中叶酸代谢产物 5－甲基四氢叶酸(5MTHF)含量降低相关的神经系统综合征。可能由于叶酸进入脑部受阻或脑内叶酸代谢增高导致。

脑叶酸缺乏症属于一种常染色体隐性遗传的罕见病,目前为止共报道了 19 例 *FOLR1* 基因纯合子或杂合子突变导致的脑叶酸缺乏症。Dendritic 的研究表明,p. C65W、p. 105R、p. 169Y 和 p. N222S 错义突变使叶酸受体与质膜上的叶酸结合障碍。患者通常于 1 岁之后出现神经系统表现,主要表现为共济失调、肌张力障碍、精神运动功能减退和癫痫发作,其他少见的症状还包括易怒、小头畸形、孤独症谱系障碍、震颤、全面性发育迟缓、昏迷、多发性神经病、轴性低眼压和日间嗜睡;患者认知功能通常正常;其中癫痫发作以肌阵挛、全身强直阵挛发作最多见,还有部分患者表现为跌倒发作和癫痫性痉挛。大脑 MRI 异常包括髓鞘发育延迟、小脑萎缩、皮质板层坏死、双侧基底节内钙化、额叶和小脑萎缩。核磁共振波谱分析有 CHO 和肌醇的峰值降低、胆碱峰降低。由于 *FOLR1* 基因突变而导致叶酸受体蛋白 1(FR1)功能受损,该类患者脑脊液中叶酸代谢产物 5－甲基四氢叶酸(5MTHF)水平极低甚至无法测量。

脑叶酸缺乏症另一重要的病因是患者体内存在脉络膜相关叶酸受体(FR1)自身抗体,阻止叶酸通过血脑屏障。通常以不安、易怒、睡眠障碍起病,逐渐出现精神运动迟缓、癫痫发作、小脑性共济失调。部分患者还有昏迷、视力障碍、进行性感音性听力损失、痉挛截瘫。最常见的发作类型与FLOR1基因突变所致癫痫相同,均为肌阵挛和全身强直阵挛发作。神经影像学可出现额颞区萎缩、进行性幕上和幕下萎缩、小脑萎缩和脑室周围脱髓鞘。磁共振波谱显示 N－乙酰天冬氨酸水平降低。特发性脑叶酸缺乏症患者脑脊液 5MTHF 浓度均低于正常值,部分患者脑脊液 5－羟基吲哚乙酸、生物蝶呤的浓度也降低。补充叶酸治疗应尽早进行,在 6 岁之前确诊开始补充治疗的患者预后好于 6 岁之后开始治疗者。但 Bonkowsky 等报道的患者即使在 1 岁时开始采用叶酸和各种抗癫痫发作药物治疗,其发育状况仍持续恶化,每天癫痫发作可达 30 次以上。

补充大剂量叶酸(2 ～ 10 mg/kg)是一种有效的治疗方法,应尽早进行。即使在成年后才开始叶酸治疗也能减少患者的癫痫发作频率,提高生活质量。并且学者们认为口服叶酸与静脉给药联合使用比单独口服更有效。此外生酮饮食作为抗癫痫药的附加治疗反应较好。在叶酸补充治疗的过程中应注意检测脑脊液叶酸的浓度,防止叶酸不足或过量。

3.7.5.2 继发性叶酸缺乏症

2006 年,Qiu 等人的研究表明 PCFT/HCP1 为质子偶联的高亲和力叶酸转运蛋白,随后学者们发现 PCFT 负责肠道叶酸的吸收。目前认为遗传性叶酸吸收障碍的分子基础是 PCFT 的基因突变,而 PCFT 属于 SLC46A1 的成员。除了肠道叶酸吸收障碍外,遗传性叶酸吸收障碍患者还存在中枢神经系统叶酸转运障碍,表明 PCFT 在叶酸转运入大脑的过程中发挥着重要的作用。遗传性脑叶酸吸收不良属于脑叶酸吸收不良的继发性病因。近一半的患者父母有血缘关系,且死亡率高达 40% ,女性较男性更易受累。主要导致巨幼细胞贫血,在出生前几个月里有反复的腹泻、口腔溃疡、反复感染、贫血和食欲不振,此外还可导致一系列神经系统症状,包括发育迟缓、精神运动障碍、行为异常、共济失调、周围神经病。近一半的患者还有癫痫发作,精神运动障碍包括失眠、健忘、易怒、抑郁及精神分裂。该类患者血浆和脑脊液中叶酸水平均较低,尿甲亚胺谷氨酸(FIGLU)排泄量异常高。MRI 可出现基底节区、枕叶皮质和内囊部位的钙化。研究表明,在叶酸缺乏症患者中约 60% 肌氨酸异常增高对于叶酸吸收障碍的患者可选择肌内注射叶酸以绕开胃肠道吸收,若患者补充叶酸后仍有癫痫发作,应考虑加用抗癫痫发作药物。

DHFR 基因位于 5q14.1,编码二氢叶酸还原酶。二氢叶酸还原酶是体内叶酸代谢的关键酶,可将二氢叶酸还原成四氢叶酸,参与胸苷酸和某些氨基酸的从头合成所需的甲基穿梭,也是产生单胺所必需的苯丙氨酸－4－羟基酶、酪氨酸－3－羟基酶和色氨酸－5－羟基酶的辅因子。二氢叶酸还原酶缺乏可导致巨幼细胞贫血和全身各系统的症状。目前仅报道了 6 例二氢叶酸还原酶缺乏症的患者,其中 3 例为 DHFR 基因p. Asp153Val纯合子突变,3 例为 p. Leu80Phe 纯合子突变。其主要的症状仍是大细胞性贫血,而且服用叶酸补充治疗可完全缓解,发育障碍不如原发性叶酸缺乏症患者明显,通常还伴有呼吸道感染、低眼压、小头畸形、眼部异常和癫痫发作。发作类型包括眼睑肌阵挛伴失神癫痫和局灶性癫痫发作。还可出现频繁的眨眼、斜视和视力受损。脑脊液 5－MTHF 和四氢生物蝶呤水平低于正常值,而血清叶酸、二氢生物蝶呤水平、同型半胱氨酸水平正常。单胺类物质代谢产物,如高香草酸(主要儿茶酚胺代谢物)和 5－羟基吲哚乙酸(5－羟色胺代谢物)水平略低。目前报道的脑 MRI 表现包括大脑白质萎缩、脑室扩大、脑室周围胶质增生、视神经萎缩、髓鞘形成延迟或发育不良、小脑发育不良,小脑半球萎缩、皮质下白质高信号。患者的贫血症状可以通过补充叶酸得到缓解,但并不能改善脑内四氢叶酸的缺乏,因此患者常遗留有神经系统的表现。此外,二氢生物蝶呤具有维持四氢叶酸还原状态的作用,因此二氢生物蝶呤缺乏症与二氢叶酸还原酶缺乏症临床表型相似,但二氢生物蝶呤缺乏症患者会发生早期脑萎缩和颅内血管周围钙化。

三磷酸甘油脱氢酶(3－PGDH)缺乏症是一种丝氨酸合成障碍的疾病,属于常染色体隐性遗传,目前仅报道了不到 20 名患者,3 - PGDH 酶缺乏导致体内丝氨酸合成减少,出现继发性的叶酸缺乏。该类患者通常表现为小头畸形、严重精神运动功能受损、痉挛性四肢截瘫、2 岁内出现癫痫发作,且约半数表现为 West 综合征。虽然患者脑脊液中的甲基四氢叶酸浓度低下,但通常没有叶酸缺乏所引起的神经系统症状。

甲氨基转移酶缺乏综合征由 Arakawa 等学者首次报道,由于甲基转移酶缺乏可导致叶酸利用缺陷,患者通常属于先天性叶酸代谢障碍。该类患者特征性的临床表现为轻重度智力低下、巨幼细胞贫血、高叶酸血症、口服 L - 组氨酸后尿甲基谷氨酸排泄增多、肝脏谷丙转氨酶活性显著降低。骨髓涂片检查可见环状铁幼细胞和巨幼细胞,服用吡哆醇后患者网织红细胞数量增加,但骨髓图片改变不明显,且无尿甲基谷氨酸排泄增多。

3.8 GABA 代谢通路的基因突变与癫痫

1950 年 Eugene Roberts 首次报道了 GABA 是大脑中的一种非蛋白性氨基酸,其生理作用与调节突触传递、促进神经元发育、防止失眠和抑郁有关。GABA 是大脑中最重要的抑制性神经递质,在大脑中广泛分布。随着研究方法与技术的不断进步与更新,GABA 代谢通路的基因突变在癫痫发生机制中的作用越来越受到重视。在突触前胞浆中,谷氨酸在谷氨酸脱羧酶(GAD)和辅酶磷酸吡哆醛(PLP)的作用下产生 GABA,储存于囊泡中,通过胞吐释放到突触间隙,到达突触后膜上与受体结合,GABA 转运体摄取 GABA 进入周围胶质细胞,在 GABA 转氨酶(GABA - T)和琥珀酸半醛脱氢酶(SSADH)的作用下降解为琥珀酸,琥珀酸经三羧酸循环再次生成谷氨酸,完成谷氨酸 - GABA - 谷氨酸循环。癫痫可能是由于 GABA 代谢通路功能任一环节或广泛改变而导致神经元抑制减少,破坏大脑神经元兴奋 - 抑制平衡。GABA 在体内代谢通路的各个环节的异常,包括 GABA 的合成、运输、受体、灭活的基因突变的功能异常均会导致癫痫的发生。

3.8.1 GABA 的合成

GABA 是由 GAD 和辅酶 PLP 作用于谷氨酸合成的。GAD 广泛分布和定位于抑制性神经元的轴突终末,也存在于胞体和树突。GAD 定位于中枢神经系统的 GABA 能神经元内或胰腺的 β 细胞外。GADS 的两种亚型 GAD67 和 GAD65 分别由不同的基因表达,具有不同的调控过程和分子特性。GAD67 和 GAD65,分子量分别为 67 kDa 和 65 kDa,故而得名。GAD65/GAD67 双基因敲除小鼠的 GABA 水平极低。然而,这些小鼠没有大体的脑组织学改变。在 GAD65 基因敲除小鼠中,没有发现明显的发育异常,GABA 的基础水平是正常的,但这些小鼠更容易癫痫发作和焦虑。大脑中超过 90% 的 GABA 由 GAD67 产生,这是大脑皮层抑制电信号产生所必需的。GAD1 基因位于 2q31.1,有 21 个外显子,编码 GAD67。Nicolas Chatron 等人于 2020 年报道了来自 6 个独立血缘家庭中的 11 例发育性和癫痫性脑病患者,所有患者均携带 GAD1 基因纯合变异,共检测到 5 个不同的变异位点,包括 1 个错义变异、1 个无义变异、2 个插入缺失变异、1 个剪接位点变异,目前已经发现 GAD1 致病性变异 23 个,表现为早发性癫痫发作(2 至 6 个月),发作形式为 GTCS 样或肌阵挛发作,局灶性运动性癫痫发作,脑电图显示新生儿期常见爆发 - 抑制式或爆发式衰减,MRI 可见胼胝体发育不良、进行性小脑和大脑萎缩,外周系统可出现关节挛缩或马蹄内翻足,腭裂、脐膨出、面部畸形,死亡率较高。针对 GAD1 基因突变癫痫,早期开始氨己烯酸有效,但脑发育问题不能解决。GAD1 突变导致催化活性的丧失,更容易癫痫发作。

PLP 作为 GAD 的辅酶参与 GABA 的合成,5' - 磷酸吡哆胺在 5' - 磷酸吡哆醇氧化酶的催化下生成 5' - 磷酸吡哆醛(PLP)。PLP 是维生素 B_6 的活性形式,对人体内 140 多种酶起辅助作用,其中许多酶参与神经递质的合成和降解,PLP 缺乏可表现为癫痫发作、发育迟缓等。PNPO 基因编码 5' - 磷酸吡哆醇氧化酶,位于 17q21.32,有 7 个外显子,大小为 7.7 kb。PNPO 缺乏症是一种常染色体隐性遗传的 PLP 维生素反应性癫痫脑病,Alghamdi 等人于 2020 年报道了 87 例 *PNPO* 缺乏症患者,表现为新生儿性癫痫性脑病,出生后第一天内可出现癫痫发作,最常见是长时间的发作和反复发作的癫痫持续状态,也可表现为阵挛发作(局灶性和多灶性)、强直 - 阵挛发作、全身性发作、异常运动。脑电图最常见特征是爆发 - 抑制模式,其次是多灶性棘波和尖波,以及广泛性棘波放电。MRI 最常见的脑成像异常是脑发育不良,弥漫性萎缩延迟髓鞘形成和萎缩。因为 PLP 是体内多个酶的辅酶,所以 *PNPO* 突变也可影响多个系统,例如产前和围产期并发症,包括早产、胎儿窘迫和胎儿宫内生长受限(IUGR)伴羊水过少。血液学表现为正常红细胞贫血或全血细胞减少,色素视网膜病的眼部改变,胃肠道表现包括腹胀、便秘,生化特征包括尿香草酸(VLA)升高,脑脊液 PLP 降低,脑脊液甘氨酸增高。针对 *PNPO* 基因突变导致的癫痫,对常规抗惊厥药物无效,早期开始服用磷酸吡哆醛可以有效改善癫痫发作。

3.8.2　GABA 的转运

GABA 的转运是由转运蛋白介导的,自从克隆技术出现以来,已经发现了许多 GABA 转运蛋白,有四种亚型即 GAT - 1、GAT - 2、GAT - 3 和 BGT - 1。GAT - 1 是一种电压依赖性的 GABA 转运蛋白,负责从突触重新摄取 GABA。GAT - 2 位于突触前神经末梢维持牛磺酸及 GABA 的血浆水平。GAT - 3 位于突触外星形胶质细胞和神经元上负责摄取 GABA。BGT - 1 主要位于肾脏细胞内转运甜菜碱并维持肾上皮细胞渗透压、运输甜菜碱、起渗透调节剂的作用,又被称为甜菜碱转运体。GABA 从突触前抑制性中间神经元轴突终末的囊泡释放,影响邻近突触后靶点的胞体和树突。在这条神经回路中,出胞的 GABA 激活位于突触后膜上的 GABA 受体。GABA 一旦释放,就会通过突触间隙扩散,在质膜转运蛋白的作用下被清除。被星形胶质细胞摄取的 GABA 不能立即用于突触传递。相比之下,被轴突终末吸收的 GABA 或经历与星形胶质细胞相同的转化(显著不同的是神经末梢含有 GAD,可以重新合成 GABA),或直接循环进入突触小泡。因此,被神经元转运蛋白摄取的 GABA 更容易被进一步释放。转运蛋白对于维持 GABA 能神经传递具有重要的功能意义。

SLC6A1 基因负责编码 GAT - 1,位于 3p25.3,有 18 个外显子。Katrine M. Johannesen 等人于 2017 年汇总报道了 34 名 *SLC6A1* 突变患者,其中发现了 18 个错义变异体、2 个剪接位点变异、1 个移码变异、3 个无义变异和 1 个框架内缺失变异,目前为止一共发现了 72 个致病变异。临床表现为失神、肌阵挛失张力发作、伴有轻度到中度的智力障碍、言语障碍、行为问题(如多动、注意力不集中、攻击性和孤独症特征等)、共济失调等。脑电图常见弥漫性不规则棘波、多棘波和慢波。大多数人 MRI 正常,少数异常表现为轻度发育不良或额叶间隙扩大,针对 *SLC6A1* 突变癫痫,丙戊酸是最有效的药物,通过抑制 GABA 的降解和增加其产量来增强 GABA 的作用。GAT1 选择性抑制剂替加宾(TGB)也可用于治疗。*SLC6A1* 突变可能导致 GABA 转运活性的降低或丧失,GABA 转运减少会导致细胞内 GABA 水平降低,引发癫痫发作和高度同步的癫痫样神经元活动。

3.8.3　GABA 受体

GABA 受体分为 GABA A 型(GABA$_A$)和 GABA B 型(GABA$_B$)受体,GABA$_A$ 受体为配体门控氯离子通道,GABA$_B$ 受体为 G 蛋白偶连受体。GABA$_A$ 受体是由不同的亚单位($\alpha1 \sim \alpha6$、$\beta1 \sim \beta3$、$\gamma1 \sim \gamma3$、δ、ε、π、θ、$\rho1 \sim \rho3$)组装成的异五聚体,多数的 GABA$_A$ 受体包含两个 α 亚单位、两个 β 亚单位,另一个通常是 γ 亚单位。每个亚单位都有四个跨膜域(四个 α 螺旋 M1 ~ M4),五个亚单位的第二个跨膜域(M2)组合形成中心离子孔道。

GABA$_A$ 受体为配体门控氯离子通道,介导快突触抑制。一旦 GABA 与 GABA$_A$ 受体结合,离子通道开放,氯离子内流或外流。氯离子的方向取决于其浓度梯度,并受 KCC2 和 NKCCl 共转运体的调控。在胚胎神经系统的未成熟的神经元内,NKCCl 占优势,导致细胞内 Cl^- 浓度增加,引起 GABA 介导 Cl^- 外流及细胞膜去极化,使得神经元兴奋。这对于神经元的兴奋性、分化、迁移和增殖均有重要的意义。在成熟神经元内,KCC2高表达导致细胞内的氯浓度较低,进而GABA介导Cl⁻内流,使得细胞膜超极化,而神经元受抑制。各亚单位基因地正确表达对于GABA_A受体功能具有重要的意义,突变将引起癫痫等神经系统疾病。

GABA_B受体是由GB1亚单位和GB2亚单位组成的异二聚体,GB1亚单位包括GB1a和GB1b,是由基因 *GABBR1* 经不同启动子转录得到的两种产物,GB2亚单位由基因 *GABBR2* 编码。轴突主要表达GB1a/2受体,树突既表达GB1b/2受体,也表达GB1a/2受体。GABA_B受体为G蛋白偶连受体,介导慢突触抑制。GABA释放到突触间隙后,结合GB1的VFT结构域,并激活受体。GB2的跨膜区结合GDP-Gi蛋白,催化GDT转变成GTP,Gi蛋白解离为Gαi和Gβγ。Gαi抑制腺苷酸环化酶(CA),降低细胞内cAMP水平,而Gβγ激活G蛋白偶联内向整流型钾通道(GIRK),诱导K⁺外流,钾通道四聚化结构域蛋白(KCTD)组装到GB2的C端,通过分离Gβγ与GIRK来调控GABA_B信号通路。对GABA释放产生自抑制或者是抑制突触前其他递质(谷氨酸、去甲肾上腺素、5-羟色胺或多巴胺等)的释放,调节神经元的兴奋性。*GABRA*、*GABRB*、*GABRG* 等基因编码GABR_A受体,*GABBR* 编码受体蛋白GABR_B受体,各个编码受体基因的突变均会引起癫痫。

GABRA1 基因位于chr5q34,长4 238 bps,包含10个外显子(NM_001127644.2),编码GABA_A型受体a1亚单位蛋白(456aa),在大脑各区域广泛高表达。*GABRA1* 基因突变癫痫多为新发变异,为常染色体显性遗传,大多数为错义变异。它的表型包括发育型癫痫性脑病19(DEE19),包含Dravet综合征、大田园综合征、婴儿痉挛症、Lennox-Gastaut综合征(LGS)等;特发性全身性癫痫13(EIG13),包含儿童失神癫痫4(ECA4)和青少年肌阵挛性癫痫5(EJM5)。DEE19多在一岁前首次发作,发作类型多样,DEE19常见局灶性发作、肌阵挛发作、GTCS、发热及闪光刺激易诱发,患儿伴有不同程度的智力、运动发育落后以及语言发育落后。MRI大多正常;脑电图可见背景异常,全导棘慢波发放、爆发-抑制放电、高幅失律(West综合征)。在治疗方面,氨己烯酸和丙戊酸是GABA转氨酶抑制剂,能有效减少癫痫发作。但是奥卡西平加重发作,其机制不明,应慎重选用。多数癫痫可通过使用抗癫痫药物控制,但是DEE19患儿均伴程度不等的智力和/或运动发育迟缓。体外实验表明这些变异引起单倍剂量不足,为失功能变异。使得GABA_A受体蛋白稳定性下降、由该变异亚基组成的GABA_A受体在细胞表面表达以及对GABA的敏感性下降,导致神经元抑制性输入减少,兴奋性增高。

GABRA2 基因位于chr4p12,长8 520 bps,含10个外显子(NM_000807.4),编码GABAA型受体a2亚单位蛋白(451aa),在大脑各区域广泛高表达。*GABRA2* 基因突变癫痫多为新发变异,为常染色体显性遗传。表型为DEE78,目前仅7例报道,5例在新生儿期至出生3个月内首次发作,1例2岁首次发作,1例17岁首次发作。发作形式多样,且随疾病不同而变化。临床表现常见阵挛、GTCS、失神、痉挛发作及癫痫持续状态,运动及语言发育迟缓,其中3例不会走路(32月、5岁、11岁),2例患者不会讲话(32月、11岁),1例语言差(5岁),2例语言倒退(17岁、13岁),所有的患者均有中-重度认知障碍。神经学检查中发现5例患者低张力,2例呼吸窘迫,2例皮质视觉障碍,2例运动障碍(痉挛、舞蹈动作),1例锥体系体征。脑电图显示癫痫放电包括多灶棘波,全面棘波、多棘波。MRI示5例正常,2例髓鞘发育不良,1例广泛性脑萎缩、短薄胼胝体。使用常规抗癫痫药物治疗,其中4例为药物难治性癫痫,1例患者发作减少(托吡酯,氨己烯酸),2例患者给予单药后无发作(奥卡西平,拉莫三嗪)。癫痫控制不好的患者常伴有严重的认知、运动发育迟缓和肌张力障碍等。*GABRA2* 基因突变共发现6个变异,均为错义变异且均在跨膜区。体外实验证实突变导致失功能,使得总的以及细胞表面的 *GABRA2* 表达减少,GABA诱导的电流降低,导致癫痫发作。

GABRA3 基因位于chrXq28,长3 669 bp,含10个外显子(NM_000808.4),编码GABA_A型受体a3亚单位蛋白(492aa),在大脑各区域广泛高表达。*GABRA3* 基因突变癫痫为X染色体显性遗传,不完全外显

（外显率 14/16）。同一家系内携带相同变异的患者间表型有差异（现有 5 个家系共 16 例携带者报道），表型包括难治性癫痫性脑病、轻度的智力障碍，以及 2 例无症状，其中 11/16 的携带者有癫痫发作，首发年龄在 1～21 岁之间。5 例携带者在 19～40 岁仍未见癫痫发作，其中 2 例无任何症状，发作特点常见的有 GTCS、失神、强直发作，13/16 的携带者有轻－重度认知障碍，常伴有语言发育迟缓，学习障碍。少数患者也可见运动发育迟缓，常见小颌畸形、唇腭裂、眼球水平震颤，少数可见脊柱侧弯。脑电图显示慢背景，发作间期局灶性或全面性棘波、棘慢复合波。MRI 正常。在治疗方面使用常规抗癫痫药物、生酮饮食、VNS，5 例患者为药物难治性癫痫，其中 1 例患者因发作意外去世；2 例患者服用卡马西平、丙戊酸有效，1 例给予 2 种（拉莫三嗪＋丙戊酸）有效，2 例未经干预。目前共报道了 4 个基因突变，3 个错义变异，1 个小片段重复变异。2 个错义变异位于细胞外 N 端，1 个错义变异在 M4 跨膜区。体外研究显示这些变异导致失功能，错义变异使 GABA 介导的电流降低，微重复变异导致细胞内 GABRA3 的表达减少。

GABRA5 基因位于 chr15q12，长 2 553 bp，含 11 个外显子（NM_000810.4），编码 GABA$_A$ 受体的 a5 亚基，在大脑各区域广泛高表达。GABRA3 基因突变癫痫均为新发变异，为常染色体显性遗传。表型为 DEE79，现仅报道了 4 例无血缘关系的患儿，发病年龄为出生 2～4 个月，发作形式不同，包括肌阵挛性、强直性、口咽自动症、全面强直－阵挛性发作和游走性局灶性发作等，均有严重的认知和运动发育迟缓，其中 3 例患者无语言能力（3～7 岁）。神经学检查发现其中 2 例患者肌张力低下、继发性小头畸形，1 名患者四肢痉挛且有孤独症行为。脑电图癫痫放电形式多样，可见背景广泛性慢波、多灶性尖波发放或高幅失律。MRI 显示 4 例患者均有异常，包括 3 例胼胝体变薄、2 例脑萎缩、1 例低髓鞘化、1 例脑白质体积减小。给予常规抗癫痫药物治疗，现有的两个研究提出了两种不同的药物选择思路，其一，对于能够增加 GABA 脱敏性的变异，不建议使用 GABA 受体正性变构调节剂（例如苯巴比妥，氯硝西泮等）；其二，可联合使用具有不同机制的抗癫痫药，尤其是添加 GABA 能机制药物（例如氯巴占等）。这种药物选择上的争议需要更多的病例和研究来解答。GABRA5 基因突变癫痫患者预后不佳，患者的癫痫发作均为药物难治性，其中 1 例患者唑尼沙胺＋左乙拉西坦＋奥卡西平联合达到无发作，1 例患者苯巴比妥＋托吡酯＋左乙拉西坦＋氯巴占发作减少。患者均有严重的智力、运动发育迟缓，其中 2 例患者无语言发育。目前发现了 3 个不同的错义变异，包括 p. Val294Phe（两例），p. Val294Leu 以及 P. Ser413Phe，其中 Val294 位于蛋白跨膜区，Ser413 位于细胞内 C 端。体外实验显示三个变异对 GABA 受体的表面表达及通透性产生了不同的效应，但是均导致 GABRA3 失功能，使得其对神经元活性的抑制性降低。

GABRB1 基因位于 chr4p12，长 1 939bp，含 9 个外显子（NM_000812.4），编码 GABA$_A$ 受体 β1 亚单位（474aa），在大脑各区域广泛高表达。GABRB1 基因突变癫痫为常染色体显性遗传，表型为 DEE45。目前仅报道了 3 例无血缘关系的患儿，发病年龄为出生后 3～12 个月，发作形式多样，且随年龄变化，可见婴儿痉挛伴高幅失律脑电图、不典型失神、失张力及肌阵挛发作，局灶性发作，强直发作等，均在癫痫发作前或者之后出现严重的精神运动发育迟滞。神经学检查发现均有肌张力低下，1 例患儿可见肌力弱、共济失调和皮质性视觉障碍等症状，1 例显示孤独症特性。患儿脑电图异常，且可能随着年龄而变化，包括异常有高幅失律、2 Hz 棘慢波放电或多灶性放电。MRI 显示 1 例显示胼胝体薄，1 例可见进行性脑萎缩，包括胼胝体、额颞叶。给予常规抗癫痫药物治疗、生酮饮食，3 例患者中，1 例在最后一次随访时无癫痫发作，1 例开始为难治性癫痫，给予生酮饮食辅助治疗后有所改善。目前共报道了三个 EIEE45 相关的 GABRB1 基因突变，均为错义变异，且位于跨膜区。体外研究发现，变异引起 GABA 诱发电流的动力学特性的改变，为失功能变异，导致 GABA 能的抑制性作用受损。

GABRB2 基因位于 chr5q34，长 7 266 bp，含 10 个外显子（NM_001371727.1）编码 GABA$_A$ 受体的 β2 亚单位（521aa），在大脑各区域广泛高表达。GABRB2 基因突变癫痫多为新发变异，为常染色体显性遗传。表型包括良性的热性发作、热性发作附加症（FS＋）、遗传性全面性癫痫（GEE），以及严重的发育性癫痫性脑病,例如 West 综合征、大田原综合征、早发性肌阵挛脑病等,此外,也有个别的发育迟缓不伴癫痫发作报道。多在新生儿期 - 儿童期起病,少数是在 13 ~ 18 岁起病。发作形式多样,最常见强直阵挛发作,此外还有失神发作、阵挛、肌阵挛、癫痫性痉挛、局灶运动性及非运动性发作,发热容易诱发癫痫发作。患者常伴有不同程度的运动和/或认知发育迟滞、倒退。癫痫起病年龄越早,癫痫症状越重,则发育迟滞越严重;精神行为学表现如多动症、烦躁、强迫、孤独症特征等;运动障碍,如部分患者出现舞蹈症或手足徐动症(在婴儿期 - 儿童早期出现)、肌张力障碍表现、共济失调、震颤等运动障碍,这些症状多见于难治性癫痫性脑病患者。神经学检查显示常伴有肌张力障碍、反射性增强,部分患者出现皮质性视损伤、斜视,一些患者可见小头畸形。根据疾病严重程度的不同,患者的脑电图可能正常或者存在不同程度的癫痫样放电。癫痫性异常包括癫痫脑病模式,例如高幅失律、爆发抑制和慢波睡眠期持续棘慢波发放,以及慢背景、全面或/和多灶尖波、棘波、多棘波等。个别患者有光阵发性反应。MRI 多数正常。部分可见非特异性改变,包括脑容量减少、胼胝体发育不良和髓鞘化延迟等。治疗方面可给予抗癫痫药及生酮饮食,但是用药选择尚有争议,有研究发现给靶向 GABA 通路的抗癫痫药(苯二氮䓬、氨己烯酸、苯巴比妥)对该疾病未见更好的疗效或者危害。现有病例在临床上最常应用的是左乙拉西坦和丙戊酸,有学者发现丙戊酸对于该疾病有较好的疗效,同时,也有学者提出给予左乙拉西坦和丙戊酸未见明显优势。在接受生酮饮食或改良阿特金斯饮食的患者中,多数有改善。GABRB2 基因突变癫痫患者预后较差,约50%的患者是药物难治性癫痫,其中有患者或因肺炎和癫痫发作意外去世。此外,患者常伴有不同程度的发育迟缓和精神行为异常,且难治性癫痫患者常合并有严重发育迟缓和运动障碍。目前报道的致病变异几乎全是错义变异,主要分布在细胞外 N 端,M1、M2、M3 跨膜区以及 M2 - M3 连接区。体外实验表明,突变导致蛋白及 GABA$_A$ 型受体失功能。现有研究发现 M1、M2、M2 - M3 连接区与较严重的表型相关,而胞外 N 端和 M3 与较轻的表型相关。

GABRB3 基因位于 chr15q11.2 ~ q12,长 5 767 bp,含 9 个外显子(NM_000814.6),编码 GABA$_A$ 受体 β3 亚单位(473aa),在大脑各区域广泛高表达。*GABRB3* 基因突变癫痫多为新发变异,为常染色体显性遗传。表型有多种,例如 DEE43、儿童失神癫痫 5(ECA5)、热性发作。癫痫发作年龄为出生第 1 天到 14 岁之间,DEE43 癫痫发作起始年龄多在新生儿期到 1 岁之间,起始时主要的发作形式包括婴儿痉挛和热性发作,随着疾病进展出现全面强直阵挛发作、肌阵挛发作、失张力发作、失神发作等多种发作形式,发热容易诱发癫痫发作。发作前或后常有轻到重的智力障碍,少数患者有孤独症症状。个别有小头畸形、异常面容等发育畸形。患者脑电图均有异常,常见背景活动减慢,多灶性棘慢波放电,也可见高幅失律和爆发 - 抑制。MRI 通常正常,少数可见胼胝体变薄、髓鞘化不良、皮质萎缩等。在治疗方面,DEE43 除了给予抗癫痫药物外,常需要联合 ACTH、生酮饮食或 VNS,预后不佳,癫痫发作需给予多种抗癫痫药或结合其他的疗法来控制,患者多伴轻到重度智力障碍。热性发作、儿童失神癫痫等给予抗癫痫药物治疗即可,预后较好,大多数能够达到无发作。*GABRB3* 基因突变大多数是错义变异,且主要分布在细胞外 N 端、TM1 和 TM2 结构域。体内外研究发现,这些变异可能引起 GABA$_A$ 受体失功能,降低 *GABRB3* 基因表达、破坏 GABA$_A$ 受体组装及转运或降低对 GABA 递质的敏感性进而引起癫痫发生。

GABRG2 基因位于 chr5q34,长 3 813 bp,含 10 个外显子(NM_198904.4),编码 GABA$_A$ 受体的 r2 亚单位(473aa),在大脑各区域广泛高表达。γ2 亚基被组装成 αβγ2 受体,这是大脑中主要的 GABA$_A$ 受体亚型。表型包括严重的 DEE74,包括 Dravet 综合征、LGS 等;良性的家族性热性惊厥(FEB8),全身性癫痫伴热性惊厥 + 3 型(GEFS + 3);其他癫痫,例如 MAE 等。发病年龄为出生第 1 天至 1 岁,发作形式多样,包括强直 - 阵挛性发作、强直性发作、局灶扩展至双侧强直 - 阵挛发作、发热性发作和肌阵挛性发作。大多数患者会出现其他类型的癫痫发作(失张力发作、全面强直 - 阵挛发作、失神发作、局灶性发作)。患者出现全面性发育迟缓,智力发育受损,尤其是语言迟缓或缺失。脑电图显示少数患者在疾病初期正常,随疾

病进展,所有的患者均可见异常,且随疾病变化,常见弥漫背景减慢、不规则的广泛性癫痫样放电。MRI大多数正常,少数可见非特异性异常,例如脑萎缩、脑室扩张、髓鞘形成延迟。神经病学检查可见肌张力低下、运动障碍、眼神交流差,孤独症表现,少数伴眼球运动异常、异常面容等。在治疗方面,癫痫性脑病患者多为药物难治性癫痫,少数患者单用左乙拉西坦、联合应用丙戊酸和托吡酯能达到癫痫无发作。部分患者单用左乙拉西坦、拉莫三嗪、苯巴比妥能轻微改善症状或者短时间有效。*GABRG2* 基因突变为常染色体显性遗传,多为错义变异。在同一家庭内,携带相同变异的不同患者之间,表型差异较大,包括良性的热性发作和药物难治性癫痫。体外实验表明,变异为失功能突变,可引起 GABA$_A$ 受体的表面表达降低,或者降低 GABA 介导的抑制性电活性。

GABBR2 基因位于 chr9q22.33,长 5 499 bp,含 19 个外显子(NM_005458.8),编码 GABA$_B$ 受体亚单位 r2(941aa),在大脑各区域广泛高表达。*GABBR2* 基因突变为常染色体显性遗传,已发现的 3 个变异为新发变异,1 个嵌合变异。表型为 DEE59,已报道 4 名患者,均在 1 岁前首次发作,并且有多种发作类型,包括局灶发作、强直、GTCS、局灶阵挛、失神等,其中 3 名患者有严重的全面性发育迟缓,1 名患者为轻度的运动发育迟缓及认知障碍;神经病学检查发现 3 名患者肌张力低下,其中 2 名患者进食困难,1 名患者轻度共济失调、孤独症及严重睡眠障碍,1 名患者脊柱侧弯。脑电图显示 4 名患者均有癫痫样放电,可见高幅失律、全面或多灶棘慢波发放。MRI 中 3 例正常,1 例可见蛛网膜下间隙增宽。采取抗癫痫药物治疗,3 名患者给予多种抗发作药物治疗预后不佳,伴重度的智力障碍、运动发育落后。1 名患者给予乙琥胺后再无发作,仍有轻度的阅读障碍与计算障碍。目前共报道了 4 个 DEE59 相关性致病变异,均为错义变异,其中 3 个变异位于 TM6,1 个变异细胞外 N 端结构域。目前的病例显示,变异位于 TM6 时,患者的症状更严重,预后较差;变异位于 N 端时,患者的症状轻,预后较好。体外研究表明,位于 TM6 的变异导致 GABA$_B$ 受体的结构完整性受损,从而降低 GABA 信号传导。

3.8.4 GABA 的灭活

释放到突触间隙的 GABA 被 GABA 能突触前神经末梢以及周围的星形胶质细胞摄取而失活,被吸收到神经末梢的 GABA 可以重新用作神经递质。被周围星形胶质细胞吸收的 GABA 通过 GABA 转氨酶(GABA - T 或 ABAT)和琥珀酸半醛脱氢酶(SSADH)代谢,通过三羧酸循环转化为谷氨酸。以这种方式产生的谷氨酸可以转移到 GABA 能神经元,然后在 GAD 的作用下转化为 GABA。整个过程通常被称为 GABA - Glu - Gln 循环。

GABA 由 GABA - AT 和 SSADH 共同代谢。GABA - T 催化 GABA 降解为琥珀酸半醛,*ABAT* 基因编码 GABA - T,位于 16p13.2,有 22 个外显子。*ABAT* 基因的致病变异出现 GABA 转氨酶缺乏症相关症状,如癫痫、低眼压、嗜睡等。Mary Kay Koenig 等人于 2017 年报告了 10 例 GABA 转氨酶缺乏症的病例,其中 9 例存在 *ABAT* 基因的致病变异,10 名患者均有癫痫,表型是新生儿癫痫性脑病,表现为肌阵挛和(或)GTCS 样发作,脑电图常见阵发性抑制、多灶性棘波和广泛性棘波。MRI 常见髓鞘功能障碍和脑萎缩,除神经系统症状还可见低眼压、嗜睡、舞蹈样动作和生长发育过快。对于 ABAT 变异癫痫,氨己烯酸作为 ABAT 的一种不可逆转的抑制剂,治疗效果较好。当大脑中抑制性神经递质 GABA 的浓度降低到阈值以下时,就会导致抽搐;提高大脑 GABA 水平可以终止癫痫发作。已有研究证明负责抑制 GABA 分解代谢的酶 GABA - T 可以有效地抑制过度的神经活动,而不会影响基础神经元的放电。

琥珀酸半醛由 SSADH 代谢为琥珀酸,SSADH 由 *ALDH5A1* 基因编码,位于 6p22.3,有 10 个外显子。*ALDH5A1* 致病性突变会导致琥珀酸半醛脱氢酶缺乏症相关症状,如癫痫、认知缺陷、舞蹈样动作。琥珀酸半醛脱氢酶缺乏症是一种罕见的常染色体隐性 GABA 降解疾病。Melissa L. DiBacco 等人于 2020 年报道了 24 例 *ALDH5A1* 突变患者,通常在婴幼儿后期至儿童早期发病,表现为癫痫发作(肌阵挛和/或 GTCS

样),可出现 4 - 羟基丁酸尿症,认知缺陷、显著的语言表达障碍、低眼压、多动行为、攻击性、自残行为、幻觉和睡眠障碍。基底节体征包括舞蹈样动作、肌张力障碍,脑电图常见尖峰放电,MRI 常见多个区域的 T2 高信号,累及苍白球、小脑齿状核、丘脑底核、皮质下白质和脑干,以及大脑和部分小脑萎缩。对于 *ALDH5A1* 突变癫痫,拉莫三嗪、卡马西平、雷帕霉素效果较好;难治性癫痫患者可以考虑使用丙戊酸,氨己烯酸对不同病人的效果不同。

当琥珀酸半醛脱氢酶缺乏时,GABA 和琥珀酸半醛积累,其结果是大脑 γ - 羟基丁酸(GHB)和 GABA 浓度显著升高,这会导致出现琥珀酸半醛脱氢酶缺乏症(SSADHD)相关症状,如发育迟缓、智力下降、行为异常、精神病症状、睡眠障碍以及许多神经症状,如共济失调和癫痫。

GABA 代谢通路在脑内广泛存在,在癫痫发生发展中起到重要作用,该通路的各个环节的基因突变均可有难治性癫痫性脑病表型,并且有待新的发现。GABA 代谢通路的基因突变,多数伴有智力、运动和语言的发育障碍,个别的有肌张力障碍、共济失调、舞蹈动作等。在针对个别基因突变癫痫,有一些针对性药物,例如 GAD1 基因突变癫痫应用氨己烯酸,PNPO 基因突变癫痫应用 PLP,SLC6A1 基因突变癫痫应用 TGB、VPA,ABAT 基因突变癫痫应用氨己烯酸、VPA 等;其他药物例如 GBP、PEB、CLZ、TPM、苯巴那脂也可以应用,期待 GAD1、PNPO、ABAT、ALDH5A1 和受体各亚基突变药物的精准治疗。GABA 通路代谢基因突变与癫痫见表 1 - 3 - 3。

表 1 - 3 - 3　GABA 通路代谢的基因突变与癫痫

	名称	临床表型	遗传	治疗	预后
GABA 合成	*GAD1*	DEE	AR	VGB、KD	药物控制有效、DD
	PNPO	PNPOD	AR	PLP	药物控制有效
	GAD2				
GABA 运输	*SLC6A1*	MAE	AD	VPA、TGB	药物控制有效
	GAT - 2				
	GAT - 3				
	BGT - 1				
GABA 受体	*GABRA1*	DEE、CAE、JME	AD	VGB、VPA	药物控制有效、DD
	GABRA2	DEE	AD	TPM、VGB、OXC、LTG	DRE、DD
	GABRA3	EE、ID、FS	XD	CBZ、VPA、LTG、KD、VNS	DRE、DD
	GABRA5	DEE	AD	ASM(药物选择有争议)	DRE、DD
	GABRB1	DEE	AD	ASM、KD	预后不明
	GABRB2	EE、GGE、FS +、EMAS	AD	LEV、VPA、KD	DRE、DD
	GABRB3	DEE、CAE、FS	AD	ASM、KD、ACTH、VNS	DRE、DD
	GABRG2	DEE、GEFS +	AD	LEV、VPA、PB、LTG	DRE、DD
	GABBR2	DEE	AD	ESX	DRE、DD
GABA 灭活	*ABAT*	GABA - TD	AR	VGB	药物控制有效
	ALDH5A1	SSADHD	AR	RAPA,LTG,CBZ	药物控制有效

GABA:γ - 氨基丁酸;GAD:谷氨酸脱羧酶;GABA - T:GABA 转氨酶;EEG:脑电图;MRI:磁共振成像;SSADH:琥珀酸半醛脱氢酶;PNPOD:吡哆胺 5' - 磷酸氧化酶缺乏症;GABA - TD:GABA 转氨酶缺乏症;SSADHD:琥珀酸半醛脱氢酶缺乏症;DDE:发育性和癫痫性脑病;KD:生酮饮食;PLP:磷酸吡哆醛;TGB:噻加宾;OXC:奥卡西平;LTG:拉莫三嗪;CBZ:卡马西平;VNS:迷走神经刺激;PB:苯巴比妥;ESX:乙硫胺;RAPA:雷帕霉素;DRE:难治性癫痫;DD:发育迟缓

3.9 谷氨酸代谢通路的基因突变与癫痫

日本化学家池田菊奈在19世纪末从海带中提纯了一种结晶物质,叫作谷氨酸钠,之后Krebs等人于1935年证明了谷氨酸与三羧酸循环有关。谷氨酸和γ-氨基丁酸(GABA)分别是大脑中的兴奋性神经递质和抑制性神经递质,在大脑皮层中约有70%~80%神经元为谷氨酸能神经元,其余的为GABA能神经元。体内由食物摄入、蛋白质及多肽分解等生成的谷氨酸在轴突末端的小泡释放到突触间隙,与谷氨酸受体结合。部分谷氨酸从突触迅速扩散,通过兴奋性氨基酸转运体(EAATs)摄取到星形胶质细胞和神经元,通过谷氨酰胺合成酶(GS)转化为谷氨酰胺,再通过谷氨酰胺转运蛋白从星形胶质细胞运送到神经元。进入神经元后,经谷氨酰胺酶(GLS)转化为谷氨酸,由谷氨酰胺产生的谷氨酸通过囊泡谷氨酸转运体集中在突触小泡中,完成循环。Olney等人于1986年首次提出,癫痫可能是由于谷氨酸代谢通路上功能的广泛改变而导致神经元兴奋增加,大脑内持续高水平的神经递质会产生兴奋性毒性,破坏大脑神经元兴奋-抑制平衡。谷氨酸在体内代谢通路的各个环节的异常,包括谷氨酸的合成、运输、受体、灭活的基因突变的功能异常均会导致癫痫的发生。

3.9.1 谷氨酸的合成

谷氨酸由磷酸激活的谷氨酰胺酶催化谷氨酰胺水解生成,谷氨酰胺酶由GLS基因编码,是神经元中含量丰富的一种酶,其中一部分可能脱羧为GABA或转氨基为天冬氨酸。GLS基因位于2q32.2,编码大脑和肾脏特有的谷氨酰胺酶,GLS从发育早期起在所有大脑区域广泛表达,其中大脑皮层和小脑的表达水平最高。由于神经元不能从葡萄糖中重新合成谷氨酸,它们在很大程度上依赖于神经元和星形胶质细胞之间谷氨酰胺和谷氨酸的循环来进行神经传递。GLS基因突变会引起多种神经系统功能异常,临床表型包括发育性和癫痫性脑病71型、婴儿白内障、皮肤异常、体内谷氨酰胺过高、精神运动全面发育迟缓、进行性共济失调。Lynne Rumping等人于2018年报道了2个无血缘关系家庭的4名婴儿患有早期新生儿癫痫性脑病合并谷氨酰胺酶缺乏症,所有患儿都有难治的早期新生儿癫痫发作,伴有癫痫持续状态,致死性呼吸衰竭。癫痫发作形式为不对称紧张性运动、不规则眼球运动、眼睑阵挛、上下肢阵挛和肌阵挛。脑电图提示持续性爆发-抑制模式,可叠加有节律性的α/β活动。影像学提示患儿脑干及胼胝体小,脑皮质发育不良及脑水肿。在治疗方面,目前尚无已知的有效治疗方法,患有这种情况的儿童大部分在出生后1~2年内死亡,其余存活的患儿为持续的植物状态。两个家系有1个纯合子截断突变,1个杂合截断突变和1个错义突变。GLS突变会导致神经元谷氨酸释放减少,对二氧化碳的化学敏感性降低,通气不足,潮气量减少,引起呼吸系统症状。错义突变影响GLS酶的稳定性,使功能丧失,从而导致谷氨酰胺酶缺乏症。癫痫发作的另一种机制可能是能量耗竭导致线粒体功能障碍。

谷氨酸还可由α-酮戊二酸与氨经谷氨酸脱氢酶(GDH)催化合成,谷氨酸脱氢酶是一种重要的酶,将氨基酸代谢和三羧酸循环连接起来,以NAD和(或)NADP为辅酶催化谷氨酸和α-酮戊二酸之间的相互反应。它的活性受多种因素的变构调节,特别是受反映细胞能量状态的ADP和GTP的调节。在肝脏中,GDH是氨基酸代谢的关键调节因子,并参与氨的代谢。GLUD1基因编码谷氨酸脱氢酶,位于10q23.2,全长约45 kb,包含13个外显子。GLUD1突变表型为高胰岛素-高氨血症综合征及癫痫发作,为常染色体显性遗传。Chang Su等人于2018年报道了26例谷氨酸脱氢酶高胰岛素血症杂合性错义突变,患儿起始发病年龄为出生1天至3岁,表现为蛋白饮食后低血糖,提示血氨浓度增高,11例患儿有精神运动发育迟缓,大部分患者有癫痫发作(23/26),发作形式为肌阵挛失神发作、局灶运动性发作及全面强直阵挛发作。在治疗方面,服用二氮嗪可以很好地控制血糖,缓解低血糖等症状,限制蛋白质摄入可以减少二氮嗪的用量。部分患者联合应用左乙拉西坦、丙戊酸和(或)唑尼沙胺效果较好。其中24例发现

GLUD1 新基因突变,2 例为显性遗传,均为杂合突变。癫痫发作原因推测是复发性急性脑低血糖或慢性高氨血症损伤。另一个可能的原因是谷氨酰胺或 γ - 氨基丁酸等神经递质在大脑中的浓度因谷氨酸脱氢酶活性升高而降低。

细胞外谷氨酸水平升高是颞叶癫痫海马癫痫灶的特征,难治性颞叶癫痫患者颞叶皮质及海马中 GDH 活性显著降低,并且 GDH 活性与首次顽固性发作以来的持续时间呈负相关,GDH 活性的显著变化可能是导致谷氨酸代谢下降、细胞外谷氨酸积累的原因之一。

3.9.2 谷氨酸的转运

谷氨酸在突触重新吸收到周围的胶质细胞,特别是星形胶质细胞之前,兴奋性氨基酸转运体负责突触间隙中的递质转运。编码兴奋性氨基酸转运蛋白的有五种基因:EAAT1 在中枢神经系统中高幅表达,缺乏 EAAT1 不会导致自发性癫痫发作,但会增加癫痫发作的持续时间和严重程度,EAAT1 的突变与发作性共济失调有关;EAAT2 是第一个以功能性形式分离的谷氨酸转运蛋白,是最重要的谷氨酸转运体;EAAT3 选择性地表达在整个中枢神经系统的神经元中,在海马中浓度最高,其次是新皮质;EAAT4 主要表达在属于小脑浦肯野细胞的树突和胞体中;EAAT5 主要在视网膜表达。EAAT1 和 EAAT2 分别是摄取突触间隙谷氨酸以维持其细胞外最佳水平的主要转运体,从而防止谷氨酸在突触间隙中的积聚和兴奋性毒性。

SLC1A2 基因位于 11p13,编码兴奋性氨基酸转运蛋白 EAAT2,主要在星形胶质细胞中表达,负责哺乳动物大脑中 95% 的谷氨酸摄取活动。*SLC1A2* 基因突变表型为发育性和癫痫性脑病41 型,为常染色体显性遗传。在 *SLC1A2* 基因敲除的小鼠模型中,报道了致命性的自发性癫痫发作和由于兴奋性毒性引起的进行性神经元死亡。Ilaria Guella 等人于 2017 年报道了 2 例 *SLC1A2* 突变,表型包括早发性癫痫和严重的发育延迟。患者多在出生后第一周出现癫痫发作,发作类型包括强直性和肌阵挛发作。脑电图可见双侧顶中正中棘波和尖波频发,混合全身性尖锐波,缓慢节律紊乱背景,多灶性痫样放电。MRI 显示患者脑白质和基底节萎缩和异常,萎缩的部分原因可能是谷氨酸诱导的兴奋性毒性。如确定是突变导致单倍性功能不全,最近发现的 EAAT2 翻译增强剂可能会提供一种新的治疗方法,或提早使用 *SLC1A2* 调节剂可能有效地克服 *SLC1A2* 突变等位基因累积的负面效应。SCL1A2 在癫痫患者中的表达较低,*SLC1A2* 的过表达可以防止神经元丢失,降低星形胶质细胞增殖,减少海马区的炎症反应,以及癫痫发作程度。

3.9.3 谷氨酸受体

谷氨酸受体分为离子型和代谢型。离子型谷氨酸受体包括 N - methyl - D - aspartate(NMDA)、α - amino - 3 - hydroxy - 5 - methyl - 4 - isoxazolepropionic(AMPA)、kainate(KA)受体。代谢型谷氨酸受体通过 G 蛋白偶联发挥作用,并根据其偶联的第二信使系统和药理作用分为三类:第一类代谢性谷氨酸受体(mGluR1 和 mGluR5)激活磷脂酶 C;第二类代谢性谷氨酸受体(mGluR2,mGluR3)和第三类代谢性谷氨酸受体(mGluR4、mGluR6、mGluR7、mGluR8)抑制腺苷酸环化酶。第二类代谢性谷氨酸受体分布于突触前和突触后,第三类代谢性谷氨酸受体分布在突触前。

3.9.3.1 NMDA 受体

Soto 等人于 2014 年发现了大量与疾病相关的谷氨酸受体突变,其中超过 80% 在 NMDA 受体亚家族中被发现。NMDA 选择性谷氨酸受体是由两个甘氨酸结合的 GluN1 和两个谷氨酸结合的 GluN2 亚基组成的四聚体复合物,一个编码 GluN1 亚基的基因(*GRIN1*)、四个编码 GluN2 亚基的基因(*GRIN2A - D*)和两个编码 GluN3 亚基的基因(*GRIN3A - B*)赋予受体不同的单通道、药理和时间信号特性。NMDA 受体介导一种缓慢的钙离子通透性突触电流,由于细胞外 Mg^{2+} 的通道阻断,该电流具有电压依赖性,参与中枢神经系统的发育,NMDA 受体的过度激活可以促进癫痫发作和细胞死亡。

GRIN1 基因位于 9q34.3,编码 NMDA 受体的亚基 1,这是一种对大脑突触功能至关重要的异构体谷

氨酸门控钙离子通道,为常染色体隐性或显性遗传。Lemke JR 等人于 2014 年在 14 名个体中发现了 *GRIN1* 杂合子突变,并回顾了所有 9 名先前报道的患者的表型。这 23 例患者表现为全面精神运动发育迟缓、癫痫、肌张力低下、多动障碍和广泛性脑萎缩等不同的表型。癫痫发作类型多样,为婴儿痉挛、强直性发作、过度运动性发作、局灶性发作、发热性发作、全身性发作和癫痫持续状态。脑电图提示局灶性、多灶性和全身性棘波。MRI 提示患者可出现脑萎缩,侧脑室增大,胼胝体变薄。治疗方面,有 5 名患者患有难治性癫痫,但有 2 名患者在丙戊酸(VPA)治疗的基础上完全缓解了癫痫发作,另有 2 名患者在 VPA 的基础上加用托吡酯、左乙拉西坦和氯巴占或联合使用氨己烯酸和氯硝西泮治疗效果良好。所有报道的新发突变都是错义突变,在对照数据库中发现了包含 *GRIN1* 的缺失以及截短或剪接位点变异,这表明 *GRIN1* 的单倍剂量不足,NMDA 受体功能丧失可能是潜在的疾病机制。Ohba 等人推测 *GRIN1* 突变导致的运动亢进和运动障碍是由于单胺类神经递质紊乱。患者中常见的锥体外系症状与单胺代谢紊乱的临床特征重叠,以及推测患者有 Rett 综合征,他们表现出典型的刻板手部运动和其他特征,如磨牙症、突发哭声和笑声、过度通气、睡眠异常。这些发现表明,*GRIN1* 突变临床特征与癫痫脑病、单胺类神经递质障碍和 Rett 综合征重叠。因此,*GRIN1* 突变可能影响 NMDA 和 D1 受体的功能,导致两种谷氨酸的异常。基于这一假设,*GRIN1* 突变引起的锥体外系症状有可能被抗帕金森病药物缓解,NMDA 受体功能受损也可能参与 Rett 综合征的发病。

GRIN2A 基因位于 16q13.2,编码 NMDA 受体的 GluN2 亚基,包含 14 个外显子,为常染色体显性遗传。Endele 等人于 2010 年描述了 NMDA 受体中第一个潜在的致病突变在 *GRIN2A* 中(N615K),该突变消除了电压依赖的 Mg^{2+} 阻断,从而增加了 NMDA 受体在正常静息膜电位下激活时的电流流量。这种突变产生的电流的显著增加可能导致异常兴奋,并可能导致神经元丢失,从而导致患者出现癫痫等临床症状。*GRIN2A* 突变癫痫表型包括慢波睡眠综合征、癫痫性脑病、Landau - Kleffner(LKS)综合征和 Rolandic 癫痫。*GRIN2A* 突变与包括 LKS,慢波睡眠中持续棘波的癫痫性脑病(ECSWS)和中度癫痫性失语障碍(IEAD)在内的癫痫失语症高度相关。治疗方面,Pierson 等人于 2014 年报道 1 例患者在丙戊酸治疗的基础上加用 NMDA 受体拮抗剂美金刚,癫痫发作的频率从每周大于 11 次减少到每周 3 次,并伴随着脑电图和运动功能的改善,这表明癫痫发作涉及过度的 NMDA 受体兴奋驱动。Sunita Venkateswaran 等人于 2014 年报道 1 例患者在加入托吡酯后,发作持续时间和频率在 1 个月内显著减少,从每天十几次发作减少到每天 1~2 次发作。尽管抗癫痫特性的确切作用机制尚不清楚,推测托吡酯可以增强 γ - 氨基丁酸诱发的电流,此外还可以阻断钠、钙离子及受体通道。非尔氨酯和氯巴占这两种药物都针对谷氨酸途径,也可以改善癫痫发作。

GRIN2B 基因位于 12p13.1,编码 NMDA 受体的 GluN2 亚基,包含 13 个外显子,表型为 DEE27 型及智力发育障碍,为常染色体显性遗传。Lemke 等人于 2014 年在 2 例 West 综合征和严重发育迟缓患者以及 1 例 ID 患者和 1 例局灶性癫痫患者中,发现了 *GRIN2B* 基因新发杂合突变(p. Val618Gly; p. Asn615Ilep; p. Arg540His; c.2011 - 5_2011 - 4delTC)。癫痫发作形式为婴儿痉挛、局灶性发作及全面强直阵挛发作等。脑电图提示高幅失律以及多灶性癫痫活动,治疗方面丙戊酸和美金刚对于改善癫痫发作有效。*GRIN2B* 突变发病机制可能是细胞外 Mg^{2+} 显著消除了离子通道阻断,Ca^{2+} 通透性显著增加,从而导致癫痫发作,也可能是由于 *GRIN2B* 中许多与神经发育障碍(例如智力障碍)相关的突变是由关键保守残基的移码,无义或错义突变导致的功能丧失突变。这些降低 GluN2B 表达或功能的突变可能改变中枢神经系统发育并导致智力延迟或残疾、癫痫和孤独症。

GRIN2D 基因位于 19q13.33,编码 NMDA 受体的 GluN2 亚基,表型为 DEE46 型,为常染色体显性遗传。Wenshu XiangWei 等人于 2019 年报道了发育性和癫痫性脑病患者中的 6 个新的 *GRIN2D* 变异和回顾 1 例 GRIN2D 变异。所有患者均患有 DEE,44%(4/9)的患者以癫痫为首发症状,大多患者在一岁内出现

癫痫发作。所有患者均有全面发育迟缓,部分患者有低眼压和运动障碍,3 名患者有孤独症行为,1 名患者表现出 ADHD 症状。脑电图结果可分为两组,56%（5/9）的患者出现局灶性棘波,44%（4/9）的患者出现高幅失律。发作类型包括局灶性发作、非典型失神发作、强直或紧张性发作。MRI 提示可有皮质萎缩、白质体积缩小和侧脑室增大。治疗方面,大多数患者为药物难治性癫痫,但在多种抗癫痫药物和（或）NMDAR 靶向联合治疗（美金刚、静脉注射免疫球蛋白、口服类固醇和镁）中,癫痫发作可消失或减少。

3.9.3.2　AMPA 受体

AMPA 选择性谷氨酸受体是由 *GRIA1 - 4* 基因编码的 GluA1 - 4 亚基组成的四聚体,与多种辅助蛋白相互作用,例如跨膜 AMPAR 调节蛋白（TARP）,并定位于突触后。AMPA 受体介导的电导是中枢神经系统中大多数兴奋性突触信号的基础,通常几毫秒,因为谷氨酸迅速从 AMPA 受体上解离,并通过扩散和主动运输从突触间隙中移除。

GRIA2 基因位于 4q32.1,编码 AMPA 受体 GluA2 亚基,表型为伴有语言障碍和行为异常的神经发育障碍,为常染色体显性遗传。Vincenzo Salpietro 等人于 2019 年报告了 28 例有智力残疾（ID）和神经发育异常（包括孤独症）、Rett 综合征样特征和癫痫发作或发育性癫痫脑病无血缘关系患者的 GRIA2 杂合性突变。其中 12 名病人通常在出生后 6 个月内开始发作或 DEE,包括婴儿痉挛、强直 - 阵挛、肌阵挛和局灶性发作,脑电图表现为多棘波、慢峰慢波、双侧颞叶不同步癫痫活动。MRI 显示部分患者进行性脑（主要是小脑）萎缩和部分脑白质异常。共发现 20 种不同的 *GRIA2* 突变,包括 15 例错义突变、2 例剪接位点突变、1 例框内缺失、1 例无义突变和 1 例移码突变。突变导致由突变亚基介导的激活性抑制电流减少,大多数 GRIA2 突变会导致电流幅度降低,有些还会影响电压整流。*GRIA2* 的新发突变和微缺失是神经发育障碍和 DEE 的原因,GluA2 亚单位调节 AMPAR 的 Ca^{2+} 渗透和电压整流,从而在人类突触可塑性和脑发育和功能中发挥重要作用。由于 AMPA 受体功能下降和 Ca^{2+} 通透性增加,所以对于 AMPA 受体为靶点的药物是否会改善临床结果,以及使用 AMPA 受体抑制剂或脱敏阻滞剂仍需谨慎。

GRIA4 基因位于 11q22.3,编码 AMPA 受体 GluA4 亚基,表型为伴有或不伴有癫痫和步态异常的神经发育障碍,为常染色体显性遗传。Kawahara 等人于 2004 年发现了人类 GluR4 的一个剪接突变,命名为 GLUR4c。GLUR4c 变异体在成人小脑和大脑皮层表达最丰富。Sonja Martin 于 2017 年在 5 名有智力残疾和其他症状的无关个体中发现了 *GRIA4* 中的新杂合致病变异体:c.1915A > T（p.Thr639Ser）,c.1921A > G（p.Asn641Asp）,c.1928C > G（p.Ala643Gly）,c.1931C > T（p.Ala644Val）,以及 c.2090G > C（p.Arg697Pro）。5 名受影响的个体中有 4 名有癫痫发作或异常脑电图,进一步的症状是肌肉高张力,严重痉挛性四肢瘫痪和高张力伴挛缩。脑 MRI 显示双侧额叶对称性广泛萎缩,轻度脑室肿大,胼胝体视神经发育不全。其中 4 个变异体位于跨膜蛋白 M3 中高度保守的模体中,第 5 个变异体位于细胞外结构域。对改变后的蛋白质进行的分子模拟显示,模体中的 3 个变异定位于孔区中心,很可能导致门控机制的紊乱。模体的第 4 个变异最有可能导致渗透性降低。胞外区的变异可能会干扰单体之间的结合,从而导致癫痫等临床症状。Beyer 等人发现 *GRIA4* 基因缺陷（导致功能降低或完全缺失）的小鼠在脑电图上表现出高度频繁的棘波放电,这可能与失神癫痫有关。

3.9.3.3　KA 受体

KA 受体是由 GluK1 ~ GluK5 五个亚基组合而成的四聚体离子型谷氨酸受体。KA 受体在结构上与 AMPA 受体相关,但它们通过离子化或代谢性作用调节突触前和突触后部位突触回路的活性,从而发挥着截然不同的功能。海人酸是一种强效的神经毒素,可通过激活 KA 受体诱导急性癫痫发作。异构体 GluK2/GluK5 可能与颞叶癫痫反复发作相关。

3.9.3.4　代谢型谷氨酸受体

根据第二信使系统偶联和药理学特征,代谢型谷氨酸受体可分为三组。第一组 mGluR 包括 mGluR1

和 mGluR5，是 Gq 偶联受体，第一组 mGluR 主要定位于突触后神经元和星形胶质细胞，细胞内 Ca^{2+} 释放被认为导致星形胶质细胞释放谷氨酸，并诱导神经元兴奋性突触后电位；第二组 mGluR 包括 mGluR2 和 mGluR3，它们与 Gi/o 偶联，第二组 mGluR 通常位于突触前，这些受体的激活导致神经递质释放的抑制；第三组 mGluR 受体包括 mGluR4、6、7、8，第三组 mGluR 受体位于神经元上，也与 Gi/o 偶联，并且本质上也是抑制性的。

mGluR5 水平已被证明在小鼠癫痫模型中过度表达，在癫痫期间选择性地敲除星形胶质细胞 mGluR5 信号会减缓谷氨酸转运体对谷氨酸的清除，这表明 mGluR5 在癫痫发生过程中对这些转运体起着重要的调节作用。TLE 患者 mGluR5 水平升高，患者 mGluR5 表达水平与癫痫发作频率相关，mGluR5 的低表达与癫痫发作频率和癫痫持续时间呈负相关。

GRM7 基因定位于 3p26.1，包含 9 个外显子，编码 mGluR7，表型为伴有癫痫、低眼压和脑异常的神经发育障碍，为常染色体隐性遗传。mGluR7 是高度保守的 mGluR，仅在中枢神经系统表达，mGluR7 通过抑制兴奋性神经递质谷氨酸和谷氨酸的进一步释放，在突触传递中起着关键作用。mGluR7 基因敲除小鼠出现自发的刺激性癫痫发作，提示 *GRM7* 表达中断可能导致癫痫。Dana Marafi 等人于 2020 年报道来自 6 个无关家系的 11 个 *GRM7* 基因突变患者，鉴定出的新的致病变异包括两个纯合子错义突变（c.2671G > A：p. Glu891Lys 和 c.1973G > A：p. Arg685Gln）和一个纯合子无义突变（c.1975C > T：p. Arg659Ter）。患者表现为发育迟缓、新生儿或婴儿发作的癫痫和小头畸形。3 例患者有下丘脑 - 垂体轴功能障碍，5 名患者在儿童期死亡。MRI 显示大多数病例出现脑萎缩和髓鞘减少。治疗方面，III 型 mGluR 的选择性正变构调节剂（PAM）可能代表新的靶向和个体化治疗。PAM 是非竞争性激动剂，可与配体结合位点以外的位点结合以增强其作用，N, N' - 二苯乙烷 - 1, 2 - 二胺二盐酸盐（AMN082）是第一个被发现的选择性 mGluR7 PAM。

3.9.4　谷氨酸的代谢去路

谷氨酸有许多代谢去路：生成谷氨酰胺、合成 GABA、联合脱氨生成 a - 酮戊二酸、合成蛋白质、三羧酸循环代谢、糖异生途径生成葡萄糖等。谷氨酰胺合成酶由 *GLUL* 基因编码，催化依赖 ATP 的谷氨酸和氨连接成谷氨酰胺，是多种重要代谢和发育途径所必需的内源性谷氨酰胺的唯一来源。谷氨酰胺参与细胞增殖、凋亡抑制和细胞信号转导。*GLUL* 基因位于 1q25.3，包含 6 个外显子，分子量为 42 kb。*GLUL* 基因突变表型为 GS 缺乏症，以全身性谷氨酰胺缺乏症、持续性中度高氨血症、出生后不久临床破坏性惊厥和多器官衰竭为特征，为常染色体隐性遗传。Johannes Häberle 等人于 2011 年共报道 3 例无血缘关系患者因 GLUL 突变而导致先天性全身性 GS 缺乏症。所有患者都表现出脑畸形和癫痫，其中 1 例多灶性发作，2 例全身强直阵挛发作；2 名患者出现多器官衰竭，导致出生后第 1 个月内死亡。存活的 1 例患者出现低眼压、下肢反射亢进、阵挛、全面性发作、凝视以及全面强直阵挛发作伴有严重的发育迟缓，并且在 3 岁 2 个月时出现了一次坏死性红斑。生化检查均出现血清和脑脊液谷氨酰胺水平降低，谷氨酸水平正常或稍降低，出现高氨血症。脑电图提示多灶性尖锐波。MRI 提示脑白质减少而导致胼胝体变薄导致的严重脑萎缩。所有 3 个已知突变都会影响 *GLUL* 的活性位点，可以推测由于蛋白质不稳定和降解产生突变导致的早期致死。

Johannes Häberle 等人又于 2012 年对存活患者进行一项由肠内和肠外补充谷氨酰胺组成的治疗试验，结果显示血浆和脑脊液谷氨酰胺浓度的增加。说明补充谷氨酰胺可以抵消在某些形式的癫痫中描述的谷氨酸和 γ - 氨基丁酸能驱动的失衡，成功地增加了全身谷氨酰胺的供应，可能刺激了细胞代谢，维持了正常的功能。谷氨酰胺补充应尽早开始，孕期补充谷氨酰胺对 GS 缺乏症儿童可能有有益的结果，应予以考虑。Özlem Ünal 等人于 2019 年报道第 4 例先天性 GS 缺乏症患者，服用丙戊酸和氨己烯酸后 5 个月内没有癫痫发作。治疗使用 L - 谷氨酰胺和烟酰胺，在 6 个月的随访中观察到生化指标改善。

谷氨酸代谢在癫痫的发生发展中起重要作用，该通路各个环节的基因突变均可有难治性癫痫性脑病表型（表 1 - 3 - 4），并且有待新的发现。谷氨酸代谢通路的基因突变，多数伴有精神发育全面迟缓。在针对个别基因突变癫痫,有一些针对性药物,例如:*GLUD1* 基因突变癫痫应用二氮嗪,NMDA 受体基因突变癫痫应用美金刚,AMPA 受体基因突变癫痫应用 AMPA 受体拮抗剂(吡伦帕奈、安帕金等),*GLUL* 基因突变癫痫应用谷氨酰胺,同时期待 *SLC1A2*、*GLS*、*GRM7* 等突变药物的精准治疗。

表 1-3-4 谷氨酸代谢通路的基因突变与癫痫

	名称	表型	遗传	治疗	预后
谷氨酸合成	*GLS*	DEE、DD、共济失调	AR、AD	尚无有效治疗方法	DRE 伴 DD
	GLUD1	高胰岛素-高氨血症	AD	二氮嗪、LEV、VPA、ZNS	DRE 伴 DD
谷氨酸运输	*SLC1A2*	DEE	AD	EAAT 翻译增强剂	预后不明
	EAAT1、3、4、5				
谷氨酸受体	*GAIN1*	神经发育障碍伴或不伴多动及癫痫	AD、AR	VGB、VPA、TPM、LEV、CBZ、CZP	DRE 伴 DD
	GRIN2A	局灶性癫痫伴言语障碍、ID	AD	MAT、ASM(TPM、CBZ、FBM)	DRE 伴 DD
	GRIN2B	DEE、ID	AD	美金刚、VPA	DRE 伴 DD
	GRIN2D	DEE	AD	美金刚、静脉注射免疫球蛋白、口服类固醇、镁	DRE 伴 DD
	GRIA2	伴有语言障碍和行为异常的神经发育障碍	AD	AMPA 受体拮抗剂	预后不明
	GRIA4	伴有或不伴有癫痫和步态异常的神经发育障碍	AD	未报道	未报道
	GRM7	伴有癫痫、低眼压和脑异常的神经发育障碍	AR	选择性正变构调节剂	DRE 伴 DD
谷氨酸灭活	*GLUL*	谷氨酰胺缺乏症	AR	谷氨酰胺	药物控制有效

GABA:γ-氨基丁酸;EAATs:兴奋性氨基酸转运体;GS:谷氨酰胺合成酶;GLS:谷氨酰胺酶;EEG:脑电图;MRI:磁共振成像;DDE:发育性和癫痫性脑病;LEV:左乙拉西坦;VPA:丙戊酸;ZNS:唑尼沙胺;VGB:氨己烯酸;TPM:托吡酯;CZP:氯硝西泮;FBM:非氨酯;TGB:噻加宾;CBZ:卡马西平;DRE:难治性癫痫;DD:发育迟缓

3.10 溶质性转运体病与发育性和癫痫性脑病

2017 年 ILAE 正式修订了发育性和癫痫性脑病的概念,目前发现的发育性和癫痫性脑病共有 99 型,其中有 8 型由溶质性物质转运体(SLC,solute carrier)功能障碍所导致。SLC 属于转运蛋白超家族的一种,本文首次提出了转运蛋白病的概念,并且着重描述了 8 种 SLC 基因突变和发育性和癫痫性脑病的表型关系及其治疗,为癫痫的精准治疗提供思路。

3.10.1 转运体的概念以及转运蛋白病概念

转运体是一种存在于细胞膜上的蛋白质,介导底物跨生物膜的转运。膜转运蛋白在全身广泛表达,尤其是具有屏障功能的细胞器,如脑、睾丸和胎盘,其主要功能是调节底物的输送,维持细胞内环境的稳态。目前发现的转运蛋白超家族有三种,为可溶性物质转运体(SLC)、三磷酸腺苷结合转运体(ABC)和质子偶联寡肽转运体(POTs)。广义上我们将所有编码转运蛋白的基因突变所导致的疾病称为转运蛋白病,而本文所说的转运蛋白病主要是指 SLC 转运蛋白基因突变所导致的。因此本文将从发病机制、临床表型和精准治疗角度着重描述溶质性物质转运蛋白病。

3.10.2 溶质性物质转运体

在人体中,溶质性物质转运体有 400 多种不同的跨膜溶质载体,由 65 个家族组成,是哺乳动物细胞膜蛋白的主要组成部分之一。SLC 蛋白依靠电化学梯度或质子泵产生的离子梯度来运输底物,属于次级主动转运蛋白。SLC 的底物包括内源性和外源性物质,因此 SLC 的功能障碍不仅会破坏体内平衡,而且会影响其药物的转运,导致阿尔茨海默病、帕金森病、小舞蹈病、癫痫等多种神经退行性疾病发生。其中 *SLC1A2*、*SLC2A1*、*SLC6A1*、*SLC12A5*、*SLC13A5*、*SLC25A22* 和 *SLC53A12* 基因突变和发育性和癫痫性脑病相关,表(1-3-5)下面分别叙述。

表 1-3-5 与 DEE 相关的 SLC 基因型及其临床特征汇总

SLC 基因型	编码蛋白	发育性和癫痫性脑病分型	临床表现	精准治疗
SLC1A2	钠依赖的谷氨酸或天冬氨酸转运体 2	发育性和癫痫性脑病 41 型	出生后 2 年内出现癫痫发作,主要为局灶性发作,部分患者有小头畸形、先天性低眼压、皮质性视力障碍,全身性的发育迟缓,运动障碍等	EAAT2 翻译增强剂;头孢曲松
SLC2A1	葡萄糖转运蛋白 1	尚未收录进 OMIM 网	癫痫发作、神经发育迟缓、小头畸形、肌张力障碍、痉挛、不同程度的语言障碍和复杂的运动功能障碍如共济失调等	生酮饮食;三庚酸;腺相关病毒 9 型介导的基因治疗;乙酰唑胺;硫辛酸
SLC6A1	Na^+-Cl^--γ-氨基丁酸同向转运体 1	尚未收录进 OMIM 网	癫痫发作、孤独症谱系障碍和智力障碍	丙戊酸;氯巴占;腺病毒相关载体介导基因治疗
SLC12A5	K^+-Cl^- 同向转运蛋白 2	发育性和癫痫性脑病 34 型	出生后 6 个月内出现癫痫发作,伴发育延迟和倒退,部分患者可有小头畸形,低眼压	生酮饮食;溴化钾;布美他尼;IGF-1;选择性的五羟色胺再摄取抑制剂;WNK-SPAK/OSR1 通路激活
SLC13A5	钠偶联的柠檬酸转运蛋白	发育性和癫痫性脑病 25 型	新生儿癫痫、发育迟缓、牙齿发育不良、共济失调、轴性低眼压和运动障碍	生酮饮食;三庚酸;苯巴比妥和丙戊酸
SLC25A22	线粒体谷氨酸/H^+ 或 OH^- 转运体	发育性和癫痫性脑病 3 型	新生儿期癫痫发作、发育迟缓、低眼压、视网膜电图异常、小头畸形、特殊面容,肌纤维脂肪空泡	尚无特异的治疗方法,苯巴比妥和托吡酯可能有效
SLC25A12	线粒体天冬氨酸或谷氨酸转运体	发育性和癫痫性脑病 39 型	癫痫、精神运动发育迟缓、肌张力减低	抗癫痫药多药联合治疗;生酮饮食
SLC35A2	UDP-半乳糖转运蛋白	发育性和癫痫性脑病 22 型	癫痫发作,全面发育迟缓,肌张力低下,低眼压,生长缺陷和畸形,还会出现凝血功能障碍,免疫功能障碍,心功能障碍,肝、肾衰竭等,眼部表现有虹膜异色征,视网膜白斑,失明,视网膜色素变性,眼震等	ACTH;补充半乳糖

3.10.2.1 *SLC1A2* 和发育性和癫痫性脑病 41 型

SLC1A2 位于 11p13,编码钠依赖的谷氨酸或天冬氨酸转运体 2(EAAT2),该转运体由 459 个氨基酸组成,有 8 个跨膜区,为一种三聚体转运蛋白。人脑内共有五种谷氨酸转运蛋白,其中 SLC1A2 和 SLC1A3 在星形胶质细胞表面表达,介导突触间隙谷氨酸的清除。在 *SLC1A2* 基因敲除的小鼠中,细胞外谷氨酸水平升高导致癫痫发作甚至细胞死亡,提示 SLC1A2 可以维持细胞外谷氨酸的低浓度,然而目前 SLC1A2 基因突变导致癫痫的确切机制尚不清楚。*SLC1A2* 基因突变为主要常染色体显性遗传,其主要机制是单倍体功能不全,少部分为常染色体隐性遗传。*SLC1A2* 基因突变符合发育性和癫痫性脑病的诊断,属于发育性和癫痫性脑病 41 型。表现为出生后一周至 2 年内癫痫发作,主要表现为局灶性发作,也可逐渐进展为

多种发作类型,如肌阵挛、强直性发作、跌倒发作等,还可出现小头畸形、先天性低眼压、皮质性视力障碍、全身性的发育迟缓等,也有患者发生运动障碍。脑电图可为局灶性或弥漫性的癫痫样放电。大脑磁共振无特异性的表现,在出生后数月内基本正常,之后逐渐出现大脑髓鞘发育不良、大脑皮层萎缩、胼胝体变薄等,也有患者随着年龄增长,髓鞘发育转为正常。发育性和癫痫性脑病 41 型为药物难治性癫痫,但 *SLC1A2* 相关的常染色体隐性遗传的患者症状较轻,单一药物治疗即可控制癫痫发作。由于 *SLC1A2* 显性遗传为单倍体功能不全,EAAT2 翻译增强剂可以提供一种新的治疗方法,EAAT2 可增强谷氨酸的再摄取,保护神经元免受兴奋性神经递质的损伤,其次头孢曲松能提高 *SLC1A2* 在脑内的表达及其生化功能活性,EAAT2 和头孢曲松作为一种潜在的神经治疗药物,目前正在进一步的研究当中。

3.10.2.2　*SLC2A1* 和发育性和癫痫性脑病

SLC2A1 基因位于 1p13.4,编码葡萄糖转运蛋白 1(GLUT1),该蛋白由 492 个氨基酸组成,是介导葡萄糖通过血脑屏障的主要转运蛋白,也是第一个被发现的促葡萄糖转运家族成员,GLUT-1 基因的杂合突变或半合子导致 GLUT1 蛋白功能降低,通过血脑屏障的葡萄糖减少,脑内能量缺乏,导致神经系统疾病的发生,而 GLUT1 纯合子变异在胚胎期即可出现形态异常,与生命不相容。*SLC2A1* 基因突变导致葡萄糖转运蛋白 1 缺乏症(GLUT1-DS),为常染色体显性和隐性遗传两种形式,其中典型的 GLUT1-DS 符合发育性和癫痫性脑病的标准,目前尚未收录进 OMIM 网,其主要的临床特点是癫痫发作、神经发育迟缓、小头畸形、肌张力障碍、痉挛、不同程度的语言障碍和复杂的运动功能障碍如共济失调等,其中癫痫发作类型多样,有全身强直性发作、局灶性发作等,与表型无明显相关性,也有患者出生后无癫痫发作。GLUT1-DS 患者脑电图无特异性表现,但有研究证明患者餐后脑电图与餐前相比,癫痫样异常显著降低。GLUT1-DS 患者的脑磁共振检查多数正常或轻度异常,可有轻度脑萎缩、髓鞘发育不良、脑室扩大、胼胝体发育不良等,此外所有的 GLUT1-DS 患者脑脊液和血液中葡萄糖水平均降低,乳酸水平正常或降低,部分生酮饮食的患者乳酸水平可升高。因此脑脊液乳酸葡萄糖测定可以作为一种快速、有效的方法来诊断 GIUT1-DS。目前 GLUT1-DS 的标准治疗是生酮饮食,为大脑的新陈代谢提供一种替代燃料,可以明显缓解患者的癫痫发作和运动障碍,但对认知功能改善不明显,而且并非所有患者的症状都能得到控制。据报道,有效治疗的年龄越小,生酮饮食的效果就越好。三庚酸甘油酯可代谢为乙酰辅酶 A 和丙酰辅酶 A,通过血脑屏障发挥作用,能有效改善 GLIT1-DS 患者的脑葡萄糖耗竭;腺相关病毒 9 型作为一种病毒载体,介导 SLC2A1 基因表达作为一种新型治疗方法正在研究中。一些小分子物质和生物制剂也可增加 GLUT1 的表达,如乙酰唑胺、硫辛酸等。苯巴比妥、丙戊酸等会抑制 GLUT1-DS 的转运,加重患者病情,应避免使用。

3.10.2.3　*SLC6A1* 和发育性和癫痫性脑病

SLC6A1 位于 3p25.3,跨度 46.5 kb,包括 16 个外显子,编码由 599 个氨基酸组成的钠离子、氯离子和 γ-氨基丁酸同向转运体 1(GAT-1),GAT-1 主要负责从突触重新摄取 GABA,GABA 是脑内重要的抑制性神经递质,维持大脑的兴奋抑制平衡。*SLC6A1* 基因突变使脑内兴奋抑制平衡紊乱,导致癫痫和发育迟缓,符合发育性和癫痫性脑病的诊断,同样尚未收录进 OMIM 网中。*SLC6A1* 基因突变为常染色体显性遗传,且逐渐成为发育性和癫痫性脑病的常见原因,其特点是癫痫发作、孤独症谱系障碍和智力障碍,其中以语音障碍最多见。癫痫发作形式多样,最常见的发作类型有失神、肌阵挛、失张力发作,也可有全身性发作和部分性发作,且癫痫发作与认知障碍之间没有明显的相关性。*SLC6A1* 突变患者 EEG 可有一些相似特征,如出现广泛 2.5~3.5 Hz 的不规则棘波、多棘波和慢波。MRI 无特异性表现,可出现额叶间隙扩大、蚓部发育不全等。据报道,*SLC6A1* 突变患者用丙戊酸治疗最有效,加用氯巴占也可以进一步控制癫痫发作,选择性地增强 GAT 表达和腺病毒相关载体介导基因治疗作为新兴疗法目前正在研究中。

3.10.2.4　*SLC12A5* 和发育性和癫痫性脑病 34 型

SLC12A5 基因位于 20q13.12,包含 26 个外显子,编码哺乳动物的 K^+-Cl^- 同向转运蛋白 2(KCC2),

仅表达于中枢神经系统神经元,KCC2 的主要功能是将氯离子转运出细胞,维持细胞内较低的氯离子浓度,产生的氯离子浓度梯度有助于 GABA 发挥作用,产生抑制性突触后电位,从而有助于神经元抑制。*SLC12A5* 的表达水平决定了 GABA 是兴奋神经元还是抑制神经元。在发育早期阶段,细胞内氯离子浓度较高,GABA 能神经传递可导致氯离子外流、膜去极化,随着大脑的发育,KCC2 的表达逐渐增加,使 GABA 发生了从兴奋性到抑制性的转变,*SLC12A5* 基因突变时,KCC2 表达下调,使 GABA 的兴奋抑制平衡被打破,导致癫痫。*SLC12A5* 基因突变导致的癫痫有多种表型,目前所报道的病例不多,其临床特征主要为出生后 6 个月内出现癫痫发作,伴发育延迟和倒退,部分患者可有小头畸形、低眼压。一般始于局灶性癫痫,后逐渐转变为多灶性发作,且对抗癫痫药物不敏感。迁移局灶性癫痫发作(EIMFS)患者的发作期脑电图表现为典型的迁移性发作,发作结束后脑电图背景波可正常,随后出现慢波活动。脑磁共振检查无特异性表现,部分患者可出现髓鞘发育延迟、脑萎缩和胼胝体变薄等。*SLC12A5* 基因突变患者通常为耐药性癫痫,但有报道称部分患者采取生酮饮食和溴化钾治疗可使癫痫发作减轻。布美他尼作为一种 NKCC1 的选择性拮抗剂可能对神经精神疾病的治疗有效,目前已经证实了对小鼠的抗癫痫作用,但对于人的作用目前正在研究中。IGF－1 可以增加 KCC2 的表达,降低 NKCC1/KCC2 的比值来发挥作用,为未来的 DEE35 患者的治疗提供了新思路。此外还有一些其他参与氯调节的药物,包括选择性的五羟色胺再摄取抑制剂、WNK－SPAK/OSR1 通路激活等。

3.10.2.5 *SLC13A5* 基因突变和发育性和癫痫性脑病 25 型

SLC13A5 基因位于 17p13.1,编码一种钠偶联的柠檬酸转运蛋白(NACT),主要在肝脏表达,大脑神经元和睾丸内也有一定程度的表达。NACT 可通过电化学梯度提供的动力将循环中的柠檬酸转运进入细胞中,促进循环中柠檬酸的利用。目前 *SLC13A5* 基因突变导致癫痫和神经发育障碍的明确机制尚不清楚,但研究者们提出了三种假说来试图解释这一发病机制:①胞质柠檬酸缺乏假说:SLC13A5 基因突变导致胞质柠檬酸含量下降,神经元能量供应不足,从而导致癫痫和大脑发育迟缓。②神经元间能量假说:在大脑中,抑制性神经元的代谢耗能高于兴奋性神经元,*SLC13A5* 基因突变使神经元能量不足,恢复离子梯度的能力降低,导致兴奋抑制失衡。③锌螯合假说:*SLC13A5* 基因突变导致胞外柠檬酸浓度相对升高,使部分锌与 NCTA 螯合,使 NMDA 受体介导的突触传递增强,导致兴奋抑制失衡。SLC13A5 基因突变为常染色体隐性遗传,主要的临床特点是新生儿癫痫、发育迟缓、牙齿发育不良、共济失调、轴性低眼压和运动障碍等。在新生儿期,多数患者几乎处于多灶性癫痫持续状态,随着年龄增大,癫痫发作频率逐渐减少,但发作类型逐渐多样,主要为发热敏感性惊厥发作,其中牙齿发育不良可作为一种筛查指标。该疾病预后差异较大,大部分患者随着年龄增大,癫痫发作频率明显减少,但也有患儿因癫痫持续状态和呼吸功能不全在新生儿期即死亡。Yang 等学者研究了 23 名 *SLC13A5* 基因突变患者的脑电图表现,发现新生儿期患者脑电图为癫痫持续状态,脑电图背景出现过度间断、多灶性棘波和尖峰,而新生儿期之后的脑电图背景可基本保持正常。脑 MRI 表现为特征性的点状白质高信号,也有脑室周围白质软化,随着年龄增大,点状白质高信号消失,18 个月之后脑 MRI 可观察到胶质瘢痕。*SLC13A5* 基因突变所导致的癫痫为药物难治性,采用生酮饮食对患者癫痫的控制可能有积极作用,此外三庚酸甘油酯作为一种新型替代能源物质,对于治疗癫痫和其他神经系统疾病具有一定的潜力。据报道,对于抗癫痫药物来说,最常用的是苯巴比妥和丙戊酸。

3.10.2.6 *SLC25A12* 基因突变和发育性和癫痫性脑病

SLC25A12 基因位于 2q31.1,由 20 个外显子组成编码 aralar 蛋白。aralar 蛋白是一种线粒体天冬氨酸－谷氨酸转运体(AGC),为苹果酸－天冬氨酸穿梭的组成部分,主要表达于大脑和骨骼肌,并且在大脑中仅局限于神经元,主要功能是使天冬氨酸将一个谷氨酸和质子交换进入线粒体内。AGC 功能障碍时,天冬氨酸不能被转运进入细胞质中,使细胞质中 N－乙酰谷氨酸生成减少,从而阻止髓鞘的生成。但目前

SLC25A12 基因突变导致癫痫的确切机制仍不清楚,推测可能与细胞内谷氨酸积聚,细胞损伤有关。目前共报道了 4 例 *SLC25A12* 致病变异患者,主要临床特征为癫痫、精神运动发育迟缓、肌张力减低,也有两名患者出现先天性低眼压、身材矮小和小头畸形,*SLC25A12* 基因突变患者脑 MRI 特征性的表现为髓鞘发育障碍、N - 乙酰天冬氨酸峰降低,还会出现脑萎缩,蛛网膜下沟突出等。*SLC25A12* 基因突变导致的癫痫药物控制有效,但一般需要多药联合治疗,此外,生酮饮食对 *SLC25A12* 基因突变患者的癫痫发作有明显的控制作用,在 Dahlin 等学者的报道中,一名 6 岁的 AGC1 缺陷的患者采用生酮饮食后精神运动发育明显改善,脑髓鞘也开始恢复。

3.10.2.7 *SLC25A22* 和发育性和癫痫性脑病 3 型

SLC25A22 基因位于 11p15.5,有 9 个编码外显子,*SLC25* 基因家族编码线粒体载体,运送各种代谢产物通过线粒体内膜,而 *SLC25A22* 基因为其中的一个亚型,编码线粒体谷氨酸 - H^+/OH^- 转运体(GC1),该蛋白共有 323 个氨基酸,GC1 在大脑内主要表达于星形胶质细胞,是谷氨酸进入线粒体的重要通道,此外还在肝脏、胰腺和睾丸中表达,催化与质子或羟基离子交换进入线粒体基质。谷氨酸进入线粒体后被转化为 a - 酮戊二酸,同时将烟酰胺嘌呤核苷酸(NADP +)转化成 NADPH,进入呼吸链复合物 I。*SLC25A22* 基因突变时,谷氨酸线粒体转运障碍,且线粒体吡咯啉 - 5 - 羧酸(P5C)循环障碍,不能将 NADPH 转移到呼吸链,使细胞内能量供应不足,谷氨酸积聚,进而导致突触间隙谷氨酸释放,可能与癫痫的发生有关,线粒体内 P5C 循环障碍,导致线粒体内 P5C 增多,最终进一步代谢为谷氨酸、鸟氨酸、精氨酸等,其次 P5C 循环障碍使 NADPH 含量增加,线粒体内过量的谷氨酸导致尿素循环失活,产生大量的柠檬酸,而过量的 NADPH 和柠檬酸促进脂质合成,因此 *SLC25A22* 基因突变患者的肌肉活检显示肌纤维内有大量的脂肪空泡。*SLC25A22* 基因突变可导致新生儿发育性和癫痫性脑病和迁移性部分性癫痫发作,但其临床表现可能与 West 综合征、迁移性部分性癫痫发作和婴儿早期肌阵挛性癫痫等相一致。其主要的临床特征是新生儿期癫痫发作、发育迟缓、低眼压、视网膜电图异常、小头畸形、特殊面容等。一般于出生后一年内出现癫痫发作,主要为局灶性,发作形式多样,可有肌阵挛、强直性发作、癫痫痉挛等,表型较严重,预后差,为药物难治性癫痫,有一例患者表型较轻,7 岁才出现癫痫发作。脑电图有特征性的爆发抑制模式,肌纤维油红 O 染色可出现大量脂质空泡,血浆代谢筛查有脯氨酸、鸟氨酸、精氨酸和谷氨酸等水平升高。脑 MRI 检查会出现不同程度的脑萎缩、髓鞘形成延迟、胼胝体变薄。该疾病对多种抗癫痫药反应较差,且目前尚无特异性的治疗方法。有报道称患者采用苯巴比妥和托吡酯治疗效果较好。

3.10.2.8 *SLC35A2* 和发育性和癫痫性脑病 22 型

SLC35A12 基因位于 Xp11.23,属于 SLC35 蛋白家族,编码高尔基尿苷二磷酸(UDP)半乳糖转运蛋白,SLC35A2 介导 UDP - 半乳糖从胞浆转运到内质网和高尔基体管腔,然后将 UDP - 半乳糖作为底物进行半乳糖化,但其具体的转运机制目前仍不清楚。Danyang Li 等学者发现,N 端和 C 端的胞质结构域是保持 SLC35A2 活性所必须的,还有 Lys - 78、Lys - 297、Gly - 202 和 Gly - 214。SLC35A2 基因突变使糖基化过程障碍,导致 SLC35A2 - 先天性糖基化紊乱(SLC35A2 - CDG),SLC35A2 - CDG 主要表现为中枢神经系统受累,并且 Kodera 等学者首次证实 *SLC35A2* 基因突变是发育性和癫痫性脑病的遗传原因之一,SLC35A2 - CDG 大多数为女性患者,主要表现为癫痫发作、全面发育迟缓、肌张力低下、低眼压、生长缺陷和畸形,此外患者也会出现凝血功能障碍、免疫功能障碍、心功能障碍,肝、肾衰竭等,根据目前所报道的患者,癫痫发作均在出生后一年内出现,主要为强直部分性发作和强直痉挛,眼部表现有虹膜异色征、视网膜白斑、失明、视网膜色素变性、眼震等。SLC35A2 - CDG 患者脑电图均表现为高度节律紊乱,脑 MRI 主要为胼胝体变薄、脑萎缩、髓鞘形成延迟和多灶性不均匀的异常斑片状白质高信号等,目前尚未发现特异性的 MRI 表现。对于 SLC35A2 - CDG 来说,N - 糖基化筛查特异度不高,可采用等电点聚焦分离转铁蛋白,毛细管电泳或高效液相色谱(HPLC)检测血清转铁蛋白亚型为较特异的 CDG 筛查手段。SLC35A2 - CDG

抗癫痫药物治疗效果较差,但有报道称 ACTH 对 SLC35A2 - CDG 患者的治疗效果较好,部分患者应用 ACTH 后癫痫发作次数明显减少,甚至有 2 名患者应用 ACTH 后无癫痫发作。补充半乳糖治疗也可作为一种有效的治疗方法应用于 SLC35A2 - CDG 患者,有报道称患者补充半乳糖后,癫痫发作频率明显减少,并且生长发育方面也出现了显著的改善。

3.11 mTOR 信号通路基因突变与癫痫

3.11.1 mTOR 通路简介

mTOR(mammalian/mechanistic targets of rapamycin),是雷帕霉素的机制性靶点,属于磷酸肌醇激酶 3 相关激酶(phosphoinositide kinase - related kinases, PIKKs)家族,具有丝氨酸或苏氨酸蛋白激酶活性。mTOR 存在于两个功能性复合体 mTORC1 和 mTORC2 中,通过对生长因子、营养物质、谷氨酸、神经递质等应答,调控细胞的重要生理过程。mTORC1 主要调控代谢、蛋白质和脂质的合成、细胞生长、增殖和分化以及自噬,mTORC2 主要调控细胞增殖和存活。mTORC1 和 mTORC2 与一系列的磷酸化蛋白构成 mTOR 通路,主要包括 PIK3 - AKT - mTOR 和 AMPK - mTOR 通路(图 1 - 3 - 2)。PI3K/mTOR 信号级联传导,是导致生长和抑制的信号传导途径。不同基因的突变可诱发通路过度激活,从而导致遗传性生长过度综合征或一系列相关疾病,例如癫痫、智力缺陷、孤独症谱系综合征及神经退行性疾病(阿尔茨海默病和帕金森病)。目前发现越来越多的癫痫与 mTOR 通路相关,且因此提出了 mTOR 通路病(mTORopathies)的概念,用于描述因 mTOR 通路活性过高引起的以癫痫发作、皮质结构改变、神经元形态异常为特征的神经系统疾病。对 mTOR 信号通路相关癫痫的总结和分析将有助于了解致痫机制,并为癫痫的诊断和新的治疗手段提供参考。

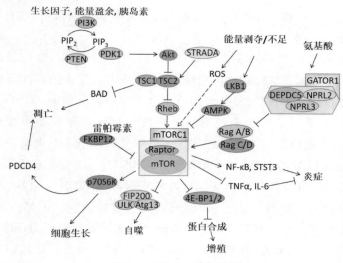

图 1 - 3 - 2 mTOR 通路

3.11.2 与 mTOR 通路相关的癫痫

3.11.2.1 与 mTOR 通路基因突变相关的癫痫

结节性硬化症(tuberous sclerosis,TSC)是 *TSC1* 或 *TSC2* 基因突变引起的包含多系统病变的综合征,80% ~90% 的 TSC 患者有癫痫发作,其中 2/3 为难治性癫痫。*TSC1/TSC2* 位于 mTOR 通路对 mTORC1 有抑制作用。*TSC1* 突变引起的 TSC 较少且相对不严重,其中 *TSC1* 突变大部分是截断无义突变以及插入缺失突变,少部分是错义突变。*TSC2* 突变引起的癫痫相对严重,其中 *TSC2* 发生错义突变的频率较高,约为 30% ,而大片段缺失及其他的重排约为 5% 。早期细胞形态学观察发现局灶性皮质发育不良(focal cortical dysplasia, FCD)及半侧巨脑畸形(hemimegalencephaly,HME)气球样细胞与 TSC 巨细胞形态相似,且经验证均与 mTOR 通路过活化相关。

脑皮质发育畸形（malformations of cortical development）常引起癫痫，目前大量的临床证据显示，mTOR 通路基因突变是脑皮质发育畸形的关键病因。mTOR 通路中 PI3K、AKT 与 MTOR 功能获得性突变致 mTOR 通路过活化导致皮质发育不良及一系列综合征，包括 HME、巨脑 - 多小脑回 - 多趾 - 脑积水综合征（megalencephaly - polymicrogyria - polydactyly - hydrocephalus syndrome，MPPH）、巨脑 - 毛细血管畸形 - 多小脑回综合征（megalencephaly - capillary malformation - polymicrogyria syndrome，MCAP）等。突变以体细胞突变为主，脑结构异常的程度与体细胞突变的嵌合度正相关，嵌合度低时多表现为 FCD，嵌合度高时多为 HME。mTOR 通路中 PTEN、STRADA、TSC1/TSC2、DEPDC5 以及 NPRL2/NPRL3 失功能突变引起 mTOR 通路过活化。PTEN 突变多与 FCD 和 HME 相关。STRADA 纯合性缺失可引起常染色体隐性遗传羊水过多 - 巨脑 - 症状性癫痫综合征（polyhydramnios，megalencephaly，and symptomatic epilepsy syndrome，PMSE）。一些携带 DEPDC5 或 NPRL2/NPRL3 突变的癫痫患者可伴有皮质发育不良，其可能为 2 - hit 机制。

Scheffer 等在 1998 年报道了一个家族性的局灶性癫痫家系，家系中各成员有不同的癫痫表型，并命名为家族性可变灶局灶性癫痫（familial focal epilepsy with variable foci，FFEVF）。2012 年，两个团队鉴定出 FFEVF 家族中突变的基因为 DEPDC5。随后，DEPDC5 亦发现与常染色体显性遗传夜间额叶癫痫（autosomal dominant nocturnal frontal lobe epilepsy，ADNFLE）、伴听觉特征常染色体显性遗传癫痫（autosomal dominant epilepsy with auditory features，ADEAF）、散发性局灶性以及全面性癫痫相关。DEPDC5 与 NPRL2/NPRL3 共同构成 GATOR1 复合体，位于 mTOR 通路中通过感应细胞内的氨基酸等营养物质的不足，抑制 mTORC1 在溶酶体的聚集活化。NPRL2/NPRL3 突变也与 FFEVF 和散发性局灶性癫痫相关，同 DEPDC5 突变有类似的癫痫表型。表明 GATOR1 失功能突变导致癫痫与 mTOR 通路过活化相关。不同于其他基因突变相关癫痫，GATOR1 相关癫痫没有特定的异常放电灶，有多种异常放电模式及多种局灶性临床发作的表型。

3.11.2.2 炎性脑结构异常相关的癫痫

中枢神经系统受病毒感染可发生防御性的免疫应答，严重时可发生损伤性炎症反应导致脑炎。病毒性脑炎患者在急性期可出现癫痫发作，且后期有经历非诱发性癫痫发作的风险。急性期感染引起的损伤可能是后期发作的病灶或致痫灶。既往单纯疱疹脑炎患者颞叶内侧存在慢性炎症，促炎症因子激活 PI3K/Akt/mTOR 通路是后期癫痫发作的机制之一。Chen 等发现人乳头状瘤病毒 16（HPV16）、单纯疱疹病毒（HSV）以及巨细胞病毒（CMV）感染与 FCDIIA 和 FCDIIB 相关，可能是病毒蛋白激活 mTOR 通路引起的。DNA 病毒（HPV、腺病毒等）和正义 RNA 病毒（西尼罗病毒、登革热病毒等）基因组的复制依赖宿主细胞内的 PI3K - Akt - mTOR 通路的活化，抑制该通路能够减轻脑炎。但是，CNS 感染 HSV - 1 期间，TLR3 募集 mTORC2，诱导化学因子并转运 TLR3 至小胶质细胞周围，激活 mTORC1 可产生防御作用。炎性脑结构异常的癫痫机制复杂，易复发、预后较差，应在感染后尽早发现并使用阿昔洛韦抗病毒治疗持续到检测不到病毒基因组。目前，部分脑炎急性期后的发作可选择使用丙球蛋白、促肾上腺皮质激素（adreno - cortico - tropic - hormone，ACTH）、甾体激素和生酮饮食控制。有报道发现手术后单纯疱疹病毒相关癫痫复发风险仍较高。

3.11.2.3 外伤性脑结构异常的癫痫

大脑受创伤后会引起原始的机械损伤和继发的炎症反应，可在短期内或多年后有癫痫发作，并发展为癫痫。癫痫发生率从 2% 到 25% 不等，脑组织受损越严重则癫痫发生率越高。创伤性脑损伤（TBI）所引起的难治性癫痫的致痫灶 24% ~35% 位于颞叶内侧，12% ~48% 位于新皮质。越来越多的证据显示，创伤后癫痫与病灶 mTOR 通路活化有关。TBI 致血脑屏障完整性受到损伤并释放白蛋白，促进胶质细胞 IL1β 生成增加，可激活 mTOR 通路。在 TBI 相关癫痫动物模型中，病灶 mTOR 通路活化，且雷帕霉素能够减少癫痫发作。此外，对发作长期具有易感性的患者伴不同程度的记忆力减退，这与创伤后引起的海马结构异常变化相关。通过动物实验研究发现,脑外伤可使海马 mTOR 通路活化,引起海马苔状纤维出芽及突触可塑性改变,应用雷帕霉素能够减少发作并改善 TBI 引起的损伤。通常,对于创伤后需接受手术修补的脑外伤患者,术后也有较高的癫痫复发风险。

3.11.2.4 肿瘤性脑结构异常的癫痫

中枢神经系统肿瘤常引起癫痫发作,癫痫发作概率因肿瘤类型、级别及位置的不同而异。低级别肿瘤、位于颞叶的肿瘤以及同时有 FCD 的肿瘤更容易引起癫痫。一方面,肿瘤使得神经调控、神经系统链接以及血脑屏障等受损,肿瘤本身促进了癫痫发生。另一方面,瘤周组织微环境发生了显著的改变,癫痫或起源于瘤周组织。大量的证据表明 mTOR 通路对这两个癫痫发生机制均有调控作用。PI3K – Akt – mTOR 及 PTEN 等 mTOR 通路相关基因突变是肿瘤形成的常见原因,故也是相关癫痫的主要原因。长期癫痫相关脑肿瘤(long – term epilepsy – associated tumours, LEATs)多有 BRAF – V600E 基因突变,同时检测到瘤组织 pS6 表达增加,mTOR 通路活化。多结节和空泡状神经元肿瘤((multinodular and vacuolating neuronal tumor, MVNT)是一种长期癫痫相关脑肿瘤,Maria 等报道了 62.5%(5/8)的患者携带 NPRL3 突变。Aronica 等发现瘤周组织是癫痫发生的主要病灶,且 mTOR 通路在有癫痫发作史的患者瘤周组织活化,而在无癫痫发作史的瘤周组织未活化。肿瘤相关的癫痫属药物难治性癫痫,是继儿童 FCD 和成人海马硬化后需要手术控制癫痫发作的第二常见病因,常需要行手术切除、放疗、化疗等控制癫痫发作。mTOR 通路关键基因突变与脑皮质结构畸形癫痫见表 1 – 3 – 6。

表 1 – 3 – 6　mTOR 通路关键基因突变与脑皮质结构畸形相关癫痫

基因		癫痫表型		特征
		生殖性突变	体细胞突变	
获得功能突变	PIK3CA	MEG	FCD Ⅱ,HME,MCAP,MPPH	PIK3CA 为 PI3K 催化亚单位 α,MACP 症状严重程度与突变位点相关
	PIK3R2	MPPH,PMG,MEG	–	PIK3R2 为 PI3K 调节亚单位 β,突变位点 c.1117G > A;p.Gly373Arg 重现率高
	AKT3	MEG,PMG,PNH	MEG,HME,FCD Ⅱ,FCD Ⅰb	AKT3 突变对脑发育的影响广泛,体细胞嵌合突变常与 HMEG 及 PMG 相关,生殖细胞突变与双侧皮质畸形、MEG、异位相关
	MTOR	SKS,HME	FCD Ⅱ,HME,SKS	体细胞突变嵌合度与大脑畸形程度相关,FCD 的嵌合度为 15.6% –46%。突变位点复现率高且多位于 FAT 或激酶结构域,FCD Ⅱ 与体细胞 MTOR 错义突变相关
失功能突变	PTEN	MEG,HME,FCD	FCD Ⅱ b	PTEN 突变占胶质瘤的 40%,通常与多种错构瘤综合征例如 Cowden syndrome 相关
	TSC1/TSC2	TSC,HME	FCD Ⅱ	结节相关的突变为 2 – hit 机制。TSC1 突变较少且相对不严重。约 66% 的 FCDIIb 有 TSC1 突变或杂合性缺失。大部分 TSC1 突变是截断无义突变以及插入缺失突变,少部分是错义突变。TSC2 突变中错义突变的频率较高占 30%,大片段缺失及其他的重排占 5%
	STRADA	MEG,PMSE		PMSE 为常染色体隐性遗传。PMSE 组织标本显示巨细胞及神经元异位,mTORC1 与前者有关
	DEPDC5	FFEVF,ADNFLE,ADEAF,FCD,HME,PMG	FCD	多与家族性局灶性癫痫相关。DEPDC5 突变引起 FCD 是 2 – hit 机制
	NPRL2/3	FFEVF,FCDIa,FCDII,HME,PMG	–	现报道的 NPRL3 突变较 NPRL2 较多

FCD:focal cortical dysplasia,局灶性皮质发育不良;MEG:megalencephaly,双侧巨脑畸形;HME:hemimegalencephaly 半侧巨

脑畸形;PMG:polymicrogyria,多小脑回;MCAP:megalencephaly – capillary malformation – polymicrogyria syndrome,巨脑 – 毛细血管畸形 – 多小脑回综合征;MPPH:megalencephaly – polymicrogyria – polydactyly – hydrocephalus syndrome 巨脑 – 多小脑回 – 多趾 – 脑积水综合征;PMSE:polyhydramnios megalencephaly and symptomatic epilepsy syndrome,羊水过多 – 巨脑 – 症状性癫痫综合征;PNH:periventricular nodular heterotopia,脑室旁小结异位;SKS:Smith – Kingsmore syndrome,S – K 综合征;FFEVF:Familial focal epilepsy with variable foci,家族性多灶点部分性癫痫;ADNFLE:autosomal dominant nocturnal frontal lobe epilepsy,常染色体显性遗传夜间额叶癫痫;ADEAF:Autosomal dominant epilepsy with auditory features,伴听觉特征常染色体显性遗传癫痫

3.11.2.5　其他癫痫

癫痫性脑病是由于频繁癫痫发作和癫痫样放电造成的进行性脑功能的损害。阿黑皮素原(pomc)是 ACTH 的前体,pomc 生成异常是新生儿期发作的癫痫性脑病病因。研究发现神经元 pomc 的正确表达受 mTOR 通路调控。ACTH 是 West 综合征的一线抗癫痫药,可有效用于 TSC1/TSC2 基因突变引起的 West 综合征。意味着 mTOR 通路在癫痫性脑病中有重要的作用。7% 的卒中患者面临癫痫发作的风险,卒中后癫痫发作包括早期急性症状性发作和晚期的自发性发作。卒中引起血脑屏障受损可使小胶质和星形细胞活化,释放过多的 ROS 以及炎症因子致 ERK/MAPK/mTOR 通路活化,改变神经细胞活力而诱发癫痫。卒中后癫痫的复发率较高且癫痫发作使得中风预后差且死亡率升高,应对卒中患者的癫痫发作进行预防和尽早控制。早期发作的复发率为 30%,目前的研究不推荐预防性地使用抗癫痫药物,尤其是丙戊酸等较老的 AEDs,因其可能会加重卒中。晚期发作的复发率为 50%,对相关癫痫的控制可以使用加巴喷丁或拉莫三嗪等抗癫痫药。mTOR 通路抑制剂对卒中引起的血管和神经系统损伤有缓解作用,将有意义开发应用于卒中后癫痫的控制。

3.11.3　mTOR 通路致病机制

mTOR 通路是维系生命和生物功能的重要调控网络,广泛参与生物体内的合成和分解过程。mTOR 通路异常是神经系统损伤的常见病因,可通过多种机制引起癫痫。其一,mTOR 通路对神经母细胞维持与分化、神经元形态、神经元生长发育、神经元迁移等调控进而影响大脑发育。TSC 结节巨细胞、FCDIIb 以及 HME 中气球样细胞的形成以及皮层失序均是由 mTOR 通路活性异常引起的。其二,通过调节蛋白质的翻译和延长,改变突触可塑性,调控突触的形成和功能。例如 MTLE 中 PI3K/Akt/mTOR 通路活化,促进了突触素表达和癫痫样放电。其三,mTOR 通路通过影响神经递质受体、离子通道的表达和分布影响神经元的兴奋和抑制平衡。值得注意的是,mTOR 通路常与炎症或免疫通路相互作用,增加癫痫发作的易感性。炎性因子 ROS、LPS、IFNγ、AGEs 可激活神经元和胶质细胞中 mTOR 通路,促进免疫性蛋白酶体上调,活化细胞毒性 CD8$^+$T 细胞产生神经毒性,导致癫痫发生。

3.11.4　mTOR 通路抑制剂在癫痫中的应用

尽管很多新型抗癫痫药被开发和应用,但是仍有 30% 的患者发作得不到控制,而解决该问题的关键在于明确癫痫病因并针对致病机制进行治疗。mTOR 通路活性异常是癫痫发生的重要机制之一,故常被考虑为新型抗癫痫药的靶点。雷帕霉素是 mTOR 通路的特异性抑制剂,通过与体内 FKBP12 蛋白结合形成复合体,抑制 mTOR 通路的活性。目前,已有大量的临床试验证实西罗莫司(雷帕霉素)及其类似物依维莫司可有效减轻 TSC 患者的各种表型,包括癫痫发作。西罗莫司能够降低 STRADA 纯合性缺失引起的 PMSE 患者癫痫发作频率并改善语言接受能力。大麻二酚通过抑制 mTOR 通路发挥抗惊厥和神经保护作用,具有开发为新型抗癫痫药的潜能,近期的临床研究显示大麻二酚对 TSC、Dravet 综合征以及 LGS 等多种类型的癫痫均有显著的疗效。早在大约 100 年前便发现通过高脂肪、低碳水化合物的饮食方案能够有效减少癫痫发作,该饮食方案称为生酮饮食疗法,现多用于药物难治性癫痫。大量的研究发现生酮饮食可通过胰岛素 – Akt 途径抑制大脑 mTOR 通路发挥抗癫痫作用。开发应用抑制 mTOR 通路的抗癫痫药在多种病因导致的药物难治性癫痫的治疗价值非常值得深入探索。

3.11.5 小结与展望

mTOR 通路异常是多种伴或不伴脑结构损伤性癫痫的致病因素,相同的 mTOR 通路基因突变可能有不同的疾病表现,不同的 mTOR 通路基因突变可对神经元兴奋性以及表型产生不同的影响。很多不伴 mTOR 通路基因突变的癫痫发生也与 mTOR 通路的活化相关。mTOR 通路抑制剂将有较大的潜力发挥抗癫痫作用。

参考文献 ▶

[1] Ahmed S, Deberardinis R J, Ni M, et al. Vitamin B6 – dependent epilepsy due to pyridoxal phosphate – binding protein (PLPBP) defect – First case report from Pakistan and review of literature[J/OL]. Annals of Medicine and Surgery (2012), 2020, 60: 721 – 727.

[2] Akman C I, De Vivo D C. Glucose Transporter Type 1 Deficiency Syndrome[G]//PEARL P L. Inherited Metabolic Epilepsies. New York, NY: Springer Publishing Company.

[3] Al Mutairi F, Shamseldin H E, Alfadhel M, et al. A lethal neonatal phenotype of mitochondrial short – chain enoyl – CoA hydratase – 1 deficiency[J]. Clin Genet, 2017, 91(4): 629 – 633.

[4] Al – Baradie R S, Chaudhary M W. Diagnosis and management of cerebral folate deficiency. A form of folinic acid – responsive seizures[J]. Neurosciences (Riyadh, Saudi Arabia), 2014, 19(4): 312 – 316.

[5] Alcantara D, Timms A E, Gripp K, et al. Mutations of AKT3 are associated with a wide spectrum of developmental disorders including extreme megalencephaly[J]. Brain, 2017, 140(10): 2610 – 2622.

[6] Alfadhel M, Abadel B, Almaghthawi H, et al. HMG – CoA Lyase Deficiency: A Retrospective Study of 62 Saudi Patients[J]. Front Genet, 2022, 13: 880464.

[7] Alghamdi M, Bashiri F A, Abdelhakim M et al. Phenotypic and molecular spectrum of pyridoxamine – 5' – phosphate oxidase deficiency: A scoping review of 87 cases of pyridoxamine – 5' – phosphate oxidase deficiency[J]. Clin Genet, 2021, 99(1): 99 – 110.

[8] Alghamdi M, Bashiri F A, Abdelhakim M, et al. Phenotypic and molecular spectrum of pyridoxamine – 5' – phosphate oxidase deficiency: A scoping review of 87 cases of pyridoxamine – 5' – phosphate oxidase deficiency[J/OL]. Clinical Genetics, 2021, 99(1): 99 – 110.

[9] Allen A S, Berkovic S F, Cossette P, et al. De novo mutations in epileptic encephalopathies[J]. Nature, 2013, 501(7466): 217 – 221.

[10] Allen A S, Berkovic S F, Cossette P et al. De novo mutations in epileptic encephalopathies[J]. Nature, 2013, 501(7466): 217.

[11] Almeida A M, Murakami Y, Baker A, et al. Targeted therapy for inherited GPI deficiency[J]. N Engl J Med, 2007, 356(16): 1641 – 1647.

[12] Alter A S, Engelstad K, Hinton V J, et al. Long – term clinical course of Glut1 deficiency syndrome[J]. Journal of child neurology, United States: 2015, 30(2): 160 – 169.

[13] Zschocke J. HSD10 disease: clinical consequences of mutations in the HSD17B10 gene[J]. J Inherit Metab Dis, 2012, 35(1): 81 – 89.

[14] Amrom D, Euro E R C, Euro E R C, et al. De Novo Mutations in Synaptic Transmission Genes Including DNM1 Cause Epileptic Encephalopathies (vol 95, pg 360, 2014)[J]. Am J Hum Genet, 2017, 100(1): 179.

[15] Andronesi O C, Kim G S, Gerstner E, et al. Detection of 2 – hydroxyglutarate in IDH – mutated glioma patients by in vivo spectral – editing and 2D correlation magnetic resonance spectroscopy[J]. Science translational medicine, 2012, 4(116): 116ra4.

[16] Anghileri E, Bertolino N, Salsano E, et al. In – vivo brain H1 – MR – Spectroscopy identification and quantification of 2 – hydroxyglutarate in L – 2 – Hydroxyglutaric aciduria[J]. Brain research, 2016, 1648(Pt A): 506 – 11.

[17] Anheim M, Maillart E, Vuillaumier – Barrot S, et al. Excellent response to acetazolamide in a case of paroxysmal dyskinesias due to GLUT1 – deficiency[J]. Journal of Neurology, 2011, 258(2): 316 – 317.

[18] Aronica E, Crino PB. Epilepsy related to developmental tumors and malformations of cortical development[J]. Neurotherapeutics, 2014, 11(2): 251 – 268.

[19] Arranz A M, Perkins K L, Irie F, et al. Hyaluronan deficiency due to Has3 knock – out causes altered neuronal activity and seizures via reduction in brain extracellular space[J]. J Neurosci, 2014, 34(18): 6164 – 6176.

[20] Ash D E, Scolnick L R, Kanyo Z F, et al. Molecular basis of hyperargininemia: structure – function consequences of mutations in human liver arginase[J]. Mol Genet Metab, 1998, 64(4): 243 – 9.

[21] Ashrafi G, Wu Z, Farrell R J, et al. GLUT4 Mobilization Supports Energetic Demands of Active Synapses[J]. Neuron, 2017, 93(3): 606 – 615. e3.

[22] Atuni S, Chi KT, Tatiana MK. Targeting mtor as a novel therapeutic strategy for traumatic cns injuries[J]. Drug Discov Today, 2012, 17(15 – 16): 861 – 868.

[23] Auger K R, Serunian L A, Soltoff S P, et al. PDGF – dependent tyrosine phosphorylation stimulates production of novel polyphosphoinositides in intact cells[J]. Cell, 1989, 57(1): 167 – 175.

[24] Ayka A, Şehirli A Ö. The Role of the SLC Transporters Protein in the Neurodegenerative Disorders[J]. Clinical Psychopharmacology and Neuroscience, 2020, 18(2): 174 – 187.

[25] Bai Y F, Chiu M, Chan E S, et al. Pathophysiology of and therapeutic options for a GABRA1 variant linked to epileptic encephalopathy[J]. Mol Brain, 2019, 12(1): 17.

[26] Bamborschke D, Pergande M, Daimaguler H S, et al. Cleft Palate as Distinguishing Feature in a Patient with GABRB3 Epileptic Encephalopathy[J]. Neuropediatrics, 2019, 50(6): 378 – 381.

[27] Banka S, Blom H J, Walter J, et al. Identification and characterization of an inborn error of metabolism caused by dihydrofolate reductase deficiency[J/OL]. American Journal of Human Genetics, 2011, 88(2): 216 – 225. https://doi.org/10.1016/j.ajhg.2011.01.004.

[28] Baranello G, Alfei E, Martinelli D, et al. Hyperargininemia: 7 – month follow – up under sodium benzoate therapy in an Italian child presenting progressive spastic paraparesis, cognitive decline, and novel mutation in ARG1 gene [J]. Pediatr Neurol, 2014, 51(3): 430 – 433.

[29] Barmashenko G, Hefft S, Aertsen A, et al. Positive shifts of the GABAA receptor reversal potential due to altered chloride homeostasis is widespread after status epilepticus: Positive Shifts of the GABAA Receptor Reversal Potential [J]. Epilepsia, 2011, 52(9): 1570 – 1578.

[30] Barrows C M, Mccabe M P, Chen H, et al. Pten loss increases the connectivity of fast synaptic motifs and functional connectivity in a developing hippocampal network[J]. J Neurosci, 2017, 37(36): 8595 – 8611.

[31] Barth M, Ottolenghi C, Hubert L, et al. Multiple sources of metabolic disturbance in ETHE1 – related ethylmalonic encephalopathy[J]. J Inherit Metab Dis, 2010, 33 Suppl 3: S443 – 453.

[32] Bartolini L, Libbey J E, Ravizza T, et al. Viral Triggers and Inflammatory Mechanisms in Pediatric Epilepsy[J]. Mol Neurobiol, 2019, 56(3): 1897 – 1907.

[33] Baulac S, Ishida S, Marsan E, et al. Familial focal epilepsy with focal cortical dysplasia due to DEPDC5 mutations[J]. Ann Neurol, 2015, 77(4): 675 – 683.

[34] Baumgartner M R, Hörster F, Dionisi – Vici C, et al. Proposed guidelines for the diagnosis and management of methylmalonic and propionic acidemia[J]. Orphanet J Rare Dis, 2014, 9: 130.

[35] Zielinska D F, Gnad F, Wiśniewski J R, et al. Precision mapping of an in vivo N – glycoproteome reveals rigid

topological and sequence constraints[J]. Cell,2010,141(5): 897-907.

[36] Baycin - Hizal D, Gottschalk A, Jacobson E, et al. Physiologic and pathophysiologic consequences of altered sialylation and glycosylation on ion channel function[J]. Biochem Biophys Res Commun,2014,453(2): 243-253.

[37] Belachew D, Kazmerski T, Libman I, et al. Infantile Hypophosphatasia Secondary to a Novel Compound Heterozygous Mutation Presenting with Pyridoxine - Responsive Seizures[M/OL]//ZSCHOCKE J, GIBSON K M, BROWN G, et al. JIMD Reports - Volume 11: Berlin, Heidelberg: Springer Berlin Heidelberg, 2013: 17-24[2022-05-05].

[38] Belaya K, Finlayson S, Slater C R, et al. Mutations in DPAGT1 cause a limb - girdle congenital myasthenic syndrome with tubular aggregates[J]. Am J Hum Genet,2012, 91(1): 193-201.

[39] Belaya K, Rodríguez C P, Liu W W, et al. Mutations in GMPPB cause congenital myasthenic syndrome and bridge myasthenic disorders with dystroglycanopathies[J]. Brain,2015, 138(Pt 9): 2493-2504.

[40] Ben - Ari Y. NKCC1 Chloride Importer Antagonists Attenuate Many Neurological and Psychiatric Disorders[J]. Trends in Neurosciences, 2017, 40(9): 536-554.

[41] Berg A T, Berkovic S F, Brodie M J, et al. Revised terminology and concepts for organization of seizures and epilepsies: report of the ILAE Commission on Classification and Terminology, 2005-2009[J]. Epilepsia, 2010, 51(4): 676-685.

[42] Bhandary S, Aguan K. Pyruvate dehydrogenase complex deficiency and its relationship with epilepsy frequency - An overview[J]. Epilepsy research, Netherlands: 2015, 116: 40-52.

[43] Bhutia Y, Kopel J, Lawrence J, et al. Plasma Membrane Na^+ - Coupled Citrate Transporter (SLC13A5) and Neonatal Epileptic Encephalopathy[J]. Molecules, 2017, 22(3): 378.

[44] Bin Saeedan M, Dogar M A. Teaching NeuroImages: MRI findings of biotin - responsive basal ganglia disease before and after treatment[J/OL]. Neurology, 2016, 86(7): e71-72.

[45] Bjorkhem I, Hansson M. Cerebrotendinous xanthomatosis: an inborn error in bile acid synthesis with defined mutations but still a challenge[J]. Biochem Biophys Res Commun, 2010, 396(1): 46-9.

[46] Boonsimma P, Suwannachote S, Phokaew C, et al. A case of GABRA5 - related developmental and epileptic encephalopathy with response to a combination of antiepileptic drugs and a GABAering agent[J]. Brain Dev, 2020, 42(7): 546-50.

[47] Borges K, Sonnewald U. Triheptanoin—A medium chain triglyceride with odd chain fatty acids: A new anaplerotic anticonvulsant treatment? [J]. Epilepsy Research, 2012, 100(3): 239-244.

[48] Braissant O. Current concepts in the pathogenesis of urea cycle disorders[J]. Mol Genet Metab, 2010, 100 Suppl 1: S3-S12.

[49] Brassier A, Valayannopoulos V, Bahi - Buisson N, et al. Two new cases of serine deficiency disorders treated with l-serine[J]. Eur J Paediatr Neurol, 2016, 20(1): 53-60.

[50] Bröer S, Gether U. The solute carrier 6 family of transporters: The Solute Carrier Family 6[J]. British Journal of Pharmacology, 2012, 167(2): 256-278.

[51] Bubshait D K, Rashid A, Al - Owain M A, et al. Depression in adult patients with biotin responsive basal ganglia disease[J/OL]. Drug Discoveries & Therapeutics, 2016, 10(4): 223-225.

[52] Buckmaster P S, Wen X. Rapamycin suppresses axon sprouting by somatostatin interneurons in a mouse model of temporal lobe epilepsy[J]. Epilepsia, 2011, 52(11):2057-2064.

[53] Bunch M, Singh A. Peculiar neuroimaging and electrophysiological findings in a patient with biotinidase deficiency[J/OL]. Seizure, 2011, 20(1): 83-86.

[54] Burgess R, Wang S Y, McTague A, et al. The Genetic Landscape of Epilepsy of Infancy with Migrating Focal Seizures (vol 86, pg 821, 2019)[J]. Ann Neurol, 2020, 87(4): 658.

[55] Butler K M, Moody O A, Schuler E, et al. De novo variants in GABRA2 and GABRA5 alter receptor function and contribute to early – onset epilepsy[J]. Brain, 2018, 141: 2392 – 405.

[56] Byers H M, Bennett R L, Malouf E A, et al. Novel Report of Phosphoserine Phosphatase Deficiency in an Adult with Myeloneuropathy and Limb Contractures[J]. JIMD Rep, 2016, 30: 103 – 8.

[57] Cagdas D, Yilmaz M, Kandemir N, et al. A novel mutation in leukocyte adhesion deficiency type II/CDGIIc[J]. J Clin Immunol, 2014, 34(8): 1009 – 1014.

[58] Cali J J, Hsieh C L, Francke U, et al. Mutations in the bile acid biosynthetic enzyme sterol 27 – hydroxylase underlie cerebrotendinous xanthomatosis[J]. J Biol Chem, 1991, 266(12): 7779 – 83.

[59] Camacho J A, Obie C, Biery B, et al. Hyperornithinaemia – hyperammonaemia – homocitrullinuria syndrome is caused by mutations in a gene encoding a mitochondrial ornithine transporter[J]. Nat Genet, 1999, 22(2): 151 – 8.

[60] Camp C R, Yuan H J. GRIN2D/GluN2D NMDA receptor: Unique features and its contribution to pediatric developmental and epileptic encephalopathy[J]. Eur J Paediatr Neurol, 2020, 24: 89 – 99.

[61] Carayannopoulos M O, Xiong F, Jensen P, et al. GLUT3 gene expression is critical for embryonic growth, brain development and survival[J]. Molecular genetics and metabolism, 2014, 111(4): 477 – 483.

[62] Cario H, Smith D E C, Blom H, et al. Dihydrofolate Reductase Deficiency Due to a Homozygous DHFR Mutation Causes Megaloblastic Anemia and Cerebral Folate Deficiency Leading to Severe Neurologic Disease[J/OL]. The American Journal of Human Genetics, 2011, 88(2): 226 – 231.

[63] Carver C M, Reddy D S. Neurosteroid interactions with synaptic and extrasynaptic GABA(A) receptors: regulation of subunit plasticity, phasic and tonic inhibition, and neuronal network excitability[J]. Psychopharmacology, 2013, 230(2): 151 – 188.

[64] Carvill G L, Mcmahon J M, Schneider A, et al. Mutations in the GABA Transporter SLC6A1 Cause Epilepsy with Myoclonic – Atonic Seizures[J]. The American Journal of Human Genetics, 2015, 96(5): 808 – 815.

[65] Carvill G L, Regan B M, Yendle S C, et al. GRIN2A mutations cause epilepsy – aphasia spectrum disorders[J]. Nat Genet, 2013, 45(9): 1073 – 1076.

[66] Charng W L, Karaca E, Akdemir Z C, et al. Exome sequencing in mostly consanguineous Arab families with neurologic disease provides a high potential molecular diagnosis rate[J]. Bmc Medical Genomics, 2016, 9.

[67] Chatron N, Becker F, Morsy H, et al. Bi – allelic GAD1 variants cause a neonatal onset syndromic developmental and epileptic encephalopathy[J]. Brain, 2020, 143: 1447 – 1461.

[68] Chauhan A, Sharma U, Jagannathan NR, et al. Rapamycin protects against middle cerebral artery occlusion induced focal cerebral ischemia in rats[J]. Behav Brain Res, 2011, 225(2): 603 – 609.

[69] Chen J, Tsai V, Parker WE, et al. Detection of human papillomavirus in human focal cortical dysplasia type IIb [J]. Ann Neurol, 2012, 72(6): 881 – 892.

[70] Chen W J, Tankovic A, Burger P B, et al. Functional Evaluation of a De Novo GRIN2A Mutation Identified in a Patient with Profound Global Developmental Delay and Refractory Epilepsy[J]. Molecular Pharmacology, 2017, 91(4): 317 – U88.

[71] Chen Z, Brodie M J, Liew D, et al. Treatment Outcomes in Patients With Newly Diagnosed Epilepsy Treated With Established and New Antiepileptic Drugs: A 30 – Year Longitudinal Cohort Study[J]. JAMA neurol, 2018, 75(3): 279 – 286.

[72] Chi W, Iyengar A S R, Fu W, et al. Drosophila carrying epilepsy – associated variants in the vitamin B6 metabolism gene PNPO display allele – and diet – dependent phenotypes[J/OL]. Proceedings of the National Academy of Sciences of the United States of America, 2022, 119(9): e2115524119.

[73] Chu – Shore C J, Major P, Camposano S, et al. The natural history of epilepsy in tuberous sclerosis complex[J]. Epilepsia, 2010, 51(7): 1236 – 1241.

[74] Colton C K, Kong Q, Lai L, et al. Identification of Translational Activators of Glial Glutamate Transporter EAAT2 through Cell - Based High - Throughput Screening: An Approach to Prevent Excitotoxicity[J]. Journal of Biomolecular Screening, 2010, 15(6): 653 - 662.

[75] Consortium E, Project E P G, Consortium. E K. De novo mutations in synaptic transmission genes including DNM1 cause epileptic encephalopathies[J]. Am J Hum Genet, 2014, 95(4): 360 - 370.

[76] Manoli I, Sloan J L, Venditti C P. Isolated Methylmalonic Acidemia [M]//ADAM M P, EVERMAN D B, MIRZAA G M, et al. GeneReviews(©). Seattle (WA): University of Washington, Seattle Copyright 1993 - 2022, University of Washington, Seattle. GeneReviews is a registered trademark of the University of Washington, Seattle. All rights reserved. 1993.

[77] Corydon M J, Andresen B S, Bross P, et al. Structural organization of the human short - chain acyl - CoA dehydrogenase gene[J]. Mamm Genome, 1997, 8(12): 922 - 926.

[78] Cossins J, Belaya K, Hicks D, et al. Congenital myasthenic syndromes due to mutations in ALG2 and ALG14 [J]. Brain, 2013, 136(Pt 3): 944 - 956.

[79] Coughlin C R, Tseng L A, Abdenur J E, et al. Consensus guidelines for the diagnosis and management of pyridoxine - dependent epilepsy due to α - aminoadipic semialdehyde dehydrogenase deficiency[J/OL]. Journal of Inherited Metabolic Disease, 2021, 44(1): 178 - 192.

[80] Crepel V, Mulle C. Physiopathology of kainate receptors in epilepsy[J]. Current Opinion in Pharmacology, 2015, 20: 83 - 88.

[81] Crino P B. mTOR signaling in epilepsy: insights from malformations of cortical development[J]. Cold Spring Harb Perspect Med, 2015, 5(4).

[82] Crino P B, Aronica E, Baltuch G, et al. Biallelic tsc gene inactivation in tuberous sclerosis complex[J]. Neurology, 2010, 74(21): 1716 - 1723.

[83] Crino P B. mTOR Signaling in Epilepsy: Insights from Malformations of Cortical Development[J]. Cold Spring Harb Perspect in Med, 2015, 5(4): a022442 - a022442.

[84] Dahlin M, Martin D A, Hedlund Z, et al. The ketogenic diet compensates for AGC 1 deficiency and improves myelination[J]. Epilepsia, 2015, 56(11).

[85] Dalet A, Bonsacqut J, Gaboyard - Niay S, et al. Glutamate transporters EAAT4 and EAAT5 are expressed in vestibular hair cells and calyx endings[J]. PLoS One, 2012, 7(9): e46261.

[86] Darin N, Reid E, Prunetti L, et al. Mutations in PROSC Disrupt Cellular Pyridoxal Phosphate Homeostasis and Cause Vitamin - B6 - Dependent Epilepsy[J/OL]. American Journal of Human Genetics, 2016, 99(6): 1325 - 1337.

[87] Delmelle F, Thöny B, Clapuyt P, et al. Neurological improvement following intravenous high - dose folinic acid for cerebral folate transporter deficiency caused by FOLR - 1 mutation[J/OL]. European journal of paediatric neurology: EJPN: official journal of the European Paediatric Neurology Society, 2016, 20(5): 709 - 713.

[88] Desai K M, Kumar P, Ravat P S, et al. Progressive Myoclonic Epilepsy' - like presentation of Cerebrotendinous Xanthomatosis in an Indian Family with A Novel C.646 + 1G > A Splice Site Mutation[J]. Epilepsy Behav Rep, 2021, 15: 100401.

[89] Devinsky O, Cross J H, Laux L, et al. Trial of cannabidiol for drug - resistant seizures in the dravet syndrome [J]. N Engl J Med, 2017, 377(7): 699 - 700.

[90] Devries S, Mulder M, Charron J G, et al. SLC6A1 G443D associated with developmental delay and epilepsy[J]. Molecular Case Studies, 2020, 6(4): a005371.

[91] Di Salvo M L, Mastrangelo M, Nogués I, et al. Pyridoxine - 5' - phosphate oxidase (Pnpo) deficiency: Clinical and biochemical alterations associated with the C.347g > A (P.·Arg116gln) mutation[J/OL]. Molecular Genetics and Metabolism, 2017, 122(1 - 2): 135 - 142.

［92］Dibacco M L, Pop A, Salomons G S, et al. Novel ALDH5A1 variants and genotype Phenotype correlation in SSADH deficiency［J］. Neurology, 2020, 95(19): E2675 – E82.

［93］Dibbens L M, Boukje D V, Simona D, et al. Mutations in DEPDC5 cause familial focal epilepsy with variable foci［J］. Net Genet, 2013, 45(5): 546 – 551.

［94］Dienel G A. Brain Glucose Metabolism: Integration of Energetics with Function［J］. Physiological reviews, United States: 2019, 99(1): 949 – 1045.

［95］Ding L, Feng H J, MacDonald R L, et al. GABA(A) Receptor alpha 1 Subunit Mutation A322D Associated with Autosomal Dominant Juvenile Myoclonic Epilepsy Reduces the Expression and Alters the Composition of Wild Type GABA(A) Receptors［J］. J Biol Chem, 2010, 285(34): 26390 – 26405.

［96］Dobyns W B, Mirzaa G M. Megalencephaly syndromes associated with mutations of core components of the PI3K – AKT – MTOR pathway: PIK3CA, PIK3R2, AKT3, and MTOR［J］. Am J Med Genet C Semin Med Genet, 2019, 181(4): 582 – 590.

［97］Dobyns W B, Mirzaa G M. Megalencephaly syndromes associated with mutations of core components of the PI3K – AKT – MTOR pathway: PIK3CA, PIK3R2, AKT3, and MTOR［J］. AM J Med Genet C Semin Med Genet, 2019, 181(4): 582 – 590.

［98］Dogan M, Ariyuca S, Peker E, et al. Psychotic disorder, hypertension and seizures associated with vitamin B_{12} deficiency: a case report［J/OL］. Human & Experimental Toxicology, 2012, 31(4): 410 – 413.

［99］Dörre K, Olczak M, Wada Y, et al. A new case of UDP – galactose transporter deficiency (SLC35A2 – CDG): molecular basis, clinical phenotype, and therapeutic approach［J］. J Inherit Metab Dis, 2015, 38(5): 931 – 940.

［100］Dörre K, Olczak M, Wada Y, et al. A new case of UDP – galactose transporter deficiency (SLC35A2 – CDG): molecular basis, clinical phenotype, and therapeutic approach［J］. Journal of Inherited Metabolic Disease, 2015, 38(5): 931 – 940.

［101］Eckhardt M. Pathology and current treatment of neurodegenerative sphingolipidoses［J］. Neuromolecular Med, 2010, 12(4): 362 – 382.

［102］Efeyan A, Zoncu R, Sabatini D M. Amino acids and mTORC1: from lysosomes to disease［J］. Trends Mol Med, 2012, 18(9): 524 – 533.

［103］Eichler F S, Swoboda K J, Hunt A L, et al. Case 38 – 2017. A 20 – Year – Old Woman with Seizures and Progressive Dystonia［J/OL］. The New England Journal of Medicine, 2017, 377(24): 2376 – 2385.

［104］Eid T, Gruenbum S E, Dhaher R, et al. The Glutamate – Glutamine Cycle in Epilepsy［J］. Adv Neurobiol, 2016, 13: 351 – 400.

［105］Elkhaled A, Jalbert L, Constantin A, et al. Characterization of metabolites in infiltrating gliomas using ex vivo 1H high – resolution magic angle spinning spectroscopy［J］. NMR in biomedicine, 2014, 27(5): 578 – 593.

［106］Endele S, Rosenberge G, Geider K, et al. Mutations in GRIN2A and GRIN2B encoding regulatory subunits of NMDA receptors cause variable neurodevelopmental phenotypes［J］. Nat Genet, 2010, 42(11): 1021 – 1026.

［107］Engelke U F, Van Outersterp R E, Merx J, et al. Untargeted metabolomics and infrared ion spectroscopy identify biomarkers for pyridoxine – dependent epilepsy［J/OL］. The Journal of Clinical Investigation, 2021, 131(15): 148272.

［108］Epi4K Consortium. De Novo Mutations in SLC1A2 and CACNA1A Are Important Causes of Epileptic Encephalopathies［J］. Am J Hum Genet, 2016, 99(2): 287 – 98.

［109］Falk M J, Li D, Gai X, et al. AGC1 Deficiency Causes Infantile Epilepsy, Abnormal Myelination, and Reduced N – Acetylaspartate［G］//ZSCHOCKE J, GIBSON K M, BROWN G, et al. JIMD Reports, Volume 14. Berlin, Heidelberg: Springer Berlin Heidelberg, 14: 77 – 85.

［110］Ferranti S, Lo Rizzo C, Renieri A, et al. Focus on progressive myoclonic epilepsy in Berardinelli – Seip syndrome[J]. Neurol Sci, 2020, 41(11): 3345-3348.

[111]Ferré-Dolcet L, Yeste M, Vendrell M, et al. Placental and uterine expression of GLUT3, but not GLUT1, is related with serum progesterone levels during the first stages of pregnancy in queens[J]. Theriogenology, United States: 2018, 121: 82-90.

[112]Fisher N M, Seto M, Lindsley C W, et al. Metabotropic Glutamate Receptor 7: A New Therapeutic Target in Neurodevelopmental Disorders[J]. Front Molec Neurosci, 2018, 11.

[113]Forny P, Hörster F, Ballhausen D, et al. Guidelines for the diagnosis and management of methylmalonic acidaemia and propionic acidaemia: First revision[J]. J Inherit Metab Dis, 2021, 44(3): 566-92.

[114]Freeze H H, Chong J X, Bamshad M J, et al. Solving glycosylation disorders: fundamental approaches reveal complicated pathways[J]. Am J Hum Genet, 2014, 94(2): 161-175.

[115]Freeze H H, Eklund E A, Ng B G, et al. Neurological aspects of human glycosylation disorders[J]. Annu Rev Neurosci, 2015, 38: 105-125.

[116]Freeze H H, Eklund E A, Ng B G, et al. Neurology of inherited glycosylation disorders[J]. The Lancet. Neurology, 2012, 11(5): 453-466.

[117]Frerker B, Rohde M, Muller S, et al. Distinct Effects of Stereotactically Injected Human Cerebrospinal Fluid Containing Glutamic Acid Decarboxylase Antibodies into the Hippocampus of Rats on the Development of Spontaneous Epileptic Activity[J]. Brain Sci, 2020, 10(2): 11.

[118]Gahr M, Connemann B J, Schonfeldt-Lecuona C J, et al. Succinic Semialdehyde Dehydrogenase Deficiency: An Inheritable Neurometabolic Disease[J]. Forschritte Neurol Psychiatr, 2013, 81(3): 154-161.

[119]Gales J M, Jehi L, Nowacki A, et al. The role of histopathologic subtype in the setting of hippocampal sclerosis-associated mesial temporal lobe epilepsy[J]. Hum Pathol, 2017, 63: 79-88.

[120]Gallant N M, Leydiker K, Tang H, et al. Biochemical, molecular, and clinical characteristics of children with short chain acyl-CoA dehydrogenase deficiency detected by newborn screening in California[J]. Mol Genet Metab, 2012, 106(1): 55-61.

[121]Gentry M S, Guinovart J J, Minassian B A et al. Lafora disease offers a unique window into neuronal glycogen metabolism[J]. The Journal of biological chemistry, 2018, 293(19): 7117-7125.

[122]Giacomini T, Pisciotta L, Prato G, et al. Severe early-onset developmental and epileptic encephalopathy (DEE) associated with novel compound heterozygous pathogenic variants in SLC25A22: Case report and literature review [J]. Seizure, 2019, 70: 56-58.

[123]Glaser K, Girschick H J, Schropp C, et al. Psychomotor development following early treatment of severe infantile vitamin B_{12} deficiency and West syndrome - Is everything fine? A case report and review of literature[J/OL]. Brain and Development, 2015, 37(3): 347-351.

[124]Godeiro Junior C O, Vale T C, Afonso C O M, et al. Progressive Myoclonic Epilepsy Type 8 Due to CERS1 Deficiency: A Novel Mutation with Prominent Ataxia[J]. Mov Disord Clin Pract, 2018, 5(3): 330-332.

[125]Goodspeed K, Pérez-Palma E, Iqbal S, et al. Current knowledge of SLC6A1-related neurodevelopmental disorders[J]. Brain Communications, 2020, 2(2): fcaa170.

[126]Gosgene, Reid E S, Williams H, et al. Mutations in SLC25A22: hyperprolinaemia, vacuolated fibroblasts and presentation with developmental delay[J]. Journal of Inherited Metabolic Disease, 2017, 40(3): 385-394.

[127]Gospe S M. Neonatal vitamin-responsive epileptic encephalopathies[J]. Chang Gung Medical Journal, 2010, 33(1): 1-12.

[128]Goubert E, Mircheva Y, Lasorsa F M, et al. Inhibition of the Mitochondrial Glutamate Carrier SLC25A22 in Astrocytes Leads to Intracellular Glutamate Accumulation[J]. Frontiers in Cellular Neuroscience, 2017, 11: 149.

[129]Gowda V K, Srinivasan V M, Bhat M, et al. Biotin Thiamin Responsive Basal Ganglia Disease in Siblings[J/

OL]. The Indian Journal of Pediatrics, 2018, 85(2): 155 – 157.

[130] Gramer G, Fang – Hoffmann J, Feyh P, et al. Newborn Screening for Vitamin B$_{12}$ Deficiency in Germany – Strategies, Results, and Public Health Implications[J/OL]. The Journal of Pediatrics, 2020, 216: 165 – 172. e4.

[131] Grant G A. D – 3 – Phosphoglycerate Dehydrogenase[J]. Front Mol Biosci, 2018, 5: 110.

[132] Grioni D, Furlan F, Corbetta C, et al. Epilepsy and argininosuccinic aciduria[J]. Neuropediatrics, 2011, 42 (3): 97 – 103.

[133] Grunert S C, Sass J O. 3 – hydroxy – 3 – methylglutaryl – coenzyme A lyase deficiency: one disease – many faces[J]. Orphanet J Rare Dis, 2020, 15(1): 48.

[134] Grunert S C, Schlatter S M, Schmitt R N, et al. 3 – Hydroxy – 3 – methylglutaryl – coenzyme A lyase deficiency: Clinical presentation and outcome in a series of 37 patients[J]. Mol Genet Metab, 2017, 121(3): 206 – 215.

[135] Guella I, Mckenzie M B, Evans D M, et al. De Novo Mutations in YWHAG Cause Early – Onset Epilepsy[J]. Am J Hum Genet, 2017, 101(2): 300 – 310.

[136] Guillen – Navarro E, Sanchez – Iglesias S, Domingo – Jimenez R, et al. A new seipin – associated neurodegenerative syndrome[J]. J Med Genet, 2013, 50(6): 401 – 409.

[137] Haack T B, Jackson C B, Murayama K, et al. Deficiency of ECHS1 causes mitochondrial encephalopathy with cardiac involvement[J]. Ann Clin Transl Neurol, 2015, 2(5): 492 – 509.

[138] Haberle J, Burlina A, Chakrapani A, et al. Suggested guidelines for the diagnosis and management of urea cycle disorders: First revision[J]. J Inherit Metab Dis, 2019, 42(6): 1192 – 230.

[139] Haberle J, Shahbeck N, Ibrahim K, et al. Natural course of glutamine synthetase deficiency in a 3 year old patient[J]. Mol Genet Metab, 2011, 103(1): 89 – 91.

[140] Hamdan F F, Myers C T, Cossette P, et al. High Rate of Recurrent De Novo Mutations in Developmental and Epileptic Encephalopathies[J]. Am J Hum Genet, 2017, 101(5): 664 – 685.

[141] Hanada T. Ionotropic Glutamate Receptors in Epilepsy: A Review Focusing on AMPA and NMDA Receptors [J]. Biomolecules, 2020, 10(3).

[142] Hannan S, Affandi A H B, Minere M, et al. Differential Coassembly of alpha 1 – GABA(A)Rs Associated with Epileptic Encephalopathy[J]. J Neurosci, 2020, 40(29): 5518 – 5530.

[143] Hannan S, Minere M, Harris J, et al. GABA(A)R isoform and subunit structural motifs determine synaptic and extrasynaptic receptor localisation[J]. Neuropharmacology, 2020, 169: 11.

[144] Hardies K, De Kovel C G F, Weckhuysen S, et al. Recessive mutations in SLC13A5 result in a loss of citrate transport and cause neonatal epilepsy, developmental delay and teeth hypoplasia[J]. Brain, 2015, 138(11): 3238 – 3250.

[145] Hardies, Katia, Cai Y, et al. Loss of SYNJ1 dual phosphatase activity leads to early onset refractory seizures and progressive neurological decline[J]. Brain. 2016 Sep; 139(Pt 9): 2420 – 30.

[146] Hassel B, Rogne A G, Hope S. Intellectual Disability Associated With Pyridoxine – Responsive Epilepsies: The Need to Protect Cognitive Development[J/OL]. Frontiers in Psychiatry, 2019, 10: 116.

[147] Henske E P, Jóźwiak S, Kingswood J C, et al. Tuberous sclerosis complex[J]. Nat Rev Dis Primers, 2016, 2: 16035.

[148] Hernandez C C, Tian X, Hu N, et al. Dravet syndrome – associated mutations in GABRA1, GABRB2 and GABRG2 define the genetic landscape of defects of GABAA receptors[J]. Brain Commun, 2021, 3(2): fcab033.

[149] Hernandez C C, Xiangwei W S, Hu N N, et al. Altered inhibitory synapses in de novo GABRA5 and GABRA1 mutations associated with early onset epileptic encephalopathies[J]. Brain, 2019, 142: 1938 – 1954.

［150］Hess E J, Moody K A, Geffrey A L, et al. Cannabidiol as a new treatment for drug - resistant epilepsy in tuberous sclerosis complex［J］. Epilepsia, 2016, 57(10): 1617 - 1624.

［151］Hildebrand M S, Damiano J A, Mullen S A, et al. Glucose metabolism transporters and epilepsy: only GLUT1 has an established role［J］. Epilepsia, United States: 2014, 55(2): e18 - 21.

［152］Hillmann P, Fabbro D. PI3K/mTOR Pathway Inhibition: Opportunities in Oncology and Rare Genetic Diseases ［J］. Int J Mol Sci. 2019, 20(22): E5792.

［153］Holmsmith S, Dehnes Y, Huang Y H, et al. The density of EAAC1 (EAAT3) glutamate transporters expressed by neurons in the mammalian CNS［J］. J Neurosci, 2012, 32(17): 6000 - 6013.

［154］Hroudová J, Fišar Z. Control mechanisms in mitochondrial oxidative phosphorylation［J］. Neural regeneration research, 2013, 8(4): 363 - 375.

［155］Hu L, Diez - Fernandez C, Rufenacht V, et al. Recurrence of carbamoyl phosphate synthetase 1 (CPS1) deficiency in Turkish patients: characterization of a founder mutation by use of recombinant CPS1 from insect cells expression［J］. Mol Genet Metab, 2014, 113(4): 267 - 273.

［156］Irevall T, Axelsson I, Naumburg E. B$_{12}$ deficiency is common in infants and is accompanied by serious neurological symptoms［J/OL］. Acta Paediatrica (Oslo, Norway: 1992), 2017, 106(1): 101 - 104.

［157］Ishida S, Picard F, Rudolf G, et al. Mutations of DEPDC5 cause autosomal dominant focal epilepsies［J］. Nat Genet, 2013, 45(5): 552 - 555.

［158］Ishii A, Kang J Q, Schornak C C, et al. A de novo missense mutation of GABRB2 causes early myoclonic encephalopathy［J］. J Med Genet, 2017, 54(3): 202 - 211.

［159］Jaafar N, Moleirinho A, Kerkeni E, et al. Molecular characterization of maple syrup urine disease patients from Tunisia［J］. Gene, 2013, 517(1): 116 - 119.

［160］Jae S L, Woo K, Hoon K, et al. Brain somatic mutations in MTOR cause focal cortical dysplasia type II leading to intractable epilepsy［J］. Nat Med, 2015, 21(4): 395 - 400.

［161］Jang K K, Jeong H L. Mechanistic Target of Rapamycin Pathway in Epileptic treatment［J］. J Korean Neurosurg Soc, 2019, 62 (3): 272 - 287.

［162］Jansen J C, Cirak S, Scherpenzeel M, et al. CCDC115 Deficiency Causes a Disorder of Golgi Homeostasis with Abnormal Protein Glycosylation［J］. Am J Hum Genet, 2016, 98(2): 310 - 321.

［163］Jansen L A, Hevner R F, Roden W H, et al. Glial localization of antiquitin: implications for pyridoxine - dependent epilepsy［J/OL］. Annals of Neurology, 2014, 75(1): 22 - 32.

［164］Janssen M C, de Kleine R H, Vanden Berg A P, et al. Successful liver transplantation and long - term follow - up in a patient with MPI - CDG［J］. Pediatrics, 2014, 134(1): e279 - e283.

［165］Jensen K V, Frid M, Stödberg T, et al. Diagnostic pitfalls in vitamin B6 - dependent epilepsy caused by mutations in the PLPBP gene［J/OL］. JIMD reports, 2019, 50(1): 1 - 8.

［166］Jiao J C, Li L, Sun M, et al. Identification of a novel GRIN2D variant in a neonate with intractable epileptic encephalopathy - a case report［J］. Bmc Pediatrics, 2021, 21(1).

［167］Johannesen K M, Gardella E, Linnaikivi T, et al. Defining the phenotypic spectrum of SLC6A1 mutations［J］. Epilepsia, 2018, 59(2): 389 - 402.

［168］Zhu Y, Feng J, Wu S, et al. Glucose Metabolic Profile by Visual Assessment Combined with Statistical Parametric Mapping Analysis in Pediatric Patients with Epilepsy［J］. Journal of nuclear medicine: official publication, Society of Nuclear Medicine, United States: 2017, 58(8): 1293 - 1299.

［169］Johannesen K, Marini C, Pfeffer S, et al. Phenotypic spectrum of GABRA1: From generalized epilepsies to severe epileptic encephalopathies［J］. Neurology, 2016, 87(11): 1140 - 1151.

［170］Johansen A, Rosti R O, Musaev D, et al. Mutations in MBOAT7, Encoding Lysophosphatidylinositol

Acyltransferase I, Lead to Intellectual Disability Accompanied by Epilepsy and Autistic Features[J]. Am J Hum Genet, 2016, 99(4): 912－916.

[171] Johnstone D L, Al－Shekaili H H, Tarailo－Graovac M, et al. PLPHP deficiency: clinical, genetic, biochemical, and mechanistic insights[J/OL]. Brain: A Journal of Neurology, 2019, 142(3): 542－559.

[172] Kahle K T, Merner N D, Friedel P, et al. Genetically encoded impairment of neuronal KCC 2 cotransporter function in human idiopathic generalized epilepsy[J]. EMBO reports, 2014, 15(7): 766－774.

[173] Kaminiów K, Pająk M, Pająk R, et al. Pyridoxine－Dependent Epilepsy and Antiquitin Deficiency Resulting in Neonatal－Onset Refractory Seizures[J/OL]. Brain Sciences, 2021, 12(1): 65.

[174] Kang J Q, MacDonald R L. Molecular Pathogenic Basis for GABRG2 Mutations Associated With a Spectrum of Epilepsy Syndromes, From Generalized Absence Epilepsy to Dravet Syndrome[J]. Jama Neurology, 2016, 73 (8): 1009－1016.

[175] Kankananarachchi I, Jasinge E, Hewawitharana G. A Case of Carbamazepine－Induced Aggravation of Self－Limited Epilepsy with Centrotemporal Spikes Epilepsy and Valproate－Induced Hyperammonemic Encephalopathy in a Child with Heterozygous Gene Variant of Carbomoyl Phosphatase Synthetase Deficiency[J]. Case Rep Neurol Med, 2021, 2021: 2362679.

[176] Kann O. The interneuron energy hypothesis: Implications for brain disease[J]. Neurobiology of Disease, 2016, 90: 75－85.

[177] Kapusta L, Zucker N, Frenckel G, et al. From discrete dilated cardiomyopathy to successful cardiac transplantation in congenital disorders of glycosylation due to dolichol kinase deficiency (DK1－CDG)[J]. Heart Fail Rev, 2013, 18(2): 187－196.

[178] Karin I, Borggraefe I, Catarino C B, et al. Folinic acid therapy in cerebral folate deficiency: marked improvement in an adult patient[J/OL]. Journal of Neurology, 2017, 264(3): 578－582.

[179] Kaur R, Attri S V, Saini A G, et al. A high frequency and geographical distribution of MMACHC R132 * mutation in children with cobalamin C defect[J/OL]. Amino Acids, 2021, 53(2): 253－264.

[180] Kelsch W, Li Z J, Eliava M, et al. GluN2B－Containing NMDA Receptors Promote Wiring of Adult－Born Neurons into Olfactory Bulb Circuits[J]. J Neurosci, 2012, 32(36): 12603－12611.

[181] Khair A M, Saluvcci A E. Phenotype Expression Variability in Children with GABRB3 Heterozygous Mutations [J]. Oman Med J, 2021, 36(2): e240.

[182] Kim J E, Lee D S, Park H, et al. Inhibition of AKT/GSK3 beta/CREB Pathway Improves the Responsiveness to AMPA Receptor Antagonists by Regulating GRIA1 Surface Expression in Chronic Epilepsy Rats[J]. Biomedicines, 2021, 9(4).

[183] Kim S Z, Song W J, Nyhan W L, Ficicioglu C, Mandell R, Shih V E. Long－term follow－up of four patients affected by HHH syndrome[J]. Clin Chim Acta, 2012, 413(13－14): 1151－1155.

[184] Kimizu T, Takahashi Y, Oboshi T, et al. A case of early onset epileptic encephalopathy with de novo mutation in SLC35A2: Clinical features and treatment for epilepsy[J]. Brain & Development, 2017, 39(3): 256－260.

[185] Kobayashi Y, Tohyama J, Akiyama T, et al. Severe leukoencephalopathy with cortical involvement and peripheral neuropathy due to FOLR1 deficiency[J/OL]. Brain & Development, 2017, 39(3): 266－270.

[186] Koch H, Weber Y G. The glucose transporter type 1 (Glut1) syndromes[J]. Epilepsy & behavior: E&B, United States: 2019, 91: 90－93.

[187] Kodera H, Nakamura K, Osaka H, et al. De novo mutations in SLC35A2 encoding a UDP－galactose transporter cause early－onset epileptic encephalopathy[J]. Human Mutation, 2013, 34(12): 1708－1714.

[188] Koenig M K, Hodgeman R, Riviello J J, et al. Phenotype of GABA－transaminase deficiency[J]. Neurology, 2017, 88(20): 1919－1924.

[189] Komulainen-E J, Saastamoinen E, Rahikkala E, et al. Intractable Epilepsy due to MTR Deficiency: Importance of Homocysteine Analysis[J]. Neuropediatrics, 2017, 48(6): 467-472.

[190] Komulainen E J, Schreiber J M, Kangas S M, et al. Novel variants and phenotypes widen the phenotypic spectrum of GABRG2-related disorders[J]. Seizure, 2019, 69: 99-104.

[191] Kovacs-Nagy R, Morin G, Nouri M A, et al. HTRA2 Defect: A Recognizable Inborn Error of Metabolism with 3-Methylglutaconic Aciduria as Discriminating Feature Characterized by Neonatal Movement Disorder and Epilepsy-Report of 11 Patients[J]. Neuropediatrics, 2018, 49(6): 373-378.

[192] Koyama S, Sekijima Y, Ogura M, et al. Cerebrotendinous Xanthomatosis: Molecular Pathogenesis, Clinical Spectrum, Diagnosis, and Disease-Modifying Treatments[J]. J Atheroscler Thromb, 2021, 28(9): 905-925.

[193] Kröcher T, Röckle I, Diederichs U, et al. A crucial role for polysialic acid in developmental interneuron migration and the establishment of interneuron densities in the mouse prefrontal cortex[J]. Development, 2014, 141(15): 3022-3032.

[194] Kroon T, Dawitz J, Kramivs I, et al. Group I mGluR-Mediated Activation of Martinotti Cells Inhibits Local Cortical Circuitry in Human Cortex[J]. Frontiers in Cellular Neuroscience, 2019, 13.

[195] Kuki I, Takahashi Y, Okazaki S, et al. Vitamin B6-responsive epilepsy due to inherited GPI deficiency[J]. Neurology, 2013, 81(16): 1467-1469.

[196] Lai A, Soucy A, El Achkar C M, et al. The ClinGen Brain Malformation Variant Curation Expert Panel: Rules for somatic variants in AKT3, MTOR, PIK3CA, and PIK3R2[J]. Genet Med, 2022.

[197] Le A, Yeganeh M, Buhas D, et al. Monocarboxylate transporter-1 deficiency results in severe metabolic acidosis with ketogenic diet in early onset absence epilepsy: Case report[J]. Seizure, 2020, 74: 31-32.

[198] Lee S E, Lee Y, Lee G H. The regulation of glutamic acid decarboxylases in GABA neurotransmission in the brain[J]. Arch Pharm Res, 2019, 42(12): 1031-1039.

[199] Lee W T. Disorders of amino acid metabolism associated with epilepsy[J]. Brain Dev, 2011, 33(9): 745-752.

[200] Leen W G, Wevers R A, Kamsteeg E J, et al. Cerebrospinal Fluid Analysis in the Workup of GLUT1 Deficiency Syndrome: A Systematic Review[J]. JAMA Neurology, 2013, 70(11): 1440.

[201] Lemeke J R, Hendrikx R, Geider K, et al. GRIN2B Mutations in West Syndrome and Intellectual Disability with Focal Epilepsy[J]. Ann Neurol, 2014, 75(1): 147-154.

[202] Lemke J R, Geider K, Helbig K L, et al. Delineating the GRIN1 phenotypic spectrum: A distinct genetic NMDA receptor encephalopathy[J]. Neurology, 2016, 86(23): 2171-2178.

[203] Lemke J R, Lal D, Reinthaler E M, et al. Mutations in GRIN2A cause idiopathic focal epilepsy with rolandic spikes[J]. Nat Genet, 2013, 45(9): 1067-1072.

[204] Lemons J M S, Feng X J, Bennett B D, et al. Quiescent Fibroblasts Exhibit High Metabolic Activity[J]. GOODELL M A. PLoS Biology, 2010, 8(10): e1000514.

[205] Levin M D, Bianconi S, Smith A, et al. X-linked creatine transporter deficiency results in prolonged QTc and increased sudden death risk in humans and disease model[J]. Genet Med, 2021, 23(10): 1864-1872.

[206] Levy B, Wang D, Ullner P M, et al. Uncovering microdeletions in patients with severe Glut-1 deficiency syndrome using SNP oligonucleotide microarray analysis[J]. Molecular Genetics and Metabolism, 2010, 100(2): 129-135.

[207] Li D, Mukhopadhyay S. Functional analyses of the UDP-galactose transporter SLC35A2 using the binding of bacterial Shiga toxins as a novel activity assay[J]. Glycobiology, 2019, 29(6): 490-503.

[208] Lien E, Vatevik A K, Ostern R, et al. A Second Patient with a De Novo GABRB1 Mutation and Epileptic Encephalopathy[J]. Ann Neurol, 2016, 80(2): 311-312.

[209] Lim J S, Gopalappa R, Kim S H, et al. Somatic mutations in tsc1 and tsc2 cause focal cortical dysplasia[J].

Am J Hum Genet, 2017, 100(3): 454 − 472.

[210] Lim J S, Gopalappa R, Kim S H, et al. Somatic Mutations in, TSC1, and, TSC2, Cause Focal Cortical Dysplasia[J]. Am J Hum Genet, 2017, 100(3): 454 − 472.

[211] Limanaqi F, Biagioni F, Gaglione A, et al. A Sentinel in the Crosstalk Between the Nervous and Immune System: The (Immuno) − Proteasome[J]. Front immunol, 2019, 10: 628.

[212] Lin L, Yee S W, Kim R B, et al. SLC transporters as therapeutic targets: emerging opportunities[J]. Nature Reviews. Drug Discovery, 2015, 14(8): 543 − 560.

[213] Lipton J O, Sahin M. The Neurology of mTOR[J]. Neuron, 2014, 84(2): 275 − 291.

[214] Lommel M, Winterhalter P R, Willer T, et al. Protein O − mannosylation is crucial for E − cadherin − mediated cell adhesion[J]. Proc Natl Acad Sci U S A, 2013, 110(52): 21024 − 21029.

[215] Mafi S, Laroche − Raynaud C, Chazelas P, et al. Pharmacoresistant Epilepsy in Childhood: Think of the Cerebral Folate Deficiency, a Treatable Disease[J/OL]. Brain Sciences, 2020, 10(11): 762.

[216] Malaspina P, Roullet J B, Pearl P L, et al. Succinic semialdehyde dehydrogenase deficiency (SSADHD): Pathophysiological complexity and multifactorial trait associations in a rare monogenic disorder of GABA metabolism[J]. Neurochem Int, 2016, 99: 72 − 84.

[217] Malbora B, Yuksel D, Aksoy A, et al. Two Infants With Infantile Spasms Associated With Vitamin B$_{12}$ Deficiency[J/OL]. Pediatric Neurology, 2014, 51(1): 144 − 146.

[218] Maljevic S, Moller R S, Reid C A, et al. Spectrum of GABAA receptor variants in epilepsy[J]. Curr Opin Neurol, 2019, 32(2): 183 − 190.

[219] Mandel H, Saita S, Edvardson S, et al. Deficiency of HTRA2/Omi is associated with infantile neurodegeneration and 3 − methylglutaconic aciduria[J]. Journal of medical genetics, 2016, 53(10): 690 − 696.

[220] Mantero V, Cossu M, Rigamonti A, et al. HSV − 1 encephalitis relapse after epilepsy surgery: a case report and review of the literature[J]. J neurovirol, 2020, 26(1): 138 − 141.

[221] Marafi D, Mitani T, Isikay S, et al Biallelic GRM7 variants cause epilepsy, microcephaly, and cerebral atrophy[J]. Annals of Clinical and Translational Neurology, 2020, 7(5): 610 − 627.

[222] Marin − Valencia I, Good L B, Ma Q, et al. Heptanoate as a neural fuel: energetic and neurotransmitter precursors in normal and glucose transporter I − deficient (G1D) brain[J]. Journal of cerebral blood flow and metabolism: official journal of the International Society of Cerebral Blood Flow and Metabolism, 2013, 33(2): 175 − 182.

[223] Martenson J S, Tomita S. Synaptic localization of neurotransmitter receptors: comparing mechanisms for AMPA and GABA(A) receptors[J]. Current Opinion in Pharmacology, 2015, 20: 102 − 108.

[224] Martin H C, Kim G E, Pagnamenta A T, et al. Clinical whole − genome sequencing in severe early − onset epilepsy reveals new genes and improves molecular diagnosis[J]. Hum Mol Genet, 2014, 23(12): 3200 − 3211.

[225] Martin S, Chemberlin A, Shinde D N, et al. De Novo Variants in GRIA4 Lead to Intellectual Disability with or without Seizures and Gait Abnormalities[J]. Am J Hum Genet, 2017, 101(6): 1013 − 20.

[226] Martinelli D, Diodato D, Ponzi E, et al. The hyperornithinemia − hyperammonemia − homocitrullinuria syndrome[J]. Orphanet J Rare Dis, 2015, 10: 29.

[227] Martínez − Monseny A F, Bolasell M, Callejón − Póo L, et al. AZATAX: Acetazolamide safety and efficacy in cerebellar syndrome in PMM2 congenital disorder of glycosylation (PMM2 − CDG)[J]. Ann Neurol, 2019, 85 (5): 740 − 751.

[228] Mastrangelo M. Epilepsy in inherited neurotransmitter disorders: Spotlights onpathophysiology and clinical management[J]. Metab Brain Dis, 2021, 36(1): 29 − 43.

[229] Maszczak − Seneczko D, Sosicka P, Olczak T, et al. UDP − N − acetylglucosamine transporter (SLC35A3) regulates biosynthesis of highly branched N − glycans and keratan sulfate[J]. J Biol Chem, 2013, 288(30):

21850 – 21860.

[230] Mazzitelli M, Neugebauer V. Amygdala group II mGluRs mediate the inhibitory effects of systemic group II mGluR activation on behavior and spinal neurons in a rat model of arthritis pain[J]. Neuropharmacology, 2019, 158.

[231] McDonald T S, Borges K. Impaired hippocampal glucose metabolism during and after flurothyl – induced seizures in mice: Reduced phosphorylation coincides with reduced activity of pyruvate dehydrogenase [J]. Epilepsia, United States: 2017, 58(7): 1172 – 1180.

[232] McDonald T S, Carrasco – Pozo C, Hodson M P, et al. Alterations in Cytosolic and Mitochondrial [U – (13) C] Glucose Metabolism in a Chronic Epilepsy Mouse Model[J]. eNeuro, 2017, 4(1).

[233] McLain A L, Szweda P A, Szweda L I. α – Ketoglutarate dehydrogenase: a mitochondrial redox sensor[J]. Free radical research, 2011, 45(1): 29 – 36.

[234] Mctague A, Kurian M A. SLC12A5 – Related Epilepsy of Infancy with Migrating Focal Seizures [B]. GeneReviews © [Internet]. Seattle (WA): University of Washington, Seattle; 1993 – 2022.

[235] Meena M K, Sharma S, Bhasin H, et al. Vitamin B 12 Deficiency in Children With Infantile Spasms: A Case – Control Study[J/OL]. Journal of Child Neurology, 2018, 33(12): 767 – 771.

[236] Zhou L, Xu H, Wang T, et al. A Patient With CAD Deficiency Responsive to Uridine and Literature Review [J]. Front Neurol, 2020, 11: 64.

[237] Mercimek – Mahmutoglu S, Ndika J, Kanhai W, et al. Thirteen new patients with guanidinoacetate methyltransferase deficiency and functional characterization of nineteen novel missense variants in the GAMT gene[J]. Human mutation, 2014, 35(4): 462 – 469.

[238] Mete A, Isikay S, Sirikci A, et al. Eyelid myoclonia with absence seizures in a child with 1 – 2 hydroxyglutaric aciduria: findings of magnetic resonance imaging[J]. Pediatric neurology, 2012, 46(3): 195 – 197.

[239] Micó S I, Jiménez R D, Salcedo E M, et al. Epilepsy in biotinidase deficiency after biotin treatment[J/OL]. JIMD reports, 2012, 4: 75 – 78.

[240] Micó S I, Jiménez R D, Salcedo E M, et al. Epilepsy in Biotinidase Deficiency After Biotin Treatment[M/ OL]//C/O ACB. JIMD Reports – Case and Research Reports, 2012/1: 卷 4. Berlin, Heidelberg: Springer Berlin Heidelberg, 2011: 75 – 78[2022 – 05 – 05].

[241] Mills P B, Camuzeaux S S M, Footitt E J, et al. Epilepsy due to PNPO mutations: genotype, environment and treatment affect presentation and outcome[J/OL]. Brain: A Journal of Neurology, 2014, 137(Pt 5): 1350 – 1360.

[242] Mills P B, Footitt E J, Mills K A, et al. Genotypic and phenotypic spectrum of pyridoxine – dependent epilepsy (ALDH7A1 deficiency)[J/OL]. Brain: A Journal of Neurology, 2010, 133(Pt 7): 2148 – 2159.

[243] Mills P B, Struys E, Jakobs C, et al. Mutations in antiquitin in individuals with pyridoxine – dependent seizures [J/OL]. Nature Medicine, 2006, 12(3): 307 – 309.

[244] Minassian B A, Lee J R, Herbrick J A, et al. Mutations in a gene encoding a novel protein tyrosine phosphatase cause progressive myoclonus epilepsy[J]. Nature genetics, United States: 1998, 20(2): 171 – 174.

[245] Mirzaa G M, Campbell C D, Solovieff N, et al. Association of MTOR Mutations With Developmental Brain Disorders, Including Megalencephaly, Focal Cortical Dysplasia, and Pigmentary Mosaicism[J]. JAMA Neurol, 2016, 73(7): 836 – 45.

[246] Mirzaa G M, Riviere J B, Dobyns W B. Megalencephaly syndromes and activating mutations in the PI3K – AKT pathway: MPPH and MCAP[J]. Am J Med Genet C Semin Med Genet, 2013, 163C(2): 122 – 30.

[247] Mirzaa G M, RIVIè R E, Jean – Baptiste, et al. Megalencephaly Syndromes and Activating Mutations in the PI3K – AKT Pathway: MPPH and MCAP[J]. Am J Med Genet C semin med gene, 2013, 163(2):122 – 130.

[248] Mitsubuchi H, Nakamura K, Matsumoto S, et al. Biochemical and clinical features of hereditary hyperprolinemia[J/OL]. Pediatrics International, 2014, 56(4): 492 – 496.

[249] Moloney P B, Cavalleri G L, Delanty N. Epilepsy in the mTORopathies: opportunities for precision medicine [J]. Brain Commun, 2021, 3(4): fcab222.

[250] Moore Y E, Deeb T Z, Chadchankar H, et al. Potentiating KCC2 activity is sufficient to limit the onset and severity of seizures[J]. Proceedings of the National Academy of Sciences, 2018, 115(40): 10166 - 10171.

[251] Morelle W, Potelle S, Witters P, et al. Galactose Supplementation in Patients With TMEM165 - CDG Rescues the Glycosylation Defects[J]. J Clin Endocrinol Metab, 2017, 102(4): 1375 - 1386.

[252] Motte J, Fisse A L, Grüter T, et al. Novel variants in a patient with late - onset hyperprolinemia type II: diagnostic key for status epilepticus and lactic acidosis[J/OL]. BMC Neurology, 2019, 19(1): 345.

[253] Mueckler M, Caruso C, Baldwin S A, et al. Sequence and structure of a human glucose transporter[J]. Science (New York, N. Y.), United States: 1985, 229(4717): 941 - 945.

[254] Mueckler M, Caruso C, Baldwin S A, et al. Sequence and Structure of a Human Glucose Transporter[J]. Science, 1985, 229(4717): 941 - 945.

[255] Myers C T, McMahon J M, Schneider A L, et al. De Novo Mutations in SLC1A2 and CACNA1A Are Important Causes of Epileptic Encephalopathies[J]. Am J Hum Genet, 2016, 99(2): 287 - 298.

[256] Myers C T, Mcmahon J M, Schneider A L, et al. De Novo Mutations in SLC1A2 and CACNA1A Are Important Causes of Epileptic Encephalopathies[J]. The American Journal of Human Genetics, 2016, 99(2): 287 - 298.

[257] Myers K A. PLCB1 Biallelic Point Mutations Cause West Syndrome[J]. Pediatr Neurol, 2019, 91: 62 - 64.

[258] Naha K, Dasari S, Vivek G, et al. Vitamin B_{12} deficiency: an unusual cause for recurrent generalised seizures with pancytopaenia[J/OL]. Case Reports, 2012, 2012(aug31 1): bcr2012006632 - bcr2012006632.

[259] Nakamura E. One Hundred Years since the Discovery of the "Umami" Taste from Seaweed Broth by Kikunae Ikeda, who Transcended his Time[J]. Chemistry - an Asian Journal, 2011, 6(7): 1659 - 63.

[260] Nakano K, Kobayashi K, Okano Y, et al. Intractable absence seizures in hyperinsulinism - hyperammonemia syndrome[J]. Pediatr Neurol, 2012, 47(2): 119 - 122.

[261] Zhong Z, Wang Z, Wang Y, et al. IDH1/2 mutation is associated with seizure as an initial symptom in low - grade glioma: A report of 311 Chinese adult glioma patients[J]. Epilepsy research, Netherlands: 2015, 109: 100 - 105.

[262] Nakata M, Kato T, Ide M, et al. Long - term weekly ACTH therapy for relapsed West syndrome in tuberous sclerosis complex: A case report[J]. Brain Dev, 2016, 38(4): 431 - 434.

[263] Nasr E, Mamak E, Feigenbaum A, et al. Long - term treatment outcome of two patients with pyridoxine - dependent epilepsy caused by ALDH7A1 mutations: normal neurocognitive outcome[J/OL]. Journal of Child Neurology, 2015, 30(5): 648 - 653.

[264] Natesan V, Kim S J. Lipid Metabolism, Disorders and Therapeutic Drugs - Review[J]. Biomol Ther (Seoul), 2021, 29(6): 596 - 604.

[265] Ndika J D, Johnston K, Barkovich J A, et al. Developmental progress and creatine restoration upon long - term creatine supplementation of a patient with arginine: glycine amidinotransferase deficiency[J]. Mol Genet Metab, 2012, 106(1): 48 - 54.

[266] Nelson K, Jackman C, Bell J, et al. Novel Homozygous Deletion in STRADA Gene Associated With Polyhydramnios, Megalencephaly, and Epilepsy in 2 Siblings: Implications for Diagnosis and Treatment[J]. J Child neurol, 2018, 33(14): 925 - 929.

[267] Ng B G, Freeze H H. Human genetic disorders involving glycosylphosphatidylinositol (GPI) anchors and glycosphingolipids (GSL)[J]. J Inherit Metab Dis, 2015, 38(1): 171 - 178.

[268] Ng B G, Wolfe L A, Ichikawa M, et al. Biallelic mutations in CAD, impair de novo pyrimidine biosynthesis and decrease glycosylation precursors[J]. Hum Mol Genet, 2015, 24(11): 3050 - 3057.

[269] Nguyen LH, Anderson AE. mTOR - dependent alterations of Kv1. 1 subunit expression in the neuronal subset -

specific Pten knockout mouse model of cortical dysplasia with epilepsy[J]. Sci Rep, 2018, 8(1): 3568.

[270] Nguyen T, Murakami Y, Wigby K M, et al. Mutations in PIGS, Encoding a GPI Transamidase, Cause a Neurological Syndrome Ranging from Fetal Akinesia to Epileptic Encephalopathy[J]. Am J Hum Genet, 2018, 103(4): 602－611.

[271] Nicolas－Jilwan M, Medlej R, Sulaiman R A, et al. The neuroimaging findings of monocarboxylate transporter 1 deficiency[J]. Neuroradiology, 2020, 62(7): 891－894.

[272] Nie S, Chen G, Cao X, et al. Cerebrotendinous xanthomatosis: a comprehensive review of pathogenesis, clinical manifestations, diagnosis, and management[J]. Orphanet J Rare Dis, 2014, 9: 179.

[273] Niturad C E, Lev D, Kalscheuer V M, et al. Rare GABRA3 variants are associated with epileptic seizures, encephalopathy and dysmorphic features[J]. Brain, 2017, 140: 2879－2894.

[274] O'Donnell J, Ding F, Nedergaard M. Distinct functional states of astrocytes during sleep and wakefulness: Is norepinephrine the master regulator? [J]. Current sleep medicine reports, 2015, 1(1): 1－8.

[275] Obel L F, Müller M S, Walls A B, et al. Brain glycogen－new perspectives on its metabolic function and regulation at the subcellular level[J]. Frontiers in neuroenergetics, 2012, 4: 3.

[276] Ohba C, Shiina M, Tohyama J, et al. GRIN1 mutations cause encephalopathy with infantile－onset epilepsy, and hyperkinetic and stereotyped movement disorders[J]. Epilepsia, 2015, 56(6): 841－848.

[277] Oldham M S, VanMeter J W, Shattuck K F, et al. Diffusion tensor imaging in arginase deficiency reveals damage to corticospinal tracts[J]. Pediatr Neurol, 2010, 42(1): 49－52.

[278] Ondruskova N, Cechova A, Hansikova H, et al. Congenital disorders of glycosylation: Still "hot" in 2020[J]. Biochim Biophys Acta Gen Subj, 2021, 1865(1): 129751.

[279] Opri R, Fabrizi G M, Cantalupo G, et al. Progressive Myoclonus Epilepsy in Congenital Generalized Lipodystrophy type 2: Report of 3 cases and literature review[J]. Seizure, 2016, 42: 1－6.

[280] Orenstein N, Goldberg－Stern H, Straussberg R, et al. A de novo GABRA2 missense mutation in severe early－onset epileptic encephalopathy with a choreiform movement disorder[J]. Eur J Paediatr Neurol, 2018, 22(3): 516－24.

[281] Ozturk Z, Hirfanoglu T, Inci A, et al. Citrullinemia with an Atypical Presentation: Paroxysmal Hypoventilation Attacks[J]. J Pediatr Neurosci, 2018, 13(2): 276－278.

[282] Pacheva I, Ivanov I, Penkov M, et al. Creatine Deficiency Syndrome could be Missed Easily: A Case Report of Guanidinoacetate Methyltransferase Deficiency Presented with Neurodevelopmental Delay, Seizures, and Behavioral Changes, but Normal Structural MRI[J]. Annals of clinical and laboratory science, 2016, 46(5): 557－61.

[283] Pajarillo E, Rizor A, Lee J, et al. The role of astrocytic glutamate transporters GLT－1 and GLAST in neurological disorders: Potential targets for neurotherapeutics[J]. Neuropharmacology, 2019, 161: 107559.

[284] Pallud J, Mckhann G M. Diffuse Low－Grade Glioma－Related Epilepsy[J]. Neurosurg clin N Am, 2019, 30(1): 43－54.

[285] Palmieri F, Scarcia P, Monne M. Diseases Caused by Mutations in Mitochondrial Carrier Genes SLC25: A Review[J]. Biomolecules, 2020, 10(4).

[286] Papadopoulou M T, Dalpa E, Portokalas M, et al. Cerebral folate deficiency in two siblings caused by biallelic variants including a novel mutation of FOLR1 gene: Intrafamilial heterogeneity following early treatment and the role of ketogenic diet[J/OL]. JIMD Reports, 2021, 60(1): 3－9.

[287] Papasergi－Scott M M, Robertson M J, Seven A B, et al. Structures of metabotropic GABA(B) receptor[J]. Nature, 2020, 584(7820): 310.

[288] Papetti L, Garone G, Schettini L, et al. Severe early onset ethylmalonic encephalopathy with West syndrome [J]. Metab Brain Dis, 2015, 30(6): 1537－1545.

[289] Park J H, Hogrebe M, Fobker M, et al. SLC39A8 deficiency: biochemical correction and major clinical improvement by manganese therapy[J]. Genet Med, 2018, 20(2): 259 - 268.

[290] Park J H, Hogrebe M, Grüneberg M, et al. SLC39A8 Deficiency: A Disorder of Manganese Transport and Glycosylation[J]. Am J Hum Genet, 2015, 97(6): 894 - 903.

[291] Parker W E, Orlova K A, Parker W H, et al. Rapamycin prevents seizures after depletion of strada in a rare neurodevelopmental disorder[J]. Sci Transl Med, 2013, 5(182): 182ra53 - 182ra53.

[292] Pascual J M, Liu P, Mao D, et al. Triheptanoin for Glucose Transporter Type I Deficiency (G1D): Modulation of Human Ictogenesis, Cerebral Metabolic Rate, and Cognitive Indices by a Food Supplement[J]. JAMA Neurology, 2014, 71(10): 1255.

[293] Pavone P, Pratico A D, Rizzo R, et al. A clinical review on megalencephaly: A large brain as a possible sign of cerebral impairment[J]. Medicine (Baltimore), 2017, 96(26): e6814.

[294] Pavone P, Sullo F, Falsaperla R, et al. Vitamin B_{12} Deficiency and West Syndrome: An Uncommon but Preventable Cause of Neurological Disorder. Report on Three Cases, One of Them with Late Onset during Vitamin B_{12} Treatment[J/OL]. Neuropediatrics, 2021, 52(04): 333 - 336.

[295] Pearl P L, Shukla L, Theodore W H, et al. Epilepsy in succinic semialdehyde dehydrogenase deficiency, a disorder of GABA metabolism[J]. Brain Dev, 2011, 33(9): 796 - 805.

[296] Peng J, Zhou Y Y, Wang K. Multiplex gene and phenotype network to characterize shared genetic pathways of epilepsy and autism[J]. Scientific Reports, 2021, 11(1).

[297] Peng M Z, Li X Z, Mei H F, et al. Clinical and biochemical characteristics of patients with ornithine transcarbamylase deficiency[J]. Clin Biochem, 2020, 84: 63 - 72.

[298] Peng W, Tan C, Mo L, et al. Glucose transporter 3 in neuronal glucose metabolism: Health and diseases[J]. Metabolism: clinical and experimental, United States: 2021, 123: 154869.

[299] Pérez - Dueñas B, Serrano M, Rebollo M, et al. Reversible lactic acidosis in a newborn with thiamine transporter - 2 deficiency[J/OL]. Pediatrics, 2013, 131(5): e1670 - 1675.

[300] Pérez - Dueñas B, Toma C, Ormazábal A, et al. Progressive ataxia and myoclonic epilepsy in a patient with a homozygous mutation in the FOLR1 gene[J/OL]. Journal of Inherited Metabolic Disease, 2010, 33(6): 795 - 802.

[301] Peterson A R, Binder D K. Astrocyte Glutamate Uptake and Signaling as Novel Targets for Antiepileptogenic Therapy[J]. Frontiers in Neurology, 2020, 11.

[302] Petr G T, Sun Y, Frederick N M, et al. Conditional Deletion of the Glutamate Transporter GLT - 1 Reveals That Astrocytic GLT - 1 Protects against Fatal Epilepsy While Neuronal GLT - 1 Contributes Significantly to Glutamate Uptake into Synaptosomes[J]. J Neurosci, 2015, 35(13): 5187 - 5201.

[303] Peuscher R, Dijsselhof M E, Abeling N G, et al. The ketogenic diet is well tolerated and can be effective in patients with argininosuccinate lyase deficiency and refractory epilepsy[J]. JIMD Rep, 2012, 5: 127 - 130.

[304] Pfeiffer B, Sen K, Kaur S, et al. Expanding Phenotypic Spectrum of Cerebral Aspartate - Glutamate Carrier Isoform 1 (AGC1) Deficiency[J]. Neuropediatrics, 2020, 51(02): 160 - 163.

[305] Pierson T M, Yuan H, Marsh E D, et al. GRIN2A mutation and early - onset epileptic encephalopathy: personalized therapy with memantine[J]. Ann Clin Transl Neurol, 2014, 1(3): 190 - 198.

[306] Plecko B, Zweier M, Begemann A, et al. Confirmation of mutations in PROSC as a novel cause of vitamin B 6 - dependent epilepsy[J/OL]. Journal of Medical Genetics, 2017, 54(12): 809 - 814.

[307] Poduri A, Chopra S S, Neilan E G, et al. Homozygous PLCB1 deletion associated with malignant migrating partial seizures in infancy[J]. Epilepsia, 2012, 53(8): e146 - 150.

[308] Poduri A, Heinzen E L, Chitsazzadeh V, et al. SLC25A22 is a novel gene for migrating partial seizures in infancy: Poduri et al: SLC25A22 Mutation in MPSI[J]. Annals of Neurology, 2013, 74(6): 873 - 882.

[309] Poli A, Vial Y, Haye D, et al. Phosphoglycerate dehydrogenase (PHGDH) deficiency without epilepsy mimicking primary microcephaly[J/OL]. American Journal of Medical Genetics. Part A, 2017, 173(7): 1936 - 1942.

[310] Potelle S, Morelle W, Dulary E, et al. Glycosylation abnormalities in Gdt1p/TMEM165 deficient cells result from a defect in Golgi manganese homeostasis[J]. Hum Mol Genet, 2016, 25(8): 1489 - 1500.

[311] Pozzi D, Rasile M, Corradini I, et al. Environmental regulation of the chloride transporter KCC2: switching inflammation off to switch the GABA on? [J]. Translational Psychiatry, 2020, 10(1): 349.

[312] Praissman J L, Wells L. Mammalian O - mannosylation pathway: glycan structures, enzymes, and protein substrates[J]. Biochemistry, 2014, 53(19): 3066 - 3078.

[313] Pribiag H, Peng H, Shah W A, et al. Dystroglycan mediates homeostatic synaptic plasticity at GABAergic synapses[J]. Proc Natl Acad Sci USA, 2014, 111(18): 6810 - 6815.

[314] Radenkovic S, Bird M J, Emmerzaal T L, et al. The Metabolic Map into the Pathomechanism and Treatment of PGM1 - CDG[J]. Am J Hum Genet, 2019, 104(5): 835 - 846.

[315] Rahman S. Pathophysiology of mitochondrial disease causing epilepsy and status epilepticus[J]. Epilepsy Behav, 2015, 49: 71 - 75.

[316] Rana A, Singh S, Sharma R, et al. Traumatic Brain Injury altered Normal Brain Signaling Pathways: Implications for Novel Therapeutics approaches[J]. Curr neuropharmacol, 2019, 17(7): 614 - 629.

[317] Reuter M S, Tawamie H, Buchert R, et al. Diagnostic Yield and Novel Candidate Genes by Exome Sequencing in 152 Consanguineous Families With Neurodevelopmental Disorders[J]. Jama Psychiatry, 2017, 74(3): 293 - 299.

[318] Ribierre T, Deleuze C, Bacq A, et al. Second - hit mosaic mutation in mTORC1 repressor DEPDC5 causes focal cortical dysplasia - associated epilepsy[J]. J clin invest, 2018, 128(6): 2452 - 2458.

[319] Richardson A, Berry G T, Garganta C, et al. Hydroxysteroid 17 - Beta Dehydrogenase Type 10 Disease in Siblings[J]. JIMD Rep, 2017, 32: 25 - 32.

[320] Roifman M, Niles K M, Macneil L, et al. HomozygousGLULdeletion is embryonically viable and leads to glutamine synthetase deficiency[J]. Clin Genet, 2020, 98(6): 613 - 619.

[321] Romá - Mateo C, Sanz P, Gentry M S. Deciphering the role of malin in the lafora progressive myoclonus epilepsy[J]. IUBMB life, 2012, 64(10): 801 - 808.

[322] Rostami P, Hosseinpour S, Ashrafi M R, et al. Primary creatine deficiency syndrome as a potential missed diagnosis in children with psychomotor delay and seizure: case presentation with two novel variants and literature review[J]. Acta neurologica Belgica, 2020, 120(3): 511 - 516.

[323] Rumping L, Buttner B, Maier O, et al. Identification of a Loss - of - Function Mutation in the Context of Glutaminase Deficiency and Neonatal Epileptic Encephalopathy[J]. JAMA Neurol, 2019, 76(3): 342 - 350.

[324] Saez I, Duran J, Sinadinos C, et al. Neurons have an active glycogen metabolism that contributes to tolerance to hypoxia[J]. Journal of cerebral blood flow and metabolism: official journal of the International Society of Cerebral Blood Flow and Metabolism, 2014, 34(6): 945 - 955.

[325] Sahebekhtiari N, Nielsen C B, Johannsen M, et al. Untargeted Metabolomics Analysis Reveals a Link between ETHE1 - Mediated Disruptive Redox State and Altered Metabolic Regulation[J]. J Proteome Res, 2016, 15(5): 1630 - 1638.

[326] Sahin S, Yildirim M, Bektas O, et al. Intracranial Calcification Associated with 3 - Methylcrotonyl - CoA Carboxylase Deficiency[J]. Mol Syndromol, 2021, 12(6): 393 - 398.

[327] Saito T, Ishii A, Sugai K, et al. A de novo missense mutation in SLC12A5 found in a compound heterozygote patient with epilepsy of infancy with migrating focal seizures: SAITO et al[J]. Clinical Genetics, 2017, 92(6): 654 - 658.

[328] Saitsu H, Watanabe M, Akita T, et al. Impaired neuronal KCC2 function by biallelic SLC12A5 mutations in migrating focal seizures and severe developmental delay[J]. Scientific Reports, 2016, 6(1): 30072.

[329] Sakamoto S, Shinno H, Ikeda M, et al. A patient with type II citrullinemia who developed refractory complex seizure[J]. Gen Hosp Psychiatry, 2013, 35(1): 103 e1-3.

[330] Salpiero V, Dixon C L, Guo H, et al. AMPA receptor GluA2 subunit defects are a cause of neurodevelopmental disorders[J]. Nat Commun, 2019, 10.

[331] Samanta D, Zarate Y A. Widening phenotypic spectrum of GABBR2 mutation[J]. Acta Neurol Belg, 2019, 119(3): 493-496.

[332] Sanchez-Iglesias S, Crocker M, O'Callaghan M, et al. Celia's encephalopathy and c.974dupG in BSCL2 gene: a hidden change in a known variant[J]. Neurogenetics, 2019, 20(2): 73-78.

[333] Sara B, Stephanie B. The landscape of epilepsy-related GATOR1 variants[J]. Genet Med, 2019, 21(2): 398-408.

[334] Sato R, Kato A, Chimura T, et al. Combating herpesvirus encephalitis by potentiating a TLR3-mTORC2 axis[J]. Nat immunol. 2018, 19(10): 1071-1082.

[335] Sauer S W, Opp S, Hoffmann G F, et al. Therapeutic modulation of cerebral L-lysine metabolism in a mouse model for glutaric aciduria type I[J/OL]. Brain: A Journal of Neurology, 2011, 134(Pt 1): 157-170.

[336] Scheffer I E, Berkovic S, Capovilla G, et al. ILAE classification of the epilepsies: Position paper of the ILAE Commission for Classification and Terminology[J]. Epilepsia, 2017, 58(4): 512-521.

[337] Schevon C A, Weiss S A, McKhann G, et al. Evidence of an inhibitory restraint of seizure activity in humans[J]. Nat Commun, 2012, 3: 11.

[338] Schoonjans A S, Meuwissen M, Reyniers E, et al. PLCB1 epileptic encephalopathies: Review and expansion of the phenotypic spectrum[J]. Eur J Paediatr Neurol, 2016, 20(3): 474-479.

[339] Seaver L H, He X Y, Abe K, et al. A novel mutation in the HSD17B10 gene of a 10-year-old boy with refractory epilepsy, choreoathetosis and learning disability[J]. PloS one, 2011, 6(11): e27348.

[340] Sekar S, Marks W N, Gopalakrishnan V, et al. Evidence for altered insulin signalling in the brains of genetic absence epilepsy rats from Strasbourg[J]. Clinical and experimental pharmacology & physiology, Australia: 2020, 47(9): 1530-1536.

[341] Senderek J, Müller J S, Dusl M, et al. Hexosamine biosynthetic pathway mutations cause neuromuscular transmission defect[J]. Am J Hum Genet, 2011, 88(2): 162-172.

[342] Sener A, Malaisse W J. L-leucine and a nonmetabolized analogue activate pancreatic islet glutamate dehydrogenase[J]. Nature, 1980, 288(5787): 187-189.

[343] Senniapan S, Shanti B, James C, et al. Hyperinsulinaemic hypoglycaemia: genetic mechanisms, diagnosis and management[J]. J Inherit Metab Dis, 2012, 35(4): 589-601.

[344] Zhang Y, Dong H, Duan L, et al. SLC1A2 mediates refractory temporal lobe epilepsy with an initial precipitating injury by targeting the glutamatergic synapse pathway[J]. IUBMB Life, 2019, 71(2): 213-222.

[345] Serino D, Davico C, Specchio N, et al. Berardinelli-Seip syndrome and progressive myoclonus epilepsy[J]. Epileptic Disord, 2019, 21(1): 117-121.

[346] Shapira Zaltsberg G, McMillan H J, Miller E. Phosphoserine aminotransferase deficiency: imaging findings in a child with congenital microcephaly[J]. J Matern Fetal Neonatal Med, 2020, 33(6): 1033-1035.

[347] Shen D D, Hernandez C C, Shen W Z, et al. De novo GABRG2 mutations associated with epileptic encephalopathies[J]. Brain, 2017, 140: 49-67.

[348] Shi Y W, Zhang Q, Cai K F, et al. Synaptic clustering differences due to different GABRB3 mutations cause variable epilepsy syndromes[J]. Brain, 2019, 142: 3028-3044.

[349] Shin B C, Cepeda C, Estrada-Sánchez A M, et al. Neural Deletion of Glucose Transporter Isoform 3 Creates Distinct Postnatal and Adult Neurobehavioral Phenotypes[J]. The Journal of neuroscience: the official journal of the Society for Neuroscience, 2018, 38(44): 9579-9599.

[350] Shives K D, Beatman E L, Chamanian M, et al. West Nile Virus-Induced Activation of Mammalian Target of

Rapamycin Complex 1 Supports Viral Growth and Viral Protein Expression[J]. J Virol, 2014, 88(16): 9458 - 9471.

[351] Silva B, Velosa A, Barahona - Corrêa J B. Reversible dementia, psychotic symptoms and epilepsy in a patient with vitamin B 12 deficiency[J/OL]. BMJ Case Reports, 2019, 12(5): e229044.

[352] Silverman R B. Design and Mechanism of GABA Aminotransferase Inactivators. Treatments for Epilepsies and Addictions[J]. Chem Rev, 2018, 118(7): 4037 - 70.

[353] Sim J C, Scerri T, Fanjul - Fernández M, et al. Familial cortical dysplasia caused by mutation in the mammalian target of rapamycin regulator NPRL3[J]. Ann Neurol, 2016, 79(1): 132 - 137.

[354] Singh G, Sander J W. The global burden of epilepsy report: Implications for low - and middle - income countries[J]. Epilepsy Behav, 2020, 105: 3.

[355] Singhi P, Ray M. Ohtahara syndrome with biotinidase deficiency[J/OL]. Journal of Child Neurology, 2011, 26(4): 507 - 509.

[356] Song Z. Roles of the nucleotide sugar transporters (SLC35 family) in health and disease[J]. Molecular Aspects of Medicine, 2013, 34(2 - 3): 590 - 600.

[357] Sonnewald U. Glutamate synthesis has to be matched by its degradation - where do all the carbons go? [J]. Journal of neurochemistry, England: 2014, 131(4): 399 - 406.

[358] Soto D, Altafaj X, Sindreu C, et al. Glutamate receptor mutations in psychiatric and neurodevelopmental disorders[J]. Commun Integr Biol, 2014, 7(1): e27887.

[359] Spassieva S D, Ji X, Liu Y, et al. Ectopic expression of ceramide synthase 2 in neurons suppresses neurodegeneration induced by ceramide synthase 1 deficiency[J]. Proc Natl Acad Sci U S A, 2016, 113(21): 5928 - 5933.

[360] Spiering M J. The discovery of GABA in the brain[J]. J Biol Chem, 2018, 293(49): 19159 - 19160.

[361] Spodenkiewicz M, Diez - Fernadz C, Rufenacht V, et al. Minireview on Glutamine Synthetase Deficiency, an Ultra - Rare Inborn Error of Amino Acid Biosynthesis[J]. Biology (Basel), 2016, 5(4).

[362] Srivastava S, Cohen J, Pevener J, et al. A novel variant in GABRB2 associated with intellectual disability and epilepsy[J]. Am J Med Genet A, 2014, 164A(11): 2914 - 2921.

[363] Stalnaker S H, Aoki K, Lim J M, et al. Glycomic analyses of mouse models of congenital muscular dystrophy [J]. J Biol Chem, 2011, 286(24): 21180 - 21190.

[364] Stanescu S, Bravo - Alonso I, Belanger - Quintana A, et al. Mitochondrial bioenergetic is impaired in Monocarboxylate transporter 1 deficiency: a new clinical case and review of the literature[J]. Orphanet J Rare Dis, 2022, 17(1): 243.

[365] Stanley P, Schachter H, Taniguchi N. N - Glycans[M]. Essentials of Glycobiology.

[366] Varki A, Cummings R, Esko J, et al, Cold Spring Harbor (NY): Cold Spring Harbor Laboratory Press, 2009.

[367] Stergachis A B, Pujol - Giménez J, Gyimesi G, et al. Recurrent SLC1A2 variants cause epilepsy via a dominant negative mechanism[J]. Annals of Neurology, 2019, 85(6): 921 - 926.

[368] Yuan H J, Low C M, Moody O A, et al. Ionotropic GABA and Glutamate Receptor Mutations and Human Neurologic Diseases[J]. Molecular Pharmacology, 2015, 88(1): 203 - 217.

[369] Stockhammer F, Misch M, Helms H J, et al. IDH1/2 mutations in WHO grade II astrocytomas associated with localization and seizure as the initial symptom[J]. Seizure, England: 2012, 21(3): 194 - 197.

[370] Stöckler S, Braissant O, Schulze A. Creatine Disorders [M]. Physician's Guide to the Diagnosis, Treatment, and Follow - Up of Inherited Metabolic Diseases. 2014: 529 - 540.

[371] Stockler S, Plecko B, Gospe S M, et al. Pyridoxine dependent epilepsy and antiquitin deficiency: clinical and molecular characteristics and recommendations for diagnosis, treatment and follow - up [J/OL]. Molecular Genetics and Metabolism, 2011, 104(1 - 2): 48 - 60.

[372] Stödberg T, Mctague A, Ruiz A J, et al. Mutations in SLC12A5 in epilepsy of infancy with migrating focal

seizures[J]. Nature Communications, 2015, 6(1): 8038.

[373] Stone T J, Rowell R, Jayasekera B A P, et al. Molecular characteristics of long – term epilepsy – associated tumours and mechanisms for tumour – related epilepsy[J]. Neuropathol Appl Neurobiol, 2018, 44(1): 56 – 69.

[374] Stray – Pedersen A, Backe P H, Sorte H S, et al. PGM3 mutations cause a congenital disorder of glycosylation with severe immunodeficiency and skeletal dysplasia[J]. Am J Hum Genet, 2014, 95(1): 96 – 107.

[375] Stuart C A, Ross I R, Howell M E A, et al. Brain glucose transporter (Glut3) haploinsufficiency does not impair mouse brain glucose uptake[J]. Brain research, 2011, 1384: 15 – 22.

[376] Yu Y, Shen L H, Qiu W J, et al. Clinical features and gene mutations of 6 patients with carnitine palmitoyltransferase 1A deficiency[J]. Zhonghua Yi Xue Za Zhi, 2021, 101(14): 1041 – 1044.

[377] Su C, Liang X J, Li W J, et al. Clinical and Molecular Spectrum of Glutamate Dehydrogenase Gene Defects in 26 Chinese Congenital Hyperinsulinemia Patients[J]. J Diabetes Res, 2018, 2018: 2802540.

[378] Sun W, Wang Y, Zu Z, et al. First reported Chinese case of guanidinoacetate methyltransferase deficiency in a 4 – year – old child[J]. Clin Chim Acta, 2017, 470: 42 – 45.

[379] Suzuki Y, Ito S, Otani Y, et al. Unexpected elevation in valproic acid concentration and agranulocytosis in a patient with short – chain acyl – CoA dehydrogenase deficiency[J]. Brain Dev, 2021, 43(5): 657 – 660.

[380] Syed P, Durisic N, Harvey R J, et al. Effects of GABA(A) Receptor alpha 3 Subunit Epilepsy Mutations on Inhibitory Synaptic Signaling[J]. Front Molec Neurosci, 2020, 13: 12.

[381] Tabarki B, Al – Shafi S, Al – Shahwan S, et al. Biotin – responsive basal ganglia disease revisited: clinical, radiologic, and genetic findings[J/OL]. Neurology, 2013, 80(3): 261 – 267.

[382] Tadashi A, Hiroshi T, Takashi N, et al. Cowden Syndrome with a Novel PTEN Mutation Presenting with Partial Epilepsy Related to Focal Cortical Dysplasia[J]. Internal Med, 2018, 57(1): 97 – 99.

[383] Tamhankar P M, Vasudevan L, Kondurkar P, et al. Clinical Characteristics, Molecular Profile, and Outcomes in Indian Patients with Glutaric Aciduria Type 1[J]. J Pediatr Genet, 2021, 10(3): 213 – 221.

[384] Tanaka K, Watase K, Manabe T, et al. Epilepsy and exacerbation of brain injury in mice lacking the glutamate transporter GLT – 1[J]. Science, 1997, 276(5319): 1699 – 1702.

[385] Tang M, Park S H, De Vivo D C, et al. Therapeutic strategies for glucose transporter 1 deficiency syndrome[J]. Annals of Clinical and Translational Neurology, 2019, 6(9): 1923 – 1932.

[386] Tee A R, Sampson J R, Pal D K, et al. The role of mTOR signalling in neurogenesis, insights from tuberous sclerosis complex[J]. Semin Cell Dev Biol, 2016, 52: 12 – 20.

[387] Tegtmeyer L C, Rust S, Scherpenzeel M, et al. Multiple phenotypes in phosphoglucomutase 1 deficiency[J]. N Engl J Med, 2014, 370(6): 533 – 542.

[388] Thevenon J, Milh M, Feillet F, et al. Mutations in SLC13A5 Cause Autosomal – Recessive Epileptic Encephalopathy with Seizure Onset in the First Days of Life[J]. The American Journal of Human Genetics, 2014, 95(1): 113 – 120.

[389] Thiele E A, Marsh E D, French J A, et al. Cannabidiol in patients with seizures associated with Lennox – Gastaut syndrome (GWPCARE4): a randomised, double – blind, placebo – controlled phase 3 trial[J]. Lancet, 2018, 391(10125): 1085 – 1096.

[390] Thom M, Liu J, Bongaarts A, et al. multinodular and vacuolating neuronal tumors in epilepsy: dysplasia or neoplasia[J]. Brain Pathol, 2018, 28(2): 155 – 171.

[391] Thomsen J A, Lund A M, Olesen J H, et al. Is L – Carnitine Supplementation Beneficial in 3 – Methylcrotonyl – CoA Carboxylase Deficiency? [J]. JIMD Rep, 2015, 21: 79 – 88.

[392] Tiranti V, Viscomi C, Hildebrandt T, et al. Loss of ETHE1, a mitochondrial dioxygenase, causes fatal sulfide toxicity in ethylmalonic encephalopathy[J]. Nat Med, 2009, 15(2): 200 – 205.

[393] Tobochnik S, Pisano W, Lapinskas E, et al. Effect of PIK3CA variants on glioma – related epilepsy and

response to treatment[J]. Epilepsy Res, 2021, 175: 106681.

[394] Toelle S P, Wille D, Schmitt B, et al. Sensory stimulus – sensitive drop attacks and basal ganglia calcification: new findings in a patient with FOLR1 deficiency[J/OL]. Epileptic Disorders: International Epilepsy Journal with Videotape, 2014, 16(1): 88 – 92.

[395] Tomita S. Molecular constituents and localization of the ionotropic GABA receptor complex in vivo[J]. Curr Opin Neurobiol, 2019, 57: 81 – 86.

[396] Trabzuni D, Ryten M, Walker R, et al. Quality control parameters on a large dataset of regionally dissected human control brains for whole genome expression studies[J]. J Neurochem, 2011, 119(2): 275 – 82.

[397] Traynelis S F, Wollmuth L P, Mcbain C J, et al. Glutamate receptor ion channels: structure, regulation, and function[J]. Pharmacol Rev, 2010, 62(3): 405 – 496.

[398] Tsai M H, Chan C K, Chang Y C, et al. DEPDC5 mutations in familial and sporadic focal epilepsy[J]. Clin Genet, 2017, 92(4): 397 – 404.

[399] Tsuchida N, Hamada K, Shiina M, et al. GRIN2D variants in three cases of developmental and epileptic encephalopathy[J]. Clin Genet, 2018, 94(6): 538 – 547.

[400] Tsuji M, Aida N, Obata T, et al. A new case of GABA transaminase deficiency facilitated by proton MR spectroscopy[J]. J Inherit Metab Dis, 2010, 33(1): 85 – 90.

[401] Unal O, Ceylaner S, Akin R. A Very Rare Etiology of Hypotonia and Seizures: Congenital Glutamine Synthetase Deficiency[J]. Neuropediatrics, 2019, 50(1): 51 – 53.

[402] Vaclavik J, Madrova L, Kouril S, et al. A newborn screening approach to diagnose 3 – hydroxy – 3 – methylglutaryl – CoA lyase deficiency[J]. JIMD Rep, 2020, 54(1): 79 – 86.

[403] Vals M A, Ashikov A, Ilves P, et al. Clinical, neuroradiological, and biochemical features of SLC35A2 – CDG patients[J]. Journal of Inherited Metabolic Disease, 2019, 42(3): 553 – 564.

[404] Van De Kamp J M, Betsalel O T, Mercimek – Mahmutoglu S, et al. Phenotype and genotype in 101 males with X – linked creatine transporter deficiency[J]. Journal of medical genetics, 2013, 50(7): 463 – 472.

[405] Van De Ven S, Gardeitchik T, Kouwenberg D, et al. Long – term clinical outcome, therapy and mild mitochondrial dysfunction in hyperprolinemia[J/OL]. Journal of Inherited Metabolic Disease, 2014, 37(3): 383 – 390.

[406] Hasselt P M, Ferdinandusse S, Monroe G R, et al. Monocarboxylate transporter 1 deficiency and ketone utilization[J]. N Engl J Med, 2014, 371(20): 1900 – 1907.

[407] Van Karnebeek C D M, Tiebout S A, Niermeijer J, et al. Pyridoxine – Dependent Epilepsy: An Expanding Clinical Spectrum[J/OL]. Pediatric Neurology, 2016, 59: 6 – 12.

[408] van Kuilenberg A B P, Tarailo – Graovac M, Richmond P A, et al. Glutaminase Deficiency Caused by Short Tandem Repeat Expansion in GLS[J]. N Engl J Med, 2019, 380(15): 1433 – 1441.

[409] van Maldegem B T, Duran M, Wanders R J, et al. Clinical, biochemical, and genetic heterogeneity in short – chain acyl – coenzyme A dehydrogenase deficiency[J]. JAMA, 2006, 296(8): 943 – 952.

[410] Vanni N, Fruscione F, Ferlazzo E, et al. Impairment of ceramide synthesis causes a novel progressive myoclonus epilepsy[J]. Ann Neurol, 2014, 76(2): 206 – 212.

[411] Vendramin P M, Meier L, Loureiro S, et al. Impairment of GABAergic system contributes to epileptogenesis in glutaric acidemia type I[J]. Epilepsia, 2017, 58(10): 1771 – 1781.

[412] Venkateswanra S, Myers K A, Smith A C, et al. Whole – exome sequencing in an individual with severe global developmental delay and intractable epilepsy identifies a novel, de novo GRIN2A mutation[J]. Epilepsia, 2014, 55(7): E75 – E9.

[413] Vergnano A M, Rebola N, Savtchenko L P, et al. Zinc Dynamics and Action at Excitatory Synapses[J]. Neuron, 2014, 82(5): 1101 – 1114.

[414] Verrotti A, Spalice A, Ursitti F, et al. New trends in neuronal migration disorders[J]. Eur J Paediatr Neurol,

2010, 14(1): 1 - 12.

[415] Vilibić M, Jukić V, Vidović A, et al. Cobalamin deficiency manifested with seizures, mood oscillations, psychotic features and reversible dementia in the absence of typical neurologic and hematologic signs and symptoms: a case report[J]. Collegium Antropologicum, 2013, 37(1): 317 - 319.

[416] Viscomi C, Burlina A B, Dweikat I, et al. Combined treatment with oral metronidazole and N - acetylcysteine is effective in ethylmalonic encephalopathy[J]. Nat Med, 2010, 16(8): 869 - 871.

[417] Vuillaume M L, Jeanne M, Xue L, et al. A novel mutation in the transmembrane 6 domain of GABBR2 leads to a Rett - like phenotype[J]. Ann Neurol, 2018, 83(2): 437 - 439.

[418] Vuillaumier - Barrot S, Bouchet - Séraphin C, Chelbi M, et al. Identification of mutations in TMEM5 and ISPD as a cause of severe cobblestone lissencephaly[J]. Am J Hum Genet, 2012, 91(6): 1135 - 1143.

[419] Wagner M, Gusic M, Günthner R, et al. Biallelic Mutations in SLC1A2: an Additional Mode of Inheritance for SLC1A2 - Related Epilepsy[J]. Neuropediatrics, 2018, 49(01): 059 - 062.

[420] Wang D, Pascual J M, De Vivo D. Glucose Transporter Type 1 Deficiency Syndrome[A]. 见: M. P. Adam, H. H. Ardinger, R. A. Pagon et al. Seattle (WA): 2020.

[421] Wang H, Becuwe M, Housden B E, et al. Seipin is required for converting nascent to mature lipid droplets[J]. Elife, 2016, 5.

[422] Wang Y, Peng J, Bai S, et al. A PIK3R2 Mutation in Familial Temporal Lobe Epilepsy as a Possible Pathogenic Variant[J]. Front Genet, 2021, 12: 596709.

[423] Watkins D, Rosenblatt D S. Inborn errors of cobalamin absorption and metabolism[J]. Am J Med Genet C Semin Med Genet, 2011, 157C(1): 33 - 44.

[424] Watkins D, Rosenblatt D S. Update and new concepts in vitamin responsive disorders of folate transport and metabolism[J/OL]. Journal of Inherited Metabolic Disease, 2012, 35(4): 665 - 670.

[425] Weeke L C, Brilstra E, Braun K P, et al. Punctate white matter lesions in full - term infants with neonatal seizures associated with SLC13A5 mutations[J]. European Journal of Paediatric Neurology, 2017, 21(2): 396 - 403.

[426] Wei Z, Wang L, Deng Y. Treatment of myoclonic - atonic epilepsy caused by SLC2A1 de novo mutation with ketogenic diet: A case report[J]. Medicine, 2019, 98(18): e15428.

[427] Wenkert D, Mcalister W H, Coburn S P, et al. Hypophosphatasia: nonlethal disease despite skeletal presentation in utero (17 new cases and literature review)[J/OL]. Journal of Bone and Mineral Research: The Official Journal of the American Society for Bone and Mineral Research, 2011, 26(10): 2389 - 2398. https://doi.org/10.1002/jbmr.454.

[428] Wheless, James W. Use of the mTOR inhibitor everolimus in a patient with multiple manifestations of tuberous sclerosis complex including epilepsy[J]. Epilepsy Behav Case Rep, 2015, 4: 63 - 66.

[429] Whitford W, Hawkins I, Glamuzina E, et al. Compound heterozygous SLC19A3 mutations further refine the critical promoter region for biotin - thiamine - responsive basal ganglia disease[J/OL]. Cold Spring Harbor Molecular Case Studies, 2017, 3(6): a001909.

[430] Whyte M P, Zhang F, Wenkert D, et al. Hypophosphatasia: validation and expansion of the clinical nosology for children from 25 years experience with 173 pediatric patients[J/OL]. Bone, 2015, 75: 229 - 239.

[431] Whyte M P. Hypophosphatasia — aetiology, nosology, pathogenesis, diagnosis and treatment[J/OL]. Nature Reviews Endocrinology, 2016, 12(4): 233 - 246.

[432] Whyte M P. Physiological role of alkaline phosphatase explored in hypophosphatasia[J/OL]. Annals of the New York Academy of Sciences, 2010, 1192: 190 - 200.

[433] Wibom R, Barbaro M, Naess K, et al. AGC1 Deficiency Associated with Global Cerebral Hypomyelination[J]. The New England Journal of Medicine, 2009: 7.

[434] Willett R, Ungar D, Lupashin V. The Golgi puppet master: COG complex at center stage of membrane

trafficking interactions[J]. Histochem Cell Biol,2013, 140(3): 271 - 283.

[435] Wilson M P, Plecko B, Mills P B, et al. Disorders affecting vitamin B - 6 metabolism[J]. J Inherit Metab Dis, 2019, 42(4): 629 - 646.

[436] Yoo Y, Jung J, Lee Y N, et al. GABBR2 Mutations Determine Phenotype in Rett Syndrome and Epileptic Encephalopathy[J]. Ann Neurol, 2017, 82(3): 466 - 478.

[437] Witters P, Tahata S, Barone R, et al. Clinical and biochemical improvement with galactose supplementation in SLC35A2 - CDG[J]. Genet Med, 2020, 22(6): 1102 - 1107.

[438] Yang Y, Xiangwei W S, Zhang X L, et al. Phenotypic spectrum of patients with GABRB2 variants: from mild febrile seizures to severe epileptic encephalopathy[J]. Dev Med Child Neurol, 2020, 62(10): 1213 - 1220.

[439] Wong S Y, Gadomski T, van Scherpenzeel M, et al. Oral D - galactose supplementation in PGM1 - CDG[J]. Genet Med, 2017, 19(11): 1226 - 1235.

[440] Xiangwei W S, Kannan V, Xu Y C, et al. Heterogeneous clinical and functional features of GRIN2D - related developmental and epileptic encephalopathy[J]. Brain, 2019, 142: 3009 - 3027.

[441] Xiao C, Rossignol F, Vaz F M, et al. Inherited disorders of complex lipid metabolism: A clinical review[J]. J Inherit Metab Dis, 2021, 44(4): 809 - 825.

[442] Xiao Z, Peng J, Wu L, et al. The effect of IL - 1β on synaptophysin expression and electrophysiology of hippocampal neurons through the PI3K/Akt/mTOR signaling pathway in a rat model of mesial temporal lobe epilepsy[J]. Neurol Res, 2017, 39(7): 640 - 648.

[443] Yagi M, Nakamura T, Okizuka Y, et al. Effect of CPS14217C > A genotype on valproic - acid - induced hyperammonemia[J]. Pediatr Int, 2010, 52(5): 744 - 748.

[444] Yalnizoglu D, Ozgul R K, Oguz K K, et al. Expanding the phenotype of phospholipid remodelling disease due to MBOAT7 gene defect[J]. J Inherit Metab Dis, 2019, 42(2): 381 - 388.

[445] Yang Q Z, Spelbrink E M, Nye K L, et al. Epilepsy and EEG Phenotype of SLC13A5 Citrate Transporter Disorder[J]. Child Neurology Open, 2020, 7: 2329048X2093136.

[446] Yang S B, Tien A C, Boddupalli G, et al. Rapamycin Ameliorates Age - Dependent Obesity Associated with Increased mTOR Signaling in Hypothalamic POMC Neurons[J]. Neuron, 2012, 75(3): 425 - 436.

[447] 郝虎. 鸟氨酸氨甲酰转移酶缺乏症诊断与治疗[J]. 中国实用儿科杂志,2021,36(10): 744 - 748.

[448] 康路路,刘玉鹏,沈鸣,等. 314 例单纯型甲基丙二酸血症的临床表型和基因型研究[J]. 中华儿科杂志, 2020, 58(06): 468 - 475.

[449] 生物素 - 硫铵素反应性基底节病研究进展 - 中华医学杂志[J/OL]. National Medical Journal of China, 2018, 98(33): 2688 - 2690.

[450] 赵英,张月华,杨艳玲,等 甲基丙二酸血症合并癫痫 27 例临床特点及预后分析[J]. 中国实用儿科杂志, 2011, 26(01): 37 - 40.

[451] Watts R W E. Disorders of purine and pyrimidine metabolism[Z]. Oxford Textbook of Medicine. Oxford University Press. 2010,10.

[452] Jurecka A, Zikanova M, Tylki - Szymanska A, et al. Clinical, biochemical and molecular findings in seven Polish patients with adenylosuccinate lyase deficiency[J]. Mol Genet Metab, 2008, 94(4): 435 - 442.

[453] Madeo A, Di Rocco M, Brassier A, et al. Clinical, biochemical and genetic characteristics of a cohort of 101 French and Italian patients with HPRT deficiency[J]. Mol Genet Metab, 2019, 127(2): 147 - 157.

[454] van Kuilenburg A B, Meinsma R, Beke E, et al. beta - Ureidopropionase deficiency: an inborn error of pyrimidine degradation associated with neurological abnormalities[J]. Human molecular genetics, 2004, 13 (22): 2793 - 2801.

[455] Jaeken J, Van den Berghe G. An infantile autistic syndrome characterised by the presence of succinylpurines in body fluids[J]. Lancet, 1984, 2(8411): 1058 - 1061.

[456]Jaeken J, Van den Bergh F, Vincent M F, et al. Adenylosuccinase deficiency: a newly recognized variant[J]. J Inherit Metab Dis, 1992, 15(3): 416 – 418.

[457] Mouchegh K, Zikánová M, Hoffmann G F, et al. Lethal fetal and early neonatal presentation of adenylosuccinate lyase deficiency: observation of 6 patients in 4 families[J]. The Journal of pediatrics, 2007, 150(1): 57 – 61. e2.

[458]Jaeken J, Wadman S K, Duran M, et al. Adenylosuccinase deficiency: an inborn error of purine nucleotide synthesis[J]. Eur J Pediatr, 1988, 148(2): 126 – 131.

[459]Maaswinkel – Mooij P D, Laan L A, Onkenhout W, et al. Adenylosuccinase deficiency presenting with epilepsy in early infancy[J]. J Inherit Metab Dis, 1997, 20(4): 606 – 607.

[460]Köhler M, Assmann B, Bräutigam C, et al. Adenylosuccinase deficiency: possibly underdiagnosed encephalopathy with variable clinical features [J]. European journal of paediatric neurology : EJPN : official journal of the European Paediatric Neurology Society, 1999, 3(1): 3 – 6.

[461]Krijt J, Sebesta I, Svehlakova A, et al. Adenylosuccinate lyase deficiency in a Czech girl and two siblings[J]. Advances in experimental medicine and biology, 1994, 370: 367 – 370.

[462]Valik D, Miner P T, Jones J D. First U. S. case of adenylosuccinate lyase deficiency with severe hypotonia[J]. Pediatric neurology, 1997, 16(3): 252 – 255.

[463]Gitiaux C, Ceballos – Picot I, Marie S, et al. Misleading behavioural phenotype with adenylosuccinate lyase deficiency[J]. European journal of human genetics : EJHG, 2009, 17(1): 133 – 136.

[464]Laikind P K, Seegmiller J E, Gruber H E. Detection of 5′ – phosphoribosyl – 4 – (N – succinylcarboxamide) – 5 – aminoimidazole in urine by use of the Bratton – Marshall reaction: identification of patients deficient in adenylosuccinate lyase activity[J]. Analytical biochemistry, 1986, 156(1): 81 – 90.

[465]Hartmann S, Okun J G, Schmidt C, et al. Comprehensive detection of disorders of purine and pyrimidine metabolism by HPLC with electrospray ionization tandem mass spectrometry[J]. Clin Chem, 2006, 52(6): 1127 – 1137.

[466]van Werkhoven M A, Duley J A, McGown I, et al. Early diagnosis of adenylosuccinate lyase deficiency using a high – throughput screening method and a trial of oral S – adenosyl – l – methionine as a treatment method[J]. Dev Med Child Neurol, 2013, 55(11): 1060 – 1064.

[467]Jurkiewicz E, Mierzewska H, Kuśmierska K. Adenylosuccinate lyase deficiency: the first identified polish patient [J]. Brain & development, 2007, 29(9): 600 – 602.

[468]Macchiaiolo M, Barresi S, Cecconi F, et al. A mild form of adenylosuccinate lyase deficiency in absence of typical brain MRI features diagnosed by whole exome sequencing[J]. Italian journal of pediatrics, 2017, 43(1): 65.

[469]Kayfan S, Yazdani R M, Castillo S, et al. MRI findings of hypomyelination in adenylosuccinate lyase deficiency [J]. Radiology case reports, 2019, 14(2): 255 – 259.

[470]Mastrogiorgio G, Macchiaiolo M, Buonuomo P S, et al. Clinical and molecular characterization of patients with adenylosuccinate lyase deficiency[J]. Orphanet J Rare Dis, 2021, 16(1): 112.

[471]Salerno C, Celli M, Finocchiaro R, et al. Effect of D – ribose administration to a patient with inherited deficit of adenylosuccinase[J]. Advances in experimental medicine and biology, 1998, 431: 177 – 180.

[472]Salerno C, Crifo C, Curatolo P, et al. Effect of uridine administration to a patient with adenylosuccinate lyase deficiency[J]. Advances in experimental medicine and biology, 2000, 486: 75 – 78.

[473]Jurecka A, Zikanova M, Kmoch S, et al. Adenylosuccinate lyase deficiency[J]. J Inherit Metab Dis, 2015, 38 (2): 231 – 242.

[474]Lefevre F, Aronson N. Ketogenic diet for the treatment of refractory epilepsy in children: A systematic review of efficacy[J]. Pediatrics, 2000, 105(4): E46.

[475]Jurecka A, Jurkiewicz E, Tylki – Szymanska A. Magnetic resonance imaging of the brain in adenylosuccinate lyase deficiency: a report of seven cases and a review of the literature[J]. Eur J Pediatr, 2012, 171(1): 131 – 138.

[476]Masino S A, Geiger J D. Are purines mediators of the anticonvulsant/neuroprotective effects of ketogenic diets？[J]. Trends in neurosciences, 2008, 31(6): 273-278.

[477]Patel P I, Framson P E, Caskey C T, et al. Fine structure of the human hypoxanthine phosphoribosyltransferase gene[J]. Molecular and cellular biology, 1986, 6(2): 393-403.

[478]Rosenbloom F M, Henderson J F, Caldwell I C, et al. Biochemical bases of accelerated purine biosynthesis de novo in human fibroblasts lacking hypoxanthine - guanine phosphoribosyltransferase[J]. The Journal of biological chemistry, 1968, 243(6): 1166-1173.

[479]Fu R, Sutcliffe D, Zhao H, et al. Clinical severity in Lesch - Nyhan disease: the role of residual enzyme and compensatory pathways[J]. Mol Genet Metab, 2015, 114(1): 55-61.

[480]Ea H K, Bardin T, Jinnah H A, et al. Severe gouty arthritis and mild neurologic symptoms due to F199C, a newly identified variant of the hypoxanthine guanine phosphoribosyltransferase[J]. Arthritis and rheumatism, 2009, 60(7): 2201-2204.

[481]Jinnah H A, Visser J E, Harris J C, et al. Delineation of the motor disorder of Lesch - Nyhan disease[J]. Brain : a journal of neurology, 2006, 129(Pt 5): 1201-1217.

[482]Jinnah H A. HPRT1 Disorders [M]//ADAM M P, EVERMAN D B, MIRZAA G M, et al. GeneReviews(®). Seattle (WA): University of Washington, Seattle Copyright © 1993-2022, University of Washington, Seattle. GeneReviews is a registered trademark of the University of Washington, Seattle. All rights reserved. 1993.

[483]Christy A, Nyhan W, Wilson J. Severe Respiratory Acidosis in Status Epilepticus as a Possible Etiology of Sudden Death in Lesch - Nyhan Disease: A Case Report and Review of the Literature[J]. JIMD Rep, 2017, 35: 23-28.

[484]Torres R J, Deantonio I, Prior C, et al. Adenosine transport in peripheral blood lymphocytes from Lesch - Nyhan patients[J]. The Biochemical journal, 2004, 377(Pt 3): 733-739.

[485]Prior C, Torres R J, Puig J G. Hypoxanthine decreases equilibrative type of adenosine transport in lymphocytes from Lesch - Nyhan patients[J]. European journal of clinical investigation, 2007, 37(11): 905-911.

[486]Bavaresco C S, Chiarani F, Wannmacher C M, et al. Intrastriatal hypoxanthine reduces Na(+),K(+)- ATPase activity and induces oxidative stress in the rats[J]. Metabolic brain disease, 2007, 22(1): 1-11.

[487]Torres R J, Puig J G. Hypoxanthine - guanine phosophoribosyltransferase (HPRT) deficiency: Lesch - Nyhan syndrome[J]. Orphanet J Rare Dis, 2007, 2: 48.

[488]Rundles R W. The development of allopurinol[J]. Archives of internal medicine, 1985, 145(8): 1492-1503.

[489]Torres R J, Prior C, Puig J G. Efficacy and safety of allopurinol in patients with hypoxanthine - guanine phosphoribosyltransferase deficiency[J]. Metabolism: clinical and experimental, 2007, 56(9): 1179-1186.

[490]Olson L, Houlihan D. A review of behavioral treatments used for Lesch - Nyhan syndrome[J]. Behavior modification, 2000, 24(2): 202-222.

[491]Pozzi M, Piccinini L, Gallo M, et al. Treatment of motor and behavioural symptoms in three Lesch - Nyhan patients with intrathecal baclofen[J]. Orphanet J Rare Dis, 2014, 9: 208.

[492]McManaman J, Tam D A. Gabapentin for self - injurious behavior in Lesch - Nyhan syndrome[J]. Pediatric neurology, 1999, 20(5): 381-382.

[493]Momosaki K, Kido J, Matsumoto S, et al. The Effect of S - Adenosylmethionine Treatment on Neurobehavioral Phenotypes in Lesch - Nyhan Disease: A Case Report[J]. Case Rep Neurol, 2019, 11(3): 256-264.

[494]Rayl E A, Moroson B A, Beardsley G P. The human purH gene product, 5 - aminoimidazole - 4 - carboxamide ribonucleotide formyltransferase/IMP cyclohydrolase. Cloning, sequencing, expression, purification, kinetic analysis, and domain mapping[J]. The Journal of biological chemistry, 1996, 271(4): 2225-2233.

[495]Vincent M F, Bontemps F, Van den Berghe G. Inhibition of glycolysis by 5 - amino - 4 - imidazolecarboxamide

riboside in isolated rat hepatocytes[J]. The Biochemical journal, 1992, 281(Pt 1): 267 - 272.

[496]Henin N, Vincent M F, Gruber H E, et al. Inhibition of fatty acid and cholesterol synthesis by stimulation of AMP - activated protein kinase[J]. FASEB journal: official publication of the Federation of American Societies for Experimental Biology, 1995, 9(7): 541 - 546.

[497]Garcia - Gil M, Pesi R, Perna S, et al. 5′ - aminoimidazole - 4 - carboxamide riboside induces apoptosis in human neuroblastoma cells[J]. Neuroscience, 2003, 117(4): 811 - 820.

[498]Garcia - Gil M, Bertini F, Pesi R, et al. 5′ - Amino - 4 - imidazolecarboxamide riboside induces apoptosis in human neuroblastoma cells via the mitochondrial pathway[J]. Nucleosides, nucleotides & nucleic acids, 2006, 25(9 - 11): 1265 - 1270.

[499]Corton J M, Gillespie J G, Hawley S A, et al. 5 - aminoimidazole - 4 - carboxamide ribonucleoside. A specific method for activating AMP - activated protein kinase in intact cells? [J]. European journal of biochemistry, 1995, 229(2): 558 - 565.

[500]Ramond F, Rio M, Heron B, et al. AICA - ribosiduria due to ATIC deficiency: Delineation of the phenotype with three novel cases, and long - term update on the first case[J]. J Inherit Metab Dis, 2020, 43(6): 1254 - 1264.

[501]Marie S, Heron B, Bitoun P, et al. AICA - ribosiduria: a novel, neurologically devastating inborn error of purine biosynthesis caused by mutation of ATIC[J]. Am J Hum Genet, 2004, 74(6): 1276 - 1281.

[502]Baresova V, Skopova V, Sikora J, et al. Mutations of ATIC and ADSL affect purinosome assembly in cultured skin fibroblasts from patients with AICA - ribosiduria and ADSL deficiency[J]. Human molecular genetics, 2012, 21(7): 1534 - 1543.

[503]Akizu N, Cantagrel V, Schroth J, et al. AMPD2 regulates GTP synthesis and is mutated in a potentially treatable neurodegenerative brainstem disorder[J]. Cell, 2013, 154(3): 505 - 517.

[504]Novarino G, Fenstermaker A G, Zaki M S, et al. Exome sequencing links corticospinal motor neuron disease to common neurodegenerative disorders[J]. Science (New York, NY), 2014, 343(6170): 506 - 511.

[505]Scola E, Ganau M, Robinson R, et al. Neuroradiological findings in three cases of pontocerebellar hypoplasia type 9 due to AMPD2 mutation: typical MRI appearances and pearls for differential diagnosis[J]. Quant Imaging Med Surg, 2019, 9(12): 1966 - 1972.

[506]Marsh A P, Lukic V, Pope K, et al. Complete callosal agenesis, pontocerebellar hypoplasia, and axonal neuropathy due to AMPD2 loss[J]. Neurology Genetics, 2015, 1(2): e16.

[507]Kortum F, Jamra R A, Alawi M, et al. Clinical and genetic spectrum of AMPD2 - related pontocerebellar hypoplasia type 9[J]. European journal of human genetics: EJHG, 2018, 26(5): 695 - 708.

[508]Hardie D G, Ross F A, Hawley S A. AMPK: a nutrient and energy sensor that maintains energy homeostasis [J]. Nature reviews Molecular cell biology, 2012, 13(4): 251 - 262.

[509]Peixoto C A, Oliveira W H, Araujo S, et al. AMPK activation: Role in the signaling pathways of neuroinflammation and neurodegeneration[J]. Experimental neurology, 2017, 298(Pt A): 31 - 41.

[510]Liu H, Xu Y, Hu F. AMPK in the Ventromedial Nucleus of the Hypothalamus: A Key Regulator for Thermogenesis[J]. Front Endocrinol (Lausanne), 2020, 11: 578830.

[511]Segatto M, Rosso P, Fioramonti M, et al. AMPK in the central nervous system: physiological roles and pathological implications[J]. Research and Reports in Biology, 2016.

[512]Garcia - Gil M, Camici M, Allegrini S, et al. Metabolic Aspects of Adenosine Functions in the Brain[J]. Front Pharmacol, 2021, 12: 672182.

[513]Mittaz L, Scott H S, Rossier C, et al. Cloning of a human RNA editing deaminase (ADARB1) of glutamate receptors that maps to chromosome 21q22.3[J]. Genomics, 1997, 41(2): 210 - 217.

［514］Tan T Y, Sedmík J, Fitzgerald M P, et al. Bi – allelic ADARB1 Variants Associated with Microcephaly, Intellectual Disability, and Seizures［J］. Am J Hum Genet, 2020, 106(4): 467 – 483.

［515］Terajima H, Yoshitane H, Ozaki H, et al. ADARB1 catalyzes circadian A – to – I editing and regulates RNA rhythm［J］. Nature genetics, 2017, 49(1): 146 – 151.

［516］Hollmann M, Hartley M, Heinemann S. Ca2 + permeability of KA – AMPA – – gated glutamate receptor channels depends on subunit composition［J］. Science (New York, NY), 1991, 252(5007): 851 – 853.

［517］Maroofian R, Sedmik J, Mazaheri N, et al. Biallelic variants in ADARB1, encoding a dsRNA – specific adenosine deaminase, cause a severe developmental and epileptic encephalopathy［J］. Journal of medical genetics, 2021, 58(7): 495 – 504.

［518］Chang F M, Fan P C, Weng W C, et al. The efficacy of perampanel in young children with drug – resistant epilepsy［J］. Seizure, 2020, 75: 82 – 86.

［519］Kevelam S H, Bierau J, Salvarinova R, et al. Recessive ITPA mutations cause an early infantile encephalopathy ［J］. Annals of neurology, 2015, 78(4): 649 – 658.

［520］Holmes S L, Turner B M, Hirschhorn K. Human inosine triphosphatase: catalytic properties and population studies［J］. Clin Chim Acta, 1979, 97(2 – 3): 143 – 153.

［521］Sumi S, Marinaki A M, Arenas M, et al. Genetic basis of inosine triphosphate pyrophosphohydrolase deficiency ［J］. Human genetics, 2002, 111(4 – 5): 360 – 367.

［522］Stocco G, Cheok M H, Crews K R, et al. Genetic polymorphism of inosine triphosphate pyrophosphatase is a determinant of mercaptopurine metabolism and toxicity during treatment for acute lymphoblastic leukemia［J］. Clinical pharmacology and therapeutics, 2009, 85(2): 164 – 172.

［523］Pineda – Tenor D, García – Álvarez M, Jiménez – Sousa M A, et al. Relationship between ITPA polymorphisms and hemolytic anemia in HCV – infected patients after ribavirin – based therapy: a meta – analysis［J］. Journal of translational medicine, 2015, 13: 320.

［524］Fellay J, Thompson A J, Ge D, et al. ITPA gene variants protect against anaemia in patients treated for chronic hepatitis C［J］. Nature, 2010, 464(7287): 405 – 408.

［525］Scala M, Wortmann S B, Kaya N, et al. Clinico – radiological features, molecular spectrum, and identification of prognostic factors in developmental and epileptic encephalopathy due to inosine triphosphate pyrophosphatase (ITPase) deficiency［J］. Human mutation, 2022, 43(3): 403 – 419.

［526］Wei X, Elizondo G, Sapone A, et al. Characterization of the human dihydropyrimidine dehydrogenase gene［J］. Genomics, 1998, 51(3): 391 – 400.

［527］Van Kuilenburg A B, Vreken P, Abeling N G, et al. Genotype and phenotype in patients with dihydropyrimidine dehydrogenase deficiency［J］. Human genetics, 1999, 104(1): 1 – 9.

［528］Mabjeesh N J, Frese M, Rauen T, et al. Neuronal and glial gamma – aminobutyric acid + transporters are distinct proteins［J］. FEBS letters, 1992, 299(1): 99 – 102.

［529］Enns G M, Barkovich A J, van Kuilenburg A B, et al. Head imaging abnormalities in dihydropyrimidine dehydrogenase deficiency［J］. J Inherit Metab Dis, 2004, 27(4): 513 – 522.

［530］Braakhekke J P, Renier W O, Gabreëls F J, et al. Dihydropyrimidine dehydrogenase deficiency. Neurological aspects［J］. Journal of the neurological sciences, 1987, 78(1): 71 – 77.

［531］Fleger M, Willomitzer J, Meinsma R, et al. Dihydropyrimidine Dehydrogenase Deficiency: Metabolic Disease or Biochemical Phenotype? ［J］. JIMD Rep, 2017, 37: 49 – 54.

［532］Brockstedt M, Jakobs C, Smit L M, et al. A new case of dihydropyrimidine dehydrogenase deficiency［J］. J Inherit Metab Dis, 1990, 13(1): 121 – 124.

[533] Holopainen I, Pulkki K, Heinonen O J, et al. Partial epilepsy in a girl with a symptom – free sister: first two Finnish patients with dihydropyrimidine dehydrogenase deficiency[J]. J Inherit Metab Dis, 1997, 20(5): 719 – 720.

[534] Pfeiffer M, Draguhn A, Meierkord H, et al. Effects of gamma – aminobutyric acid (GABA) agonists and GABA uptake inhibitors on pharmacosensitive and pharmacoresistant epileptiform activity in vitro[J]. British journal of pharmacology, 1996, 119(3): 569 – 577.

[535] Hamajima N, Kouwaki M, Vreken P, et al. Dihydropyrimidinase deficiency: structural organization, chromosomal localization, and mutation analysis of the human dihydropyrimidinase gene[J]. Am J Hum Genet, 1998, 63(3): 717 – 726.

[536] Schmieden V, Kuhse J, Betz H. A novel domain of the inhibitory glycine receptor determining antagonist efficacies: further evidence for partial agonism resulting from self – inhibition[J]. Molecular pharmacology, 1999, 56(3): 464 – 472.

[537] Begriche K, Massart J, Abbey – Toby A, et al. Beta – aminoisobutyric acid prevents diet – induced obesity in mice with partial leptin deficiency[J]. Obesity (Silver Spring, Md), 2008, 16(9): 2053 – 2067.

[538] Farr S A, Banks W A, Morley J E. Effects of leptin on memory processing[J]. Peptides, 2006, 27(6): 1420 – 1425.

[539] Signore A P, Zhang F, Weng Z, et al. Leptin neuroprotection in the CNS: mechanisms and therapeutic potentials[J]. J Neurochem, 2008, 106(5): 1977 – 1990.

[540] Diano S, Horvath T L. Anticonvulsant effects of leptin in epilepsy[J]. The Journal of clinical investigation, 2008, 118(1): 26 – 28.

[541] van Kuilenburg A B, Dobritzsch D, Meijer J, et al. Dihydropyrimidinase deficiency: Phenotype, genotype and structural consequences in 17 patients[J]. Biochim Biophys Acta, 2010, 1802(7 – 8): 639 – 648.

[542] Nakajima Y, Meijer J, Dobritzsch D, et al. Dihydropyrimidinase deficiency in four East Asian patients due to novel and rare DPYS mutations affecting protein structural integrity and catalytic activity[J]. Molecular Genetics and Metabolism, 2017, 122(4): 216 – 222.

[543] van Kuilenburg A B, Stroomer A E, Bosch A M, et al. Beta – alanine and beta – aminoisobutyric acid levels in two siblings with dihydropyrimidinase deficiency[J]. Nucleosides, nucleotides & nucleic acids, 2008, 27(6): 825 – 829.

[544] Sumi S, Kidouchi K, Hayashi K, et al. Dihydropyrimidinuria without clinical symptoms[J]. J Inherit Metab Dis, 1996, 19(5): 701 – 702.

[545] Yaplito – Lee J, Pitt J, Meijer J, et al. Beta – ureidopropionase deficiency presenting with congenital anomalies of the urogenital and colorectal systems[J]. Mol Genet Metab, 2008, 93(2): 190 – 194.

[546] Lee J H, van Kuilenburg A B, Abeling N G, et al. A Korean Case of beta – Ureidopropionase Deficiency Presenting with Intractable Seizure, Global Developmental Delay, and Microcephaly[J]. JIMD Rep, 2015, 19: 117 – 121.

[547] Dobritzsch D, Meijer J, Meinsma R, et al. beta – Ureidopropionase deficiency due to novel and rare UPB1 mutations affecting pre – mRNA splicing and protein structural integrity and catalytic activity[J]. Mol Genet Metab, 2022, 136(3): 177 – 185.

[548] van Kuilenburg A B, van Lenthe H, Ratmann G G, et al. Confirmation of the enzyme defect in the first case of beta – ureidopropionase deficiency. Beta – alanine deficiency[J]. Advances in experimental medicine and biology, 2000, 486: 243 – 246.

[549] Assmann B, Göhlich G, Baethmann M, et al. Clinical findings and a therapeutic trial in the first patient with beta – ureidopropionase deficiency[J]. Neuropediatrics, 2006, 37(1): 20 – 25.

（魏子涵　刘　超　冯　研　甘亚静　邓艳春）

4 发育性和癫痫性脑病基因检测方法及结果判读

4.1 发育性和癫痫性脑病基因检测策略选择

对发育性和癫痫性脑病(developmental and epileptic encephalopathy,DEE)患者进行遗传学基因检测逐渐受到临床医生的重视,通过遗传学基因检测有助于明确患者遗传病因,可影响部分患者临床管理决策,进而改善临床结局。测序技术的改进,极大地方便了发现与 DEE 发生相关的致病基因,也吸引了很多科研人员的兴趣。遗传学基因检测技术众多,不同检测技术对能检测到的变异类型、检测范围等方面具有一定局限性。因此,了解这些基因检测技术的差异有助于临床选择合适的基因检测方法,做到不漏检。

本文将遗传学基因检测技术根据技术发展史分为三大类:①传统基因检测方法(traditional genetic testing);②高通量测序技术(next generation sequencing,NGS);③长读长测序技术(long – read sequencing technologies)。本节将对这三大类中常用的基因检测技术特点及在 DEE 患者中的应用进行简要介绍。

4.1.1 传统基因检测方法

过去临床遗传学基因检测主要集中于两种类型:高度集中于分子区域的高分辨率的单基因检测和全基因组低分辨率的细胞遗传学检测。

4.1.1.1 Sanger 测序

Sanger 测序法也称 DNA 双脱氧链末端终止法,是 1977 年 Sanger 发明的,测序读长 < 1 kb。可以检测单核苷酸多态性(single nucleotide polymorphism,SNP)、小片段的插入或缺失(Indels)变异,数据准确性高达 99.999% ,是检测这类变异的金标准。

Sanger 测序法通量低,随着检测序列长度或基因数目的增加,检测成本、实验周期和人力成本大幅度增加。因此,比较适合检测序列长度较短的序列或基因,或已知变异位点进行检测。由于 Sanger 测序读长 < 1 kb,因此无法检测大的结构变异(larger structural variants);检测灵敏度低,无法检测变异比例低于25% 的变异。

目前在遗传学基因检测中,常用于高通量测序技术检测发现的 SNP 或 Indels 位点验证,或目标变异位点检测。

4.1.1.2 多重连接探针扩增技术(multiplex ligation – dependent probe amplification,MLPA)

MLPA 是由"MRC – Holland"公司开发的,并于 2002 年发表,作为一种针对 DNA 拷贝数变化的靶向筛选的相对定量方法。该技术一个反应最多可以检测 50 个不同靶基因序列,常用于检测染色体或基因外显子的缺失或重复、SNP 和 Indels,也可用于 mRNA 分析(RT – MLPA)和 DNA 甲基化分析(MS – MLPA)。

MLPA 技术检测灵敏度高、引物用量少、特异性高,但其探针设计过程复杂,若设计探针扩增的产物差异过大,杂交过程不稳定,容易影响试验结果的稳定性。为了确保检测结果的准确性,在临床应用中主要用 MRC – Holland 公司开发的不同基因 MLPA 试剂盒,但有 MLPA 试剂盒的基因有限,大部分基因无法用此技术进行检测。

目前在遗传病基因检测中,常用于目标基因检测、特定基因外显子缺失或重复检测和 DNA 甲基化分析。在 DEE 中最常见致病基因为 *SCN1A*,约 8% ~27% 的患者是由该基因及其外显子缺失或重复变异导致。如果临床高度怀疑为 *SCN1A* 基因突变引起,且 SNP 和 Indels 无变异时,可考虑做 *SCN1A* 基因 MLPA

检测确定是否存在基因外显子缺失或重复变异。

4.1.1.3　实时荧光定量 PCR

实时荧光定量 PCR（quantitative real - time PCR，RT - qPCR or qPCR）是指在 PCR 反应过程中加入荧光基团，通过监测荧光信号强度来达到定量目的。该技术具有特异性强、灵敏度高、操作简便的特点，广泛应用于科学研究和生产实践中。可进行基因表达、DNA 甲基、SNP、Indels 及基因拷贝数分析。由于 qPCR 通量低，一个反应通常只能检测已知的某个变异位点。

目前在遗传学基因检测中，主要用于 NGS 检测提示有基因外显子缺失或重复的验证。与 MLPA 相比，qPCR 检测基因外显子缺失或重复时不受是否有成熟试剂盒的限制，除了 DNA 特殊序列（如无法找到特异性引物的 DNA 序列等）之外，其他基因序列均可进行外显子缺失或重复检测。但 qPCR 实验对对照样本要求比较严格，比如需要提前明确选择的对照样本无待测目标变异，对照样本与待测样本类型需保持一致等，限定了该技术在特殊样本（比如羊水）中的广泛应用。

4.1.1.4　细胞遗传学染色体核型分析

细胞遗传学染色体核型分析是用于确定染色体数目或结构异常的形态学标准技术。目前常用的为 G 显带染色体核型分析，分辨率≥400 条带，可检测出 5 ~ 10 Mb 以上染色体片段异常，分析基因组拷贝数变异（copy number variants，CNVs）、倒位、易位等变异类型时，有较高的人为偏差。

由于 G 显带染色体核型分析分辨率低，通常对小于 5 Mb 的染色体异常无法识别。文献报道在 DEE 患者中，约 7.9% ~ 14.6% 的患者是因 CNV 异常引起，其中大部分 CNV 小于 5 Mb。因此，对于 DEE 患者只做 G 显带染色体核型分析，会漏掉很多 <5 Mb CNV 异常引起疾病的患者。这些 <5 Mb 的 CNV 可通过基因组拷贝数变异测序（copy number variation sequencing，CNVseq）或染色体微阵列分析（chromosomal microarray analysis，CMA）识别。需要注意的是普通 CNVseq 和 CMA 的分辨率通常 >100 kb，低于这个分辨率的小 CNV 无法识别，需结合其他技术进行检测。

4.1.1.5　染色体微阵列分析

染色体微阵列分析（chromosomal microarray analysis，CMA）结合了两种方法：微阵列比较基因组杂交（array - based comparative genomic hybridization，aCGH）和单核苷酸多态性微阵列（single nucleotide ploymophism array，SNP array），可以分析基因组 CNV 或纯合区域（regions of homozygosity，ROH），普通芯片检出 CNV 的下限为 100 ~ 200 kb。这两种方法结合显著提高了检测结果的敏感性、特异性，还大大提高了检测效率。aCGH 通过 DNA 与芯片上固定探针进行杂交获得定量的拷贝数变异，探针覆盖越密集，分辨率越高，最大可精确到 50 bp 或以下。SNP array 是根据人类基因组 SNP 位点设计探针，除了能够检出基因组拷贝数变异外，还能检测出大多数的单亲二倍体和低水平的嵌合体（检测下限为 30%）。

相比细胞遗传学染色体核型分析，CMA 无法检测平衡的染色体重排，无法检测 <30% 的嵌合体，对特定区域[如假基因或重复元件（repetitive elements）区域]检测变异能力有限。

此外，由于 CMA 成本较高、通量较低，限制了其在临床中的广泛使用。CMA 芯片探针覆盖范围限制，可能会导致部分致病性 CNVs 无法被检测出来。随着高通量技术出现，CNVseq 逐渐代替 CMA 在临床的应用。

4.1.2　二代测序技术

二代测序技术也称高通量测序或短读长测序（short - read sequencing，SRS），是遗传学基因检测领域的革新技术，利用目标捕获和大规模并行测序，同时评估目标基因组的变异，实现快速和低成本的大规模基因组检测。选择的测序区域可以是感兴趣的几个基因（称基因包；panel）、整个蛋白编码区域（称全外显子组测序；whole - exome sequencing，WES）、编码和非编码区域（称全基因组测序；whole - genome sequencing，WGS）或针对基因组拷贝数变异检测（称 CNVseq）。

NGS 技术检测 SNP 和 Indels 敏感性非常高，虽然 Sanger 测序仍被很多实验室认为是"金标准"，但实践证明 NGS 技术可能更优越,尤其是检测杂合变异和嵌合体变异方面。杂合变异是指目标变异仅出现在染色体对中的一条染色体上,嵌合体变异是指仅出现在个体部分细胞亚群中的变异。随着测序技术优化和生信分析算法更新,NGS 也可以用来检测 CNVs 和其他染色体结构变异。

这些不同测序方法在目前临床应用中有一定的优势和劣势。通过了解这些不同测序方法特点,结合经济效益考虑,选择最合适的检测策略(图 1 - 4 - 1)。

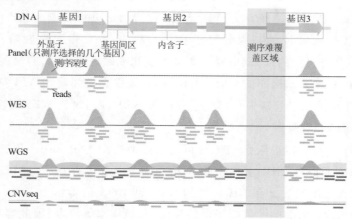

图 1 - 4 - 1　高通量测序技术类型

4.1.2.1　基因包

NGS 基因包(panel)是通过靶向富集目标基因/区域,然后进行测序。通常测序深度相比 WES 较高(针对遗传病检测,一般在 200 × 至 500 × 之间;如果是肿瘤方向的基因检测,测序深度一般 >1000 ×),成本低,数据分析简单,减少目标外冗余数据和意外发现的可能,因此在临床中非常有吸引力。而随着研究不断进步,近几年每年有 100 ~ 200 个新的致病基因不断被报道,Panel 很难做到及时更新。为了避免反复更新 Panel 捕获探针影响实验稳定性、减少人力成本等因素,目前很多公司开始采用 WES 方法,数据分析按虚拟 Panel 分析,即只分析目标基因。

目前已经报道近 100 个基因与 DEE 相关,遗传异质性强,不同疾病表型之间存在重叠,极易导致漏诊。此外,先前基因检测结果阴性的患者,若有新的致病基因被报道或疾病诊断方向改变,需重新进行遗传学检测,导致检测成本成倍增加。基于以上原因,限制了 Panel 在 DEE 中的应用。

Panel 在遗传病诊断中的应用较早,检索文献,发现有很多早发 DEE 患者进行不同基因 Panel 检测的报道,12.7% ~40% 患者能检测到致病或可能致病变异,即阳性率为 12.7% ~40%。

4.1.2.2　全外显子组测序

全外显子组测序(whole - exome sequencing, WES)是利用特异性探针将目标区域 DNA 片段富集后进行测序(图 1 - 4 - 1),检测范围是人类整个基因组的蛋白编码区域,占人类整个基因组序列的 1%,包含基因近 2 万个,估计 85% 的人类致病变异位于蛋白质编码序列上。最开始 WES 主要作为科学研究工具用于发现新的致病基因、复杂疾病的鉴别诊断或 Panel 检测阴性患者的进一步遗传学检测。基于 WES 在很多方面是优于 Panel 的,随着测序成本降低,WES 逐渐取代 Panel,作为临床遗传学检测的一线手段。

(1)WES 相比 Panel 的优势　WES 相比 Panel 有很多优势:①WES 覆盖基因全面,能够很好地识别表型异质性非常强的疾病致病变异(比如智力低下、发育迟缓等)。而 Panel 对于这类疾病,很容易漏检。②WES 捕获基因序列覆盖范围广,可以很好地提示检测样本是否存在 CNV 异常。而 Panel 检测范围有限,很难准确提示是否有 CNV 异常。③每年有 100 ~ 200 个新的致病基因不断被报道,Panel 很难做到及时更新。④WES 检测阴性的样本,可 1 ~ 2 年后进行回顾性分析,能进一步明确 5.8% ~11% 患者的遗传病因。这些遗传病因的重新明确主要是因为新的致病基因被报道、患者表型更新、生信算法更新等。如果选择的检测方法是 Panel,这种回顾性分析价值很低。⑤WES 有助于发现新的致病基因,而 Panel 由于检测基因有限,基本选择的是与疾病发生明确相关的致病基因,发现新致病基因能力有限。因此,WES 优于 Panel 的价值是显而易见的。

(2) Panel 相比 WES 的优势　Panel 仍然有优于 WES 的地方:①Panel 测序深度一般 > 200 × ,因此检测嵌合体的能力略优于 WES。但对于变异丰度非常低的嵌合体变异 Panel 也是无法准确提示出来的,需结合其他技术(如超高深度扩增子测序方法,测序深度 > 1 万 ×)进行检测。②Panel 检测深度高,对小的 CNVs(small CNVs),即我们通常说的基因外显子水平的缺失/重复检测性能略高于 WES。但 Panel 和 WES 两种方法对基因单个外显子的缺失/重复检测灵敏度和准确性均较差,容易漏检,主要是基因组序列较短的原因。在 DEE 中 SCN1A 基因小的 CNVs 占比较高,如果高度怀疑 SCN1A 基因突变的患者,如果只做 WES 容易漏掉单个外显子水平的缺失/重复,建议在做 WES 的同时或 WES 阴性后加做针对 SCN1A 基因外显子缺失/重复的 MLPA 实验。

(3) WES 提示 CNVs 具有一定局限性　WES 可以很好地检测 SNP 和 Indels 变异类型,随着生信算法更新和优化也可以很准确地提示 CNVs 异常。但 WES 提示的 CNVs 存在一定局限性:①WES 只捕获编码区域,提示 CNV 大小常常不准确。②在非编码区的 CNVs,WES 无法提示出来。③无法提示 CNV 是否存在嵌合体。④WES 提示 CNV 的准确性依赖于生信算法、对照样本等因素,因此容易出现不同检测团队存在结果差异的情况。

在 DEE 患者中,约 7.9% ~ 14.6% 的患者是由于 CNV 异常引起疾病,为了确定能将这些 CNV 都检测到,以及想检测基因的 SNP 和 Indels 变异,可同时做 WES 和 CNVseq,基因检测阳性率会更高。若出于经济原因考虑,单做 WES 比单做 CNVseq 的性价比更高。

(4) 影响 WES 基因检测阳性率因素　WES 应用于 DEE 的临床遗传学诊断广泛性较晚于 Panel,报道队列研究的文献较 Panel 少。有文献报道在 DEE 患者中 WES 检测的阳性率为 42% ,在近亲家系中可高达 61.2% 。当然阳性率的影响因素除了检测方法(Panel/WES/WGS)外,还与检测患者类型(先证者单人/家系/家族)、不同研究纳入患者差异等因素有关。未发现遗传病因的部分患者可能是由新的致病基因突变引起,而随着 WES 的广泛使用,越来越多的与 DEE 发生相关致病基因被报道;也可能是其他遗传因素导致,比如多基因与环境共同作用、表观遗传、未检测到的变异(比如高 GC 区域、高度同源区域,倒位、易位等复杂结构变异、重复扩增等)等因素导致。

家系 WES 检测方法,即同时测序先证者及其生物学父母(trio - WES)能提高 16% 的阳性诊断率,主要原因是可以发现新发变异、分析隐性遗传病家系共分离情况及排除家系特有的罕见变异,通过这些信息可以增强诊断的可靠性。

新发变异主要发生在配子时期或胚胎发育早期,引起 DEE 的最常见 SCN1A 基因 80% ~ 90% 的变异属于新发变异。其他引起 DEE 的很多致病基因,比如 SCN2A 和 SCN8A 基因也是由新发变异引起的,可见在 DEE 患者中新发变异占比非常高。采用 trio - WES 不仅能在数据初始分析时及时发现这些新发变异,还可以判断亲缘关系,能进一步提升变异位点致病性评级。因此,对 DEE 患者采用 trio - WES 能进一步提升阳性率,如果家族中还有其他相同疾病患者,若能同时进行 WES 检测,对疾病诊断也具有很大的价值。

通过分析新发变异发现癫痫相关新候选致病基因是最常用的方法,最成功的代表研究为 Epi4K,一个大型国际癫痫遗传学研究项目。Epi4K 通过大数据统计分析新发变异,发现大量癫痫相关新候选致病基因,随后很多候选致病基因被其他研究者证实为致病基因。

通过分析新发变异方法发现新候选致病基因需谨慎,不是只要是新发变异就一定会产生临床表型,有研究指出新发变异在每个个体上平均发生数目为 1.68 个。因此,通过新发变异分析新的候选致病基因时需要严谨的统计学支持,需要结合 gnomAD、本地健康人群等大数据库支持。此外,有些基因对蛋白截断变异(protein – truncating variant)容忍度高,不会出现临床症状。因此,即使在生物学上看起来很有前景的基因,发现蛋白质截断变异并不足以确定致病性。

4.1.2.3 全基因组测序(Whole – genome sequencing,WGS)

WGS 是将人类基因组 DNA 碎片化构建全基因组文库后进行测序,不经过 PCR 扩增(PCR – free),可有效避免对相关基因组区域靶向富集时产生的技术偏差,能更好地覆盖蛋白编码区域及非编码区,覆盖整个人类基因组 98%。WGS 能覆盖 NCBI 参考序列数据库基因编码区的 >98.4%,而 WES 的覆盖率为 96%。WGS 不仅可以检出 SNP 和 Indels,还可以分析染色体结构异常(structural variants,SVs)和线粒体基因组(mitochondrial genome DNA,mtDNA)变异,此外还能提示短的串联重复(short tandem repeats,STRs)异常扩增引起疾病(比如亨廷顿舞蹈症、脆性 X 综合征等疾病)。

(1)WGS 能检测染色体结构异常变异 随着 WGS 的广泛应用,在 DEE 中逐渐有文献报道 WES 无法检测的 SVs 被 WGS 检测出来。比如,2018 年 Ostrander 等人报道对 14 例早发 DEE 患者进行 WGS 检测,其中 1 例患者检测到 chr2 和 chrX 染色体倒位易位,可能通过破坏 X 染色体随机失活模式影响转录模式,进而导致疾病发生。2018 年 Carvill 等在 2 例 DEE 患者中发现 *SCN1A* 基因上游存在 92 Kb 和 107 Kb 杂合缺失,这段区域包含了脑组织特异性 SCN1A 转录本起始位置,可能通过单倍剂量不足导致疾病。通过上述案例,我们可以发现 WGS 对 CNVs 检测的检测范围、灵敏度和分辨率远高于 WES 和 CNVseq,可以精确到断点。

(2)WGS 检测非编码区变异 WGS 检测到的大量变异位于非编码区,这些变异可能参与基因的表达调控,但由于无相应功能试验验证,无法明确这些变异的致病性。对于这些非编码区变异的致病性判断最常用的方法是结合多个大家系或转录组测序数据证实。

结合多个大家系判断,即如果一个非编码区变异在多个家系中出现,且这些家系均存在 2 个及以上患者并符合表型与基因型共分离情况,可以很好地证实这个非编码区变异的致病性。但随着中国计划生育实施和生育欲望下降,现在很难见到大的家系,最常见的是核心家系(即先证者及其父母)。另外,很多变异非常罕见,我们很难收集到多个相同疾病家系患者携带。这些因素限制了这类非编码区变异致病性的判断,因此我们目前最常用的方法是通过转录组数据证实变异位点致病性。即从血液、皮肤或肌肉中提取的 RNA 进行测序,分析 RNA 剪接、等位基因特异性表达或差异表达的变化。同义变异和非编码区变异可以导致剪接和其他 RNA 加工缺陷,因此采用这种方法可以大大提高全基因组测序的诊断价值。比如,2018 年 Ostrander 等人报道 1 例患者存在 *CDKL5* 基因 c.146 – 14735_2276 + 3273dup,造成 5 ~ 15 号外显子串联重复,通过 cDNA 实验证实该变异造成移码,导致终止密码子提前出现。2018 年 Carvill 等在 4 例 DEE 患者中对 *SCN1A* 基因 20 号内含子高度保守区域进行测序,发现 4 个不同的深度内含子变异(*SCN1A* 基因 c.4002 + 2165C > T、c.4002 + 2168_4002 + 2172delGTCCA、c.4002 + 2455G > A 和 c.4002 + 2503C > T 杂合变异),作者通过细胞功能试验证实这些内含子变异通过产生有毒害的外显子(20N),降低 SCN1A 全长蛋白产生,导致截断蛋白产生或无义变异介导的 mRNA 降解(NMD)。

(3)WGS 可以检测线粒体基因组 已有大量文献报道影响线粒体功能的核基因(比如 *DNM1L*、*SLC25A10*、*SLC25A42* 等基因)变异会引起 DEE,2019 年 Itkis 等报道线粒体 *MTTF* 基因 m.641A > T 变异也会引起青少年 DEE。因此,对于 DEE 患者,在选择基因检测方法时还需要考虑患者是否是线粒体病的可能。我们常规选择的 WES 只覆盖核基因组,无法检测线粒体基因。若需要检测线粒体基因突变,还需做线粒体基因组测序。而 WGS 可以常规性地对变异丰度 >5% 的线粒体基因组变异检测,无需额外做线粒体基因组测序。

(4)WGS 技术局限性 WGS 技术也有一定的局限性:①高度重复或同源基因组区域的检测及分析可

能不准确,这也是 NGS 短读长测序技术的局限性。②WGS 虽然对鸟嘌呤和胞嘧啶(guanine and cytosine, GC)占比高的区域覆盖度比 WES 好,但是当 GC 含量大于 45% 时测序覆盖度会降低 2 倍,因此对高 GC 区域存在覆盖不全的情况。③对于 mtDNA 变异识别存在局限性尤其是变异丰度低的变异,需用特异性高的 mtDNA 检测方法进行验证。④部分复杂结构变异类型如环状染色体、罗伯逊易位等,WGS 的检出率及准确性有限,还需进一步完善。

4.1.2.4 基因组拷贝数变异测序(copy number variation sequencing,CNVseq)

CNVseq 是采用 NGS 技术对样本 DNA 进行低深度全基因组测序,结合生物信息学方法确定基因组 CNVs 的方法。CNVseq 通常测序深度约 1×,测序深度越深分辨率越高。在 1× 测序深度下,分辨率 > 100 kb。

与 CMA 相比,CNVseq 的优势:①覆盖范围广,不受设计探针的局限;②通量高,价格较低,方便临床广泛应用;③操作简便、周期短,节省人力,降低人为误差风险;④检测嵌合体比例低于 CMA,CNVseq 检测常规嵌合下限为 20%,在理想情况下可检测嵌合体比例低至 10% 的嵌合体,但是其敏感性和特异性受诸多因素影响,需采用其他方法验证。但 CNVseq 相比 CMA 也存在一定劣势,即无法检测基因组序列是否存在纯合区域(regions of homozygosity,ROH)。

目前在遗传学基因检测中,主要用于检测 CNVs。在 DEE 患者中,7.9% ~ 14.66% 的患者是由于 CNV 异常引起疾病。建议 CNVseq 作为明确 DEE 患者遗传病因的主要检测方法之一。

CNV 的致病性结合其是否包含明确的单倍剂量不足/三倍剂量敏感基因/区域、临床表型异质性、人群频率、遗传来源等内容综合判断,其中判断遗传来源需要结合父母 CNVseq 数据。因此,有条件的情况下建议做家系 CNVseq(trio – CNVseq),这对判断 CNV 致病性及后续家庭遗传咨询具有很重要的意义。

Panel、WES、WGS 和 CNVseq 对基因组序列覆盖情况不一样,测序深度有差异。Panel:只覆盖临床诊断需要的目标基因,测序深度一般比普通 WES 要深一些;WES:覆盖已知基因(包括与疾病发生关系未知基因)编码区,测序深度比 Panel 低一些;WGS:覆盖编码区及非编码区(基因间区及内含子区),测序深度比 WES 低很多;CNVseq:覆盖基因编码区及非编码区,测序深度 1× 左右。人类基因组存在高度复杂、重复等区域,这些区域很难用 NGS 方法进行检测。

4.1.3 长读长测序技术

二代测序技术对检测 SNP 和 Indels 的准确性高(99.9%),随着测序成本的下降和通量提高,广泛应用于临床和序列研究。但由于二代测序技术属于短读长测序(读长小于 300 bp),对 SVs 和更广泛的基因组组装上的应用存在很大局限性,无法检测近 70% 的人类基因组结构变异。此外,由于存在重复区域和 GC 含量异常区域,估计超过 15% 的人类基因组仍然无法组装和变异检测,而这些区域的变异频率是非常高的。目前解决这些问题的方法之一是采用长读长测序技术也称三代测序技术。

目前发展的长读长测序平台典型特点是单分子检测,获得较大认可的平台是 PacBio 公司开发的单分子实时(single – molecule real – time,SMRT)测序技术和 Oxford Nanopore Technologies(ONT)纳米孔单分子测序技术,测序读长能达到 10 Kb 到几 Mb。随着检测通量和结果准确性的提升,极大地促进了其应用。

用 NGS 方法提示已知与疾病发生相关的串联重复扩增异常变异得到初步成效,准确性较高。但对于挖掘这类变异导致疾病的新致病基因方向还存在很多局限性,而这类变异类型在疾病发生占比应该比我们认为的高很多。2019 年 Florian 和 Zeng 分别采用不同长读长测序平台发现 *MARCH6* 和 *SAMD12* 基因 5 个碱基串联重复扩增异常与家族性成人肌阵挛性癫痫和家族性皮质性肌阵挛性震颤伴癫痫发生相关。因此,长读长测序技术在挖掘新的短串联重复扩增异常致病基因方面有很大的优势。

长读长测序技术在检测染色体结构异常方面也存在很大优势。2019 年通过 SMRT 测序,Mizuguchi 等在进行性肌阵挛性癫痫患者中检测到 12 Kb 的结构异常,在良性成人家族性肌阵挛性癫痫患者中发现

在 *SAMD12* 基因中一个长片段插入。因此,通过长读长测序有望更全面地理解遗传变异与癫痫表型的关系。

4.1.4 嵌合体

4.1.4.1 嵌合体类型

嵌合体根据不同基因型产生来源分两种:同源嵌合体(mosaicism)和异源嵌合体(chimerism)。同源嵌合体指一个个体或一种组织中,含有源于单个受精卵但遗传组成不一致的两种或两种以上细胞系的现象。异源嵌合体指来源于不同受精卵的两种或两种以上遗传组成不一致的细胞系存在于同一个体或一种组织中的现象。同源嵌合体在日常临床中较常见,而异源嵌合体非常罕见。下文所指嵌合体(mosaic)均为同源嵌合体。

4.1.4.2 嵌合体变异的形成

合子后(postzygotic)的新发变异事件使单个受精卵产生基因型不同的细胞,这就是产生同源嵌合体的原因,通常会导致散发疾病。嵌合体也可以在合子前发生,这样就表现为父母一方是嵌合体(通常无临床症状),这种变异若遗传给子代,子代则表现为非嵌合体的新发变异形式导致疾病表型。此外,根据嵌合体存在的身体部位、能否传递给子代,将嵌合体分为三类:体细胞嵌合体(somatic mosaicism)(图 1 – 4 – 2C)、生殖腺嵌合体(gonadal mosaicism)(图 1 – 4 – 2E)、体细胞 – 生殖腺嵌合体(gonadosomatic mosaicism)(图 1 – 4 – 2B 和 D)。由于样本采集局限性,我们并不能完全评估嵌合体类型。比如一个患者在多个生殖细胞(通常是精子)中检测到某一个变异,而外周血和(或)皮肤成纤维细胞无此变异,则认为是生殖腺嵌合体。但是这种方法并不能完全排除在其他体细胞中存在变异。

在个体发育过程中,变异发生的精确时间强烈影响变异细胞的分布和表型效应。在极端的情况下,若嵌合体变异发生在受精卵或第一次有丝分裂阶段,就会导致个体中所有细胞含有这个变异,在个体的任何组织都能检测到(图 1 – 4 – 2A)。如果嵌合体变异发生在发育早期,多个组织的大部分细胞存在这个变异,也相对容易检测到(图 1 – 4 – 2B)。如果嵌合体变异发生在发育后期,它可能只存在于某一个组织的部分细胞中,并且只有在该组织接受检测时才能被识别出来(图 1 – 4 – 2E),而这通常不适用于脑组织。另一个极端,如神经元这样的有丝分裂后细胞发生了体细胞变异,只有对该细胞进行测试才能识别出来。

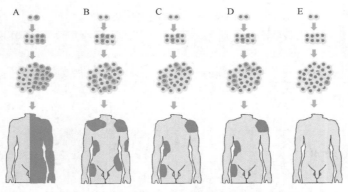

图 1 – 4 – 2 合子后变异发生时间影响变异细胞在个体中的分布

A:变异发生在第一次减数分裂时期,导致大约一半的细胞受到影响;B:在细胞分裂早期发生变异数多,导致变异细胞在个体中分布较多;C:在细胞分裂早期发生变异数少,导致变异细胞在个体中分布较少,如果生殖腺无变异细胞,则属于体细胞嵌合体;D:细胞分裂早期发生变异数少,导致变异细胞在个体中分布较少,生殖腺也有变异细胞,则属于体细胞 – 生殖腺嵌合体;E:细胞分裂晚期发生细胞变异,且只在生殖腺有变异细胞,则属于生殖腺嵌合体

4.1.4.3 发育性和癫痫性脑病与嵌合体变异

前面描述指出引起 DEE 的基因主要是新发变异引起的。2018 年 Myers 等纳入 120 例因新发变异表现为发育和 DEE 家系,采集先证者父母的外周血及唾液样本进行嵌合体变异检测,发现 8.3%(10 个)的父(母)检测到其患病子代的致病性变异嵌合体,嵌合体变异丰度即小等位基因的频率为 1.4%～30.6%(平均 12.9%),其中 80% 的嵌合体变异丰度低于 Sanger 测序检出线。在这 120 例家系中,5 个家系还存在另外一个患儿,其临床表型与先证者相同并携带相同变异;但当前检测技术只发现了 3 个家系的父母有嵌合体变异,另外 2 个家系未检测到。提示由于现在检测技术局限性,实际新发变异的父母嵌合体比例应该高于我们通常认为的 10%。所以对存在新发变异致病的家系,其子代疾病复发风险很高,接近 50%。

对于存在新发变异的 DEE 家系,父母是否有癫痫发作史对判断是否存在嵌合体有很大价值。有癫痫发作史的父母,其存在嵌合体变异概率较大。携带嵌合体变异的个体可以有癫痫发作症状,也可以完全无临床表型。此外,携带嵌合体变异丰度与疾病严重程度具有一定相关性,嵌合比例越高,临床表型受影响程度也越大。这也可以解释在同一个家族中为何存在不同的癫痫表型。

体系嵌合体是一种重要的脑功能障碍机制,有研究发现在半头畸形的畸形组织中发现与哺乳动物雷帕霉素靶蛋白(mTOR)通路相关基因的嵌合体变异,而不存在于外周 DNA 中。在正常影像下,变异可能局限于中枢神经系统或甚至只是大脑的一个细胞系或区域。因此体细胞嵌合体很可能在 DEE 中发挥重要作用。但由于许多儿童不适合癫痫手术,因此缺乏可用的脑组织,发现受阻。

4.1.5 小结

通过本章节介绍不同遗传学基因检测技术,了解各种技术优劣势,结合 DEE 特点及经济性考虑,可以选择合适的检测方法(表 1-4-1)。从目前这些遗传病基因检测技术中我们可以看到,没有一种检测技术是完美的,能准确地检测到所有的变异类型。而这些变异类型均可能会引起 DEE 的发生,因此需要结合不同的检测方法将这些潜在的致病变异检测出来。此外,DEE 遗传异质性强、新发变异占比高,在遗传病基因检测方法选择时选择家系基因检测阳性率更高。超过 10% 的新发变异是由于嵌合体变异引起,这些家系子代再发风险高,高达 50%。嵌合体变异在癫痫疾病发生中发挥很重要的作用,通过深入研究有助于进一步了解癫痫发生机制。

表 1-4-1 不同检测技术比较

基因检测技术		主要检测变异类型	缺点
传统基因检测方法	Sanger 测序	SNP,Indels,嵌合体 >25%	通量低;读长段 <1 Kb
	多重连接探针扩增技术(MLPA)	SNP,Indels,CNV,甲基化,mRNA	通量低;探针设计复杂,依赖是否有试剂盒
	实时荧光定量 PCR(qPCR)	SNP,Indels,CNV,基因表达,DNA 甲基化	通量低;针对已知变异
	细胞遗传学染色体核型分析	染色体数目或结构异常的形态异常,能检测到很低的嵌合体	分辨率低,为 5～10Mb;无法分析 SNP 和 Indels
	染色体微阵列分析	CNV(普通芯片检出线 >100 kb),ROH,>30% 嵌合体	无法检测平衡的染色体重排,成本高,通量较低;检测范围受探针限制

基因检测技术		主要检测变异类型	缺点
高通量测序技术	基因包（Panel）	SNP，Indels，部分小 CNV	检测范围有限，无法准确提示大 CNV，无法检测其他染色体结构异常
	全外显子组测序（WES）	SNP，Indels，部分小 CNV，提示大 CNV，>5Mb ROH	只覆盖蛋白编码区，无法检测其他染色体结构异常，提示串联重复扩增异常准确性低
	全基因组测序（WGS）	SNP，Indels，非编码区变异，CNV，ROH，部分复杂染色体结构异常，线粒体基因突变，提示串联重复扩增异常变异	成本高，对环状染色体、罗伯逊易位等很多复杂染色体结构异常或因检测覆盖区域局限性而无法准确提示
	基因组拷贝数变异测序（CNVseq）	CNV（检出线 > 100 Kb），> 20% 嵌合体	无法分析其他染色体结构异常、SNP 和 Indels
长读长测序技术		染色体结构异常，串联重复扩增异常变异	样本质量要求高，成本高，碱基准确性比 NGS 低很多，数据分析系统不完善

CNV：拷贝数变异；SNP：单核苷酸多态性变异；Indels：小片段插入/缺失；ROH：纯合区域

4.2　基因检测结果的判读标准

分析遗传变异与疾病相关性时，需要对两个方面进行评估：①这个基因与疾病发生是否相关；②这个基因上发生的变异是否会引起疾病。其中第一方面按照临床基因组资源（The Clinical Genome Resource，ClinGen）工作组的临床有效性方法进行评估，第二方面按照美国医学遗传学与基因组学学会（The American College of Medical Genetics and Genomics，ACMG）、分子病理协会（The Association for Molecular Pathology，AMP）和 ClinGen 序列变异解读（Sequence Variant Interpretation，SVI）工作组建议进行评估。具体评估原则如下。

4.2.1　基因与疾病发生的相关性评估

引起发育性和癫痫性脑病的致病基因近 100 个，随着研究技术的进步，有些基因是通过小家系甚至是单个个体的序列信息来发现的新候选基因。而支持基因与疾病关系的证据水平在不同基因中存在很大差异，评估疾病中作用不明确基因突变对临床影响非常大，可能导致不正确的诊断。因此需要一种标准化的方法来评估基因与疾病的相关性，从而准确地应用于临床。ClinGen 工作组提出一种标准化的半定量方法进行评估，通过遗传模式、报道案例/家系及共分离情况、变异类型、患者细胞/体外/动物功能试验等证据进行打分，最终得出 7 个分类：明确（definitive）、强（strong）、中等（moderate）、有限（limited）、未知（no known disease relationship）、有争议（disputed）和无关（refuted）。如果基因与疾病关系最终评估为有限，该基因检测到的变异评估致病性最高为临床意义不明确（VUS）；如果评估结果是中等，其变异评估致病性最高为可能致病；只有评估结果为强和明确的基因，其变异致病性最高才能为致病。ClinGen 工作组也对该评估标准进行了优化，具体评估细节本章节不详细描述，可参考具体相关文献。

4.2.2　基因上发生的变异能否导致疾病发生的评估

与疾病发生相关基因上的变异并不会均导致相应蛋白功能损伤进而引发疾病，因此解读这些基因序列变异致病性是 DEE 基因检测的一个重要环节。DEE 基因序列变异解读参考 2015 年 ACMG/AMP 制定的《遗传变异分类标准与指南》。此外，约 7.9% ~ 14.6% 的 DEE 患者是因基因组拷贝数变异（copy number variants，CNVs）异常引起，CNVs 致病性评估与基因序列变异致病性评估有一定差异，参考 2019 年 ACMG 和 ClinGen 联盟制定的 CNVs 变异分类与指南。本节对这两个指南在 DEE 变异解读中的应用进行简要介绍。

DEE 基因序列变异解读

2015 年 ACMG/AMP 制定的《遗传变异分类标准与指南》极大提高了不同临床分子遗传学检测实验室解读一致性,但部分证据条目并未量化,使得不同实验室对同一变异位点评级仍存在一定差异。为了降低这些因素对最终评级结果的影响,ClinGen SVI 工作组对部分证据条目进行细化,并对特定疾病的致病基因制定了专病变异致病性评估(variant curation expert panel,VCEP)标准。VCEP 标准目前并未包含 DEE 基因,但包含了几个与癫痫发作相关的基因,比如与脑发育畸形相关基因 *AKT3*、*MTOR*、*PIK3CA* 和 *PIK3R2*。通过这一系列方法,进一步提高了变异解读质量和一致性。

(1)序列变异解读的拟定标准 疾病发生相关基因突变致病性类别按照五级分类系统:致病(pathogenic)、可能致病(likely pathogenic)、意义不明确(uncertain significance)、可能良性(likely benign)或良性(benign)。其中"可能致病"和"可能良性"说明具有大于 90% 的可能性引起致病或可能良性,当≥99% 时为致病或良性(图 1-4-3)。

对变异解读分类提供了两套标准:一是用于对致病或可能致病的变异进行分类,另一是用于对良性或可能良性的变异进行分类。致病变异标准可分为非常强(very strong, PVS1),强(strong, PS1~4)、中等(moderate, PM1~6)和支持证据(supporting, PP1~5)。良性变异证据可分为独立(stand-alone, BA1)、强(strong, BS1~4)和支持证据(BP1~6)。其中数字只表示分类的差异,仅用来标记以帮助指代不同的规则。2017 年 ClinGen SVI 工作组指出,对上述 ACMG/AMP 指定的部分证据可根据强度进行升降级(图 1-4-3B)。

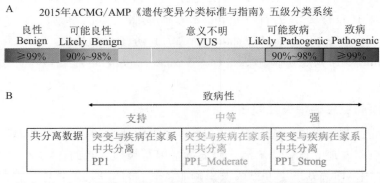

图 1-4-3 **ACMG/AMP 致病等级分类及致病证据升降级使用规则**

(2)不同证据使用规则 2015 年 ACMG/AMP 制定的《遗传变异分类标准与指南》对不同证据代表含义及使用规则进行了详细描述(表 1-4-2)。对于一个待评级的变异,基于当前患者信息、先前公布的文献数据、公共数据库、实验室内部数据库数据确定可以使用的证据条目,然后根据表 1-4-3 的评分规则确定变异致病性类别。

表 1-4-2 **致病和良性变异分级标准**

证据	分类
致病变异分级标准	
非常强	PVS1:当一个疾病的致病机制为功能丧失(LOF)时,无功能变异(无义突变、移码突变、经典±1 或 2 的剪接突变、起始密码子变异、单个或多个外显子缺失)。注:①该基因的 LOF 是否是导致该疾病的明确致病机制(如 GFAP、MYH7);②3' 端末端的功能缺失变异需谨慎解读;③需注意外显子选择性缺失是否影响到蛋白质的完整性;④考虑一个基因存在多种转录本的情况

证据	分类
强	PS1:与先前已确定为致病性的变异有相同的氨基酸改变。例如:同一密码子,G>C 或 G>T 改变均可导致缬氨酸→亮氨酸的改变.注意剪切影响的改变 PS2:患者的新发变异,且无家族史(经双亲验证)。注:仅仅确认父母还不够,还需注意捐卵、代孕、胚胎移植的差错等情况 PS3:体内、体外功能实验已明确会导致基因功能受损的变异。注:功能实验需要验证是有效的,且具有重复性与稳定性 PS4:变异出现在患病群体中的频率显著高于对照群体。注:①可选择使用相对风险值或者 OR 值来评估,建议位点 OR 大于 5.0 且置信区间不包括 1.0 的可列入此项(详细见指南正文);②极罕见的变异在病例对照研究可能无统计学意义,原先在多个具有相同表型的患者中观察到该变异且在对照中未观察到可作为中等水平证据
中等	PM1:位于热点突变区域,和/或位于已知无良性变异的关键功能域(如酶的活性位点) PM2:ESP 数据库、千人数据库、EXAC 数据库中正常对照人群中未发现的变异(或隐性遗传病中极低频位点)。注:高通量测序得到的插入/缺失人群数据质量较差 PM3:在隐性遗传病中,在反式位置上检测到致病变异。注:这种情况必须通过患者父母或后代验证 PM4:非重复区框内插入/缺失或终止密码子丧失导致的蛋白质长度变化 PM5:新的错义突变导致氨基酸变化,此变异之前未曾报道,但是在同一位点,导致另外一种氨基酸的变异已经确认是致病性的,如:现在观察到的是 Arg156Cys,而 Arg156His 是已知致病的。注意剪切影响的改变 PM6:未经父母样本验证的新发变异
支持证据	PP1:突变与疾病在家系中共分离(在家系多个患者中检测到此变异)。注:如有更多的证据,可作为更强的证据 PP2:对某个基因来说,如果这个基因的错义变异是造成某种疾病的原因,并且这个基因中良性变异所占的比例很小,在这样的基因中所发现的新的错义变异 PP3:多种统计方法预测出该变异会对基因或基因产物造成有害的影响,包括保守性预测、进化预测、剪接位点影响等。注:由于做预测时许多生物信息学算法使用相同或非常相似的输入,每个算法不应该算作一个独立的标准。PP3 在一个任何变异的评估中只能使用一次 PP4:变异携带者的表型或家族史高度符合某种单基因遗传疾病 PP5:有可靠信誉来源的报告认为该变异为致病的,但证据尚不足以支持进行实验室独立评估
良性变异分类标准	
独立证据	BA1:ESP 数据库、千人数据库、EXAC 数据库中等位基因频率>5% 的变异
强	BS1:等位基因频率大于疾病发病率 BS2:对于早期完全外显的疾病,在健康成年人中发现该变异(隐性遗传病发现纯合、显性遗传病发现杂合,或者 X 连锁半合子) BS3:在体内外实验中确认对蛋白质功能和剪接没有影响的变异 BS4:在一个家系成员中缺乏共分离 注:这部分需要考虑复杂疾病和外显率问题
支持证据	BP1:已知一个疾病的致病原因是某基因的截短变异,在此基因中所发现的错义变异 BP2:在显性遗传病中又发现了另一条染色体上同一基因的一个已知致病变异,或者是任意遗传模式遗传病中又发现了同一条染色体上同一基因的一个已知致病变异 BP3:功能未知重复区域内的缺失/插入,同时没有导致基因编码框改变 BP4:多种统计方法预测出该变异对基因或基因产物无影响,包括保守性预测、进化预测、剪接位点影响等。注:由于做预测时许多生物信息算法使用相同或非常相似的输入,每个算法不应该算作一个独立的标准。BP4 在任何一个变异的评估中只能使用一次 BP5:在已经有另一分子致病原因的病例中发现的变异 BP6:有可靠信誉来源的报告认为该变异为良性的,但证据尚不足以支持进行实验室独立评估 BP7:同义变异且预测不影响剪接

表 1-4-3　遗传变异分类联合标准规则

标准	描述
致病的	1. 1 个非常强(PVS1)和 (a)≥1 个强(PS1~PS4)或 (b)≥2 个中等(PM1~PM6)或 (c)1 个中等(PM1~PM6)和 1 个支持(PP1~PP5)或 (d)≥2 个支持(PP1~PP5) 2. ≥2 个强(PS1~PS4)或 3. 1 个强(PS1)和 (a)≥3 个中等(PM1~PM6)或 (b)2 个中等(PM1~PM6)和≥2 个支持(PP1~PP5)或 (c)1 个中等(PM1~PM6)和≥4 个支持(PP1~PP5)
可能致病的	1. 1 个非常强(PVS1)和 1 个中等(PM1~PM6)/1 个支持证据或 2. 1 个强(PS1~PS4)和 1~2 个中等(PM1~PM6)或 3. 1 个强(PS1~PS4)和≥2 个支持(PP1~PP5)或 4. ≥3 个中等(PM1~PM6)或 5. 2 个中等(PM1~PM6)和≥2 个支持(PP1~PP5)或 6. 1 个中等(PM1~PM6)和≥4 个支持(PP1~PP5)
良性的	1. 1 个独立(BA1)或 2. ≥2 个强(BS1~BS4)
可能良性的	1. 1 个强(BS1~BS4)和 1 个支持(BP1~BP7)或 2. ≥2 个支持(BP1~BP7)
意义不明确的	1. 不满足上述标准或 2. 良性和致病标准相互矛盾

其中部分证据使用时需注意细节如下。

1)可靠数据库的分类 PP5/BP6

随着 2015 年 ACMG 评估标准广泛使用,SVI 工作组建议不再使用上述两个证据。

2)人群频率数据相关证据 PS4

2015 年 ACMG/AMP 指南指出满足以下任意一个标准就可以使用 PS4:①比值比(OR)>5;②多个具有相同表型的无关患者中优先检出该变异。很多与孟德尔遗传病发生相关基因突变非常罕见,很难去计算 OR 值,而对多个具有相同表型的无关患者也未给出具体数值是多少。ClinGen SVI VCEP 工作组对特定基因在使用 PS4 证据时给出量化标准,比如与肥厚型心肌病发生相关基因 MYH7 基因,如果≥15 个无关患者中检测到为 PS4,≥6 个为 PS4_Moderate,≥2 个为 PS4_Supporting;而对于 RASopathy 通路基因,如果≥5 个无关患者中检测到为 PS4,≥3 个为 PS4_Moderate,≥1 个为 PS4_Supporting。可见不同基因对不同等级证据赋予患者数目不同,而 DEE 基因目前还无 VCEP 标准。因此,DEE 基因对 PS4 证据使用可采用最严格 MYH7 基因的先证者数或酌情降低人数标准。

常染色体隐性遗传模式基因不适用于通过数先证者个数方式来使用 PS4。

3)家系共分离证据

PP1:ClinGen SVI 工作组建议采用 ClinGen SVI 耳聋专病标准,如对常染色体显性或 X 连锁遗传基因当受影响共分离次数≥5 时为 PP1_Strong,≥4 个为 PP1_Moderate,≥2 个为 PP1_Supporting。

BS4:通常适用于基因型阴性(genotype-)表型阳性(phenotype+)个体。需注意表现度、外显率、临床检查充分性、印记基因、限性遗传、嵌合体、隐性遗传、表型模拟、常见疾病等特殊情况。

4）功能试验

PS3/BS3：这两个证据仅用于变异本身所导致的功能改变。2019 年 Brnich 等详细规定了这两个证据使用标准，并对证据使用进行了升降级处理，但由于评估细节过于烦琐，在实际使用过程中并不是很便捷。

PP4：从患者来源的材料中获得的功能证据，反应的是个体的表型。PP4 的使用不应局限于当前病例；DEE 致病基因众多，不同基因之间表型特异性低，建议慎重使用 PP4。

5）无效变异 PVS1

基因功能丧失性（loss – of – function variants，LOF）是疾病的已知致病机制，在这类基因上发生的 LOF 变异（包括无义变异、移码变异、经典剪接位点 ±1 或 ±2 位核苷酸变异、起始密码子变异、单个或多个外显子缺）适用于 PVS1 证据。LOF 是否为疾病发生机制评估方法有两种：①可参考 2018 年 Abou Tayoun 等发表文章通过家系报道、功能试验等进行评估；②在 ClinGen Dosage 网站查询，若对相应基因的单倍剂量不足（haploinsufficiency score，HI）评分为 3 时，为明确的 LOF 是基因致病机制。此外，并不是明确 LOF 致病性机制的基因上发生的所有 LOF 变异可以直接使用 PVS1 证据，需根据 2018 年 AbouTayoun 等发表文章对 PVS1 具体使用升降级进行了详细描述，也可以参考 http：//autopvs1.genetics.bgi.com 网站进行自动化评估。

（3）CNV 变异解读标准　2011 年 ACMG 和 ClinGen 发布产后 CNV 分类和报告标准指南，该指南对 CNV 致病性类别分了三级：致病的（pathogenic）、临床意义未明的（uncertain clinical significance）和良性的（benign），属于定性评估。

2019 年 ACMG 和 ClinGen 第一次对上述指南进行更新，明确 5 级分类系统，采用定量的贝叶斯框架进行打分，评估方法更精确，提高评估一致性。当分值为 0.9 时属于非常强证据，0.45 为强致病证据，0.3 为中等致病证据，0.15 为支持致病证据。观察到的证据可以是支持致病的正值，也可以是否定致病的负值，然后将观察到的所有分值加起来，最终得到 CNV 的致病分类。当最终分值 $\geqslant 0.99$ 时为致病（pathogenic，P），$0.90 \sim 0.98$ 为可能致病（likely pathogenic，LP），临床意义未明为 $-0.89 \sim 0.89$（variants of uncertain significance，VUS），$-0.90 \sim -0.98$ 为可能良性（likely benign，LB），$\leqslant -0.99$ 为良性（benign，B）。为了方便使用这种半定量评级体系，基于这些评分指标发布了在线版的 CNV 分类计算网站（http：//cnvcalc.clinicalgenome.org/cnvcalc/），可以辅助评级。

CNV 致病性评估按照五个部分进行：第一部分为 CNV 包含基因组内容；第二部分为 CNV 包含倍剂量敏感基因情况；第三部分为评估含编码蛋白基因数量；第四部分为已发表文献、公共数据库和/或内部实验室数据的病例对基因/基因组区域进行详细评估（若包含明确剂量敏感基因，此部分可跳过）；第五部分评估当前病例的遗传模式/家族史。缺失 CNV 评级流程见表 1 – 4 – 4，重复 CNV 评级流程见表 1 – 4 – 5。评级过程中若现有评分已经达到致病水平，可不用完成所有评级部分的评估。CNV 存在外显不全的情况，不能因携带致病性 CNV 的患者无表型而否定该 CNV 致病性的事实。

表 1 – 4 – 4　CNV 解读评分指标：拷贝数缺失

证据类型	证据	建议分值	最大分值
第一部分：拷贝数缺失包含基因组内容			
拷贝数缺失内容	1A. 包含编码蛋白基因或其他已知关键功能元件	0（继续评估）	0
	1B. 不包含编码蛋白基因或其他已知关键功能元件	– 0.60	– 0.60

续表

证据类型	证据	建议分值	最大分值
第二部分：CNV 区域是否与明确／预测 HI 或良性基因／基因组区域存在重叠（如果缺失 CNV 与此类型基因／基因组区域不重叠，则跳到第三部分）			
与明确 HI 基因/基因组区域重叠，考虑参考因素	2A. 与明确 HI 基因/基因组区域完全重叠	1.00	1.00
	2B. 与明确 HI 基因/基因组区域部分重叠 • 当前 CNV 不包含明确 HI 基因组区域的已知致病基因或关键区域，或 • 不清楚已知的致病基因或关键区域是否受到影响，或 • 该 HI 基因组区域尚未建立明确的致病基因或关键区域	0（继续评估）	0
	2C. 与已知 HI 基因的 5' 端部分重叠（不包含 3' 端）	见下面分类	
	2C-1. 同时累及编码区	0.90（范围：0.45～1.00）	1.00
	2C-2. 同时只累及 5'UTR 区	0（范围：0～0.45）	0.45
	2D. 与已知 HI 基因的 3' 端部分重叠（不包含 5' 端）	见下面分类	
	2D-1. 同时只累及 3'UTR 区	0（继续评估）	0.00
	2D-2. 同时只累及最后一个外显子区，在这个外显子已报有明确的其他致病变异	0.90（范围：0.45～0.9）	0.90
	2D-3. 同时只累及最后一个外显子区，在这个外显子无已报明确的其他致病变异	0.30（范围：0.30～0.45）	0.45
	2D-4. 同时只累及最后一个外显子及其他外显子区，预计发生无义介导延迟	0.90（范围：0.45～1.00）	1.00
	2E. 两个断点均发生在同一个基因（基因内 CNV，基因水平序列变异）	参考 ClinGen PVS1 工作组建议标准	
与已知良性基因/基因组区域重叠	2F. 完全包含在已知良性 CNV 区域	-1	-1
	2G. 与已知良性 CNV 区域部分重叠，包含其他基因组内容	0（继续评估）	0
单倍剂量不足（HI）预测	两个或更多 HI 预测结果支持包含区域至少有 1 个基因是 HI 基因	0.15	0.15
第三部分：评估基因数			
缺失 CNV 中包含的整个或部分蛋白编码基因数目	3A. 0～24 个基因	0	0
	3B. 25～34 个基因	0.45	0.45
	3C. 35＋基因	0.90	0.90
第四部分：通过已发表文献、公共数据库和（或）内部实验室数据的病例对基因/区域进行详细评估[如果当前病例与已知 HI 基因/区域重叠，或者目前还没有报道当前 CNV 内的任何基因/CNV 与功能缺失（LOF）/拷贝数缺失与人类表型联系起来的直接跳到第五部分]			

续表

证据类型	证据	建议分值	最大分值
个案证据－新发（de novo）事件	报道的先证者(来自文献、公共数据库或内部试验数据)包含以下任意一个： • 当前缺失 CNV 包含的基因完全删除或有 LOF 变异 • 与当前缺失 CNV 重叠的相似缺失 CNV		
	4A. 表型高度特异，且为该基因/区域特有	亲缘关系鉴定为新发每个 0.45 假定新发每个 0.30（范围 0.15～0.45）	0.9（总共）
	4B. 表型高度特异，非该基因/区域特有	亲缘关系鉴定为新发每个 0.30 假定新发每个 0.15（范围 0～0.45）	
	4C. 表型非特异，存在遗传异质性	亲缘关系鉴定为新发每个 0.15 假定新发每个 0.10（范围 0～0.30）	
个案证据－表型不一致	4D. 报道的表型与预期的基因/基因组区域不一致，或总体上不一致。	0（范围 -0.30～0）	-0.30（总共）
个案证据－遗传模式未知	4E. 表型高度特异，且为该基因/区域特有，但遗传来源未知	0.10 每个（范围 0～0.15）	0.30（总共）
个案证据－家系共分离	4F. 观察到 3～4 次共分离	0.15	0.45
	4G. 观察到 5～6 次共分离	0.30	
	4H. 观察到 ≥7 次共分离	0.45	
个案证据－家系不共分离	4I. 报道家系中，其他受累者与先证者表型一致，但未检出相同变异	每个家庭 -0.45（范围 -0.45～0）	总计 -0.90
	4J. 报道家系中，其他未受累者无先证者特异表型，但检出相同变异	每个家庭 -0.30（范围 -0.30～0）	总计 -0.90
	4K. 报道家系中，其他未受累者无先证者非特异表型，但检出相同变异	每个家庭 -0.15（范围 -0.15～0）	总计 -0.30
案例－对照及人群证据	4L. 病例组（表型一致、特异、明确）与对照组的差异具有统计学意义	每项研究 0.45（范围 0～0.45 每项研究）	0.45（总共）
	4M. 病例组（表型一致、非特异或不明确）与对照组的差异具有统计学意义	每项研究 0.30（范围 0～0.30 每项研究）	0.45（总共）
	4N. 病例组与对照组间不具有统计学差异	每项研究 -0.90（范围 -0.90～0 每项研究）	-0.90（总共）
	4O. 与正常人群变异重叠（≥1%）	-1（范围 -1～0）	-1
第五部分：评估当前患者遗传模式/家族史			
当前缺失 CNV 是新发	5A. 按照第四部分"新发变异"的相应类别进行评分	Section 4 新发变异的(4A－4D)	0.45
当前缺失 CNV 是遗传	5B. CNV 遗传自无异常表型父母，患者表型特异、明确，且无家族史	-0.30（范围 -0.45～0）	-0.45
	5C. CNV 遗传自无异常表型父母，患者表型非特异，且无家族史	-0.15（范围 -0.30～0）	-0.3

证据类型	证据		建议分值	最大分值
当前缺失 CNV 共分离	5D. CNV 与表型一致的家系成员共分离		Section 4 家系中分离(4F-4H)	0.45
当前缺失 CNV 不共分离	5E. 按照第四部分"不共分离"的相应类别进行评分		Section 4 家系中不分离(4I-4K)	-0.45
其他	5F. 遗传信息不适用或无信息		0.00	0.00
	5G. 遗传信息不适用或无信息。患者表型非特异,但与类似病例所描述的表型一致		0.1(范围 0~0.15)	0.15
	5H. 遗传方式无法明确或信息不全。患者表型高度特异,且与类似病例所描述的表型一致		0.30(范围 0~0.30)	0.3

表 1-4-5　CNV 解读评分指标:拷贝数重复

证据类型	证据		建议分值	最大分值
第一部分:拷贝数重复包含基因组内容				
拷贝数重复内容	1A. 包含编码蛋白基因或其他已知关键功能元件		0(继续评估)	0
	1B. 不包含编码蛋白基因或其他已知关键功能元件		-0.60	-0.60
第二部分:CNV 区域是否与明确 HI/TS/良性基因或基因组区域存在重叠(如果重复 CNV 与此类型基因/基因组区域不重叠,则跳到第三部分)				
与明确 TS 基因/基因组区域重叠,考虑参考因素	2A. 当前重复 CNV 与明确 TS 基因/最小关键区域完全重叠		1	1
	2B. 与明确 TS 区域部分重叠 ● 当前 CNV 不包含明确 TS 基因组区域的已知致病基因或关键区域,或 ● 不清楚已知的致病基因或关键区域是否受到影响,或 ● 该 TS 基因组区域尚未建立明确的致病基因或关键区域		0(继续评估)	0
与明确良性重复 CNV 基因/基因组区域重叠	2C. 包含的基因与已经明确的良性重复 CNV 完全相同		-1	-1
	2D. 比明确良性重复 CNV 片段短,且断点并不破坏编码蛋白基因		-1	-1
	2E. 比明确良性重复 CNV 片段短,且断点预计破坏了编码蛋白基因		0(继续评估)	0
	2F. 比明确良性重复 CNV 片段长,但不包含额外蛋白编码基因		-1(范围 -1~0)	-1
	2G. 与明确良性重复 CNV 重叠,但包含额外基因组信息		0(继续评估)	0

证据类型	证据	建议分值	最大分值
与单倍剂量不足(HI)基因重叠	2H. HI 基因完全包含在当前重复 CNV	0(继续评估)	0
断点在单倍剂量不足(HI)基因内	2I. 2 个断点均在 HI 基因内(基因内 CNV,基因水平序列变异)	参考 ClinGen PVS1 工作组建议标准	
	2H. 1 个断点在 HI 基因内,患者表型与该基因 LOF 的预期不一致或未知	0(继续评估)	
	2K. 1 个断点在 HI 基因内,患者表型与该基因 LOF 的高度特异和一致	0.45	0.45
断点在其他基因上	2L. 1 个或 2 个断点在临床表型未知的基因上	0(继续评估)	0
第三部分:评估基因数			
包含在重复 CNV 中的整个或部分蛋白编码基因数目	3A. 0～34 个基因	0	0
	3B. 35～49 个基因	0.45	0.45
	3C. 50＋基因	0.90	0.90
第四部分:通过已发表文献、公共数据库和/或内部实验室数据的病例对基因/区域进行详细评估(如果目前还没有报道重复 CNV 或包含的任何基因通过三倍剂量引起人类表型,直接跳到第五部分)			
	报道的先证者(来自文献、公共数据库或内部试验数据)包含以下任意一个: • 当前重复 CNV 包含的一个或多个基因完全重复,或 • 与当前重复 CNV 重叠的相似重复 CNV	见以下分类	
个案证据－新发(de novo)事件	4A. 表型高度特异,且为该基因/区域特有	亲缘关系鉴定为新发每个 0.45 假定新发每个 0.30(范围 0.15～0.45)	0.9(总共)
	4B. 表型高度特异,非该基因/区域特有	亲缘关系鉴定为新发每个 0.30 假定新发每个 0.15(范围 0～0.45)	
	4C. 表型非特异,存在遗传异质性	亲缘关系鉴定为新发每个 0.15 假定新发每个 0.10(范围 0～0.30)	
个案证据－表型不一致	4D. 报道的表型与预期的基因/基因组区域不一致,或总体上不一致	0(范围 －0.30～0)	－0.30(总共)
个案证据－遗传模式未知	4E. 表型高度特异,但遗传来源未知	0.10 每个(范围 0～0.15)	0.30(总共)
个案证据－家系共分离	4F. 观察到 3～4 次共分离	0.15	0.45
	4G. 观察到 5～6 次共分离	0.3	
	4H. 观察到 ≥7 次共分离	0.45	

证据类型	证据		建议分值	最大分值
个案证据－家系不共分离	4I. 报道家系中,其他受累者与先证者特异表型一致,但未检出相同变异		每个家庭 -0.45(范围 -0.45~0)	总计 -0.90
	4J. 报道家系中,其他未受累者无先证者特异表型,但检出相同变异		每个家庭 -0.30(范围 -0.30~0)	总计 -0.90
	4K. 报道家系中,其他未受累者无先证者非特异表型,但检出相同变异		每个家庭 -0.15(范围 -0.15~0)	总计 -0.30
案例－对照及人群证据	4L. 病例组(表型一致、特异、明确)与对照组的差异具有统计学意义		每项研究 0.45(范围 0~0.45 每项研究)	0.45(总共)
	4M. 病例组(表型一致、非特异或不明确)与对照组的差异具有统计学意义		每项研究 0.30(范围 0~0.30 每项研究)	0.45(总共)
	4N. 病例组与对照组间不具有统计学差异		每项研究 -0.90(范围 -0.90~0 每项研究)	-0.90(总共)
	4O. 与正常人群变异重叠(≥1%)		-1(范围 -1~0)	-1
第五部分:评估当前患者遗传模式/家族史				
当前重复 CNV 是新发	5A. 按照第四部分"新发变异"的相应类别进行评分		Section 4 新发变异的(4A~4D)	0.45
当前重复 CNV 是遗传	5B. CNV 遗传自无异常表型父母,患者表型特异、明确,且无家族史		-0.30(范围 -0.45~0)	-0.45
	5C. CNV 遗传自无异常表型父母,患者表型非特异,且无家族史		-0.15(范围 -0.30~0)	-0.3
当前重复 CNV 共分离	5D. CNV 与表型一致的家系成员共分离		Section 4 家系中分离(4F-4H)	0.45
当前重复 CNV 不共分离	5E. 按照第四部分"不共分离"的相应类别进行评分		Section 4 家系中不分离(4I-4K)	-0.45
其他	5F. 遗传信息不适用或无信息		0	0
	5G. 遗传信息不适用或无信息。患者表型非特异,但与类似病例所描述的表型一致		0.1(范围 0~0.15)	0.15
	5H. 遗传方式无法明确或信息不全。患者表型高度特异,且与类似病例所描述的表型一致		0.30(范围 0~0.30)	0.3

(4)剂量敏感基因评估　剂量敏感基因分两种,单倍剂量不足(haploinsufficiency,HI)和三倍剂量敏感(triplosensitive,TS)。

1)定义

单倍剂量不足(haploinsufficiency,HI):对于大多数基因来说,一个拷贝足以支持二倍体生物的正常生长和发育,但是一小部分称为单倍剂量不足(HI)的基因对降低的基因剂量表现出极大的敏感性,一个等位基因正常表达产生的蛋白质或基因产物不足维持正常生理功能。通常为 LOF 变异,但也有例外。

三倍剂量敏感(triplosensitive,TS):对增加的基因剂量表现出极大的敏感性,因而导致疾病表型。为拷贝数重复导致。

2)评估方法

2021 年,ClinGen 剂量敏感评定工作组已经完成 1 500 左右的基因评估和近 100 个 CNV 区域评估,可以在 ClinGen Dosage 网站检索这些基因和区域。对于未评估剂量敏感的基因可以按照 2021 年 ClinGen 发布的单个基因剂量敏感评估指南 V1.0 进行评估,该指南结合案例、家系共分离次数、变异来源和表型特异程度信息,按照定量的贝叶斯框架进行打分。当最终分值 ≥0.99 时为致病(P),即 HI/TS 为 3 分;0.90 ~ 0.98 为可能致病(LP),即 HI/TS 为 2 分;0.10 ~ 0.89 为 VUS,即 HI/TS 为 1 分;-0.89 ~ 0 为 VUS,即 HI/TS 为 0 分;-0.98 ~ -0.9 为 LB,即 HI/TS 为 0 分;≤ -0.99 为良性(B),即不可能为 HI/TS。评估时可优先考虑 ClinGen Dosage 已经评估 HI/TS 为 1 ~ 2 分的基因。

4.3 产前诊断及胚胎植入前遗传学检测

先证者遗传学诊断明确的癫痫患者家系,可以通过产前诊断或胚胎植入前遗传学检测,即俗称的第三代试管婴儿技术,阻断基因的传递,避免新的患者出生。本节将对这一问题进行详细的阐述。

4.3.1 先证者及家系的遗传学诊断

很多患者及医务工作者对产前诊断存在误区,认为做羊水穿刺就可以确定胎儿会不会患病。实际上,只有遗传学诊断非常明确的家系,才可以通过羊水穿刺等介入性手术获取胎儿遗传信息进行分析,进而才能判断胎儿是否携带致病基因及是否患病。所以,先证者及家系的遗传学诊断是婚前和孕前就需要进行的。

4.3.2 孕前准备

(1)控制病情 如果夫妇双方有一人为癫痫患者,病情稳定是怀孕的前提条件。尽量使用生殖毒性低的药物,以最小的剂量将病情控制在稳定状态。最好男性稳定 3 个月、女性 6 个月以上再怀孕。

(2)不良环境 环境的不良影响会增加基因突变的风险,如烟、酒、毒品、化学品、装修产生的挥发性有机物、辐射、放射线、病毒细菌及寄生虫感染等均有可能增加出生缺陷的风险,孕前应尽量避开。

(3)营养均衡 胎儿的成长需要大量的营养,孕前适量及均衡的营养储备是保障胎儿健康成长的必要条件。某些营养元素的缺乏会使精子和卵子的质量下降,使怀孕的概率下降,而出生缺陷的风险增加。如叶酸、维生素 B_{12}、维生素 D 等,可适量增补。女性还要注意补充铁。孕前最好达到红细胞叶酸 900 ng/ml 以上,同型半胱氨酸 8 μmol/L 以下。

(4)孕前查体 常规查体的基础上,增加巨细胞病毒、弓形虫、风疹、单纯疱疹病毒等可能导致宫内感染引起出生缺陷的病原体检测,方法包括 IgM 和 IgG 抗体及核酸检测。如有现行感染,则需推迟怀孕。

(5)生活方式与心理调适 孕前夫妻双方均需保持健康的生活方式,规律作息和饮食,适度锻炼,保持健康的体魄和良好的精神心理状态。

4.3.3 产前诊断

孕期应用各种方法对胎儿进行诊断统称为产前诊断(prenatal diagnosis),是预防遗传病和出生缺陷的重要手段。遗传病的产前诊断是现代医学科学的重大进步,其发展主要取决于取材与实验室检测技术的进步。常用的介入性产前诊断取材方法有绒毛活检、羊膜腔穿刺、脐带血穿刺。利用孕妇外周血中胎儿游离 DNA 或有核红细胞进行无创产前诊断尚处于探索阶段,目前还不能取代介入性产前诊断技术。

4.3.3.1 绒毛活检

由于绒毛组织位于胚囊之外且又具有和胚胎同样的遗传性,故早孕期绒毛活检(chorionic villi sampling,CVS)技术是产前诊断的一个重要突破。1975 年我国鞍钢医院妇产科首先报道经宫颈盲吸法进行绒毛活检成功预测了胎儿性别;20 世纪 80 年代中后期开始,CVS 技术逐渐普及,成为孕早期产前诊断的主要取材方法。但因经宫颈绒毛活检易发生标本污染及感染,现已被经腹绒毛活检取代。

(1)取样时间 一般建议在妊娠 10 ~ 13 周之间进行。如早于这一时期,胎盘绒毛太薄,超声下亦难将其与包绕它的蜕膜组织区分开,不易取得绒毛组织。亦有报道认为过早期绒毛活检有导致胎儿肢端发育障碍的风险。

(2)操作方法 孕妇排空膀胱,取仰卧位,术前 B 超常规观察胎心及胚胎发育情况,定位胎盘绒毛部位。腹部常规消毒,换取消毒穿刺探头,选择穿刺点及角度,采用双针套管技术穿刺活检。双针套管活检系统由长 15 cm、外径 1.2 mm 的 18 号引导套针,及 1 根长 20 cm、外径 0.8 mm 的 20 号活检针组成。在超声引导下,先将引导套针经腹壁及子宫穿刺入胎盘绒毛边缘部分,拔出针芯,然后将活检针经引导套管针内送入胎盘绒毛组织,连接含 2 ~ 4 ml 生理盐水的 10 ml 注射器,以 5 ~ 10 ml 负压上下移动活检针吸取绒毛组织。拔针后立即观察胎盘部位有无出血及胎心情况。如一次活检的绒毛量不够,可再次将活检针送入引导套针内进行抽吸,直到获取足够量的绒毛标本。

(3)手术相关并发症

1)胎儿丢失:胎儿丢失率为 2.5% ~ 3%(包括背景丢失率),与操作者的经验有关。据美国和加拿大多中心的协作报告,在经验丰富的单位,手术相关胎儿丢失的风险与孕中期羊膜腔穿刺几乎相同,我们的经验也是如此。

2)肢体缺失:对 CVS 是否增加肢体缺失的发生率一直有争议。1991 年,Firth 报道 539 例 CVS 后的婴儿中,5 例出现肢体缺失。其中 4 例为口 – 下颌骨 – 肢体发育不全综合征,另 1 例为末端肢体横截段缺失。5 例均为妊娠 55 ~ 66 天进行 CVS。其他几个小样本量的报告肢体缺失发生率增高,多数病例为妊娠 10 周前进行 CVS。后期多中心的研究以及 WHO 公布的大样本量的资料,均未能证实 CVS 增加肢体缺失的发生率。目前认为妊娠 10 周后有经验的中心进行 CVS 是安全的。

3)感染:CVS 后绒毛膜羊膜炎的发生率约为 0.2%。经宫颈 CVS 较容易发生感染。

4)出血:术后阴道流血的发生率约 12%,与胎儿丢失无关,一般无需处理。

(4)适应证

1)高龄孕妇:35 岁以上的孕妇发生染色体不分离的机会比正常人高,如生育 21 – 三体儿的机会 25 ~ 35 岁为 0.15%,35 岁以上为 1% ~ 2%,40 岁以上可达 3% ~ 4%。因此普遍认为大于 35 岁的孕妇应进行产前遗传学诊断。

2)曾生育过染色体异常患儿:凡生育过一个染色体异常者,再次生育此种患儿的机会为 1/60,比正常孕妇大 10 倍以上。因此这类孕妇再次妊娠后应作产前诊断。

3)夫妇之一染色体平衡易位的。

4)有遗传病家族史,且致病基因已明确的。

5)曾有不明原因的自然流产史、畸胎史、死产或新生儿死亡的孕妇。

6)早孕期血清学及 B 超筛查高风险的。

(5)存在问题

1)母体细胞污染:为了减少母体蜕膜细胞或母血细胞污染,绒毛取出后应由有经验的人员在显微镜下仔细分离蜕膜和血凝块,这对于进行 DNA 检测尤为重要。

2)染色体嵌合型:约 1% ~ 3% 的绒毛产前诊断出现染色体核型异常,而羊水或脐血核型正常。这种现象为限制性胎盘嵌合体(confined placental mosaicism,CPM)。由于嵌合体的存在,对胎儿而言,绒毛染色体检查可能出现假阳性或假阴性的结果。对 CPM 的研究认为,它的出现一般不引起胎儿畸形,但可以出现胎儿生长受限、流产、死胎或死产。在一些 CPM 的病例中,新生儿被证实为单亲二倍体。当发现胎盘染色体为嵌合型时,必须通过羊膜腔穿刺或脐带穿刺检查胎儿染色体核型。大样本的研究发现真正的染色体嵌合型约占 0.06% ~ 1%。

4.3.3.2 羊膜腔穿刺术

羊膜腔穿刺即通常所说的羊水穿刺,是应用历史最长、应用最广泛、最为安全的侵入性产前诊断技术。

(1)穿刺时机　羊膜腔穿刺产前诊断主要用于妊娠中期。传统认为妊娠16~20周最佳。此时羊水量约为170~200 ml,每周约增加20~50 ml。此时期羊膜腔空间相对较大,羊水中活细胞的比例约占20%,有利于细胞培养和染色体制备。随着孕龄增长,羊水含胎儿细胞增多,但活细胞的比例则越来越少。因此,传统上认为大孕周的羊水细胞培养困难。但我们在实际工作中发现,妊娠16~17周的羊水,由于其细胞含量低,培养的成功率相对18周以后要有所降低,且细胞数量少,使得提取DNA进行基因诊断也比较困难。妊娠24~30周的羊水细胞培养成功率与18~22周没有差异,因为尽管活细胞的比例降低,但细胞的总基数增大,可持续培养并完成染色体制备的细胞总数没有下降。即便是妊娠35周以后,羊水细胞依然可以成功培养并完成染色体分析。但孕28周以后已进入围产期,进行产前诊断的意义存在争议,故临床需慎重应用。

(2)操作过程

1)选择穿刺点:超声检查确定胎儿存活,了解胎盘位置和羊水量。穿刺点一般选羊水平段较大部位,避开胎儿及脐带,尽量避开胎盘,若无法避开,穿刺点要避开胎盘血窦,尽量使穿刺所过胎盘最薄。消毒穿刺点及附近皮肤。

2)进针:在屏幕上显示穿刺线,一般用22G、15 cm套管穿刺针。进针宜快,最好一针直接进入羊膜腔,这样可避免子宫壁或胎盘出血,减少母体细胞污染。当穿过胎盘时快速进针尤为重要。

3)抽取羊水:取出针芯,接注射器抽取羊水,弃去开始的1~2 ml后,继续抽取10~20 ml做羊水培养检查染色体,5~10 ml用于荧光原位杂交或其他分子遗传学检测,也可多抽取2~5 ml检测羊水AFP,或用经过离心的羊水上清液进行AFP等检测,沉淀的细胞进行细胞培养。

4)出针:快速拔出穿刺针,超声检查胎儿心率。

注意事项:术中观察抽取的羊水性质,妊娠中期正常的羊水呈淡黄色、透明。

(3)手术相关并发症　虽然妊娠中期羊膜腔穿刺是最安全的侵入性产前诊断操作,仍然存在母儿并发症。

1)胎儿丢失:据多年来国外多个中心大样本量的统计,在排除了2%的胎儿自然背景丢失率后,超声波引导下进行羊膜腔穿刺技术的胎儿丢失率约为0.5%~1%,一般认为在0.5%左右。实际上,有经验的人员操作羊膜腔穿刺,其胎儿丢失率小于0.1%。

2)羊水溢漏:约为1%~3%,经卧床休息后可自愈。

3)羊膜绒毛膜炎:由于操作造成感染,可导致死胎。

极少见孕中期羊膜腔穿刺的母亲并发症。大样本量的研究证实,羊膜腔穿刺不增加先天缺陷的发生率,但有报道同种免疫溶血性疾病发生率增加,故主张对Rh阴性血型孕妇羊膜腔穿刺后72小时内注射抗RhD免疫球蛋白。

(4)产前诊断应用范围　利用羊水细胞和羊水上清可以对许多胎儿疾病进行产前诊断,主要有以下几种类型:

1)羊水细胞:羊水细胞来源于胎儿细胞以及羊膜细胞。胎儿细胞多数是鳞状上皮,为脱落的表皮细胞;还有口腔黏膜、消化道、泌尿道和生殖道的内胚层上皮,其中绝大多数为死细胞,仅少数活细胞。利用活细胞进行培养,经培养的羊水细胞分作3类:成纤维细胞、上皮样细胞以及羊膜细胞。其中羊膜细胞生长最为旺盛,通常用作细胞遗传学诊断。羊水细胞可直接提取DNA进行分子生物学学诊断,如单基因遗传病或染色体微缺失综合征的诊断,也可进行感染性疾病的诊断,如巨细胞病毒宫内感染等。也可直接或用经过培养的羊水细胞测定某些酶活性,诊断相应的代谢病。

2)羊水上清液:羊水 AFP 含量是诊断胎儿神经管缺陷(neunal tube defect,NTD)十分有价值的指标。胎儿患开放性 NTD 时,肝脏合成的 AFP 通过脑膜/脊膜渗透到羊膜腔,致使羊水 AFP 含量增高,可达正常的 3~30 倍。当羊水 AFP 含量≥2.5MoM 时,可以检测出绝大部分的开放性 NTD,结合高分辨的超声检查,可检测出 >95% 的 NTD。此外,其他结构畸形如脐膨出、内脏外翻等多种畸形时,羊水 AFP 含量也会增高。通过检测羊水中乙酰胆碱酯酶(acetycholinesterase,AchE)可提高诊断的准确性,并能进一步鉴别 NTD 和腹壁缺损。

检测羊水游离 T4、TSH 或 rT3 含量有助于诊断胎儿甲状腺功能减退。检测羊水 17 羟 – 孕酮含量有助于诊断先天性肾上腺皮质增生症。

4.3.3.3 脐带血穿刺

曾有称作脐静脉穿刺,但是在采血过程有时很难确定穿刺到脐动脉或脐静脉血。一些文献以"胎血取样"(fetal blood sampling)或"经皮脐血取样"(percutaneous umbilical blood sampling,PUBS)作为脐带血穿刺的代名词。一般在穿刺探头(或穿刺架)超声引导下进行。

(1)穿刺时机 脐带穿刺一般在妊娠 18 周后至分娩前均可进行,与羊膜腔穿刺比较,脐带穿刺难度较大,手术相关并发症亦较高。随着遗传学诊断技术的发展,利用羊水细胞几乎可以进行所有遗传学诊断,多数情况下不需要进行脐带血穿刺。但是,由于可以直接获取胎儿血诊断胎儿血液系统及感染性疾病,这一技术在产前诊断取材技术中仍具有十分重要的地位。

(2)操作过程 首先超声检查,了解胎儿情况以及胎儿心率,初步选择穿刺部位。腹部常规消毒皮肤、铺巾。探头用消毒手套或专用无菌探头套包裹,安装穿刺架,寻找拟穿刺的部位。一般选择脐带游离段,血管较平直或者血管横截面,避开胎盘及胎儿。因为胎动,选择的脐带游离段经常变位。所以需快速有力进针,尽量一针能刺中血管。若未刺中,可采用短促有力的手法继续穿刺血管。若针已经穿透血管则缓慢捻转提针至血管中。一旦刺中血管,抽出针芯后可见血液自行升入针的接口处,接上注射器,根据检测需要抽血 1~3 ml。快速拔针。若入针偏离血管,可游离穿刺针,调整角度,尝试徒手穿刺,如果穿刺困难,可第二次进针。一般用 22 G、15 cm 长的套管穿刺针,针尖锋利且在超声波下能够显影;针体光滑且最好有刻度。术后超声检查胎儿心率,脐血管穿刺点出血情况,注意有无脐带血肿形成。

(3)手术相关并发症 一般认为手术相关并发症发生在术后 2 周内。

1)胎儿丢失:与绒毛活检和中期羊膜腔穿刺比较,脐带血穿刺的胎儿丢失率较高,其发生很大程度取决于脐带血穿刺的指征。大样本量的研究结果显示:在发育正常、无结构畸形的情况下,胎儿丢失的风险为 1%~2%(除去 2% 的背景风险)。当生长受限或存在结构畸形时明显增高。以往的报道中,由于脐带血穿刺的胎儿很多有严重畸形,其背景丢失率亦比绒毛活检和羊膜腔穿刺高。手术成功率和胎儿丢失率均与操作者的经验有关。

2)胎儿心动过缓:为最常见的并发症,发生率为 3.1%~12%,分为一过性和延长性心动过缓。前者大多数在术后立即发生,不需特殊处理,很快可自行恢复,预后良好;而后者持续可超过 10 分钟,需较长时间才能恢复,可能预后不良甚至可能导致胎儿死亡,需要积极处理。这种情况常发生于原本已存在宫内缺氧的胎儿或生长受限儿、畸形儿、染色体异常儿。发生原因尚无定论,可能与穿刺引起迷走神经兴奋、脐带血管壁痉挛及穿刺部位血肿压迫引起的反射有关。穿刺脐动脉比穿刺脐静脉的发生率高。

3)血管穿刺点出血:血管穿刺点出血十分常见,据报道可达 20%~41%。但 80% 以上在 1 分钟内自然停止。多数认为出血与胎儿丢失无直接关系,也有认为与不良预后有关。

4)脐带血肿:由于血管穿刺点的出血进入华通胶而引起。发生率可达 17%,通常无症状,术后 1 周内吸收。超声波可见脐带穿刺部位强回声。少数可引起心动过缓。

5）胎母输血：其发生与胎盘的位置有关：前壁胎盘时，由于穿刺针经过胎盘，胎母输血的发生率要明显高于后壁胎盘。由于输血量很少，一般可忽略不计。但是可能增加发生同种免疫性溶血的机会。因此，建议 Rh 阴性血型的孕妇术后 72 小时内注射抗 RhD 免疫球蛋白。

6）感染：绒毛膜羊膜炎的发生率各中心报道不一。由此可以导致流产、死胎。

7）其他并发症：个别报道引起早产，胎盘早剥。

（4）产前诊断应用范围

1）同羊膜腔穿刺。

2）胎儿血液系统疾病：同种免疫性溶血可直接检测胎儿血型，了解贫血程度。

其他原因贫血：甲型地中海贫血胎儿血红蛋白电泳出现 Bart 带，若血红蛋白 Bart's 超过 50% 可诊断为纯合子。严重胎母输血、微小病毒 B19 感染导致的水肿胎，其血象可呈现贫血改变。

血小板减少症：血小板减少是确诊本病的指标。

3）宫内感染：通过检测特异性的 IgM 抗体，可以诊断胎儿宫内感染。然而，IgM 阴性不能排除胎儿感染。

4）快速染色体核型分析：脐血染色体培养仅需 48～72 小时，而羊水培养需 7 天以上。在怀疑胎儿畸形而需要短期得知染色体核型时，脐带穿刺为最好的选择。但随着染色体微阵列技术及高通量测序技术的发展，无需细胞培养即可更快速明确胎儿是否存在染色体非整倍体异常及染色体微重复微缺失，故现在已很少需要脐带血穿刺进行染色体疾病诊断。

5）证实胎儿染色体核型：绒毛活检或羊水培养染色体检查可以出现假嵌合型，这往往需要通过脐血染色体核型检查以鉴别是否为真嵌合型。

不同取材方法比较见表 1-4-6。

表 1-4-6　介入性产前诊断取材方法比较

取材方法	取材时间	优势及适应证	并发症及不良反应
绒毛活检	孕 10～13 周	孕早期检测，绒毛提取 DNA 量多质优，成功率高，适用于单基因病、早期筛查高风险、超声提示 NT 值高的胎儿早期诊断	流产、胎儿畸形（肢体短缩，多见于孕 10 周前操作）、嵌合体、出血、感染、胎膜破裂等，发生率低
羊膜腔穿刺	孕 18～26 周	操作过程简单，成功率高，适用于大多数需进行产前诊断的孕妇	流产、阴道出血或羊水渗漏、感染等，发生率低
脐带血穿刺	孕 18 周以上	除外遗传学检测，还可进行胎儿血液病及 TORCH 感染的诊断，DNA 量多质优，较羊水更适用于单基因病的诊断	胎儿心动过缓、流产、胎死宫内、胎盘早剥等，发生率低

4.3.4　胚胎植入前遗传学检测

胚胎植入前遗传学检测（preimplantation genetic testing，PGT）技术俗称"第三代试管婴儿"，指在体外受精过程中，对胚胎或卵子行卵裂球/滋养层细胞或极体活检，进行遗传学检测，剔除具有遗传缺陷的胚胎，选择正常胚胎移植入母体子宫，是一种最早期的产前诊断方法。避免了以往产前诊断方式可能的治疗性引产给母体带来精神和身体上的创伤。

4.3.4.1　PGT 的适应证

（1）染色体异常　夫妇任一方或双方携带染色体结构异常，包括相互易位、罗伯逊易位、复杂易位、插

入、倒位、致病性微缺失或微重复等;

（2）单基因遗传病　具有生育常染色体显性遗传、常染色体隐性遗传、X 连锁隐性遗传、X 连锁显性遗传、Y 连锁遗传等遗传病子代高风险的夫妇,且家族中的致病基因诊断明确或致病基因连锁标记明确。

（3）人类白细胞抗原(human leukocyte antigen,HLA)配型　曾生育过需要进行骨髓移植治疗的严重血液系统疾病患儿的夫妇,可以通过 PGD 选择生育一个和先前患儿 HLA 配型相同的同胞,通过从新生儿脐带血中采集造血干细胞进行移植,救治患病同胞。

（4）染色体非整倍体筛查

1）女方年龄 38 岁及以上。

2）不明原因反复自然流产 3 次及以上。

3）不明原因移植 3 次及以上或移植高评分卵裂期胚胎数 4～6 个或高评分囊胚数 3 个及以上均失败。

4）既往有染色体非整倍体异常儿孕育史。

4.3.4.2　PGT 禁忌证

有以下情况之一者,不得实施 PGT 技术。

（1）目前基因诊断或基因定位不明的遗传性疾病。

（2）非疾病性状的选择,如性别、容貌、身高、肤色等。

（3）其他不适宜实施辅助生殖技术的情况。

（4）其他几种特殊情况:

1）性染色体数目异常,如 47,XYY、47,XXX 等,产生性染色体异常后代的概率较低,不建议实施 PGT;而 47,XXY 生育后代染色体异常风险增加,可酌情考虑是否实施 PGT。

2）对于常见的染色体多态,如 1gh +、9gh +、inv(9)(p12q13)、Ygh + 等,不建议 PGT。

4.3.4.3　遗传咨询及知情同意

患者夫妇在选择实施 PGT 前,需要接受至少一次的遗传咨询,使其充分了解自身的生育和遗传风险,知晓现阶段可能的医学干预措施及其利弊,自愿选择治疗方式,并保存相关咨询记录资料。由具有遗传咨询资质的专业医师负责完成。

（1）病史采集及家系分析　包括收集患者及相关家系成员的原始临床资料及遗传检测结果,绘制系谱图;询问夫妇双方的疾病史、生育史、专科检查及健康评估结果;对于 HLA 配型者,需评估患儿目前的病情及诊治情况,判断其病情是否允许等待。

（2）风险评估　结合家系调查和遗传检测结果,以及相关疾病的一般遗传发病规律,充分评估夫妇的再生育风险,子代基因型和表型可能的差异。

（3）知情选择　根据评估的生育风险告知可能的干预措施,如产前诊断、PGT、配子捐赠(供精或供卵)等,以及现阶段不同干预技术方案的优缺点,让夫妇自愿选择生育干预措施。夫妇在选择 PGT 周期治疗前,需充分知晓整个过程中的各类风险,涉及常规体外受精的治疗过程、PGT 技术造成的胚胎活检、冷冻复苏损伤、个别胚胎可能诊断不明、检测后无可移植胚胎、染色体嵌合型胚胎发育潜能的不确定性、无法常规鉴别染色体结构异常的携带者、由于胚胎自身的生物学特性以及检测技术的局限性可能导致误诊的风险以及若获得持续妊娠,需行产前诊断确诊等。

4.3.4.4　PGT 的过程

（1）夫妻双方进行身体全面检查,带双方身份证及结婚证建立辅助生殖档案;

（2）根据身体状况选择不同的超促排卵方案,目的是通过药物使多个卵子同时发育,这个过程需要 10～30 天,期间需要多次阴道超声检查卵泡发育情况及采血进行激素检测;

（3）待卵泡成熟时,经阴道超声引导下穿刺取卵;男方同时取精;

（4）在体外通过单精子显微注射术将精子注入卵子内完成受精;

（5）一般受精卵在体外培养5～6天,发育到囊胚阶段,通过显微切割技术完成活检,获取3～10个细胞进行下一步的遗传学检测;囊胚冷冻保存;

（6）待遗传学检测结果出来后,如有正常囊胚,则择机进行囊胚复苏移植,将囊胚植入子宫内等待妊娠。

4.3.5 癫痫患者产前诊断相关的伦理问题

4.3.5.1 癫痫患者要不要做产前诊断

随着高通量测序技术的发展及广泛的临床应用,越来越多的癫痫患者得到明确的基因诊断,这就使得阻断家系中癫痫的传递成为可能。那么,到底要不要做产前诊断甚至胚胎植入前遗传学检测呢?

《母婴保健法》及其实施办法规定,有遗传病家族史或者曾经分娩过先天性严重缺陷婴儿的孕妇,应当进行产前诊断。定义了严重遗传性疾病,是指由于遗传因素先天形成,患者全部或者部分丧失自主生活能力,后代再现风险高,医学上认为不宜生育的遗传性疾病。

部分癫痫患者通过药物治疗能控制良好,基本能有正常的生活,对这部分患者来说,癫痫应该不算严重遗传病。部分难治性癫痫患者是不是"全部或部分丧失自主生活能力",比较难界定,算不算严重遗传病也见仁见智。部分遗传病存在外显不全或表型异质性大等特点,通过基因诊断并不能预测临床表型,产前诊断的效力存疑。如结节性硬化症是一种常染色体显性遗传的神经皮肤综合征,其临床表型异质性非常大。有些人仅表现为皮肤表面有血管纤维瘤,有些人可能会在新生儿期即有频发的难治性癫痫,进而影响神经系统发育导致智力低下。在同一家系中父与子的基因型完全一样,但父亲仅有血管纤维瘤,儿子是难治性癫痫。像这样的家系,产前基因诊断能多大程度预测胎儿将来的表现? 到底需不需要进行产前基因诊断? 基因阳性的胎儿到底应不应该出生? 这些都需要提前和患者家庭进行详细的沟通交流和遗传咨询。

每个家庭的情况都不相同,不同的人对待疾病的态度也大不相同。即便在医生或其他人看来很轻微的病,比如仅用少量药物就可以控制良好的癫痫,患者本人及其家庭可能就会认为是非常严重的问题,不能接受后代也有同样的问题,一定要做产前诊断甚至第三代试管婴儿去阻断。针对这一类家庭,需要有更充分的遗传咨询,可能也需要提交伦理委员会讨论。毕竟,产前诊断是有创的,更重要的是由此引起的胎儿及胚胎生命权的争议由来已久且可能永无定论。

遗传咨询应该遵循客观公正、有利于患者、保护后代的原则,尊重咨询者的自主权、隐私权和保密权。咨询医师应综合考虑患者病理、生理、心理和社会因素,告诉患者目前可供选择的治疗手段利弊及其所承担的风险,做到充分的知情同意,提出不同的方案供咨询者选择。一定要强调的是,尽管随着基因组测序的完成及高通量测序技术在临床的广泛应用,生命科学研究取得了前所未有的进展,但人类对疾病和生命的研究依然不够深入和透彻,许多疾病还不知道病因。虽然家系中已知的疾病可以通过产前诊断排除,也可以通过全外显子组甚至全基因组测序进行所有基因的检测,但依然无法保证胎儿是一个体智健全的人。

4.3.5.2 产前诊断方案的选择

（1）绒毛活检 对于能自然怀孕的女性,自然妊娠后行绒毛活检产前诊断是一个较好的选择。绒毛活检一般在孕10～12周即可进行,活检取材后如果行快速基因诊断,则一般最迟两周内即可获得明确的诊断结果。如果胎儿为患者,则可以尽早终止妊娠。此时胎儿尚小,一般孕妇尚没有自觉胎动,对胎儿的情感联结还不紧密,引产造成的精神创伤一般比较小,比较容易决断,涉及的伦理问题也比较少。当然,早期引产对孕妇的身体创伤也较小。但绒毛活检获得的DNA来源于胎盘,有时候会有胎盘和胎儿不一致的情况,即胎盘嵌合体的存在,一般报道发生率为1%~3%,但笔者在实践中发现,其发生率低于1%。所以,绒毛活检仍不失为遗传病家系产前诊断的最佳方案。

(2)羊膜腔穿刺 如果错过了绒毛活检的时机,则可以选择羊膜腔穿刺。羊膜腔穿刺一般在孕18~22周进行。同样,如果进行快速实验,两周内可获得诊断结果。但此时多数孕妇已有自觉胎动,如果胎儿是患者,引产将对孕妇造成一定程度的心理和精神创伤。如果直到孕28周以上才诊断清楚,且胎儿为患者,对于一些非严重性难治性癫痫家系来说,可能面临更多的伦理问题。因为28周以上已进入围产期,这个孕周出生的孩子已经能够存活,是否有足够的理由剥夺其生命权和生存权?这是患者家庭和医生要共同面临的伦理抉择。

(3)胚胎植入前遗传学检测 很多人认为如果做第三代试管婴儿,则可以免受引产造成的精神及身体创伤,同时也避免了伦理问题。

实际上,试管婴儿治疗的过程需要更多的时间和经济成本。整个过程相当于一步一步闯关,获得的卵子多,则可能获得的受精卵多,能发育成囊胚的就多,检出正常胚胎的概率也就大,能成功妊娠的概率也大。如果没有囊胚,或者囊胚活检后均不正常,即没有可用的囊胚,则整个过程就前功尽弃,只能重新开始超促排卵。

超促排卵过程中几乎每天的药物注射及采血也是相当痛苦的,取卵手术也并非无创。胚胎活检对胚胎来说是有创性的,其远期安全性目前并不明确。胚胎活检一般能够获取最多不超过10个细胞,这些细胞是否能代表整个胚胎并不十分确定。且因为细胞数量少,遗传物质少,目前进行遗传学检测的过程必不可少的一步是全基因组扩增,由于可能存在扩增效率的差异,扩增后的结果有可能与扩增前存在差异,进而造成检测结果的不准确。所以,通过PGT技术怀孕后,仍然需要进行绒毛活检或羊膜腔穿刺进行确诊。因可能有胎盘嵌合体存在,且PGT不准确的发生概率也不太高,通常不建议绒毛活检,建议羊膜腔穿刺。

综上所述,尽管PGT是在胚胎植入子宫前进行的,不是已经怀孕的胎儿,不涉及选择性引产造成的身心伤害,但其治疗过程并非无创,且挑选剩下的胚胎也有发育成胎儿的潜在可能性,是否需要考虑其生命权,也是辅助生殖面临的伦理问题。

参考文献 ▶▶

[1] Abou Tayoun A N, Pesaran T, DiStefano M T, et al. Recommendations for interpreting the loss of function PVS1 ACMG/AMP variant criterion[J]. Hum Mutat, 2018. 39(11): 1517 – 1524.

[2] Adams D R, Eng C M. Next – generation sequencing to diagnose suspected genetic disorders[J]. N Engl J Med, 2018, 379(14): 1353 – 1362.

[3] Alam K, Schofield D. Economic evaluation of genomic sequencing in the paediatric population: A critical review [J]. Eur J Hum Genet, 2018, 26(9): 1241 – 1247.

[4] Allen A S, Berkovic S F, Cossette P, et al. De novo mutations in epileptic encephalopathies[J]. Nature, 2013, 501(7466): 217 – 221.

[5] Allen N M, Conroy J, Shahwan A, et al. Unexplained early onset epileptic encephalopathy: Exome screening and phenotype expansion[J]. Epilepsia, 2016, 57(1): e12 – 17.

[6] Biesecker LG, Harrison SM, The ACMG/AMP reputable source criteria for the interpretation of sequence variants [J]. Genet Med, 2018. 20(12): 1687 – 1688.

[7] Biesecker L G, Spinner N B. A genomic view of mosaicism and human disease[J]. Nat Rev Genet, 2013, 14

（5）：307 - 320.

［8］Brnich S E, Abou Tayoun A N, Couch F J, et al. Recommendations for application of the functional evidence PS3/BS3 criterion using the ACMG/AMP sequence variant interpretation framework［J］. Genome Med, 2019. 12(1)：3.

［9］Carvill G L, Engel K L, Ramamurthy A, et al. Aberrant inclusion of a poison exon causes dravet syndrome and related scn1a - associated genetic epilepsies［J］. Am J Hum Genet, 2018, 103(6)：1022 - 1029.

［10］D'Gama A M, Walsh C A. Somatic mosaicism and neurodevelopmental disease［J］. Nat Neurosci, 2018, 21(11)：1504 - 1514.

［11］Dolzhenko E, van Vugt J, Shaw RJ, et al. Detection of long repeat expansions from pcr - free whole - genome sequence data［J］. Genome Res, 2017, 27(11)：1895 - 1903.

［12］Florian R T, Kraft F, Leitão E, et al. Unstable TTTTA/TTTCA expansions in march6 are associated with familial adult myoclonic epilepsy type 3［J］. Nat Commun, 2019, 10(1)：4919.

［13］Fung C W, Kwong A K, Wong V C. Gene panel analysis for nonsyndromic cryptogenic neonatal/infantile epileptic encephalopathy［J］. Epilepsia Open, 2017, 2(2)：236 - 243.

［14］Initiative E G. The epilepsy genetics initiative：Systematic reanalysis of diagnostic exomes increases yield［J］. Epilepsia, 2019,60(5)：797 - 806.

［15］Ishiura H, Doi K, Mitsui J, et al. Expansions of intronic TTTCA and TTTTA repeats in benign adult familial myoclonic epilepsy［J］. Nat Genet, 2018, 50(4)：581 - 590.

［16］Itkis Y, Krylova T, Pechatnikova N L, et al. A novel variant m. 641a > t in the mitochondrial mt - tf gene is associated with epileptic encephalopathy in adolescent［J］. Mitochondrion, 2019, 47：10 - 17.

［17］McTague A, Howell K B, Cross J H, et al. The genetic landscape of the epileptic encephalopathies of infancy and childhood［J］. The Lancet Neurology, 2016, 15(3)：304 - 316.

［18］Mefford H C, Yendle S C, Hsu C, et al. Rare copy number variants are an important cause of epileptic encephalopathies［J］. Annals of Neurology, 2011, 70(6)：974 - 985.

［19］Meisler M H, Hill S F, Yu W. Sodium channelopathies in neurodevelopmental disorders［J］. Nat Rev Neurosci, 2021, 22(3)：152 - 166.

［20］Miller I O, Sotero de Menezes MA. Scn1a seizure disorders ［M］. in：MP Adam, Ardinger HH, Pagon RA, et al, (Eds.), Genereviews(Ⓡ), University of Washington, Seattle Copyright © 1993 - 2021, University of Washington, Seattle. GeneReviews is a registered trademark of the University of Washington, Seattle. All rights reserved., Seattle (WA), 1993.

［21］Mizuguchi T, Suzuki T, Abe C, et al. A 12 - kb structural variation in progressive myoclonic epilepsy was newly identified by long - read whole - genome sequencing［J］. J Hum Genet, 2019a, 64(5)：359 - 368.

［22］Mizuguchi T, Toyota T, Adachi H, et al. Detecting a long insertion variant in samd12 by smrt sequencing：Implications of long - read whole - genome sequencing for repeat expansion diseases［J］. J Hum Genet, 2019b, 64(3)：191 - 197.

［23］Monroe G R, Frederix G W, Savelberg S M, et al. Effectiveness of whole - exome sequencing and costs of the traditional diagnostic trajectory in children with intellectual disability［J］. Genet Med, 2016, 18(9)：949 - 956.

［24］Myers C T, Hollingsworth G, Muir A M, et al. Parental mosaicism in "de novo" epileptic encephalopathies［J］. N Engl J Med, 2018, 378(17)：1646 - 1648.

［25］Oza A M, DiStefano M T, Hemphill S E, et al. Expert specification of the ACMG/AMP variant interpretation guidelines for genetic hearing loss［J］. Hum Mutat, 2018. 39(11)：1593 - 1613.

［26］Rexach J, Lee H, Martinez - Agosto J A, et al. Clinical application of next - generation sequencing to the practice of neurology[J]. The Lancet Neurology, 2019, 18(5): 492 - 503.

[27] Richards S, Aziz N, Bale S, et al. Standards and guidelines for the interpretation of sequence variants: a joint consensus recommendation of the American College of Medical Genetics and Genomics and the Association for Molecular Pathology[J]. Genet Med, 2015. 17(5): 405 - 424.

[28] Riggs E R, Andersen E F, Cherry A M, et al. Technical standards for the interpretation and reporting of constitutional copy - number variants: a joint consensus recommendation of the American College of Medical Genetics and Genomics (ACMG) and the Clinical Genome Resource (ClinGen)[J]. Genet Med, 2020. 22(2): 245 - 257.

[29] Shendure J, Balasubramanian S, Church G M, et al. DNA sequencing at 40: Past, present and future[J]. Nature, 2017, 550(7676): 345 - 353.

[30] Strande N T, Riggs E R, Buchanan A H, et al. Evaluating the Clinical Validity of Gene - Disease Associations: An Evidence - Based Framework Developed by the Clinical Genome Resource[J]. Am J Hum Genet, 2017. 100(6): 895 - 906.

[31] Symonds J D, McTague A. Epilepsy and developmental disorders: Next generation sequencing in the clinic[J]. Eur J Paediatr Neurol, 2020, 24: 15 - 23.

[32] Tan T Y, Dillon O J, Stark Z, et al. Diagnostic impact and cost - effectiveness of whole - exome sequencing for ambulant children with suspected monogenic conditions[J]. JAMA Pediatr, 2017, 171(9): 855 - 862.

[33] Tankard R M, Bennett M F, Degorski P, et al. Detecting expansions of tandem repeats in cohorts sequenced with short - read sequencing data[J]. Am J Hum Genet, 2018, 103(6): 858 - 873.

[34] Turkdogan D, Turkyilmaz A, Sager G, et al. Chromosomal microarray and exome sequencing in unexplained early infantile epileptic encephalopathies in a highly consanguineous population[J]. Int J Neurosci, 2021: 1 - 18.

[35] Wright C F, FitzPatrick D R, Firth H V. Paediatric genomics: Diagnosing rare disease in children[J]. Nat Rev Genet, 2018, 19(5): 253 - 268.

[36] Zeng S, Zhang M Y, Wang X J, et al. Long - read sequencing identified intronic repeat expansions in samd12 from chinese pedigrees affected with familial cortical myoclonic tremor with epilepsy[J]. J Med Genet, 2019, 56(4): 265 - 270.

[37] 中国医师协会医学遗传医师分会,中华医学会儿科学分会内分泌遗传代谢学组,中国医师协会青春期医学专业委员会临床遗传学组,等. 全基因组测序在遗传病检测中的临床应用专家共识[J]. 中华儿科杂志, 2019, 57(6): 410 - 413.

[38] 中国医师协会医学遗传学分会,中国医师协会青春期医学专业委员会临床遗传学组,中华医学会儿科学分会内分泌遗传代谢学组. 染色体基因组芯片在儿科遗传病的临床应用专家共识[J]. 中华儿科杂志, 2016, 54(6): 419 - 423.

[39] 刘洪倩,刘俊涛,邬玲仟. 低深度全基因组测序技术在产前诊断中的应用专家共识[J]. 中华医学遗传学杂志. 2019, 36(4): 293 - 296.

[40] 广东省精准医学应用学会. 染色体嵌合体的产前遗传学诊断与遗传咨询. 广东省精准医学应用学会团体标准,T/GDPMAA 0007—2021.

[41] 李红,汪道,郑茜,等. 遗传变异分类标准与指南[J]. 中国科学:生命科学, 2017. 47(6): 668 - 688.

(孔小红　张建芳)

第二篇　发育性和癫痫性脑病的分子分型

1 发育性和癫痫性脑病 *1* 型 (*ARX* 相关性 DEE)

【概念】

发育性和癫痫性脑病 1 型 (DEE1) 也被称为 X 连锁婴儿痉挛综合征 1 型 (ISSX1)、X 连锁 West 综合征、X 连锁 Ohtahara 综合征、X 连锁婴儿癫痫 – 运动障碍癫痫脑病 (OMIM ID:308350),是一种罕见且严重的儿童期癫痫综合征。

【致病基因】

DEE1 是由 *ARX* 基因 (Aristaless – related, homebox gene) 突变所致的一组疾病中的一型,*ARX* 基因与 DEE1 之间的关系由 Strømme 等人于 2002 年首次报道。由 *ARX* 基因突变所致的疾病呈现出一个近乎连续的发育性疾病表型谱,包括无脑回畸形 (OMIM ID:300215)、Proud 综合征 (OMIM ID:300004)、不伴颅脑畸形的婴儿痉挛症以及症状性 (OMIM ID:309510) 和非症状性 (OMIM ID:300419) 的精神发育迟滞。*ARX* 基因位于 X 染色体短臂 21.3 区带,包含 5 个外显子,在中枢神经系统中,*ARX* 基因主要在皮质下的增殖区以及发育或成熟的中间神经元中表达,在 DLX1/2 以及下游的转录因子网络的共同作用下,*ARX* 基因在神经元的迁移和分化中起着重要的作用。目前已发现了数十种 *ARX* 基因突变,在这些基因突变中,截断突变以及位于 DNA 结合同源异形结构域的突变往往会导致严重的临床表型而错义突变以及较为常见的前两条多聚丙氨酸链扩增则会引起较为局限的神经系统症状,例如 ISSX。

【临床症状】

患儿起病年龄小,主要的临床症状为药物难治性的早发性癫痫性痉挛发作、伴有孤独症特征的智力障碍以及发育迟缓。患儿的痉挛性发作通常到 5 岁后会逐渐平息,但其他类型的癫痫发作以及智力障碍等症状则会持续到成年期。患儿的头颅影像学检查通常没有特异性改变,部分患者还伴有其他畸形,例如 Kato 等人报道的 2 例患者伴有小阴茎畸形。值得注意的是,该病在女性中也曾有报道,Wallerstein 等人报道了一例女性病例,患儿为体外受精方式受孕降生的双胞胎之一。患儿于 4 月大时开始出现严重的肌阵挛癫痫发作,该患者发育迟缓、视物追踪能力差、语言发育迟缓,伴有内眦赘皮。双胞胎中的另一人未受影响。这表明在女性中,*ARX* 基因的单倍剂量不足可能会引起较为严重的临床表型。另外,还有一些临床症状不同于传统意义上的 X 连锁婴儿痉挛综合征的病例报道,Scheffer 等人报道了 6 例患者,临床症状表现为婴儿起病的癫痫发作,包括肌阵挛发作和强直阵挛发作、肢体痉挛、反射亢进以及智力障碍。Guerrini 等人则报道了一组以婴儿癫痫 – 运动障碍癫痫脑病为临床症状的患者,其临床表现包括舞蹈症和肌张力障碍,这些患者均有严重的智力障碍。

【辅助检查】

患儿的脑电图以特征性的高幅失律为特点。部分患者的脑电图则首先表现为暴发 – 抑制,后转化为高幅失律。

【诊断】

该病的临床症状与其他类型的 West 综合征类似,因此诊断主要依靠临床表现、脑电图家族史以及

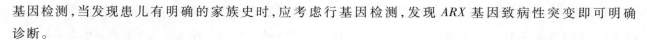

基因检测,当发现患儿有明确的家族史时,应考虑行基因检测,发现 *ARX* 基因致病性突变即可明确诊断。

【鉴别诊断】

需要与其他病因导致的婴儿痉挛症和大田园综合征进行鉴别,尤其是需要与其他基因突变导致的以癫痫性痉挛发作为特点的发育性和癫痫性脑病鉴别。

【治疗】

短期的 ACTH 冲击治疗可能对患者的癫痫发作有一定控制作用,但长远效果仍不明确,且该疗法所带来的副作用也应当纳入考虑范围,目前仍没有任何临床疗法可以治疗 DEE1 引起的癫痫发作或者改善其带来的智力损害。Loring KE 等人最近报道了早期 17β - 雌二醇治疗可减少 *ARX* 中多聚丙氨酸束扩增小鼠的癫痫发作,但不能改善死亡率或行为和认知缺陷。

【预后】

该病的预后较差,患儿均有严重的智力障碍和发育迟缓。Feinberg 和 Leahy 报道的 5 名 X 染色体连锁婴儿痉挛症患者中,4 例在报道时已死亡,死亡年龄在 9 个月到 6 岁之间。

【遗传咨询】

目前认为 DEE1 是 X 连锁隐性遗传性疾病,如果母亲携带一个 *ARX* 基因的致病变异位点,父亲为野生型,当他们在生育时,生育的女孩中,健康儿童的概率是 50% ,50% 是携带者;生育的男孩中,健康儿童的概率为 50% ,同样患儿的概率是 50% 。纯合女性患者在生育时,生育的女孩均为携带者,生育的男孩均为患者;父亲为患者时,生育的男孩正常,生育的女孩为携带者。建议做产前基因检测。目前已报道的 *ARX* 基因致病性突变位点见表 2 - 1 - 1。

表 2 - 1 - 1　目前已报道的 *ARX* 基因致病性突变位点

表型	基因名	突变位点	蛋白改变	致病性
DEE1	*ARX*	NM_139058.3（ARX）:c.1604T > A	L535Q	致病
DEE1	*ARX*	NM_139058.3（ARX）:c.1058C > T	P353L	致病
DEE1	*ARX*	NM_139058.3（ARX）:c.998C > G	T333S	致病
DEE1	*ARX*	NM_139058.3（ARX）:c.956C > A	S319 *	致病
DEE1	*ARX*	NM_139058.3（ARX）:c.81C > G	Y27 *	致病
DEE1	*ARX*	NM_139058.3（ARX）:c.34G > T	E12 *	致病

 DEE1 病例

【简要病史】

患儿男,11 岁,右利手,体重 31 kg。1 岁半时不慎从床上跌落,头部着地,约半小时后突发双眼上翻、口唇发绀、喉咙发声、意识不清,无肢体抽搐,持续 1 ~ 2 分钟缓解,在当地医院查头颅 CT 未见异常,亦未明确诊断。4 个多月后无诱因再次发作,表现为双眼环顾四周、口唇青紫、喉咙发声、咂嘴、咀嚼吞咽、四肢不自主动作,意识不清,数十秒缓解。在当地医院诊断为癫痫,先后给予苯巴比妥、卡马西平、丙戊酸钠等药物治疗,疗效不佳,上述症状多时 1 ~ 2 天发作 1 次,少时 10 天左右发作 1 次。2019 年 7 月就诊于西京医院,调整为左乙拉西坦、拉莫三嗪口服,发作有所减少,每月 2 ~ 3 次,最近一次于 2020 年 6 月 12 日发作。现服用左乙拉西坦 0.25 g 0.25 g 0.5 g 3 次/天、拉莫三嗪 50 mg 2 次/天、奥卡西平 0.15 g 2 次/天治疗。足月顺产,无出生缺陷史;无高热惊厥史;无中毒、中枢神经系统感染病史;否认家族遗传史。神经系统查体:高级智能略差,反应迟钝。余无明显阳性体征。2019年头颅磁共振未见明显异常,2022年2月复查头颅磁共振见左侧海马硬化。

【辅助检查】

1. 头颅磁共振　2022年2月复查头颅磁共振见左侧海马硬化。

2. 脑电图监测　清醒闭目见9～10 Hz α节律,调节调幅可。发作间期左侧前中后颞尖、棘慢波和各导棘慢波(图2-1-1~2-1-2),发作期脑电图见左侧颞区为主的θ和δ节律,夹杂尖波、慢波及前头部和各导尖慢波及前头部和各导尖慢波(图2-1-3~2-1-4),持续约40秒。

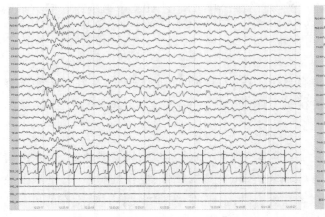

图2-1-1　发作间期见左侧前中后颞尖慢波发放

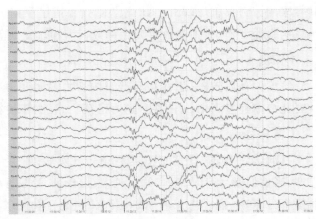

图2-1-2　发作间期偶见各导尖慢波

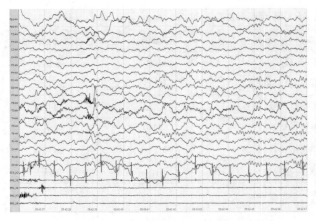

图2-1-3　发作期左颞区棘慢波

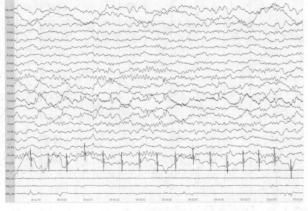

图2-1-4　发作期左颞区棘慢波和慢波

3. 三人家系全外基因检测　三人家系全外基因检测发现 *ARX* 基因第2号外显子327位至335位置缺失了9个碱基(GGCGGCGGC),导致第109位到112位的4个丙氨酸缺失后插入1个丙氨酸,属于要求描述缺失插入突变,实质上就是缺失了3个丙氨酸,符合致病变异(图2-1-5)。

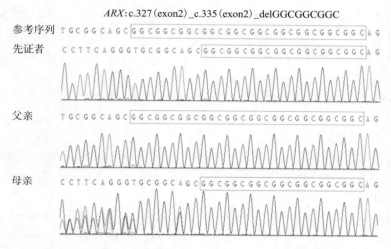

图 2-1-5　基因检测一代测序验证图，见 ARX 基因第 2 号外显子 327 位至
335 位置缺失了 9 个碱基（GGCGGCGGC），该变异来自母亲

【诊断】

颞叶癫痫；认知障碍；海马硬化；ARX 基因突变相关的发育性和癫痫性脑病（DEE1 型）。

【治疗及随访】

现服用左乙拉西坦片 0.5 g 3 次/天、拉莫三嗪片 50 mg 2 次/天、奥拉西坦 0.4 g 2 次/天治疗。

点评

　　最近的研究表明，ARX 基因突变可导致 X-连锁 West 综合征、X-连锁肌阵挛性癫痫伴痉挛和智力残疾、精神发育迟滞、共济失调和肌张力障碍以及非综合征形式的精神发育迟滞。有上述疾病和 ARX 基因突变的患者未报告有脑成像异常。相比之下，ARX 基因突变也在伴有生殖器异常的 X-连锁无头畸形中发现，这通常包括严重的脑畸形（无头畸形、胼胝体发育不全和中脑畸形）、顽固性癫痫发作和严重缩短的寿命。ARX 基因敲除小鼠表现出整体神经母细胞增殖缺陷，以及 γ-氨基丁酸能中间神经元迁移的选择性异常。与小鼠的这些发现一致，人类的表型/基因型研究表明，截断突变导致 X-连锁无头畸形伴生殖器异常，插入/错义突变导致癫痫和精神发育迟滞而不伴有皮质发育不良。

　　虽然 ARX 基因突变常引起婴儿痉挛的癫痫表型，但这例是明确的颞叶癫痫表型，也有较轻的认知障碍，但当时就诊没有查认知量表。提示 ARX 基因突变具有临床异质性。最近一次复诊发现有海马硬化，和基因突变的因果关系还有待研究。

参考文献 ▶

［1］Colombo E, Galli R, Cossu G, et al. Mouse orthologue of ARX, a gene mutated in several X-linked forms of mental retardation and epilepsy, is a marker of adult neural stem cells and forebrain GABAergic neurons［J］. Developmental dynamics：an official publication of the American Association of Anatomists, United States：2004, 231（3）：631-639.

［2］Feinberg A P, Leahy W R. Infantile spasms：case report of sex-linked inheritance［J］. Developmental medicine and child neurology, England：1977, 19（4）：524-526.

［3］Friocourt G, Poirier K, Rakić S, et al. The role of ARX in cortical development［J］. The European journal of neuroscience, France：2006, 23（4）：869-876.

［4］Giordano L, Sartori S, Russo S, et al. Familial Ohtahara syndrome due to a novel ARX gene mutation［J］. American journal of medical genetics. Part A, United States：2010, 152A(12)：3133 - 3137.

［5］Guerrini R, Moro F, Kato M, et al. Expansion of the first PolyA tract of ARX causes infantile spasms and status dystonicus［J］. Neurology, United States：2007, 69(5)：427 - 433.

［6］Kato M, Saitoh S, Kamei A, et al. A longer polyalanine expansion mutation in the ARX gene causes early infantile epileptic encephalopathy with suppression - burst pattern (Ohtahara syndrome)［J］. American journal of human genetics, 2007, 81(2)：361 - 366.

［7］Loring K E, Mattiske T, Lee K, et al. Early 17beta - estradiol treatment reduces seizures but not abnormal behaviour in mice with expanded polyalanine tracts in the Aristaless related homeobox gene (ARX). Neurobiol Dis. 2021 Jun;153;105329.

［8］Miura H, Yanazawa M, Kato K, et al. Expression of a novel aristaless related homeobox gene "Arx" in the vertebrate telencephalon, diencephalon and floor plate［J］. Mechanisms of development, Ireland：1997, 65(1 - 2)：99 - 109.

［9］Olivetti P R, Noebels J L. Interneuron, interrupted: molecular pathogenesis of ARX mutations andX - linked infantile spasms［J］. Current opinion in neurobiology, 2012, 22(5)：859 - 865.

［10］Poirier K, Van Esch H, Friocourt G, et al. Neuroanatomical distribution of ARX in brain and its localisation in GABAergic neurons［J］. Brain research. Molecular brain research, Netherlands：2004, 122(1)：35 - 46.

［11］Scheffer I E, Wallace R H, Phillips F L, et al. X - linked myoclonic epilepsy with spasticity and intellectual disability: mutation in the homeobox gene ARX［J］. Neurology, United States：2002, 59(3)：348 - 356.

［12］Strømme P, Mangelsdorf M E, Shaw M A, et al. Mutations in the human ortholog of Aristaless cause X - linked mental retardation and epilepsy［J］. Nature genetics, United States：2002, 30(4)：441 - 445.

［13］Wallerstein R, Sugalski R, Cohn L, et al. Expansion of the ARX spectrum［J］. Clinical neurology and neurosurgery, Netherlands：2008, 110(6)：631 - 634.

（魏子涵　邓艳春）

2 发育性和癫痫性脑病 2 型（*CDKL5* 相关性 DEE）

【概念】

发育性和癫痫性脑病 2 型（DEE2；OMIM ID：300672）也被称为 X 连锁显性遗传婴儿痉挛综合征 2 型（ISSX2），由 *CDKL5* 基因致病突变所致，是一种 X 染色体显性遗传的罕见严重神经系统疾病，也称 *CDKL5* 缺乏综合征（CDD）。病人主要表现为早发癫痫，以及神经系统发育迟缓导致的认知、运动、语言和视觉功能障碍。

【致病基因】

DEE2 为 *CDKL5* 基因突变所致疾病表型谱中的一类，携带该基因突变的病例于 2003 年由 Kalscheuer 等人首次报道。*CDKL5* 基因位于 X 染色体短臂 22.13 区带，包含 20 个外显子。因其编码细胞周期依赖激酶样蛋白 5（CDKL5）而得名，是大脑正常发育的必需蛋白。该蛋白质是一个由 1 030 个氨基酸组成的丝 – 苏氨酸激酶，该蛋白由 N 端的具有丝 – 苏氨酸激酶结构域以及调节其催化活性以及核定位的 C 端区域组成，CDKL5 蛋白在大脑中行使激酶功能，它可以通过磷酸化下游底物，从而改变其他蛋白的活性。CDKL5 在大脑皮质、海马、纹状体和嗅球细胞中高表达。研究表明，*CDKL5* 基因可能与 *MeCP2* 基因共同参与同一分子通路的构成。目前已发现了数十种 *CDKL5* 基因突变，包括错义突变、无义突变、剪切位点突变、截断突变和框移突变，而突变基因型与临床表型间没有明确联系。

【临床症状】

CDKL5 缺乏综合征在新生儿中的发病率为 1∶40 000 至 1∶60 000。该病的主要临床特征是伴有婴儿痉挛发作的难治性癫痫、智力障碍、严重的运动障碍、肌张力减退、缺乏眼神交流以及类 Rett 综合征表现（即继发大脑发育减慢、睡眠障碍、手失用症以及刻板动作）。此外，皮质视觉损伤在 CDKL5 患者中很常见，Bahi – Buisson 等人报道了携带 *CDKL5* 基因突变被诊断为 DEE2 的 13 例女性患者，并将其临床病程分为三期：①第一阶段为早发（1～10 周开始出现发作）且频繁的抽搐性癫痫发作，严重的肌张力减退，发作间期脑电图无明显异常；②第二阶段为伴有婴儿痉挛发作的癫痫脑病，脑电图表现为高幅失律；③第三阶段表现为难治性的强直或肌阵挛癫痫发作。同一作者于 2008 年报道了 20 例伴有上述 DEE2 典型症状的女性患者，并在这些患者的颅脑 MRI 中发现了弥漫性的皮质萎缩以及颞叶白质部分信号增高，这可能是 DEE2 的一个诊断标志物，但对于预后没有预测作用。Fehr 等人于 2013 年报道了一组由于 *CDKL5* 基因突变所致的早发性癫痫脑病患者，包括 77 例女性患儿以及 9 例男性患儿。这些患者的症状主要表现为早发的癫痫发作（通常于 3 月龄前出现）、粗大运动、语言以及手功能严重受损、轻微但共有的异型特征（例如宽额、眼大且深陷、轮廓分明的眉毛、饱满的嘴唇以及锥形的手指）。由于 *CDKL5* 位于 X 染色体上，女性 DEE2 的患病率是男性的四倍。然而，男性患者的症状通常更为严重，并且通常有前倾的鼻尖。部分患者具有 Rett 综合征的类似表现，例如手部刻板动作、胃肠道症状、脊柱侧弯以及睡眠障碍。相对于患有 Rett 综合征的女性患者来说，携带 *CDKL5* 基因突变的女性患者更易出现癫痫发作以及睡眠障碍，而较少出现呼吸障碍、脊柱侧弯、胃肠道症状以及手部刻板动作。

【辅助检查】

神经影像可能会显示颞叶髓鞘形成延迟、脑萎缩、后头部高信号等。携带 *CDKL5* 基因突变的患儿中已经发现了多种非特异性的脑电异常,包括高幅失律、局灶或多灶性的癫痫样放电、弥散性的高幅尖波以及全面性的 θ 节律等。Pintaudi 等人在两名女性患儿的脑电图中发现了类周期样改变。Melani 等人在 6 名小于 1 岁的患儿中发现这些患儿的电临床特征可分为 3 个时期,分别为:①初期的电衰减活动(强直 - 阵挛期);②一系列不规则的尖波及棘慢波(伴有痉挛发作的阵挛期);③双侧规律性的尖波(与肌阵挛具有锁时关系)。

【诊断】

该病的诊断主要依靠临床表现和基因检测,当检测到 *CDKL5* 基因致病性突变,并有该病典型的临床表现时即可诊断。

【鉴别诊断】

该病因部分临床症状与 Rett 综合征重合,故应与 Rett 综合征进行鉴别诊断。Fehr 等人发现相对于患有 Rett 综合征的女性患者来说,携带 *CDKL5* 基因突变的女性患者更易出现癫痫发作以及睡眠障碍,而较少出现呼吸障碍、脊柱侧弯、胃肠道症状以及手部刻板动作。且在他描述的 77 例女性患者中仅有 23.7% 的女性患者符合早发型 Rett 综合征的诊断标准,这因为 67.5% 的女性患者以及所有的 9 名男性患者均缺乏进展性的发育倒退症状,而该症状对于早发型 Rett 综合征的诊断是必要的。

【治疗】

该病目前无针对 CDKL5 脑病可用的精准治疗方法,主要依靠对症支持治疗。尽管最近啮齿动物的体外和体内行为的研究,利用基因疗法使用 AAV - CDKL5 载体后,神经功能的生理改善前景较好,但离临床应用还有很大距离。目前,加奈索酮用于辅助治疗 2 ~ 17 岁 CDKL5 缺乏相关癫痫发作于 2022 年在欧盟获得了批准。

【预后】

该病预后不佳,患者的癫痫发作在 ASM 的作用下可能得到控制,也有可能进展为难治性癫痫,在 Bahi - Buisson 等人报道的 13 例患者中,有 5 例患者在进入第三阶段时已无癫痫发作,其余 8 例患者则均为难治性癫痫。目前国际上已经建立了 *CDKL5* 基因相关疾病的数据库,希望能够在未来对疾病有更进一步的了解。

【遗传咨询】

目前认为 DEE2 是 X 染色体显性遗传性疾病,如果父母双方各携带一个 *CDKL5* 基因的致病变异位点,他们再生育时,生育的女孩均为患者;生育的男孩中,健康儿童的概率为 50%,同样患者的概率为 50%。若母亲携带一个 *CDKL5* 基因致病突变位点,生育的女孩中,健康儿童的概率为 50%;再生育同样患儿的概率为 50%;在生育的男孩中,健康儿童的概率为 50%,再生育同样患儿的概率为 50%。虽然目前发现的 CDKL5 的突变多数是新发变异,不除外父母的嵌合体变异的可能,建议做产前基因检测。目前已报道的 *CDKL5* 基因致病性突变位点见表 2 - 2 - 1。

表 2 - 2 - 1　目前已报道的 *CDKL5* 基因致病性突变位点

表型	基因名	突变位点	蛋白改变	致病性
DEE2	*CDKL5*	NM_001323289.2(CDKL5);c. - 162 - 2A > G		致病
DEE2	*CDKL5*	NM_001323289.2(CDKL5);c.59G > T	G20V	致病
DEE2	*CDKL5*	NM_001323289.2(CDKL5);c.64 + 1G > C		致病
DEE2	*CDKL5*	NM_001323289.2(CDKL5);c.65 G > T	G22V	致病
DEE2	*CDKL5*	NM_001323289.2(CDKL5);c.91A > G	R31G	致病
DEE2	*CDKL5*	NM_001323289.2(CDKL5);c.99 + 5G > A		致病
DEE2	*CDKL5*	NM_001323289.2(CDKL5);c.100 - 2A > G		致病

续表

表型	基因名	突变位点	蛋白改变	致病性
DEE2	*CDKL5*	NM_001323289.2(CDKL5):c.119C > T	A40V	致病
DEE2	*CDKL5*	NM_001323289.2(CDKL5):c.125A > G	K42R	致病
DEE2	*CDKL5*	NM_001323289.2(CDKL5):c.154G > T	E52 *	致病
DEE2	*CDKL5*	NM_001323289.2(CDKL5):c.173T > A	L58 *	致病
DEE2	*CDKL5*	NM_001323289.2(CDKL5):c.175C > T	R59 *	致病
DEE2	*CDKL5*	NM_001323289.2(CDKL5):c.194G > C	R65P	致病
DEE2	*CDKL5*	NM_001323289.2(CDKL5):c.199C > T	L67F	致病
DEE2	*CDKL5*	NM_001323289.2(CDKL5):c.215T > C	I72T	致病
DEE2	*CDKL5*	NM_001323289.2(CDKL5):c.282 + 1G > A		致病
DEE2	*CDKL5*	NM_001323289.2(CDKL5):c.282 + 1G > T		致病
DEE2	*CDKL5*	NM_001323289.2(CDKL5):c.353A > G	Q118R	致病
DEE2	*CDKL5*	NM_001323289.2(CDKL5):c.364G > A	A122T	致病
DEE2	*CDKL5*	NM_001323289.2(CDKL5):c.380A > G	H127R	致病
DEE2	*CDKL5*	NM_001323289.2(CDKL5):c.400C > T	R134 *	致病
DEE2	*CDKL5*	NM_001323289.2(CDKL5):c.404 − 2A > G		致病
DEE2	*CDKL5*	NM_001323289.2(CDKL5):c.404 − 1G > A		致病
DEE2	*CDKL5*	NM_001323289.2(CDKL5):c.404 − 1G > T		致病
DEE2	*CDKL5*	NM_001323289.2(CDKL5):c.425T > G	L142 *	致病
DEE2	*CDKL5*	NM_001323289.2(CDKL5):c.425T > A	L142 *	致病
DEE2	*CDKL5*	NM_001323289.2(CDKL5):c.455G > T	C152F	致病
DEE2	*CDKL5*	NM_001323289.2(CDKL5):c.458A > G	D153G	致病
DEE2	*CDKL5*	NM_001323289.2(CDKL5):c.463 + 1G > T		致病
DEE2	*CDKL5*	NM_001323289.2(CDKL5):c.464 − 2A > G		致病
DEE2	*CDKL5*	NM_001323289.2(CDKL5):c.508G > T	E170 *	致病
DEE2	*CDKL5*	NM_001323289.2(CDKL5):c.513C > G	Y171 *	致病
DEE2	*CDKL5*	NM_001323289.2(CDKL5):c.513C > A	Y171 *	致病
DEE2	*CDKL5*	NM_001323289.2(CDKL5):c.523A > G	R175G	致病
DEE2	*CDKL5*	NM_001323289.2(CDKL5):c.525A > T	R175S	致病
DEE2	*CDKL5*	NM_001323289.2(CDKL5):c.526T > G	W176G	致病
DEE2	*CDKL5*	NM_001323289.2(CDKL5):c.527G > A	W176 *	致病
DEE2	*CDKL5*	NM_001323289.2(CDKL5):c.532C > G	R178G	致病
DEE2	*CDKL5*	NM_001323289.2(CDKL5):c.532C > T	R178W	致病
DEE2	*CDKL5*	NM_001323289.2(CDKL5):c.533G > A	R178Q	致病
DEE2	*CDKL5*	NM_001323289.2(CDKL5):c.533G > C	R178P	致病
DEE2	*CDKL5*	NM_001323289.2(CDKL5):c.539C > T	P180L	致病
DEE2	*CDKL5*	NM_001323289.2(CDKL5):c.554 + 1G > A		致病
DEE2	*CDKL5*	NM_001323289.2(CDKL5):c.554 + 4A > G		致病

续表

表型	基因名	突变位点	蛋白改变	致病性
DEE2	*CDKL5*	NM_001323289.2（CDKL5）:c.567_568delAA	K190VfsX15	致病
DEE2	*CDKL5*	NM_001323289.2（CDKL5）:c.c.601_603delCTT	L201del	致病
DEE2	*CDKL5*	NM_001323289.2（CDKL5）:c.583T > G	W195G	致病
DEE2	*CDKL5*	NM_001323289.2（CDKL5）:c.587C > T	S196L	致病
DEE2	*CDKL5*	NM_001323289.2（CDKL5）:c.622C > T	Q208 *	致病
DEE2	*CDKL5*	NM_001323289.2（CDKL5）:c.638G > A	G213E	致病
DEE2	*CDKL5*	NM_001323289.2（CDKL5）:c.659T > C	L220P	致病
DEE2	*CDKL5*	NM_001323289.2（CDKL5）:c.670C > T	Q224 *	致病
DEE2	*CDKL5*	NM_001323289.2（CDKL5）:c.744 + 1G > A		致病
DEE2	*CDKL5*	NM_001323289.2（CDKL5）:c.786C > A	Y262 *	致病
DEE2	*CDKL5*	NM_001323289.2（CDKL5）:c.825 + 1G > T		致病
DEE2	*CDKL5*	NM_001323289.2（CDKL5）:c.854G > A	R285K	致病
DEE2	*CDKL5*	NM_001323289.2（CDKL5）:c.863C > T	T288I	致病
DEE2	*CDKL5*	NM_001323289.2（CDKL5）:c.868C > T	Q290 *	致病
DEE2	*CDKL5*	NM_001323289.2（CDKL5）:c.978 − 2A > G		致病
DEE2	*CDKL5*	NM_001323289.2（CDKL5）:c.1006C > T	Q336 *	致病
DEE2	*CDKL5*	NM_001323289.2（CDKL5）:c.1039C > T	Q347 *	致病
DEE2	*CDKL5*	NM_001323289.2（CDKL5）:c.1238C > G	S413 *	致病
DEE2	*CDKL5*	NM_001323289.2（CDKL5）:c.1246G > T	E416 *	致病
DEE2	*CDKL5*	NM_001323289.2（CDKL5）:c.1345G > T	E449 *	致病
DEE2	*CDKL5*	NM_001323289.2（CDKL5）:c.1486A > T	K496 *	致病
DEE2	*CDKL5*	NM_001323289.2（CDKL5）:c.1519C > T	Q507 *	致病
DEE2	*CDKL5*	NM_001323289.2（CDKL5）:c.1648C > T	R550 *	致病
DEE2	*CDKL5*	NM_001323289.2（CDKL5）:c.1675C > T	R559 *	致病
DEE2	*CDKL5*	NM_001323289.2（CDKL5）:c.1813C > T	Q605 *	致病
DEE2	*CDKL5*	NM_001323289.2（CDKL5）:c.1816C > T	Q606 *	致病
DEE2	*CDKL5*	NM_001323289.2（CDKL5）:c.1927C > T	Q643 *	致病
DEE2	*CDKL5*	NM_001323289.2（CDKL5）:c.1954C > T	Q652 *	致病
DEE2	*CDKL5*	NM_001323289.2（CDKL5）:c.2047 − 1G > A		致病
DEE2	*CDKL5*	NM_001323289.2（CDKL5）:c.2152G > A	V718M	致病
DEE2	*CDKL5*	NM_001323289.2（CDKL5）:c.2276 + 1G > A		致病
DEE2	*CDKL5*	NM_001323289.2（CDKL5）:c.2277 − 2A > G		致病
DEE2	*CDKL5*	NM_001323289.2（CDKL5）:c.2345C > G	S782 *	致病
DEE2	*CDKL5*	NM_001323289.2（CDKL5）:c.2345C > A	S782 *	致病
DEE2	*CDKL5*	NM_001323289.2（CDKL5）:c.2376 + 1G > C		致病
DEE2	*CDKL5*	NM_001323289.2（CDKL5）:c.2376 + 1G > A		致病
DEE2	*CDKL5*	NM_001323289.2（CDKL5）:c.2413C > T	Q805 *	致病

表型	基因名	突变位点	蛋白改变	致病性
DEE2	*CDKL5*	NM_001323289.2（CDKL5）:c.2480C > G	S827 *	致病
DEE2	*CDKL5*	NM_001323289.2（CDKL5）:c.2494C > T	Q832 *	致病
DEE2	*CDKL5*	NM_001323289.2（CDKL5）:c.2500C > T	Q834 *	致病
DEE2	*CDKL5*	NM_001323289.2（CDKL5）:c.2578C > T	Q860 *	致病
DEE2	*CDKL5*	NM_001323289.2（CDKL5）:c.2593C > T	Q865 *	致病
DEE2	*CDKL5*	NM_001323289.2（CDKL5）:c.2596C > T	Q866 *	致病
DEE2	*CDKL5*	NM_001323289.2（CDKL5）:c.2716C > T	Q906 *	致病
DEE2	*CDKL5*	NM_001323289.2（CDKL5）:c.2785C > T	Q929 *	致病
DEE2	*CDKL5*	NM_001323289.2（CDKL5）:c.2842C > T	R948 *	致病
DEE2	*CDKL5*	CDKL5, IVS6AS, G - T, - 1		致病
DEE2	*CDKL5*	CDKL5, IVSAS13, G - A, - 1		致病

 DEE2 病例 1

【简要病史】

患儿男,8 个月,体重 11.5 kg。在出生后 25 天左右开始,睡觉中突然睁大眼睛,双手抱头,屏住呼吸十几秒,人中乌青,刚开始数天一次。生后 30 天的时候出现一次翻白眼,后到西安市儿童医院新生儿科住院,八天中发病两次,表现为双上肢屈曲握拳,数秒后缓解,诊断为癫痫局灶性发作,痉挛发作。用了苯巴比妥,住院期间无发作。出院八天后,开始出现醒时也发作,发作前会先哭一声,然后出现双手抱头的症状。去儿童医院进行灌肠之后,抽搐症状加剧,持续约 90 秒,加用了托吡酯和丙戊酸钠,最长间隔两三天无发作,多时一天抽搐三四十次。有惊跳现象。患儿 8 个月仍不能竖头。查头颅磁共振见双侧侧脑室旁脑白质异常信号,髓鞘发育不良。脑电图见各导尖慢波发放,以双枕和中颞导明显。患儿为第 2 胎,第 1 产,足月剖宫产,无产伤、窒息等,无癫痫等疾病家族史。最后诊断:*CDKL5* 相关性癫痫脑病。目前用药:氨己烯酸 0.5 g 3 次/天,左乙拉西坦口服液 2.5 ml 2 ml 2.5 ml 3 次/天。

【辅助检查】

1.头颅磁共振检查 查头颅磁共振见双侧侧脑室旁脑白质异常信号(图 2 - 2 - 1)。

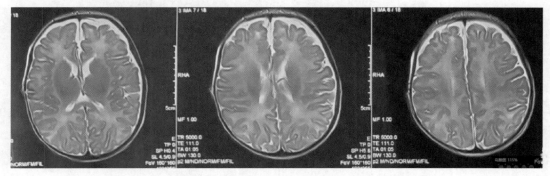

图 2 - 2 - 1 头颅磁共振 T2 加权成像见双侧侧脑室旁脑白质异常信号

2.脑电图监测 清醒安静状态下见各导弥漫性 1 ~ 2.5 Hz 低中幅 δ 活动,并见各导少量尖慢波发放,以双枕和中颞导明显(图 2 - 2 - 2 ~ 2 - 2 - 3)。

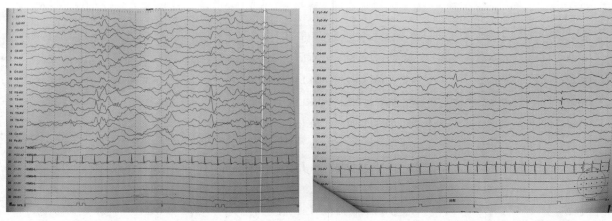

图2-2-2　发作间期见各导少量尖慢波发放,左侧颞导为著　　图2-2-3　发作间期见双侧枕、前颞和左侧中颞导少尖波发放

　　3.基因检测　为进一步明确病因诊断行 MLPA 基因检测发现 *CDKL5* 第 16～21 号外显子半合子缺失,母亲正常无变异,属于新发变异(图2-2-4)。

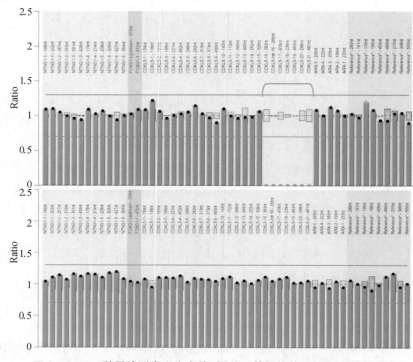

图2-2-4　基因检测发现患者的 *CDKL5* 基因的第 16～21 号外显子区域存在半合子缺失,患者母亲的 *CDKL5* 基因为野生型

【诊断】

　　癫痫;局灶性痉挛发作、局灶继发全面强直阵挛性发作;全面发育迟缓;*CDKL5* 基因突变相关的发育性和癫痫性脑病(DEE2 型)。

【治疗及随访】

　　目前口服氨己烯酸0.5 g 3 次/天,左乙拉西坦口服液2.5 ml 2 ml 2.5 ml 3 次/天。仍时常有痉挛发作,给予 DHA 2 粒口服,一天两次,发作有所减轻,现无 FBTCS 发作,但还有痉挛发作。

点 评

大约 90% 的 CDKL5 综合征（DEE2 型）患者出生前三个月内出现癫痫发作，80% 患者最常见的癫痫发作类型为强直阵挛发作，其他类型包括失神、肌阵挛、强直性发作等。但是该患者表现为局灶性痉挛发作，没有脑电图参考时容易被诊断为 West 综合征，但是脑电图没有高幅表现，没有高幅失律的痉挛发作，如果是成串发作也可以诊断为婴儿痉挛，但是该患者不是成串发作。

该患者对氨己烯酸反应不是很理想，准备做迷走神经刺激（VNS）治疗。

 DEE2 病例 2

【简要病史】

患者男，就诊时 9 岁，右利手，体重 29 kg。因发作性四肢抽搐、口角流涎 4 年来就诊。患儿 5 岁时起病，每月 2~3 次，均在夜间睡眠中发作表现为四肢抽搐、意识不清、口角流涎，患病后学习成绩下降较明显。查头颅磁共振未见明显的脑结构异常。患儿为第一胎第一产，足月正常产，无产伤，无癫痫病家族史。脑电图监测发作间期较多量异常放电。临床诊断为伴中央颞区棘慢波癫痫（BECT）变异型。给予左乙拉西坦 0.5 g 0.75 g 2 次/天治疗。为进一步明确病因行三人家系全外基因检测。

【辅助检查】

1. 头颅磁共振检查　未见明显脑结构异常。

2. 脑电图监测　清醒闭目 9~10 Hz α 节律，醒睡各期可见双侧中央、顶、中后颞区中至极高波幅尖波、尖慢波连续发放或散发，左右不同步，睡眠期增多，睡眠中异常放电指数约 80%（图 2-2-5）。

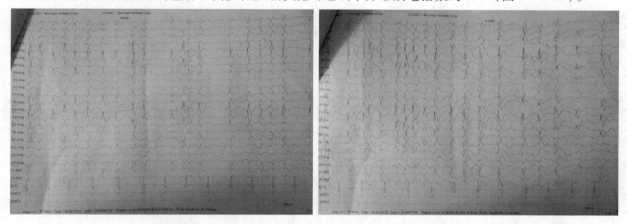

图 2-2-5　脑电图发作间期见双侧中央、顶、颞区尖、棘慢波发放，睡眠期增多，达到电持续状态

3. 基因检测　三人家系全外基因检测发现 CDKL5 第 20 号外显子的第 2 854 位核苷酸 C 到 T 的半合子突变，形成了终止码，导致其后的 79 个氨基酸不能翻译，属于截断突变。CDKL5 总共有 21 个外显子，所以尽管是截断突变，但由于比较靠近羧基末端，不太影响蛋白质的重要功能结构域，所以患者起病较晚，且临床表型也比较轻。临床上符合 BECT 变异型的诊断，不伴明显的认知障碍，头颅影像学检查未见脑结构异常，对药物的反应良好，证实了 CDKL5 基因突变的临床异质性。基因检测一代验证峰图如下（图 2-2-6）：

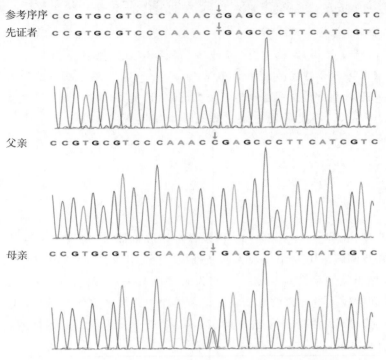

图 2-2-6　基因检测 *CDKL5* 第 20 号外显子的第 2854 位核苷酸 C 到 T 的半合子突变,该变异来自母亲

【诊断】

癫痫;BECT 变异型;*CDKL5* 基因突变相关的发育性和癫痫脑病(DEE2 型)。

【治疗及随访】

口服左乙拉西坦 0.5 g 0.75 g 2 次/天。

点评

　　伴中央颞区棘波的良性癫痫(BECT)是最常见的儿童局灶性癫痫,也叫 Rolandic 癫痫。BECTS 的病因主要和遗传因素有关。10% 的 BECTS 患者的亲属可能有癫痫家族史。最近对 BECTS 的遗传学研究进展较快,*GRIN2A* 和 *ELP4* 基因是较早发现的 BECT 致病基因,本例是首次发现的和 *CDKL5* 基因突变相关的 BECT。所以临床上对 BECT 的患者,尤其是变异型的患者应该积极地查找病因,对分子分型诊断、预后判断及遗传咨询均有价值。

　　CDKL5 相关发育性和癫痫性脑病目前还没有针对性的精准治疗药物,但是目前针对生物遗传学正在探索一些精确治疗方法,包括 NMDA 受体调节剂、恢复微管正常形态的神经类固醇别孕酮、影响 AMPA 受体的抗抑郁药替尼汀和激活 AKT/mTORY 5-羟色胺能受体激动剂(5-HT7R-LP-211)的胰岛素样生长因子 IGF-1 等,其临床疗效尚有待研究。

　　合并有认知障碍的 DEE2 患者在抗癫痫治疗的同时,应该重视脑发育和认知障碍的治疗,这方面对患者的生活质量影响更大。

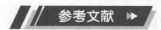

[1] Bahi – Buisson N, Kaminska A, Boddaert N, et al. The three stages of epilepsy in patients with CDKL5 mutations [J]. Epilepsia, United States: 2008, 49(6): 1027 – 1037.

[2] Bahi – Buisson N, Nectoux J, Rosas – Vargas H, et al. Key clinical features to identify girls with CDKL5 mutations [J]. Brain: a journal of neurology, England: 2008, 131(Pt 10): 2647 – 2661.

[3] Fehr S, Wilson M, Downs J, et al. The CDKL5 disorder is an independent clinical entity associated with early – onset encephalopathy[J]. European journal of human genetics: EJHG, 2013, 21(3): 266 – 273.

[4] Jakimiec M, Paprocka J, Smigiel R. CDKL5 Deficiency Disorder – A Complex Epileptic Encephalopathy[J]. Brain sciences, 2020, 10(2).

[5] Kalscheuer V M, Tao J, Donnelly A, et al. Disruption of the serine/threonine kinase 9 gene causes severe X – linked infantile spasms and mental retardation[J]. American journal of human genetics, 2003, 72(6): 1401 – 1411.

[6] Lin C, Franco B, Rosner M R. CDKL5/Stk9 kinase inactivation is associated with neuronal developmental disorders [J]. Human molecular genetics, England: 2005, 14(24): 3775 – 3786.

[7] Mari F, Azimonti S, Bertani I, et al. CDKL5 belongs to the same molecular pathway of MeCP2 and it is responsible for the early – onset seizure variant of Rett syndrome[J]. Human molecular genetics, England: 2005, 14(14): 1935v1946.

[8] Mastrangelo M, Leuzzi V. Genes of early – onset epileptic encephalopathies: from genotype to phenotype[J]. Pediatric neurology, United States: 2012, 46(1): 24 – 31.

[9] Mei D, Marini C, Novara F, et al. Xp22.3 genomic deletions involving the CDKL5 gene in girls with early onset epileptic encephalopathy[J]. Epilepsia, United States: 2010, 51(4): 647 – 654.

[10] Melani F, Mei D, Pisano T, et al. CDKL5 gene – related epileptic encephalopathy: electroclinical findings in the first year of life[J]. Developmental medicine and child neurology, England: 2011, 53(4): 354 – 360.

[11] Montini E, Andolfi G, Caruso A, et al. Identification and characterization of a novel serine – threonine kinase gene from the Xp22 region[J]. Genomics, United States: 1998, 51(3): 427 – 433.

[12] Morrison – Levy N, Borlot F, Jain P, et al. Early – Onset Developmental and Epileptic Encephalopathies of Infancy: An Overview of the Genetic Basis and Clinical Features[J]. Pediatr Neurol. 2021 Mar;116:85 – 94.

[13] Pintaudi M, Baglietto M G, Gaggero R, et al. Clinical and electroencephalographic features in patients with CDKL5 mutations: two new Italian cases and review of the literature[J]. Epilepsy & behavior: E&B, United States: 2008, 12(2): 326 – 331.

[14] Siri B, Varesio C, Freri E, et al. CDKL5 deficiency disorder in males: Five new variants and review of the literature[J]. Eur J Paediatr Neurol. 2021 Jul;33:9 – 20.

[15] Weaving L S, Christodoulou J, Williamson S L, et al. Mutations of CDKL5 cause a severe neurodevelopmental disorder with infantile spasms and mental retardation[J]. American journal of human genetics, 2004, 75(6): 1079 – 1093.

（魏子涵　邓艳春）

3 发育性和癫痫性脑病 3 型（*SLC25A22* 相关性 DEE）

【概念】

发育性和癫痫性脑病 3 型（DEE3；OMIM ID：609304）由 *SLC25A22* 基因致病性突变导致，是一种罕见且严重的常染色体隐性遗传神经系统疾病，表现为早发性癫痫发作，严重的肌张力低下，小头畸形，脑成像异常和脑电图的爆发抑制模式。

【致病基因】

SLC25A22 基因位于 11 号染色体短臂 15，包含 9 个外显子，其作用是编码一种线粒体谷氨酸/H^+ 同向转运体。*SLC25A22* 基因突变导致的 DEE3 由 Molinari 等人于 2005 年首次报道。*SLC25A22* 基因在大脑中主要在红核、黑质以及橄榄小脑网络中表达，该基因的突变可能会导致星形胶质细胞以及神经元的胞质中异常的谷氨酸合成、线粒体呼吸链的继发损伤以及神经细胞对氧的处理能力改变。该病极为罕见，到目前为止仅有 19 例报道。

【临床症状】

首先是 *SLC25A22* 基因的纯合变异在一个血缘家庭的四个兄弟姐妹身上发现，表现为早发型发育性和癫痫性脑病以及脑电图（EEG）上的抑制 - 爆发模式。DEE3 的起病时间通常在出生后 1 天至 1 月之间，最为常见的癫痫类型是早发型婴儿发育性癫痫脑病，但也有可能符合大田园综合征、婴儿期游走性局灶性癫痫或者早发型婴儿肌阵挛癫痫脑病，局灶性癫痫发作是最为常见的发作类型。大部分患者均对抗癫痫药物的作用不敏感，原发性或继发性的小头畸形较为常见。在目前报道的 19 例患者中，15 人携带 *SLC25A22* 基因纯合突变，4 人携带符合杂合突变，但患者的总体临床症状类似。近期 Lamattre 等人将 18 例患者的临床表型及基因型进行了分组，发现突变位点位于编码蛋白螺旋跨膜结构域的患者临床症状最为严重，而突变位于该结构域外的患者临床症状较轻。

【辅助检查】

头颅磁共振可能表现为颞叶或额叶的体积减小、大脑和/或小脑蛛网膜下腔增大、髓鞘发育不良以及胼胝体发育不全。特征性的脑电图是暴发 - 抑制，也有患者表现为多灶性癫痫样放电。

【诊断】

该病的诊断主要依靠基因检测，当患儿在出生后 1 天至 1 月之间即出现难治性癫痫发作，且伴有该病典型临床症状时，伴多形性癫痫发作、严重发育障碍和小头畸形、血浆中氨基酸水平升高和皮肤活检时的空泡成纤维细胞应当怀疑 DEE3 的可能。确诊应行基因检测，发现 *SLC25A22* 基因致病突变即可明确诊断。

【鉴别诊断】

需要与临床表现为大田园综合征和婴儿早发性肌阵挛脑病的癫痫患者进行鉴别，也需要与其他以局灶性游走性癫痫发作为特点的癫痫脑病相鉴别。

【治疗】

该病目前无对因治疗方法，仅能对症治疗，Giacomini 等人报道的一例患者使用苯巴比妥和托吡酯进行治疗,取得了良好的癫痫控制效果,近 69% 的患者药物治疗效果不佳。

【预后】

该病预后不佳,大部分患儿在出生后 1~2 年因该疾病死亡或以持续性植物状态存活。

【遗传咨询】

目前认为 DEE3 是常染色体隐性遗传性疾病,如果父母双方各携带一个 *SLC25A22* 基因的致病变异位点,他们再生育的话,生育健康儿童的概率是 25%,50% 是携带者,生育同样患儿的概率是 25%,建议做产前基因检测。目前已报道的 *SLC25A22* 基因致病性突变位点见表 2-3-1。

表 2-3-1 目前已报道的 *SLC25A22* 基因致病性突变位点

表型	基因名	突变位点	蛋白改变	致病性
DEE3	*SLC25A22*	NM_001191061.2(SLC25A22):c.818G>A	R273K	致病
DEE3	*SLC25A22*	NM_001191061.2(SLC25A22):c.706G>T	G236W	致病
DEE3	*SLC25A22*	NM_001191061.2(SLC25A22):c.418C>T	Q140*	致病
DEE3	*SLC25A22*	NM_001191061.2(SLC25A22):c.394C>T	Q132*	致病
DEE3	*SLC25A22*	NM_001191061.2(SLC25A22):c.328G>C	G110R	致病
DEE3	*SLC25A22*	NM_001191061.2(SLC25A22):c.271C>T	R91*	致病

参考文献

[1] André M V, Cacciagli P, Cano A, et al. The phenotype caused by recessive variations in SLC25A22: Report of a new case and literature review[J]. Archives de pediatrie: organe officiel de la Societe francaise de pediatrie, France, 2021, 28(1): 87-92.

[2] Fiermonte G, Palmieri L, Todisco S, et al. Identification of the mitochondrial glutamate transporter. Bacterial expression, reconstitution, functional characterization, and tissue distribution of two human isoforms[J]. The Journal of biological chemistry, United States: 2002, 277(22): 19289-19294.

[3] Giacomini T, Pisciotta L, Prato G, et al. Severe early-onset developmental and epileptic encephalopathy (DEE) associated with novel compound heterozygous pathogenic variants in SLC25A22: Case report and literature review[J]. Seizure, England: 2019, 70: 56-58.

[4] Lemattre C, Imbert-Bouteille M, Gatinois V, et al.. Report on three additional patients and genotype-phenotype correlation in SLC25A22-related disorders group[J]. European journal of human genetics: EJHG, 2019, 27(11): 1692-1700.

[5] Molinari F, Raas-Rothschild A, Rio M, et al. Impaired mitochondrial glutamate transport in autosomal recessive neonatal myoclonic epilepsy[J]. American journal of human genetics, 2005, 76(2): 334-339.

（魏子涵　邓艳春）

4 发育性和癫痫性脑病 *4* 型（*STXBP1* 相关性 DEE）

【概念】

发育性和癫痫性脑病 4 型（DEE4；OMIM ID：612164）由 *STXBP1* 基因致病性突变导致，是一种早发且严重的常染色体显性遗传神经系统疾病，表现为大田原或发展为 West 综合征、Lennox - Gastaut 综合征或 Dravet 综合征，有顽固性癫痫发作，脑电图表现为爆发性抑制模式和严重的精神运动发育迟缓。

【致病基因】

STXBP1 基因位于 9 号染色体长臂 34.11，作用是编码突触融合蛋白结合蛋白 1（STXBP1）。STXBP1，也被称为 Munc18 - 1，是 Sec1/Munc18 - 1 家族的一员，这些蛋白分别是分泌小泡或突触小泡融合机制的重要调节因子。在小鼠中，敲除 *STXBP1* 基因会导致小鼠在宫内因麻痹而死亡，这表明 STXBP1 参与了突触传递。STXBP1 在依赖囊泡融合的神经突生成早期也发挥了重要作用。STXBP1 与多种突触蛋白相互作用，这突出了 STXBP1 在神经递质释放中的核心作用。早期研究发现 STXBP1 主要是通过开放突触结合蛋白 1A（syntaxin - 1A）来促进突触小泡启动，这是让其参与可溶性 N - 乙基顺丁烯二酰亚胺敏感因子附着蛋白受体复合物（SNARE）的关键一步。通过与囊泡相关的 SNARE 以及目标相关的 SNARE 相互作用，STXBP1 参与调节突触前膜囊泡融合反应。此外，STXBP1 在突触以外也有一定的作用，例如蛋白质运输、树突发育和高尔基体运输等。STXBP1 相关疾病的分子疾病机制尚未完全了解，但已提出单倍剂量不足和显性负效应机制。不存在明显的基因型 - 表型相关性。然而，在全基因缺失的患者中，非综合征性癫痫和无癫痫的 ID 患者占患者总数的 50% 以上。

【临床症状】

STXBP1 基因突变具有广泛的神经系统疾病表型谱，所有患者都有某种程度的智力障碍、孤独症以及运动障碍等。85% 的患者有某种形式的癫痫发作，大多数患者经历较重至严重的智力残疾（88%），并且在五分之一的患者中观察到孤独症/孤独症样特征。在近三分之二的患者中，最常见的癫痫发作类型是癫痫痉挛；运动障碍包括共济失调、肌张力低下、肌张力障碍、震颤、痉挛和运动障碍，并且已在 80% 的患者中发现清醒磨牙症。一些患有 *STXBP1* 突变的老年患者已显示出帕金森综合征的迹象，包括震颤、运动迟缓和身体前倾。DEE4 的主要症状为严重且早发的难治性癫痫发作、发育迟缓以及严重智力障碍。患有 DEE4 的患者表现出多种癫痫发作类型，包括癫痫性痉挛、局灶性癫痫以及强直发作，表现为大田原或发展为 West 综合征、Lennox - Gastaut 综合征或 Dravet 综合征。通常在出生后 1 年内出现首次癫痫发作，其中发作初期最为常见的发作类型是癫痫性痉挛。但值得注意的是，癫痫并非在所有携带 *STXBP1* 基因新发突变的患者中都出现，还可表现为包括患有智力低下和非综合征性癫痫的患者、非典型 Rett 综合征、没有癫痫的共济失调 - 震颤 - 发育迟缓综合征和不伴有癫痫发作的智力障碍。因此目前认为，*STXBP1* 基因突变导致的神经系统疾病诊断为 STXBP1 脑病（STXBP1 - E）更合适。在 2 名行癫痫外科手术治疗的患者中发现了局灶性皮质发育不良，其中 1 人影像学检查为阴性，这说明可能存在某些以目前神经影像学技术无法检测的潜在损伤。根据 Stamberger 等人的研究，STXBP1 - E 的临床表型与基因型之间无明确联系。

【辅助检查】

在接受 MRI 检查的 STXBP1 - E 患者中发现了一系列神经影像学特征，包括大脑萎缩、髓鞘化异常以及胼胝体萎缩，但也有近 50% 的患者影像学为阴性。在大多数 STXBP1 - E 患者中，脑电图表现多为局灶性或多灶性的癫痫样活动。在部分患者的病程中的部分时间段，脑电图表现为暴发抑制模式，也有部分患者表现为高幅失律。

【诊断】

该病的诊断主要依靠基因检测，当发现上述典型临床症状时，应行基因检测，发现 *STXBP1* 基因致病突变，即可确诊。

【鉴别诊断】

需要与其他基因突变导致的大田原综合征、West 综合征、Lennox - Gastaut 综合征或 Dravet 综合征以及神经发育障碍性疾病进行鉴别。

【治疗】

在 STXBP1 - E 患者中，约有 1/3 的患者通过手术或多种药物治疗（包括 AED、激素治疗和 ACTH 冲击治疗）可以达到无癫痫发作，另外 1/3 患者则对治疗的反应性较差。近期有报道使用左乙拉西坦（LEV）单药治疗、LEV 与其他 AED 合并治疗或生酮饮食治疗在部分患者中可以达到较好的疗效。目前，该疾病仍无对因治疗方法，有部分学者认为可以通过调节 STBPX1 蛋白功能以达到治疗效果，但目前仍无可行方法。最近的研究建议对这些综合征进行一种新的治疗干预。Abramov 等人确定了三种化学伴侣，海藻糖、山梨醇和 4 - 苯基丁酸酯（4 - PB），它们能够恢复 STXBP1 蛋白水平，挽救突触缺陷，减少原代小鼠神经元和线虫模型中的聚集，在一小群 *STXBP1* 基因突变患者中进行的 4 - PB 临床试验将于 2020 年开始，这将是在该患者群体中进行的第一次疾病调节疗法试验。此外，针对 *STXBP1* 基因突变的反义寡核苷酸和 microRNA 疗法正在研究之中。

【预后】

约有 1/3 的患者通过手术或多种药物治疗（包括 AED、激素治疗和 ACTH 冲击治疗）可以达到无癫痫发作。所有的患者均有严重的智力障碍，且目前无明确干预手段可以改变这一现状，预后极差，死亡率高达 50%。

【遗传咨询】

目前认为 DEE4 是常染色体显性遗传性疾病，如果父母双方各携带一个 *STXBP1* 基因的致病变异位点，他们再生育的话，生育健康儿童的概率是 25%，生育同样患儿的概率是 75%；若有一方携带 *STXBP1* 基因的致病变异位点，生育同样患者的概率为 50%，建议做产前基因检测。目前已报道的 *STXBP1* 基因致病性突变位点见表 2 - 4 - 1。

表 2 - 4 - 1　目前已报道的 *STXBP1* 基因致病性突变位点

表型	基因名	突变位点	蛋白改变	致病性
DEE4	*STXBP1*	NM_001032221.6(STXBP1)c.37 +1G > C		致病
DEE4	*STXBP1*	NM_001032221.6(STXBP1)c.79G > T(p. Glu27Ter)	E27 *	致病
DEE4	*STXBP1*	NM_001032221.6(STXBP1)c.87 +2T > C		致病
DEE4	*STXBP1*	NM_001032221.6(STXBP1)c.122T > G	L41R	致病
DEE4	*STXBP1*	NM_001032221.6(STXBP1)c.169 +1G > A		致病
DEE4	*STXBP1*	NM_001032221.6(STXBP1)c.170 - 2A > G		致病

表型	基因名	突变位点	蛋白改变	致病性
DEE4	*STXBP1*	NM_001032221.6（STXBP1）c.241G＞T	E81＊	致病
DEE4	*STXBP1*	NM_001032221.6（STXBP1）c.251T＞A	V84D	致病
DEE4	*STXBP1*	NM_001032221.6（STXBP1）c.268G＞C	D90H	致病
DEE4	*STXBP1*	NM_001032221.6（STXBP1）c.326－1G＞T		致病
DEE4	*STXBP1*	NM_001032221.6（STXBP1）c.364C＞T	R122＊	致病
DEE4	*STXBP1*	NM_001032221.6（STXBP1）c.416C＞T	P139L	致病
DEE4	*STXBP1*	NM_001032221.6（STXBP1）c.430－1G＞A		致病
DEE4	*STXBP1*	NM_001032221.6（STXBP1）c.539G＞A	C180Y	致病
DEE4	*STXBP1*	NM_001032221.6（STXBP1）c.568C＞T	R190W	致病
DEE4	*STXBP1*	NM_001032221.6（STXBP1）c.578＋1G＞A		致病
DEE4	*STXBP1*	NM_001032221.6（STXBP1）c.579－1G＞A		致病
DEE4	*STXBP1*	NM_001032221.6（STXBP1）c.663＋1G＞C		致病
DEE4	*STXBP1*	NM_001032221.6（STXBP1）c.663＋1G＞A		致病
DEE4	*STXBP1*	NM_001032221.6（STXBP1）c.703C＞T	R235＊	致病
DEE4	*STXBP1*	NM_001032221.6（STXBP1）c.704G＞A	R235Q	致病
DEE4	*STXBP1*	NM_001032221.6（STXBP1）c.733C＞A	H245N	致病
DEE4	*STXBP1*	NM_001032221.6（STXBP1）c.847G＞A	E283K	致病
DEE4	*STXBP1*	NM_001032221.6（STXBP1）c.875G＞A	R292H	致病
DEE4	*STXBP1*	NM_001032221.6（STXBP1）c.902＋1G＞A		致病
DEE4	*STXBP1*	NM_001032221.6（STXBP1）c.1006C＞T	Q336＊	致病
DEE4	*STXBP1*	NM_001032221.6（STXBP1）c.1029＋1G＞A		致病
DEE4	*STXBP1*	NM_001032221.6（STXBP1）c.1029＋1G＞C		致病
DEE4	*STXBP1*	NM_001032221.6（STXBP1）c.1029＋1G＞T		致病
DEE4	*STXBP1*	NM_001032221.6（STXBP1）c.1099C＞T	R367＊	致病
DEE4	*STXBP1*	NM_001032221.6（STXBP1）c.1162C＞T	R388＊	致病
DEE4	*STXBP1*	NM_001032221.6（STXBP1）c.1216C＞T	R406C	致病
DEE4	*STXBP1*	NM_001032221.6（STXBP1）c.1217G＞T	R406L	致病
DEE4	*STXBP1*	NM_001032221.6（STXBP1）c.1217G＞A	R406H	致病
DEE4	*STXBP1*	NM_001032221.6（STXBP1）c.1249G＞C	G417R	致病
DEE4	*STXBP1*	NM_001032221.6（STXBP1）c.1261G＞T	E421＊	致病
DEE4	*STXBP1*	NM_001032221.6（STXBP1）c.1328T＞G	M443R	致病
DEE4	*STXBP1*	NM_001032221.6（STXBP1）c.1427C＞A	S476＊	致病
DEE4	*STXBP1*	NM_001032221.6（STXBP1）c.1427C＞G	S476＊	致病
DEE4	*STXBP1*	NM_001032221.6（STXBP1）c.1439C＞T	P480L	致病
DEE4	*STXBP1*	NM_001032221.6（STXBP1）c.1557T＞A	Y519＊	致病

续表

表型	基因名	突变位点	蛋白改变	致病性
DEE4	*STXBP1*	NM_001032221.6（STXBP1）c.1570A > T	K524 *	致病
DEE4	*STXBP1*	NM_001032221.6（STXBP1）c.1588G > T	E530 *	致病
DEE4	*STXBP1*	NM_001032221.6（STXBP1）c.1630G > T	G544C	致病
DEE4	*STXBP1*	NM_001032221.6（STXBP1）c.1631G > T	G544V	致病
DEE4	*STXBP1*	NM_001032221.6（STXBP1）c.1631G > A	G544D	致病
DEE4	*STXBP1*	NM_001032221.6（STXBP1）c.1651C > T	R551C	致病
DEE4	*STXBP1*	NM_001032221.6（STXBP1）c.1651C > A	R551S	致病
DEE4	*STXBP1*	NM_001032221.6（STXBP1）c.1652G > A	R551H	致病
DEE4	*STXBP1*	NM_001032221.6（STXBP1）c.1702 +1G > A		致病

 DEE4 病例

【简要病史】

男童，1 岁 8 月，体重：13.5 kg。1 月 7 日龄时无诱因出现抽搐发作，表现形式为：①睡眠中突然惊醒，出现双上肢屈曲上抬、内收，伴耸肩样动作，伴或不伴双下肢屈曲上抬，或头后仰，双上肢向后伸展，成串发作，5～10 次/串，持续十余秒缓解，发作间期伴烦躁哭闹，约 2～4 串/天；②睡眠中出现双眼斜视，眼睑眨动，口角向一侧抽动，口周发绀，双手握拳，伴意识丧失，四肢不对称强直，随后出现节律性抽动，持续约数 10 秒至 1 分钟自行缓解，约 3～5 次/天，就诊于西安市儿童医院，给予左乙拉西坦口服治疗，服药 2 月后抽搐缓解，自行停药，之后约 1 年未发作。4 月余前再次出现"局灶性"发作，表现为：双眼斜视，一侧肢体强直抽动，约 3 次/天左右，每次持续约 5～30 秒后自行缓解，再次给予左乙拉西坦口服治疗，发作次数逐渐减少，约 8～10 日发作 1 次，每月惊厥发作频率减少大于 90%。现服用左乙拉西坦口服液 3 ml 每次，2 次/天治疗。足月顺产，无高热惊厥史；无中毒、颅脑外伤、中枢神经系统感染病史；家族中无癫痫及遗传代谢性疾病病史。神经系统查体：生长发育落后，能扶走，不能独走，会发爸爸、奶奶等叠音词，不能说简短句子，面部可见一枚大小约 1.0 cm×2.0 cm 咖啡斑，四肢肌张力稍低，余无明显阳性体征。

【辅助检查】

1. 头颅磁共振检查　未发现明显脑结构异常（图 2-4-1）。

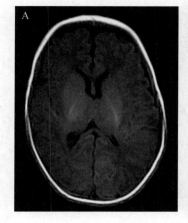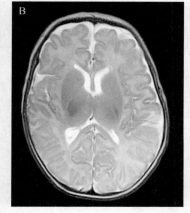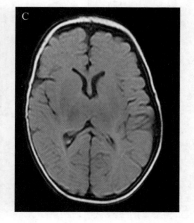

图 2-4-1　头颅磁共振检查结果

A 为 T1 像，B 为 T2 像，C 为 T2 Flair 像，未见脑结构异常

2.脑电图监测 脑电图监测见发作间期醒睡各期前头部为主多灶性放电,睡眠期双侧枕及中后颞区稍多量低波幅快波节律发放;监测到1次局灶性发作,表现为睡眠中突然睁大、双侧口角下撇→头略偏向左侧、四肢上抬→头眼转向右侧,四肢不对称强直,随后节律性抽动。同期脑电图广泛性电压下降同时右侧前头部θ活动,波幅渐高、频率渐慢,波及全导;继之左侧半球低-中部分棘波节律发放,波及全导,慢波插入,发作持续约27秒结束,脑电演变为弥漫性δ波阵发(图2-4-2~2-4-8)。

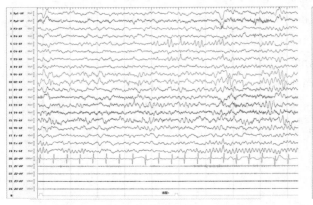

图2-4-2 发作间期清醒期左侧中央、
顶区尖波、棘波簇发(平均导联)

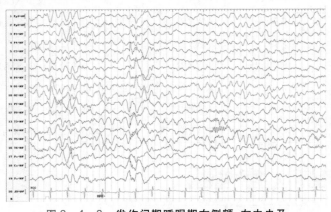

图2-4-3 发作间期睡眠期右侧额、左中央及
额中线区尖波、棘波散发(平均导联)

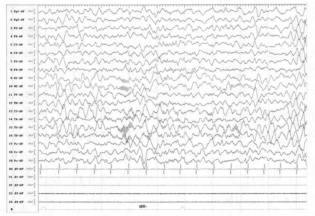

图2-4-4 发作间期睡眠期双侧枕及中后
颞区快波节律发放(平均导联)

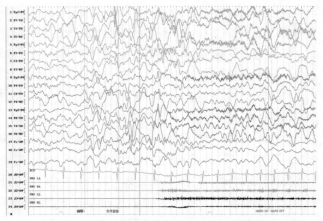

图2-4-5 发作期起始脑电图,广泛性电压下降
同时右侧前头部θ活动(双极导联)

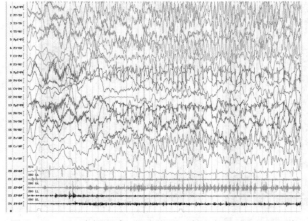

图2-4-6 波幅渐高、频率渐慢,波及全导;继之左侧半
球低-中部分棘波节律发放(双极导联)

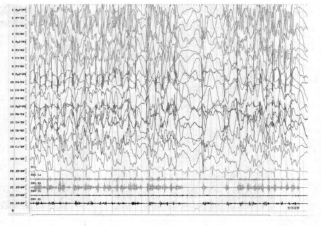

图2-4-7 波及全导,慢波插入(双极导联)

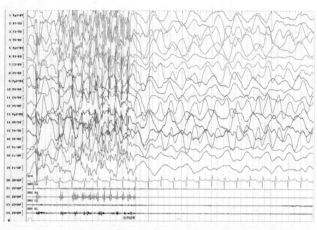

图 2 - 4 -8　发作持续约 27 秒结束，脑电演变为弥漫性 δ 波
之后逐渐恢复正常背景（双极导联）

3. 基因检测　三人家系全外显子基因检测发现先证者 *STXBP1* 基因编码区第 578 位下游内含子区的第 1 位碱基由 G 突变为 A（c.578 +1G > A），该变异为剪接突变，基于 Adaptive boosting 及 Random Forest 预测该变异会改变转录本（NM_003165.4）中第 7 号外显子的供体剪接位点，使其活性丧失，进而可能导致 *STXBP1* 基因转录产物的异常剪接，影响该基因编码的蛋白质产物的功能。该变异在 ExAC、gnomAD、千人基因组亚洲人群数据库中的发生频率没有收录，属于新发变异。根据 ACMG 指南评级，该变异满足"PVS1 + PS2 + PM2"等级评分，符合致病性变异，其一代测序验证图如下（图 2 - 4 -9）：

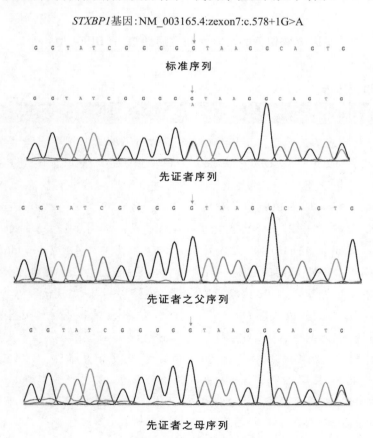

图 2 - 4 -9　基因检测结果

图2-4-9 Sanger测序结果证实先证者携带STXBP1基因c.578+1G>A杂合突变,与临床外显子测序结果一致。先证者父母不携带该突变,提示这一剪接突变是新发变异。

4.认知功能评定(图2-4-10) 使用Gesell发育量表评估患儿的认知功能(包括总发育商和大运动、精细运动、适应性、语言、个人-社交五大能区),发育商(developmental quotient,DQ)分6个等级:正常(>85分)、边缘状态(76~85分)、轻度发育迟缓(55~75分)、中度发育迟缓(40~54分)、重度发育迟缓(25~39分)、极重度发育迟缓(<25分),如果有2个或2个以上的能区DQ≤75,即定义为全面发育迟缓。该患儿评估结果提示存在全面发育迟缓,其中大运动、精细运动、适应性、语言、个人-社交表现为中度发育迟缓,适应性发育为重度迟缓。

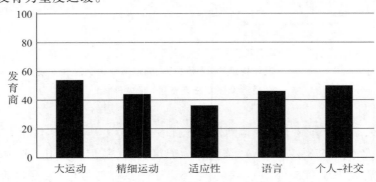

图2-4-10 **Gesell发育诊断量表**
各个能区的发育商(DQ)评估结果(1岁4月龄)

【诊断】

该患者诊断为STXBP1基因突变相关的发育性和癫痫性脑病(DEE4型)。

【治疗及随访】

现服用左乙拉西坦口服液3 ml/次、2次/天治疗。

点 评

STXBP1基因突变导致的表型谱广泛,既往文献报道STXBP1基因突变与严重的早发型癫痫性脑病如大田原综合征、West综合征、Dravet综合征以及非综合征性癫痫、非典型Rett综合征和不伴癫痫发作的严重智力障碍等表型相关。这些致命的早期婴儿型癫痫性脑病具有严重的智力障碍、脑功能异常以及顽固性癫痫发作等特征,最终导致认知、感觉、运动发育受损。目前已报道的STXBP1基因突变的患儿有200余例,其中23.6%为早发型癫痫性脑病。早期婴儿型癫痫性脑病4型(epileptic encephalopathy,early infantile,4;EIEE4),又称发育性和癫痫性脑病4型(developmental and epileptic encephalopathy 4;DEE4;OMIM:612164),是一种常染色体显性遗传病,发病年龄为出生后1月左右,主要特征为中度至重度智力障碍,顽固性癫痫发作,持续癫痫发作。癫痫类型包括婴儿痉挛;全身性强直-阵挛发作、阵挛发作或强直发作;肌阵挛性,局灶性,弛缓性和失神性发作。该病在OMIM中的临床描述:视觉追踪差、癫痫性脑病、强直阵挛发作、强直性癫痫发作、肌阵挛发作、失神发作、失张力发作、局灶性认知障碍性发作、癫痫持续状态、发育倒退、重度智力障碍、无语言发育、学习障碍、张力减退、震颤、痉挛性截瘫、痉挛性四肢瘫;头颅磁共振可正常,或出现脑髓鞘减少、胼胝体薄、脑萎缩;脑电图可表现为与West综合征临床诊断一致的高幅失律,或与大田原综合征的临床诊断一致爆发-抑制,或多灶性放电;癫痫发作通常很难控制、对发热敏感、严重程度不同。本例患儿于出生后1月余起病,癫痫发作表现为睡眠中出现双上肢屈曲上抬、内收,或头后仰,双上肢向后伸展的混合型成串痉挛发作，以及口角向一侧抽动，四肢不对称强直，节律性抽动，主要在睡眠中发作，伴有意识丧失的局灶运动性发作。神经系统查体可见生长发育落后，表现为不能独立行走，不能与人简单交流，基本无语言发育，四肢肌张力稍低。Gesell 发育量表评估结果中，该患儿 5 个能区的 DQ 均≤75，提示存在全面发育迟缓，其中大运动、精细运动、适应性、语言、个人 – 社交表现为中度发育迟缓，适应性发育为重度迟缓。头颅磁共振未见脑结构异常。脑电图可见发作间期醒睡各期多灶性放电，发作期脑电图广泛性电压下降同时右侧前头部 θ 活动，波幅渐高、频率渐慢，波及全导，继之左侧半球低 – 中部分棘波节律发放，波及全导，慢波插入，发作结束后脑电演变为弥漫性 δ 波阵发。基本符合早期婴儿型癫痫性脑病 4 型的临床表型。全外显子基因检测显示先证者携带 *STXBP1* 基因 c.578 + 1G > A 杂合突变，先证者父母为正常野生型，不携带该突变，该变异系新发变异。患儿面部皮肤可见一枚咖啡斑，但无结节性硬化的其他表型，无阳性家族史，且全外显子基因检测未发现 TSC 基因突变，暂不支持诊断。

　　STXBP1 基因，位于 9 号染色体长臂（9q34.1），其最长的转录本有 20 个外显子，该基因有错义、无义、移码和剪接位点突变及基因内和包括该基因的染色体大片段异常等变异类型。目前发现的 STXBP1 脑病患者的基因异常绝大多数为新生杂合突变。*STXBP1* 基因编码高度保守的突触融合蛋白结合蛋白 1，又称 Munc18 – 1，主要在大脑中表达，通过与跨膜可溶性 N – 乙基马来酰亚胺敏感因子附着蛋白受体的交互作用，调节突触间谷氨酸能和 γ – 氨基丁酸能神经递质的释放，因此在神经元突触信号传递过程中起着至关重要的作用。*STXBP1* 基因相关疾病的致病机制可能是由于该基因突变导致的功能缺失、单倍体剂量不足或功能增强而引起神经递质传输功能受损所致。由于 STXBP1 脑病表型重、预后差，往往这些突变并不能稳定地遗传给下一代。

　　本例患儿为 *STXBP1* 基因新发的剪接突变，其癫痫首次发作的类型为痉挛发作及局灶运动性发作，给予左乙拉西坦口服液治疗后癫痫症状得到控制，因服药依从性不佳，自行停药后再次出现癫痫发作，类型为局灶运动性发作，给予左乙拉西坦口服液治疗后仍然有效。既往研究证明左乙拉西坦的作用靶点为中枢神经突触囊泡糖蛋白 2a，该蛋白广泛分布于中枢神经系统，具有调节突触囊泡分泌和突触前神经递质释放的功能，本例患儿 2 次发作后均使用左乙拉西坦单药治疗，第一次治疗后发作完全缓解，第二次治疗后显效，发作次数减少 >90%，支持左乙拉西坦可能是 *STXBP1* 基因突变所致癫痫表型的有效治疗药物之一，但后续仍需要更多的大样本研究进行验证。本例患儿癫痫发作易于控制，提示 *STXBP1* 基因突变有一定的临床异质性，可能存在轻表型，临床医生在诊疗过程中遇见起病年龄早，癫痫发作类型多样，全面发育迟缓的患儿应注意此基因突变所致的可能。

参考文献

［1］Abramov D, Guiberson N G L, Burre J, et al. STXBP1 encephalopathies：Clinical spectrum, disease mechanisms, and therapeutic strategies［J］. J Neurochem, 2021, 157(2)：165 – 178.

［2］Di Meglio C, Lesca G, Villeneuve N, et al. Epileptic patients with de novo STXBP1 mutations：Key clinical features based on 24 cases［J］. Epilepsia, United States：2015, 56(12)：1931 – 1940.

［3］Futerman A H, Banker G A. The economics of neurite outgrowth – the addition of new membrane to growing axons［J］. Trends in neurosciences, England, 1996, 19(4)：144 – 149.

［4］Gerber S H, Rah J C, Min S W, et al. Conformational switch of syntaxin – 1 controls synaptic vesicle fusion［J］. Science (New York, N.Y.), 2008, 321(5895)：1507 – 1510.

［5］Khaikin Y, Mercimek – Andrews S. Adam M P, et al. STXBP1 Encephalopathy with Epilepsy［A］. Seattle

（WA）：1993.

［6］Lanoue V，Chai Y J，Brouillet J Z,et al. STXBP1 encephalopathy：Connecting neurodevelopmental disorders with α-synucleinopathies? ［J］. Neurology，United States，2019，93（3）：114-123.

［7］Li T，Cheng M，Wang J，et al. De novo mutations of STXBP1 in Chinese children with early onset epileptic encephalopathy［J］. Genes，brain，and behavior，England，2018，17（8）：e12492.

［8］Milovanovic D，Jahn R. Organization and dynamics of SNARE proteins in the presynaptic membrane［J］. Frontiers in physiology，2015，6：89.

［9］Saitsu H，Kato M，Mizuguchi T,et al. De novo mutations in the gene encoding STXBP1 （MUNC18-1） cause early infantile epileptic encephalopathy［J］. Nature genetics，United States，2008，40（6）：782-788.

［10］Shen J，Tareste D C，Paumet F,et al. Selective activation of cognate SNAREpins by Sec1/Munc18 proteins［J］. Cell，United States，2007，128（1）：183-195.

［11］Stamberger H，Nikanorova M，Willemsen M H,et al. STXBP1 encephalopathy：A neurodevelopmental disorder including epilepsy［J］. Neurology，United States，2016，86（10）：954-962.

［12］Stamberger H，Weckhuysen S，De Jonghe P. STXBP1 as a therapeutic target for epileptic encephalopathy［J］. Expert opinion on therapeutic targets，England，2017，21（11）：1027-1036.

［13］Uddin M，Woodbury-Smith M，Chan A，et al. Germline and somatic mutations in STXBP1 with diverse neurodevelopmental phenotypes［J］. Neurology. Genetics，2017，3（6）：e199.

［14］Verhage M，Maia A S，Plomp J J，et al. Synaptic assembly of the brain in the absence of neurotransmitter secretion［J］. Science （New York，N. Y. ），United States，2000，287（5454）：864-869.

（魏子涵　赵斯玉　汪　东　邓艳春）

5 发育性和癫痫性脑病 5 型（*SPTAN1* 相关性 DEE）

【概念】

发育性和癫痫性脑病 5 型（DEE5；OMIM ID：613477）是一种罕见、严重且早发的常染色体显性遗传神经系统疾病。

【致病基因】

该病是由 *SPTAN1* 基因突变所致。*SPTAN1* 基因位于 9 号染色体长臂 34.11 区带，包含 53 个外显子。*SPTAN1* 基因的翻译产物为 α-Ⅱ血影蛋白。血影蛋白作为细胞膜骨架参与到膜蛋白的稳定以及膜通道、受体以及转运体的激活中。α-Ⅱ血影蛋白则是非红系细胞中主要的 α 血影蛋白，并且这些细胞中，血影蛋白的主要类型为 α-Ⅱ/β-Ⅱ血影蛋白异源二聚体。在斑马鱼中，当 *SPTAN1* 基因携带无义突变时，可以观察到郎飞结发育异常以及初生的电压门控钠通道集群去极化。携带该突变的动物还会出现运动神经以及脊髓后索的髓鞘受损，由此可说明该蛋白对于动物神经系统的髓鞘化有重要作用。

【临床症状】

携带 *SPTAN1* 基因致病突变的患者有较为多样的临床症状，其中大部分患者会出现癫痫发作。DEE5 的主要临床特征包括以婴儿痉挛为主要发作类型的癫痫发作，且随患病时间延长可转化为其他发作类型，包括肌阵挛发作、强直发作、视觉注意力差、肌张力减低，几乎所有患者都有严重的智力障碍，语言能力缺如，大部分患者有小头畸形。仅有极少数患者可以获得交流以及运动技巧。

【辅助检查】

患者的头颅 MRI 可出现弥散的髓鞘形成减少、胼胝体萎缩、大脑皮质萎缩以及小脑、脑干萎缩等症状。患者的脑电图多数表现为高幅失律，也有部分患者表现为多灶性的尖波。在婴儿期过后，多数患者的脑电图表现为背景活动减慢以及多灶性癫痫样放电，也有部分患者至 2~3 岁时仍表现为高幅失律。

【诊断】

该病的诊断主要依靠影像学表现以及基因检测，当有以上典型的临床症状以及典型的 MRI 表现时，应行基因检测以确诊。

【鉴别诊断】

该病应与进行性脑病伴水肿、高幅失律和视神经萎缩（PEOH）综合征相鉴别，鉴别可依靠基因检测。携带 *SPTAN1* 基因的患者与 PEOH 综合征患者的临床症状有很多相同之处。PEOH 综合征患者主要表现为进行性脑病、小头畸形、四肢末端水肿、婴儿痉挛症、严重的肌张力减退以及视神经萎缩。患者的头颅 CT 或 MRI 表现为进行性全面性萎缩，在脑干及小脑部分的萎缩较幕上部分重。目前该病病因仍然不清楚。

【治疗】

该病目前仅能对症支持治疗，无对因治疗方法。患者可能在 ASM 的作用下暂时控制癫痫发作，但目前仍无对所有患者均有效的控制手段。

【预后】

该病预后较差,几乎所有患者均有严重的智力障碍,语言和运动能力发育迟缓甚至缺如。在已报道的病例中,部分患者在 2~6 岁间死亡,死亡的原因包括癫痫猝死(SUDEP)、呼吸衰竭等。Hernández 等人最新报道的 3 例患者表现为一个较为连续的表型谱,其中最轻的患者仅表现为慢性的偏头痛以及全面强直阵挛样的癫痫发作,其智力完全正常,这表明 SPTAN1 基因突变所致疾病可能存在一个连续的疾病谱,疾病表型与基因型之间的联系仍需要进一步研究。

【遗传咨询】

目前认为 DEE5 是常染色体显性遗传性疾病,如果父母双方各携带一个 SPTAN1 基因的致病变异位点,他们再生育的话,生育健康儿童的概率是 25%,生育同样患儿的概率是 75%;若有一方携带 SPTAN1 基因的致病变异位点,生育同样患者的概率为 50%,建议做产前基因检测。目前已报道的 SPTAN1 基因致病性突变位点见表 2 - 5 - 1。

表 2 - 5 - 1 目前已报道的 SPTAN1 基因致病性突变位点

表型	基因名	突变位点	蛋白改变	致病性
DEE5	SPTAN1	NM_001130438.3(SPTAN1):c.4343A > C	Q1448P	致病
DEE5	SPTAN1	NM_001130438.3(SPTAN1):c.4813C > T	H1605Y	致病
DEE5	SPTAN1	NM_001130438.3(SPTAN1):c.4828C > T	R1610W	致病

 DEE5 病例

【简要病史】

11 岁女孩,发作性四肢抽搐伴意识不清 8 年。首次发作为高热时(体温 39.1℃)出现四肢抽搐,双眼上翻,口吐白沫,意识丧失,数分钟缓解。患儿为早产儿,轻度缺氧。头颅磁共振见右侧半球脑发育异常,巨脑回畸形(图 2 - 5 - 1)。PET/CT 见右侧额叶下回及顶叶局部,右侧扣带回等部位脑皮质,葡萄粒代谢较对侧明显增高。脑电图检查见右侧前中颞导为主的尖波单发及连发(图 2 - 5 - 3)。单人全外基因检测发现 SPTAN1 基因第 5 号外显子 c.512T > C 杂合突变,导致所编码的蛋白质第 117 位的异亮氨酸变为酪氨酸(p. I171T),Provean 软件蛋白结构预测可能有害。

【辅助检查】

1. 头颅磁共振检查 头颅磁共振检查见右侧外侧裂脑回畸形,表现为巨脑回(图 2 - 5 - 1)。

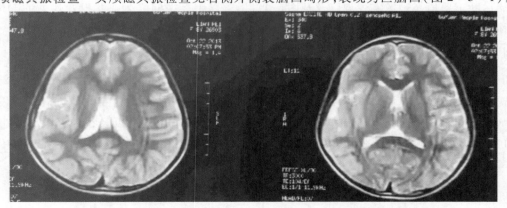

图 2 - 5 - 1 头颅磁共振 T2 像见右侧外侧裂畸形,脑回粗大,透明隔增宽

2. 头颅 PET – CT 扫描　头颅 PET – CT 扫描见右侧外侧裂巨脑回处,葡萄糖代谢明显增强（图 2 – 5 – 2）。

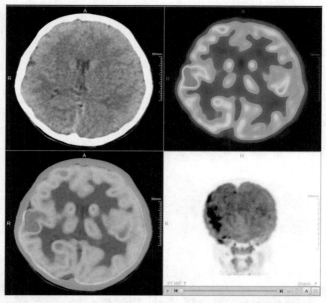

图 2 – 5 – 2　右侧外侧裂巨脑回处,葡萄糖代谢明显增强

3. 脑电图监测　清醒时以 8 ~ 9 Hz 低至中幅(10 ~ 80 μV)α 节律为主调;调节、调幅一般。醒睡均可见右侧前颞、中颞、前额、额导可见较多量单、连发的尖波、尖慢综合波及不规则慢波活动发放（图 2 – 5 – 3）。

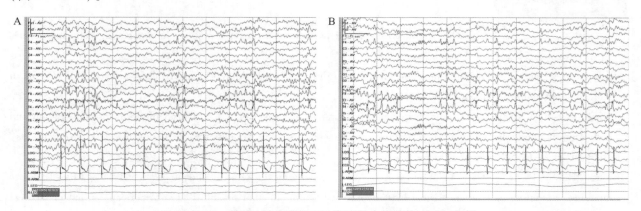

图 2 – 5 – 3　清醒(A)和睡眠(B)期可见右侧前前、中颞、前额、
额导可见较多量单、连发的尖波、尖慢综合波发放

4. 基因检测　单人全外基因检测发现 *SPTAN1* 基因第 5 号外显子 c.512T > C 杂合突变,导致所编码的蛋白质第 117 位的异亮氨酸变为酪氨酸(p.I171T)（图 2 – 5 – 4）,Provean 软件蛋白结构预测可能有害。

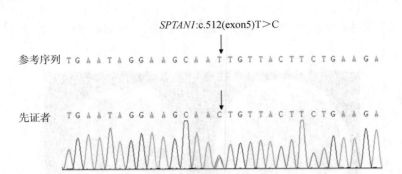

SPTAN1:c.512(exon5)T＞C

参考序列 T G A A T A G G A A G C A A T T G T T A C T T C T G A A G A

先证者 T G A A T A G G A A G C A A C T G T T A C T T C T G A A G A

图 2-5-4　*SPTAN1* 基因第 *5* 号外显子 *c.512T＞C*（*exon5*）杂合突变，导致所编码的蛋白质第 *117* 位的异亮氨酸变为酪氨酸（*p.I171T*）

【诊断】

脑发育异常，右颞叶巨脑回，症状性癫痫，局灶进展为双侧强直阵挛发作，认知障碍，*SPTAN1* 基因突变相关的发育性和癫痫性脑病（DEE5 型）。

【治疗及随访】

患者服用卡马西平和托吡酯治疗，疗效不清，失访。

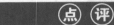

■■■　点　评　■■■

患者右侧巨脑回和症状性癫痫的诊断明确，是否是因 *SPTAN1* 基因突变导致的巨脑回还有待进一步研究。

参考文献 ▶

[1] Bennett V, Baines A J. Spectrin and ankyrin – based pathways: metazoan inventions for integrating cells into tissues [J]. Physiological reviews, United States, 2001, 81(3): 1353–1392.

[2] Bennett V, Healy J. Organizing the fluid membrane bilayer: diseases linked to spectrin and ankyrin[J]. Trends in molecular medicine, England, 2008, 14(1): 28–36.

[3] Machnicka B, Czogalla A, Hryniewicz – Jankowska A, et al. Spectrins: a structural platform for stabilization and activation of membrane channels, receptors and transporters[J]. Biochimica et biophysica acta, Netherlands, 2014, 1838(2): 620–634.

[4] Marco Hernández A V, Caro A, Montoya F A, et al. Extending the clinical phenotype of SPTAN1: From DEE5 to migraine, epilepsy, and subependymal heterotopias without intellectual disability[J]. American journal of medical genetics. Part A, 2021.

[5] Perrotta S, Gallagher P G, Mohandas N. Hereditary spherocytosis[J]. Lancet (London, England), England: 2008, 372(9647): 1411–1426.

[6] Syrbe S, Harms F L, Parrini E, et al. Delineating SPTAN1 associated phenotypes: from isolated epilepsy to encephalopathy with progressive brain atrophy[J]. Brain: a journal of neurology, 2017, 140(9): 2322–2336.

[7] Tohyama J, Nakashima M, Nabatame S, et al. SPTAN1 encephalopathy: distinct phenotypes and genotypes[J]. Journal of human genetics, England, 2015, 60(4): 167–173.

[8] Voas M G, Lyons D A, Naylor S G, et al. alphaII – spectrin is essential for assembly of the nodes of Ranvier in myelinated axons[J]. Current biology: CB, England, 2007, 17(6): 562–568.

（魏子涵　邓艳春）

6 发育性和癫痫性脑病 6 型（*SCN1A* 相关性 DEE）

【概念】

发育性和癫痫性脑病 6 型(DEE6)是一种罕见的癫痫综合征类型,主要临床表现为癫痫发作、精神运动及神经系统发育倒退。临床表现为 Dravet 综合征(Dravet syndrome,DS),或非 Dravet 综合征型更严重的癫痫脑病和神经发育障碍(DEE6B)。

【致病基因】

DEE6 由 *SCN1A* 基因致病性突变所致。DS 于 1978 年首次由 Dravet 等人描述,后于 2001 年,Claes 等人发现其与 *SCN1A* 基因突变相关。在已报道的 DS 病例中,大多数(70% ~ 80%)的病例为 *SCN1A* 基因突变所致,目前已经发现了很多相关突变,包括错义突变、无义突变、框移突变、剪切位点突变以及大片段重组,其中错义突变约占 50%。在这些突变中,大多数为新发突变。在约 10% 的患者中,父母中的一方为携带相应 *SCN1A* 突变的嵌合体。*SCN1A* 基因位于 2 号染色体长臂 24.3,包含 26 个外显子,其编码产物是 Nav1.1,是一种由 2 009 个氨基酸组成的电压门控钠通道亚单位。动物实验发现,Nav1.1 定位于抑制性中间神经元上,因此其失功能突变会导致 γ-氨基丁酸(GABA)能神经元的兴奋性降低,从而导致更强的兴奋性活动。除 *SCN1A* 外,还有其他一些基因突变可能引起 DS,包括 *SCN2A*、*SCN9A*、*SCN1B*、*GABARA1* 等。

【临床症状】

典型的 DS 的临床表现分为三个阶段:癫痫发作阶段、病情恶化阶段,稳定阶段。

1.癫痫发作阶段 在大多数情况下,患者正常发育至 4 至 8 个月大时发病(据报道范围为 1 至 18 个月)。第一次癫痫发作通常是发热引起的,持续全身性或单侧的阵挛性癫痫发作,并且持续时间较一般的热性惊厥长,也有部分病例报道首次发作与发热无关,这些病例通常为注射疫苗或感染后出现癫痫发作。在部分患儿中首次发作可能为局灶性发作。首次发作往往被认为是热性惊厥而未接受进一步检查。通常在首次发作后很短时间(2 周至 2 个月),会再次出现发热或无热性癫痫发作。尽管患者在生命的第一年发病,但并未出现婴儿痉挛,患者的脑磁共振成像正常,初始 EEG 轻度异常或正常。其后,患儿在 1 岁左右即进入病程第二阶段。

2.恶化阶段 患儿在 1 至 5 岁之间,会出现多种其他类型的癫痫发作,包括肌阵挛发作、非典型性发作和局灶性发作,失张力发作比较少见。癫痫发作比起病时更频繁,但持续的时间变短。部分患者可能出现发作间期脑电图异常,包括各导的棘波或棘慢波、多棘波和多棘慢波;随着肌阵挛发作的频率增加,伴有棘波的增加和光阵发性反应的出现。在此期间,患儿会出现发育迟缓的症状,通常自 2 岁起进行性发展,患儿通常在正常年龄范围内开始行走,但在较长一段时间内无法走稳。语言发育开始的时间正常,但进步十分缓慢,很多患者无法构建完整的句子。精细运动能力发育不良,可能与节段性的肌阵挛与眼手协调能力差相关。注意力缺陷也是患儿的常见症状。同时,部分患者中可能会出现各种神经系统体征,包括肌张力减退、共济失调、锥体束征、运动不协调以及发作间期肌阵挛。患儿一般在 5 岁左右进入症状稳定期,在恶化期出现的一系列症状会成为该期的临床症状特征。值得注意的是,DS 既往也称为婴儿严重肌阵挛癫痫(SMEI),以肌阵挛发作以及脑电图全面性棘慢波作为该病的特征之一。

3.稳定阶段 在此阶段的早期(10岁之前),发作间隔时间延长,癫痫发作持续时间缩短。患者经历多种癫痫发作类型的高发生率。随着其他合并症的逐渐恶化,如发育迟缓、蹲伏步态和共济失调、认知和语言障碍变得越来越突出。在儿童和成人中,诊断标准还包括钠通道抗癫痫药引起的癫痫发作加重,智力残疾和神经系统检查异常(例如蹲伏步态、肌张力低下、不协调、灵活性受损)。大龄儿童和成人的磁共振成像可能显示轻度全脑萎缩和海马硬化。同时,脑电图背景减慢,经常伴有多灶性和/或全面性癫痫样放电。

后来报道的病例中有部分患者没有肌阵挛发作也缺乏类似脑电图改变,被称为边缘型Dravet综合征或边缘型婴儿严重肌阵挛癫痫。目前认为这两种临床表型均为DS临床表型谱的一部分。

2014年Ohashi等人报告了一名6岁日本女孩在2至3个月大时出现多灶性癫痫发作,癫痫发作演变为频繁的高热诱发癫痫持续状态。3个月后,她又表现出多动性运动障碍,伴随着类似舞蹈症的突然抽搐运动,以及手的刻板印象。患者还伴有严重的发育迟缓,整体发育不良,不能说话、坐或走路,四肢瘫痪痉挛,没有有目的的手部动作。脑成像显示进行性皮质和白质萎缩、胼胝体变薄、髓鞘受损。她有轻微的非特异性畸形特征,比Dravet综合征的表型严重但不典型,把这种发育性和癫痫性脑病称为DEE6B型。

【辅助检查】

DS可出现多种癫痫发作形式,因此其脑电图也有多种表现形式,且随着患者的病情进展,脑电图表现也有所不同。在病程的第一阶段,患者的脑电图通常在清醒和睡眠期都是正常的,EEG可以表现为单侧或全面性的背景活动减慢。在部分患者的脑电图中可出现全面性的棘慢波,可以是持续性的也可以由闪光刺激(IPS)诱发。顶区可能出现4~5 Hz的θ活动。当进入第二阶段时,随着多种癫痫发作形式的出现,患者的脑电图也会呈现出对应的改变:①单侧性或全面性的阵挛发作或强直阵挛发作。在阅读EEG时会发现大部分发作其实并非完全的全面性发作,而是由短暂的局灶性发作进展而来。单侧性的阵挛发作或强直阵挛发作为DS的标志性发作类型,这些癫痫发作可能会延长并反复出现,最终导致癫痫持续状态;②肌阵挛发作,于1~5岁间出现,多为轴性肌阵挛,发作程度可轻可重,EEG多表现全面性的棘慢波发放,肌阵挛的出现与脑电图异常存在锁时关系,可由光线刺激、光线强度变化、闭眼以及注视等因素诱发,部分患者可出现肌阵挛癫痫持续状态;③不典型失神发作,于4个月至6岁间出现,可能与肌阵挛发作同时出现,一些发作可持续数小时甚至数天。EEG表现为全面性的1.5~2.5 Hz棘慢波暴发;④局灶性发作,多为旋转发作或单个肢体或一侧肢体的阵挛发作,还可表现为自动症发作伴意识障碍。随发作类型不同,其脑电图表现也不同;⑤强直发作,这种发作类型在DS中较为罕见,类似于Lennox-Gastuat综合征中的强直发作,但多为散发。EEG多表现为低波幅快波并紧接着出现慢波活动。

【诊断】

该病可根据以下特点进行诊断:①癫痫家族史或热性惊厥家族史;②癫痫发作前发育正常;③通常于1岁前起病;④脑电图表现为全面性的棘波或棘慢波;⑤多种癫痫发作类型;⑥部分患者表现出光敏性特征;⑦2岁后开始出现精神运动发育迟滞;⑧体温升高会导致癫痫发作激增;⑨精神运动发育迟滞后开始出现的共济失调、锥体束征以及发作间期肌阵挛等。基因检测也可为DS诊断提供帮助,但要注意的是,除SCN1A基因突变外,还有其他基因突变可导致DS,且SCN1A基因突变也可导致除DS外的其他疾病,例如遗传性癫痫伴热性惊厥附加症(GEFS+)、家族性热性惊厥以及婴儿游走性局灶性癫痫等。有些SCN1A基因新发致病变异导致的伴有严重发育障碍的非典型的DS。

【鉴别诊断】

DS的首次癫痫发作多与发热相关,因此应与普通的热性惊厥相鉴别。其次,应与其他以肌阵挛发作为特点的癫痫综合征进行鉴别,例如婴儿良性肌阵挛癫痫、肌阵挛失张力癫痫、进行性肌阵挛癫痫等,主要需要与其他基因突变导致的 DS 进行鉴别。

【治疗】

目前,DS 的治疗有多种药物治疗方法及手术治疗,多数患者对药物反应性不佳,并且服用 2 种以上的 AED,目前的一线治疗药物仍以丙戊酸或氯巴占为主,二线治疗则包括添加司替戊醇、托吡酯（TPM）或生酮饮食,三线治疗包括氯硝西泮、左乙拉西坦等药物以及 VNS 手术治疗。目前也有部分研究使用司替戊醇（STP）、大麻二酚（CBD）和芬氟拉明等药物治疗 DS 并取得了一定的疗效。

STP 被认为是二线治疗。然而,鉴于越来越多的证据表明 STP 作为 VPA 和 CLB 的附加组件的有益效果,它可能会作为第一线引入治疗,尤其是复发性长期癫痫患者的治疗。STP 调节 GABAA 受体（α3 亚单位）,在发育中的大脑中高幅表达,因此更利于启动 STP 在青春期之前进行治疗,尽管 STP 在成年后仍能保持其疗效。此外,STP 增加 CLB 的活性代谢物去甲氯巴占的血浆水平。已有研究表明托吡酯与 STP 联合应用的药物的疗效。对于高度难治性患者,应考虑第三种治疗方法。乙琥胺（ETS）用于非典型失神,唑尼沙胺（ZNS）或左乙拉西坦（LEV）已被证明是有效的添加治疗。其他新的和潜在的疾病调节药物是吡仑帕耐（PER）,一种选择性非竞争性 AMPA 受体激动剂,FEN 作为一种 5 - 羟色胺能调节剂,添加治疗运动性癫痫患者中,与基线相比发作频率减少达到 75%（范围 28% ~ 100%）。该药物目前正处于 FDA 的审批程序中。高纯度大麻二酚最近被美国食品药品监督管理局批准 DS 和 Lennox - Gastaut 综合征的治疗适应证,其抗惊厥机制尚不清楚。

【预后】

目前该病的平均生存期尚未完全确定。研究表明 DS 患者死亡的首要原因是癫痫猝死（SUDEP）以及癫痫持续状态。一项国际性研究指出,随访的 833 名患者中有 31 人在 10 岁内死亡,患者的平均死亡年龄为 4.6 岁,其中 19 人死于 SUDEP,10 人死于癫痫持续状态,1 人死于酮症酸中毒,1 人死于意外事故。一项前瞻性研究指出,早期预防癫痫持续状态的发生有利于患者癫痫和精神发育的预后。

【遗传咨询】

目前认为 DEE6 是常染色体显性遗传性疾病,若有一方携带 *SCN1A* 基因的致病变异位点,生育同样患者的概率为 50%。尽管目前发现的 *SCN1A* 基因突变多数是新发变异,也不除外父母存在嵌合体变异的可能,建议做产前基因检测。目前已报道的 *SCN1A* 基因致病性突变位点见表 2 - 6 - 1。

表 2 - 6 - 1　目前已报道的 *SCN1A* 基因致病性突变位点

表型	基因名	突变位点	蛋白改变	致病性
DEE6	*SCN1A*	NM_001165963.4(SCN1A):c.5765T > G	I1922S	致病
DEE6	SCN1A	NM_001165963.4(SCN1A):c.5726C > T	T1909I	致病
DEE6	*SCN1A*	NM_001165963.4(SCN1A):c.5656C > T	R1886 *	致病
DEE6	*SCN1A*	NM_001165963.4(SCN1A):c.5527C > T	Q1843 *	致病
DEE6	*SCN1A*	NM_001165963.4(SCN1A):c.5444T > C	F1815S	致病
DEE6	*SCN1A*	NM_001165963.4(SCN1A):c.5422T > C	F1808L	致病
DEE6	*SCN1A*	NM_001165963.4(SCN1A):c.5312T > G	I1771S	致病
DEE6	*SCN1A*	NM_001165963.4(SCN1A):c.5269G > C	G1757R	致病
DEE6	*SCN1A*	NM_001165963.4(SCN1A):c.5263G > T	D1755Y	致病
DEE6	*SCN1A*	NM_001165963.4(SCN1A):c.5261G > A	G1754E	致病
DEE6	*SCN1A*	NM_001165963.4(SCN1A):c.5222G > C	C1741S	致病

表型	基因名	突变位点	蛋白改变	致病性
DEE6	*SCN1A*	NM_001165963.4(SCN1A):c.5222G > A	C1741Y	致病
DEE6	*SCN1A*	NM_001165963.4(SCN1A):c.5048T > C	I1683T	致病
DEE6	*SCN1A*	NM_001165963.4(SCN1A):c.4976T > C	L1659P	致病
DEE6	*SCN1A*	NM_001165963.4(SCN1A):c.4973C > A	T1658K	致病
DEE6	*SCN1A*	NM_001165963.4(SCN1A):c.4933C > T	R1645 *	致病
DEE6	*SCN1A*	NM_001165963.4(SCN1A):c.4907G > A	R1636Q	致病
DEE6	*SCN1A*	NM_001165963.4(SCN1A):c.4853 − 1G > C		致病
DEE6	*SCN1A*	NM_001165963.4(SCN1A):c.4852 + 1G > A		致病
DEE6	*SCN1A*	NM_001165963.4(SCN1A):c.4852 + 1G > T		致病
DEE6	*SCN1A*	NM_001165963.4(SCN1A):c.4822G > T	D1608Y	致病
DEE6	*SCN1A*	NM_001165963.4(SCN1A):c.4693C > T	Q1565 *	致病
DEE6	*SCN1A*	NM_001165963.4(SCN1A):c.4656T > A	C1552 *	致病
DEE6	*SCN1A*	NM_001165963.4(SCN1A):c.4633A > G	I1545V	致病
DEE6	*SCN1A*	NM_001165963.4(SCN1A):c.4581 + 5G > C		致病
DEE6	*SCN1A*	NM_001165963.4(SCN1A):c.4581 + 1G > A		致病
DEE6	*SCN1A*	NM_001165963.4(SCN1A):c.4549A > T	K1517 *	致病
DEE6	*SCN1A*	NM_001165963.4(SCN1A):c.4547C > A	S1516 *	致病
DEE6	*SCN1A*	NM_001165963.4(SCN1A):c.4541T > G	L1514 *	致病
DEE6	*SCN1A*	NM_001165963.4(SCN1A):c.4477 − 1C > T		致病
DEE6	*SCN1A*	NM_001165963.4(SCN1A):c.4428C > A	N1476K	致病
DEE6	*SCN1A*	NM_001165963.4(SCN1A):c.4359T > G	Y1453 *	致病
DEE6	*SCN1A*	NM_001165963.4(SCN1A):c.4352C > T	P1451L	致病
DEE6	*SCN1A*	NM_001165963.4(SCN1A):c.4351C > G	P1451A	致病
DEE6	*SCN1A*	NM_001165963.4(SCN1A):c.4339 − 1G > A		致病
DEE6	*SCN1A*	NM_001165963.4(SCN1A):c.4333A > T	R1445 *	致病
DEE6	*SCN1A*	NM_001165963.4(SCN1A):c.4295A > T	K1432I	致病
DEE6	*SCN1A*	NM_001165963.4(SCN1A):c.4294A > G	K1432E	致病
DEE6	*SCN1A*	NM_001165963.4(SCN1A):c.4284 + 1G > T		致病
DEE6	*SCN1A*	NM_001165963.4(SCN1A):c.4283T > A	V1428D	致病
DEE6	*SCN1A*	NM_001165963.4(SCN1A):c.4282G > T	V1428F	致病
DEE6	*SCN1A*	NM_001165963.4(SCN1A):c.4234A > T	K1412 *	致病
DEE6	*SCN1A*	NM_001165963.4(SCN1A):c.4224G > A	W1408 *	致病
DEE6	*SCN1A*	NM_001165963.4(SCN1A):c.4223G > A	W1408 *	致病
DEE6	*SCN1A*	NM_001165963.4(SCN1A):c.4219C > T	R1407 *	致病
DEE6	*SCN1A*	NM_001165963.4(SCN1A):c.4109C > T	A1370V	致病

续表

表型	基因名	突变位点	蛋白改变	致病性
DEE6	*SCN1A*	NM_001165963.4（SCN1A）:c.4061G > T	C1354F	致病
DEE6	*SCN1A*	NM_001165963.4（SCN1A）:c.4057G > T	V1353F	致病
DEE6	*SCN1A*	NM_001165963.4（SCN1A）:c.4048G > A	V1350M	致病
DEE6	*SCN1A*	NM_001165963.4（SCN1A）:c.4003G > A	V1335M	致病
DEE6	*SCN1A*	NM_001165963.4（SCN1A）:c.4002 + 2T > C		致病
DEE6	*SCN1A*	NM_001165963.4（SCN1A）:c.3977C > A	A1326D	致病
DEE6	*SCN1A*	NM_001165963.4（SCN1A）:c.3926T > A	L1309H	致病
DEE6	*SCN1A*	NM_001165963.4（SCN1A）:c.3880 − 1G > T		致病
DEE6	*SCN1A*	NM_001165963.4（SCN1A）:c.3869T > A	L1290 *	致病
DEE6	*SCN1A*	NM_001165963.4（SCN1A）:c.3860T > C	L1287P	致病
DEE6	*SCN1A*	NM_001165963.4（SCN1A）:c.3829C > T	Q1277 *	致病
DEE6	*SCN1A*	NM_001165963.4（SCN1A）:c.3822T > G	Y1274 *	致病
DEE6	*SCN1A*	NM_001165963.4（SCN1A）:c.3812G > A	W1271 *	致病
DEE6	*SCN1A*	NM_001165963.4（SCN1A）:c.3783C > G	Y1261 *	致病
DEE6	*SCN1A*	NM_001165963.4（SCN1A）:c.3734G > A	R1245Q	致病
DEE6	*SCN1A*	NM_001165963.4（SCN1A）:c.3733C > T	R1245 *	致病
DEE6	*SCN1A*	NM_001165963.4（SCN1A）:c.3706 − 1G > C		致病
DEE6	*SCN1A*	NM_001165963.4（SCN1A）:c.3706 − 2A > T		致病
DEE6	*SCN1A*	NM_001165963.4（SCN1A）:c.3705 + 1G > T		致病
DEE6	*SCN1A*	NM_006920.6（SCN1A）:c.3672 + 1G > A		致病
DEE6	*SCN1A*	NM_001165963.4（SCN1A）:c.3611G > A	W1204 *	致病
DEE6	*SCN1A*	NM_001165963.4（SCN1A）:c.3550 + 2T > C		致病
DEE6	*SCN1A*	NM_001165963.4（SCN1A）:c.3429 + 1G > A		致病
DEE6	*SCN1A*	NM_001165963.4（SCN1A）:c.3429 + 1G > T		致病
DEE6	*SCN1A*	NM_001165963.4（SCN1A）:c.3407C > A	S1136 *	致病
DEE6	*SCN1A*	NM_001165963.4（SCN1A）:c.3380T > G	L1127 *	致病
DEE6	*SCN1A*	NM_001165963.4（SCN1A）:c.3183T > A	C1061 *	致病
DEE6	*SCN1A*	NM_001165963.4（SCN1A）:c.2983T > C	F995L	致病
DEE6	*SCN1A*	NM_001165963.4（SCN1A）:c.2948T > A	V983D	致病
DEE6	*SCN1A*	NM_001165963.4（SCN1A）:c.2947G > A	V983I	致病
DEE6	*SCN1A*	NM_001165963.4（SCN1A）:c.2946 + 1G > T		致病
DEE6	*SCN1A*	NM_001165963.4（SCN1A）:c.2904C > A	C968 *	致病
DEE6	*SCN1A*	NM_001165963.4（SCN1A）:c.2903G > A	C968Y	致病
DEE6	*SCN1A*	NM_001165963.4（SCN1A）:c.2893C > T	Q965 *	致病
DEE6	*SCN1A*	NM_001165963.4（SCN1A）:c.2862G > C	E954D	致病
DEE6	*SCN1A*	NM_001165963.4（SCN1A）:c.2855G > A	W952 *	致病
DEE6	*SCN1A*	NM_001165963.4（SCN1A）:c.2849G > A	G950E	致病

表型	基因名	突变位点	蛋白改变	致病性
DEE6	*SCN1A*	NM_001165963.4(SCN1A):c.2819C > T	S940F	致病
DEE6	*SCN1A*	NM_001165963.4(SCN1A):c.2802G > A	M934I	致病
DEE6	*SCN1A*	NM_001165963.4(SCN1A):c.2800A > G	M934V	致病
DEE6	*SCN1A*	NM_001165963.4(SCN1A):c.2796G > A	W932 *	致病
DEE6	*SCN1A*	NM_001165963.4(SCN1A):c.2792G > C	R931P	致病
DEE6	*SCN1A*	NM_001165963.4(SCN1A):c.2669T > C	L890P	致病
DEE6	*SCN1A*	NM_001165963.4(SCN1A):c.2627T > G	L876 *	致病
DEE6	*SCN1A*	NM_001165963.4(SCN1A):c.2618G > A	W873 *	致病
DEE6	*SCN1A*	NM_001165963.4(SCN1A):c.2590 − 2A > G		致病
DEE6	*SCN1A*	NM_006920.6(SCN1A):c.2556 + 3A > T		致病
DEE6	*SCN1A*	NM_001165963.4(SCN1A):c.2579C > A	S860 *	致病
DEE6	*SCN1A*	NM_001165963.4(SCN1A):c.2496G > A	W832 *	致病
DEE6	*SCN1A*	NM_001165963.4(SCN1A):c.2495G > A	W832 *	致病
DEE6	*SCN1A*	NM_001165963.4(SCN1A):c.2266A > T	K756 *	致病
DEE6	*SCN1A*	NM_001165963.4(SCN1A):c.2261G > A	W754 *	致病
DEE6	*SCN1A*	NM_001165963.4(SCN1A):c.2244G > A	W748 *	致病
DEE6	*SCN1A*	NM_001165963.4(SCN1A):c.2243G > A	W748 *	致病
DEE6	*SCN1A*	NM_001165963.4(SCN1A):c.2217T > G	Y739 *	致病
DEE6	*SCN1A*	NM_001165963.4(SCN1A):c.2131C > T	Q711 *	致病
DEE6	*SCN1A*	NM_001165963.4(SCN1A):c.2044G > T	G682 *	致病
DEE6	*SCN1A*	NM_001165963.4(SCN1A):c.2044 − 1G > A		致病
DEE6	*SCN1A*	NM_001165963.4(SCN1A):c.1958T > A	L653 *	致病
DEE6	*SCN1A*	NM_001165963.4(SCN1A):c.1883C > A	S628 *	致病
DEE6	*SCN1A*	NM_001165963.4(SCN1A):c.1876A > G	S626G	致病
DEE6	*SCN1A*	NM_001165963.4(SCN1A):c.1837C > T	R613 *	致病
DEE6	*SCN1A*	NM_001165963.4(SCN1A):c.1795G > T	E599 *	致病
DEE6	*SCN1A*	NM_001165963.4(SCN1A):c.1738C > T	R580 *	致病
DEE6	*SCN1A*	NM_001165963.4(SCN1A):c.1549G > T	E517 *	致病
DEE6	*SCN1A*	NM_001165963.4(SCN1A):c.1525C > T	Q509 *	致病
DEE6	*SCN1A*	NM_001165963.4(SCN1A):c.1439C > A	S480 *	致病
DEE6	*SCN1A*	NM_001165963.4(SCN1A):c.1306G > T	E436 *	致病
DEE6	*SCN1A*	NM_001165963.4(SCN1A):c.1285C > T	Q429 *	致病
DEE6	*SCN1A*	NM_001165963.4(SCN1A):c.1278C > A	Y426 *	致病
DEE6	*SCN1A*	NM_001165963.4(SCN1A):c.1278C > G	Y426 *	致病
DEE6	*SCN1A*	NM_001165963.4(SCN1A):c.1264G > T		致病
DEE6	*SCN1A*	NM_001165963.4(SCN1A):c.1178G > C	R393P	致病
DEE6	*SCN1A*	NM_001165963.4(SCN1A):c.1177C > T	R393C	致病

表型	基因名	突变位点	蛋白改变	致病性
DEE6	*SCN1A*	NM_001165963.4（SCN1A）:c.1170+5G>A		致病
DEE6	*SCN1A*	NM_001165963.4（SCN1A）:c.1170+1G>T		致病
DEE6	*SCN1A*	NM_001165963.4（SCN1A）:c.1170G>A		致病
DEE6	*SCN1A*	NM_001165963.4（SCN1A）:c.1153G>C	E385Q	致病
DEE6	*SCN1A*	NM_001165963.4（SCN1A）:c.1047T>G	Y349*	致病
DEE6	*SCN1A*	NM_001165963.4（SCN1A）:c.1028+2T>C		致病
DEE6	*SCN1A*	NM_001165963.4（SCN1A）:c.1028+1G>T		致病
DEE6	*SCN1A*	NM_001165963.4（SCN1A）:c.1008T>A	C336*	致病
DEE6	*SCN1A*	NM_001165963.4（SCN1A）:c.985G>T	G329C	致病
DEE6	*SCN1A*	NM_001165963.4（SCN1A）:c.974A>G	Y325C	致病
DEE6	*SCN1A*	NM_001165963.4（SCN1A）:c.965-1G>A		致病
DEE6	*SCN1A*	NM_001165963.4（SCN1A）:c.964+1G>A		致病
DEE6	*SCN1A*	NM_001165963.4（SCN1A）:c.839G>A	W280*	致病
DEE6	*SCN1A*	NM_001165963.4（SCN1A）:c.812G>T	G271V	致病
DEE6	*SCN1A*	NM_001165963.4（SCN1A）:c.777C>A	S259R	致病
DEE6	*SCN1A*	NM_001165963.4（SCN1A）:c.716C>G	A239G	致病
DEE6	*SCN1A*	NM_001165963.4（SCN1A）:c.707T>C	I236T	致病
DEE6	*SCN1A*	NM_001165963.4（SCN1A）:c.694+5G>A		致病
DEE6	*SCN1A*	NM_001165963.4（SCN1A）:c.677C>T	T226M	致病
DEE6	*SCN1A*	NM_001165963.4（SCN1A）:c.675G>C	K225N	致病
DEE6	*SCN1A*	NM_001165963.4（SCN1A）:c.580G>	D194Y	致病
DEE6	*SCN1A*	NM_001165963.4（SCN1A）:c.576G>A	W192*	致病
DEE6	*SCN1A*	NM_001165963.4（SCN1A）:c.575G>A	W192*	致病
DEE6	*SCN1A*	NM_001165963.4（SCN1A）:c.474-1G>A		致病
DEE6	*SCN1A*	NM_001165963.4（SCN1A）:c.459G>A	W153*	致病
DEE6	*SCN1A*	NM_001165963.4（SCN1A）:c.383+1A>G		致病
DEE6	*SCN1A*	NM_001165963.4（SCN1A）:c.338C>T	P113L	致病
DEE6	*SCN1A*	NM_001165963.4（SCN1A）:c.302G>A	R101Q	致病
DEE6	*SCN1A*	NM_001165963.4（SCN1A）:c.301C>T	R101W	致病
DEE6	*SCN1A*	NM_001165963.4（SCN1A）:c.269T>C	F90S	致病
DEE6	*SCN1A*	NM_001165963.4（SCN1A）:c.264+5G>A		致病
DEE6	*SCN1A*	NM_001165963.4（SCN1A）:c.264+5G>C		致病
DEE6	*SCN1A*	NM_001165963.4（SCN1A）:c.252T>A	Y84*	致病
DEE6	*SCN1A*	NM_001165963.4（SCN1A）:c.243C>A	D81E	致病
DEE6	*SCN1A*	NM_001165963.4（SCN1A）:c.3G>A	M1I	致病
DEE6	*SCN1A*	NM_001165963.4（SCN1A）:c.2T>C	M1T	致病

DEE6 病例

【简要病史】

男,8岁,右利手。患儿8月龄时发热(38.6℃)后于夜间睡眠中突发尖叫,继之双眼上翻、头向后仰、牙关紧闭、口唇发绀、四肢强直抽搐、意识不清,持续1~2分钟缓解,在当地医院以"热性惊厥"处理。之后上述症状平均每月发作1~2次,2015年10月就诊于西京医院,查EEG提示异常,诊断为癫痫,给予丙戊酸钠口服液、苯巴比妥钠及拉莫三嗪治疗,仍有发作。发作类型有两种,一种为GTCS样,每年发作5~6次,感冒发热易诱发,多在夜间发病,一种为发作性意识不清,双眼上翻伴点头样动作,持续数秒钟,频繁时每天均有发作。后将药物调整为丙戊酸钠、唑尼沙胺及氯硝西泮,发作频率较前有所减少,目前约1月发作1次,表现为发作性意识不清伴点头样动作,持续数秒。患儿足月顺产,出生时有羊水早破,有新生儿缺血缺氧性脑病、蛛网膜下腔出血病史,智力发育落后于同龄儿童。否认中毒史,无中枢神经系统感染病史,否认家族史。神经系统查体:言语欠清晰、流利,高级智能差、多动、运动协调性差,余未见明显异常。

【辅助检查】

1. 头颅磁共振 未见异常。

2. 脑电图监测 清醒期以5~6 Hz(20~170 μV)θ节律为主,清醒时各导可见少量单、连发的棘慢综合波发放,并可见持续3~7秒的高波幅的棘慢节律发放。在视频监测的8小时中,可见患者出现6次发作,表现为患儿睡醒后玩耍时出现头缓慢向下低,双上肢节律性微微抽动,同时伴有头部微微节律性点头,有时为轻微的左右晃头,持续5~10秒缓解。每次发作基本相似,EEG表现为各导阵发性的高波幅的1.5~2 Hz棘慢综合波发放(图2-6-1~2-6-2)。

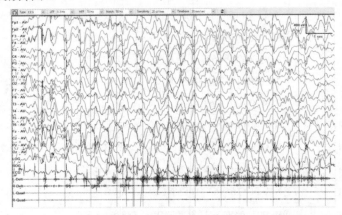

图2-6-1 发作期各导阵发性的高波幅的1.5~2 Hz棘慢综合波发放

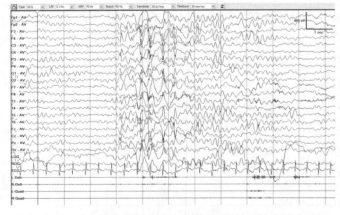

图2-6-2 发作间期各导可见棘慢、多棘慢综合波发放

3.基因检测　为明确病因,行先证者癫痫包检测,发现患者携带 *SCN1A* 基因的新发致病变异（NM_006920：c.4522C > A，p.Pro1508Thr）。其一代测序验证图如下（图2－6－3）。

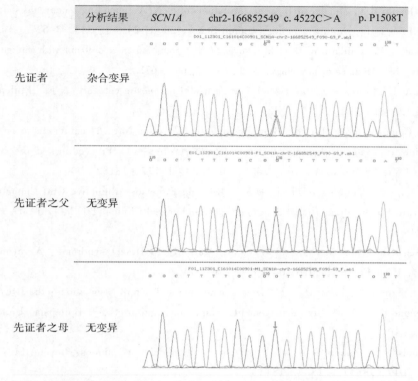

图2－6－3　患者 *SCN1A* 基因的新发致病变异（NM_006920：c.4522C > A，p.Pro1508Thr）

【诊断】

癫痫;全面强直阵挛发作;局灶性发作;Dravet 综合征;认知障碍;*SCN1A* 基因突变相关的发育性和癫痫性脑病（DEE6 型）。

【治疗及随访】

该患目前口服丙戊酸钠口服液 1 ml 2 次/天,丙戊酸钠缓释片 0.25 g 2 次/天、唑尼沙胺 33 mg 50 mg 2 次/天,氯硝西泮 0.7 mg 2 次/天治疗。目前仍有局灶性发作,约 1 次/月。

点评

早期以热性惊厥起病,后期转为无热惊厥的儿童患者大约占热惊的 1/5,所以凡是有热性惊厥的儿童,不能忽视。尤其是复杂热惊或者同时合并有运动语言和智力发育迟缓的患儿更应积极查找病因。

参考文献 ▶

［1］Akiyama M, Kobayashi K, Yoshinaga H,et al. A long－term follow－up study of Dravet syndrome up to adulthood［J］. Epilepsia, United States, 2010, 51（6）：1043－1052.

［2］Anwar A, Saleem S, Patel U K,et al. Dravet Syndrome：An Overview［J］. Cureus, 2019, 11（6）：e5006.

［3］Claes L, Del－Favero J, Ceulemans B,et al. De novo mutations in the sodium－channel gene SCN1A cause severe myoclonic epilepsy of infancy［J］. American journal of human genetics, 2001, 68（6）：1327－1332.

［4］Depienne C, Trouillard O, Saint－Martin C,et al. Spectrum of SCN1A gene mutations associated with Dravet syndrome：Analysis of 333 patients［J］. Journal of Medical Genetics, J Med Genet, 2009, 46（3）：183－191.

[5]Dravet C. Les épilepsies graves de l'enfant[J]. Vie Med, 1978, 8：543 − 548.

[6]Dravet C. The core Dravet syndrome phenotype[J]. Epilepsia, United States, 2011, 52（Suppl 2）：3 − 9.

[7]Escayg A, MacDonald B T, Meisler M H,et al. Mutations of SCN1A, encoding a neuronal sodium channel, in two families with GEFS + 2[J]. Nature genetics, United States, 2000, 24(4)：343 − 345.

[8]Freilich E R, Jones J M, Gaillard W D,et al. Novel SCN1A mutation in a proband with malignant migrating partial seizures of infancy[J]. Archives of neurology, 2011, 68(5)：665 − 671.

[9]Guerrini R, Oguni H. Borderline Dravet syndrome：a useful diagnostic category？[J]. Epilepsia, United States, 2011, 52（Suppl 2）：10 − 12.

[10]Mantegazza M, Gambardella A, Rusconi R,et al. Identification of an Nav1.1 sodium channel（SCN1A）loss − of − function mutation associated with familial simple febrile seizures[J]. Proceedings of the National Academy of Sciences of the United States of America, 2005, 102(50)：18177 − 18182.

[11]Miller I, Scheffer I E, Gunning B,et al. Dose − Ranging Effect of Adjunctive Oral Cannabidiol vs Placebo on Convulsive Seizure Frequency in Dravet Syndrome：A Randomized Clinical Trial[J]. JAMA neurology, 2020, 77 (5)：613 − 621.

[12]Shmuely S, Sisodiya S M, Gunning W B,et al. Mortality in Dravet syndrome：A review[J]. Epilepsy & behavior：E&B, United States, 2016, 64(Pt A)：69 − 74.

[13]Skluzacek J V, Watts K P, Parsy O,et al. Dravet syndrome and parent associations：the IDEA League experience with comorbid conditions, mortality, management, adaptation, and grief[J]. Epilepsia, United States, 2011, 52 （Suppl 2）：95 − 101.

[14]Steel D, Symonds J D, Zuberi S M,et al. Dravet syndrome and its mimics：Beyond SCN1A[J]. Epilepsia, United States, 2017, 58(11)：1807 − 1816.

[15]Wheless J W, Fulton S P, Mudigoudar B D,et al. Pediatr Neurol. 2020 Jun；107：28 − 40.

[16]Wirrell E C, Laux L, Donner E,et al. Optimizing the Diagnosis and Management of Dravet Syndrome：Recommendations From a North American Consensus Panel[J]. Pediatric neurology, United States：2017, 68：18 − 34. e3.

[17]Yu F H, Mantegazza M, Westenbroek R E,et al. Reduced sodium current in GABAergic interneurons in a mouse model of severe myoclonic epilepsy in infancy[J]. Nature neuroscience, United States, 2006, 9(9)：1142 − 1149.

[18]Zuberi S M, Brunklaus A, Birch R,et al. Genotype − phenotype associations in SCN1A − related epilepsies[J]. Neurology, United States, 2011, 76(7)：594 − 600.

[19]许小菁，张月华，孙慧慧，等. Dravet 综合征 SCN1A 基因突变的遗传特点及表型研究[J]. 中华医学遗传学杂志，2012，29(6)：6.

（魏子涵　江　文　邓艳春）

7　发育性和癫痫性脑病 7 型（*KCNQ2* 相关性 DEE）

【概念】

发育性和癫痫性脑病 7 型（DEE7；OMIM ID：613720）是一种早发且严重的常染色体显性遗传神经系统疾病，主要表现为早发的难治性癫痫以及神经系统发育迟缓。

【致病基因】

DEE7 由 *KCNQ2* 基因致病突变引起。*KCNQ2* 基因位于 20 号染色体长臂 13 区带，编码一种钾通道亚单位 Kv7.2，Kv7.2 与由 *KCNQ3* 基因编码的 Kv7.3 共同构成异源四聚体钾通道，这两种亚单位的结构相似，均由 6 个跨膜结构域（S1~S6）以及胞内的 N 端和 C 端组成，其中 S4 为电压感受器，S5/S6 以及两个结构域之间的氨基酸链组成了钾通道的离子孔道。这种钾通道在中枢神经系统及周围神经系统中分布广泛，在神经网络兴奋性的调节中发挥重要作用。需要注意的是，*KCNQ2* 基因突变除引起 DEE7 外，还会引起一种不同的癫痫综合征，即良性家族性新生儿癫痫（BFNE）。近期 Goto 等人研究了总共 259 名 *KCNQ2* 突变先证者，其中 148 例 BFNE 和 111 例 DEE7，共 216 种不同变体的比较发现，引起 BFNE 的 *KCNQ2* 基因突变多位于 S2 与 S3 间的胞内段，而引起 DEE7 的突变则多位于 S6、S6 毗邻的孔道结构域以及 S6 与螺旋 A 之间的胞内段。并确定了 *KCNQ2* 相关 DEE 的四个热点，包括 S4 电压传感器、孔区以及近端和更远端的 C 末端结构域。

【临床症状】

DEE7 的主要临床表现为早发的难治性癫痫以及神经系统发育迟缓。常见的癫痫综合征有大田园综合征以及 West 综合征。主要的癫痫发作类型是强直发作，有时会伴有自动症样的特征，也有患者表现为癫痫性痉挛。患儿通常在首次发作时于 1 天内多次发作，并且在出生后数月至 1 年内即出现频繁的癫痫发作，且对治疗反应性不佳。在部分患者中，癫痫发作会逐渐减少，变化为散发的全面性强直阵挛发作，并且癫痫发作会在 9 月龄至 4 岁间停止。部分患儿仍会有频繁的癫痫发作，而在癫痫发作停止的患者中也有复发的情况。大部分患儿有严重的智力障碍以及轴性的肌张力减退和/或痉挛性四肢瘫。小部分患儿的表型较轻，表现为中度智力障碍，粗大运动功能较好，但精细运动很差。部分患者即便癫痫发作得到控制，但脑发育异常的情况并没有改善。

【辅助检查】

大部分患者的早期头颅 MRI 可以发现在基底节处有不同程度的 T1 及 T2 信号增高，有时丘脑也有相应变化。这些改变通常为双侧的，且在新生儿期最为明显，随着年龄增长可能会逐渐消失。患儿的脑电图在患病初期多表现为暴发抑制模式，而随着病程进展，EEG 会变化为多灶性癫痫样活动。随着癫痫发作频率的降低，癫痫样活动出现的频率也会降低，在癫痫发作停止后，EEG 可能表现为正常脑电图或仅有轻度的背景活动减慢。在出现癫痫性痉挛的患儿中，EEG 可记录到高幅失律。

【诊断】

DEE7 的诊断主要依靠临床症状以及基因检测。当出现上述典型临床症状时应进行基因检测，当发现 *KCNQ2* 基因致病突变时即可诊断。

【鉴别诊断】

需要与其他以癫痫性痉挛以及强直发作为特点的发育性和癫痫性脑病相鉴别。

【治疗】

该病目前没有对因治疗方法,仅能对症治疗。在 Kato 等人报道的 12 名患者中,有 8 名患者通过单药、多药治疗或者肌注 ACTH 达到无癫痫发作,在这些患者中最为常用的 ASM 是苯巴比妥。Berg AT 等人调查了 38 例 *KCNQ2* 相关 DEE 的抗癫痫药使用情况,最常报告的是左乙拉西坦(N＝30)和苯巴比妥(N＝31)。最常见用的钠通道阻滞剂是奥卡西平(N＝17),其次是苯妥英钠和卡马西平(N＝12)和拉考酰胺(N＝5)。有四名患者使用了瑞替加滨,一种钾通道开放剂,2 名到达了无癫痫发作。只有 2/12(17%)的儿童使用卡马西平完全无癫痫发作,而使用奥卡西平的无发作率为 9/17(53%)。该组病例没有患者接受过切除或其他颅内癫痫手术或器械植入,例如迷走神经刺激器等。

【预后】

该病预后不佳。患者的癫痫发作可能会随年龄的增加而逐渐减少,甚至达到无癫痫发作,其影像学改变也会随年龄增长而逐渐减轻或消失,但遗留的神经系统发育迟缓以及智力障碍等症状依旧无法改善。近期 Boets 等人报道 13 例成年期 KCNQ2 脑病的患者,其中 10 例患者在最后一次随访时达到无癫痫发作,其中 2 人已停止使用抗癫痫药物。所有的患者均有轻至重度的智力障碍,其中大部分患者为重度智力障碍。需要注意的是,超过三分之一的病人在达到癫痫无发作 2 年或更长时间后出现了癫痫发作复发的现象。

【遗传咨询】

目前认为 DEE7 是常染色体显性遗传性疾病,如果父母双方各携带一个 *KCNQ2* 基因的致病变异位点,他们再生育的话,生育健康儿童的概率是 25%,生育同样患儿的概率是 75%;若有一方携带 *KCNQ2* 基因的致病变异位点,生育同样患者的概率为 50%,建议做产前基因检测。目前已报道的 *KCNQ2* 基因部分致病突变位点见表 2－7－1。

表 2－7－1　目前已报道的 *KCNQ2* 基因部分致病突变位点

表型	基因名	突变位点	蛋白改变	致病性
DEE7	*KCNQ2*	NM_172107.4(KCNQ2):c.2147C＞T	T716I	致病
DEE7	*KCNQ2*	NM_172107.4(KCNQ2):c.1741C＞G	R581G	致病
DEE7	*KCNQ2*	NM_172107.4(KCNQ2):c.1734G＞C	M578I	致病
DEE7	*KCNQ2*	NM_172107.4(KCNQ2):c.1689C＞G	D563E	致病
DEE7	*KCNQ2*	NM_172107.4(KCNQ2):c.1687G＞A	D563N	致病
DEE7	*KCNQ2*	NM_172107.4(KCNQ2):c.1682C＞T	P561L	致病
DEE7	*KCNQ2*	NM_172107.4(KCNQ2):c.1678C＞T	R560W	致病
DEE7	*KCNQ2*	NM_172107.4(KCNQ2):c.1666A＞G	K556E	致病
DEE7	*KCNQ2*	NM_172107.4(KCNQ2):c.1662G＞T	K554N	致病
DEE7	*KCNQ2*	NM_172107.4(KCNQ2):c.1658G＞T	R553L	致病
DEE7	*KCNQ2*	NM_172107.4(KCNQ2):c.1655A＞C	K552T	致病
DEE7	*KCNQ2*	NM_172107.4(KCNQ2):c.1636A＞G	M546V	致病
DEE7	*KCNQ2*	NM_172107.4(KCNQ2):c.1621A＞G	R541G	致病
DEE7	*KCNQ2*	NM_172107.4(KCNQ2):c.1501G＞C	A501P	致病
DEE7	*KCNQ2*	NM_172107.4(KCNQ2):c.1420G＞T	E474 *	致病

表型	基因名	突变位点	蛋白改变	致病性
DEE7	*KCNQ2*	NM_172107.4（KCNQ2）:c.1382A > C	Q461P	致病
DEE7	*KCNQ2*	NM_172107.4（KCNQ2）:c.1203T > C		致病
DEE7	*KCNQ2*	NM_172107.4（KCNQ2）:c.1149 − 2A > G		致病
DEE7	*KCNQ2*	NM_172107.4（KCNQ2）:c.1080G > A	W360 *	致病
DEE7	*KCNQ2*	NM_172107.4（KCNQ2）:c.1066C > G	L356V	致病
DEE7	*KCNQ2*	NM_172107.4（KCNQ2）:c.1058G > A	R353H	致病
DEE7	*KCNQ2*	NM_172107.4（KCNQ2）:c.1024 − 2A > G		致病
DEE7	*KCNQ2*	NM_172107.4（KCNQ2）:c.1022A > G	Q341R	致病
DEE7	*KCNQ2*	NM_172107.4（KCNQ2）:c.1010C > G	A337G	致病
DEE7	*KCNQ2*	NM_172107.4（KCNQ2）:c.997C > T	R333W	致病
DEE7	*KCNQ2*	NM_172107.4（KCNQ2）:c.973A > G	R325G	致病
DEE7	*KCNQ2*	NM_172107.4（KCNQ2）:c.973A > C		致病
DEE7	*KCNQ2*	NM_172107.4（KCNQ2）:c.943G > C	G315R	致病
DEE7	*KCNQ2*	NM_172107.4（KCNQ2）:c.926C > T	A309V	致病
DEE7	*KCNQ2*	NM_172107.4（KCNQ2）:c.917C > T	A306V	致病
DEE7	*KCNQ2*	NM_172107.4（KCNQ2）:c.915C > A	F305L	致病
DEE7	*KCNQ2*	NM_172107.4（KCNQ2）:c.911T > C	F304S	致病
DEE7	*KCNQ2*	NM_172107.4（KCNQ2）:c.902G > A	G301D	致病
DEE7	*KCNQ2*	NM_172107.4（KCNQ2）:c.886A > C	T296P	致病
DEE7	*KCNQ2*	NM_172107.4（KCNQ2）:c.881C > T	A294V	致病
DEE7	*KCNQ2*	NM_172107.4（KCNQ2）:c.869G > A	G290D	致病
DEE7	*KCNQ2*	NM_172107.4（KCNQ2）:c.868G > A	G290S	致病
DEE7	*KCNQ2*	NM_172107.4（KCNQ2）:c.860C > A	T287N	致病
DEE7	*KCNQ2*	NM_172107.4（KCNQ2）:c.854C > A	P285H	致病
DEE7	*KCNQ2*	NM_172107.4（KCNQ2）:c.850T > G	Y284D	致病
DEE7	*KCNQ2*	NM_172107.4（KCNQ2）:c.841G > T	G281W	致病
DEE7	*KCNQ2*	NM_172107.4（KCNQ2）:c.838T > C	Y280H	致病
DEE7	*KCNQ2*	NM_172107.4（KCNQ2）:c.835G > T	G279C	致病
DEE7	*KCNQ2*	NM_172107.4（KCNQ2）:c.833T > C	I278T	致病
DEE7	*KCNQ2*	NM_172107.4（KCNQ2）:c.827C > T	T276I	致病
DEE7	*KCNQ2*	NM_172107.4（KCNQ2）:c.821C > T	T274M	致病
DEE7	*KCNQ2*	NM_172107.4（KCNQ2）:c.803T > C	L268P	致病
DEE7	*KCNQ2*	NM_172107.4（KCNQ2）:c.794C > T	A265V	致病
DEE7	*KCNQ2*	NM_172107.4（KCNQ2）:c.793G > C	A265P	致病
DEE7	*KCNQ2*	NM_172107.4（KCNQ2）:c.793G > A	A265T	致病
DEE7	*KCNQ2*	NM_172107.4（KCNQ2）:c.757G > T	A253S	致病
DEE7	*KCNQ2*	NM_172107.4（KCNQ2）:c.757G > A	A253T	致病

续表

表型	基因名	突变位点	蛋白改变	致病性
DEE7	KCNQ2	NM_172107.4（KCNQ2）:c.740C > G	S247W	致病
DEE7	KCNQ2	NM_172107.4（KCNQ2）:c.715G > C	G239R	致病
DEE7	KCNQ2	NM_172107.4（KCNQ2）:c.700A > C	T234P	致病
DEE7	KCNQ2	NM_172107.4（KCNQ2）:c.643G > A	G215R	致病
DEE7	KCNQ2	NM_172107.4（KCNQ2）:c.638G > A	R213Q	致病
DEE7	KCNQ2	NM_172107.4（KCNQ2）:c.637C > T	R213W	致病
DEE7	KCNQ2	NM_172107.4（KCNQ2）:c.629G > C	R210P	致病
DEE7	KCNQ2	NM_172107.4（KCNQ2）:c.629G > A	R210H	致病
DEE7	KCNQ2	NM_172107.4（KCNQ2）:c.628C > T	R210C	致病
DEE7	KCNQ2	NM_172107.4（KCNQ2）:c.620G > A	R207Q	致病
DEE7	KCNQ2	NM_172107.4（KCNQ2）:c.613A > G	I205V	致病
DEE7	KCNQ2	NM_172107.4（KCNQ2）:c.608T > C	L203P	致病
DEE7	KCNQ2	NM_172107.4（KCNQ2）:c.602G > A	R201H	致病
DEE7	KCNQ2	NM_172107.4（KCNQ2）:c.593G > A	R198Q	致病
DEE7	KCNQ2	NM_172107.4（KCNQ2）:c.587C > T	A196V	致病
DEE7	KCNQ2	NM_172107.4（KCNQ2）:c.583T > C	S195P	致病
DEE7	KCNQ2	NM_172107.4（KCNQ2）:c.566G > T	G189V	致病
DEE7	KCNQ2	NM_172107.4（KCNQ2）:c.523G > C	V175L	致病
DEE7	KCNQ2	NM_172107.4（KCNQ2）:c.471G > A	W157 *	致病
DEE7	KCNQ2	NM_172107.4（KCNQ2）:c.431G > A	R144Q	致病
DEE7	KCNQ2	NM_172107.4（KCNQ2）:c.388G > A	E130K	致病
DEE7	KCNQ2	NM_172107.4（KCNQ2）:c.365C > T	S122L	致病
DEE7	KCNQ2	NM_172107.4（KCNQ2）:c.341C > T	T114I	致病

 DEE7 病例

【简要病史】

男性患儿,首次就诊时 2 岁,11 个月时无发热等诱因,在 30 小时内出现 5 次抽搐,于当地医院查头颅磁共振见右侧脑室略大,右侧额叶发育略欠饱满。查脑电图见发作间期左侧枕导和颞导单发和连发的尖慢波。诊断为癫痫,给口服德巴金口服液,半年后复查脑电图时监测到一次发作,表现为四肢僵硬、身体后弯、头略后仰、口青紫、手握拳、眼发呆、四肢轻微抖动、意识不清,大约 2 分钟缓解。同步脑电图见各导极高及高幅棘慢波节律性发放。为进一步明确病因诊断,来西京医院门诊就诊。查三人家系全外基因检测发现 KCNQ2 基因的第 17 号外显子第 1 966 位核苷酸 G 被 A 替代,导致编码的蛋白质第 656 位的谷氨酸变成赖氨酸,蛋白预测有害。患儿为足月顺产,第一胎,第一产,无癫痫病家族史,生长发育里程碑事件略晚于同龄儿童,2 岁还不能说完整句子。服用丙戊酸钠口服液 3.5 ml 2 次/天,已一年余无发作。

【辅助检查】

1. 头颅磁共振检查　头颅磁共振 T2 加权像上见双侧脑室略大，右侧明显，右侧额叶大脑沟回发育欠饱满（图 2 - 7 - 1）。

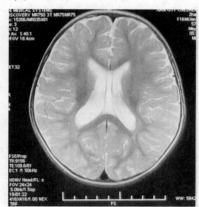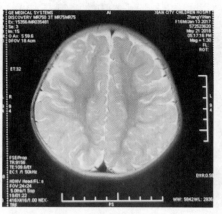

图 2 - 7 - 1　头颅磁共振见右侧侧脑室略大，右侧额叶脑沟回发育欠饱满，
并见透明隔囊肿，双枕叶皮层沟略宽

2. 脑电图监测　脑电图监测清醒期背景波较同龄儿童略慢，大约 6~7 Hz 节律，调节条幅欠佳。发作间期见双侧额、中央、顶、单发的或连发的尖波。发作期似乎是左侧枕导起始的低波幅快波，逐渐演变成波幅越来越高的棘节律，同时患者出现了身体后弯，头略后仰，口青紫，手握拳，眼发呆，四肢僵硬并伴轻微抖动，持续约 2 分钟缓解。发作后患者昏睡，脑电图处于电抑制状态（图 2 - 7 - 2）。

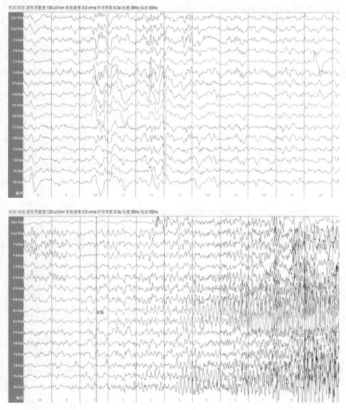

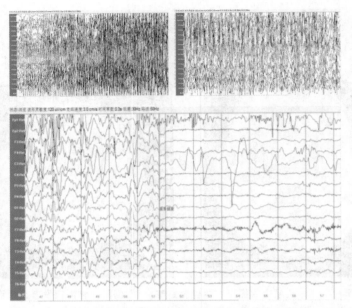

图 2 - 7 - 2　发作间期左侧枕导和颞导单发和连发的尖慢波。发作期见各
导极高及高幅棘慢波节律性发放。发作后处于电抑制状态

3. 基因检测结果　三人家系全外基因检测发现 KCNQ2 基因的第 17 号外显子的第 1 966 位的 G 被 A 替代(c. 1966G > A),导致其编码的蛋白质第 656 位的谷氨酸变成了赖氨酸(p. Glu656Lys),一代验证结果如下(图 2 - 7 - 3),该位点属于低频变异,且蛋白预测有害。但根据 ACMG 评级属于致病意义不明的变异。

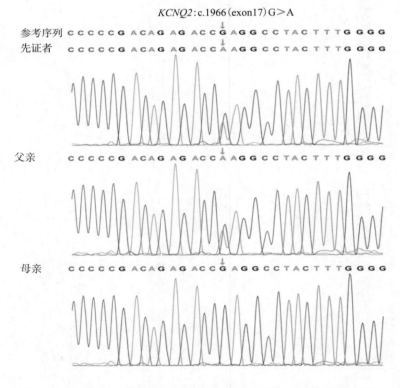

图 2 - 7 - 3　基因检测发现 KCNQ2 基因的第 17 号外显子的第 1966 位的 G 被
A 替代(c. 1966G > A)该变异来自父亲,但父亲表型正常

【诊断】

癫痫;局灶进展为双侧强直阵挛发作;智力发育迟滞;*KCNQ2* 基因突变相关的发育性和癫痫性脑病（DEE7 型）。

【治疗及随访】

给予口服左乙拉西坦 0.5 g 0.75 g 2 次/天,已一年多未发作。学习成绩有所进步。

点评

编码钾通道亚单位的 *KCNQ2* 致病性变体可导致良性家族性新生儿癫痫（BFNE）或 *KCNQ2* 相关的发育性和癫痫性脑病（DEE7 型）。BFNE 在生命最初的 3 到 7 天之间发作,并且越来越频繁,但随着年龄的增长,随后会在 4 到 6 个月内自动缓解。

Goto 等人研究比较了 141 例 BFNE 和 111 例 DEE7 的 *KCNQ2* 变异,发现位于 S2 和 S3 之间细胞内区域的错义变体可能导致 BFNE,而 S6 及其相邻区域的错义变体更可能导致 *KCNQ2* 相关 DEE。由于变异的这种区域特异性,PAM30 是一个有用的工具,可以在遗传分析中检验新的 *KCNQ2* 变异是 BFNE 或 KCNQ2 DEE 变异的可能性。

该例患者 11 个月起病,早期发作频繁,且发育也略落后于正常同龄儿童,脑结构有轻微的发育异常,故发育性和癫痫性脑病的诊断成立。是否就是因为 *KCNQ2* 变异导致的,还有待进一步研究分析。

参考文献

[1] Berg A T, Mahida S, Poduri A. KCNQ2 - DEE: developmental or epileptic encephalopathy? Ann Clin Transl Neurol. 2021, 8(3):666 - 676.

[2] Boets S, Johannesen K M, Destree A, et al. Adult phenotype of KCNQ2 encephalopathy[J]. Journal of medical genetics, England: 2021.

[3] Goto A, Ishii A, Shibata M, et al. Characteristics of KCNQ2 variants causing either benign neonatal epilepsy or developmental and epileptic encephalopathy[J]. Epilepsia, United States: 2019, 60(9): 1870 - 1880.

[4] Kato M, Yamagata T, Kubota M, et al. Clinical spectrum of early onset epileptic encephalopathies caused by KCNQ2 mutation[J]. Epilepsia, United States: 2013, 54(7): 1282 - 1287.

[5] Steinlein O K, Conrad C, Weidner B. Benign familial neonatal convulsions: always benign? [J]. Epilepsy research, Netherlands: 2007, 73(3): 245 - 249.

[6] Wang H S, Pan Z, Shi W, et al. KCNQ2 and KCNQ3 potassium channel subunits: molecular correlates of the M - channel[J]. Science, 1998, 282(5395): 1890 - 1893.

[7] Weckhuysen S, Mandelstam S, Suls A, et al. KCNQ2 encephalopathy: emerging phenotype of a neonatal epileptic encephalopathy[J]. Annals of neurology, United States: 2012, 71(1): 15 - 25.

（魏子涵　邓艳春）

8 发育性和癫痫性脑病 8 型（*ARHGEF9* 相关性 DEE）

【概念】

发育性和癫痫性脑病 8 型（DEE8；OMIM ID：300607）是一种罕见、早发且严重的 X 染色体隐性遗传神经系统疾病，该基因的缺陷可导致癫痫、智力障碍（中重度）、发育迟缓、孤独症谱系障碍和其他几种类型的残疾。

【致病基因】

DEE8 是由 *ARHGEF9* 基因致病性突变所致，突变可以是遗传自母亲或新发突变。*ARHGEF9* 基因位于 X 染色体长臂 11.1 区带，其功能是编码一种脑组织特有的 Cdc42 鸟嘌呤核苷酸交换因子 9 collybistin 蛋白（Cb），这是一种已知的抑制性突触功能调节器，通过与黏附分子 neuroligin-2 和 GABAA 受体的 α2 亚单位直接相互作用实现对抑制性突触的调节。在突触后膜中，Cb 蛋白与抑制性受体锚定蛋白-桥尾蛋白相互作用，在桥尾蛋白的形成以及桥尾蛋白依赖的 $GABA_A$ 集合体的形成过程中，Cb 蛋白是其中必不可少的组成成分。敲除 *ARHGEF9* 基因的小鼠会表现出焦虑、空间学习能力减退以及抽搐等症状。截至目前已有十余例相关病例报道，报道中的突变形式多样，包括 X 染色体平衡易位、X 染色体部分缺失、X 染色体臂内倒位、错义突变、截断突变等。患者表型与基因型间存在一定的相互关系，且可能与其他基因以及基因以外的因素相关，*ARHGEF9* 基因功能完全丧失的患者的临床症状较基因功能部分保留的患者严重。

【临床症状】

携带 *ARHGEF9* 基因相关突变的患者通常在出生后第一年就出现症状，表现为仅有运动发育迟缓或合并癫痫，既往也有 7 岁时以智力障碍作为主诉的相关报道。癫痫在患者十分常见，但不是所有患者均会出现癫痫发作，根据 Alber 等人的报道，突变位于 Cb 蛋白 PH 结构域的患者没有出现癫痫发作。在出现癫痫的患者中，起病的平均年龄约为 20 个月（范围：出生后 1 周至 7 岁）。在这些患者中可以观察到多种癫痫发作类型，包括全面强直阵挛发作、局灶性发作伴或不伴意识障碍、肌阵挛发作以及强直发作。所有患者均有智力障碍，其程度通常为中度-重度智力障碍，在重度智力障碍的患者中，大部分没有语言功能。神经系统功能严重受损的患者，即中到重度的智力障碍以及难治性癫痫发作的患者，通常会表现出独特且一致的面部畸形，包括增大且多肉的耳垂、面部发育不良以及下颌前突。一部分患者会表现出孤独症特征，还有部分患者会表现为多动症状。除此以外，患者还有可能会出现以下临床症状，包括睡眠障碍、共济失调步态、攻击行为、胎儿手指和脚趾垫、色素异常、漏斗胸、反射亢进、呼吸急促、巨大睾丸以及对热痛觉不敏感等。目前在 9 名女性和 18 名男性患者中已发现了 27 种致病性变体，在女性患者中发现了 7~19 个六拷贝数变异和一个错义和两个功能缺失变异。所有这些女性患者估计都有 X 染色体失活。与女性患者相比，大多数男性患者表现出更严重的临床症状。

【辅助检查】

患者的头颅 MRI 没有特征性改变，根据目前的报道来看，患者的 MRI 可表现为正常、海马硬化、额叶发育不全、脑萎缩、多小脑回或非特征性改变。患者的脑电图表现与其癫痫发作形式相关。在 DEE8 中，患者的脑电图可表现为全面性棘慢波发放、局灶性棘慢波或多灶性棘波。在 Shimojima 等人的报道中，还报道了一例表现为慢波睡眠期持续性棘慢波发放（CSWS）的患者。但值得注意的是，部分患者的脑电图可表现为正常或仅有背景活动减慢。

【诊断】

该病的诊断仍主要依靠临床症状以及基因诊断，当发现上述典型临床症状时，因及时行基因检测，首选的方法是染色体微阵列检测，其次为全外显子检测或基因包等。

【鉴别诊断】

需要与其他以癫痫发作和严重智力障碍为特点的癫痫脑病相鉴别。

【治疗】

在出现癫痫发作的患者中，多数患者需要多种药物联合治疗以控制癫痫发作，部分患者可以达到无癫痫发作，但还有部分患者为药物难治性癫痫。患者的其他神经系统症状目前暂时无相关治疗方法。

【预后】

该病预后不佳，部分患者可通过多种药物治疗控制癫痫发作或达到无癫痫发作，但仍有患者对药物治疗反应不佳。患者的智力障碍通常为中到重度，且伴有其他运动发育迟缓症状。

【遗传咨询】

目前认为 DEE8 是 X 染色体隐性遗传性疾病，如果母亲携带一个 *ARHGEF9* 基因的致病变异位点，父亲为野生型，当他们在生育时，生育的女孩中，健康儿童的概率是 50%，50% 是携带者；生育的男孩中，健康儿童的概率为 50%，同样患儿的概率是 50%，建议做产前基因检测。纯合女性患者在生育时，生育的女孩均为携带者，生育的男孩均为患者。目前报道的 *ARHGEF9* 基因致病性突变位点见表 2-8-1。

表 2-8-1　目前报道的 *ARHGEF9* 基因致病性突变位点

表型	基因名	突变位点	蛋白改变	致病性
DEE8	*ARHGEF9*	NM_001353921.2（ARHGEF9）:c.1351C > T	Q451 *	致病
DEE8	*ARHGEF9*	NM_001353921.2（ARHGEF9）:c.1156G > A	E7 缺失	致病
DEE8	*ARHGEF9*	NM_001353921.2（ARHGEF9）:c.1150G > T	E384 *	致病
DEE8	*ARHGEF9*	NM_001353921.2（ARHGEF9）:c.1170G > T	R357I	致病
DEE8	*ARHGEF9*	NM_001353921.2（ARHGEF9）:c.1067G > A	R356Q	致病
DEE8	*ARHGEF9*	NM_001353921.2（ARHGEF9）:c.1033C > T	R345W	致病
DEE8	*ARHGEF9*	NM_001353921.2（ARHGEF9）:c.1012C > T	R338W	致病
DEE8	*ARHGEF9*	NM_001353921.2（ARHGEF9）:c.967G > A	G323R	致病
DEE8	*ARHGEF9*	NM_001353921.2（ARHGEF9）:c.950C > G	S317W	致病
DEE8	*ARHGEF9*	NM_001353921.2（ARHGEF9）:c.945G > A	G315 =	致病
DEE8	*ARHGEF9*	NM_001353921.2（ARHGEF9）:c.922C > T	Q308 *	致病
DEE8	*ARHGEF9*	NM_001353921.2（ARHGEF9）:c.920G > A	W307 *	致病
DEE8	*ARHGEF9*	NM_001353921.2（ARHGEF9）:c.899G > A	W300 *	致病
DEE8	*ARHGEF9*	NM_001353921.2（ARHGEF9）:c.886C > T	R296 *	致病
DEE8	*ARHGEF9*	NM_001353921.2（ARHGEF9）:c.881T > C	I294T	致病
DEE8	*ARHGEF9*	NM_001353921.2（ARHGEF9）:c.869G > A	R290H	致病
DEE8	*ARHGEF9*	NM_001353921.2（ARHGEF9）:c.868C > T	R290C	致病

表型	基因名	突变位点	蛋白改变	致病性
DEE8	ARHGEF9	NM_001353921.2(ARHGEF9):c.865C > T	R289 *	致病
DEE8	ARHGEF9	NM_001353921.2(ARHGEF9):c.582 + 1G > A		致病
DEE8	ARHGEF9	NM_001353921.2(ARHGEF9):c.535G > A	E179K	致病
DEE8	ARHGEF9	NM_001353921.2(ARHGEF9):c.530 + T > C	L177P	致病
DEE8	ARHGEF9	NM_001353921.2(ARHGEF9):c.381 + 3G > A		致病
DEE8	ARHGEF9	NM_001353921.2(ARHGEF9):c.332G > A	R111Q	致病
DEE8	ARHGEF9	NM_001353921.2(ARHGEF9):c.331C > T	R111W	致病
DEE8	ARHGEF9	NM_001353921.2(ARHGEF9):c.311G > A	R104Q	致病
DEE8	ARHGEF9	NM_001353921.2(ARHGEF9):c.185G > C	G62A	致病
DEE8	ARHGEF9	NM_001353921.2(ARHGEF9):c.178G > T	E60 *	致病
DEE8	ARHGEF9	NM_001353921.2(ARHGEF9):c.164G > C	G55A	致病
DEE8	ARHGEF9	NM_001353921.2(ARHGEF9):c.4C > T	Q2 *	致病

 DEE8 病例

【简要病史】

患者男,27 岁,右利手。因发作性抽搐伴意识不清 4 个月内两次,第一次就诊。患者在 2013 年 3 月 23 日,因前一天熬夜,一夜未睡,次日晨起无诱因出现四肢抽搐,强直,意识不清,呼之不应,持续 3 ~ 5 分钟缓解,意识恢复。2013 年 7 月,再次出现上述症状,形式同前,就诊于当地医院,CT 及 MRI 未见异常。诊断癫痫,给予口服丙戊酸钠治疗,之后又有 GTCS 发作数次,改成丙戊酸钠缓释片 0.5 g 一天两次。2018 年,患者已三年无发作拟减药。复查脑电图见前头部尖慢波连发,且体重增加明显,并且有生育计划,家族中伯父有癫痫病史。故加用奥卡西平,逐渐减停丙戊酸钠缓释片。头颅磁共振未见明显结构异常。为进一步明确病因行三人家系全外基因检测。

【辅助检查】

1. 头颅磁共振 未见脑结构异常。

2. 脑电图监测 可见患者睡眠觉醒后各导出现阵发性的棘慢综合波节律发放,异常节律波呈 2 ~ 3 Hz 持续 3 ~ 5 s 短阵发放(图 2 - 8 - 1)。同步有时可见患者微微眨眼。

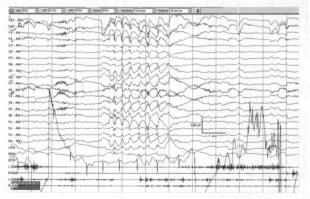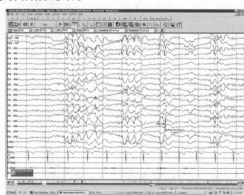

图 2 - 8 - 1　脑电图监测可见患者睡眠觉醒后各导出现阵发性的棘慢综合波节律发放,
异常节律波呈 2 ~ 3 Hz 持续 3 ~ 5 s 短阵发放

3.基因检测　三人家系全外基因检测发现 X 染色体上的 *ARHGEF9* 基因的第5号外显子 760G＞A 突变,导致所编码的蛋白第254位的丙氨酸变成苏氨酸（A254T）,蛋白功能预测可能有害。

【诊断】

癫痫,局灶继发全面强直阵挛发作。合并有 *ARHGEF*9 基因突变。

【治疗及随访】

服用奥卡西平后,又有一年无发作,服用丙戊酸钠期间结婚,妻子怀孕后不明原因流产一次。

点评

　　该患者癫痫诊断明确,发作类型结合脑电图表现诊断局灶继发全面强直阵挛发作。因有癫痫家族史,基因检测发现 *ARHGEF*9 基因半合子变异。报告为可能致病。但对该例患者的致病性有待研究,另外该例患者没有显著的脑发育异常和智力发育迟缓。

　　*ARHGEF*9 编码 Cdc42 鸟嘌呤核苷酸交换因子 9 collybistin（Cb）,这是一种已知的抑制性突触功能调节器,通过与黏附分子 neuroligin－2 和 GABAA 受体的 α2 亚单位直接相互作用实现。有学者在 α2 的大细胞内环中突变 Cb 结合基序,用来自 α1 亚基（Gabra2－1）的 gephyrin 结合基序替换它。Gabra2－1 小鼠在工作记忆和识别记忆方面存在缺陷,以及多动、焦虑和社交偏好降低,重现了 *ARHGEF*9 患者的常见特征。

参考文献

[1]Alber M, Kalscheuer V M, Marco E,et al. ARHGEF9 disease：Phenotype clarification and genotype－phenotype correlation[J]. Neurology. Genetics, 2017, 3(3)：e148.

[2]Harvey K, Duguid I C, Alldred M J,et al. The GDP－GTP exchange factor collybistin：an essential determinant of neuronal gephyrin clustering[J]. The Journal of neuroscience：the official journal of the Society for Neuroscience, 2004, 24(25)：5816－5826.

[3]Kalscheuer V M, Musante L, Fang C, et al. A balanced chromosomal translocation disrupting ARHGEF9 is associated with epilepsy, anxiety, aggression, and mental retardation[J]. Human mutation, 2009, 30(1)：61－68.

[4]Lesca G, Till M, Labalme A,et al. De novo Xq11.11 microdeletion including ARHGEF9 in a boy with mental retardation, epilepsy, macrosomia, and dysmorphic features[J]. American journal of medical genetics. Part A, United States：2011, 155A(7)：1706－1711.

[5]Marco E J, Abidi F E, Bristow J,et al. ARHGEF9 disruption in a female patient is associated with X linked mental retardation and sensory hyperarousal[J]. BMJ case reports, 2009.

[6]Papadopoulos T, Soykan T. The role of collybistin in gephyrin clustering at inhibitory synapses：facts and open questions[J]. Frontiers in cellular neuroscience, 2011, 5：11.

[7]Qiu T, Dai Q, Wang Q. A novel de novo hemizygous ARHGEF9 mutation associated with severe intellectual disability and epilepsy：a case report[J]. J Int Med Res. 2021,Nov;49(11)：3000605 211058372.

[8]Scala M, Zonneveld－Huijssoon E, Brienza M,et al. De novo ARHGEF9 missense variants associated with neurodevelopmental disorder in females：expanding the genotypic and phenotypic spectrum of ARHGEF9 disease in females[J]. Neurogenetics, United States：2021, 22(1)：87－94.

[9]Shimojima K, Sugawara M, Shichiji M,et al. Loss－of－function mutation of collybistin is responsible for X－linked mental retardation associated with epilepsy[J]. Journal of human genetics, England：2011, 56(8)：561－565.

（魏子涵　邓艳春）

9 发育性和癫痫性脑病 9 型（*PCDH19* 相关性 DEE）

【概念】

发育性和癫痫性脑病 9 型（DEE9；OMIM ID：300088）又称为 Juberg – Hellman 综合征，是一种严重且早发的 X 染色体遗传神经系统疾病。主要的临床症状为婴儿期起病的癫痫发作、轻至重度的智力障碍、孤独症谱系障碍以及行为障碍。

【致病基因】

DEE9 是由于 *PCDH19* 基因致病性突变所致。*PCDH19* 基因位于 X 染色体 22.1 区带，包含 6 个外显子，其功能是编码原钙黏附蛋白 19（PCDH19）。*PCDH19* 基因在人体内分布较为广泛，但主要在神经系统中表达，特别是边缘系统以及皮质。PCDH19 在细胞黏附、细胞间信号传递中发挥重要作用，近期发现PCDH19 可以调节 $GABA_A$ 受体在细胞表面的可用性，证明其可能参与调节 $GABA_A$ 受体在细胞的传递。GABA 能信号通路的调节对于成熟大脑中的抑制性神经调节十分重要，对于发育中的大脑来说，神经元的迁移以及形态学的成熟依赖于 $GABA_A$ 受体提供的营养性兴奋性活动。自 2008 年首次报道与癫痫以及智力障碍相关后，*PCDH19* 基因突变相关的病例目前已有很多相关报道。值得注意的是，患者的遗传方式较为独特，通常携带基因突变的女性表现出该病的核心症状，而男性携带者则不表现相关症状或仅出现某些神经心理学症状。目前的推测是，女性体内的 X 染色体失活而造成的天然嵌合体是女性患者临床表现多样的原因。值得注意的是，部分嵌合体男性患者表现出了与女性患者相似的临床表现，这进一步指出嵌合体可能是表现出该病核心症状的条件，但目前该病的基因型和临床表型间仍未发现明确联系。

在 PCDH19 相关癫痫患者中报告了 200 多种变异。90% 的变异在女性患者中发现，而在男性患者中仅发现 10% 的变异。在这些变体中，错义和截短变体（无义和移码变体）分别占 58% 和 41%，大多数错义、移码和无义变异在两性中都是新发变异，并且主要在编码所有 EC 结构域的外显子 1 中观察到。具有从 EC5 到细胞质结构域的截短变异的患者比出现在 EC1 至 EC4 之间的变异容易发生癫痫发作较晚且智力残疾较轻。而癫痫发作出现得越早，智力残疾的严重性越大。

【临床症状】

PCDH19 相关 DEE 是一种具有多种特征的综合征。早发性癫痫（6～36 个月）是最典型的特征，可以是局灶性、全面性、强直阵挛性、肌阵挛性、失张力性或失神，通常以丛集或长时间发作的形式出现；其严重程度和频率因受影响女性个体而异。此外，这种疾病的临床表型还包括可能存在的智力残疾、精神发育迟滞和行为障碍。DEE9 的主要临床表现为婴儿期起病的癫痫发作、轻至重度的智力障碍、孤独症谱系障碍以及行为障碍。癫痫多起病于 1 岁前，中位起病年龄在 10 月龄左右。多数患者的发作表现为丛集发作，伴或不伴热敏性。患者均有多种发作类型，主要为局灶性发作，包括运动性发作或非运动性发作。运动性发作最为常见的为强直发作，非运动性发作多为动作停止。在多数患者中可以见到在开始发作时出现惊恐表情。部分患者可出现全面性发作，包括失神发作和/或肌阵挛发作。患者的发作频率差异很大，可能在数小时内频繁发作，但也有患者数年无癫痫发作，患者的频繁癫痫发作可能会进展为癫痫持续状态，非惊厥性癫痫持续状态表现为眼球偏视、口咽自动症以及远端肢体肌阵挛，部分患者还表现出自主神经症状,例如心动过速或呼吸异常,运动性的癫痫持续状态表现为反复的局灶肌阵挛发作,发作间期无意识。不同患者的发育程度差异较大,有少数患者发育正常,大部分患者有轻重不等的智力障碍。部分患者会出现孤独症相关症状或诊断为孤独症谱系障碍,这些症状包括不同程度的社交能力障碍,限制或重复的行为模式或者对于感官刺激的异常反应。部分患者表现出强迫行为,即程式化的行为模式以及对于特定动作顺序或物品摆放顺序的坚持。部分患者有睡眠障碍症状,主要表现为睡眠维持性失眠。

PCDH19 突变主要影响女性患者,已有报道受影响的嵌合体变异的男性患者。发作类型从局灶性发作到全身性强直阵挛、强直、无张力、失神和肌阵挛性发作。PCDH19 相关癫痫的治疗受到耐药性和缺乏特定治疗指征的限制。然而到青春期,癫痫发作症状减轻,一些患者甚至可能没有癫痫发作。

【辅助检查】

患者的头颅磁共振成像多为正常,近期有数例病例报道在携带 *PCDH19* 基因突变的患者中发现了局灶性皮质发育不良,这可能说明在患者中有某些潜在损伤依靠目前技术仍未发现。患者的脑电图表现较为复杂。①发作间期:清醒时,多数患者的脑电图正常,少数患者会出现弥散的背景活动减慢。睡眠期则仅有约半数患者有清晰的睡眠分期。约有 2/3 的患者中可以发现癫痫样活动,局灶性、弥散性或多灶性均有。仅有少数患者在闪光刺激时会出现光阵发反应;②发作期:局灶性发作多起源于颞叶,还有部分发作起源于额叶、顶枕叶以及中央区。部分患者起源弥散,这些患者的发作期脑电多表现为首先出现双侧弥散的慢波,而后变为低电压双侧不同步的 θ 活动,随后变为双侧节律性的快活动,且随着电压增高,放电频率会逐渐减慢。患者运动性发作和非运动性发作之间的脑电图表现无明显差别。患者的全面性发作多继发于局灶性放电快速同步化,目前观察的患者中未发现真正的全面性发作。在约 1/5 的患者中可以发现两半球间放电不同步,这代表可能存在两个相互独立的致痫区。在同一个丛集发作中,癫痫发作可以起始于某一侧半球或双侧半球。癫痫持续状态的脑电图表现为弥漫的高幅 δ 活动,其中混有低波幅的棘波。

【诊断】

该病的诊断主要依靠典型临床症状以及基因检测。当遇到以多种局灶性癫痫发作、智力障碍和行为障碍为主要特征的患者,特别是女性患者,应考虑行基因检测以确定病因。

【鉴别诊断】

该病因与 Dravet 综合征相鉴别。Dravet 综合征同样以热敏性的癫痫发作为特点,但应注意,Dravet 综合征患者多对闪光刺激等敏感,且伴有严重的运动发育迟缓症状。

【治疗】

近期有研究表明,针对 *PCDH19* 基因突变患者最为有效的药物是溴化物和氯巴占。在患者起病至 10 岁左右,患者通常会出现频繁的癫痫发作,且对多种药物治疗反应不佳。随患者年龄增长,其癫痫发作频率会逐渐下降,但这一下降与治疗方式无关。该病患者间癫痫发作频率差别较大,且随年龄增长癫痫发作频率也会逐渐下降,因此难以评价某种特定药物的治疗效果。

【预后】

该病预后差异较大,部分患者智力发育及行为发育均无异常,且癫痫发作会随年龄增长逐渐减少。但大多数患者即使在癫痫发作减少后,也会遗留智力障碍以及行为异常等症状。目前已报道的 *PCDH19* 基因致病性突变的部分位点见表 2 - 9 - 1。

表 2-9-1 目前已报道的 *PCDH19* 基因致病性突变的部分位点

表型	基因名	突变位点	蛋白改变	致病性
DEE9	*PCDH19*	NM_001184880.2(PCDH19):c.2764C > T	Q922 *	致病
DEE9	*PCDH19*	NM_001184880.2(PCDH19):c.2740C > T	Q914 *	致病
DEE9	*PCDH19*	NM_001184880.2(PCDH19):c.2676 - 6A > G		致病
DEE9	*PCDH19*	NM_001184880.2(PCDH19):c.2617 - 1G > A		致病
DEE9	*PCDH19*	NM_001184880.2(PCDH19):c.2575C > T	Q859 *	致病
DEE9	*PCDH19*	NM_001184880.2(PCDH19):c.2338A > T	K780 *	致病
DEE9	*PCDH19*	NM_001184880.2(PCDH19):c.2314C > T	Q772 *	致病
DEE9	*PCDH19*	NM_001184880.2(PCDH19):c.2147 + 1G > T		致病
DEE9	*PCDH19*	NM_001184880.2(PCDH19):c.2139C > A	Y713 *	致病
DEE9	*PCDH19*	NM_001184880.2(PCDH19):c.2113C > T	R705 *	致病
DEE9	*PCDH19*	NM_001184880.2(PCDH19):c.2012C > G	S671 *	致病
DEE9	*PCDH19*	NM_001184880.2(PCDH19):c.1815C > G	Y605 *	致病
DEE9	*PCDH19*	NM_001184880.2(PCDH19):c.1804C > T	R602 *	致病
DEE9	*PCDH19*	NM_001184880.2(PCDH19):c.1755C > G	Y585 *	致病
DEE9	*PCDH19*	NM_001184880.2(PCDH19):c.1681C > T	P561S	致病
DEE9	*PCDH19*	NM_001184880.2(PCDH19):c.1671C > G	N557K	致病
DEE9	*PCDH19*	NM_001184880.2(PCDH19):c.1555C > T	R519 *	致病
DEE9	*PCDH19*	NM_001184880.2(PCDH19):c.1548C > A	Y516 *	致病
DEE9	*PCDH19*	NM_001184880.2(PCDH19):c.1339A > G	N447D	致病
DEE9	*PCDH19*	NM_001184880.2(PCDH19):c.1322T > A	V441E	致病
DEE9	*PCDH19*	NM_001184880.2(PCDH19):c.1300C > T	Q434 *	致病
DEE9	*PCDH19*	NM_001184880.2(PCDH19):c.1240G > T	E414 *	致病
DEE9	*PCDH19*	NM_001184880.2(PCDH19):c.1189C > T	Q397 *	致病
DEE9	*PCDH19*	NM_001184880.2(PCDH19):c.1183C > T	R395 *	致病
DEE9	*PCDH19*	NM_001184880.2(PCDH19):c.1153C > G	Q385E	致病
DEE9	*PCDH19*	NM_001184880.2(PCDH19):c.1133C > G	S378 *	致病
DEE9	*PCDH19*	NM_001184880.2(PCDH19):c.1129G > C	D377H	致病
DEE9	*PCDH19*	NM_001184880.2(PCDH19):c.1114C > T	R372W	致病
DEE9	*PCDH19*	NM_001184880.2(PCDH19):c.1098C > G	Y366 *	致病
DEE9	*PCDH19*	NM_001184880.2(PCDH19):c.1022A > G	D341G	致病
DEE9	*PCDH19*	NM_001184880.2(PCDH19):c.1019A > G	N340S	致病
DEE9	*PCDH19*	NM_001184880.2(PCDH19):c.937G > T	E313 *	致病
DEE9	*PCDH19*	NM_001184880.2(PCDH19):c.918C > G	Y306 *	致病
DEE9	*PCDH19*	NM_001184880.2(PCDH19):c.859G > T	E287 *	致病
DEE9	*PCDH19*	NM_001184880.2(PCDH19):c.814C > T	Q272 *	致病
DEE9	*PCDH19*	NM_001184880.2(PCDH19):c.746A > G	E249G	致病
DEE9	*PCDH19*	NM_001184880.2(PCDH19):c.707C > G	P236R	致病

表型	基因名	突变位点	蛋白改变	致病性
DEE9	PCDH19	NM_001184880.2（PCDH19）:c.706C > T	P236S	致病
DEE9	PCDH19	NM_001184880.2（PCDH19）:c.695A > G	N232S	致病
DEE9	PCDH19	NM_001184880.2（PCDH19）:c.679A > T	K227 *	致病
DEE9	PCDH19	NM_001184880.2（PCDH19）:c.577G > T	E193 *	致病
DEE9	PCDH19	NM_001184880.2（PCDH19）:c.565G > T	E189 *	致病
DEE9	PCDH19	NM_001184880.2（PCDH19）:c.535A > T	K179 *	致病
DEE9	PCDH19	NM_001184880.2（PCDH19）:c.514G > T	E172 *	致病
DEE9	PCDH19	NM_001184880.2（PCDH19）:c.498C > A	Y166 *	致病
DEE9	PCDH19	NM_001184880.2（PCDH19）:c.490C > T	Q164 *	致病
DEE9	PCDH19	NM_001184880.2（PCDH19）:c.463G > C	D155H	致病
DEE9	PCDH19	NM_001184880.2（PCDH19）:c.462C > G	Y154 *	致病
DEE9	PCDH19	NM_001184880.2（PCDH19）:c.403G > T	E135 *	致病
DEE9	PCDH19	NM_001184880.2（PCDH19）:c.253C > T	Q85 *	致病
DEE9	PCDH19	NM_001184880.2（PCDH19）:c.142G > T	E48 *	致病

 DEE9 病例

【简要病史】

女孩，5 岁，右利手，体重 21 kg。患儿 8 月龄起病，发热，体温 38.3 ℃，表现为双眼向上凝视，口面部发绀，双上肢僵硬上举，双手握拳，双下肢伸直僵硬抖动，持续十几秒后逐渐缓解，当日发作 10 余次，曾于西安市儿童医院就诊，考虑"病毒性脑炎"，此半年后反复发作，表现为双眼向一侧凝视（左右均有，比例不详）、口唇发绀、单侧肢体僵直抖动（左右均有，比例不详），持续数秒至 3 分钟，丛集性发作，大约间隔 5 个月，有一个发作日，每个发作日发作 1 ~ 11 次，发热可诱发（体温 > 38.3 ℃ 多可诱发发作），严重时发作持续半小时，需要水合氯醛、苯巴比妥等药物控制（2018 年 12 月）。最长间歇期：2 年。曾服用奥卡西平、丙戊酸钠、氯硝西泮等药物。目前服用：左乙拉西坦口服液 28.5 mg/kg，早 3 ml，晚 3 ml；硝西泮片早 1.25 mg，晚 1.25 mg；丙戊酸钠口服液 25.27 mg/（kg·d），早 2.5 ml，中 2.5 ml，晚 3 ml。该患儿为第二胎第二产，足月自然产，出生体重 3 500 g，混合喂养，生长发育较同龄儿落后，3 月龄竖头，5 月龄独坐，1 岁会爬，1 岁半会独走，现 5 岁，可说短句，但发音不清。父母非近亲结婚，双方均否认家族中遗传、传染、代谢及精神病病史。查体：发育外观未见畸形，营养中等，面容正常，四肢肌力 5 级，双侧膝腱反射、跟腱反射对称存在，未见病理征。

【辅助检查】

1.头颅磁共振　头颅磁共振见 T2 Flair 像上双侧额颞顶叶硬膜下间隙稍增宽，双侧脑室系统扩大（图 2 - 9 - 1）。

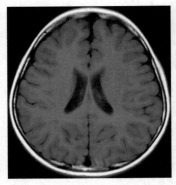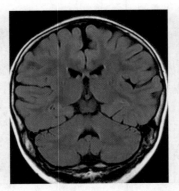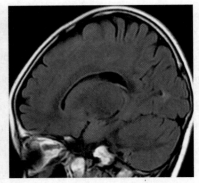

图 2 - 9 - 1　头颅磁共振 T2Flair(轴位、冠位、矢状位)像见双侧额颞顶叶硬膜下间隙稍增宽、脑室系统扩大

2.脑电图监测　脑电图监测提示双侧枕区可见 4 ~ 6 Hz 后头部节律,夹杂大量 β 活动,双侧对称、同步性差。间歇期在双侧额、顶、枕及中央 - 中线、顶中线导联可见中 - 少量低至中波幅棘 - 慢波(图 2 - 9 - 2 ~ 2 - 9 - 3)。

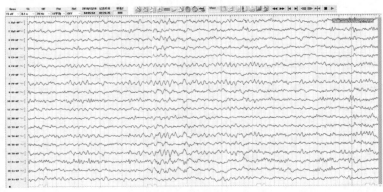

图 2 - 9 - 2　清醒期:双侧枕区可见 4 ~ 6 Hz 后头部节律,
夹杂大量 β 活动,双侧欠对称、同步性差

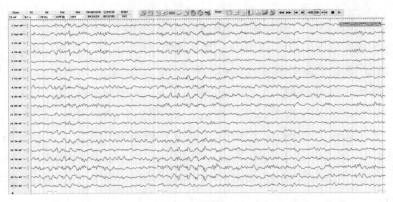

图 2 - 9 - 3　间歇期(睡眠期):在双侧额、顶、枕及中央 - 中线、
顶中线可见中 - 少量低至高波幅棘 - 慢波

3.基因检测　为进一步明确病因于 2018 年 12 月行全外显子基因测序,在患者的测序数据中发现 *PCDH19* 基因第一号外显子第 1 867 位的核苷酸 G > T 的变异(c.1867G > C),导致其编码的蛋白质第 623 位的谷氨酸变成了终止码(p.E623X,526),使蛋白翻译提前终止,比野生型基因少编码了 526 个氨基酸。患儿父母该位点均为野生型,各大数据库没有该位点突变频率的记载,属于罕见新生杂合致病变异,对应的表型是早发性婴儿癫痫性脑病 9 型,为 X 染色体显性遗传。该变异的一代验证测序图如下

（图 2 - 9 - 4）：

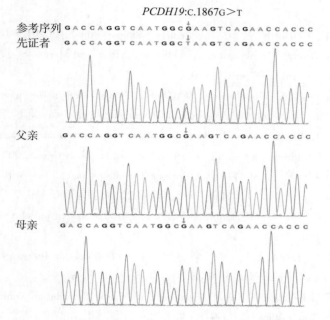

图 2 - 9 - 4　患者的 *PCDH19* 基因第一号外显子第 1867 位的核苷酸
G＞T 的变异（c.1867G＞C），父母该位点为野生型

【诊断】

癫痫；强直 - 阵挛发作，精神运动发育迟滞；PCDH19 相关的发育性和癫痫性脑病（DEE9 型）。

【治疗及随访】

该患目前左乙拉西坦口服液、硝西泮片、丙戊酸钠口服液，可控制最长间歇期 2 年，发热易诱发成簇性发作，精神运动发育缓慢，目前 5 岁，仍难以表达完整的句子，且发音不清。

点评

婴儿期起病，首次起病的发作日发作 10 余次，有病毒性脑炎病史，后丛集性发作，热敏感，伴严重精神运动迟滞，磁共振提示广泛性皮质发育不饱满影像学表现，脑电图提示双侧大脑半球棘 - 慢波、多棘 - 慢波，高度支持发育相关性癫痫性脑病，家系遗传学基因筛查为其必查项目。

PCDH19 基因位于染色体 Xq22.1 上，编码原钙黏蛋白亚群，参与突触信号转导和神经元连接的建立，PCDH19 作为细胞黏附分子，主要在中枢神经系统表达，与神经元连接及移行、细胞与细胞间粘附有关，在调节机体形态发生、维持组织结构完整性与极性等方面具有重要作用。*PCDH19* 基因相关性癫痫的临床表型以早发型癫痫、孤独障碍谱系疾病、神经认知功能障碍为主，平均起病年龄为 8 ~ 11 个月，以局灶性发作、强直 - 阵挛发作为主，可伴有情感障碍，癫痫发作具有丛集性、热敏感性、感染容易诱发等特点，女性多发。抗癫痫药物的治疗首选丙戊酸、氯硝西泮、氯巴占，左乙拉西坦可作为添加治疗，特别是左乙拉西坦注射液可在急性丛集性发作时使用。*PCDH19* 基因突变患儿伴有语言社交障碍，需警惕自闭倾向并尽早干预。由于癫痫发作的热敏感性、感染容易诱发，因此，患有此癫痫性脑病的患儿的家庭照顾定要注意勤洗手、多通风等细节，避免感染，减少诱发发作性事件。

参考文献

[1]Bassani S, Cwetsch A W, Gerosa L, et al. The Female Epilepsy Protein PCDH19 Is a New GABAAR – binding Partner That Regulates GABAergic Transmission as Well as Migration and Morphological Maturation of Hippocampal Neurons[J]. Hum Mol Genet 2018, 27: 1027 – 1038.

[2]Deidda G, Bozarth I, Cancedda L. Modulation of GABAergic Transmission in Development and Neurodevelopmental Disorders: Investigating Physiology and Pathology to Gain Therapeutic Perspectives[J]. Front Cell Neurosci 2014, 8.

[3]Depienne C, Bouteiller D, Keren B, et al. Sporadic infantile epileptic encephalopathy caused by mutations in PCDH19 resembles dravet syndrome but mainly affects females[J]. PLoS Genet 2009, 5.

[4]Kurian M, Korff C M, Ranza E, et al. Focal cortical malformations in children with early infantile epilepsy and PCDH19 mutations: case report[J]. Dev Med Child Neurol 2018, 60: 100 – 105.

[5]Lotte J, Bast T, Borusiak P, et al. Effectiveness of antiepileptic therapy in patients with PCDH19 mutations[J]. Seizure 2016, 35: 106 – 110.

[6]Pederick D T, Homan C C, Jaehne E J, et al. Pcdh19 Loss – of – Function Increases Neuronal Migration In Vitro but is Dispensable for Brain Development in Mice[J]. Sci Rep 2016, 6.

[7]Scheffer I E, Turner S J, Dibbens L M, et al. Epilepsy and Mental Retardation Limited to Females: An Under – Recognized Disorder[J]. Brain 2008, 131: 918 – 927.

[8]Smith L, Singhal N, El Achkar C M, et al. PCDH19 – related epilepsy is associated with a broad neurodevelopmental spectrum[J]. Epilepsia 2018, 59: 679 – 689.

[9]Trivisano M, Pietrafusa N, Terracciano A, et al. Defining the electroclinical phenotype and outcome of PCDH19 – related epilepsy: A multicenter study[J]. Epilepsia 2018, 59: 2260 – 2271.

[10]廖彩时,康庆文,王苗,等 PCDH19 基因相关癫痫的临床表型及抗癫痫治疗效果分析[J].癫痫与神经电生理杂志,2021, 30(5):300 – 305.

（魏子涵　李　丹　张翠荣　黄绍平　邓艳春）

10 发育性和癫痫性脑病 *10* 型（*PNKP* 相关性 DEE）

【概念】

发育性和癫痫性脑病 10 型（DEE10；OMIM ID：613402）是一种严重、早发的常染色体隐性遗传神经系统疾病，表现为神经发育障碍，并伴有不同程度的癫痫、精神运动迟缓、小脑萎缩和周围神经病变等。

【致病基因】

DEE10 是由 *PNKP* 基因致病突变所致，该病首次于 2010 年由 Shen 等人报道。*PNKP* 基因位于 19 号染色体长臂 13.33 区带，其功能是编码 DNA 修复因子多核苷酸激酶 3′ - 磷酸酶。由于大脑的耗氧量高，大脑代谢约消耗体内的 20% 氧气，但其中活性氧（ROS）的能力较低，因此，神经元特别容易受到氧化应激的影响，容易受到 DNA 损伤。当一条 DNA 链失去一个核苷酸时，就会发生单链断裂（SSB），如果不修复，它将对遗传稳定性和细胞存活构成严重威胁。SSB 被认为是细胞中最常见的 DNA 损伤（1000 次/细胞/天），主要来源于活性氧损伤。PNKP 是一种多功能的 DNA 修复酶，在单链断裂修复（SSBR）、碱基切除修复（BER）以及非同源末端链接（NHEJ）等过程中均发挥重要作用。

此外，PNKP 含有 C 端通过丝裂原蛋白进入线粒体需要的线粒体靶向信号（MTS），这个 MTS 位点靠近蛋白质的羧基末端，位于密码子 432 - 441（ARYVQCARAA）。电子分析表明，该区域的突变会导致 MTS 结构域的亲和力降低，导致该蛋白质无法进入线粒体，从而影响线粒体 DNA 的修复。癫痫发作总是代表着过度的急性能量需求，线粒体功能障碍可以从钙稳态的变化、ROS 对离子通道和神经递质转运体的氧化等机制中影像癫痫发作。继发性线粒体功能障碍在某些癫痫疾病中是众所周知的机制之一，即使在非线粒体的疾病也是如此。正因此，*PNKP* 基因致病突变可以引起多种不同临床症状，包括小头畸形合并早发型癫痫（MCSZ）、进行性小脑萎缩合并多发神经病以及共济失调合并动眼神经失用 4 型（AOA4），近期还有临床表型为 Charcot - Marie - Tooth 病的病例报道。PNKP 在单链断裂修复和双链断裂修复过程中发挥的双重作用提示其功能受损可能会同时导致小头畸形和神经退行性变，但目前观察到的临床症状中，MCSZ 仅有小头畸形而没有神经退行性变，AOA 则是仅有神经退行性变而没有小头畸形，且不同临床表型的患者可能携带同样的 *PNKP* 基因突变。PNKP 由三个结构域组成，N 末端的叉头相关（FHA）结构域，DNA 磷酸酶结构域和 C 末端 DNA 激酶结构域共同构成催化结构域。迄今为止，在 MSCZ 患者中鉴定出的 *PNKP* 突变主要发生在磷酸酶和激酶结构域中。相反，所有负责 AOA4 的突变都发生在激酶结构域。

【临床症状】

PNKP 基因致病突变所致疾病目前报道的病例较少。2010 年，Shen 等人报道了 11 例患者，来自 7 个家族，其中 3 个为有血缘关系的阿拉伯巴基斯坦系家族。这些患者的临床表现主要为小头畸形、婴儿期起病的癫痫以及发育迟缓。小头畸形呈进行性，出生时就已经出现，且没有神经元迁移异常或明显结构异常，症状符合原发性小头畸形。但在部分患者中还是可以发现某些影像学异常，包括略微简化的脑回模式、脑室增大以及薄型胼胝体。癫痫通常为药物难治性，且均在 6 月龄前起病，最为常见的发作类型是局灶性发作伴意识障碍。所有的患者均有严重的智力障碍以及运动发育迟缓，患者语言功能缺如，或仅能说数个词语。多数患者有以多动为特征的行为障碍。2013 年，Poulton 等人报道了 2 例患者。这 2 例患

者为兄弟二人,其父母为近亲结婚。这两例患者的主要临床表现为儿童期早发的神经退行性障碍、小头畸形以及全面的发育落后。两例患者的小头畸形呈进行性加重,且表现出身材短小以及共济失调等症状,在青少年期即失去独立行走能力,仅能依靠轮椅移动。在此期间,这两例患者还出现了感觉运动轴索多发性神经病,表现为反射丧失、肌张力降低以及肌肉萎缩症状。2021 年 Bitarafan F 等人报道了一例来自伊朗西部的儿童,因 *PNKP* 基因复合杂合突变导致患者出现小头畸形,MRI 上胼胝体发育不全、癫痫发作、发育迟缓、智力残疾、言语障碍、活动过度和共济失调步态。父母很健康,患者在胎儿阶段有超声检查记录显示头部大小比生物学年龄晚 2 周。

【辅助检查】

患者的头颅 MRI 表现出严重的小脑萎缩,胼体发育不全。这两例患者都出现了癫痫发作,均在 1 岁后起病,癫痫发作频率岁年龄增长而逐渐减少。患者的脑电图多表现为局灶性放电或多灶性放电,与其癫痫发作类型相一致,无明确特异性。

【诊断】

患者的诊断主要依靠典型的临床症状以及基因检测。当患者表现出典型的原发性小头畸形伴或不伴癫痫发作时,应及时行基因检测以确定病因。当发现 *PNKP* 基因致病突变,且临床症状符合时,即可确定诊断。也有学者对产检发现头围小的胎儿进行了产前的 *PNKP* 基因检测。

【鉴别诊断】

需要与以局灶性发作为主的癫痫脑病,尤其是合并有小头畸形、共济失调或周围神经病的 DEE 相鉴别。

【治疗】

目前针对该病无对因治疗方法,仅能依靠对症治疗。有患者采用切除手术或 VNS 术治疗,效果不明确。

【预后】

该病预后较差。患者通常均有难治性的癫痫发作,且伴有明确的智力障碍和运动发育迟缓,即使癫痫发作减少,仍遗留了智力障碍等症状。部分患者还出现了共济失调、多发性神经病等症状,独立行走能力丧失。

【遗传咨询】

目前认为 DEE10 是常染色体隐性遗传性疾病,如果父母双方各携带一个 *PNKP* 基因的致病变异位点,他们再生育的话,生育健康儿童的概率是 25%,50% 是携带者,生育同样患儿的概率是 25%,建议做产前基因检测。目前已报道的 *PNKP* 基因致病性突变位点见表 2 - 10 - 1。

表 2 - 10 - 1　目前已报道的 *PNKP* 基因致病性突变位点

表型	基因名	突变位点	蛋白改变	致病性
DEE10	*PNKP*	NM_007254.4(PNKP):c.1440T > G	Y480 *	致病
DEE10	*PNKP*	NM_007254.4(PNKP):c.1422 - 1423del	S475fs	致病
DEE10	*PNKP*	NM_007254.4(PNKP):c.1386 + 49_1387 - 33del		致病
DEE10	*PNKP*	NM_007254.4(PNKP):c.1386 + 1G > C		致病
DEE10	*PNKP*	NM_007254.4(PNKP):c.1315C > T	R439 *	致病
DEE10	*PNKP*	NM_007254.4(PNKP):c.1299 - 1303del		致病

续表

表型	基因名	突变位点	蛋白改变	致病性
DEE10	*PNKP*	NM_007254.4（PNKP）c.1261_1262ins GGGTCGCCATCGACAAC	I421fs	致病
DEE10	*PNKP*	NM_007254.4（PNKP）:c.1221 – 1223del	T408del	致病
DEE10	*PNKP*	NM_007254.4（PNKP）:c.1207C > T	Q403 *	致病
DEE10	*PNKP*	NM_007254.4（PNKP）:c.1203 – 1291del		致病
DEE10	*PNKP*	NM_007254.4（PNKP）:c.1059C > A	C353T	致病
DEE10	*PNKP*	NM_007254.4（PNKP）:c.984 del	L329fs	致病
DEE10	*PNKP*	NM_007254.4（PNKP）:c.976G > A	E326K	致病
DEE10	*PNKP*	NM_007254.4（PNKP）:c.916 – 917 del	F360fs	致病
DEE10	*PNKP*	NM_007254.4（PNKP）:c.603 dup	K202 *	致病
DEE10	*PNKP*	NM_007254.4（PNKP）:c.526C > T	L176F	致病
DEE10	*PNKP*	NM_007254.4（PNKP）:c.363 dup	T122fs	致病
DEE10	*PNKP*	NM_007254.4（PNKP）:c.318G > A	L176F	致病
DEE10	*PNKP*	NM_007254.4（PNKP）:c.143 del	R48fs	致病
DEE10	*PNKP*	NM_007254.4（PNKP）:c.63 del	I22fs	致病
DEE10	*PNKP*	NM_007254.4（PNKP）:c.47 del	P16fs	致病

 DEE10 病例

【简要病史】

患者,女,8岁8个月,右利手。2015年10月无发热等诱因出现第一次发作,先是动作缓慢,反应迟钝,然后即出现四肢抽搐,双眼上翻,伴意识不清,持续约2分钟。在当地医院查头颅磁共振未见异常,查脑电图见各导异常放电,诊断为癫痫,给予丙戊酸钠治疗,3年无发作。2018年9月,因漏服药再次出现发作,形式同前。2021年7月因服药量不够,又出现一次GTCS发作。为进一步明确病因诊断来诊。孩子为第二胎,第二产,足月正常产,无产伤,运动发育同正常儿童,语言和智力发育迟缓,学习成绩班级最后,语文和数学成绩只有10分(百分制),2022年2月复诊查脑电图仍有多量的异常放电。无癫痫病家族史,母亲年幼时有高热惊厥史。

【辅助检查】

1.头颅磁共振检查　未见脑结构异常。

2.脑电图监测　脑电图异常:清醒枕区优势节律9~10 Hz α节律,调节调幅尚可,双侧对称全导慢波及棘慢综合波短阵暴发,前头部占优势。患儿于过度换气30秒左右EEG各导呈对称同步3 Hz棘慢综合波爆发,间断发放2分钟缓解;同时段可见患儿意识模糊、呼叫无应答;双极导联显示同单极导联(图2-10-1~2-10-2)。

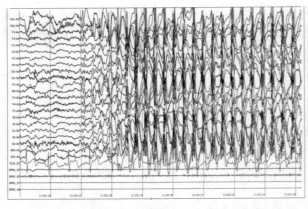
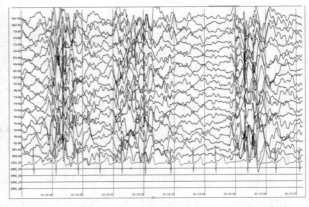

图 2 – 10 – 1　清醒期 3 Hz 棘慢节律爆发,双侧基本对称　　　图 2 – 10 – 2　睡眠期各导棘慢多棘慢波短程爆发,双侧非同步

3. 基因检测　三人家系全外基因检测发现 PNKP 基因的两个错义突变,一个来自父亲的第 4 号外显子的第 391 位核苷酸的 A 被 G 取代(c. 391A > G),导致所编码的蛋白质第 131 位的精氨酸变成了甘氨酸(p. Arg131Gly);另一个突变位点来自母亲的 PNKP 基因的第 15 号外显子的第 1 361 位的 T 被 C 取代(c. 1361T > C)(图 2 – 10 – 3),导致所编码的蛋白质的第 454 位的亮氨酸变为脯氨酸(p. Leu454Pro),属于复合杂合变异,两个变异位点都是罕见低频变异,软件预测对蛋白功能有害。

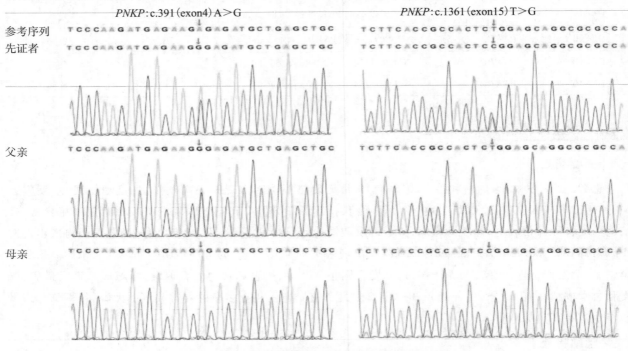

图 2 – 10 – 3　先证者 PNKP 基因存在两个错义突变,PNKP:
c. 391(exon4)A > G, p. Arg131Gly(来自父亲);
PNKP: c. 1361(exon15) T > C, p. Leu454Pro(来自母亲)

【诊断】

该病人家属只报告了 4 次 GTCS 发作,但脑电图监测到多次的 3 Hz 的棘慢波发放,进一步询问病史,患者在第一次 GTCS 发作前有动作缓慢和反应迟钝的现象,结合脑电图的表现,临床诊断为青少年失神癫痫(JAE)但是该病例起病较早。需要与儿童失神发作(CAE)进行鉴别,但是儿童失神发作不会有这么多的 GTCS 发作,也不会有这么严重的智力低下。

【治疗及随访】

该患者早期应用丙戊酸钠治疗获得 3 年无发作的较好疗效,但由于漏服和少服药多次出现癫痫发作。考虑到患者为女性,故换用左乙拉西坦治疗。目前服用左乙拉西坦 0.5 g 0.25 g 0.5 g 3 次/天,现已半年无发作,但脑电图仍有大量的异常波发放,智力障碍无明显改善。

点评

PNPK 导致的 JAE 还没见报道,该例患者的两个 PNPK 突变位点均未见文献报道,参照 ACMG 的致病性标准,目前尚属于致病意义未明的位点。

参考文献 ▶

[1] Bermúdez - Guzmán L, Leal A. Transl. DNA repair deficiency in neuropathogenesis: when all roads lead to mitochondria[J]. Neurodegener. 2019, 8: 14.

[2] Bitarafan F, Khodaeian M, Almadani N, at al. Compound Heterozygous Mutations in PNKP Gene in an Iranian Child with Microcephaly, Seizures, and Developmental Delay. Fetal Pediatr Pathol. 2021 Apr;40(2):174-180.

[3] Bras J, Alonso I, Barbot C, et al. Mutations in PNKP cause recessive ataxia with oculomotor apraxia type 4. Am J Hum Genet, 2015, 96: 474-479.

[4] Dumitrache L C, McKinnon P J. Polynucleotide kinase - phosphatase (PNKP) mutations and neurologic disease [J]. Mech Ageing Dev, 2017, 161:121-129.

[5] Pedroso J L, Rocha C R R, Macedo - Souza L I, et al. Mutation in PNKP presenting initially as axonal Charcot - Marie - Tooth disease. Neurol Genet, 2015, 1.

[6] Poulton C, Oegema R, Heijsman D, et al. Progressive cerebellar atrophy and polyneuropathy: Expanding the spectrum of PNKP mutations. Neurogenetics, 2013, 14: 43-51.

[7] Shen J, Gilmore E C, Marshall C A, et al. Mutations in PNKP cause microcephaly, seizures and defects in DNA repair[J]. Nat Genet, 2010, 42: 245-249.

[8] Weinfeld M, Mani R S, Abdou I, et al. Tidying up loose ends: The role of polynucleotide kinase/phosphatase in DNA strand break repair. Trends Biochem Sci, 2011, 36: 262-271.

（魏子涵　邓艳春）

11　发育性和癫痫性脑病11型（*SCN2A* 相关性 DEE）

【概念】

发育性和癫痫性脑病 11 型（DEE11；OMIM ID：613721）是一种早发的常染色体显性遗传神经系统疾病，*SCN2A* 中的致病性变体是神经发育障碍最常见的原因之一，占所有癫痫性脑病的 1%，目前报道的病例已超过 300 例。主要的临床特征包括婴儿期起病的难治性癫痫、发育落后以及持续的神经系统相关障碍。

【致病基因】

DEE11 是由 *SCN2A* 基因致病突变所致。*SCN2A* 基因位于 2 号染色体长臂 24.3 区带，其作用是编码电压门控钠通道 Nav1.2。Nav1.2 是主要的神经元钠通道之一，在早期发育过程中，其主要在轴突起始部位以及有髓神经纤维的郎飞结处表达，而在成年的脑中则主要表达于轴突起始部位以及无髓神经纤维。Nav1.2 在动作电位的起始和传递中都发挥着重要的作用。成年后，Nav1.2 被 Nav1.6（SCN8A）取代，增强而不是启动成熟神经元的动作电位。SCN2A 由四个同源结构域（DⅠ～Ⅳ）组成，每个结构域包含六个跨膜螺旋段（S1～S6）。在每个域中，S4 段都是用于激活的电压传感器。段 S5、S6 和连接孔环（P 环）形成通道孔和离子选择性过滤器。连接环连接跨膜段，较大的细胞内环连接四个同源结构域，结构域Ⅲ和Ⅳ之间的细胞内环是快速失活门。BFNIS 以及 DEE 患者中发现的基因突变多为功能获得性错义突变，BFNIS 中的错义变体聚集在跨膜段和连接环中，尤其是在 S4 和 S5 周围。DEE 中的变体聚集在跨膜段及其连接环内和周围，尤其是 S4 和 S5。孤独症谱系障碍和 ID 变异聚集在孔环中。在迟发型的 DEE 中则多为失功能性突变。在智力障碍和/或孤独症患者中，发现的突变多为截断突变。近期的一项针对 6 种 SCN2A 突变体的功能性研究证明，*SCN2A* 基因完全失功能突变会导致 ID，影响 Nav1.2 门控功能的突变会导致 DEE，而轻微的获得功能性突变则会导致 BFNIS。

【临床症状】

由 *SCN2A* 基因致病突变所致表型已扩展到包括一系列发育障碍：发育性和癫痫性脑病（包括大田园综合征、婴儿期癫痫伴游走性局灶性发作、婴儿痉挛和 Dravet 综合征）、发作性共济失调、精神分裂症、孤独症谱系障碍（ASD）和智力残疾（ID）伴或不伴癫痫发作。由 *SCN2A* 基因致病突变所致的 DEE 根据其起病时间的不同可分为新生儿及婴儿早期 DEE、婴儿期和儿童期 DEE 两类，其临床表现各不相同。①新生儿及婴儿早期 DEE：约有 2/3 携带 *SCN2A* 基因突变的 DEE 患者在出生后 3 个月内出现癫痫发作，其中大多数于婴儿期首次出现癫痫发作。在这些患者中，最为常见的癫痫类型是大田园综合征（OS）以及婴儿癫痫伴游走性局灶性发作（EIMFS）。OS 的主要发作类型为新生儿起病的痉挛发作或强直发作，在疾病发展过程中，OS 也有可能演化为其他癫痫类型，例如婴儿痉挛症等。EIMFS 则以多种类型的局灶性发作为特点，该综合征最为常见的基因突变为 *KCNT1* 基因突变，而 *SCN2A* 基因突变为其第二常见的基因突变。在所有新生儿及婴儿早期 DEE 患者中，有超过半数的患者无法确定其癫痫类型。在这些患者中，最为常见的癫痫发作类型是局灶性的强直发作或强直阵挛发作。最初的癫痫发作极为频繁，有可能出现密集发作。在所有的新生儿及婴儿早期 DEE 患者中，发育停滞以及倒退在癫痫发作最为频繁时出现。在 75%

的患者中有显著的智力障碍,而在余下的患者中则为轻到中度的智力障碍。新生儿及婴儿早期 DEE 患者通常会出现某些神经系统异常,包括轴性肌张力减低、肌张力障碍或舞蹈症样运动障碍以及痉挛状态。在 20% 的患者中发现了小头畸形。其他的症状还包括自主神经功能异常、易激惹、惊愕以及严重的胃肠道症状(通常需要鼻胃管或胃造瘘管来喂养)。②婴儿期和儿童期 DEE:大约有 30% 的患者在婴儿早期后出现癫痫发作。在这些目前已报道的患者中,West 综合征是最为常见的癫痫类型,癫痫起病年龄在 3 月龄至 13 月龄之间,约 30% 的患者在疾病发展过程中演化为 Lennox – Gastaut 综合征(LGS)。在 2 ~ 3 岁时患者可以出现全面强直阵挛发作、失神发作以及肌阵挛发作,3 岁后,局灶性发作开始出现。在这些患者中,智力障碍以及孤独症状可能在癫痫发作前就已经出现,也有可能为正常,约 2/3 的婴儿期和儿童期 DEE 患者有严重的发育迟缓,而在其他患者中为中度发育迟缓。患者通常会出现肌张力降低、共济失调以及舞蹈症样运动障碍。

【辅助检查】

患者的头颅 MRI 可以出现以下表现:大脑萎缩、T2 像白质、基底节、丘脑或脑干高信号、髓鞘化延迟以及中度的小脑萎缩。患者的脑电图表现与其癫痫及癫痫发作类型相对应。在新生儿及婴儿早期 DEE 患者中,OS 的主要脑电图特征为暴发 – 抑制,而 EIMFS 则为多灶性癫痫样活动,有时可以捕捉到癫痫活动从一侧半球迁移到另一侧。部分 EIMFS 患者的脑电图在发作起始时可以表现为暴发 – 抑制样,应与 OS 进行鉴别。对于无法鉴别癫痫类型的患者,脑电图多为多灶性癫痫样活动以及背景活动减慢而不规则,在癫痫发作极为频繁时有极少数时刻可以观察到暴发 – 抑制样的脑电图表现。在婴儿期和儿童期 DEE 患者中,West 综合征的脑电图特征为高幅失律,LGS 的脑电图特征则为①全导 1.5 ~ 2.5 Hz 的慢棘慢复合波;②强直发作时出现双侧弥漫的中高幅快节律爆发,约 10 ~ 25 Hz,以额区为主;③慢波睡眠期出现双侧同步出现快节律爆发或多棘波,持续数秒,伴或不伴临床强直发作。在这些患者中还有少数患者在疾病后期出现了慢波睡眠期持续性棘慢波发放(CSWS)。

【诊断】

该病的诊断主要依靠临床症状以及基因检测。当基因检测发现 *SCN2A* 基因致病突变时,应对患者的起病时间、癫痫类型与常见发作类型综合判断。

【鉴别诊断】

需要与其他基因突变导致的包括大田园综合征、婴儿期癫痫伴游走性局灶性发作、婴儿痉挛和 Dravet 综合征进行鉴别。

【治疗】

对于新生儿及婴儿早期 DEE 的患者来说,其携带的基因突变多为功能获得性突变,因此经典的钠通道阻滞剂对于其癫痫发作的控制有效,其中最为有效的是苯妥英钠(PHT),在 40% ~ 80% 的患者中可以达到 50% 的发作减少,在 30% 的患者中可以完全控制癫痫发作。在某些病例中,患者使用多种药物治疗失败后,改用 PHT 后癫痫发作得到了控制。其他的钠通道阻滞剂,例如卡马西平、奥卡西平、拉考沙胺以及唑尼沙胺都有一定的效果,且作为目前的一线治疗方案。对于婴儿期和儿童期 DEE 患者来说,其基因突变多为失功能性突变,因此钠通道阻滞剂不仅无法控制发作,还有可能使其加重。多数患有 West 综合征的患者对药物治疗,包括 ACTH 或激素冲击治疗,反应性不佳。而其他类型的患者中,癫痫发作减少的患者最常使用的是左乙拉西坦、苯二氮䓬类药物以及丙戊酸。

【预后】

患者预后不佳。在新生儿及婴儿早期 DEE 的患者中,目前已报道的患者中有 11 人因各种不同原因死亡,包括癫痫猝死(SUDEP)、肺炎、伴有严重自主神经功能异常的难治性癫痫、医源性呼吸循环衰竭,还有部分患者死因不明。存活的患者也有严重的智力发育迟滞与运动发育迟滞。婴儿期和儿童期 DEE 患者中,部分患者癫痫发作难以控制,即使癫痫发作得到控制,患者也会出现严重的智力发育迟滞与运动发育迟滞。

【遗传咨询】

目前认为 DEE11 是常染色体显性遗传性疾病,如果父母双方各携带一个 SCN2A 基因的致病变异位点,他们再生育的话,生育健康儿童的概率是 25%,生育同样患儿的概率是 75%;若有一方携带 SCN2A 基因的致病变异位点,生育同样患者的概率为 50%,建议做产前基因检测。目前已报道的 SCN2A 基因致病性突变位点见表 2-11-1。

表 2-11-1 目前已报道的 SCN2A 基因致病性突变位点

表型	基因名	突变位点	蛋白改变	致病性
DEE11	SCN2A	NM_001040142.2(SCN2A):c.7C>T	Q3*	致病
DEE11	SCN2A	NM_001040142.2(SCN2A):c.11C>G	S4*	致病
DEE11	SCN2A	NM_001040142.2(SCN2A):c.304C>T	R102*	致病
DEE11	SCN2A	NM_001040142.2(SCN2A):c.330C>A	Y110*	致病
DEE11	SCN2A	NM_001040142.2(SCN2A):c.408G>A	M136I	致病
DEE11	SCN2A	NM_001040142.2(SCN2A):c.573G>T	W191C	致病
DEE11	SCN2A	NM_001040142.2(SCN2A):c.605+1G>A		致病
DEE11	SCN2A	NM_001040142.2(SCN2A):c.606-159A>G	N212D	致病
DEE11	SCN2A	NM_001040142.2(SCN2A):c.647T>G	L216W	致病
DEE11	SCN2A	NM_001040142.2(SCN2A):c.658A>G	R220G	致病
DEE11	SCN2A	NM_001040142.2(SCN2A):c.668G>A	R223Q	致病
DEE11	SCN2A	NM_001040142.2(SCN2A):c.751G>A	V251I	致病
DEE11	SCN2A	NM_001040142.2(SCN2A):c.781G>T	V261L	致病
DEE11	SCN2A	NM_001040142.2(SCN2A):c.781G>A	V261M	致病
DEE11	SCN2A	NM_001040142.2(SCN2A):c.787G>A	A263T	致病
DEE11	SCN2A	NM_001040142.2(SCN2A):c.823C>T	R275*	致病
DEE11	SCN2A	NM_001040142.2(SCN2A):c.843G>A	W281*	致病
DEE11	SCN2A	NM_001040142.2(SCN2A):c.1036C>T	Q346*	致病
DEE11	SCN2A	NM_001040142.2(SCN2A):c.1147C>G	Q383E	致病
DEE11	SCN2A	NM_001040142.2(SCN2A):c.1267G>T	V423L	致病
DEE11	SCN2A	NM_001040142.2(SCN2A):c.1342C>T	Q448*	致病
DEE11	SCN2A	NM_001040142.2(SCN2A):c.1363A>T	K455*	致病
DEE11	SCN2A	NM_001040142.2(SCN2A):c.1600A>T	R534*	致病
DEE11	SCN2A	NM_001040142.2(SCN2A):c.1819C>T	R607*	致病
DEE11	SCN2A	NM_001040142.2(SCN2A):c.2317A>G	T773A	致病
DEE11	SCN2A	NM_001040142.2(SCN2A):c.2548C>T	R850*	致病
DEE11	SCN2A	NM_001040142.2(SCN2A):c.2558G>A	R853Q	致病

续表

表型	基因名	突变位点	蛋白改变	致病性
DEE11	SCN2A	NM_001040142.2（SCN2A）:c.2566C > T	R856 *	致病
DEE11	SCN2A	NM_001040142.2（SCN2A）:c.2567G > A	R856Q	致病
DEE11	SCN2A	NM_001040142.2（SCN2A）:c.2588C > A	S863Y	致病
DEE11	SCN2A	NM_001040142.2（SCN2A）:c.2627A > G	N876S	致病
DEE11	SCN2A	NM_001040142.2（SCN2A）:c.2635G > A	G879R	致病
DEE11	SCN2A	NM_001040142.2（SCN2A）:c.2674G > A	V892I	致病
DEE11	SCN2A	NM_001040142.2（SCN2A）:c.2687C > T	A896V	致病
DEE11	SCN2A	NM_001040142.2（SCN2A）:c.2809C > T	R937C	致病
DEE11	SCN2A	NM_001040142.2（SCN2A）:c.2810G > A	R937H	致病
DEE11	SCN2A	NM_001040142.2（SCN2A）:c.2877C > A	C959 *	致病
DEE11	SCN2A	NM_001040142.2（SCN2A）:c.2960G > T	S987I	致病
DEE11	SCN2A	NM_001040142.2（SCN2A）:c.2995G > A	E999K	致病
DEE11	SCN2A	NM_001040142.2（SCN2A）:c.3631G > A	E1211K	致病
DEE11	SCN2A	NM_001040142.2（SCN2A）:c.3782G > A	W1261 *	致病
DEE11	SCN2A	NM_001040142.2（SCN2A）:c.3850 − 2A > G		致病
DEE11	SCN2A	NM_001040142.2（SCN2A）:c.3956G > T	R1319L	致病
DEE11	SCN2A	NM_001040142.2（SCN2A）:c.3956G > A	R1319Q	致病
DEE11	SCN2A	NM_001040142.2（SCN2A）:c.4025T > C	L1342P	致病
DEE11	SCN2A	NM_001040142.2（SCN2A）:c.4036A > G	I1346V	致病
DEE11	SCN2A	NM_001040142.2（SCN2A）:c.4303C > T	R1435 *	致病
DEE11	SCN2A	NM_001040142.2（SCN2A）:c.4350T > G	Y1450 *	致病
DEE11	SCN2A	NM_001040142.2（SCN2A）:c.4419A > G	I1473M	致病
DEE11	SCN2A	NM_001040142.2（SCN2A）:c.4468A > G	M1490V	致病
DEE11	SCN2A	NM_001040142.2（SCN2A）:c.4543C > T	R1515 *	致病
DEE11	SCN2A	NM_001040142.2（SCN2A）:c.4726G > A	G1576R	致病
DEE11	SCN2A	NM_001040142.2（SCN2A）:c.4766A > G	Y1589C	致病
DEE11	SCN2A	NM_001040142.2（SCN2A）:c.4787T > G	I1596S	致病
DEE11	SCN2A	NM_001040142.2（SCN2A）:c.4876C > T	R1626 *	致病
DEE11	SCN2A	NM_001040142.2（SCN2A）:c.4886G > T	R1629L	致病
DEE11	SCN2A	NM_001040142.2（SCN2A）:c.4949T > C	L1650P	致病
DEE11	SCN2A	NM_001040142.2（SCN2A）:c.4976C > T	A1659V	致病
DEE11	SCN2A	NM_001040142.2（SCN2A）:c.5317G > A	A1773T	致病
DEE11	SCN2A	NM_001040142.2（SCN2A）:c.5318C > T	A1773V	致病
DEE11	SCN2A	NM_001040142.2（SCN2A）:c.5644C > G	R1882G	致病

DEE11 病例

【简要病史】

男童,3 岁,6 月龄无诱因发高烧,体温 38.8℃,次日中午抽搐 1 次,表现为意识丧失、颈部后仰、四肢强直,无双眼凝视、双眼上翻,无四肢痉挛性抖动,无大小便失禁。发作持续约 2~3 分钟,家长给予掐人中后缓解,缓解后哭闹。1 岁 2 月时出现 2 次热性惊厥表现为意识丧失、呼之不应、双眼上翻、颜面、口唇青紫,口角流涎,牙关紧闭,双手握拳,双上肢屈曲,双下肢强直,阵挛性抽动,无大小便失禁,体温 39℃左右,持续约 4~5 分钟缓解。2016 年异常儿童脑电图,EEG 显示癫痫样放电,局灶性发作,用奥卡西平混悬液后,每年仍发作,平均每年发作 2 次,均为高烧发作,表现为双眼上翻,牙关紧闭,四肢僵直/抽搐,伴颜面、口周青紫,口角流涎,持续 4~5 分钟后缓解。多动,爱夹腿,性格偏执,爱尖叫,入睡后偶有全身抖动,说话吐字不清,智力发育落后于同龄儿童。2018 年添加左乙拉西坦片治疗。现服用奥卡西平口服液 5 ml 2 次/天,左乙拉西坦片早 0.125 g 晚 0.25 g 治疗。足月顺产;无中毒、颅脑外伤、中枢神经系统感染病史;家族史:母亲 2 岁左右有高热惊厥一次。神经系统查体:无明显阳性体征。

【辅助检查】

1.头颅磁共振检查　未发现明显的脑结构异常。

2.脑电图监测　2016 年脑电图监测见清醒、睡眠期以双侧枕导为主,左侧顶导可见多量低至高幅单、连发的棘慢波或节律,右侧顶及双侧后颞导少量(图 2 - 11 - 1~2 - 11 - 2)。

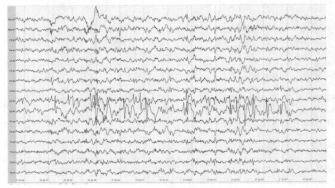
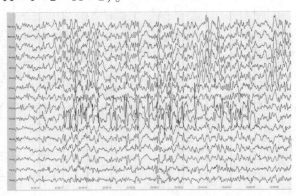

图 2 - 11 - 1　清醒期双侧枕导棘慢波　　　　　　　图 2 - 11 - 2　睡眠期双侧枕导棘慢波

2017 年脑电图监测见清醒、睡眠期以双侧枕导为主,左侧顶、后颞导可见多量中 - 高幅的单、连发的棘慢波或节律,右侧中、后颞导少量(图 2 - 11 - 3~2 - 11 - 4)。

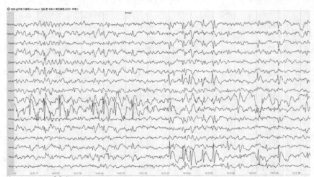
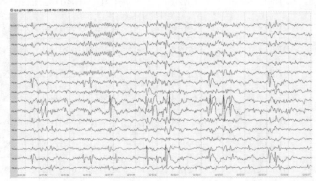

图 2 - 11 - 3　清醒期双侧枕导及左侧顶、后颞导棘慢波或节律　　图 2 - 11 - 4　睡眠期双侧枕导及左侧顶、后颞导棘慢波

3.基因检测 三人家系全外基因检测发现 *SCN2A* 基因的第 27 号外显子的 c. 5468A 位置碱基 A > C 改变,该变异在 ExAC、gnomAD、千人基因组亚洲人群数据库中的发生频率极低(PM2),早期完全外显,在健康成年人中发现该变异(BS2),多种统计方法预测该变异对基因或基因产物无影响(BP4)。该疾病为常染色体显性遗传,患者与母亲该变异位点均为杂合,鉴于母亲 2 岁时有热性惊厥史,遗传模式可以解释其患病。根据 ACMG 指南评级,该变异满足"PM2 + BS2 + BP4"等级评分,符合致病性变异(图 2 - 11 - 5), 其一代测序验证图如下。

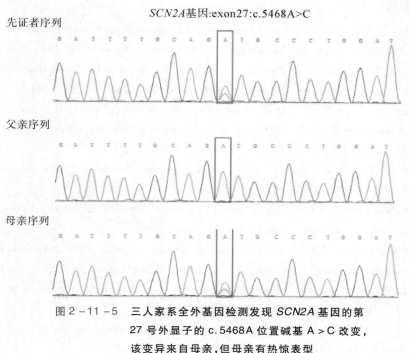

图 2 - 11 - 5 三人家系全外基因检测发现 *SCN2A* 基因的第 27 号外显子的 c. 5468A 位置碱基 A > C 改变, 该变异来自母亲,但母亲有热惊表型

【诊断】

癫痫,局灶性发作,发育迟缓,*SCN2A* 基因突变相关的发育性和癫痫性脑病(DEE11 型)。

【治疗及随访】

现服用奥卡西平口服液 5 ml 2 次/天;左乙拉西坦片早 0. 125 g,晚 0. 25 g 治疗。

点 评

SCN2A 基因突变影响神经细胞钠离子通道动作电位,从而指导精准治疗。2001 年有学者发现 *SCN2A* 基因突变可导致钠离子通道开放时间延长,增加神经细胞兴奋性,可应用钠离子通道阻滞剂 (sodium channel blockers,SCB)治疗。但随后发现部分患儿应用 SCB 效果欠佳,甚至有加重情况。 通过对 *SCN2A* 基因的电生理研究发现该基因不同位点变异可致功能获得性(gainoffunction,GOF)变体、功能缺失性(lossoffunction,LOF)变体或 LOF 和 GOF 混合体,这也解释了对 SCB 反应不好的原因。*SCN2A* 基因突变位点不同,临床表型可不同。如 p. Ala263Val、p. Arg1883Gly、p. Ser987Ile 等位点早期为新生儿或婴儿早期癫痫,后期出现共济失调。本组 p. Ile1636Leu 位点表型有新生儿惊厥和发作性共济失调,p. Lys809Arg、p. Leu1330Phe、p. Leu1563Val 表型多为良性新生儿惊厥。而 p. Arg853Gln、p. Glu1211Lys 等临床表型为婴儿痉挛症。其中 p. Glu999Lys 在文献中及例 2 表型均为大

田原综合征。而 p. Leu1650Pro 仅有共济失调而无抽搐发作,其中 p. Ala263Val 为热点位点。本组 p. Arg223Gln 位点的临床表型为新生儿或婴儿良性癫痫,而 p. Val213Alafs＊3 表型为婴儿痉挛症和 LennoxGastaut 综合征。在同一家族不同成员中相同 *SCN2A* 基因突变临床表型也可从婴儿良性癫痫到大田原综合征,因此临床表型不仅与基因型有关,还与其他因素(如遗传背景、环境等)有关。

参考文献 ▶

[1] Begemann A, Acuña M A, Zweier M, et al. Further corroboration of distinct functional features in SCN2A variants causing intellectual disability or epileptic phenotypes[J]. Molecular medicine (Cambridge, Mass.), 2019, 25(1): 6.

[2] Boiko T, Rasband M N, Levinson S R, et al. Compact myelin dictates the differential targeting of two sodium channel isoforms in the same axon[J]. Neuron, United States: 2001, 30(1): 91 − 104.

[3] Boiko T, Van Wart A, Caldwell J H, et al. Functional specialization of the axon initial segment by isoform − specific sodium channel targeting [J]. The Journal of neuroscience: the official journal of the Society for Neuroscience, 2003, 23(6): 2306 − 2313.

[4] Heron S E, Grassland K M, Andermann E, et al. Sodium − channel defects in benign familial neonatal − infantile seizures[J]. Lancet, 2002, 360(9336): 851 − 852.

[5] Howell K B, McMahon J M, Carvill G L, et al. SCN2A encephalopathy: A major cause of epilepsy of infancy with migrating focal seizures[J]. Neurology, 2015, 85(11): 958 − 966.

[6] Kaplan M R, Cho M H, Ullian E M, et al. Differential control of clustering of the sodium channels Na(v)1.2 and Na(v)1.6 at developing CNS nodes of Ranvier[J]. Neuron, United States: 2001, 30(1): 105 − 119.

[7] Liao Y, Deprez L, Maljevic S, et al. Molecular correlates of age − dependent seizures in an inherited neonatal − infantile epilepsy[J]. Brain: a journal of neurology, England: 2010, 133: 1403 − 1414.

[8] Nakamura K, Kato M, Osaka H, et al. Clinical spectrum of SCN2A mutations expanding to Ohtahara syndrome [J]. Neurology, United States: 2013, 81(11): 992 − 998.

[9] Reynolds C, King M D, Gorman K M. The phenotypic spectrum of SCN2A − related epilepsy. Eur J Paediatr Neurol. 2020, 24: 117 − 122.

[10] Schwarz N, Bast T, daily E, et al. clinical and genetic Spectrum of SCN2A associated episodic ataxia[J]. Eur J Paediatr Neurol, 2019, 23(3): 438 − 447.

[11] Schwarz N, Hahn A, Bast T, et al. Mutations in the sodium channel gene SCN2A cause neonatal epilepsy with late − onset episodic ataxia[J]. J Neurol, 2016, 263(2): 334 − 343.

[12] Sugawara T, Tsurubuchi Y, Agarwala K L, et al. A missense mutation of the Na$^+$ channel alpha II subunit gene Na(v) 1.2 in a patient with febrile and afebrile seizures causes channel dysfunction[J]. Prac Natl Acad Sci U S A, 2001, 98(11): 6384 − 6389.

[13] Wolff M, Brunklaus A, Zuberi S M. Phenotypic spectrum and genetics of SCN2A − related disorders, treatment options, and outcomes in epilepsy and beyond[J]. Epilepsia, United States: 2019, 60 Suppl 3: S59 − S67.

[14] Wolff M, Johannesen K M, Hedrich U B S, et al. Genetic and phenotypic heterogeneity suggest therapeutic implications in SCN2A − related disorders[J]. Brain: a journal of neurology, 2017, 140(5): 1316 − 1336.

[15] 曾琦, 张月华, 杨小玲, 等. SCN2A 基因突变导致的癫痫表型特点[J]. 中华儿科杂志, 2018, 56(7): 518 − 523.

[16] 吴文娟, 唐洪侠, 李宝广, 等. SCN2A 基因突变致癫痫三例[J]. 脑与神经疾病杂志, 2020, 28(9): 534 − 539.

(魏子涵　杨欣伟　邓艳春)

12 发育性和癫痫性脑病 *12* 型（*PLCB1* 相关性 DEE）

【概念】

发育性和癫痫性脑病 12 型（DEE12；OMIM ID：613722）是一种极为罕见的早发性常染色体隐性遗传神经系统疾病。

【致病基因】

DEE12 是由 *PLCB1* 基因纯合或复合杂合突变所致。*PLCB1* 基因位于 20 号染色体短臂 12.3 区带，共有 32 个外显子，编码产物是两种磷脂酶 C（PLC）和 B 同工酶（PLCB1a 和 PLCB1b），目前已鉴定出 13 种不同的哺乳动物 PLC 同工酶，分为六个家族即 β（1 −4）、γ（1 −2）、δ（1,3,4）、ε、ζ 和 η。PLCB1 被 Gq 蛋白偶联神经递质受体激活，尤其是毒蕈碱乙酰胆碱受体。PLCB1a 和 PLCB1b 这两种酶在人类幼年及成年脑中均有表达，且主要表达部位为杏仁核、尾状核以及海马。PLCB1 酶的作用是将膜上的 4,5 − 二磷酸 − 磷脂酰肌醇剪切为细胞质基质可溶的 1,4,5 − 三磷酸肌醇以及膜结合的甘油二酯，这两种物质是胞外信号向胞内传导的关键物质。这一代谢过程在神经传递、激素信号传递以及其他涉及 G 蛋白信号传递的过程中均有参与，对于中枢神经系统十分重要。在实验动物中，敲除 *PLCB1* 基因的小鼠会因早发的难治性癫痫或癫痫持续状态死亡。*PLCB1* 在海马中胆碱能信号的丢失可以解释小鼠和人类中与 *PLCB1* 功能缺失突变相关的癫痫活动。目前，仅有 7 例 *PLCB1* 基因突变相关病例的报道，突变类型包括 5 种基因内删除（在 4 个病例中为纯合，1 例为基因内删除合并剪切位点突变）、1 种剪切位点突变以及 1 种无义突变，而携带杂合突变的携带者（患者父母）则无明显异常。

【临床症状】

该病极为罕见，截至目前仅有 7 例相关基因突变的病例报道。患者多在 1 岁前出现癫痫发作（平均年龄 4.8 月龄，范围 2.5 ~ 10 月龄）且多种抗癫痫药物治疗效果不佳。目前报道的 7 例患者中，最为常见的癫痫综合征为婴儿痉挛症，其余的包括婴儿期恶性游走性局灶性癫痫（1 例）以及非症状性的癫痫脑病（1 例）。最为常见的癫痫发作类型为癫痫性痉挛，其他发作类型还包括局灶性阵挛发作、局灶性强直发作、全面强直阵挛发作、肌阵挛发作等。患者的癫痫发作频率很高，通常每天都有数次发作，2 名患者曾出现癫痫持续状态。所有的患者均有精神运动发育迟缓或倒退，在所有的 7 名患者中，5 名患者在癫痫发作后才出现发育倒退。所有的患者均有重度至极重度的智力障碍，仅有 1 人学会了行走。所有的患者均有躯干肌张力减退，有时会伴有锥体系或锥体外系所致的肢体肌张力增高。患者的手功能发育差，有 3 名患者不会使用手。在所有的 7 例患者中，3 例有小头畸形，其 2 例有脑萎缩表现，其余患者的头围及身高发育正常。

【辅助检查】

在这 7 例患者中，最为常见的脑电图改变是高幅失律，还有 3 例患者为局灶性异常，表现为颞区放电。

【诊断】

该病的诊断主要依靠临床症状和基因检测。当基因检测发现 *PLCB1* 基因纯合突变且临床症状符合时即可诊断。

【鉴别诊断】

需要与其他以婴儿痉挛症为主要癫痫综合征类型的癫痫脑病相鉴别。

【治疗】

目前该病的治疗没有对因治疗方法,仅能对症治疗,大部分患者的癫痫发作为药物难治性,使用多种抗癫痫药物也无法控制。部分患者在激素治疗和生酮饮食治疗帮助下可以获得短暂的癫痫发作减少。

【预后】

该病预后差,患者均有药物难治性的癫痫发作,且均有重度至极重度的智力发育障碍以及运动发育迟缓。在既往文献报道中,2 例患者死亡,死因均为肺炎。

【遗传咨询】

目前认为 DEE12 是常染色体隐性遗传性疾病。如果父母各携带一个 PLCB1 基因的致病变异位点,当他们在生育时,健康儿童的概率是 25% ,50% 是携带者,生育患者的概率是 25% ,建议做产前基因检测。如果父母一方是 PLCB1 基因纯合变异时,生育的孩子 100% 是携带者。目前已发现的 PLCB-1 基因致病性突变位点见表 2-12-1。

表 2-12-1　目前已发现的 PLCB-1 基因致病性突变位点

表型	基因名	突变位点	蛋白改变	致病性
DEE12	PLCB1	NM_015192.4(PLCB1):c.99+1 G > A		致病
DEE12	PLCB1	NM_015192.4(PLCB1):c.664C > T	R222 *	致病
DEE12	PLCB1	NM_015192.4(PLCB1):c.1612G > T	E538 *	致病
DEE12	PLCB1	NM_015192.4(PLCB1):c.8647972 - 8679884)del including exon 7 - 8		致病
DEE12	PLCB1	NM_015192.4(PLCB1):c.8099252 - 8575333 del including promotor region and exon 1 - 3		致病
DEE12	PLCB1	NM_015192.4(PLCB1):c.8099741 - 8575520del including promotor region and exon 1 - 3		致病
DEE12	PLCB1	NM_015192.4(PLCB1):c.8034441 - 8520723del including promotor region and exon 1 - 3		致病

参考文献

[1] Caricasole A, Sala C, Roncarati R, et al. Cloning and characterization of the human phosphoinositide - specific phospholipase C - beta 1 (PLC beta 1)[J]. Biochimica et biophysica acta, Netherlands, 2000, 1517(1): 63 - 72.

[2] Desprairies C, Valence S, Maurey H, et al. Three novel patients with epileptic encephalopathy due to biallelic mutations in the PLCB1 gene[J]. Clinical genetics, Denmark, 2020, 97(3): 477 - 482.

[3] Falkenburger B H, Jensen J B, Dickson E J, et al. Phosphoinositides: lipid regulators of membrane proteins[J]. The Journal of physiology, 2010, 588: 3179 - 3185.

[4] Kim D, Jun K S, Lee S B, et al. Phospholipase C isozymes selectively couple to specific neurotransmitter receptors [J]. Nature, England: 1997, 389(6648): 290 - 293.

[5] Kurian M A, Meyer E, Vassallo G, et al. Phospholipase C beta 1 deficiency is associated with early - onset epileptic encephalopathy[J]. Brain: a journal of neurology, England, 2010, 133(10): 2964 - 2970.

[6] Ngoh A, McTague A, Wentzensen I M, et al. Severe infantile epileptic encephalopathy due to mutations in

PLCB1：expansion of the genotypic and phenotypic disease spectrum［J］. Developmental medicine and child neurology，2014，56(11)：1124 – 1128.

［7］Poduri A，Chopra S S，Neilan E G,et al. Homozygous PLCB1 deletion associated with malignant migrating partial seizures in infancy［J］. Epilepsia，2012，53(8)：e146 – 150.

［8］Rapoport S I，Primiani C T，Chen C T,et al. Coordinated Expression of Phosphoinositide Metabolic Genes during Development and Aging of Human Dorsolateral Prefrontal Cortex［J］. PloS one，2015，10(7)：e0132675.

［9］Schoonjans A S，Meuwissen M，Reyniers E,et al. PLCB1 epileptic encephalopathies：Review and expansion of the phenotypic spectrum［J］. European journal of paediatric neurology：EJPN：official journal of the European Paediatric Neurology Society，England：2016，20(3)：474 – 479.

（魏子涵　邓艳春）

13　发育性和癫痫性脑病 13 型（SCN8A 相关性 DEE）

【概念】

发育性和癫痫性脑病 13 型（DEE13；OMIM ID：614558）是比较常见的 DEE 类型，目前报道已超过 400 例。是一种早发且严重的常染色体显性遗传神经系统疾病，主要表现为癫痫发作、严重的认知及运动障碍、锥体系/锥体外系体征以及皮质盲。

【致病基因】

DEE13 是由 SCN8A 基因致病突变所致。SCN8A 基因位于 12 号染色体长臂 13.13，其编码产物是电压门控钠通道 Nav1.6 的 α 亚基。Nav1.6 在脑内分布广泛，包括皮质层面和皮质下层面，该钠通道位于轴突起始段，为动作电位的起始和传播提供了分子基础。SCN8A 基因致病突变首次发现于发育性癫痫性脑病（DEE）的患者中，目前 SCN8A 基因致病突变导致的 DEE 约占所有 DEE 的 1%。值得注意的是，目前随着基因检测技术的发展，发现 SCN8A 基因致病突变的数量正不断增长。目前已发现了除 DEE 以外的其他临床表型，包括①家族性或散发的癫痫，这类癫痫依靠药物治疗可以控制，患者可能有轻到中度的智力障碍以及散在的神经系统体征；②良性家族性新生儿癫痫，随年龄增长，患者有时可能会出现发作性的运动障碍，但没有其他特殊的神经系统体征；③认知障碍和（或）行为障碍伴或不伴运动障碍，但这些患者没有癫痫发作。在目前发现的 SCN8A 基因致病突变中，大部分的突变为错义突变，且突变大多集中于高度保守的跨膜结构域、失活门以及蛋白质的 C 端。目前对于 SCN8A 基因致病突变的功能研究表明，功能获得性变体导致神经元过度兴奋和癫痫发作，而功能丧失性变异导致神经元数量减少，通常与智力残疾、孤独症特征以及伴或不伴有癫痫发作的运动障碍有关。

【临床症状】

DEE13 的临床表现主要为早期的癫痫发作、严重的认知及运动障碍、锥体束/锥体外系体征以及皮质盲。癫痫发作的起病时间不一，在不同的报道中，中位发作年龄的范围为出生后 43 天至 4 个月，早期的癫痫发作以及神经系统症状在某些患者中发展迅速，在其他患者中则逐步恶化，在恶化过程中有复发期和缓解期。癫痫发作无明显诱发因素，通常出现密集发作以及夜间睡眠中发作，最为常见的发作形式为局灶性发作，发作持续时间较长，常伴有明显的自主神经症状（呼吸暂停、心动过速/过缓以及发绀）。这种局灶性发作可能会进展为单侧强直或阵挛样发作，并最终进展为双侧强直和（或）阵挛发作。自主神经发作可能不易识别，特别是发作于夜间睡眠时。因此其他类型的发作，例如强直、阵挛或强直阵挛发作，过程中伴有的自主神经发作可能被忽略了。其他的发作类型，包括癫痫性痉挛样发作、肌阵挛发作以及非惊厥性癫痫持续状态等也常有报道。在长期随访中，所有的患者都出现了明显的认知障碍，包括重度至极重度的智力障碍、语言功能缺如、进展性的锥体系/锥体外系症状、进行性脑萎缩、轴性肌张力减低、肌张力障碍或运动障碍以及肌阵挛。患者的一个典型特征是持续性的视觉损害导致获得性皮质盲。胃肠道症状极为普遍，从涎分泌过多到严重的胃食管反流、经口喂养不安全（50% 的患者需要通过经皮内镜下胃造瘘管饲进食）以及便秘均有可能发生。小部分患者还会出现频繁的骨折。通常这些患者会在儿童期早期经历癫痫以及其他神经系统症状逐渐恶化（早期死亡可能出现在这一期），随后到学龄期后症状会相对稳定。

【辅助检查】

在癫痫起病时，患者的脑电图可能为正常或仅有轻微异常，随后所有病例均会出现进行性的背景活动恶化、癫痫样活动以及 β 活动混于 δ 活动中，且主要出现在后头部，并且在睡眠过程中活动增强。局灶性发作通常起源于颞叶后部 - 枕叶，并且可能从一个半球迁移至另一半球。

【诊断】

患者的诊断主要依靠典型的临床症状以及基因检测，当患者出现上述典型临床症状，并且基因检测提示为 *SCN8A* 基因致病突变时，可以诊断。

【鉴别诊断】

需要与其他以局灶性发作以及夜间发作为特征的癫痫脑病相鉴别。

【治疗】

大多数患者的癫痫均为药物难治性癫痫，然而在某些病例中，使用超剂量的钠通道阻滞剂（SCBs）获得了一定的正面疗效。最有效的药物包括苯妥英钠、卡马西平、奥卡西平和苯二氮䓬类。左乙拉西坦治疗效果不佳，甚至可能导致癫痫发作加剧。其他的 SCB，例如拉莫三嗪和托吡酯，也有一定的治疗效果。在极少数情况下，SCB 会导致癫痫发作加剧。对于癫痫性痉挛的患者，大剂量激素/ACTH 以及氨己烯酸可能有效。在尝试使用生酮饮食的患者中，约有半数患者有效，并且成功地停止非惊厥性癫痫持续状态。大麻二酚没有明显效果。

【预后】

截至目前报道的患者中，有 13 人早期死亡，其中 5 人死于确定或可能的癫痫猝死，这 5 名患者均有无法控制的癫痫发作。1 人在 17 个月大时在未知情况下死亡，具体死因不明。余下 7 名患者在 15 个月至 5 岁 6 个月之间死亡，这 7 名患者均有严重的 DEE，无法控制的癫痫发作以及进行性恶化的神经系统症状。3 人死于呼吸道感染以及呼吸衰竭，1 人死于败血症，剩余 3 人均在癫痫发作或癫痫性持续状态过程中死亡。

【遗传咨询】

目前认为 DEE13 是常染色体显性遗传性疾病，如果父母双方各携带一个 *SCN8A* 基因的致病变异位点，他们再生育的话，生育健康儿童的概率是 25%，生育同样患儿的概率是 75%；若有一方携带 *SCN8A* 基因的致病变异位点，生育同样患者的概率为 50%，建议做产前基因检测。目前已报道的 *SCN8A* 基因致病性突变位点见表 2 - 13 - 1。

表 2 - 13 - 1　目前已报道的 *SCN8A* 基因致病性突变位点

表型	基因名	突变位点	蛋白改变	致病性
DEE13	*SCN8A*	NM_001330260.2（SCN8A）：c.615 - 233T > C	F210S	致病
DEE13	*SCN8A*	NM_001330260.2（SCN8A）：c.615 - 219A > G	N215D	致病
DEE13	*SCN8A*	NM_001330260.2（SCN8A）：c.615 - 215T > A	V216D	致病
DEE13	*SCN8A*	NM_001330260.2（SCN8A）：c.615 - 195A > G	R223G	致病
DEE13	*SCN8A*	NM_001330260.2（SCN8A）：c.779T > C	F260S	致病
DEE13	*SCN8A*	NM_001330260.2（SCN8A）：c.1221G > C	L407F	致病
DEE13	*SCN8A*	NM_001330260.2（SCN8A）：c.1228G > C	V410L	致病
DEE13	*SCN8A*	NM_001330260.2（SCN8A）：c.2537T > C	F846S	致病

续表

表型	基因名	突变位点	蛋白改变	致病性
DEE13	*SCN8A*	NM_001330260.2(SCN8A):c.2624T > A	L875Q	致病
DEE13	*SCN8A*	NM_001330260.2(SCN8A):c.2668G > A	A890T	致病
DEE13	*SCN8A*	NM_001330260.2(SCN8A):c.2879T > A	V960D	致病
DEE13	*SCN8A*	NM_001330260.2(SCN8A):c.2952C > G	N984K	致病
DEE13	*SCN8A*	NM_001330260.2(SCN8A):c.3953A > G	N1318S	致病
DEE13	*SCN8A*	NM_001330260.2(SCN8A):c.3991C > G	L1331V	致病
DEE13	*SCN8A*	NM_001330260.2(SCN8A):c.4394A > T	D1465V	致病
DEE13	*SCN8A*	NM_001330260.2(SCN8A):c.4397A > C	N1466T	致病
DEE13	*SCN8A*	NM_001330260.2(SCN8A):c.4398C > A	N1466K	致病
DEE13	*SCN8A*	NM_001330260.2(SCN8A):c.4423G > A	G1475R	致病
DEE13	*SCN8A*	NM_001330260.2(SCN8A):c.4435A > G	I1479V	致病
DEE13	*SCN8A*	NM_001330260.2(SCN8A):c.4787C > G	S1596C	致病
DEE13	*SCN8A*	NM_001330260.2(SCN8A):c.4813A > G	I1605V	致病
DEE13	*SCN8A*	NM_001330260.2(SCN8A):c.4850G > A	R1617Q	致病
DEE13	*SCN8A*	NM_001330260.2(SCN8A):c.4862T > G	L1621W	致病
DEE13	*SCN8A*	NM_001330260.2(SCN8A):c.4873G > A	G1625R	致病
DEE13	*SCN8A*	NM_001330260.2(SCN8A):c.4948G > A	A1650T	致病
DEE13	*SCN8A*	NM_001330260.2(SCN8A):c.5302A > G	N1768D	致病
DEE13	*SCN8A*	NM_001330260.2(SCN8A):c.5594T > C	L1824P	致病
DEE13	*SCN8A*	NM_001330260.2(SCN8A):c.5610A > T	E1870D	致病
DEE13	*SCN8A*	NM_001330260.2(SCN8A):c.5614C > T	R1872W	致病
DEE13	*SCN8A*	NM_001330260.2(SCN8A):c.5615G > A	R1872Q	致病

 DEE13 病例

【简要病史】

女童,6 月,体重 7.5 kg。1 月前夜间无诱因出现抽搐 1 次,表现为:大喊一声,头后仰,意识丧失、双眼上翻、口周发绀伴吐沫、双手握拳,四肢强直,阵挛性抖动,持续 3 ~ 4 分钟左右缓解,间隔 5 小时后患儿再次抽搐,表现及持续时间同前。期间体温正常,无腹泻、呕吐。于某三甲医院住院治疗,期间完善头颅 MRI、MRA、视频脑电图、外送全外显子基因测序 + MLPA 后诊断为"癫痫,结节性硬化?"。予以托吡酯口服(6.25 mg 2 次/天)并逐渐加量,期间 20 天无发作,近 1 周再次抽搐,1 次/天,夜间居多,表现为:双上肢击剑样动作,双眼凝视数十秒后眨眼、眼睑抽动,咂嘴、刻板吸吮动作,口周发绀,双下肢蹬踏样动作,持续 3 ~ 4 分钟缓解。2020 年 5 月 18 日抽搐一次,表现同前;门诊添加服用左乙拉西坦口服液 1 ml 2 次/天。患儿足月顺产,无高热惊厥史;无中毒、颅脑外伤、中枢神经系统感染病史。神经系统查体:腹部、左膝可见 2 处色素脱失斑,直径约 1 ~ 1.5 cm,右膝可见一处血管瘤,大小约 2 cm × 3 cm,余无明显阳性体征。

【辅助检查】

1.头颅磁共振检查　头颅 MRI + MRA:双侧颞部脑外间隙增宽;头颅 MRA 未见异常(图 2 - 13 - 1);头颅 ASL 见左侧大脑皮层灌注减低。

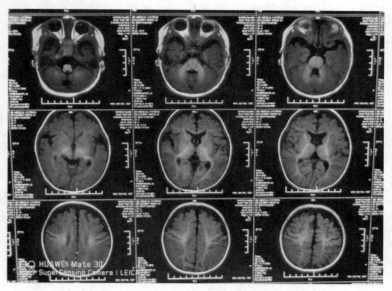

图 2 - 13 - 1　双侧颞部脑外间隙增宽

2.脑电图监测　脑电图监测清醒背景波较同龄儿童慢,慢波背景,调节调幅欠佳。未见到异常波发放(图 2 - 13 - 2 ~ 2 - 13 - 3)。

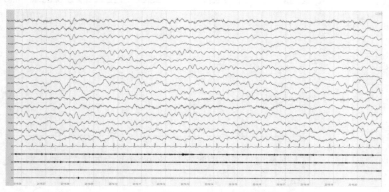

图 2 - 13 - 2　清醒期背景节律(平均导联)

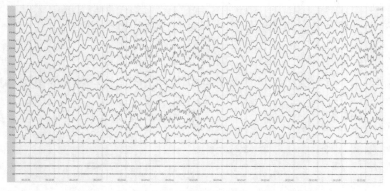

图 2 - 13 - 3　睡眠期睡眠纺锤波(单极导联)

3. 基因检测　三人家系全外基因检测发现 *SCN8A* 基因的第 25 号外显子的 c. 4423 位置碱基 G > A 改变,父母为野生型,该突变为新发的罕见变异,该基因编码电压门控钠离子通道 α 亚基 8,负责可兴奋神经元形成动作电位期间发作的快速膜去极化。该基因(NM_014191.4)包含 27 个外显子,编码 1 980 个氨基酸。根据 ACMG 指南评级,该变异满足"PS2_VeryStrong + PM2 + PP3"等级评分,符合致病性变异。其一代测序验证图如下(图2 – 13 – 4)。其对应的临床表型是发育性和癫痫性脑病 13 型。

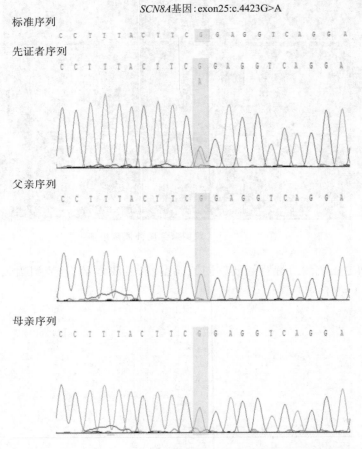

图 2 – 13 – 4　三人家系全外基因检测发现 *SCN8A* 基因的第 25 号外显子的

c. 4423 位置碱基 G > A 改变,该变异来自自身变异

【诊断】

该患者诊断为 *SCN8A* 基因突变相关的发育性和癫痫性脑病(DEE13 型)。

【治疗及随访】

现服用托吡酯片 18. 35 mg 2 次/天,奥卡西平口服液 3. 3 ml 2 次/天,拉考沙胺 50 mg 2 次/天。

点 评

　　SCN8A 是编码钠通道蛋白 Nav1 的基因，其突变证实与癫痫发生相关，于 2012 年被 Veeramah 等首次报道。目前已经有超过 10 例 *SCN8A* 基因突变相关癫痫患儿被报道，*SCN8A* 突变相关癫痫表型异质性明显，可表现为良性家族性婴儿癫痫、严重程度不一的癫痫性脑病，此外，还有少数存在智力障碍或运动障碍但无癫痫的患者，其中婴儿痉挛症是罕见的。据统计，*SCN8A* 是第三常见的早发性癫痫性脑病的相关基因。*SCN8A* 突变相关的癫痫脑病，以发育迟滞、出生 1 个月（平均 4 个月）发作、具有多种发作类型（全面强直阵挛发作、婴儿痉挛症、失神发作和局灶性发作）的难治性癫痫为特征。相关癫痫综合征可包括 Lennox - Gastaut 综合征、婴儿痉挛症、Dravet 综合征等。*SCN8A* 基因突变相关婴儿痉挛症的诊断，是通过分子遗传学的方法对婴儿痉挛症患儿检测出 *SCN8A* 的致病变异所得出的。*SCN8A* 基因突变绝大多数系新生变异，为常染色体显性遗传，父母通常检测结果正常，但仍不能排除父母存在生殖嵌合体的情况，所以，为了降低未来怀孕风险，一些父母仍选择做产前基因检测及胚胎植入前基因检测。不同的是 *SCN8A* 基因突变患儿的 Nav1.6 通常是获能性突变，所以大多数患儿对钠通道阻滞剂类药物反应良好，如苯妥英、卡马西平、奥卡西平、拉考沙胺、拉莫三嗪、卢非酰胺等。

　　本例患儿在 5 个月时出现首次癫痫发作，随后加用多种抗癫痫药物效果欠佳，予钠离子通道阻滞剂奥卡西平后，癫痫逐渐控制，提示该病对钠离子通道阻滞剂反应良好。

参考文献 ▶

[1] Barker B S, Ottolini M, Wagnon J L, et al. The SCN8A encephalopathy mutation p. Ile1327Val displays elevated sensitivity to the anticonvulsant phenytoin[J]. Epilepsia, 2016, 57(9): 1458 - 1466.

[2] Blanchard M G, Willemsen M H, Walker J B, et al. De novo gain - of - function and loss - of - function mutations of SCN8A in patients with intellectual disabilities and epilepsy[J]. Journal of medical genetics, 2015, 52(5): 330 - 337.

[3] Boerma R S, Braun K P, van de Broek M P H, et al. Remarkable Phenytoin Sensitivity in 4 Children with SCN8A - related Epilepsy: A Molecular Neuropharmacological Approach[J]. Neurotherapeutics, Springer New York LLC, 2016, 13(1): 192 - 197.

[4] de Kovel C G F, Meisler M H, Brilstra E H, et al. Characterization of a de novo SCN8A mutation in a patient with epileptic encephalopathy[J]. Epilepsy research, 2014, 108(9): 1511 - 1518.

[5] Denis J, Villeneuve N, Cacciagli P, et al. Clinical study of 19 patients with SCN8A - related epilepsy: Two modes of onset regarding EEG and seizures[J]. Epilepsia, United States: 2019, 60(5): 845 - 856.

[6] Garcdella E, Marini C, Trivisanco M, et al. The phenotype of SCN8A developmental and epileptics epileptic encephalopathy[J]. Neurology, 2018, 91(12): e1112 - e1124.

[7] Wagnon J L, Mencacci N E, Barker B S, et al. Partial loss - of - function of sodium channel SCN8A in familial isolated myoclonus[J]. Human mutation, 2018, 39(7): 965 - 969.

[8] Gardella E, Møller R S. Phenotypic and genetic spectrum of SCN8A - related disorders, treatment options, and outcomes[J]. Epilepsia, Blackwell Publishing Inc., 2019, 60(S3): S77 - S85.

[9] Hammer M F, Weagnon J L, Mefford H C, et al. SCN8A - related epilepsy with encephalolrathy[M]. Seattle (WA): University of Washington, 2016: 1 - 18.

[10] Johannesen K M, Garcclella E, Encinas A C, et al. The spectrmn of interme - diate SCN8A - related epilepsy[J]. Epilepsia, 2019, 60(5): 830 - 844.

[11] Kong W, Zhang Y, Gao Y, et al. SCN8A mutations in Chinese children with early onset epilepsy and intellectual disability[J]. Epilepsia, United States, 2015, 56(3): 431−438.

[12] Larsen J, Carvill G L, Gardella E, et al. The phenotypic spectrum of SCN8A encephalopathy[J]. Neurology, 2015, 84(5):480−489.

[13] Liu Y, Schubert J, Sonnenberg L, et al. Neuronal mechanisms of mutations in SCN8A causing epilepsy or intellectual disability[J]. Brain: a journal of neurology, England: 2019, 142(2): 376−390.

[14] Meisler M H, Helman G, Hammer M F, et al. SCN8A encephalopathy: Research progress and prospects[J]. Epilepsia, 2016, 57(7): 1027−1035.

[15] Møller R S, Johannesen K M. Precision Medicine: SCN8A Encephalopathy Treated with Sodium Channel Blockers[J]. Neurotherapeutics: the journal of the American Society for Experimental NeuroTherapeutics, 2016, 13(1): 190−191.

[16] Ohba C, Kato M, Takahashi S, et al. Early onset epileptic encephalopathy caused by de novo SCN8A mutations [J]. Epilepsia, United States, 2014, 55(7): 994−1000.

[17] Talwar D, Hammer M F. SCN8A Epilepsy, Developmental Encephalopathy, and Related Disorders. Pediatr Neurol. 2021 Sep;122:76−83.

[18] Veeramah K R, O'Brien J E, Meisler M H, et al. De novo pathogenic SCN8A mutation identified by whole−genome sequencing of a family quartet affected by infantile epileptic encephalopathy and SUDEP[J]. American journal of human genetics, 2012, 90(3): 502−510.

[19] Wagnon J L, Barker B S, Hounshell J A, et al. Pathogenic mechanism of recurrent mutations of SCN8A in epileptic encephalopathy[J]. Annals of clinical and translational neurology, 2016, 3(2): 114−123.

（魏子涵　杨欣伟　邓艳春）

14　发育性和癫痫性脑病 14 型（*KCNT1* 相关性 DEE）

【概念】

发育性和癫痫性脑病 14 型（DEE14；OMIM ID：614959）是一种早发且严重的常染色体显性遗传神经系统疾病，其最为主要的临床表现为婴儿癫痫伴局灶性游走性发作（EIMFS）。

【致病基因】

DEE14 是由 *KCNT1* 基因致病突变所致。*KCNT1* 基因位于 9 号染色体长臂 34.3 区带，功能是编码一种钠离子激活的钾通道（KNa1.1）。KNa1.1 由 6 个跨膜结构域（S1~S6）以及在 S5 和 S6 之间的孔道结构域组成。与其他的电压门控钾通道类似，KNa1.1 有一个较大的 C 端，在这个 C 端中包括 2 个调节钾离子孔道通透性的调节（RCK2）结构域以及一个 NAD + 结合结构域。Bonardi CM 等人对 248 名个体进行的基因型分析显示，*KCNT1* 中只有错义突变和一个亚基缺失。尽管受影响个体的 *KCNT1* 突变被认为分布在 KCNT1 蛋白的不同结构域中，但基因型表型方面的分析表明，许多常染色体显性或偶发性睡眠相关过度运动性癫痫相关突变聚集在 C 末端的 RCK2 结构域周围，NADP 结构域的远端。与 EIMFS/非 EIMFS DEE 相关的突变在 KCNT1 蛋白中没有显示特定的分布模式。同种 KCNT1 突变可能与严重表型相关，也可能与不严重表型相关。*KCNT1* 基因致病突变除引起 DEE14 以外，还可以引起常染色体显性遗传的夜发额叶癫痫（ADNFLE）、其他发育性和癫痫性脑病（例如 West 综合征和其他临床表现与 EIMFS 不符的癫痫脑病）以及心脏传导异常。但基因突变与癫痫发作负担、发育障碍或者药物反应方面的关系目前仍不清楚。

【临床症状】

Bonardi CM 等人 2021 年总结了 248 名 *KCNT1* 突变患者的相关癫痫疾病表型和基因型谱。在他们自己的 66 例新病例队列中最常见的表型特征是：①EIMFS，发作类型具有异质性，包括癫痫痉挛、癫痫发作随时间改善、无癫痫相关死亡；②非 EIMFSDEE，可能出现 West 综合征，出现非典型失神，可演变为睡眠相关的过度运动性癫痫的 DEE；癫痫猝死 1 例；③常染色体显性遗传或偶发性睡眠相关的过度运动性癫痫，耐药性高，所有患者在发作后出现认知衰退，没有报告过严重的精神疾病；④KCNT1 突变个体的其他表型包括颞叶癫痫、强直阵挛性癫痫和认知退化。

EIMFS 于 1995 年首次报道，是一种罕见的发育性和癫痫性脑病，其最为特征性的临床症状是出生后 6 个月内出现难治性的游走性局灶性癫痫发作以及进行性发育迟缓。常见的癫痫发作类型为局灶性运动性发作，可能出现的发作类型包括强直发作、阵挛发作、强直阵挛发作、肌阵挛发作以及癫痫性痉挛，可能伴有局灶进展为双侧强直阵挛发作。患者常伴有自主神经症状（例如口周青紫、脸红、呼吸暂停等）。在 Kuchenbuch 等人观察的一组患者中，EIMFS 可分为两个阶段。第一期（自首次发作至密集发作期）：中位癫痫发作起始时间为 6 日龄，癫痫发作均为局灶性发作，但发作类型多样。随后患者的病情进行性发展，癫痫发作频率逐渐增高至出生后 57 天左右开始出现特征性的 EEG 改变，即游走性癫痫发作，部分患者发病后直接进入密集发作期。在这一期中，约一半的患者 MRI 正常，部分患者会发现异常的影像学表现，包括髓鞘化延迟、薄型胼胝体、皮质 - 皮质下萎缩以及硬膜下血肿。第二期（稳定期/慢性期）：部分患者在经历密集发作期后会进入稳定期。在这一期中,患者的癫痫发作类型多表现为强直发作,发作时多会伴有尖叫、咧嘴以及双眼凝视,有时还会伴有头部或躯体的偏转。自主神经症状常见。癫痫发作持续时间通常小于1分钟,发作频率也有所下降,但仍较为频繁,部分患者仍每天均有发作。癫痫发作的主要诱发因素是压力、睡眠剥夺以及情绪变化。在神经发育方面,多数患者在癫痫发作前的发育情况正常,在EIMFS起病后6个月内,所有的患者均出现了神经系统检查异常。所有患者均有轴性肌张力减低伴有眼神交流缺如或不连续。患者的精神运动发育迟缓,多数患者无法行走,语言表达能力亦缺如。部分患者出现其他的运动障碍症状,包括舞蹈症以及局部或全面的肌张力障碍。部分患者出现小头畸形。部分患者有心血管系统的症状,包括肝动脉和门静脉间的复杂动静脉瘘、扩张性心肌病、体循环与肺循环间的侧支动脉形成等,部分患者还有心律失常症状出现。

【辅助检查】

2岁以上患者的MRI时常会发现皮质-皮质下萎缩,部分患者还伴有髓鞘化延迟以及小脑萎缩。在这一期中,MRI特征较为稳定,萎缩未见明显进展。EIMFS患者最特征性的脑电图表现是在相邻皮质区域间迁移以及在多个不同部位独立起源的局灶性放电。随发作时间的延长,异常波的幅度逐渐增加以及额区主导逐渐显现,并且在发作后以及发作间期可以观察到电抑制。

【诊断】

该病目前没有相关诊断标准,主要依靠典型的临床症状以及基因检测结果,当在典型症状患者中发现KCNT1基因致病突变时即可诊断。当有以下症状时应该怀疑:①正常怀孕、生产史;②在生后6个月前出现发作,表现为非对称的局灶性癫痫发作,且发作频率逐渐增加;③癫痫发作后开始出现发育停滞及倒退;④药物治疗效果不佳。

【鉴别诊断】

所有引起DEE的基因都应纳入KCNT1基因突变所致癫痫的鉴别诊断中。其他可以引起EIMFS的基因也应纳入鉴别诊断的范围内(SCN1A、SCN2A、SLC12A5、SLC25A22、TBC1D4、PLCB1)。

【治疗】

常用的抗癫痫药物对该病患者的控制效果不佳。部分患者使用司替戊醇、苯二氮䓬类药物(通常为氯硝西泮或氯巴占)、左乙拉西坦以及生酮饮食可以取得有限的效果。迷走神经刺激术对患者的癫痫控制没有效果。部分研究指出奎尼丁对于该病的治疗有一定效果,但也有研究持反对意见。

【预后】

针对该病患者的预后研究较少。在Kuchenbuch等人观察的17名患者中,有8名患者死亡,中位死亡年龄为3岁,范围为1.5~15.4岁,4名患者在密集发作期死亡,1人死于脓毒血症,1人死于血流动力学并发症,其余的2人死于可能的癫痫猝死(SUDEP)。4名患者在慢性期死亡,1人死于可能的SUDEP,其余3人死于呼吸道感染。在其余进入慢性期的患者中,所有人均有小头畸形、痉挛性四肢瘫以及显著的轴性肌张力减低。多数患者语言功能缺如或仅能说单字。部分患者因吞咽障碍引起反复的呼吸道感染,已经接受了胃造口术。

【遗传咨询】

目前认为DEE14是常染色体显性遗传性疾病,如果父母双方各携带一个KCNT1基因的致病变异位点,他们再生育的话,生育健康儿童的概率是25%,生育同样患儿的概率是75%;若有一方携带KCNT1基因的致病变异位点,生育同样患者的概率为50%,建议做产前基因检测。目前已经报道的KCNT1基因致病性突变位点见表2-14-1。

表 2 - 14 - 1   目前已经报道的 *KCNT1* 基因致病性突变位点

表型	基因名	突变位点	蛋白改变	致病性
DEE14	*KCNT1*	NM_020822.3（KCNT1）:c.785G > A	R262Q	致病
DEE14	*KCNT1*	NM_020822.3（KCNT1）:c.841C > T	Q270E	致病
DEE14	*KCNT1*	NM_020822.3（KCNT1）:c.862G > A	V271F	致病
DEE14	*KCNT1*	NM_020822.3（KCNT1）:c.1038C > G	L281F	致病
DEE14	*KCNT1*	NM_020822.3（KCNT1）:c.862G > A	G288S	致病
DEE14	*KCNT1*	NM_020822.3（KCNT1）:c.1038C > G	F346L	致病
DEE14	*KCNT1*	NM_020822.3（KCNT1）:c.1066C > T	R356W	致病
DEE14	*KCNT1*	NM_020822.3（KCNT1）:c.1136G > A	S379N	致病
DEE14	*KCNT1*	NM_020822.3（KCNT1）:c.1193G > A	R398Q	致病
DEE14	*KCNT1*	NM_020822.3（KCNT1）:c.1225C > T	P409S	致病
DEE14	*KCNT1*	NM_020822.3（KCNT1）:c.1283G > A	R428Q	致病
DEE14	*KCNT1*	NM_020822.3（KCNT1）:c.1309C > T	L437F	致病
DEE14	*KCNT1*	NM_020822.3（KCNT1）:c.1420C > T	R474C	致病
DEE14	*KCNT1*	NM_020822.3（KCNT1）:c.1429G > A	A477T	致病
DEE14	*KCNT1*	NM_020822.3（KCNT1）:c.1546A > G	M516V	致病
DEE14	*KCNT1*	NM_020822.3（KCNT1）:c.1885A > G	K629E	致病
DEE14	*KCNT1*	NM_020822.3（KCNT1）:c.2012C > T	T671I	致病
DEE14	*KCNT1*	NM_020822.3（KCNT1）:c.2280C > G	I760M	致病
DEE14	*KCNT1*	NM_020822.3（KCNT1）:c.2386T > C	Y796H	致病
DEE14	*KCNT1*	NM_020822.3（KCNT1）:c.2686A > G	M851V	致病
DEE14	*KCNT1*	NM_020822.3（KCNT1）:c.2687T > A	M851K	致病
DEE14	*KCNT1*	NM_020822.3（KCNT1）:c.2687T > G	M896R	致病
DEE14	*KCNT1*	NM_020822.3（KCNT1）:c.2717A > G	Q906R	致病
DEE14	*KCNT1*	NM_020822.3（KCNT1）:c.2782C > T	R928C	致病
DEE14	*KCNT1*	NM_020822.3（KCNT1）:c.2794T > A	F932I	致病
DEE14	*KCNT1*	NM_020822.3（KCNT1）:c.2797C > G	R933G	致病
DEE14	*KCNT1*	NM_020822.3（KCNT1）:c.2800G > A	A934T	致病
DEE14	*KCNT1*	NM_020822.3（KCNT1）:c.2849G > T	R950L	致病

 DEE14 病例

【简要病史】

患儿,女,10 岁,右利手,体重 24 kg。患者大约在 6 岁时家长发现有不自主的双上肢抖动,7 岁时出现一次全身抽搐,GTCS 样,呼之不应,意识不清,给予针刺后,约 2 分钟缓解。曾在当地医院按微量元素缺乏,给予钙和锌剂治疗,未见 GTCS 发作,但出现头部及全身不自主抖动,走路易摔跤,未治疗。2018 年 7 月(9 岁)在某医院查 24 小时视频脑电图,结论为异常儿童脑电图,诊为癫痫。服药不详,期间仍有全身不自主抖动。2019 年 1 月,在另一家三甲医院以"双上肢抖动原因待查"收住院治疗,疑诊为:癫痫发作,线粒体疾病,有机酸代谢障碍性疾病,脊髓小脑共济失调。出院后患者双上肢抖动进一步加重,持续时间也较前延长,有时伴有饮水呛咳,2019 年 4 月到西京医院住院治疗。患者为第 1 胎第 1 产,足月顺产,低出生体重(2.6 kg)。其曾祖父和外曾祖父为亲兄弟。神经系统查体:神情语利,四肢肌张力略增高,四肢肌力Ⅳ级弱,查体时见头部和身体间断抖动,闭目时明显,指鼻试验、指指试验和跟膝胫试验均欠稳准。

【辅助检查】

1. 头颅磁共振检查 2019 年 5 月在西京医院行头颅磁共振检查未见明显脑结构异常。

2. 脑电图监测 清醒安静以 7.5 ~ 8.5 Hz 的 α 节律为背景,调节调幅一般。醒睡发作间期各导可见棘慢波和多棘慢波爆发,伴有肌电的同步爆发。监测过程中见患者持续反复出现四肢抖动,伴有同步的脑电图多棘慢波和肌电图的肌电爆发,闪光刺激诱发试验睁、闭、合眼未见明显节律同化现象。闪光睁眼给予 1 ~ 15 Hz 时均可见上述异常波爆发,同时段可见患者肢体抖动,当闪光 8 ~ 15 Hz 时,肢体抖动与闪光锁时符合肌阵挛发作持续状态(图 2 – 14 – 1 ~ 2 – 14 – 4)。

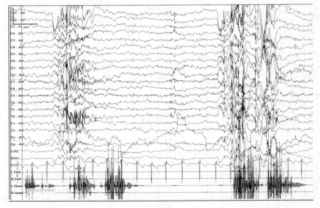

图 2 – 14 – 1　各导多棘慢波爆发,伴有肌电的同步爆发

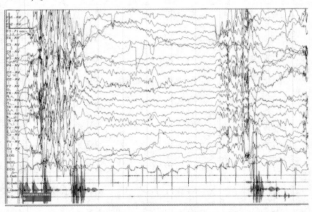

图 2 – 14 – 2　各导多棘慢波爆发,伴有肌电的同步爆发

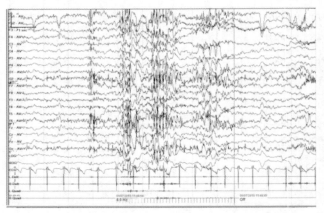

图 2 – 14 – 3　闪光 8 Hz 时,肢体抖动与闪光锁时,
符合肌阵挛发作持续状态

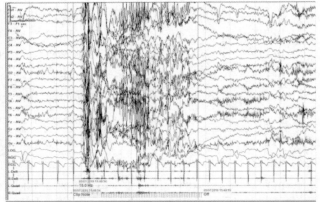

图 2 – 14 – 4　闪光 15 Hz 时,肢体抖动与闪光锁时
符合肌阵挛发作持续状态

3. 基因检测 三人家系全外基因检测发现在 *KCNT1* 基因的第 18 号外显子的 1 955 位的鸟嘌呤被胸腺嘧啶替代(1955G > T),导致所编码的蛋白质第 652 位置的甘氨酸变成了缬氨酸(Gly652Val),该变异来自表型正常的父亲,属于低频罕见变异,蛋白功能预测有害,判断为可能致病变异。一代测序验证图如下(图 2 – 14 – 5):

参考序列

先证者

父亲

母亲

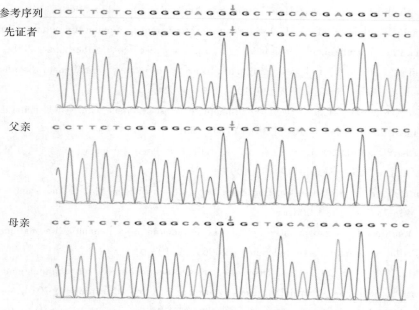

图 2 − 14 − 5　*KCNT1* 基因的第 18 号外显子的 1955 位的鸟嘌呤被胸腺
嘧啶替代（1955G ＞ T），变异来自父亲，母亲是野生型

【诊断】

癫痫；肌阵挛癫痫持续状态；*KCNT1* 基因突变相关的发育性和癫痫性脑病（DEE14 型）。

【治疗及随访】

按癫痫持续状态给予地西泮、丙戊酸钠注射液静脉泵入，20 mg/kg，后改为左乙拉西坦口服 0.5 g 3 次/天，氯硝西泮 1 mg 2 次/天。

> **点　评**
>
> 　　患者是低出生体重儿，父母为近亲婚配，外院曾怀疑患者是否有线粒体疾病和共济失调，但做了线粒体基因检测和代谢筛查均正常。全外基因检测及动态突变基因检测未发现和线粒体脑病或共济失调相关的基因突变。其所谓的共济失调也可能和频发的肌阵挛发作有关。
>
> 　　儿童的肌阵挛发作需要与抽动障碍进行鉴别，抽动障碍多表现为面部颈肩部肌肉的不自主抽动，一般不伴有脑电图和肌电图的同步放电，所以及时做视频脑电图监测很重要。
>
> 　　肌阵挛发作或肌阵挛持续状态的患者避免使用卡马西平、奥卡西平、苯巴比妥等药物，会加重肌阵挛发作。

参考文献 ▶▶

［1］Allen N M，Conroy J，Shahwan A，et al. Unexplained early onset epileptic encephalopathy：Exome screening and phenotype expansion［J］. Epilepsia，United States，2016，57（1）：12 − 17.

［2］Bearden D，Strong A，Ehnot J，et al. Targeted treatment of migrating partial seizures of infancy with quinidine［J］. Annals of Neurology，John Wiley and Sons Inc，2014，76（3）：457 − 461.

［3］Bonardi C M，Heyne H O，Fiannacca M，et al. KCNT1 − related epilepsies and epileptic encephalopathies：phenotypic and mutational spectrum. Brain，2021，144（12）：3635 − 3650.

［4］Caraballo R H，Fontana E，Darra F，et al. Migrating focal seizures in infancy：analysis of the electroclinical patterns in 17 patients[J]. Journal of child neurology, 2008, 23(5): 497 – 506.

[5]Cilio M R, Bianchi R, Balestri M, et al. Intravenous levetiracetam terminates refractory status epilepticus in two patients with migrating partial seizures in infancy[J]. Epilepsy research, Netherlands: 2009, 86(1): 66 – 71.

[6]Coppola G, Plouin P, Chiron C, et al. Migrating partial seizures in infancy: a malignant disorder with developmental arrest[J]. Epilepsia, United States: 1995, 36(10): 1017 – 1024.

[7]Fukuoka M, Kuki I, Kawawaki H, et al. Quinidine therapy for West syndrome with KCNTI mutation: A case report[J]. Brain & development, Netherlands: 2017, 39(1): 80 – 83.

[8]Gertler T, Bearden D, Bhattacharjee A, et al. KCNT1 – Related Epilepsy[A]. 见: M. P. Adam, H. H. Ardinger, R. A. Pagon, et al. Seattle (WA): 1993.

[9]Hite R K, Yuan P, Li Z, et al. Cryo – electron microscopy structure of the Slo2. 2 Na$^+$ – activated K$^+$ channel[J]. Nature, 2015, 527(7577): 198 – 203.

[10]Hmaimess G, Kadhim H, Nassogne M C, et al. Levetiracetam in a neonate with malignant migrating partial seizures[J]. Pediatric neurology, United States: 2006, 34(1): 55 – 59.

[11]Juang J M J, Lu T P, Lai L C, et al. Disease – targeted sequencing of ion channel genes identifies de novo mutations in patients with non – familial Brugada syndrome[J]. Scientific reports, 2014, 4: 6733.

[12]Kawasaki Y, Kuki I, Ehara E, et al. Three Cases of KCNT1 Mutations: Malignant Migrating Partial Seizures in Infancy with Massive Systemic to Pulmonary Collateral Arteries[J]. The Journal of pediatrics, 2017, 191: 270 – 274.

[13]Kuchenbuch M, Barcia G, Chemaly N, et al. KCNT1 epilepsy with migrating focal seizures shows a temporal sequence with poor outcome, high mortality and SUDEP[J]. Brain: a journal of neurology, 2019, 142(10): 2996 – 3008.

[14]McTague A, Appleton R, Avula S, et al. Migrating partial seizures of infancy: expansion of the electroclinical, radiological and pathological disease spectrum[J]. Brain: a journal of neurology, 2013, 136(Pt 5): 1578 – 1591.

[15]McTague A, Nair U, Malhotra S, et al. Clinical and molecular characterization of KCNT1 – related severe early – onset epilepsy[J]. Neurology, 2018, 90(1): e55 – e66.

[16]Møller R S, Heron S E, Larsen L H G, et al. Mutations in KCNT1 cause a spectrum of focal epilepsies[J]. Epilepsia, 2015, 56(9): e114 – 120.

[17]Numis A L, Nair U, Datta A N, et al. Lack of response to quinidine in KCNT1 – related neonatal epilepsy[J]. Epilepsia, 2018, 59(10): 1889 – 1898.

[18]Tamsett T J, Picchione K E, Bhattacharjee A. NAD + activates KNa channels in dorsal root ganglion neurons[J]. The Journal of neuroscience: the official journal of the Society for Neuroscience, 2009, 29(16): 5127 – 5134.

[19]Zamponi N, Rychlicki F, Corpaci L, et al. Vagus nerve stimulation (VNS) is effective in treating catastrophic 1 epilepsy in very young children[J]. Neurosurgical review, 2008, 31(3): 291 – 297.

（魏子涵　邓艳春）

15 发育性和癫痫性脑病 15 型（*ST3GAL3* 相关性 DEE）

【概念】

发育性和癫痫性脑病 15 型(DEE15;OMIM ID:615006)是一种极为罕见的常染色体显性遗传神经系统疾病,主要的临床症状为早发的癫痫发作以及精神、运动发育迟缓。

【致病基因】

DEE15 是由 *ST3GAL3* 基因纯合致病突变所致。*ST3GAL3* 基因位于 1 号染色体短臂 34.1 区带,其编码产物是 β - 半乳糖苷 - α2,3 唾液酸转移酶Ⅲ(ST3GAL3),是一种位于高尔基体的Ⅱ型跨膜蛋白。ST3GAL3 是糖基转移酶家族 29 的成员。这种蛋白质促进唾液酸转移到含有半乳糖的底物上。唾液酸在各种生理过程中起着重要作用,即细胞间相互作用、感染和蛋白质的稳定性等。据报道,唾液酸对神经发育、学习、记忆和认知至关重要。ST3GAL3 参与了唾液酸 Lewis 抗原表位的合成。唾液酸 Lewis 抗原表位在白细胞黏附过程中发挥重要作用。*ST3GAL3* 基因在脑发育过程中的作用在 2011 年由 Hu 等人于携带 *ST3GAL3* 基因纯合突变的常染色体隐性遗传智力障碍的患者中首次报道。目前 DEE15 报道的病例十分罕见,仅有 2 个家系 6 名患者报道。这 6 名患者携带的均为纯合突变(p. A320P 以及 p. Y220 *),针对它们的功能学研究指出,这两种突变体的转录产物的酶活性降至野生型酶的 1% 以下,而在 Hu 等报道的仅有智力障碍患者中发现的两种突变体中,p. A13D 突变体转录的酶仍有约 25% 的活性,p. D370Y 则无法检测到其转录产物的活性。鉴于目前报道的病例较少,其基因型与表型间的关系暂时无法判断。

【临床症状】

目前 DEE15 报道的病例十分罕见,仅有 2 个家系 6 名患者报道。Edvardson 等人报道了来自同一家族的 4 名患者,3 名为亲兄妹,1 名为他们的表亲。这些患者的临床表现类似,主要的癫痫发作类型为癫痫性痉挛,发病年龄为 3 ~ 7 月龄,这 4 名均诊断为 West 综合征,随着患者年龄增长,其癫痫演化为了 Lennox - Gastaut 综合征(LGS)。在癫痫发作出现前,所有的患者就已经出现严重的发育迟缓,通常会发展为极重度的智力障碍。这 4 名患者的癫痫发作均为药物难治性癫痫,多种抗癫痫药物治疗效果不佳,3 名患者加用氨己烯酸后获得了一定程度的缓解。Indellicato 等人报道了来自同一家族的 2 名患者,这 2 名患者为异卵双胞胎(一男一女),发病前生长正常,仅有轻微的运动发育迟缓,2 名患者分别于 7 月龄和 8 月龄时首次出现癫痫发作。刚开始时发作表现为频繁的动作停止伴双眼斜视,随后发展为头部和上肢的阵挛,发作较为频繁,约 10 次/天,男性患者药物治疗效果不佳,女性患者在使用丙戊酸以及乙琥胺联合治疗后,癫痫发作得到控制。2 名患者均有明显的智力障碍以及发育迟缓症状。

【辅助检查】

在 Edvardson 等人报道的患者中,患者均为 West 综合征,其脑电图特征为高幅失律。随后患者的发作类型转变为 LGS,其脑电图特征为①发作间期:全导 1.5 ~ 2.5 Hz 慢棘慢复合波,在额颞区波幅最高。慢棘慢复合波可单独散在出现,更多见的是短程或长程爆发,甚至持续出现;②强直发作时:出现双侧弥漫的中高幅快节律爆发,约 10 ~ 25 Hz,以额区为主;③慢波睡眠期:双侧同步出现快节律爆发或多棘波,持续数秒,伴或不伴临床强直发作。在 Indellicato 等人报道的患者中,患者的脑电图多为弥漫性的多灶性

癫痫样活动。

【诊断】

患者的诊断主要依靠基因检测,当发现 *ST3GAL3* 双基因致病突变时可以确诊。

【鉴别诊断】

需要与其他以癫痫性痉挛为主要发作类型的癫痫脑病相鉴别。

【治疗】

患者的癫痫发作均为药物难治性,部分患有 West 综合征的患者可以使用氨己烯酸进行治疗,可能取得一定的效果。

【预后】

目前对该病的预后尚无明确文献报道。就目前的病例来看,患者的癫痫发作可能随年龄增长而减少,但患者的智力发育则无明显改善,均为极重度的智力障碍,而运动发育也同样明显落后。

【遗传咨询】

目前认为 DEE15 是常染色体隐性遗传性疾病,如果父母双方各携带一个 *ST3GAL3* 基因的致病变异位点,他们再生育的话,生育健康儿童的概率是 25%,50% 是携带者,生育同样患儿的概率是 25%,建议做产前基因检测。目前已报道的 *ST3GAL3* 基因致病性突变位点见表 2 - 15 - 1。

表 2 - 15 - 1　目前已报道的 *ST3GAL3* 基因致病性突变位点

表型	基因名	突变位点	蛋白改变	致病性
DEE15	*ST3GAL3*	NM_006279.5(ST3GAL3):c.166 + 1G > A		致病
DEE15	*ST3GAL3*	NM_006279.5(ST3GAL3): c.660C > A(p. Tyr220Ter)	Y220 *	致病
DEE15	*ST3GAL3*	NM_006279.5(ST3GAL3): c.958G > C(p. Ala320Pro)	A320P	致病

参考文献 ▶

[1] Edvardson S, Baumann A M, Mühlenhoff M, et al. West syndrome caused by ST3Gal – III deficiency[J]. Epilepsia, 2013, 54(2): 24 - 27.

[2] Harduin – Lepers A, Vallejo – Ruiz V, Krzewinski – Recchi M A, et al. The human sialyltransferase family[J]. Biochimie, 2001, 83(8): 727 - 737.

[3] Hu H, Eggers K, Chen W, et al. ST3GAL3 mutations impair the development of higher cognitive functions[J]. American journal of human genetics, 2011, 89(3): 407 - 414.

[4] Indellicato R, Domenighini R, Malagolini N, et al. A novel nonsense and inactivating variant of ST3GAL3 in two infant siblings suffering severe epilepsy and expressing circulating CA19.9[J]. Glycobiology, 2020, 30(2): 95 - 104.

[5] Kono M, Ohyama Y, Lee Y C, et al. Mouse beta – galactoside alpha 2,3 – sialyltransferases: comparison of in vitro substrate specificities and tissue specific expression[J]. Glycobiology, 1997, 7(4): 469 - 479.

(魏子涵　邓艳春)

16　发育性和癫痫性脑病 16 型（*TBC1D24* 相关性 DEE）

【概念】

发育性和癫痫性脑病 16 型（DEE16；OMIM ID：615338）是一种罕见、早发且严重的常染色体隐性遗传神经系统疾病。

【致病基因】

DEE16 是由 *TBC1D24* 基因纯合突变或复合杂合突变所致。*TBC1D24* 基因位于 16 号染色体 13.3，其编码产物是 TBC1D24 蛋白。该蛋白包含一个 Tre2 – Bub2 – Cdc16（TBC）结构域以及一个 TLDc 结构域。TBC 结构域包含 Rab – GTP 水解酶激活蛋白，TBC1D24 蛋白通过调节 RabGTP 水解酶的活性参与调节胞内囊泡的正确运输。TBC1D24 蛋白可以与 ADP 核糖基化因子 6（ARF6，一种参与细胞内结构与细胞膜之间膜交换的小蛋白）相互作用。而 TLDc 结构域的具体功能目前不清，推测可能与抵抗氧化压力有关。目前发现的 *TBC1D24* 基因致病突变所致的临床表型多样，包括耳聋、甲营养不良、骨营养不良、智力障碍以及癫痫综合征（DOORS；OMIM ID：220500）、家族性婴儿肌阵挛癫痫（FIME；OMIM ID：605021）、常染色体隐性遗传耳聋 86 型（DFN86；OMIM ID：614617）、常染色体显性遗传耳聋 65 型（DFNA65；OMIM ID：616044）以及 DEE16。引起这些疾病的突变分布于整个基因，目前无法确定基因型与临床表型间的关系。大体上，失功能性突变（框移、无义或者剪切位点突变）会引起更为严重的临床表型，而携带 TBC 结构域内或在它之前致病错义突变的患者死亡风险高。

【临床症状】

目前报道的 DEE16 病例较少，患者出现的临床症状包括：①肌阵挛癫痫合并周期性的肌张力障碍、偏身轻瘫、自主神经症状、进行性弥漫性大脑萎缩以及早期死亡；②婴儿癫痫合并局灶性游走性发作（EMIFS）合并进行性弥漫性小脑萎缩以及早期死亡。

【辅助检查】

就目前发现的患者来看，患者的主要癫痫类型为肌阵挛癫痫和 EMIFS。EMIFS 的主要脑电图特征为相邻皮质区域间迁移以及在多个不同部位独立起源的局灶性放电。随发作时间的延长，异常波的幅度逐渐增加以及额区主导逐渐显现，并且在发作后以及发作间期可以观察到电抑制。

【诊断】

该病的诊断主要依靠基因检测，当发现上述临床症状时应尽快行基因检测。如发现 *TBC1D24* 双等位基因致病突变时即可诊断。

【鉴别诊断】

需要与其他以肌阵挛癫痫为主要癫痫类型的癫痫脑病相鉴别。

【治疗】

目前该病没有很好的治疗方法，患者的癫痫发作均为药物难治性。

【预后】

该病预后极差,目前已报道的患者均在儿童期死亡。

【遗传咨询】

目前认为DEE16是常染色体隐性遗传性疾病,如果父母双方各携带一个*TBC1D24*基因的致病变异位点,他们再生育的话,生育健康儿童的概率是25%,50%是携带者,生育同样患儿的概率是25%,建议做产前基因检测。目前已报道的*TBC1D24*基因致病性突变位点见表2-16-1。

表2-16-1 目前已报道的*TBC1D24*基因致病性突变位点

表型	基因名	突变位点	蛋白改变	致病性
DEE16	*TBC1D24*	NM_001199107.2(TBC1D24):c.468C>A	C156*	致病
DEE16	*TBC1D24*	NM_001199107.2(TBC1D24):c.724C>T	R242C	致病

参考文献 ▶

[1] Falace A, Filipello F, La Padula V, et al. TBC1D24, an ARF6 - interacting protein, is mutated in familial infantile myoclonic epilepsy[J]. American journal of human genetics, 2010, 87(3): 365 - 370.

[2] Milh M, Falace A, Villeneuve N, et al. Novel compound heterozygous mutations in TBC1D24 cause familial malignant migrating partial seizures of infancy[J]. Human mutation, United States: 2013, 34(6): 869 - 872.

[3] Murphy K C, Volkert M R. Structural/functional analysis of the human OXR1 protein: identification of exon 8 as the anti - oxidant encoding function[J]. BMC molecular biology, 2012, 13: 26.

[4] Mucha B E, Hennekam R C M, Sisodiya S, et al. TBC1D24 - Related Disorders[A]. 见: M. P. Adam, H. H. Ardinger, R. A. Pagon. Seattle (WA): 1993.

[5] Duru N, Iseri S A U, Selçuk N, et al. Early - onset progressive myoclonic epilepsy with dystonia mapping to 16pter - p13.3[J]. Journal of neurogenetics, England: 2010, 24(4): 207 - 215.

[6] Guven A, Tolun A. TBC1D24 truncating mutation resulting in severe neurodegeneration[J]. Journal of medical genetics, 2013, 50(3): 199 - 202.

[7] Lozano R, Herman K, Rothfuss M, et al. Clinical intrafamilial variability in lethal familial neonatal seizure disorder caused by TBC1D24 mutations[J]. American journal of medical genetics. Part A, 2016, 170(12): 3207 - 3214.

[8] Zhang N, Hou M, Ma S, et al. Novel variants in TBC1D24 associated with epilepsy and deafness: Report of two cases[J]. International journal of developmental neuroscience: the official journal of the International Society for Developmental Neuroscience, 2021, 81(1): 98 - 105.

[9] Coppola G, Plouin P, Chiron C, et al. Migrating partial seizures in infancy: a malignant disorder with developmental arrest[J]. Epilepsia, 1995, 36(10): 1017 - 1024.

(魏子涵 邓艳春)

17　发育性和癫痫性脑病 17 型（*GNAO1* 相关性 DEE）

【概念】

发育性和癫痫性脑病 17 型（DEE17；OMIM ID：615473）是一种早发且严重的常染色体显性遗传神经系统疾病。

【致病基因】

DEE17 是由 *GNAO1* 基因致病突变所致。*GNAO1* 基因位于 16 号染色体长臂 13，其编码产物是"o"（other）型 G 蛋白 α 亚单位。G 蛋白 α 亚单位与 β - γ 二聚体一起构成异源三聚体 G 蛋白复合体。G 蛋白 α 亚单位包含一个鸟苷三磷酸（GTP）结合位点，当其被激活时，会与 β - γ 二聚体和 G 蛋白结合位点脱离。该蛋白在信号传导过程中除 GTP 结合以外的功能目前尚不清楚。*GNAO1* 基因在中枢神经系统中高幅表达并且参与到神经元的兴奋性以及神经传递过程中。*GNAO1* 基因致病突变引起的临床症状较为复杂，包括多种形式的癫痫发作、运动障碍、发育迟缓等。近期的研究指出，*GNAO1* 基因致病突变所带来的功能改变与其突变位置相关。目前发现的大多数致病突变影响蛋白的 GTP 结合区域，该区域功能失调可能会导致 GTP 水解时间延长从而导致 α 亚单位与 β - γ 二聚体无法分离。这会使 β - γ 二聚体无法调节离子通道的功能，最终导致神经元过度兴奋以及出现癫痫发作。但这一假说目前仍需要更多的功能研究来证明。

【临床症状】

目前报道的携带 *GNAO1* 基因致病突变的患者较少，多数患者存在癫痫发作且发作形式多样，包括局灶性发作、全面性发作以及未知起源的发作，其中部分患者表现为婴儿痉挛症。运动障碍是患者的常见症状，包括舞蹈症、肌张力障碍、异动症、机械重复以及共济失调。所有的患者均有发育迟缓症状，其严重程度从轻度至重度均有；肌张力减低十分常见；在提供了头围相关数据的患者中，20% 有小头畸形。在行头颅 MRI 检查的患者中，部分患者无明显异常；其余患者中，部分有进行性、弥漫性的大脑萎缩，部分则有胼胝体异常（多为薄型胼胝体）。

【辅助检查】

在患有婴儿痉挛症的患者中，脑电图表现多为高幅失律。其他患者的脑电图表现无明显特异性，主要与其癫痫发作类型相关。

【诊断】

患者的诊断主要依靠基因检测。当发现 *GNAO1* 基因致病突变，且有上述典型临床症状时即可诊断。

【鉴别诊断】

需要与其他合并运动障碍的发育性和癫痫性脑病相鉴别。

【治疗】

患者的癫痫发作对药物的反应性不一。部分患者可以通过药物治疗良好控制癫痫发作，而也有部分患者表现为药物难治性癫痫。患者的运动障碍症状对药物的反应性不佳，部分患者使用四苯喹嗪治疗可以达到有限的控制。部分患者通过脑深部电刺激(DBS)治疗运动障碍,达到了过度运动完全停止的疗效。

【预后】

GNAO1 基因相关脑病的预后仍需要进一步的研究确定,患者的预后需要长期观察并时刻注意,部分患者的认知功能可有一定进展,达到认识某些词语或进行简单的计算,也有患者没有任何的语言功能。患者的运动障碍症状明显且对药物治疗反应性差。部分患者的癫痫发作可依靠 AEDs 控制。

【遗传咨询】

目前认为 DEE17 是常染色体隐性遗传性疾病,如果父母双方各携带一个 GNAO1 基因的致病变异位点,他们再生育的话,生育健康儿童的概率是 25%,50% 是携带者,生育同样患儿的概率是 25%,建议做产前基因检测。目前已报道的 GNAO1 基因致病性突变位点见表 2 - 17 - 1。

表 2 - 17 - 1 目前已报道的 GNAO1 基因致病性突变位点

表型	基因名	突变位点	蛋白改变	致病性
DEE17	GNAO1	NM_020988.3(GNAO1):c.521A > G	D174G	致病
DEE17	GNAO1	NM_020988.3(GNAO1):c.607G > C	G203R	致病
DEE17	GNAO1	NM_020988.3(GNAO1):c.607G > A	G203R	致病
DEE17	GNAO1	NM_020988.3(GNAO1):c.608G > A	G203E	致病
DEE17	GNAO1	NM_020988.3(GNAO1):c.625C > T	R209C	致病
DEE17	GNAO1	NM_020988.3(GNAO1):c.626G > T	R209L	致病
DEE17	GNAO1	NM_020988.3(GNAO1):c.680C > T	A227V	致病
DEE17	GNAO1	NM_020988.3(GNAO1):c.692A > G	Y231C	致病
DEE17	GNAO1	NM_020988.3(GNAO1):c.709G > A	E237K	致病
DEE17	GNAO1	NM_020988.3(GNAO1):c.836T > A	I279N	致病
DEE17	GNAO1	NM_020988.3(GNAO1):c.851T > C	L284S	致病

 DEE17 病例

【简要病史】

患者,女,11 岁,右利手,体重 40 kg。患儿就诊 1 年前(2019 年 7 月)无诱因出现愣神、咂嘴、反复吞咽、右手不自主动作、意识不清,数十秒钟缓解。在当地医院就诊未明确诊断,之后类似症状平均每月发作 4~5 次。2019 年 11 月就诊于西安市儿童医院,查头颅磁共振未见异常,查脑电图见异常放电,诊断为癫痫,先后给予托吡酯片、奥卡西平片口服,疗效不佳。最近于 2020 年 7 月 20 日又发作两次,一次意识不清,右手不自主搓撵动作,持续 10 余秒缓解,另一次是头眼向左转,呼之不应,无明显肢体抽搐,约 1 分钟缓解。患儿为第一胎双胞胎第二产,足月剖宫产,低体重儿(出生体重 2.6 kg),同胎哥哥正常;无高热惊厥史;无中毒、颅脑外伤、中枢神经系统感染病史;否认家族遗传史。神经系统查体:患儿智力低于同龄儿童,余无明显阳性体征。

【辅助检查】

1.头颅磁共振 头颅磁共振检查(图 2 - 17 - 1)T1 加权像上见双侧大脑半球半卵圆中心脑白质异常信号,提示髓鞘化不良。

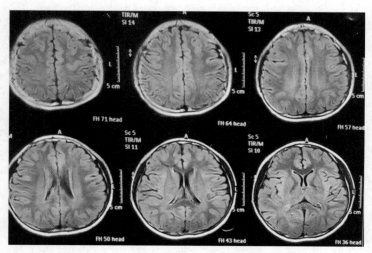

图 2 - 17 - 1　头颅磁共振检查 T1 加权像上见双侧
大脑半球半卵圆中心脑白质异常信号

2. 脑电图监测　清醒期以 9 ~ 9.5 Hz 低至中幅（10 ~ 60 μV）α 节律为主调，调节、调幅欠佳。α 波枕导为优势。各导可见少量、散在低至中幅 143 ~ 330 ms θ、δ 波，并可见少量 18 ~ 20 Hz β 活动（前头部导显）。醒睡均可见右侧前额、额，前、中、后颞导少量单发尖波、尖慢综合波发放（图 2 - 17 - 2）。

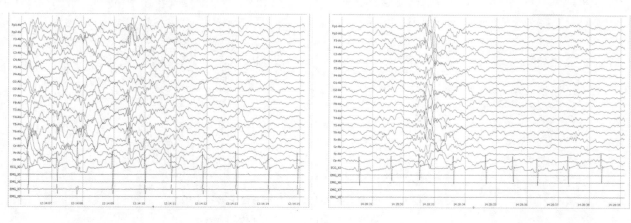

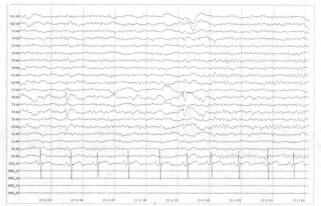

图 2 - 17 - 2　患者脑电图醒睡均可见右侧前额、额，前、中、后
颞导少量单发尖波、尖慢综合波发放

3.基因检测 四人家系全外显子基因测序发现患者的 *GNAO1* 基因位于 1 号内含子第四个碱基 A 变为 G〔c.118 +4(IVS1)A > G〕,属于经典剪切位点变异(图 2 - 17 - 3)。经两种剪切位点危害性预测软件预测均为有害,MaxEntScan 预测值为 10.48(> 6.76),dbscSNV 预测值为 0.9927。OMIM 网对应的临床表型是发育性和癫痫性脑病 17 型。

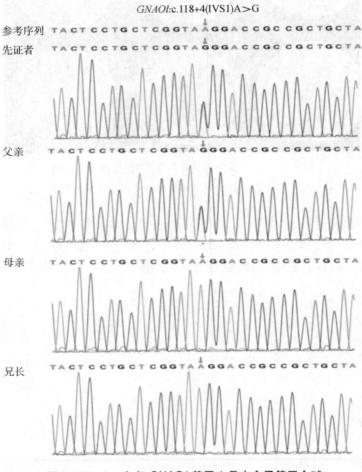

图 2 - 17 - 3 **患者 *GNAO1* 基因 1 号内含子第四个碱基 A 变为 G〔c.118 +4(IVS1)A > G〕**

【诊断】

该例患者诊断为颞叶癫痫;智力障碍;*GNAO1* 基因突变相关的发育性和癫痫性脑病(DEE17 型)。

【治疗及随访】

奥卡西平 0.45 g 2 次/天,左乙拉西坦 0.5 g 2 次/天。

点 评

　　GNAO1 基因编码鸟苷核结合 G 蛋白 α1 亚单位,在跨膜信号系统中充当调节剂并调节神经兴奋性。与 *GNAO1* 致病性变体相关的癫痫表型有婴儿期脑病,包括 OS 和 IS。发作类型多种多样,包括局灶性癫痫发作、全身性癫痫发作和痉挛发作。此外,患儿还可能出现运动障碍的表型,该例患者没有运动障碍的表型,对抗癫痫药物反应良好,但智力没有改善。

参考文献 ▶

[1] Marcé – Grau A, Dalton J, López – Pisón J, et al. GNAO1 encephalopathy：further delineation of a severe neurodevelopmental syndrome affecting females[J]. Orphanet journal of rare diseases, 2016, 11：38.

[2] Nakamura K, Kodera H, Akita T, et al. De Novo mutations in GNAO1, encoding a Gαo subunit of heterotrimeric G proteins, cause epileptic encephalopathy[J]. American journal of human genetics, 2013, 93(3)：496 – 505.

[3] Kelly M, Park M, Mihalek I, et al. Spectrum of neurodevelopmental disease associated with the GNAO1 guanosine triphosphate – binding region[J]. Epilepsia, 2019, 60(3)：406 – 418.

[4] Feng H, Sjögren B, Karaj B, et al. Movement disorder in GNAO1 encephalopathy associated with gain – of – function mutations[J]. Neurology, 2017, 89(8)：762 – 770.

[5] Yang X, Niu X, Yang Y, et al. Phenotypes of GNAO1 Variants in a Chinese Cohort[J]. Frontiers in neurology, 2021, 12：662162.

[6] Schorling D C, Dietel T, Evers C, et al. Expanding Phenotype of De Novo Mutations in GNAO1：Four New Cases and Review of Literature[J]. Neuropediatrics, Germany：2017, 48(5)：371 – 377.

[7] Talvik I, Møller R S, Vaher M, et al. Clinical Phenotype of De Novo GNAO1 Mutation：Case Report and Review of Literature[J]. Child neurology open, 2015, 2(2)：2329048X15583717.

[8] Law C Y, Chang S T L, Cho S Y, et al. Clinical whole – exome sequencing reveals a novel missense pathogenic variant of GNAO1 in a patient with infantile – onset epilepsy[J]. Clinica chimica acta; international journal of clinical chemistry, 2015, 451(Pt B)：292 – 296.

[9] Appenzeller S, Balling R, Barisic N, et al. De novo mutations in synaptic transmission genes including DNM1 cause epileptic encephalopathies[J]. American journal of human genetics, 2014, 95(4)：360 – 370.

[10] Danti F R, Galosi S, Romani M, et al. GNAO1 encephalopathy：Broadening the phenotype and evaluating treatment and outcome[J]. Neurology. Genetics, 2017, 3(2)：e143.

[11] Arya R, Spaeth C, Gilbert D L, et al. GNAO1 – associated epileptic encephalopathy and movement disorders：c. 607G > A variant represents a probable mutation hotspot with a distinct phenotype[J]. Epileptic disorders：international epilepsy journal with videotape, 2017, 19(1)：67 – 75.

[12] Yilmaz S, Turhan T, Ceylaner S, et al. Excellent response to deep brain stimulation in a young girl with GNAO1 – related progressive choreoathetosis[J]. Child's nervous system：ChNS：official journal of the International Society for Pediatric Neurosurgery, 2016, 32(9)：1567 – 1568.

[13] Saitsu H, Fukai R, Ben – Zeev B, et al. Phenotypic spectrum of GNAO1 variants：epileptic encephalopathy to involuntary movements with severe developmental delay[J]. European journal of human genetics：EJHG, 2016, 24(1)：129 – 134.

[14] Menke L A, Engelen M, Alders M, et al. Recurrent GNAO1 Mutations Associated With Developmental Delay and a Movement Disorder[J]. Journal of child neurology, 2016, 31(14)：1598 – 1601.

[15] Kulkarni N, Tang S, Bhardwaj R, et al. Progressive Movement Disorder in Brothers Carrying a GNAO1 Mutation Responsive to Deep Brain Stimulation[J]. Journal of child neurology, 2016, 31(2)：211 – 214.

[16] Gawlinski P, Posmyk R, Gambin T, et al. PEHO Syndrome May Represent Phenotypic Expansion at the Severe End of the Early – Onset Encephalopathies[J]. Pediatric neurology, 2016, 60：83 – 87.

[17] Ananth A L, Robichaux – Viehoever A, Kim Y M, et al. Clinical Course of Six Children With GNAO1 Mutations Causing a Severe and Distinctive Movement Disorder[J]. Pediatric neurology, 2016, 59：81 – 84.

（魏子涵　邓艳春）

18 发育性和癫痫性脑病 *18* 型（*SZT2* 相关性 DEE）

【概念】

发育性和癫痫性脑病 18 型（DEE18；OMIM ID：615476）是一种罕见、早发且严重的常染色体隐性遗传神经系统疾病，该疾病的特征是婴儿期癫痫、智力残疾（ID）和胼胝体畸形（CC）。

【致病基因】

DEE18 是由 *SZT2* 基因致病突变所致。*SZT2* 基因位于 1 号染色体短臂 34.2 区带，其编码一种在中枢神经系统中广泛表达的大蛋白即 SZT2 蛋白。在 2009 年，*SZT2* 基因首次在小鼠中被发现会影响小鼠的癫痫阈值以及癫痫发生过程。SZT2 蛋白也被发现参与到了应对氧化压力的反应中。近期 SZT2 被确定为 KICSTOR 复合物的一个亚单位，KICSTOR 复合物是一种参与 mTOR 途径的新蛋白复合物。KICSTOR 应该是 mTORC1 的负调节器，因此，*SZT2* 基因突变可能会增加包括大脑在内的多个组织中的 mTORC1 信号，从而导致可能的畸形疾病。携带 *SZT2* 基因致病突变的患者目前报道较少，发现的致病突变多为纯合突变或复合杂合突变。临床表型较为严重的患者的突变位点多为位于蛋白 N 端的无义突变。由于目前报道的临床病例较少，基因型与具体临床表型间的关系暂不清楚。

【临床症状】

在目前报道的病例中，较为多见的临床症状组合是癫痫、精神运动发育迟缓或智力障碍以及巨头畸形。但也有患者没有癫痫发作症状，仅有智力障碍。目前对于 DEE18 患者的癫痫起源、进展以及发作类型的信息还较为缺乏。目前常见的癫痫发作类型多为局灶性运动性发作，有时会进展为双侧强直阵挛发作。部分患者的癫痫会进展为 Lennox-Gastaut 综合征（LGS），发作类型包括不典型失神发作以及强直发作，还有 1 例患者出现了右侧颞叶起源的局灶性癫痫持续状态。目前报道的所有患者均有中到重度的智力障碍，部分患者还伴有运动功能发育迟缓。患者中最为常见的神经系统表现是肌张力减退，在 2 例患者中还出现了其他运动障碍症状，包括舞蹈症或舞蹈手足徐动症。最常见的体格检查特征是巨头畸形，在目前报道的患者中共有 10 例患者有巨头畸形症状。

【辅助检查】

患者的脑电图目前仍未发现明确的特征。在患者中，脑电图通常表现为局灶性或多灶性癫痫样活动。1 例患者在疾病进展过程中出现了右侧颞叶起源的局灶性癫痫持续状态。诊断为 LGS 的患者则有 LGS 的特征性脑电图改变：①发作间期：全导 1.5～2.5 Hz 慢棘慢复合波，在额颞区波幅最高。慢棘慢复合波可单独散在出现，更多见的是短程或长程爆发，甚至持续出现；②强直发作时：出现双侧弥漫的中高幅快节律爆发，约 10～25 Hz，以额区为主；③慢波睡眠期：双侧同步出现快节律爆发或多棘波，持续数秒，伴或不伴临床强直发作。

【诊断】

该病的诊断主要依靠基因检测。当临床遇到以癫痫、精神运动发育迟缓或智力障碍以及巨头畸形为特征的患者时，应及时行基因检测以确定诊断。当发现 *SZT2* 基因致病突变时，即可诊断。但需要注意的是，部分患者没有癫痫发作症状，仅有智力障碍。

【鉴别诊断】

需要与其他以癫痫发作以及精神运动发育迟滞为特点的癫痫脑病相鉴别。

【治疗】

患者的癫痫发作对药物的反应性不一。目前报道的患者中有 6 例患者诊断为药物难治性癫痫,5 例患者的癫痫发作可以控制。目前有学者指出,SZT2 蛋白在 mTOR 信号通路中发挥作用,因此可能可以使用 mTOR 抑制剂来治疗药物难治性癫痫患者的癫痫发作,但目前没有相关的临床证据或基础研究证据。

【预后】

目前的患者群体较小,其整体的预后情况尚无太多信息。在目前报道的患者中,有 6 人仅能卧床,2 人在辅助下可以行走,2 人可以无辅助行走,2 人运动发育正常,另有 2 例仅说明运动发育迟缓。所有的患者均有中到重度的智力障碍,部分患者患有药物难治性癫痫,在报道时仍有频繁发作。

【遗传咨询】

目前认为 DEE18 是常染色体隐性遗传性疾病,如果父母双方各携带一个 *SZT2* 基因的致病变异位点,他们再生育的话,生育健康儿童的概率是 25%,50% 是携带者,生育同样患儿的概率是 25%,建议做产前基因检测。目前已报道的 *SZT2* 基因致病性突变位点见表 2 – 18 – 1。

表 2 – 18 – 1　目前已报道的 *SZT2* 基因致病性突变位点

表型	基因名	突变位点	蛋白改变	致病性
DEE18	*SZT2*	NM_001365999.1（SZT2）:c.73C > T	R25 *	致病
DEE18	*SZT2*	NM_001365999.1（SZT2）:c.1496G > T	S499I	致病
DEE18	*SZT2*	NM_001365999.1（SZT2）:c.2092C > T	Q698 *	致病
DEE18	*SZT2*	NM_001365999.1（SZT2）:c.2929 + 1G > A		致病
DEE18	*SZT2*	NM_001365999.1（SZT2）:c.7996T > G	W2666G	致病
DEE18	*SZT2*	NM_001365999.1（SZT2）:c.8333C > G	S2778C	致病
DEE18	*SZT2*	NM_001365999.1（SZT2）:c.9775C > T	R3259 *	致病

 DEE18 病例

【简要病史】

患儿,男,5 岁,体重 17 kg。患者于 2017 年 9 月因咽峡炎出现高热,当时体温 39℃,同时出现抽搐,双眼向右侧凝视,意识不清、呼之不应,肢体出现轻微抽搐。当地医院考虑为病毒性脑炎,住院治疗。3 个月后,因感冒又出现一次抽搐,头向右侧偏斜,双眼向右侧凝视,无明显肢体抽搐,叫能应,约 1 ~ 2 分钟缓解,发作后面色苍白、疲乏无力。在省医院查头颅磁共振,报告未见异常,来西京医院就诊,查 24 小时脑电图见 Rolandic 区异常放电并见睡眠中异常放电增多,大于 50%,符合电持续状态。临床诊断 BECTS 变异型,给予左乙拉西坦口服液 2 ml 2 次/天,一周后 3 ml 2 次/天。患者为足月顺产,第一胎第一产,出生正常,运动里程碑事件基本正常,说话较晚,2 岁以后才开始学说话,智力略低于正常同龄儿。无家族遗传病史。

【辅助检查】

1.头颅磁共振检查　头颅磁共振检查 T2 加权像上见双侧侧脑室后角见条索状和片状异常信号考虑髓鞘发育不良,双侧半卵圆中心也见点状异常信号,考虑血管间隙(图 2 – 18 – 1)。

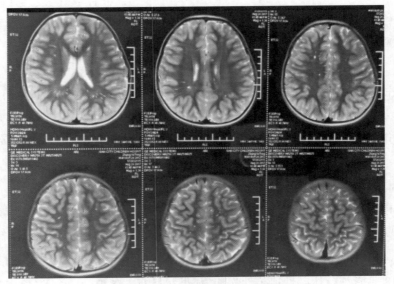

图 2-18-1 头颅磁共振检查结果

2. 脑电图监测 2018 年元月在西京医院行 15 小时视频脑电图监测,见清醒闭目见 7.5~8.5 Hz 慢的 α 节律,调节调幅可。醒睡可见左后、中、前颞、中央、顶、枕、额导见较多量的单发、连发尖波、尖慢综合波,睡眠期明显增多,异常波指数大于 50%(图 2-18-2)。

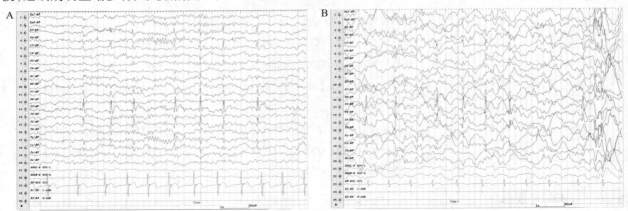

图 2-18-2 脑电图结果

A:清醒期的左侧 Rolandic 区尖慢波发放;B:睡眠期的左侧 Rolandic 区尖慢波发放

3. 基因检测 三人家系全外基因检测结果发现 SZT2 基因复合杂合变异,分别来自父母,其中一个来自母亲的变异在 SZT2 基因的第 69 号外显子的第 9 834 位的 G 被 C 替换(c. 9834G > C),导致所编码的蛋白第 3 278 位置的谷氨酰胺变成了组氨酸(p. Q3278H),该错义变异位于深入研究的无良性变异的外显子功能域(PM1),并且属于罕见变异(PM2),多种方法预测对蛋白功能有害;另外一个来自父亲的变异时第 71 号外显子的编码终止密码子的最后一个碱基之后,第 3 354~3 355 位核苷酸插入了 GGCGGCG 共 7 个碱基(c. *3354_c. *3355insGGCGGCG)。

该变异也属于低频罕见变异(PM2),且符合家系共分离(PS5)(图 2-18-3)。

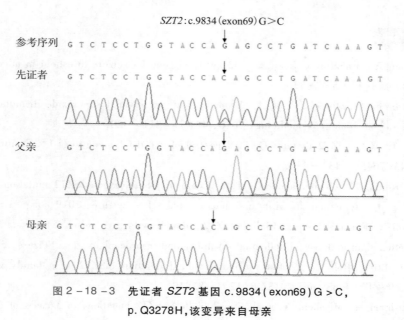

图 2 – 18 – 3　先证者 *SZT2* 基因 c.9834（exon69）G ＞ C，
p.Q3278H，该变异来自母亲

【诊断】

癫痫，局灶性发作、局灶继发全面强直阵挛发作，认知障碍，BECT 变异型，*SZT2* 基因突变相关的发育性和癫痫性脑病（DEE18 型）。

【治疗及随访】

目前服用左乙拉西坦口服液 3 ml 2 次/天，一年无发作。智力仍较差。

点评

伴有中央 – 颞叶棘波的良性癫痫（BECTS）是儿童最常见的局灶性癫痫类型。众所周知，它与年龄有关，可能是遗传性的，主要发生在发育关键年龄。发病年龄从 1 岁到 14 岁不等，15 岁以下儿童发病率约为 15%～20%。一般来说，BECTS 的特征是在睡眠期间面部出现罕见的局灶性感觉运动性发作，这可能与棘波放电有关，反映了 Rolandic 区的非损伤性皮质兴奋性。预后通常被认为是良好的。然而，在过去的几年里，考虑到与该疾病相关的各种不同表现，一些研究人员质疑 BECTS 是否确实是良性的。BECTS 与神经心理缺陷（如语言、认知和行为障碍）相关的情况并不少见。患有 BECTS 的儿童更容易出现阅读困难和言语/语言障碍。各种神经心理缺陷似乎非常依赖于睡眠 – 觉醒周期和棘波指数，以及癫痫样放电的主要定位。此外，癫痫样放电的频率不仅与神经心理缺陷的程度密切相关，还与 BECT 的非典型演变密切相关。BECTS 的非典型演变可导致非典型良性儿童局灶性癫痫（ABCFE），也称 BECTS 变异型、BECTS 癫痫持续状态（SEBECTS）、Landau – Kleffner 综合征（LKS）和睡眠中持续性棘波癫痫性脑病（CSWS），这些疾病被视为不同的实体，但属于单一疾病谱的一部分。长期以来，对于这一广泛的癫痫综合征，具有复杂遗传模式的遗传易感性，尽管解开这些疾病背后的致病机制仍然是一个挑战。随着基因检测手段在临床的普遍应用，发现 BECTS 患者的有致病性基因突变的患者越来越多，这对判断预后和遗传咨询会提供有价值的信息。但不同基因突变导致的 BECTS 的临床表型、预后、对药物的反应有一定的异质性，有待大规模的临床研究提供循证证据。

参考文献 ▶

[1]Frankel W N, Yang Y, Mahaffey C L, et al. Szt2, a novel gene for seizure threshold in mice[J]. Genes, brain, and behavior, 2009, 8(5): 568 − 576.

[2]Toutzaris D, Lewerenz J, Albrecht P, et al. A novel giant peroxisomal superoxide dismutase motif − containing protein[J]. Free radical biology & medicine, 2010, 48(6): 811 − 820.

[3]Peng M, Yin N, Li M O. SZT2 dictates GATOR control of mTORC1 signalling[J]. Nature, Nature Publishing Group, 2017, 543(7645): 433 − 437.

[4]Domingues F S, König E, Schwienbacher C, et al. Compound heterozygous SZT2 mutations in two siblings with early − onset epilepsy, intellectual disability and macrocephaly[J]. Seizure, 2019, 66: 81 − 85.

[5]Iodice A, Spagnoli C, Frattini D, et al. Biallelic SZT2 mutation with early onset of focal status epilepticus: Useful diagnostic clues other than epilepsy, intellectual disability and macrocephaly[J]. Seizure, 2019, 69: 296 − 297.

[6]Falcone M, Yariz K O, Ross D B, et al. An amino acid deletion inSZT2 in a family with non − syndromic intellectual disability[J]. PloS one, 2013, 8(12): e82810.

[7]Tsuchida N, Nakashima M, Miyauchi A, et al. Novel biallelic SZT2 mutations in 3 cases of early − onset epileptic encephalopathy[J]. Clinical genetics, 2018, 93(2): 266 − 274.

[8]Pizzino A, Whitehead M, Sabet Rasekh P, et al. Mutations in SZT2 result in early − onset epileptic encephalopathy and leukoencephalopathy[J]. American journal of medical genetics. Part A, 2018, 176(6): 1443 − 1448.

（魏子涵　邓艳春）

19　发育性和癫痫性脑病 *19* 型（*GABRA1* 相关性 DEE）

【概念】

发育性和癫痫性脑病 19 型（DEE19；OMIM ID：615744）是一种早发且严重的常染色体显性遗传神经系统疾病。

【致病基因】

DEE19 是由 *GABRA1* 基因致病突变所致。*GABRA1* 基因位于 5 号染色体短臂 34 区带，其编码产物是 GABA$_A$ 受体的 α 亚基。*GABRA1* 基因致病突变首次是在一组青少年肌阵挛癫痫（JME）患者中发现。近年来的研究发现 *GABRA1* 基因致病突变还可以导致一系列严重的癫痫脑病，包括大田园综合征、婴儿痉挛症、肌阵挛 – 失张力癫痫以及 Dravet 综合征。针对目前已发现的部分突变的功能学研究指出，*GABRA1* 基因致病突变导致单倍剂量不足和/或对野生型的其他亚基的负面影响导致疾病的发生。目前观察到的 GABA$_A$ 受体功能丧失是由于蛋白稳定性下降、由变异亚基组成的 GABA$_A$ 受体在细胞表面表达以及对 GABA 的敏感性下降。这会导致神经元抑制性输入减少从而导致兴奋性增高。

【临床症状】

DEE19 的临床症状较为多样，癫痫脑病患者多于出生后第一年内出现首次癫痫发作，发作类型多样，既有全面性发作也有局灶性发作，其中最为常见的是强直阵挛发作以及肌阵挛发作。患者均有发育落后的症状，但其严重程度差异较大，部分患者均有轻微的语言发育落后，而严重的患者则有明显的发育落后、行为障碍、孤独症状。

【辅助检查】

患者的脑电图表现较为多样。根据 Johannesen 等人的研究，在所有有脑电图记录的患者中，10 名患者表现为全导棘慢波发放，7 人在闪光刺激过程中出现了全导的光阵发性反应。还有部分患者表现为局灶性或多灶性放电，少数患者在监测过程中未出现异常或仅有背景活动减慢。在 Hernandez 等人的研究中，4 例 *GABRA1* 基因致病突变的患者的脑电图表现中，2 例诊断为 West 综合征的患者的脑电图表现为高幅失律；其余 2 例中，1 例为持续性的背景活动减慢，另 1 例则为全导的棘慢波发放。

【诊断】

目前该病的诊断主要依靠基因诊断，当发现有 *GABRA1* 基因致病突变，临床症状符合上述特征时即可诊断。

【鉴别诊断】

DEE19 应与 *SCN1A* 基因突变引起的 DEE6 相鉴别。Dravet 综合征（DS）最为常见的基因突变类型是 *SCN1A* 基因突变，但也有其他基因突变可以引起 DS。

【治疗】

DEE19 的患者对抗癫痫药物的反应性不一。部分患者在 1 种或多种抗癫痫药物的作用下可以达到无癫痫发作。在 Johannesen 等人的研究中，1 名表现为 DS 样症状的患者仅使用 LEV 治疗即达到无癫痫发作,另 1 例表现为轻度癫痫脑病的患者在 LEV 和 VPA 治疗下达到无癫痫发作,剩余 9 人均为药物难治性癫痫,发作频率不等。

【预后】

在 Johannesen 等人的研究中,11 例诊断为癫痫脑病的患者中,1 例因肺炎于 2 岁时死亡,其余患者均存活。患者均有智力和(或)运动发育迟缓的症状,严重程度不一。目前仍无大规模队列研究对 DEE19 的预后做出详尽报道。

【遗传咨询】

目前认为 DEE19 是常染色体显性遗传性疾病,如果父母双方各携带一个 *GABRA1* 基因的致病变异位点,他们再生育的话,生育健康儿童的概率是 25%,生育同样患儿的概率是 75%;若有一方携带 *GABRA1* 基因的致病变异位点,生育同样患者的概率为 50%,建议做产前基因检测。目前已报道的 *GABRA1* 基因致病性突变位点见表 2-19-1。

表 2-19-1　目前已报道的 *GABRA1* 基因致病性突变位点

表型	基因名	突变位点	蛋白改变	致病性
DEE19	*GABRA1*	NM_001127644.2(GABRA1):c.641G>A	R214H	致病
DEE19	*GABRA1*	NM_001127644.2(GABRA1):c.751G>A	G251S	致病
DEE19	*GABRA1*	NM_001127644.2(GABRA1):c.787A>G	M263V	致病
DEE19	*GABRA1*	NM_001127644.2(GABRA1):c.902G>A	R301K	致病
DEE19	*GABRA1*	NM_001127644.2(GABRA1):c.917A>C	K306T	致病
DEE19	*GABRA1*	NM_001127644.2(GABRA1):c.995C>T	A332V	致病
DEE19	*GABRA1*	NM_001127644.2(GABRA1):c.1015A>G	K339E	致病

 DEE19 病例

【简要病史】

女,21 岁,右利手。患者于 1 岁左右高热(39℃)后出现头向后仰、双眼凝视、意识不清,不伴肢体抽搐,持续数分钟后缓解,1 月发作 2 次,症状与前相似。2 岁以后出现双侧肢体抽搐,双眼向左上方凝视、口吐白沫、口唇发绀,1 年发作 2~3 次,均在高热后出现,就诊于当地医院,每次都按照热性惊厥处理,未服用抗癫痫药。4 岁至 10 岁未见发作。10 岁左右开始出现无热抽搐,表现为头向左侧偏转、牙关紧闭、喉咙发声、四肢抽搐伴意识丧失,持续 5 分钟左右缓解,有时持续 30 分钟左右恢复意识,频繁时每月 1 次。在外院就诊,查 EEG 提示异常,诊断为癫痫,给予口服奥卡西平和丙戊酸钠治疗后 1 年最多发作 2 次,形式与前相似。2015 年就诊于西京医院,给予口服托吡酯及拉莫三嗪治疗,发作频率较前有所减少。至今已有 3 年未见 GTCS 样发作,偶有局灶性发作。患者出生史正常,智力发育落后于同龄人。2016 年 9 月在我院心身科诊断为癫痫所致精神障碍。否认中毒史,否认中枢神经系统感染病史,否认家族史。

【辅助检查】

1. 头颅磁共振　未见异常。

2. 脑电图监测　清醒时以 8~9 Hz 低至中幅 α 节律为主。α 波枕导优势。各导可见稍多量中至高幅 143~366 ms 的 θ 及 δ 波及阵发性短程 5~6 Hz θ 节律,其中,前额、额、中央、顶、前、中颞导可见稍多量尖慢、棘慢综合波发放。基线尚平稳,除异常波外(图 2-19-1)。

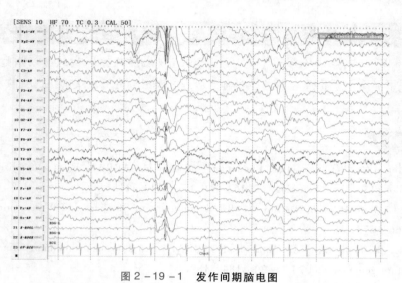

图 2 - 19 - 1　发作间期脑电图

各导可见尖慢、棘慢综合波发放，前额、额、中央、顶导显著

3. 基因检测　为明确病因，行先证者癫痫包检测，发现患者携带 *GABRA1* 基因的新发致病变异（NM_000806：c.640C > T p. Arg214Cys）。其一代测序验证图如下（图 2 - 19 - 2）。

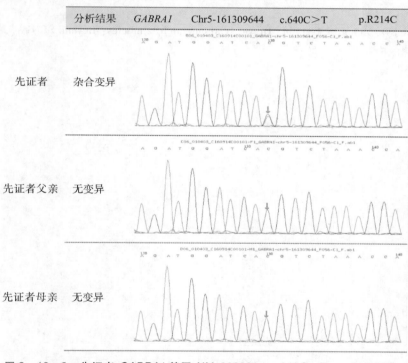

图 2 - 19 - 2　先证者 *GABRA1* 基因 *NM_000806：c.640C > T, p. Arg214Cys*

【诊断】

癫痫；全面强直阵挛发作；局灶继发全面强直阵挛发作；癫痫所致精神障碍；*GABRA1* 基因突变相关的发育性和癫痫性脑病（DEE19 型）。

【治疗及随访】

该患者目前口服拉莫三嗪 50 mg 2 次/天，托吡酯早 25 mg 晚 50 mg 治疗。目前已有 3 年未见 GTCS 样发作，偶有局灶性发作。

点 评

　　早期以热性惊厥起病,后期转为无热惊厥的儿童患者大约占热惊的1/5,所以凡是有热性惊厥的儿童,不能忽视。尤其是复杂热惊或者同时合并有运动语言和智力发育迟缓的患儿更应积极查找病因。

参考文献 ▶

[1] Johannesen K, Marini C, Pfeffer S, et al. Phenotypic spectrum of GABRA1：From generalized epilepsies to severe epileptic encephalopathies[J]. Neurology, 2016, 87(11)：1140−1151.

[2] Kodera H, Ohba C, Kato M, et al. De novo GABRA1 mutations in Ohtahara and West syndromes[J]. Epilepsia, 2016, 57(4)：566−573.

[3] Cossette P, Liu L, Brisebois K, et al. Mutation of GABRA1 in an autosomal dominant form of juvenile myoclonic epilepsy[J]. Nature genetics, 2002, 31(2)：184−189.

[4] Yalçın O. Genes and molecular mechanisms involved in the epileptogenesis of idiopathic absence epilepsies[J]. Seizure, 2012, 21(2)：79−86.

[5] Hernandez C C, XiangWei W, Hu N, et al. Altered inhibitory synapses in de novo GABRA5 and GABRA1 mutations associated with early onset epileptic encephalopathies[J]. Brain：a journal of neurology, 2019, 142 (7)：1938−1954.

[6] Steel D, Symonds J D, Zuberi S M, et al. Dravet syndrome and its mimics：Beyond SCN1A[J]. Epilepsia, 2017, 58(11)：1807−1816.

（魏子涵　江　文　邓艳春）

20 发育性和癫痫性脑病 20 型（*PIGA* 相关性 DEE）

【概念】

发育性和癫痫性脑病 20 型（DEE20；OMIM ID：300868）又称多发性先天性异常－肌张力减低－癫痫发作综合征 2 型（MCAHS2），是一种罕见、早发且严重的 X 连锁隐性遗传神经系统疾病。

【致病基因】

DEE20 是由 *PIGA* 基因致病突变所致。*PIGA* 基因位于 X 染色体短臂 22.2 区带，其编码产物是磷脂酰糖生物合成 A 类蛋白（PIGA），这种蛋白是糖基磷脂酰肌醇锚定蛋白（GPI－AP）生物合成过程中的关键酶。GPI－AP 是一种细胞膜内的糖脂，与数百种细胞膜表面蛋白相连接。在动物实验中，*PIGA* 基因完全失功能会导致雄性小鼠在胚胎早期死亡，杂合的雌性小鼠则于胚胎晚期死亡，同时伴有神经管未闭和腭裂等畸形。*PIGA* 基因致病突变于 2012 年由 Johnston 等人在一个以多发性先天畸形以及新生儿癫痫为特点的家系中报道，至今病例仅有数十例相关报道。目前发现的 *PIGA* 基因致病突变中有截断突变和错义突变，所有的致病突变都会影响 PIGA 的活性，从而导致 GPI－AP 的缺乏，但错义突变患者 PIGA 活性受影响程度较轻，因此其临床表型较携带截断突变的患者轻。目前认为临床表型的严重程度与基因型以及 PIGA 蛋白残留的活性相关。

【临床症状】

DEE20 目前报道的病例数较少，但临床表型较为广泛。临床表型严重的患者通常有面部畸形，包括鼻梁塌陷、鼻前倾、口角朝下以及高腭弓。还有患者患有严重的输尿管膀胱反流。在这些患者中，头颅MRI 常有异常，表现为脑干、基底节、丘脑以及深部白质在 DWI 相上高信号异常，而在 ADC 相上为低信号异常。而在临床症状较轻的患者中，则没有面部畸形，且头颅 MRI 多为正常。患者的癫痫发作多于出生后 1 年内出现，常见的癫痫综合征包括早期肌阵挛脑病（EME）、大田园综合征（OS）、West 综合征等。发作类型多为局灶性发作，且以肌阵挛和强直发作多见，也有患者出现癫痫性痉挛。患者可具有多种发作类型，部分患者还出现过癫痫持续状态。患者均有明显的智力障碍，症状严重的患者还有明显的运动发育迟缓，肌张力低下在患者中比较常见。

【辅助检查】

患者的脑电图类型较为多样。多数患者的背景活动均减慢。在 EME 的患者中，患者的脑电图可呈现暴发－抑制样，包括典型和不典型的，而 OS 也以暴发－抑制样为特点。部分患者诊断为 West 综合征，其特征性脑电图为高幅失律。部分患者无法归类为特定的癫痫综合征，其脑电图多表现为多灶性的癫痫样放电。

【诊断】

该病的诊断主要依靠基因检测，当发现上述典型临床症状，即多发性先天性异常、肌张力减低以及癫痫发作时，应尽快行基因检测以确定病因，当发现 *PIGA* 基因致病突变时即可诊断。但因注意，在部分患者中没有明显的多发性先天性异常。

【鉴别诊断】

需要与其他以局灶性肌阵挛发作或局灶性强直发作为特点的癫痫脑病相鉴别。

【治疗】

目前该病没有有效的治疗方法。患者的癫痫发作多为药物难治性,有部分患者可以在某种或某几种抗癫痫药物作用下达到一定的控制,但临床表型较为严重的患者,即携带截断突变的患者的癫痫发作常无法利用药物控制。在由 *PIGM* 或 *PIGO* 基因突变导致癫痫发作的患者中,有病例报道使用维生素 B$_6$ 治疗有效,但在 *PIGA* 基因突变的患者中效果不明显。有报道利用生酮饮食可以控制 *PIGA* 基因突变患者的癫痫发作,但也有研究发现并无明显效果。

【预后】

患者的预后通常较差,目前报道的患者中,部分患者在儿童期死亡,最常见的死因是肺炎,而难治性癫痫对预后也有明确的恶性影响。存活的患者均有明显的智力障碍,部分患者还有明显的运动发育迟缓症状,更有甚者因四肢瘫痪仅能卧床。

【遗传咨询】

目前认为 DEE20 是 X 染色体隐性遗传性疾病,如果母亲携带一个 *PIGA* 基因的致病变异位点,父亲为野生型,当他们在生育时,生育健康儿童的概率是 50%,25% 是携带者,生育同样患儿的概率是 25%,建议做产前基因检测。目前已报道的 *PIGA* 基因致病性突变位点见表 2 - 20 - 1。

表 2 - 20 - 1　目前已报道的 *PIGA* 基因致病性突变位点

表型	基因名	突变位点	蛋白改变	致病性
DEE20	*PIGA*	NM_002641.4(PIGA):c.1352T > C	I451T	致病
DEE20	*PIGA*	NM_002641.4(PIGA):c.1234C > T	R412 *	致病
DEE20	*PIGA*	NM_002641.4(PIGA):c.616A > T	I206F	致病
DEE20	*PIGA*	NM_002641.4(PIGA):c.355C > T	R119W	致病
DEE20	*PIGA*	NM_002641.4(PIGA):c.278C > T	P93L	致病
DEE20	*PIGA*	NM_002641.4(PIGA):c.230G > T	R77L	致病

参考文献 ▶

[1] Almeida A M, Murakami Y, Baker A, et al. Targeted therapy for inherited GPI deficiency[J]. The New England journal of medicine, 2007, 356(16): 1641 - 1647.

[2] Jiao X, Xue J, Gong P, et al. Analyzing clinical and genetic characteristics of a cohort with multiple congenital anomalies - hypotonia - seizures syndrome (MCAHS)[J]. Orphanet journal of rare diseases, 2020, 15(1): 78.

[3] Johnston J J, Gropman A L, Sapp J C, et al. The phenotype of a germline mutation in PIGA: the gene somatically mutated in paroxysmal nocturnal hemoglobinuria[J]. American journal of human genetics, 2012, 90(2): 295 - 300.

[4] Joshi C, Kolbe D L, Mansilla M A, et al. Ketogenic diet - A novel treatment for early epileptic encephalopathy due to PIGA deficiency[J]. Brain & development, 2016, 38(9): 848 - 851.

[5] Kato M, Saitsu H, Murakami Y, et al. PIGA mutations cause early - onset epileptic encephalopathies and distinctive features[J]. Neurology, 2014, 82(18): 1587 - 1596.

[6] Kuki I, Takahashi Y, Okazaki S, et al Vitamin B6 - responsive epilepsy due to inherited GPI deficiency[J]. Neurology, 2013, 81(16): 1467 - 1469.

[7] Low K J, James M, Sharples P M, et al. A novel PIGA variant associated with severe X - linked epilepsy and profound developmental delay[J]. Seizure, 2018, 56: 1 - 3.

[8] Nozaki M, Ohishi K, Yamada N, et al. Developmental abnormalities of glycosylphosphatidylinositol - anchor - deficient embryos revealed by Cre/loxP system[J]. Laboratory investigation; a journal of technical methods and pathology, United States: 1999, 79(3): 293 - 299.

(魏子涵　邓艳春)

21 发育性和癫痫性脑病 21 型（*NECAP1* 相关性 DEE）

【概念】

发育性和癫痫性脑病 21 型（DEE21，OMIM ID：615833）是一种罕见且严重的常染色体隐性遗传的儿童期癫痫综合征，由 *NECAP1* 基因致病性突变导致，主要临床表现为发育迟缓、智力低下、癫痫、轴性肌张力减退和脑萎缩。

【致病基因】

NECAP1 基因位于 12 号染色体短臂 13.31 区带，其编码产物 NECAP1（adaptin – ear – binding coat – associated protein 1）蛋白是一种辅助蛋白，参与突触中网格蛋白介导的内吞作用（CME）。CME 是真核细胞内营养物质、受体和其他对体内平衡非常重要的物质的主要细胞机制。多种蛋白质同步工作，使双层质膜变形并导致囊泡形成。NECAP1 通过其 C 端 WxxF 基序与衔接蛋白 2（AP2）相互作用，并作为 AP2 的负调控因子来控制囊泡的数量、大小和含量，在囊泡循环中起到重要作用。现有 *NECAP1* 突变位点 c.142C > T（p. Arg48Ter），c.301 + 1G > A（p. Gly101Aspfs * 45）被报道。*NECAP1* c.142C > T 是无义突变，导致附近的蛋白质 N 端（NM_015509.3）提前截断。c.301 + 1G > A 导致 44 bp 内含子 3 的包含和激活隐匿的 5' 剪接位点，导致 NECAP1 蛋白过早终止，从而影响突触囊泡的形成。

【临床症状】

DEE21 是一种年龄依赖性癫痫综合征，发病年龄局限于新生儿期或婴儿期早期，多在 3 月龄开始出现癫痫发作。发作类型包括全面强直发作、全面强直阵挛发作、癫痫性痉挛发作、呼吸暂停发作。癫痫发作通常药物难治。患者胎儿期可表现出运动减少，出生后出现全身性低张力、喂养不良及发育迟缓。患儿运动发育及智力发育都很差，甚至到 41 月龄仍不能注视，肌力不足以支撑她的脖子，不能翻身，不会说"爸爸"和"妈妈"或者认出她的父母。

【辅助检查】

患儿的脑电图常表现为 2~3 Hz 全面性慢波背景，全面性放电合并局灶性放电。可表现为暴发 – 抑制（burst suppression pattern）。MRI 可表现为脑萎缩、胼胝体菲薄、髓鞘发育不良。

【诊断】

该病的临床症状与其他类型的发育性和癫痫性脑病综合征类似，因此诊断主要依靠家族史以及基因检测，当发现有患儿有明确的家族史时，应考虑行基因检测，发现 *NECAP1* 基因致病性突变即可明确诊断。

【鉴别诊断】

需要和其他类型的发育性和癫痫性脑病尤其是有爆发 – 抑制脑电图模式和脑结构发育异常的癫痫脑病通过基因检测鉴别。

【治疗】

短期的 ACTH 冲击治疗可能对患者的癫痫发作有一定控制作用，但长远效果仍不明确，且该疗法所带来的副作用也应当纳入考虑范围。ASMs 能部分控制癫痫发作,但不能完全控制 DEE21 引起的癫痫发作或者改善其带来的智力损害。卡马西平联合左乙拉西坦对全面性癫痫发作有效;托吡酯和氨己烯酸能减少癫痫性痉挛发作。

【预后】

该病的预后较差,患儿均有严重的智力障碍和发育迟缓。癫痫发作难以得到控制。

【遗传咨询】

目前认为 DEE21 是常染色体隐性遗传性疾病,由于 DEE21 由 *NECAP1* 纯合突变所致,如果父母双方各携带一个 *NECAP1* 基因的致病变异位点,他们再生育的话,生育患病儿童的概率是 25%,生育正常儿童的概率是 75%,其中 2/3 是健康携带者,建议做产前基因检测。目前已报道的 *NECAP1* 基因致病性突变位点见表 2 - 21 - 1。

表 2 - 21 - 1 目前已报道的 *NECAP1* 基因致病性突变位点

表型	基因名	突变位点	蛋白改变	致病性
DEE21	*NECAP1*	NM_015509.4(NECAP1):c.142C > T	(p. Arg48Ter)	致病
DEE21	*NECAP1*	NM_015509.4(NECAP1):c.301 + 1G > A		致病
DEE21	*NECAP1*	GRCh37/hg1912p13.31 (chr12:8242561 - 8264933)x1		致病

参考文献

[1] Alazami A M, Hijazi H, Kentab A Y, et al. NECAP1 loss of function leads to a severe infantile epileptic encephalopathy[J]. J Med Genet, 2014, 51(4): 224 - 228.

[2] Alsahli S, Al - Twaijri W, Al Mutairi F. Confirming the pathogenicity of in early onset epileptic encephalopathy [J]. Epilepsia Open, 2018, 3(4): 524 - 527.

[3] Beacham G M, Partlow E A, Lange J J, et al. NECAPs are negative regulators of the AP2 clathrin adaptor complex [J]. Elife, 2018.

[4] Mizuguchi T, Nakashima M, Moey L H, et al. A novel homozygous truncating variant of NECAP1 in early infantile epileptic encephalopathy: the second case report of EIEE21[J]. J Hum Genet, 2019, 64(4): 347 - 350.

[5] Ritter B, Murphy S, Dokainish H, et al. NECAP 1 regulates AP - 2 interactions to control vesicle size, number, and cargo during clathrin - mediated endocytosis[J]. PLoS Biol, 2013, 11(10): e1001670.

(刘 超 邓艳春)

22　发育性和癫痫性脑病 22 型（*SLC35A2* 相关性 DEE）

【概念】

发育性和癫痫性脑病 22 型（DEE22，OMIM ID：300896）是一种罕见且严重的儿童期癫痫综合征。遗传方式包括体细胞镶嵌（SMO）遗传和 X 染色体显性（XLD）遗传，由 *SLC35A2* 基因致病性突变所致，主要临床表现为癫痫发作、发育迟缓、智力低下、肌张力减退、发育畸形、脑萎缩和胼胝体变薄等。

【致病基因】

SLC35A2 基因位于 X 染色体短臂 11.23 区带，其编码产物为 UDP - 半乳糖转运体（UGT），是核苷酸 - 糖转运蛋白家族 19 的一个成员，它选择性地将 UDP - 半乳糖从胞浆输送到高尔基小泡中，作为生成聚糖的糖基供体，并在 N - 聚糖的半乳糖化过程中发挥关键作用。*SLC35A2* 基因缺陷可导致糖基化过程的缺陷，引起先天性糖基化障碍（CDG）。大多数血浆蛋白、细胞膜蛋白和其他蛋白质都是糖蛋白，糖链附着在多肽聚糖上。糖基化是大多数人类蛋白质翻译后转化的主要修饰过程。由于糖基化对许多不同的生物过程都是必需的，患者表现出不同的表型谱和症状。CDG 最常见的神经症状是癫痫、智力残疾、肌病、神经病变和中风样发作。中枢神经系统是最常受影响的系统之一，经常出现脑结构异常、发育迟缓和癫痫发作。*SLC35A2* 突变引起的 N - 糖基化缺陷可能改变神经传递和神经回路的兴奋性，从而导致癫痫发作。

【临床症状】

DEE22 是一种年龄依赖性癫痫综合征，发病年龄局限于新生儿期或婴儿早期，在出生后数天至 3 月龄开始出现癫痫发作。早期发作类型包括全面强直发作、癫痫性痉挛发作，随着年龄增长，癫痫发作类型可转变为局灶性发作。抗癫痫药物和 ACTH 可短暂控制癫痫发作，但大部分患者的癫痫发作难以用 ACTH、抗癫痫药物、生酮饮食、胼胝体切开术控制。DEE22 患者的运动及语言发育通常缓慢，肌张力减退、智力低下，甚至到 8～12 岁仍不能说有意义的词语。此类患者常伴特殊面容：婴儿期的面容及躯体特征包括宽眉、宽鼻梁、厚唇、双侧虹膜异色、内眦赘皮和眼睛内斜视、倒乳头、锥形手指、脚趾重叠等。8～10 岁的面容表现为面部粗糙、浓眉、宽鼻桥、厚嘴唇、短人中、上颌前突伴嘴半张、弓形眼裂、内眦赘皮；部分患者有融合牙、高腭穹、牙釉质发育不全。

两例发生体细胞嵌合突变的男性患者的临床特征与女性患者有些不同，相同点为发育迟缓、伴有生理畸形、肌张力减退、智力低下、大脑或小脑萎缩；不同点为可无癫痫发作，眼科检查表现为眼球震颤和眼球扑动，有一例患者有肾功能不全表现。两种具有体细胞镶嵌突变的雄性之间的不同临床特征可能是由于保留了一种野生型 *SLC35A2* 等位基因，这表明是野生型 *SLC35A2* 等位基因可能是生存所必需的。细胞嵌合突变的男性患者癫痫通常用抗癫痫药物难以控制。

【辅助检查】

患儿的早期脑电图常表现为高幅失律或局灶性多棘慢波发放，也可见爆发 - 抑制。后期脑电图可在多个导联出现棘波或弥漫性快波发放。最常见的脑部 MRI 异常是脑萎缩，伴有髓鞘形成延迟和非进展性的多灶不均匀的异常斑片状白质高信号。胼胝体较薄较短也很常见。在生化方面，发现正常的粘蛋白型 O - 糖基化和脂质糖基化和转铁蛋白质谱分析在鉴定 SLC35A2 - CDG 方面也具特异性。

【诊断】

该病的临床症状与其他类型的发育性和癫痫性脑病综合征类似,因此诊断主要依靠家族史以及基因检测,当发现患儿有明确的家族史及特殊面容时,应考虑行基因检测,发现 *SLC35A2* 基因致病性突变即可明确诊断。

【鉴别诊断】

需要与其他类型发育性和癫痫性脑病尤其是伴有 CDG 的 DEE 通过基因检测进行鉴别。

【治疗】

短期的 ACTH 冲击治疗对部分患者的癫痫发作有控制作用,甚至可以达到癫痫无发作。AEDs 能部分控制癫痫发作,但通常不能完全控制 DEE22 引起的癫痫发作。有文献报道 1 例患者口服半乳糖补充治疗能改善临床症状。另有报道 10 例 SLC35A2 - CDG 患者口服 D - 半乳糖 18 周,剂量递增至 1.5g/(kg·d)。使用奈梅根儿童 CDG 评分量表(NPCRS,10 名患者)和糖组学(8 名患者)评估结果,有 5 名患者在生长发育方面恢复了发育进程,包括姿势控制、对刺激的反应以及咀嚼和吞咽的改善。此外,胃肠道症状和癫痫也有所改善。

【预后】

该病的预后较差,患儿均有严重的智力障碍和发育迟缓。癫痫发作大部分难以得到控制。有些患者通过 ACTH 治疗能部分控制癫痫发作或达到无发作。

【遗传咨询】

目前认为 DEE22 的遗传方式包括体细胞镶嵌遗传和 X 染色体显性遗传,如果父亲携带一个 *SLC35A2* 基因的致病变异位点,他们再生育的话,女孩 100% 患病,男孩不患病。若母亲为纯合子变异,则她的后代 100% 患病。若母亲为杂合子变异,父亲正常,则他们的后代男孩和女孩患病的概率均为 50%。建议做产前基因检测。目前已报道的 *SLC35A2* 基因致病性突变位点见表 2 - 22 - 1。

表 2 - 22 - 1 目前已报道的 *SLC35A2* 基因致病性突变位点

表型	基因名	突变位点	蛋白改变	致病性
DEE22	*SLC35A2*	NM_005660.3(SLC35A2):c.991G > A	(p. Val331Ile)	致病
DEE22	*SLC35A2*	NM_005660.3(SLC35A2):c.972del	(p. Phe324fs)	致病
DEE22	*SLC35A2*	NM_005660.3(SLC35A2):c.972del	(p. Phe324fs)	致病
DEE22	*SLC35A2*	NM_005660.3(SLC35A2):c.844G > A	(p. Gly282Arg)	致病
DEE22	*SLC35A2*	NM_005660.3(SLC35A2):c.837_843del	(p. Phe280fs)	致病
DEE22	*SLC35A2*	NM_005660.3(SLC35A2):c.795del	(p. Phe265fs)	致病
DEE22	*SLC35A2*	NM_005660.3(SLC35A2):c.781del	(p. Arg261fs)	致病
DEE22	*SLC35A2*	NM_005660.3(SLC35A2):c.426 + 287_775del		致病
DEE22	*SLC35A2*	NM_005660.3(SLC35A2):c.696G > A	(p. Trp232Ter)	致病
DEE22	*SLC35A2*	NM_005660.3(SLC35A2):c.656_660del	(p. Val218_Tyr219insTer)	致病
DEE22	*SLC35A2*	NM_005660.3(SLC35A2):c.634TCC[1]	(p. Ser213del)	致病

续表

表型	基因名	突变位点	蛋白改变	致病性
DEE22	*SLC35A2*	NM_005660.3（SLC35A2）:c.638C > T	（p. Ser213Phe）	致病
DEE22	*SLC35A2*	NM_005660.3（SLC35A2）:c.634_635del	（p. Ser212fs）	致病
DEE22	*SLC35A2*	NM_005660.3（SLC35A2）:c.617_620del	（p. Val206fs）	致病
DEE22	*SLC35A2*	NM_005660.3（SLC35A2）:c.601del	（p. Ala201fs）	致病
DEE22	*SLC35A2*	NM_005660.3（SLC35A2）:c.433_434del	（p. Tyr145fs）	致病
DEE22	*SLC35A2*	NM_005660.3（SLC35A2）:c.426 + 1G > A		致病
DEE22	*SLC35A2*	NM_005660.3（SLC35A2）:c.348del	（p. Val117fs）	致病
DEE22	*SLC35A2*	NM_005660.3（SLC35A2）:c.340A > T	（p. Lys114Ter）	致病
DEE22	*SLC35A2*	NM_005660.3（SLC35A2）:c.327T > G	（p. Tyr109Ter）	致病
DEE22	*SLC35A2*	NM_001282648.2（SLC35A2）:c. - 81_202 + 1del		致病
DEE22	*SLC35A2*	NM_005660.3（SLC35A2）:c.233A > G	（p. Lys78Arg）	致病
DEE22	*SLC35A2*	SLC35A2:c.15_91 + 48delinsA		致病
DEE22	*SLC35A2*	NM_005660.3（SLC35A2）:c.7del	（p. Ala3fs）	致病
DEE22	*SLC35A2*	NM_005660.3（SLC35A2）:c.3G > A	（p. Met1Ile）	致病
DEE22	*SLC35A2*	NM_005660.3（SLC35A2）:c.1A > G	（p. Met1Val）	致病
DEE22	*SLC35A2*	NC_000023.10:g.(?_48762413)_(48763384_?)del		致病

 DEE22 病例

【简要病史】

女孩,2 岁,右利手,体重 14 kg。患儿 2 月龄无明显诱因出现首次发作,表现为突然点头伴伸臂弯腰,不伴面色发青,有时伴哭闹,持续约 1~2 秒,此后每日成组发作,每组约 20 次,每日 10 余组,发作前无先兆。8 月龄开始服用丙戊酸钠口服液 2.5 ml 2 次/天,托吡酯 25 mg 2 次/天,发作减少,程度减轻,表现为点头发作,每串 7~8 次左右,每日 6~16 串,以睡前及晨起多见,偶于睡中发作。起病后服用德巴金 2.5 ml bid 联合托吡酯胶囊 25 mg bid(有效,发作减少,发作程度减轻),曾用泼尼松治疗无效(早 10 mg、中 5 mg、晚 10 mg)、曾用左乙拉西坦无效。目前服用:丙戊酸钠口服液早晚各 3.5 ml[20 mg/(kg·d)];托吡酯片早晚各 37.5 mg[5.35 mg/(kg·d)];左乙拉西坦口服液早晚各 2 ml[28.5 mg/(kg·d)];醋酸泼尼松片 2.5 mg 1 次/天。该患儿第二胎第一产,母孕期正常。足月剖宫产,出生时否认缺氧窒息史。出生体重 4.45kg。生长发育迟缓,追视追听不灵活,不能逗笑,不能竖头、撑坐、站立,自主活动尚可,偶有无意识发音,吃流食尚可,咀嚼较差。神经系统查体:神志清,偶有无意识发音,竖头不稳,不能独坐,四肢无畸形,四肢肌力Ⅳ+,肌张力减低,双侧 Hoffmann 征阴性,双侧 Babinski 征阴性,克氏征阴性,布氏征阴性。

【辅助检查】

1.头颅磁共振　头颅磁共振见 T2 Flair 像上双侧脑室略饱满、双侧额颞脑外间隙增宽(图 2 - 22 - 1)。

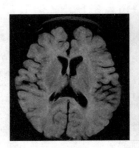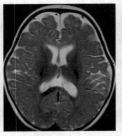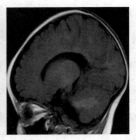

图 2-22-1　头颅磁共振 T2Flair（轴位）T2（轴位）T1（矢状位）
像上见双侧脑室略饱满、双侧额颞脑外间隙增宽

2.脑电图监测　脑电图结果（图 2-22-2~2-22-5）：清醒期背景活动减弱、未见典型生理性活动；
醒-睡各期持续显示大量不规则、多灶性尖波、棘波、尖慢、棘慢波、低波幅快节律发放。

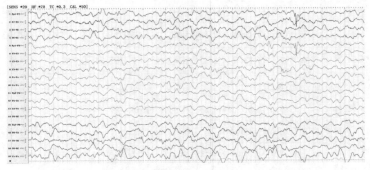

图 2-22-2　清醒期：未见正常的背景活动，双侧半球各导联可见大量 2~5 Hz 慢波活动

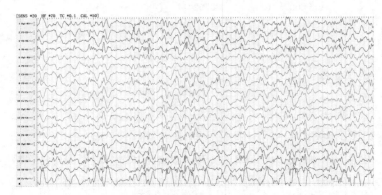

图 2-22-3　间歇期（清醒期）：双侧半球各导联可见大量中至高波幅 2~5 Hz 慢波
活动；在双侧半球各导联，可见大量中至高波幅棘-慢波、多棘-慢波

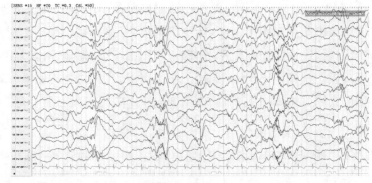

图 2-22-4　间歇期（睡眠期）：在双侧半球各导联，可见大量中至高波幅棘-慢波、多棘-慢波

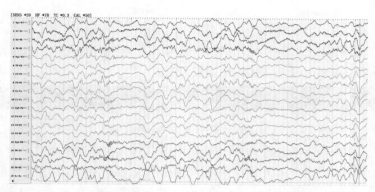

图 2 - 22 - 5　发作期（睡眠期）:监测到频繁强直发作,累及面肌、眼肌、
颈肌、肢体近端,持续 1~2 秒;脑电图示弥漫性高
波幅慢波复合低波幅快节律

3.基因检测　为明确病因做了四人家系全外显子基因检测,发现 *SLC35A2* 基因的第二个外显子的第 148 位核苷酸缺失一个 C(c.148Cdel),导致编码蛋白质的第 50 位亮氨酸变成了丝氨酸(p.L50Sfs*45),导致了该蛋白的截断变异,少编码了 45 个氨基酸提前终止。该变异位点患者的父母和一个哥哥均是野生型(图 2 - 22 - 6),属于新发变异,在千人基因组、HGMD 数据库等多个数据库均未记录其变异频率,属于低频罕见变异。根据 ACMG 标准属于致病变异。对应的临床表型是先天性糖基化病 2m 型或发育性和癫痫性脑病 22 型,与患者表型基本相符。

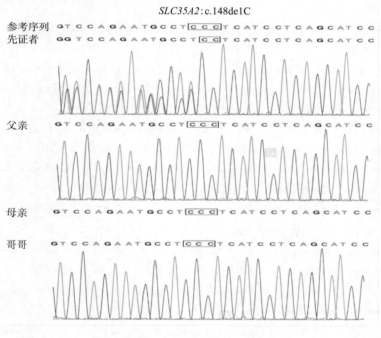

SLC35A2:c.148del C

参考序列　GT C C A G A A T G C C T C C C T C A T C C T C A G C A T C C
先证者　GG T C C A G A A T G C C T C C T C A T C C T C A G C A T C C

父亲

母亲

哥哥

图 2 - 22 - 6　一代测序验证结果,*SLC35A2* 基因的第二个外显子
的第 *148* 位核苷酸缺失一个 C(*c.148Cdel*),父母
和一个哥哥该位点均是野生型

【诊断】
　　癫痫;强直发作(轴 - 肢带型),精神运动发育迟滞;*SLC35A2* 基因突变相关的发育性和癫痫性脑病
(DEE22 型)。

【治疗及随访】

该患目前口服丙戊酸钠口服液 3.5 ml 2 次/天;托吡酯片 37.5 mg 2 次/天;左乙拉西坦口服液 2 ml 2 次/天,发作程度减轻、发作频率降低,智力、运动发育仍差。

■ ■ ■ **点 评** ■ ■ ■

出生后 2 月龄起病,频繁强直发作,伴全面的发育迟缓及肌张力减退,磁共振提示脑电图证实了双侧旁中线区大量同步或非同步性棘 - 慢波,均增加了精神运动受损的可能性。所以凡是热性惊厥早期即伴有生长发育和(或)精神发育落后的患儿,均应引起高度重视,更应积极查找病因,特别是家系遗传病因的筛查。

SLC35A2 基因突变可引起先天性糖基化障碍,导致多系统疾病,其主要表现为癫痫发作及 West 综合征,也可表现为全面发育迟缓及张力减退,头磁共振成像可表现为小脑萎缩、胼胝体发育不良及髓鞘化延迟等,并被描述为一种发育性和癫痫性脑病,其他也可引起面部形态异常、视觉异常、微小骨骼畸形及多系统异常。治疗上,除了口服抗癫痫药物控制癫痫发作外,有研究表明口服半乳糖有助于控制癫痫发作、改善认知功能。

■ **参考文献** ▶

[1] Freeze H H, Eklund E A, Ng B G, et al. Neurology of inherited glycosylation disorders[J]. Lancet Neurol, 2012, 11(5): 453 - 466.

[2] Hadley B, Maggioni A, Ashikov A, et al. Structure and function of nucleotide sugar transporters: Current progress[J]. Comput Struct Biotechnol J, 2014, 10(16): 23 - 32.

[3] Ishida N, Miura N, Yoshioka S, et al. Molecular cloning and characterization of a novel isoform of the human UDP - galactose transporter, and of related complementary DNAs belonging to the nucleotide - sugar transporter gene family[J]. J Biochem, 1996, 120(6): 1074 - 1078.

[4] Kabuss R, Ashikov A, Oelmann S, et al. Endoplasmic reticulum retention of the large splice variant of the UDP - galactose transporter is caused by a dilysine motif[J]. Glycobiology, 2005, 15(10): 905 - 911.

[5] Kimizu T, Takahashi Y, Oboshi T, et al. A case of early onset epileptic encephalopathy with de novo mutation in SLC35A2: Clinical features and treatment for epilepsy[J]. Brain Dev, 2017, 39(3): 256 - 260.

[6] Kodera H, Nakamura K, Osaka H, et al. De novo mutations in SLC35A2 encoding a UDP - galactose transporter cause early - onset epileptic encephalopathy[J]. Hum Mutat, 2013, 34(12): 1708 - 1014.

[7] Ng B G, Buckingham K J, Raymond K, et al. Mosaicism of the UDP - galactose transporter SLC35A2 causes a congenital disorder of glycosylation[J]. Am J Hum Genet, 2013, 92(4): 632 - 636.

[8] Sim N S, Seo Y, Lim J S, et al. Brain somatic mutations in cause intractable epilepsy with aberrant N - glycosylation[J]. Neurol Genet, 2018, 4(6): e294.

[9] Vals M A, Ashikov A, Ilves P, et al. Clinical, neuroradiological, and biochemical features of SLC35A2 - CDG patients[J]. J Inherit Metab Dis, 2019, 42(3): 553 - 564.

[10] Winawer M R, Griffin N G, Samanamud J, et al. Somatic SLC35A2 variants in the brain are associated with intractable neocortical epilepsy[J]. Ann Neurol, 2018, 83(6): 1133 - 1146.

[11] Witters P, Tahata S, Barone R, et al. Clinical and biochemical improvement with galactose supplementation in SLC35A2 - CDG[J]. Genet Med, 2020, 22(6): 1102 - 1107.

(刘　超　李　丹　张翠荣　黄绍平　邓艳春)

23　发育性和癫痫性脑病 23 型（*DOCK7* 相关性 DEE）

【概念】

发育性和癫痫性脑病 23 型（DEE23；OMIM ID：615859）是一种罕见且严重的常染色体隐性遗传的儿童期癫痫综合征，由 *DOCK7* 基因致病性突变所致，DEE23 患者的特点是 2 至 6 个月龄出现顽固性癫痫发作，脑电图示多灶性癫痫活动，精神运动发育迟缓和皮质盲或视力障碍，部分病例会出现心律失常，言语障碍和大脑结构异常以及面部畸形。

【致病基因】

DOCK7 基因位于 1 号染色体短臂 31.3 区带，其编码产物 DOCK7 蛋白是鸟嘌呤核苷酸交换因子（GEFs），是一种 Rac GTPase 激活剂，在轴突形成中起关键作用。DOCK7 是第一个被发现在海马神经元轴突形成的早期阶段发挥关键作用的分子。Watabe – Uchida 等人观察到 DOCK7 在未成熟的神经突形成后集中在单个神经突中，然后有选择地将 DOCK7 定位到形成的轴突上。Rac 激活蛋白 DOCK7 介导的特定微管相关的结构蛋白（MAP）上游的信号通路。微管网络在调节轴突形成和分化中的作用，通过识别一个新的途径，DOCK7 是 Rac 介导的 laminin 依赖的 Op18 磷酸化所必需的蛋白，能将 Rac 介导的信号转导到 stathmin/Op18，参与了轴突的初始化。*DOCK7* 过表达通过促进多个轴突的形成而破坏极性；DOCK7 表达的下调阻碍了极性的发展，阻止了轴突的形成。*DOCK7* 在神经发生、神经元极性的调节以及 GABA 能神经元的发育中起作用，DOCK7 功能的破坏可能导致神经发育障碍。在神经发生方面和神经元极性建立中，DOCK7 都是微管组装的重要调节剂。

【临床症状】

DEE23 是一种年龄依赖性癫痫综合征，出生后可有心脏结构异常（房间隔缺损，主动脉瓣狭窄），出生后 2~6 个月出现强直性发作、婴儿痉挛和肌阵挛发作。到 1 岁后可出现多种类型的癫痫发作，包括头部旋转引起的部分复杂性癫痫发作、失张力发作和强直性发作。抗癫痫药物和生酮饮食疗法对其癫痫发作控制效果不佳。患者有皮质盲，常因出生后几个月和父母没有眼神接触和对视觉刺激的反应差被发现，可伴有水平眼球震颤。患者常伴有语言、智力、运动发育迟缓，肌张力低下和孤独症。该病患者常出现面部畸形，特征包括低位的前发际线、眶周饱满、圆锥角膜、鼻尖宽大和鼻孔狭窄、耳垂低、耳朵突出、弓形上颚和牙龈发育不良。Haberlandt E 最近在成年患者中发现了一种新的纯合 DOCK7 移码变体，患者表现为枕叶萎缩，伴有明显的脑桥发育不全和小脑局灶性萎缩。可识别的畸形特征包括短头畸形、狭窄的前额、较低的前后发际线、突出的耳朵、饱满的脸颊和长长的睫毛。

【辅助检查】

患儿的脑电图常表现为高幅失律、多灶性尖波和棘波发放，头颅 MRI 可表现为脑桥沟明显突出、脑桥发育不全、胼胝体菲薄、侧脑室扩张、枕叶萎缩以及巨脑回畸形。

【诊断】

该病的临床症状与其他类型的发育性和癫痫性脑病综合征类似，诊断主要依靠家族史以及基因检测。当发现患儿有明确的家族史，婴儿期起病的难治性癫痫，颜面部畸形，脑结构发育异常，语言、智力、运动发育迟缓,肌张力低下和孤独症时应考虑行基因检测,发现 *DOCK7* 基因致病性突变可明确诊断。

【鉴别诊断】

需要与其他类型发育性和癫痫性脑病进行鉴别,通过基因检测鉴别。

【治疗】

短期的 ACTH 冲击治疗可能对患者的婴儿痉挛癫痫发作有一定控制作用。ASM 能部分控制癫痫发作,但不能完全控制 DEE23 引起的癫痫发作或者改善其带来的智力损害。

【预后】

该病的预后较差,患儿均有严重的智力障碍和发育迟缓。癫痫发作难以得到控制。

【遗传咨询】

目前认为 DEE23 是常染色体隐性遗传性疾病,如果父母双方各携带一个 *DOCK7* 基因的致病变异位点,他们再生育的话,生育健康儿童的概率是 75%(25% 为健康儿童,50% 为健康携带者),生育同样患儿的概率是 25%,建议做产前基因检测。目前已报道的 *DOCK7* 基因致病性突变位点见表 2-23-1。

表 2-23-1　目前已报道的 *DOCK7* 基因致病性突变位点

表型	基因名	突变位点	蛋白改变	致病性
DEE23	*DOCK7*	NM_001367561.1(DOCK7):c.6265G > T	(p. Glu2089Ter)	致病
DEE23	*DOCK7*	NM_001367561.1(DOCK7):c.5418del	(p. Ala1807fs)	致病
DEE23	*DOCK7*	NM_001367561.1(DOCK7):c.4783del	(p. Met1595fs)	致病
DEE23	*DOCK7*	NM_001367561.1(DOCK7):c.4682_4683del	(p. His1560_Cys1561insTer)	致病
DEE23	*DOCK7*	NM_001367561.1(DOCK7):c.4637dup	(p. Thr1547fs)	致病
DEE23	*DOCK7*	NM_001367561.1(DOCK7):c.3937-686_4597del		致病
DEE23	*DOCK7*	NM_001367561.1(DOCK7):c.4237C > T	(p. Arg1413Ter)	致病
DEE23	*DOCK7*	NM_001367561.1(DOCK7):c.4138C > T	(p. Arg1380Ter)	致病
DEE23	*DOCK7*	NM_001367561.1(DOCK7):c.3976C > T	(p. Arg1326Ter)	致病
DEE23	*DOCK7*	NM_001367561.1(DOCK7):c.3709C > T	(p. Arg1237Ter)	致病
DEE23	*DOCK7*	NM_001367561.1(DOCK7):c.2510del	(p. Asp837fs)	致病
DEE23	*DOCK7*	NM_001367561.1(DOCK7):c.1501C > T	(p. Arg501Ter)	致病
DEE23	*DOCK7*	NM_001367561.1(DOCK7):c.1333C > T	(p. Arg445Ter)	致病
DEE23	*DOCK7*	NM_001367561.1(DOCK7):c.1285C > T	(p. Arg429Ter)	致病
DEE23	*DOCK7*	NM_001367561.1(DOCK7):c.983C > G	(p. Ser328Ter)	致病
DEE23	*DOCK7*	NM_001367561.1(DOCK7):c.783del	(p. Phe261fs)	致病
DEE23	*DOCK7*	NM_001367561.1(DOCK7):c.191_195delinsA	(p. Leu64fs)	致病
DEE23	*DOCK7*	NC_000001.10:g.(?_62971367)_62980255del		致病

 DEE23 病例

【简要病史】

患者,男,15 岁,右利手,体重 96 kg,因发作性四肢抽搐 9 年来诊。患者在 6 岁时无诱因出现四肢强直阵挛样抽搐,7 岁时又出现一次,到医院检查诊断为癫痫,给予托吡酯治疗,3 年无发作,随后自行停药。

15 岁又出现发作,形式同前,再次来诊。查头颅磁共振未见明显脑结构异常,24 小时脑电图监测见背景明显慢于正常人,左侧各导可见较多量尖慢综合波发放。患者是第一胎第一产,足月正常产,运动发育欠佳,曾怀疑线粒体肌病,行线粒体全基因组测序未发现致病性变异。查体见双眼睑先天性下垂,智力低下。为进一步明确诊断做了先证者的全外显子基因测序,但当时基因报告是阴性。

【辅助检查】

1. 头颅磁共振　未见明显异常。

2. 脑电图监测　见图 2 – 23 – 1。

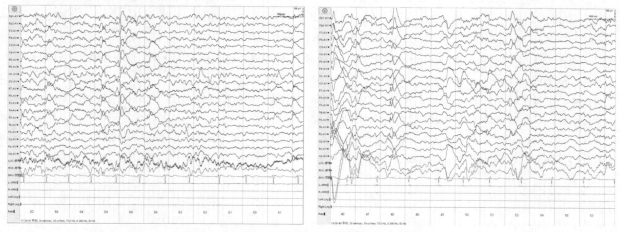

图 2 – 23 – 1　左侧各导可见较多量尖慢综合波发放

3. 基因检测　先证者全外基因测序发现 *DOCK7* 基因有两个变异,其中一个变异是第 9 号外显子的第 983 位的 C 被 G 替换(c.983C＞G),导致其编码的蛋白质的第 328 位的丝氨酸变成了终止码,导致其后的 1 782 个氨基酸不能翻译(S328X,1782);另一个变异是第 24 号外显子的第 2 933 号 G 被 A 替换(c.2933G＞A),导致所编码的蛋白质的第 978 位的色氨酸变成终止码,其后的 1 132 个氨基酸不能得到翻译(W978X,1132);属于低频的失功能性变异,当时 OMIM 网上相关的表型是早发性婴儿癫痫性脑病,因患者发病较晚,故未报致病变异,经重新解读基因报告,均属于致病性变异,当前 OMIM 上记录其所导致的表型是发育性和癫痫性脑病 23 型。

【诊断】

癫痫;全面强直阵挛发作;*DOCK7* 基因突变相关的发育性和癫痫性脑病(DEE23 型)。

【治疗及随访】

口服左乙拉西坦 1.0 g 2 次/天。已 3 年无癫痫发作,但仍然运动能力欠佳,智力低于常人。

点评

DOCK7 是 DOCK180 相关蛋白超家族的成员,它是 Rac 和(或)Cdc42 GTP 酶的一类独特的鸟嘌呤核苷酸交换因子(GEF),该因子与新生锥体神经元的发生和极化以及发育中皮质中 GABA 能中间神经元的形态分化有关。DOCK7 功能的丧失通过影响多个神经元过程而导致一种综合征形式的癫痫性脑病。有文献报道 DOCK 相关的癫痫脑病变现为癫痫、智力低下和皮质盲,该例患者虽然没有皮质盲,但有智力低下和先天性双眼睑下垂的表型,已经排除线粒体肌病的可能,是否与 *DOCK7* 的基因突变有关有待研究。

参考文献 ▶

[1]Bai B, Guo Y R, Zhang Y H, et al. Novel DOCK7 mutations in a Chinese patient with early infantile epileptic encephalopathy 23[J]. Chin Med J, 2019, 132(5): 600−603.

[2]Haberlandt E, Valovka T, Janjic T, et al Characteristic facial features and cortical blindness distinguish the DOCK7 − related epileptic encephalopathy[J]. Mol Genet Genomic Med, 2021, 9(3): e1607.

[3]Mizuguchi T, Nakashima M, Moey L H, et al. A novel homozygous truncating variant of NECAP1 in early infantile epileptic encephalopathy: the second case report of EIEE21[J]. J Hum Genet, 2019, 64(4): 347−350.

[4]Perrault I, Hamdan F F, Rio M, et al. Mutations in DOCK7 in individuals with epileptic encephalopathy and cortical blindness[J]. Am J Hum Genet, 2014, 94(6): 891−897.

[5]Turkdogan D, Turkyilmaz A, Gormez Z, et al. A novel truncating mutation of DOCK7 gene with an early − onset non − encephalopathic epilepsy[J]. Seizure, 2019, 66(12−4.

[6]Watabe U M, John K A, Janas J A, et al. The Rac activator DOCK7 regulates neuronal polarity through local phosphorylation of stathmin/Op18[J]. Neuron, 2006, 51(6): 727−739.

[7]Yang Y T, Wang C L, Van A L. DOCK7 interacts with TACC3 to regulate interkinetic nuclear migration and cortical neurogenesis[J]. Nat Neurosci, 2012, 15(9): 1201−1210.

(刘 超 邓艳春)

24　发育性和癫痫性脑病 *24* 型（*HCN1* 相关性 DEE）

【概念】

发育性和癫痫性脑病 24 型（DEE24；OMIM ID：602780）是一种罕见且严重的常染色体显性遗传的儿童期癫痫综合征，由 *HCN1* 基因致病性突变所致，可散发也可家族聚集性发病。DEE24 患者的特点是 4 至 13 个月龄出现反复的癫痫发作，癫痫发作包括热性惊厥（FS）和无热性多种类型的癫痫发作，包括偏侧阵挛性发作、全面强直阵挛发作、失神发作、局灶性发作和肌阵挛发作，可出现癫痫持续状态。不同突变位点的患者癫痫发作有异质性，DEE24 患者的癫痫通过多种抗癫痫药物难以控制。头颅 MRI 常无异常信号。脑电图示多灶性癫痫活动。患者伴有轻到重度智力缺陷，伴有语言功能异常、行为异常和自闭倾向。部分患者伴有共济失调和运动功能发育迟缓。

【致病基因】

HCN1 基因位于 5 号染色体短臂 1 区 2 带，编码通道蛋白 HCN。HCN 亚基有 6 个跨膜域，功能通道由 4 个亚基组成，HCN 通道可通过钠离子和钾离子，并被膜超极化激活，功能是介导阳离子电流（I_h），这有助于自发性节律性活动和神经元膜电位的稳定，以对抗兴奋性或抑制性输入。HCN 通道具有固有的负反馈特性——超极化激活 HCN 通道，而去极化则使 HCN 通道失活。HCN 通道激活的净效应是膜输入电阻的降低。因此，I_h 趋于使神经元膜电位朝向静止电位稳定。HCN1 已定位于神经元树突，在膜电位稳定中起主要作用。超极化激活的 HCN 离子通道功能的改变在人类癫痫的发病机制中起着重要作用。特别是 *HCN1* 错义突变最近在不同癫痫表型的患者中被发现，从轻度到重度不等。它们的电生理特性表明，突变通道既可以在功能丧失的情况下发挥作用，也可以在功能获得的情况下发挥作用，而与表型没有明显的相关性。*HCN1* 的致病突变形式使 HCN1 通道功能增强（电流过大），表现出较慢的失活以及其他特征。即突变发挥了"显性负效应"：杂合突变的存在会导致一定量的突变蛋白，即使存在正常蛋白也会破坏正常的 HCN1 介导的电流。致病变异导致突变型 HCN1 蛋白缺乏稳定性，从而导致突变型 HCN1 蛋白的降解和功能丧失。即使将突变形式的 HCN1 蛋白与野生型 HCN1 共表达，也无法恢复 HCN1 通道的正常功能。显性负效应导致 HCN1 对净内向电流的贡献降低，并导致神经元放电速率和兴奋性增加，从而可能导致癫痫。HCN1 变异的障碍可能与 HCN1 通道与 SHANK3 的相互作用有关，SHANK3 是谷氨酸能突触后高度富集的支架蛋白，其功能改变与孤独症谱系障碍有关。

【临床症状】

DEE24 是一种年龄依赖性癫痫综合征，出生后可有 4 至 13 个月龄出现反复的癫痫发作，癫痫发作包括热性惊厥（FS）和无发热性多态性的癫痫发作，包括偏侧阵挛性发作、全面强直阵挛发作、失神发作、局灶性发作和肌阵挛发作，可出现癫痫持续状态。在 Carla Marini 等人的队列研究中，36.8% 的散发性和约 20% 的整个队列表现出与 DEE 相对应的严重癫痫，而绝大多数散发（42%）和家族性病例表现出较轻的癫痫表型综合，伴有轻度智力残疾或正常认知。超过 65% 的患者表现为发热性癫痫、热惊附加症（GEFS +）或全面性癫痫（包括儿童失神癫痫），伴有正常或边缘性认知和运动功能。

【辅助检查】

根据患者的癫痫表型,脑电图可表现为局灶性、多灶性或全身性发作性活动。DEE24 患者的头颅 MRI 常无异常信号。脑电图示多灶性癫痫活动。患者伴有轻到重度智力缺陷,伴有语言功能异常、行为异常和自闭倾向。部分患者伴有共济失调和运动功能发育迟缓。

【诊断】

该病的临床症状与其他类型的发育性和癫痫性脑病综合征类似,诊断主要依靠临床表现以及基因检测。当发现患儿有明确的家族史、婴儿期起病的难治性癫痫,语言、智力、运动发育迟缓及自闭倾向时应考虑行基因检测,发现 *HCN1* 基因致病性突变可明确诊断。但 *HCN1* 基因致病性突变致痫性具有异质性,有些 *HCN1* 基因突变患者可不表现为 DEE24。

【鉴别诊断】

需要通过基因检测与其他类型发育性和癫痫性脑病进行鉴别。

【治疗】

多种 ASMs 不能完全控制 DEE24 引起的癫痫发作。但有动物实验表明,拉莫三嗪会加剧小鼠的癫痫发作,而丙戊酸钠则减少了异常放电。

【预后】

DEE24 的预后较差,患儿均有中到重度的智力障碍。癫痫发作难以得到控制,癫痫发作频率为每天、每周或每月均有发作。

【遗传咨询】

目前认为 DEE24 是常染色体显性遗传性疾病,如果父母双方各携带一个 *HCN1* 基因的致病变异位点,他们再生育的话,生育健康儿童的概率是 25%,生育同样患儿的概率是 75%;若有一方携带 *HCN1* 基因的致病变异位点,生育同样患者的概率为 50%,建议做产前基因检测。目前已报道的 *HCN1* 基因致病性突变位点见表 2-24-1。

表 2-24-1　目前已报道的 *HCN1* 基因致病性突变位点

表型	基因名	突变位点	蛋白改变	致病性
DEE 24	*HCN1*	NM_021072.4(HCN1):c.1769G > A	(p. Arg590Gln)	致病
DEE 24	*HCN1*	NM_021072.4(HCN1):c.1562G > T	(p. Gly521Val)	致病
DEE 24	*HCN1*	NM_021072.4(HCN1):c.1240G > A	(p. Val414Met)	致病
DEE 24	*HCN1*	NM_021072.4(HCN1):c.1172G > T	(p. Gly391Val)	致病
DEE 24	*HCN1*	NM_021072.4(HCN1):c.1171G > A	(p. Gly391Ser)	致病
DEE 24	*HCN1*	NM_021072.4(HCN1):c.986G > C	(p. Cys329Ser)	致病
DEE 24	*HCN1*	NM_021072.4(HCN1):c.890G > C	(p. Arg297Thr)	致病
DEE 24	*HCN1*	NM_021072.4(HCN1):c.835C > T	(p. His279Tyr)	致病
DEE 24	*HCN1*	NM_021072.4(HCN1):c.814T > C	(p. Ser272Pro)	致病
DEE 24	*HCN1*	NM_021072.4(HCN1):c.728T > G	(p. Met243Arg)	致病
DEE 24	*HCN1*	NM_021072.4(HCN1):c.469C > G	(p. Leu157Val)	致病
DEE 24	*HCN1*	NM_021072.4(HCN1):c.299C > T	(p. Ser100Phe)	致病

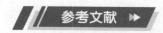

［1］Bonzanni M, Difrancesco J C, Milanesi R, et al. A novel de novo HCN1 loss－of－function mutation in genetic generalized epilepsy causing increased neuronal excitability［J］. Neurobiol Dis, 2018, 118:55－63.

［2］Kase D, Imoto K. The Role of HCN Channels on Membrane Excitability in the Nervous System［J］. J Signal Transduct, 2012, 2012:619747.

［3］Marini C, Porro A, Rastetter A, et al. HCN1 mutation spectrum: from neonatal epileptic encephalopathy to benign generalized epilepsy and beyond［J］. Brain, 2018, 141(11): 3160－3178.

［4］Zhu M, Idikuda V K, Wang J, et al. Shank3－deficient thalamocortical neurons show HCN channelopathy and alterations in intrinsic electrical properties［J］. J Physiol (Lond), 2018, 596(7): 1259－1276.

［5］Nava C, Dalle C, Rastetter A, et al. De novo mutations in HCN1 cause early infantile epileptic encephalopathy ［J］. Nat Genet, 2014, 46(6): 640－645.

［6］Nishitani A, Kunisawa N, Sugimura T, et al. Loss of HCN1 subunits causes absence epilepsy in rats［J］. Brain Res, 2019, 1706:209－217.

［7］Poolos N P. Genetic loss of HCN1 channels is exciting, but is it epileptic? ［J］. Epilepsy Curr, 2010, 10(2): 49－51.

［8］Stoenica L, Wilkars W, Battefeld A, et al. HCN1 subunits contribute to the kinetics of I(h) in neonatal cortical plate neurons［J］. Dev Neurobiol, 2013, 73(10): 785－797.

［9］Yi F, Danko T, Botelho S C, et al. Autism－associated SHANK3 haploinsufficiency causes Ih channelopathy in human neurons［J］. Science, 2016, 352(6286): aaf2669.

（刘　超　邓艳春）

25 发育性和癫痫性脑病 25 型（*SLC13A5* 相关性 DEE）

【概念】

发育性和癫痫性脑病 25 型（DEE25；OMIM ID：608305）是一种罕见且严重的常染色体隐性遗传的儿童期癫痫综合征，由 *SLC13A5* 基因致病性突变所致。DEE25 患者的主要临床特征是生命的最初几周内出现严重的癫痫发作、严重的精神运动发育迟缓和牙齿发育异常。

【致病基因】

SLC13A5 基因位于 17p13.1，编码 11 个跨膜结构域组成的高度保守的同型二聚体胞质钠依赖性柠檬酸盐转运蛋白（NaCT）。NaCT 在神经元中的生理功能是吸收柠檬酸盐以用于其代谢用途。柠檬酸盐对细胞代谢和神经递质生物功能（例如大脑中的谷氨酸）起关键作用。细胞内柠檬酸盐的代谢对于三羧酸合成和线粒体能量平衡至关重要，脂肪酸的合成速率取决于胞浆中柠檬酸盐的浓度，而柠檬酸的浓度主要受 SLC13A5 的控制。细胞质中的柠檬酸盐有两个来源：线粒体内产生的柠檬酸盐通过线粒体柠檬酸盐转运蛋白 SLC25A1 转运到细胞质中，而存在于循环中的柠檬酸盐和通过血浆转运到细胞质中的细胞外液柠檬酸膜转运蛋白 SLC13A5。SLC13A5 或 SLC25A1 的功能丧失都会导致癫痫发作。柠檬酸盐在细胞质中的其他功能包括其作为脂肪酸和胆固醇生物合成中碳的唯一来源，在神经递质谷氨酸和 γ - 氨基丁酸的生成以及组蛋白和非组蛋白的乙酰化中起重要作用。*SLC13A5* 基因致病性的突变影响了钠结合的关键残基，导致细胞内柠檬酸盐的转运显著降低，柠檬酸的胞浆水平降低可能会影响上述所有功能。脂肪酸和胆固醇的合成减少可能会干扰神经元的髓鞘形成。通过乌头酸酶，异柠檬酸脱氢酶和转氨酶的顺序作用，谷氨酸可由细胞质中的柠檬酸代谢而来。谷氨酸脱羧酶将谷氨酸转化为 γ - 氨基丁酸（GABA），这一现象与小鼠癫痫有关。因此，*SLC13A5* 中的功能丧失突变可能会降低柠檬酸的细胞质水平，从而降低抑制性神经递质 GABA 的合成。细胞质中柠檬酸水平的降低不仅降低了碳源的利用率，而且还可以通过阻止该关键酶的乙酰化来降低脂肪酸生物合成所涉及的代谢途径中柠檬酸向乙酰辅酶 A 的转化。细胞质中的柠檬酸盐也可能影响另一种神经递质乙酰胆碱的合成。这些机制中的任何一个或全部都可能是 SLC13A5 缺乏症患者癫痫发病机理的基础。

【临床症状】

DEE25 是一种年龄依赖性癫痫综合征，出生后最初数周出现严重的癫痫发作（部分患者可在出生后第一天出现亚临床的癫痫持续状态或多灶性癫痫持续状态），不同突变位点的患者的癫痫发作差异很大，大多数为局灶性发作，有些为继发性全面性发作和肌阵挛性发作。癫痫发作频率也有很大变化，可表现为每天高达 100 次以上的肌阵挛发作或罕见的局灶性癫痫发作。癫痫发作时间可逐渐延长，并且对抗癫痫药物反应差，部分患者行手术治疗但效果不佳。可出现热性惊厥。不同患者的发育迟缓的严重程度也有所不同，但是所有患者的神经系统表型均很严重，而基因型与表型之间没有明显的相关性。发育迟缓表现为和家人无眼神接触、运动发育迟缓（多数患者仅能爬行或者通过助步器行走）。患者可有不同程度的共济失调、痉挛和小头畸形。患者牙齿异常表现包括小牙畸形、齿间间隙增宽、牙龈增生，乳牙和恒牙变黄甚至变橙色和牙釉质发育不全。Duan 最近描述了一个包括 *SLC13A5* 基因的 Chr17p13 的 88.5 kb 纯合子缺失的伊拉克近亲家庭,三名受影响的兄弟姐妹表现出新生儿癫痫,具有发热敏感性、反复癫痫持续状态、整体发育迟缓/智力残疾和其他可变的神经系统表现。做基因检测时还需注意筛查大片段缺失。

【辅助检查】

患儿的脑电图常表现为 3 Hz 棘慢波、局灶性迁移性放电,也可表现为全面性癫痫样放电。

【诊断】

该病的临床症状与其他类型的发育性和癫痫性脑病综合征类似,诊断主要依靠临床表现以及基因检测。当发现患儿有明确的家族史,婴儿期早期起病的难治性癫痫,语言、智力、运动发育迟缓、牙齿畸形时应考虑行基因检测,发现 *SLC13A5* 基因致病性突变即可明确诊断。但 *SLC13A5* 基因致病性突变致痛性具有异质性,有些 *SLC13A5* 基因突变患者可不表现为 DEE25。

【鉴别诊断】

需要通过基因检测与其他类型发育性和癫痫性脑病进行鉴别。

【治疗】

多种 AEDs 不能完全控制 DEE25 引起的癫痫发作。一些针对 γ - 氨基丁酸系统的抗癫痫药可降低癫痫发作频率。乙酰唑胺可使癫痫发作控制得到改善。生酮饮食在许多难治性癫痫患儿中是成功的,但是,在 Hardies 等人的研究中发现,生酮饮食使 3 名 DEE25 患儿的癫痫发作时间延长或频率增加,而对另一个孩子则没有影响。有限的碳水化合物饮食(阿特金斯饮食)会加重一名患者的癫痫发作。3 例禁食患者的癫痫发作加剧,而其他 6 例患者未见任何恶化。目前尚无能完全消除癫痫病的治疗方法。有 Alhakeem 等人的报道表明,用司替戊醇作为辅助治疗对 DEE25 患者的癫痫发作有改善作用。

【预后】

DEE25 的预后较差,患儿均有智力低下、运动发育障碍。癫痫发作难以得到控制。

【遗传咨询】

目前认为 DEE25 是常染色体隐性遗传性疾病,如果父母双方各携带一个 *SLC13A5* 基因的致病变异位点,他们再生育的话,生育健康儿童的概率是 75% (25% 健康,50% 为健康携带者),生育同样患儿的概率是 25%,建议做产前基因检测。目前已报道的 *SLC13A5* 基因致病性突变位点见表 2 - 25 - 1。

表 2 - 25 - 1 目前已报道的 *SLC13A5* 基因致病性突变位点

表型	基因名	突变位点	蛋白改变	致病性
DEE25	*SLC13A5*	NM_177550.5(SLC13A5):c.1570G > C	(p. Asp524His)	致病
DEE25	*SLC13A5*	NM_177550.5(SLC13A5):c.1280C > T	(p. Ser427Leu)	致病
DEE25	*SLC13A5*	NM_177550.5(SLC13A5):c.1227dup	(p. Ile410fs)	致病
DEE25	*SLC13A5*	NM_177550.5(SLC13A5):c.1207_1217dup	(p. Pro407fs)	致病
DEE25	*SLC13A5*	NM_177550.5(SLC13A5):c.1115C > A	(p. Ser372Ter)	致病
DEE25	*SLC13A5*	NM_177550.5(SLC13A5):c.1022G > A	(p. Trp341Ter)	致病
DEE25	*SLC13A5*	NM_177550.5(SLC13A5):c.997C > T	(p. Arg333Ter)	致病
DEE25	*SLC13A5*	NM_177550.5(SLC13A5):c.930del	(p. Leu312fs)	致病
DEE25	*SLC13A5*	NM_177550.5(SLC13A5):c.655G > A	(p. Gly219Arg)	致病

续表

表型	基因名	突变位点	蛋白改变	致病性
DEE25	*SLC13A5*	NM_177550.5（SLC13A5）：c.511del	（p. Glu171fs）	致病
DEE25	*SLC13A5*	NM_177550.5（SLC13A5）：c.425C > T	（p. Thr142Met）	致病
DEE25	*SLC13A5*	NM_177550.5（SLC13A5）：c.308G > A	（p. Trp103Ter）	致病
DEE25	*SLC13A5*	NC_000017.10：g.（? _6616531）_（6616672_?）del		致病
DEE25	*SLC13A5*	NC_000017.11：g.（? _6686187）_（6713353_?）del		致病

参考文献 ▶▶

［1］Alhakeem A, Alshibani F, Tabarki B. Extending the use of stiripentol to SLC13A5 – related epileptic encephalopathy［J］. Brain Dev, 2018, 40(9)：827 – 829.

［2］Bhutia Y D, Kopel J J, Lawrence J J, et al. Plasma Membrane Na $^+$ – Coupled Citrate Transporter (SLC13A5) and Neonatal Epileptic Encephalopathy［J］. Molecules, 2017, 22(3).

［3］Duan R, Saadi N W, Grochowski C M, et al. A novel homozygous SLC13A5 whole – gene deletion generated by Alu/Alu – mediated rearrangement in an Iraqi family with epileptic encephalopathy［J］. Am J Med Genet A, 2021, 185(7)：1972 – 1980.

［4］Hardies K, De Kovel C G F, Weckhuysen S, et al. Recessive mutations in SLC13A5 result in a loss of citrate transport and cause neonatal epilepsy, developmental delay and teeth hypoplasia［J］. Brain, 2015, 138(Pt 11)：3238 – 3250.

［5］Iacobazzi V, Infantino V. Citrate – new functions for an old metabolite［J］. Biol Chem, 2014, 395(4)：387 – 399.

［6］Kash S F, Johnson R S, Tecott L H, et al. Epilepsy in mice deficient in the 65 – kDa isoform of glutamic acid decarboxylase［J］. Proc Natl Acad Sci USA, 1997, 94(25)：14060 – 14065.

［7］Klotz J, Porter B E, Colas C, et al. Mutations in the Na(+)/citrate cotransporter NaCT (SLC13A5) in pediatric patients with epilepsy and developmental delay［J］. Mol Med, 2016, 22：310 – 321.

［8］Lin R, Tao R, Gao X, et al. Acetylation stabilizes ATP – citrate lyase to promote lipid biosynthesis and tumor growth［J］. Mol Cell, 2013, 51(4)：506 – 518.

［9］Marini C, Porro A, Rastetter A, et al. HCN1 mutation spectrum：from neonatal epileptic encephalopathy to benign generalized epilepsy and beyond［J］. Brain, 2018, 141(11)：3160 – 3178.

［10］Schossig A, Bloch – Zupan A, Lussi A, et al. SLC13A5 is the second gene associated with Kohlschütter – Tönz syndrome［J］. J Med Genet, 2017, 54(1)：54 – 62.

［11］Thevenon J, Milh M, Feillet F, et al. Mutations in SLC13A5 cause autosomal – recessive epileptic encephalopathy with seizure onset in the first days of life［J］. Am J Hum Genet, 2014, 95(1)：113 – 120.

（刘　超　邓艳春）

26 发育性和癫痫性脑病 26 型（*KCNB1* 相关性 DEE）

【概念】

　　发育性和癫痫性脑病 26 型（DEE26；OMIM ID：600397）是一种罕见且严重的常染色体显性遗传的儿童期癫痫综合征。DEE26 患者的特点是严重的癫痫发作、严重的语言运动发育迟缓、肌张力低下和认知障碍。

【致病基因】

　　发育性和癫痫性脑病 26 型（DEE26）由 *KCNB1* 基因杂合突变所致。*KCNB1* 基因位于 20q13.13，编码电压门控钾通道 KV2.1，在锥体神经元中产生主要的延迟整流钾电流。电压门控 K^+ 通道（Kv）在调节神经元的电兴奋性中起重要作用。它们通常由四聚体 α 亚基组成，每个亚基具有六个跨膜 α 螺旋（S1～S6）。S1～S4 和 S5～S6 段分别形成通道的电压感应和孔域 2。在人体中有 12 个 Kv 亚科（Kv1～Kv12）。Kv2.1 是导致海马和皮质锥体神经元中整流钾电流延迟的主要因素，延迟整流钾电流为重复刺激的条件下膜复极化关键的分子，并且起抑制高频点燃的作用。*KCNB1* 基因致病性突变对 Kv2.1 功能损害导致了离子选择性的丧失和去极化的内向阳离子电导的获得。*KCNB1* 突变（例如 G401R）可使通道功能无效，通过抑制通道门控对内源性 Kv2 具有显性副作用。此效应导致快速抑制重复性放电。*KCNB1* 基因致病性突变使神经元网络易于过度活动，导致癫痫发作风险增加。Kv2.1 突变在类似癫痫发作的放电事件中促进更大的细胞内 Cl^- 积聚，快速使 GABA 能神经元输入兴奋，降低整个电路中癫痫同步放电的阈值和（或）延长持续时间。*KCNB1* 突变在电压传感器和蛋白质的孔结构域中有一些热点，少部分截断的变异在 C 端域有一个热点与无癫痫或轻度癫痫有关。单倍体剂量不足分子表型的截断 KCNB1 变体与较温和的表型相关，具有完全的功能缺失的变异有更严重的癫痫发作。

【临床症状】

　　KCNB1 相关脑病包括广泛的神经发育障碍，主要表现为语言障碍和行为障碍。多数在出生后或最初几年出现多种类型的严重的癫痫发作，发作类型包括全身强直－阵挛发作、局灶性癫痫发作、癫痫痉挛、强直性癫痫发作、肌阵挛发作、非典型失神发作、失张力发作、阵挛发作和痉挛发作。有的患者会出现行为问题，包括孤独症谱系障碍、攻击性行为和多动症。绝大多数 DEE26 的患者有严重的表达性语言障碍，此外，还可见锥体外系症状包括肌张力障碍、舞蹈样动作和过度松弛。

【辅助检查】

　　患儿的脑电图常表现弥漫性慢波背景，可有高幅失律、CSWS、多灶起源的多棘慢波和多棘波或棘节律。头颅 MRI 大多表现正常，有 1 例患者左侧海马体积轻微缩小，还可表现为脑萎缩。

【诊断】

　　该病的临床症状与其他类型的发育性和癫痫性脑病综合征类似，诊断主要依靠临床表现以及基因检测。当发现患儿有明确的家族史，婴儿期早期起病的难治性癫痫，语言、智力、运动发育迟缓时应考虑行基因检测，发现 *KCNB1* 基因致病性突变可明确诊断。但 *KCNB1* 基因致病性突变致痫性具有异质性，有些 *KCNB1* 基因突变患者可不表现为 DEE26。

【鉴别诊断】

需要与其他类型发育性和癫痫性脑病尤其是其他钾通道基因突变导致的 DEE 进行鉴别,主要通过基因检测。

【治疗】

多种 ASMs 不能完全控制 DEE26 引起的癫痫发作。生酮饮食对部分 DEE26 患儿的癫痫发作有改善。有 1 例患者通过 VNS 手术和胼胝体切开手术对癫痫控制效果不佳。

【预后】

DEE26 的预后较差,患儿均有智力低下和运动发育障碍。癫痫发作难以得到控制。

【遗传咨询】

目前认为 DEE26 是常染色体显性遗传性疾病,如果父母双方各携带一个 *KCNB1* 基因的致病变异位点,他们再生育的话,生育健康儿童的概率是 25%,生育同样患儿的概率是 75%;若有一方携带 *KCNB1* 基因的致病变异位点,生育同样患者的概率为 50%,建议做产前基因检测。目前已报道的 *KCNB1* 基因致病性突变位点见表 2 - 26 - 1。

表 2 - 26 - 1　目前已报道的 *KCNB1* 基因致病性突变位点

表型	基因名	突变位点	蛋白改变	致病性
DEE26	*KCNB1*	NM_004975.4(KCNB1):c.1747C > T	(p. Arg583Ter)	致病
DEE26	*KCNB1*	NM_004975.4(KCNB1):c.1550C > A	(p. Gly510Ter)	致病
DEE26	*KCNB1*	NM_004975.4(KCNB1):c.1297C > T	(p. Arg433Ter)	致病
DEE26	*KCNB1*	NM_004975.4(KCNB1):c.1153C > A	(p. Pro385Thr)	致病
DEE26	*KCNB1*	NM_004975.4(KCNB1):c.1142G > A	(p. Gly381Glu)	致病
DEE26	*KCNB1*	NM_004975.4(KCNB1):c.1136G > T	(p. Gly379Val)	致病
DEE26	*KCNB1*	NM_004975.4(KCNB1):c.1135G > A	(p. Gly379Arg)	致病
DEE26	*KCNB1*	NM_004975.4(KCNB1):c.1121C > T	(p. Thr374Ile)	致病
DEE26	*KCNB1*	NM_004975.4(KCNB1):c.1109G > A	(p. Trp370Ter)	致病
DEE26	*KCNB1*	NM_004975.4(KCNB1):c.1045G > T	(p. Val349Phe)	致病
DEE26	*KCNB1*	NM_004975.4(KCNB1):c.1041C > G	(p. Ser347Arg)	致病
DEE26	*KCNB1*	NM_004975.4(KCNB1):c.1041C > A	(p. Ser347Arg)	致病
DEE26	*KCNB1*	NM_004975.4(KCNB1):c.934C > T	(p. Arg312Cys)	致病
DEE26	*KCNB1*	NM_004975.4(KCNB1):c.629C > T	(p. Thr210Met)	致病

 DEE26 病例

【简要病史】

男孩,7 岁,右利手,体重 20 kg。患儿 2 岁 8 个月时首次热性发作,发热持续 2 天,热峰 39℃,发热当天出现发作,表现为全身强直、轻微阵挛、双眼向上、头无偏转,持续时间 3 ~ 5 分钟。发作前无先兆症状,发作后有头痛、呕吐,之后入睡。2015 年(5 岁)期间有 3 次类似热性发作,每次发热最高体温均达 38.5℃以上,发作均在入睡后;反复热性发作 4 次,末次热性发作 5 岁。2017 年 6 月(7 岁),中午入睡时,右侧肢体阵挛样抽动,双眼向上翻,头无偏转,持续约 5 分钟,发作前无先兆;发作后入睡,睡来诉头痛,呕吐。尚有其他轻型发作,表现为 6 岁出现睡眠中下颌抖动,每次 3 ~ 4 秒,唤醒后消失,睡眠中复发,清晨 7 时左右睡眠中多发,共出现 3 次。起病后服用丙戊酸钠口服液 5 ml 2 次/天,左乙拉西坦 250 mg 2 次/天,生酮饮食治疗。发作控制到 3~4 个月发作 1 次,生长发育较前进步。该患儿为 G2P1,母孕期正常。足月剖宫产,出生时脐带绕颈缺氧;出生体重 3.3 kg。生长发育迟缓:6 月龄会翻身,1 岁会站,1 岁 3 个月会独立行走(不稳)、1 岁会说话会喊爸爸妈妈,1 岁半会讲 3 个字语句。1 岁开始经常流涎,持续到现在,目前语言表达欠清晰。神经系统查体:神志清,语言表达较同龄儿稍差,动作协调性稍差,精细动作稍差,余无局灶阳性体征。

【辅助检查】

1. 头颅磁共振　头颅磁共振见 T2 Flair 像上双侧颞角稍大(图 2-26-1)。

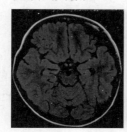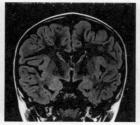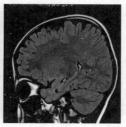

图 2-26-1　头颅磁共振结果

2. 脑电图监测　脑电图监测见背景节律较同龄儿偏慢,调节调幅差。在双侧旁中线区可见大量低至中波幅、同步或非同步性不规则棘波、棘-慢波、多棘-慢波发放(图 2-26-2~2-26-4)。

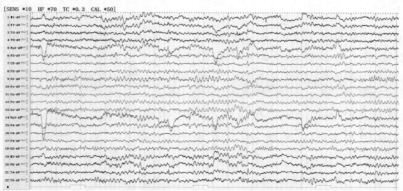

图 2-26-2　清醒期:双侧后头部各导联可见短至中程、低至中波幅、8~9 次/秒 α 波节律,波形欠整,调节欠佳

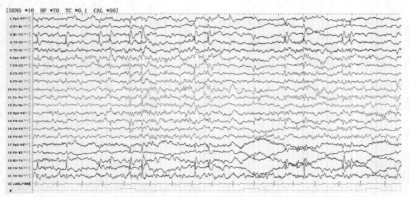

图 2-26-3　发作间期:双侧旁中线区可见大量低至中波幅、同步或非同步性不规则棘波、棘-慢波、多棘-慢波发放

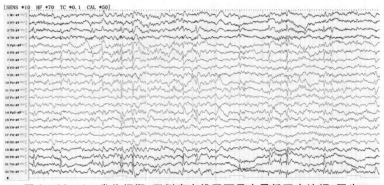

图 2-26-4　发作间期:双侧旁中线区可见大量低至中波幅、同步
或非同步性不规则棘波、棘-慢波、多棘-慢波发放

3.基因检测　为明确病因做了三人家系全外显子基因检测,发现 KCNB1 基因的新发致病变异,在 KCNB1 的第 20 号外显子的第 2 位 G > A 变异(c. 906G > A),导致其编码的蛋白在 302 位的氨基酸由蛋氨酸变为异亮氨酸(p. Met302Ile),属于错义突变。

【诊断】

癫痫;局灶性运动性发作,强直-阵挛发作,热性发作;精神运动发育迟滞;KCNB1 基因突变相关的发育性和癫痫性脑病(DEE26 型)。

【治疗及随访】

该患者目前口服丙戊酸钠早 250 mg 晚 370 mg,左乙拉西坦 250 mg 2 次/天,辅助生酮饮食,近 3 年控制到每年约 3~4 次发作,发作时间缩短,约数十秒至 1 分钟,最长不到 5 分钟。

点评

早期以热性惊厥起病,与单纯热性惊厥不同的是,该患儿早期即出现了生长发育的落后且伴有语言表达不清、流涎、精细运动差、动作协调性差等神经功能异常,明显增加了日后癫痫的危险性,5岁后转为无热发作,且脑电图证实了双侧旁中线区大量同步或非同步性棘-慢波,均增加了精神运动受损的可能性。所以凡是热性惊厥早期即伴有生长发育和(或)精神发育落后的患儿,均应引起高度重视,更应积极查找病因,特别是家系遗传学筛查。

KCNB1 基因突变患者表现为伴有癫痫发作的脑病,最初症状为发育迟缓,后发展为各种类型的婴儿发作性癫痫,包括局灶性癫痫发作和全身性发作、阵挛性发作、强直-阵挛性发作和肌阵挛性发作和痉挛发作等。有研究表明 KCNB1 相关脑病 85% 的患者出现癫痫,症状和预后各不相同,KCNB1 表型严重程度不一,治疗上对多种抗癫痫药物疗效欠佳。该患儿在丙戊酸钠、左乙拉西坦联合用药,辅助生酮饮食的治疗下,癫痫发作并未得到完全控制,但患儿配合度较高,发作减少,夜间癫痫样放电明显减少,发育较之前改善,值得推荐。并且建议,在诊疗过程中,注意监测心电图,警惕有可能出现心律失常。

参考文献

[1] Bar C, Barcia G, Jennesson M, et al. Expanding the genetic and phenotypic relevance of KCNB1 variants in developmental and epileptic encephalopathies: 27 new patients and overview of the literature [J]. Hum Mutat, 2020, 41(1):69-80.

［2］de Kovel CGF, Syrbe S, Brilstra EH, et al. Neurodevelopmental Disorders Caused by De Novo Variants in KCNB1 Genotypes and Phenotypes［J］. JAMA Neurol, 2017, 74(10)：1228 − 1236.

［3］Miao P, Peng J, Chen C, Gai N, Yin F. ［A novel mutation in KCNB1 gene in a child with neuropsychiatric comorbidities with both intellectual disability and epilepsy and review of literature］. Zhonghua Er Ke Za Zhi, 2017, 55(2)：115 − 119.

［4］Saitsu H, Akita T, Tohyama J, et al. De novo KCNB1 mutations in infantile epilepsy inhibit repetitive neuronal firing. Sci Rep, 2015, 5：15199.

［5］Torkamani A, Bersell K, Jorge BS, et al. De novo KCNB1 mutations in epileptic encephalopathy［J］. Ann Neurol, 2014, 76(4)：529 − 540.

［6］Xiong J, Liu Z, Chen S, et al. Correlation Analyses of Clinical Manifestations and Variant Effects in KCNB1 − Related Neurodevelopmental Disorder［J］. Front Pediatr, 2022, 9：755344.

（刘　超　张翠荣　邓艳春）

27 发育性和癫痫性脑病 27 型（*GRIN2B* 相关性 DEE）

【概念】

发育性和癫痫性脑病 27 型（DEE27；OMIM ID：138252）是一种罕见且严重的常染色体显性遗传的儿童期癫痫综合征。DEE27 患者的特点是精神运动发育延迟和与早期发作相关的严重程度不同的智力残疾。其他功能可能包括肌张力低下、运动异常（例如肌张力障碍）和孤独症谱系障碍。一些患者在大脑成像时可能具有皮质发育的结构畸形。该表型高度可变，反映了一系列神经发育异常，范围从无癫痫发作的轻度智力障碍到脑病。

【致病基因】

N－甲基－D－天冬氨酸受体（NMDARs 或 GluNRs）是在整个大脑中发现的兴奋性谷氨酸受体，在神经元发育、突触形成、可塑性以及大多数学习和记忆过程中发挥着关键作用。异四聚体受体由七种不同的 *GRIN* 基因（谷氨酸受体、离子型、NMDA 类）组装而成，通常由两个结合甘氨酸的 GluN1 亚单位（由 *GRIN1* 基因编码）与两个谷氨酸（GRIN2A－D）或甘氨酸结合（GRIN3A－B）亚单位组合而成。DEE27 由 *GRIN2B* 基因杂合突变所致。*GRIN2B* 基因位于 12p13.1，包含 10 个外显子，作用是编码 NMDA 受体亚基 NR2B。NMDA 受体是可通过 Na^+、K^+ 和 Ca^{2+} 的谷氨酸能四聚体配体门控离子通道。其中 Ca^{2+} 起主要作用，介导哺乳动物大脑中的兴奋性神经传递。NMDA 受体的亚单位组成在空间和时间上受到调节，*GRIN2B* 主要在产前发育过程中表达，出生后 *GRIN2A* 和 *GRIN2C* 亚单位增加，在兴奋性突触成熟期间，*GRIN2A* 进一步取代 *GRIN2B*，因此神经元迁移的破坏似乎是 *GRIN2B* 的可能原因。表型的严重程度与离子通道电生理功能缺陷的严重程度相对应。变异的 NMDAR 对临床症状的影响有多种方式，*GRIN2B* 变异可能对 *NMDAR* 活性产生多方面的、有时相互矛盾的结果。

【临床症状】

DEE27 是一种年龄依赖性癫痫综合征，母亲孕期一般正常。出生数周或数月后出现多种类型的严重的癫痫发作，包括全面强直阵挛发作，肌阵挛发作，婴儿痉挛发作，通过抗癫痫药物治疗难以控制。通常伴有智力缺陷和语言运动发育异常，可表现出孤独症谱系障碍。中轴肌肉可有发作性的过度伸展。还可表现出肌张力低下，运动障碍或舞蹈样运动障碍。发育异常可表现为小头畸形，可有皮质性视力障碍和/或皮质发育不良。

【辅助检查】

患儿的脑电图常表现为多灶性不规则的棘波暴发、双侧阵发性全面性棘波，伴有高幅失律等。

【诊断】

该病的临床症状与其他类型的发育性和癫痫性脑病综合征类似，诊断主要依靠临床表现以及基因检测。当发现患儿有明确的家族史、婴儿期早期起病的难治性癫痫，语言、智力、运动发育迟缓时应考虑行基因检测，发现 *GRIN2B* 基因致病性突变即可明确诊断。但 *GRIN2B* 基因致病性突变致痫性具有异质性，

有些 *GRIN2B* 基因突变患者可不表现为 DEE27。

【鉴别诊断】

需要与其他类型发育性和癫痫性脑病尤其是 *GRIN* 基因突变的 DEE 通过基因检测进行鉴别。

【治疗】

多种 ASMs 不能完全控制 DEE27 引起的癫痫发作。Platzer 等人的研究中有 4 名 *GRIN2B* 患者在抗癫痫药物治疗同时加用美金刚，父母和医生最初观察到有益效果，例如意识、行为和睡眠的改善。但是，癫痫发作频率没有变化。现有的 NMDA 受体阻滞剂（如美金刚）可以选择性地恢复 NR2 亚基功能获得性突变的患者 NMDA 受体功能的改变，某些癫痫动物模型中具有抗惊厥作用，该药物在癫痫治疗中的作用需要进一步研究。

KreyI 等人报道了用 L－丝氨酸治疗 GRIN 相关疾病的第一个证据，入组的 7 个 *GRIN2B* 和 2 个 *GRIN2A* 基因突变的 DEE 患者接受了 L－丝氨酸的治疗，剂量范围为每天 100～850 mg/kg，通常分为每天 3～4 次剂量。除一人外，所有人都服用了抗癫痫药物。在 L－丝氨酸治疗后的几周到几个月内表现出了不同程度的行为、癫痫发作和脑电图的改善，尤其是对明确的功能缺失性的 *GRIN2B* 基因突变。对功能获得性的 *GRIN2B* 基因突变在第一次使用 L－丝氨酸后，立即出现明显的行为恶化加重。9 名使用 L－丝氨酸的患者均未出现副作用或不良反应。

【预后】

DEE27 的预后较差，患儿均有智力低下、运动发育障碍；癫痫发作难以得到控制。

【遗传咨询】

目前认为 DEE27 是常染色体显性遗传性疾病，如果父母双方各携带一个 *GRIN2B* 基因的致病变异位点，他们再生育的话，生育健康儿童的概率是 25%，生育同样患儿的概率是 75%；若有一方携带 *GRIN2B* 基因的致病变异位点，生育同样患者的概率为 50%。如果患者长大婚育，对方健康，理论上生育患儿的概率是 50%，建议做产前基因检测。目前已报道的 *GRIN2B* 基因致病性突变位点见表 2－27－1。

表 2－27－1　目前已报道的 *GRIN2B* 基因致病性突变位点

表型	基因名	突变位点	蛋白改变	致病性
DEE27	*GRIN2B*	NM_000834.5（GRIN2B）:c.2560del	（p. Cys854fs）	致病
DEE27	*GRIN2B*	NM_000834.5（GRIN2B）:c.2539C > T	（p. Arg847Ter）	致病
DEE27	*GRIN2B*	NM_000834.5（GRIN2B）:c.2459G > C	（p. Gly820Ala）	致病
DEE27	*GRIN2B*	NM_000834.5（GRIN2B）:c.2455G > A	（p. Ala819Thr）	致病
DEE27	*GRIN2B*	NM_000834.5（GRIN2B）:c.2392A > C	（p. Thr798Pro）	致病
DEE27	*GRIN2B*	NM_000834.5（GRIN2B）:c.2065G > A	（p. Gly689Ser）	致病
DEE27	*GRIN2B*	NM_000834.5（GRIN2B）:c.1966C > T	（p. Gln656Ter）	致病

 DEE27 病例

【简要病史】

患者男孩，3 岁，体重 14 kg，右利手。主因 2 岁 3 个月时的一天于睡眠中突发双眼向左上方凝视、牙关紧闭、口角流涎、双上肢曲屈、四肢抽搐、意识不清，持续约 10 分钟缓解，伴呕吐、大小便失禁。在当地医院查 EEG 异常,颅脑 MRI 平扫未见异常,考虑"癫痫样发作",建议观察,未予治疗。九个月后(2020 年 4 月 23 日)夜间睡眠中类似症状再次发作。家属诉其学说话、走路均晚于同龄幼儿。足月顺产,无出生缺陷史;无高热惊厥史;无中毒、颅脑外伤、中枢神经系统感染病史;否认家族遗传史。神经系统查体:语言发育迟缓,运动协调性稍差,病理征未引出,查体不配合。头颅磁共振未见明显结构性发育异常。长程视频脑电图监测见发作间期左侧颞区为主棘慢波发放。该患者为 *GRIN2B* 新生致病变异。给予奥卡西平口服治疗,现无发作。

【辅助检查】

1. 头颅磁共振检查 2019 年在当地医院查头颅磁共振,报告未见明显结构性发育异常,但仔细阅片见透明隔增宽,第五和第六脑室形成,大脑正中裂略宽,双侧脑回欠对称,双额脑回欠饱满(图 2 - 27 - 1)。

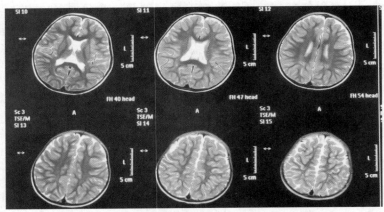

图 2 - 27 - 1 头颅磁共振结果

2. 脑电图监测 2020 年 5 月行 24 小时长程视频脑电图监测,清醒期见 5 ~ 7 Hz 低至中波幅为主调,调节调幅尚可。醒睡均可见发作间期左侧颞区为主的尖波、尖慢波和棘慢波发放(图 2 - 27 - 2)。

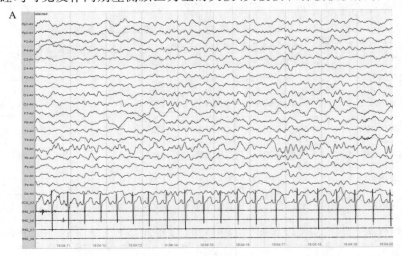

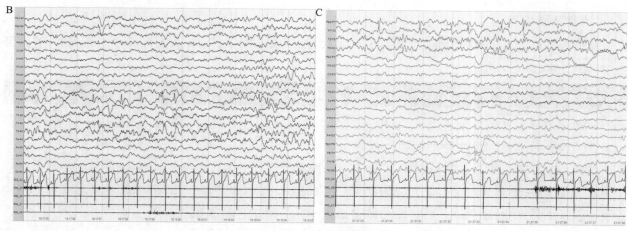

图 2 -27 -2　脑电图结果

A:清醒期 5 ~7 Hz 的慢波背景；B:平均导发作间期以 F7 和 T5 为主的棘慢波单发或连发；

C:双极导联见以 F7 为主的棘慢波单发或连发

　　3. 基因检测　为明确病因诊断,行三人家系全外显子基因检测发现,*GRIN2B* 基因的第 3 号外显子第 870 核苷酸处缺失一个胞嘧啶核苷酸,导致该基因编码的蛋白出现框移截断突变,父母为野生型,该变异属于低频新发致病变异,其一代测序验证图见图 2 -27 -3。

GRIN2B:c.870(exon3)delC

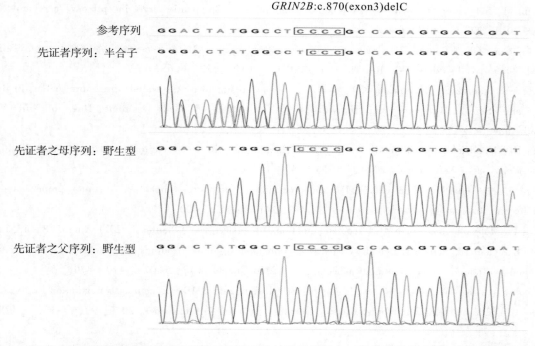

图 2 -27 -3　在 *GRIN2B* 基因的第 3 号外显子第 870 核苷酸处缺失一个胞嘧啶核苷酸,导致该基因编码的
　　　　　　蛋白出现框移截断突变(c870 exon3 del C; p. P290Pfs * 4),290 位置氨基酸没有发生改变,
　　　　　　后面第 2 和第 3 个氨基酸变了,第 4 个编码为终止密码子,少编码了 1192 个氨基酸

【诊断】

　　癫痫;局灶继发全面强直阵挛发作;全面发育迟缓;*GRIN2B* 基因突变相关的发育性和癫痫性脑病（DEE27 型）。

【治疗及随访】

奥卡西平 0.15 g 2 次/天,维生素 B_6 20 mg 3 次/天,DHA 200 mg 2 次/天治疗,8 个月无发作,智力仍低于同龄儿童。

点 评

该例患者在没做基因检测之前也符合癫痫脑病的诊断,做了基因检测后明确了分子分型诊断,对预后判断和遗传咨询均有帮助。

该患者还查了 B 族维生素水平,发现维生素 B_6 水平很低为 0.1 ng/ml(正常 2~25 ng/ml);经补充维生素 B_6 一个月后升至正常。该患者的维生素 B_6 水平很低的原因还不清楚,发作得到控制与补充维生素 B_6 可能也有关。对于癫痫患者,查血浆维生素水平也很重要。

参考文献 ►

[1] Endele S, Rosenberger G, Geider K, et al. Mutations in GRIN2A and GRIN2B encoding regulatory subunits of NMDA receptors cause variable neurodevelopmental phenotypes[J]. Nat Genet, 2010, 42(11):1021-1026.

[2] Evsyukova I, Plestant C, Anton ES. Integrative mechanisms of oriented neuronal migration in the developing brain [J]. Annu Rev Cell Dev Biol, 2013, 29: 299-353.

[3] Ghasemi M, Schachter SC. The NMDA receptor complex as a therapeutic target in epilepsy: a review. Epilepsy Behav, 2011, 22(4): 617-640.

[4] Hardingham GE, Bading H. Synaptic versus extrasynaptic NMDA receptor signalling: implications for neurodegenerative disorders. Nat Rev Neurosci, 2010, 11(10):682-696.

[5] Krey I, von Spiczak S, Johannesen KM, et al. L-Serine Treatment is Associated with Improvements in Behavior, EEG, and Seizure Frequency in Individuals with GRIN-Related Disorders Due to Null Variants. Neurotherapeutics. 2022.

[6] Lemke JR, Hendrickx R, Geider K, et al. GRIN2B mutations in West syndrome and intellectual disability with focal epilepsy[J]. Ann Neurol, 2014, 75(1): 147-154.

[7] Paoletti P, Bellone C, Zhou Q. NMDA receptor subunit diversity: impact on receptor properties, synaptic plasticity and disease[J]. Nat Rev Neurosci, 2013, 14(6): 383-400.

[8] Paoletti P. Molecular basis of NMDA receptor functional diversity. Eur J Neurosci. 2011 Apr;33(8):1351-1365.

[9] Platzer K, Yuan H, Schütz H, et al. GRIN2B encephalopathy: novel findings on phenotype, variant clustering, functional consequences and treatment aspects[J]. J Med Genet, 2017, 54(7): 460-470.

[10] Swanger SA, Chen W, Wells G, et al. Mechanistic Insight into NMDA Receptor Dysregulation by Rare Variants in the GluN2A and GluN2B Agonist Binding Domains[J]. Am J Hum Genet, 2016, 99(6):1261-1280.

(刘 超 邓艳春)

28　发育性和癫痫性脑病 28 型（*WWOX* 相关性 DEE）

【概念】

　　发育性和癫痫性脑病 28 型（DEE28；OMIM ID：605131）是一种罕见且严重的常染色体隐性遗传的儿童期癫痫综合征。DEE28 患者的特点是出生后数月内出现严重的癫痫发作、严重的精神运动发育迟缓、肌阵挛、腱反射亢进、小头畸形、视神经萎缩伴视网膜功能障碍，MRI 可见脑萎缩。

【致病基因】

　　发育性和癫痫性脑病 28 型（DEE28）由 *WWOX* 基因纯合突变所致。*WWOX* 基因位于一个共同的脆弱部位 FRA16D，跨越染色体 ch16q23.3 ~ 24.1 110 万个碱基。*WWOX* 由 9 个外显子组成，具有 1245 个碱基对的开放阅读框（ORF），编码 414 个氨基酸（46 kDa）的蛋白质。基因表达产物为含有 WW 结构域的氧化还原酶，是一种促凋亡蛋白，也是一种肿瘤抑制因子。*WWOX* 是一个非常大的基因，容易产生缺失。Suzuki 等人的研究发现自发性纯合性 *WWOX* 移码突变（p. Leu371Thrfs * 41）产生的编码产物（一种无法检测的蛋白质）成为 lde/lde 大鼠致命性侏儒症和癫痫（lde）的基础，表明 *WWOX* 在神经系统发育和完整性中具有重要作用。*WWOX* 在鼠胚胎发育过程中在脑干、脊髓高表达。出生后大部分减少，但成年小鼠的脉络膜丛和室管膜细胞的上皮细胞则保持不变，在小鼠视网膜中有中到高程度的表达。WWOX 在视网膜神经节细胞（RGC）中的特异性表达，在成年期视神经管中持续表达，可以解释 DEE28 患者的视神经萎缩。*WWOX* 神经元通路的破坏可能会进一步增加癫痫发作易感性。

【临床症状】

　　DEE28 是一种年龄依赖性癫痫综合征，表现为小头畸形和精神运动发育迟滞，出生后数月内出现严重的癫痫发作（全面性强直阵挛发作、婴儿痉挛发作、肌阵挛发作），可出现癫痫持续状态，并且对抗癫痫药物反应差。视力发育迟缓，伴有双侧严重黄斑和视神经功能障碍。MRI 可见脑萎缩和脑结构发育不良（可见颞叶、海马发育不良，胼胝体菲薄）。运动功能异常，可表现为四肢痉挛性瘫痪。部分患者可表现为特殊面容及身体特征：短颈、低前发际线、眉毛浓密、长睫毛和宽鼻梁、短指和短趾。

【辅助检查】

　　患儿的脑电图常表现为全面性癫痫样放电伴频发棘慢波暴发；发作期可表现为双侧低波幅快波。

【诊断】

　　该病的临床症状与其他类型的发育性和癫痫性脑病综合征类似，诊断主要依靠临床表现以及基因检测。当发现患儿有明确的家族史，婴儿期早期起病的难治性癫痫，小头畸形、运动发育迟缓、脑萎缩视神经萎缩伴视网膜功能障碍时应考虑行基因检测，发现 *WWOX* 基因致病性突变即可明确诊断。但 *WWOX* 基因突变的致病性具有异质性，有些 *WWOX* 基因突变患者可不表现为 DEE28。

【鉴别诊断】

　　需要通过基因检测与其他类型发育性和癫痫性脑病综合征进行鉴别。

【治疗】

　　多种 ASMs 不能完全控制 DEE28 引起的癫痫发作。癫痫发作对丙戊酸盐和拉莫三嗪有部分反应。

【预后】

DEE28 的预后较差,患儿均有智力低下、运动障碍、视神经萎缩伴视网膜功能障碍;癫痫发作难以得到控制。有报道可在幼儿期因癫痫持续状态死亡。

【遗传咨询】

目前认为 DEE28 是常染色体隐性遗传性疾病,如果父母双方各携带一个 *WWOX* 基因的致病变异位点,他们再生育的话,生育健康儿童的概率是 25%,50% 是携带者,生育同样患儿的概率是 25%,建议做产前基因检测。目前已报道的 *WWOX* 基因致病性突变位点见表 2 - 28 - 1。

表 2 - 28 - 1 目前已报道的 *WWOX* 基因致病性突变位点

表型	基因名	突变位点	蛋白改变	致病性
DEE28	*WWOX*	NM_016373.3(WWOX):c. -366 - ? _516 + ? del		致病
DEE28	*WWOX*	NM_016373.4(WWOX):c. 46_49del	(p. Asp16fs)	致病
DEE28	*WWOX*	NM_016373.4(WWOX):c. 107 + 1G > A		致病
DEE28	*WWOX*	NM_016373.4(WWOX):c. 140C > G	(p. Pro47Arg)	致病
DEE28	*WWOX*	NM_016373.4(WWOX):c. 160C > T	(p. Arg54Ter)	致病
DEE28	*WWOX*	NM_016373.4(WWOX):c. 184G > T	(p. Gly62Ter)	致病
DEE28	*WWOX*	NM_016373.3(WWOX):c. 517 - ? _605 + ? del		致病
DEE28	*WWOX*	NM_016373.4(WWOX):c. 606 - 1G > A		致病
DEE28	*WWOX*	NM_016373.4(WWOX):c. 730C > T	(p. Gln244Ter)	致病
DEE28	*WWOX*	NM_016373.4(WWOX):c. 790C > T	(p. Arg264Ter)	致病
DEE28	*WWOX*	NM_016373.4(WWOX):c. 1005G > A	(p. Trp335Ter)	致病

参考文献 ▶

[1] Abdel S G, Thoenes M, Afifi H H, et al. The supposed tumor suppressor gene WWOX is mutated in an early lethal microcephaly syndrome with epilepsy, growth retardation and retinal degeneration. Orphanet J Rare Dis. 2014 Jan 23;9:12.

[2] Chang J Y, He R Y, Lin H P, et al. Signaling from membrane receptors to tumor suppressor WW domain - containing oxidoreductase[J]. Exp Biol Med (Maywood), 2010, 235(7): 796 - 804.

[3] Chen S T, Chuang J I, Wang J P, et al. Expression of WW domain - containing oxidoreductase WOX1 in the developing murine nervous system[J]. Neuroscience, 2004, 124(4): 831 - 839.

[4] Del M S, Salah Z, Aqeilan R I. WWOX: its genomics, partners, and functions[J]. J Cell Biochem, 2009, 108 (4): 737 - 745.

[5] Hardies K, de Kovel C G, Weckhuysen S, et al. Recessive mutations in SLC13A5 result in a loss of citrate transport and cause neonatal epilepsy, developmental delay and teeth hypoplasia. Brain. 2015, 138(Pt 11):3238 - 3250.

[6] Liu C C, Ho P C, Lee I T, et al. WWOX Phosphorylation, Signaling, and Role in Neurodegeneration[J]. Front Neurosci, 2018, 12: 563.

[7] Mignot C, Lambert L, Pasquier L, et al. WWOX - related encephalopathies: delineation of the phenotypical spectrum and emerging genotype - phenotype correlation[J]. J Med Genet, 2015, 52(1): 61 - 70.

[8] Suzuki H, Katayama K, Takenaka M, et al. A spontaneous mutation of the Wwox gene and audiogenic seizures in rats with lethal dwarfism and epilepsy[J]. Genes Brain Behav, 2009, 8(7): 650 - 660.

[9] Weisz H M, Meirson H, Michaelson C R, et al. Novel WWOX deleterious variants cause early infantile epileptic encephalopathy, severe developmental delay and dysmorphism among Yemenite Jews[J]. Eur J Paediatr Neurol, 2019, 23(3): 418 - 426.

(刘 超 邓艳春)

29 发育性和癫痫性脑病 *29* 型（*AARS1* 相关性 DEE）

【概念】

发育性和癫痫性脑病 29 型（DEE29；OMIM ID：601065）是一种罕见且严重的常染色体隐性遗传的儿童期癫痫综合征。DEE29 患者的特点是出生后 3～6 月内出现难治性的肌阵挛癫痫、精神运动发育迟缓、小头畸形、先天性垂直距骨（CVT）、腱反射缺失、锥体外系症状，MRI 可见同时累及灰质和白质进行性弥漫性脑萎缩，伴有脑白质髓鞘化不良。

【致病基因】

发育性和癫痫性脑病 29 型（DEE29）由 *AARS1* 基因纯合或复合杂合突变所致。*AARS1* 基因位于 16q22.1，编码丙氨酰 tRNA 合成酶。AARS 在依赖 ATP 的反应中催化 tRNA^{Ala} 与丙氨酸的氨酰化。AARS1 由四个高度保守的功能结构域组成：氨酰基 – tRNA 合成酶结构域（残基 1～254），tRNA 识别结构域（残基 255～451），编辑结构域（残基 468～757）和 C 端结构域（残基 758～968）。p. Lys81Thr 变体影响位于氨酰基 tRNA 合成酶结构域中的赖氨酸残基，而 p. Arg751Gly 变体影响位于 ARS 编辑域中的精氨酸残基，这两个残基在进化上都是高度保守的。所有三个受影响的个体在 AARS 中均携带罕见的双等位基因错义变体，在一个家系中两个受影响的兄弟姐妹是 p. Lys81Thr 和 p. Arg751Gly AARS 的复合杂合子，而单个受影响的孩子是 p. Lys81Thr 和 p. Arg751Gly 的纯合子。对 *AARS* 突变的大肠杆菌晶体结构进行建模表明，p. Lys81Thr 突变会影响高度保守的赖氨酸残基在与 AARS 合成活性位点。表明 *AARS* 纯合或复合杂合突变使 *AARS* 丧失功能，导致伴有中枢髓鞘缺乏和基于周围反射缺乏的周围神经病变。尚不清楚是 *AARS* 突变导致髓鞘发育的主要缺陷，还是原发性神经元功能障碍引起的髓鞘形成的延迟。

【临床症状】

DEE29 是一种年龄依赖性癫痫综合征，表现为小头畸形、精神运动发育迟滞，出生后 3～6 月内出现严重的肌阵挛癫痫发作，并且对抗发作药物反应差。患者均有锥体外系症状，包括眼睑痉挛、口颊运动障碍、四肢肌张力障碍、舞蹈症。外周腱反射消失。出生后早期大脑 MRI 可显示正常，随后可见同时累及灰质和白质的进行性弥漫性脑萎缩，并在生命的最初几周内从轻度演变为重度。患儿的髓鞘化一般需要到 30 个月才能完成（正常不超过 6 个月）。所有患者均有侧脑室球部脉络丛出血的病史，并且其中一个患儿出现继发性脑积水。患儿可伴有距骨畸形即先天性垂直距骨（CVT）。严重者可因呼吸困难需要机械通气。

【辅助检查】

患儿的脑电图可表现为弥漫性慢波背景，中央 – 颞区可见多量的尖波发放和间期的多量的后头部为主的癫痫样放电，包括典型的多棘波、慢波或枕区高波幅快波（β）活动。在一个患儿 5 个月时的脑电显示发作期频发全面性低电压伴强制性伸肌痉挛，无高幅失律。

【诊断】

该病的临床症状与其他类型的发育性和癫痫性脑病综合征类似，诊断主要依靠临床表现以及基因检测。当发现患儿有明确的家族史，婴儿期早期起病的难治性肌阵挛癫痫，小头畸形、先天性垂直距骨，腱反射缺失，锥体外系症状，MRI 可见同时累及灰质和白质的进行性弥漫性脑萎缩，伴有脑白质髓鞘化不良时,应考虑行基因检测,发现 *AARS1* 双等位基因致病性突变可明确诊断。

【鉴别诊断】

需要通过基因检测与其他类型发育性和癫痫性脑病进行鉴别。

【治疗】

多种 ASMs 不能完全控制 DEE29 引起的癫痫发作。

【预后】

DEE29 的预后较差,患儿均有小头畸形、先天性垂直距骨、腱反射缺失,锥体外系症状,MRI 可见同时累及灰质和白质进行性弥漫性脑萎缩,伴有脑白质髓鞘化不良。癫痫发作难以得到控制。有一例患者病情较重,需要机械通气。

【遗传咨询】

目前认为 DEE29 是常染色体隐性遗传性疾病,如果父母双方各携带一个 *AARS1* 基因的致病变异位点,他们再生育的话,生育健康儿童的概率是 25%,50% 是携带者,生育同样患儿的概率是 25%,建议做产前基因检测。目前已报道的 *AARS1* 基因致病性突变位点见表 2 - 29 - 1。

表 2 - 29 - 1　目前已报道的 *AARS1* 基因致病性突变位点

表型	基因名	突变位点	蛋白改变	致病性
DEE29	*AARS1*	NM_001605.3(AARS1):c.2067dup	(p.Tyr690fs)	致病
DEE29	*AARS1*	NM_001605.3(AARS1):c.988C > T	(p.Arg330Ter)	致病
DEE29	*AARS1*	NM_001605.3(AARS1):c.562_563inv	(p.Ser188Leu)	致病
DEE29	*AARS1*	NM_001605.3(AARS1):c.296A > G	(p.Glu99Gly)	致病

参考文献

[1] Naganuma M, Sekine S, Chong YE, et al. The selective tRNA aminoacylation mechanism based on a single G·U pair[J]. Nature, 2014, 510(7506): 507 - 511.

[2] Simons C, Griffin LB, Helman G, et al. Loss - of - function alanyl - tRNA synthetase mutations cause an autosomal - recessive early - onset epileptic encephalopathy with persistent myelination defect[J]. Am J Hum Genet, 2015, 96(4): 675 - 681.

（刘　超　邓艳春）

30 发育性和癫痫性脑病 30 型（*SIK1* 相关性 DEE）

【概念】

发育性和癫痫性脑病 30 型（DEE30；OMIM ID：601065）是一种罕见且严重的常染色体显性遗传的儿童期癫痫综合征。DEE30 患者的特点是出生后早期出现难治性的肌阵挛癫痫，并逐渐进展为全面强直阵挛发作、失张力发作及婴儿痉挛发作，精神运动发育迟滞；患儿可出现早期死亡，存活患儿出现严重的认知障碍、言语功能障碍或孤独症。

【致病基因】

发育性和癫痫性脑病 30 型由 *SIK1*（salt－inducible kinase 1）基因杂合突变所致。*SIK1* 基因位于 21q22.3，是 AMP 激酶亚家族的成员，该基因在涉及基因表达核调控的信号转导通路中起作用，功能包括调节昼夜节律和下丘脑中促肾上腺皮质激素释放激素的转录。在 Jeanne Hansen 等人的研究中发现 6 例 *SIK1* 基因突变患者，所有 6 个突变都发生在 SIK1 的激酶结构域之外，并且每个突变体都显示了对 HDAC5 的自磷酸化和激酶活性。*SIK1* 的截断突变（c.1039G > T p.Glu347*；c.1840C > T p.Gln614*；c.1897C > T p.Gln633*）蛋白产物对降解具有抗性，并且与野生型相比，截短的蛋白质似乎具有不适当的蛋白质定位和调节，可能是由于缺乏通常包含在碳末端的促进核定位的调节功能。用促肾上腺皮质激素（ACTH）刺激也可以增加 SIK1 的丰度和活性。ACTH 通过蛋白激酶 A（PKA）依赖的方式触发 SIK1 的磷酸化，导致活化的 SIK1 从细胞质进入细胞核，它反过来磷酸化 HDAC5，HDAC5 的磷酸化允许 MEF2C 转录活动进行。MEF2C 是一种转录因子，在背侧和腹侧神经元发育途径中都很重要，且其表达随着早期前脑转录因子 ARX 的缺乏而降低。ARX 和 MEF2C 中的功能缺失突变均可导致发育性癫痫脑病（如婴儿痉挛）和智力残疾。*SIK1* 截短变异与 MEF2C 转录活性异常和 MEF2C 蛋白水平降低相关。引起癫痫的 *SIK1* 截短突变与 ARC（活性调节细胞骨架相关）和其他突触活性反应元件基因的表达显著降低相关。MEF2C－ARC－NR4A1 表达途径对突触重塑起着关键作用。对其他 MEF2C 靶基因 *NR4A1*（Nur77）和 *NRG1* 的基因水平的分析发现，*SIK1* 截短突变（p.Glu347* 和 p.Gln633*）显著降低了这些基因的表达。*SIK1* 错义突变（c.895C > A p.Pro287Thr）与异常神经元形态相关，与野生型相比，平均神经突起长度、平均神经突起数显著减少，近端分支显著增加。*SIK1* 突变导致神经元发育和突触活动反应的 MEF2C－ARC 通路异常从而引起癫痫。SIK1 还以 LKB1 依赖性方式通过 TORC1 的磷酸化调节 CREB1 转录活性，导致神经元发育过程中树突生长的下游效应。癫痫的转录组研究已确定 CREB 靶基因参与癫痫发病机制。

【临床症状】

DEE30 是一种年龄依赖性癫痫综合征，癫痫发作在出生后不久或在生命的前几个月内发生，包括肌阵挛发作、全面强直－阵挛发作和失张力发作，以及婴儿痉挛发作。所有患者的精神运动发育严重延迟，报道的所有患者都需要放置胃造口管来进行营养。2 名婴儿死亡；4 名幸存者表现出严重的认知障碍、言语差或缺乏、孤独症特征（刻板行为），其中 2 名患者不能行走，2 名患者（c.1906G > A p.Gly636Ser；c.1840C > T p.Gln614*）表现出脊柱侧凸畸形，存活患儿中还可表现出异常肺动脉循环（c.1231A > T p.Ser411Cys）、睡眠障碍（c.1840C > T p.Gln614*）和尿崩症（c.1906G > A p.Gly636Ser）。*SIK1* 基因 c.1906G > A p.Gly636Ser 突变患者表现为呼吸衰竭，需要借助呼吸机辅助通气。

【脑电图检查】

SIK1 基因 c. 895C > A p. Pro287Thr 突变患者在 10 天龄时的代表性脑电图记录显示肌阵挛活动的爆发抑制模式,与早期肌阵挛性脑病的诊断一致;在 8 个月大的时候,脑电图没有改善,持续的爆发抑制模式与肌阵挛和强直发作有关。

【MRI 表现】

SIK1 基因 c. 895C > A p. Pro287Thr 突变患者在 1 周龄时 MRI 未见异常。*SIK1* 基因 c. 1039G > T p. Glu347 * 突变患者 12 岁时,MRI 示前额骨骼低平,胼胝体轻度缩短,小脑蚓部轻度萎缩;*SIK1* 基因 c. 1906G > A p. Gly636Ser 突变患者 3 日龄时,额叶脑外间隙增加,额叶脑回发育异常,在 16 个月大时显示胼胝体变薄和白质不对称变薄。

【诊断】

该病的临床症状与其他类型的发育性和癫痫性脑病综合征类似,诊断主要依靠临床表现以及基因检测。当发现有患儿有明确的家族史,婴儿期早期起病的难治性癫痫,精神运动发育迟滞,EEG 通常表现为暴发抑制模式,MRI 可正常或出现额叶皮质或胼胝体及皮层下脑白质发育异常。如有此类患儿应考虑行基因检测,发现 *SIK1* 基因致病性突变可明确诊断。

【鉴别诊断】

1. 需要通过基因检测与其他类型发育性和癫痫性脑病鉴别。

2. 婴儿 Sandhoff 病起病年龄 4~6 个月,发病率无性别差异,运动和认知发育里程碑落后和倒退是最常见和最早的特征;92% 患儿首发表现为发育迟缓,伴或不伴发育倒退;过度惊吓反应、癫痫、低肌张力、听觉过敏也是常见的早期表现;68% 可见眼底樱桃红斑,此征可用于早期检测疑似患者,但不具备特异性;眼球固定、跟踪不良和眼球运动异常较少见;其他表现包括视力、听力减退及失明,肝脾肿大,大头或小头畸形,面容异常等。大多数患者在 2 岁之前就丧失了运动技能,18~28 个月之间丧失各种认知技能,多数在学龄前死亡。

【治疗】

DEE30 引起的癫痫发作通过多种 ASMs 不能完全控制。部分患者(c. 1231A > T p. Ser411Cys;c. 1840C > T p. Gln614 * ;c. 1897C > T p. Gln633 *)对 ACTH 效果不佳。

【预后】

DEE30 的预后较差,已报道的 5 例患儿中 2 例因顽固性癫痫伴呼吸衰竭在婴儿期死亡;存活的 3 例患儿有严重的发育障碍,伴有孤独症特征和持续的难治性癫痫发作。癫痫发作难以得到控制。*SIK1* 基因 c. 1897C > T p. Gln633 * 患者有呼吸衰竭,需要机械通气。

【遗传咨询】

目前认为 DEE30 是常染色体显性遗传性疾病,如果父母双方各携带一个 *SIK1* 基因的致病变异位点,他们再生育的话,生育健康儿童的概率是 25%,生育同样患儿的概率是 75%;若有一方携带 *SIK1* 基因的致病变异位点,生育同样患者的概率为 50%,建议做产前基因检测。目前已报道的 *SIK1* 基因致病性突变位点见表 2 - 30 - 1。

表 2 - 30 - 1　目前已报道的 *SIK1* 基因致病性突变位点

表型	基因名	突变位点	蛋白改变	致病性
DEE30	*SIK1*	NM_173354.5(SIK1):c. 1906G > A	(p. Gly636Ser)	致病
DEE30	*SIK1*	NM_173354.5(SIK1):c. 1897C > T	(p. Gln633Ter)	致病
DEE30	*SIK1*	NM_173354.5(SIK1):c. 1840C > T	(p. Gln614Ter)	致病
DEE30	*SIK1*	NM_173354.5(SIK1):c. 1039G > T	(p. Glu347Ter)	致病
DEE30	*SIK1*	NM_173354.5(SIK1):c. 859C > A	(p. Pro287Thr)	致病

参考文献

[1] Beaumont TL, Yao B, Shah A, et al. Layer – specific CREB target gene induction in human neocortical epilepsy [J]. J Neurosci, 2012, 32(41): 14389 – 14401.

[2] Finsterwald C, Carrard A, Martin JL. Role of salt – inducible kinase 1 in the activation of MEF2 – dependent transcription by BDNF[J]. PLoS One, 2013, 8(1): e54545.

[3] Fulp CT, Cho G, Marsh ED, et al. Identification of Arx transcriptional targets in the developing basal forebrain[J]. Hum Mol Genet, 2008, 17(23): 3740 – 3760.

[4] Hansen J, Snow C, Tuttle E, et al. De novo mutations in SIK1 cause a spectrum of developmental epilepsies[J]. Am J Hum Genet, 2015, 96(4): 682 – 690.

[5] Jagannath A, Butler R, Godinho SIH, et al. The CRTC1 – SIK1 pathway regulates entrainment of the circadian clock[J]. Cell, 2013, 154(5): 1100 – 1111.

[6] Katoh Y, Takemori H, Lin XZ, et al. Silencing the constitutive active transcription factor CREB by the LKB1 – SIK signaling cascade[J]. FEBS J, 2006, 273(12): 2730 – 2748.

[7] Le Meur N, Holder – Espinasse M, Jaillard S, et al. MEF2C haploinsufficiency caused by either microdeletion of the 5q14.3 region or mutation is responsible for severe mental retardation with stereotypic movements, epilepsy and/or cerebral malformations[J]. J Med Genet, 2010, 47(1): 22 – 29.

[8] Li S, Zhang C, Takemori H, et al. TORC1 regulates activity – dependent CREB – target gene transcription and dendritic growth of developing cortical neurons[J]. J Neurosci, 2009, 29(8): 2334 – 2343.

[9] Liu Y, Poon V, Sanchez – Watts G, et al. Salt – inducible kinase is involved in the regulation of corticotropin – releasing hormone transcription in hypothalamic neurons in rats[J]. Endocrinology, 2012, 153(1), 223 – 233.

[10] Pröschel C, Hansen JN, Ali A, et al. Epilepsy – causing sequence variations in SIK1 disrupt synaptic activity response gene expression and affect neuronal morphology[J]. Eur J Hum Genet, 2017, 25(2): 216 – 221.

[11] Strømme P, Mangelsdorf ME, Scheffer IE, et al. Infantile spasms, dystonia, and other X – linked phenotypes caused by mutations in Aristaless related homeobox gene, ARX[J]. Brain Dev, 2002, 24(5): 266 – 268.

[12] Takemori H, Doi J, Horike N, et al. Salt – inducible kinase – mediated regulation of steroidogenesis at the early stage of ACTH – stimulation[J]. J Steroid Biochem Mol Biol, 2003, 85(2 – 5): 397 – 400.

[13] Takemori H, Katoh Hashimoto Y, Nakae J, et al. Inactivation of HDAC5 by SIK1 in AICAR – treated C2C12 myoblasts[J]. Endocr J, 2009, 56(1): 121 – 130.

[14] Takemori H, Katoh Y, Horike N, et al. ACTH – induced nucleocytoplasmic translocation of salt – inducible kinase. Implication in the protein kinase A – activated gene transcription in mouse adrenocortical tumor cells[J]. J Biol Chem, 2002, 277(44): 42334 – 42343.

[15] Tian X, Kai L, Hockberger PE, et al. MEF – 2 regulates activity – dependent spine loss in striatopallidal medium spiny neurons[J]. Mol Cell Neurosci, 2010, 44(1): 94 – 108.

[16] Zweier M, Gregor A, Zweier C, et al. Mutations in MEF2C from the 5q14.3q15 microdeletion syndrome region are a frequent cause of severe mental retardation and diminish MECP2 and CDKL5 expression[J]. Hum Mutat, 2010, 31(6): 722 – 733.

（刘　超　邓艳春）

31 发育性和癫痫性脑病 31 型（*DNM1* 相关性 DEE）

【概念】

发育性和癫痫性脑病 31 型（DEE31；OMIM ID:616346）是因 *DNM1* 基因突变导致的常染色体显性遗传的罕见的癫痫脑病。

【致病基因】

基因 *DNM1*（Dynamin 1）位于 9 号染色体长臂 3 区 4 带,编码 Dynamin - 1 蛋白,是 GTP 结合蛋白家族中的一员,该蛋白在神经系统的生长发育过程中起重要作用,是突触囊泡内吞和突触传递的关键调节因子,研究表明其在抑制性神经传递可能比兴奋性神经传递更依赖于 DNM1 的功能。在基因 *DNM1* 变异的小鼠（DNM1^{Ftfl}）模型中发现在所有的 DNM1^{Ftfl} 突触类型中 EPSCs 和 IPSCs 都较大,但频率较低,DNM1^{Ftfl} 神经元的兴奋性和抑制性突触囊泡标记物的表达减少。由于可释放突触囊泡的数量较少,仅表现在兴奋性神经元上的抑制性突触上,基线诱发传输降低。除了这些突触改变外,DNM1^{Ftfl} 神经元在发育后期退化,虽然它们的活动水平降低了,这表明 DNM1^{Ftfl} 可能通过不同的机制损害突触传递和神经元兴奋与抑制功能。

【临床症状】

DEE31 在出生后 1 月龄内起病,常见的中枢神经系统损害表现有:癫痫脑病,发育迟缓（部分患者）,发育倒退,癫痫发作（难治性癫痫）,严重的智力障碍,言语贫乏,无法行走或行走困难,肌张力减低;精神行为表现如自伤行为（部分患者）;视觉定位欠精准或不能;部分患者可见脑萎缩。一些患者在癫痫发作前生长发育可正常。2014 年 Appenzeller S 等首次报道 5 例,出生史正常,2 ~ 13 月龄起病,表现为药物难治性癫痫,发作形式有:痉挛发作、典型失神发作、强直阵挛发作、失张力发作、肌阵挛发作、不典型失神持续状态等。在 6 ~ 15 岁间出现严重的智力障碍,不能言语,肌张力减低,只有 1 个患者可以行走但伴有共济失调。其中 2 例有自伤的精神行为表现;2 例可见脑萎缩。邓小鹿等报道 1 例 7 月龄起病的婴儿痉挛症,为药物难治性癫痫,肌张力减低,在抽搐发作前有精神运动发育落后。卢晓栋等报道 3 例 2 ~ 17 月龄起病,癫痫发作表型有 2 例为癫痫性痉挛发作,1 例为局灶性一侧肢体阵挛或继发强直阵挛发作;随着病程进展出现肌张力减低、严重的智力和运动障碍。Yigit G 等报道了 2 例来自不同地区,父母均为近亲婚配,患者除有早发性癫痫、肌张力减低、严重的神经发育迟缓的表型外,还有视力障碍。

【辅助检查】

脑电图可见多种异常,如背景节律较同龄人慢、高幅失律、多灶性放电、棘波发放。

【诊断】

起病早,多种神经系统表现,进行性加重,基因检测 *DNM1* 基因致病性突变可明确诊断。

【鉴别诊断】

与其他类型的发育性和癫痫性脑病鉴别,基因检测有助于区分。

【治疗】

以对症支持治疗为主。癫痫发作应用抗癫痫发作药物治疗及其他康复治疗、精神行为疗法等对症支持治疗。

【预后】

本病预后不良,多数患儿于青少年期出现严重的智力障碍、不能言语或行走等。

【遗传咨询】

目前认为 DEE31 是常染色体显性遗传性疾病,如果父母一方携带一个 *DNM1* 基因的致病变异位点,他们再生育的话,生育健康儿童的概率是 50%,生育同样患儿的概率是 50%,建议做产前基因检测。现已报道的 *DNM1* 基因致病性突变位点见表 2－31－1。

表 2－31－1　目前已报道的 *DNM1* 基因突变位点

表型	基因名	突变位点	蛋白改变	致病性
DEE31	*DNM1*	NM_004408.4(DNM1):c.529G > C	A177P	致病
DEE31	*DNM1*	NM_004408.4(DNM1):c.618G > C	K206N	致病
DEE31	*DNM1*	NM_004408.4(DNM1):c.709C > T	R237W	致病
DEE31	*DNM1*	NM_004408.4(DNM1):c.865A > T	I289F	致病
DEE31	*DNM1*	NM_004408.4(DNM1):c.1036G > A	G346S	致病
DEE31	*DNM1*	NM_004408.4(DNM1):c.1075G > A	G359D	致病
DEE31	*DNM1*	NM_004408.4(DNM1):c.1076G > C	G359A	致病
DEE31	*DNM1*	NM_004408.4(DNM1):c.1090_1091insTTCCAC	R364_I365insLP	致病

 DEE31 病例

【简要病史】

患儿,女,1 岁 6 个月。因发作性抽搐 7 月余来诊,首次发作为点头弯腰样,共发作 6 次,外院诊断为婴儿痉挛症。患儿发育落后,24 小时动态脑电图异常,头颅 MRI 示双侧侧脑室三角旁体后部旁异常信号,双侧侧脑室稍扩大,ASL 示双侧大脑半球灌注减低,鼻咽腺样体增生。患儿为第一胎,第一产,足月剖宫产。发育里程碑事件落后于正常儿童,无热惊史,无遗传病和癫痫家族史。查体:患儿较软,不能独站。

【辅助检查】

1.头颅磁共振检查　见双侧侧脑室三角旁体后部旁异常信号,双侧侧脑室稍扩大,ASL 示双侧大脑半球灌注减低,鼻咽腺样体增生(图 2－31－1)。

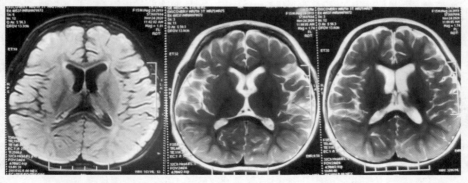

图 2－31－1　头颅磁共振见 T1 和 T2 像的侧脑室三角部,脑白质异常信号,考虑髓鞘形成不良

2.基因检测　三人家系全外基因检测发现 *DNM*1 基因的第 6 号外显子的第 716 位和第 733 位核苷酸之间缺失了 18 个碱基（c. 716_c. 733delAGAAGGACATTGATGGCA），导致其所编码的 DNM1 蛋白在第 2 239 位的谷氨酰胺至第 245 位的赖氨酸之间缺失了六个氨基酸（p. Q239_K245delinsQ），），经双亲验证该变异为新发变异（PVS2），在所有正常人群数据库频率小于 0.0005，也是罕见变异（PM2），ssr 个数小于 7 的非移码突变（PP4），故属于可能致病变异。其一代测序验证图如下（图 2-31-2）。

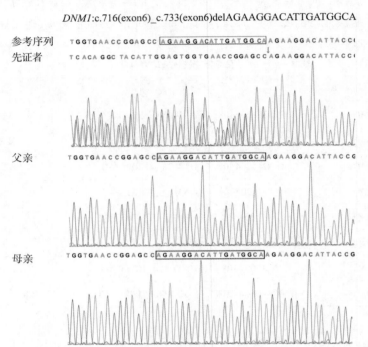

图 2-31-2　三人家系全外基因检测发现 *DNM1* 基因
c. 716（exon6）_c. 733（exon6）delAGAA
GGACATTGATGGCA 突变，父亲携带改突变

【诊断】

婴儿痉挛症，发育性和癫痫性脑病 36 型。

【治疗及随访】

口服左乙拉西坦口服液 2 mg 一天三次。发作有所减少。

点评

　　该患儿有典型的痉挛发作，脑电图有高幅失律，患儿有发育落后，发病后有发育倒退现象。符合婴儿痉挛症的临床诊断。患儿痉挛发作不是很频繁，用药后效果良好。但发育仍落后于同龄儿童。
　　经三人家系全外基因检测后明确了发育性和癫痫性脑病的分子分型诊断。虽然父母都是野生型，不能除外体细胞的嵌合体变异，如再生育仍有生相同患儿的风险。

参考文献 ▶

［1］Appenzeller S, Balling R, Barisic N, et al. De Novo Mutations in Synaptic Transmission Genes Including DNM1 Cause Epileptic Encephalopathies［J］. The American Journal of Human Genetics, 2014, 95(4): 360-370.

［2］Fitzgerald T, Gerety S, Jones W, et al. Large-scale discovery of novel genetic causes of developmental disorders ［J］. Nature, 2015, 519(7542): 223-228.

［3］McCabe M P，Shore A N，Frankel W N，et al. Altered Fast Synaptic Transmission in a Mouse Model of DNM1 - Associated Developmental Epileptic Encephalopathy［J］. eneuro，2021，8（2）：220 - 269.

［4］Yigit G，Sheffer R，Daana M，et al. Loss - of - function variants in DNM1 cause a specific form of developmental and epileptic encephalopathy only in biallelic state［J］. Journal of Medical Genetics，2021：107769.

［5］邓小鹿，尹飞，张慈柳，等. Dynamin - 1 基因新生突变导致婴儿痉挛症一例并文献复习［J］. 中华儿科杂志，2016，54（11）：856 - 859.

［6］卢晓栋，陈春智，周渊峰，等. DNM1 基因突变致早发性婴儿癫痫性脑病 31 型三例并文献复习［J］. 癫痫杂志，2021，7（2）：104 - 111.

（曹　咪　邓艳春）

32 发育性和癫痫性脑病 *32* 型（*KCNA2* 相关性 DEE）

【概念】

发育性和癫痫性脑病 32 型（DEE32；OMIM ID：616366）是因 *KCNA2* 基因突变导致的一种罕见的常染色体显性遗传的疾病。

【致病基因】

基因位于 1p13.3，全长约 3 100 bp，含 3 个外显子及 2 个内含子，编码 Kv1.2 通道，该通道由具有 6 个跨膜片段（S1 ~ S6）的 4 个亚单位组成，跨膜片段 S1 ~ S4 形成电压传感器域，S5 ~ S6 形成孔区域，其中包含选择性过滤器和门控离子流。Kv 1.2 属于延迟整流类的钾通道，在神经兴奋性和神经递质释放中发挥重要作用，使神经元在动作电位后能够有效地复极化。KCNA2 功能缺失变异预测过度兴奋的神经细胞膜和由于复极化受损而致重复的神经元放电，*KCNA2* 基因敲除小鼠的癫痫表型证实了这一假设。

【临床症状】

DEE32 多在婴儿期起病，起病前发育正常，临床症状可有癫痫脑病、难治性癫痫、轻到中度的智力障碍、言语贫乏、共济失调、肌阵挛、震颤等。Syrbe 等报道 7 例患有严重癫痫、神经功能缺损患儿，5 ~ 17 月龄起病，发作类型包括：热惊、癫痫偏侧发作、肌阵挛、肌阵挛 - 失张力癫痫发作、全面强直 - 阵挛发作、失神发作等，部分患者伴有认知障碍。其报道的 4 例 4 ~ 15 岁的患者无癫痫发作，2 例病情较重的青年患者经药物治疗后癫痫发作明显减轻，但所有患者都有残留的神经功能缺陷，包括智力障碍、语言迟缓、共济失调、震颤和肌阵挛。Pena 等报道一例共济失调、肌阵挛的 7 岁患者，15 月龄前出现第一次热惊，继而出现无热惊厥、肌阵挛、失神发作，共济失调和发育倒退进行性加重，行基因检测示 *KCNA2* 突变。

【辅助检查】

脑电图表现各异，可见多导尖波、尖慢波、棘波、全导棘波，可有 Rolandic 区放电和 Rolandic 区放电达到睡眠期癫痫性电持续状态。

【诊断】

根据多种临床表现，结合基因检测结果发现有 *KCNA2* 基因致病变异可确诊。

【鉴别诊断】

需要与其他类型的发育性和癫痫性脑病相鉴别。

【治疗】

以对症支持治疗为主，抗癫痫发作药物控制癫痫发作，辅以其他治疗。

【预后】

预后不佳。部分患者癫痫发作在儿童期可缓解，但几乎所有患者都会遗留神经系统功能缺损。

【遗传咨询】

目前认为 DEE32 是常染色体显性遗传性疾病，如果父母双方各携带一个 *KCNA2* 基因的致病变异位点,他们再生育的话,生育健康儿童的概率是 25%,生育同样患儿的概率是 75%;若有一方携带 *KCNA2* 基因的致病变异位点,生育同样患者的概率为 50%,建议做产前基因检测。现已报道的 *KCNA2* 基因致病性突变位点见表 2 - 32 - 1。

表 2 - 32 - 1　目前已报道的 *KCNA2* 基因突变位点

表型	基因名	突变位点	蛋白改变	致病性
DEE32	*KCNA2*	NM_004974.4（KCNA2）:c.1223T > C	V408A	致病
DEE32	*KCNA2*	NM_004974.4（KCNA2）:c.1214C > T	P405L	致病
DEE32	*KCNA2*	NM_004974.4（KCNA2）:c.1120A > G	T374Ala	致病
DEE32	*KCNA2*	NM_004974.4（KCNA2）:c.894G > T	L298F	致病
DEE32	*KCNA2*	NM_004974.4（KCNA2）:c.890G > A	R297Q	致病
DEE32	*KCNA2*	NM_004974.4（KCNA2）:c.889C > T	R297W	致病
DEE32	*KCNA2*	NM_004974.4（KCNA2）:c.765_773del	M255_I257del	致病
DEE32	*KCNA2*	NC_000001.11:g.(?_110593873)_(110604802_?)del	\	致病

参考文献

[1] Pena S D, Coimbra R L. Ataxia and myoclonic epilepsy due to a heterozygous new mutation in KCNA2: proposal for a new channelopathy[J]. Clin Genet, 2015, 87(2): e1 - e3.

[2] Syrbe S, Hedrich U B S, Riesch E, et al. De novo loss - or gain - of - function mutations in KCNA2 cause epileptic encephalopathy[J]. Nature Genetics, 2015, 47(4): 393 - 399.

[3] 龚潘, 薛姣, 焦荟如, 等. KCNA2 基因相关发育及癫痫性脑病患儿的基因型及表型特点[J]. 中华儿科杂志, 2020, 58(1): 35 - 40.

[4] 王卫卫, 崔清洋, 何晓敬. KCNA2 基因致早发性癫痫性脑病 1 例临床和基因突变分析[J]. 临床儿科杂志, 2020, 38(3): 179 - 181.

（曹咪　邓艳春）

33 发育性和癫痫性脑病 33 型 (*EEF1A2* 相关性 DEE)

【概念】

发育性和癫痫性脑病 33 型(DEE33;OMIM ID:616409)是一种罕见常染色体显性遗传的疾病,由基因 *EEF1A2* 突变致病。

【致病基因】

基因 *EEF1A2* 位于 20q13,编码真核生物翻译延长因子 1α2,与 *EEF1β2* 形成复合物的蛋白质,在骨骼肌、心肌、脑、脊髓中检测到表达,在蛋白质合成中将氨基酰化的 tRNAs 传递到核糖体中起关键作用。*EEF1A2* 基因在 t-RNA 结合位点或 GTP 水解域发生严重分子改变的错义突变可导致早发的严重癫痫脑病。

【临床症状】

目前报道的 DEE33 共 17 例,婴儿期起病,中枢神经系统的表现有癫痫脑病、严重的精神运动发育迟滞、癫痫发作、语言发育欠全、步态不稳。De Ligt 等报道 1 例肌张力减低的新生患儿,4 月龄出现癫痫,伴有严重的精神运动发育迟缓、言语受限、孤独症和攻击行为。Veeramah K 等报道 1 例患有癫痫脑病的 14 岁男孩,在 10 周龄大时出现高幅失律的难治性癫痫,逐渐出现严重的发育迟缓、倒退,后天性小头畸形,低肌张力和共济失调。Cao S 等报道家系中 3 例均有扩张性心肌病表现的患儿,基因检测提示 *EEF1A2* 致病。De Rinaldis 等报道 1 例表现为轻微的癫痫表型:癫痫发生在婴儿期晚期,抗癫痫发作药物控制良好,癫痫发作时,发作间期觉醒、睡眠脑电图表现出典型模式,但随年龄增长而消失。

【辅助检查】

脑电图表现可见高幅失律,背景慢波,多导放电,棘波、多棘波发放。

【诊断】

根据多种临床表现,并结合基因检测结果发现 *EEF1A2* 致病突变可确诊。

【鉴别诊断】

精神运动发育迟滞 38 型:同样是有基因 *EEF1A2* 突变所致的常染色体显性遗传疾病,与 DEE 有部分重叠症状。

【治疗】

以对症支持治疗为主,抗癫痫发作药物控制癫痫发作,辅以其他治疗。

【预后】

预后不佳。患儿在学龄期或之前即出现死亡。

【遗传咨询】

目前认为 DEE33 是常染色体显性遗传性疾病,如果父母双方各携带一个 *EEF1A2* 基因的致病变异位点,他们再生育的话,生育健康儿童的概率是 25%,生育同样患儿的概率是 75%;若有一方携带 *EEF1A2*

基因的致病变异位点，生育同样患者的概率为 50%，建议做产前基因检测。现已报道的 *EEF1A2* 基因致病性突变位点见表 2-33-1。

表 2-33-1　目前已报道的 *EEF1A2* 基因突变位点

表型	基因名	突变位点	蛋白改变	致病性
DEE33	*EEF1A2*	NM_001958.5（EEF1A2）：c.1267C > T	R423C	致病
DEE33	*EEF1A2*	NM_001958.5（EEF1A2）：c.754G > C	D252H	致病
DEE33	*EEF1A2*	NM_001958.5（EEF1A2）：c.370G > A	E124K	致病
DEE33	*EEF1A2*	NM_001958.5（EEF1A2）：c.364G > A	E122K	致病
DEE33	*EEF1A2*	NM_001958.5（EEF1A2）：c.271G > A	D91N	致病
DEE33	*EEF1A2*	NM_001958.5（EEF1A2）：c.208G > A	G70S	致病

参考文献

[1] Cao S, Smith L L, Padilla - Lopez S R, et al. Homozygous EEF1A2 mutation causes dilated cardiomyopathy, failure to thrive, global developmental delay, epilepsy and early death[J]. Human Molecular Genetics, 2017, 26(18): 3545 - 3552.

[2] de Ligt J, Willemsen M H, van Bon B W, et al. Diagnostic exome sequencing in persons with severe intellectual disability[J]. N Engl J Med, 2012, 367(20): 1921 - 1929.

[3] De Rinaldis M, Giorda R, Trabacca A. Mild epileptic phenotype associates with de novo eef1a2 mutation: Case report and review[J]. Brain Dev, 2020, 42(1): 77 - 82.

[4] Lam W W K, Millichap J J, Soares D C, et al. Novel de novo EEF1A2 missense mutations causing epilepsy and intellectual disability[J]. Molecular Genetics & Genomic Medicine, 2016, 4(4): 465 - 474.

[5] Long K, Wang H, Song Z, et al. EEF1A2 mutations in epileptic encephalopathy/intellectual disability: Understanding the potential mechanism of phenotypic variation[J]. Epilepsy Behav, 2020, 105: 106955.

[6] Veeramah K R, Johnstone L, Karafet T M, et al. Exome sequencing reveals new causal mutations in children with epileptic encephalopathies[J]. Epilepsia, 2013, 54(7): 1270 - 1281.

（曹　咪　邓艳春）

34　发育性和癫痫性脑病34型（*SLC12A5*相关性 DEE）

【概念】

发育性和癫痫性脑病34型（DEE34；OMIM ID：616645）是由基因 *SLC12A5* 突变致严重神经功能障碍的常染色体隐性遗传疾病，表现为游走性局灶发作的难治性癫痫。又称 *SLC12A5* 相关的婴儿癫痫伴游走性局灶发作（SLC12A5 – related epilepsy of infancy with migrating focal seizures，SLC12A5 – EIMFS）。

【致病基因】

基因 *SLC12A5* 编码神经元钾－氯共转运子 KCC2，使神经递质 γ－氨基丁酸（GABA）和甘氨酸发挥抑制作用。KCC2 结构改变可能使神经元去极化，并阻碍抑制性突触后电位的产生，进而导致突触抑制受损和过度的神经元兴奋。

【临床症状】

婴幼儿起病，临床表现多样，Stodberg 等人报道了2个来自非亲缘关系家庭的4名患儿，表现为婴儿期癫痫并伴有游走性局灶性癫痫。在6周至4个月大时，患者的局灶性癫痫表现为眼睛偏斜、无意识、呼吸暂停、偏侧痉挛发作、强直－失张力性癫痫发作；癫痫发作后出现整体发育减退，且癫痫为药物难治性。脑成像显示全脑萎缩，白质髓鞘成熟延迟；部分患者表现为低张力和头围小；所有患者都有明显的精神运动发育迟缓。

【辅助检查】

脑电图表现：发作间期的多灶性棘波，在一次发作中见单发、单侧、迁延至多皮层的脑电，开始时脑电图可以是正常的，但异常放电会短期内出现，游走性、局灶性放电在发作后的一段时间内持续存在。

【诊断】

EIMFS 的临床特点：多在出生后6个月内起病，40日龄到3月龄为发病高峰期，出现频繁的、游走性的、多种类型的局灶性癫痫发作；脑电图发作期表现为多灶性起源的局灶性异常放电；智力、运动发育落后或倒退。根据多种临床表现，结合基因检测结果发现 *SLC12A5* 突变可协助诊断。

【鉴别诊断】

特发性全身性癫痫：由基因 *SLC12A5* 突变，发作类型包括全身性强直－阵挛性、失神和肌阵挛性；脑电图结果表现为广义尖波放电或弥漫性波；所有患者均无发热性癫痫。

【治疗】

目前无针对性治疗。以对症支持治疗为主，整体对抗癫痫发作药物反应差，生酮饮食和溴化钾对部分患儿有效。其他如低肌张力可选取适当的体位；吞咽困难可行胃造瘘术，呼吸困难者易合并肺部感染，可注射流感疫苗等进行预防。

【预后】

预后不佳。

【遗传咨询】

目前认为 DEE34 是常染色体隐性遗传性疾病，如果父母双方各携带一个 *SLC12A5* 基因的致病变异位点，他们再生育的话，生育健康儿童的概率是 25%，50% 是携带者，生育同样患儿的概率是 25%，建议做产前基因检测。现已报道的 *SLC12A5* 基因致病性突变位点见表 2-34-1。

表 2-34-1　目前已报道的 *SLC12A5* 基因突变位点

表型	基因名	突变位点	蛋白改变	致病性
DEE34	*SLC12A5*	NM_020708.5（SLC12A5）：c.24C > A	C8 *	致病
DEE34	*SLC12A5*	NM_020708.5（SLC12A5）：c.42dup	A15fs	致病
DEE34	*SLC12A5*	NM_020708.5（SLC12A5）：c.115G > T	E39 *	致病
DEE34	*SLC12A5*	NM_020708.5（SLC12A5）：c.266del	K89fs	致病
DEE34	*SLC12A5*	NM_020708.5（SLC12A5）：c.279 + 1G > C		致病
DEE34	*SLC12A5*	NM_020708.5（SLC12A5）：c.531_532insT	G178fs	致病
DEE34	*SLC12A5*	NM_020708.5（SLC12A5）：c.572C > T	A191V	致病
DEE34	*SLC12A5*	NM_020708.5（SLC12A5）：c.710_711del	V237fs	致病
DEE34	*SLC12A5*	NM_020708.5（SLC12A5）：c.863T > A	L288H	致病
DEE34	*SLC12A5*	NM_020708.5（SLC12A5）：c.953G > C	W318S	致病
DEE34	*SLC12A5*	NM_020708.5（SLC12A5）：c.967T > C	S323P	致病
DEE34	*SLC12A5*	NM_020708.5（SLC12A5）：c.980dup	N328fs	致病
DEE34	*SLC12A5*	NM_020708.5（SLC12A5）：c.1127C > T	S376L	致病
DEE34	*SLC12A5*	NM_020708.5（SLC12A5）：c.1208T > C	L403P	致病
DEE34	*SLC12A5*	NM_020708.5（SLC12A5）：c.1243A > G	M415V	致病
DEE34	*SLC12A5*	NM_020708.5（SLC12A5）：c.1492dup	A498fs	致病
DEE34	*SLC12A5*	NM_020708.5（SLC12A5）：c.1583G > A	G528D	致病
DEE34	*SLC12A5*	NM_020708.5（SLC12A5）：c.1845G > A	W615 *	致病
DEE34	*SLC12A5*	NM_020708.5（SLC12A5）：c.2239TCC［1］	S748del	致病
DEE34	*SLC12A5*	NM_020708.5（SLC12A5）：c.2250dup	R751fs	致病
DEE34	*SLC12A5*	NM_020708.5（SLC12A5）：c.2490G > A	W830 *	致病
DEE34	*SLC12A5*	NM_020708.5（SLC12A5）：c.2570G > T	R857L	致病
DEE34	*SLC12A5*	NC_000020.11：g.（? _46045858）_（46046456_?）del		致病

 DEE34 病例

【简要病史】

患儿，女，3 岁，体重 15 kg。患儿 2 岁 3 个月（2019 年 6 月）时，在一次发热（体温 39.1℃）后出现四肢抽搐、意识不清、头偏向左侧，数秒钟缓解。之后类似情况发生了 5 次，均在发热时出现。在儿童医院诊断为热性惊厥。2019 年 12 月，在无发热的情况下出现发呆伴咂嘴、吞咽等动作，数分钟缓解，此后这种情况经常发生，大约一月数次。就诊于西京医院儿科，口服安脑丸，患者仍有发作；后口服左乙拉西坦，仍有发作。患儿为第一胎第一产，足月正常产；里程碑运动事件发育尚可；其母亲幼时有热性惊厥。

【辅助检查】

1. 头颅磁共振　检查未见异常。

2. 脑电图监测　清醒时以 8 ~ 8.5 Hz 低至中幅（10 ~ 85 μV）α 节律为主调，调节、调幅尚可。α 波枕导略为优势,各导可见少量、散在低至中幅 143 ~ 303 ms θ 波。发作间期可见各导阵发性慢波节律,并可见左侧颞导夹杂尖慢波发放;左侧枕、顶、后颞导阵发性的 4 ~ 5 Hz 的慢波节律(图 2 - 34 - 1 ~ 2 - 34 - 3)。

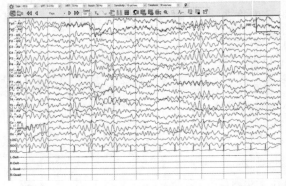

图 2 - 34 - 1　清醒期背景为慢 α 背景并有较多量的 θ 节律

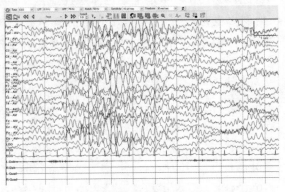

图 2 - 34 - 2　清醒期阵发性 θ 节律,持续约 4 秒

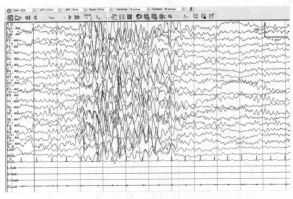

图 2 - 34 - 3　清醒期阵发性 θ 节律并夹杂有棘波

3. 基因检测　三人家系全外显子基因检测发现,SLC12A5 基因的第 26 号外显子的第 3 314 位的 G 被 A 替换(c.3 314G > A)导致其编码的蛋白质第 1 105 位置的精氨酸变成了组氨酸(p. Arg1105His)。该错义变异位于深入研究的无良性变异的外显子功能域,并且属于低频罕见变异;并且来源于母亲,母亲幼时有热惊史,符合家系共分离,综合判断为可能致病变异。其一代测序验证图如下(图 2 - 34 - 4)。

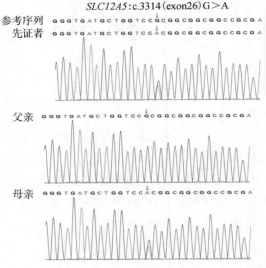

图 2 - 34 - 4　基因检测发现 SLC12A5 基因的第 26 号外显子的第 3314 位的 G 被 A 替换(c.3314G > A),该变异来自母亲

【诊断】

热性惊厥；癫痫；局灶性发作伴知觉损害；*SLC12A5* 基因突变相关的发育性和癫痫性脑病（DEE34 型）。

【治疗及随访】

左乙拉西坦片早 0.25 g，晚 0.375 g。

点 评

　　SLC12A5 基因编码神经元 KCC2 通道，该通道是成熟神经元细胞内氯化物的主要挤出器。在低神经元内氯离子存在的情况下，GABA 和甘氨酸与其离子受体的结合导致氯离子内流，随后超极化导致神经元抑制。*SLC12A5* 基因仅在中枢神经系统中表达。其失功能性变异，使转运体排出氯的能力下降。导致去极化的抑制性突触后电位受损。最初认为 *SLC12A5* 基因是隐性遗传，后来也报道了显性遗传的家系，在重新复习报告时才明确了该病例的诊断。

　　患儿和其母亲均有热惊的表型，后来孩子发展成无热惊厥、癫痫脑病，提示 *SLC12A5* 基因突变的表型谱不仅有婴儿游走性局灶性癫痫发作，同时也表明 *SLC12A5* 基因突变的外显率不是百分百。另外该例的癫痫发作频率和脑病的严重程度均没有文献报道的严重，提示该型 DEE 的临床异质性。

参考文献

[1] Fukuda A，Watanabe M. Pathogenic potential of human SLC12A5 variants causing KCC2 dysfunction[J]. Brain Res, 2019, 1710：1−7.

[2] Kahle K T，Merner N D，Friedel P，et al. Genetically encoded impairment of neuronal KCC2 cotransporter function in human idiopathic generalized epilepsy[J]. EMBO Rep, 2014, 15(7)：766−774.

[3] McTague A，Kurian M A. SLC12A5−Related Epilepsy of Infancy with Migrating Focal Seizures[J]. 1993.

[4] Stodberg T，McTague A，Ruiz A J，et al. Mutations in SLC12A5 in epilepsy of infancy with migrating focal seizures[J]. Nat Commun, 2015, 6：8038.

[5] 孟淑淑，褚旭，孔庆霞. 癫痫性脑病的遗传学研究进展[J]. 中国神经精神疾病杂志, 2018, 44(04)：236−241.

[6] 尚可为，张月华，杨小玲，等. 婴儿癫痫伴游走性局灶性发作的临床及基因突变特点[J]. 中华儿科杂志, 2016, 54(10)：735−739.

[7] 尚可为，张月华. 婴儿癫痫伴游走性局灶性发作研究进展[J]. 中华儿科杂志, 2017, 55(5)：396−399.

（曹　咪　邓艳春）

35 发育性和癫痫性脑病 35 型（*ITPA* 相关性 DEE）

【概念】

发育性和癫痫性脑病 35 型（DEE35；OMIM ID：616647）是由基因 *ITPA* 突变致严重神经功能障碍的常染色体隐性遗传的代谢性疾病。

【致病基因】

基因 *ITPA* 位于 20p13，有 8 个外显子，编码 ITPase，在嘌呤代谢中发挥重要作用，它从细胞核苷酸库中去除非经典通路核苷酸，去除累积的非经典通路核苷酸的毒性所导致的神经元凋亡和干扰 ATP/GTP 途径的蛋白质，当 *ITPA* 基因出现致病变异时，它的酶活性降低，清除毒物的能力下降，从而导致疾病的发生。

【临床症状】

目前有 13 例病例报告，其特点：在出生后的最初几个月出现以癫痫发作、精神运动发育迟滞、低肌张力为主的症状；头颅影像学检查提示早期结构缺乏髓鞘化的特征模式，包括内囊的后肢、脑干束、初级视觉和运动皮质束；白内障和扩张性心肌病是其他特征性发现。Kevelam 等报道来自 4 个不同家庭的 7 例早发性癫痫脑病的头颅 MRI 表现异常患者，在 T2 成像上显示内囊后肢弥散受限，通常视辐射、脑干束、小脑白质区受到影响，髓鞘化延迟和进行性脑萎缩。出生后不久出现小头畸形、癫痫和发育未能达到里程碑。在发病后认知或运动几乎没有发育，并且都表现为营养不良导致的肌张力减退。Sakamoto 等报告 2 例有基因 *ITPA* 纯合突变致病的癫痫、小头畸形，MRI 特征性表现（锥体束 T2 高强度信号）内囊、髓鞘化迟缓、胼胝体变薄、肌张力减退和发育迟缓。Handley 等报告 2 例类似 Martsolf 综合征的患者。

【辅助检查】

无特异性，可见弥漫性慢波，异常放电以后头部为主。

【诊断】

早期起病（出生至 5 月龄），精神运动发育迟滞，癫痫，肌张力减低，结合头颅 MRI（髓鞘化延迟、胼胝体变薄、内囊后肢在 T2 像上呈高信号）的异常，基因检测 *ITPA* 突变致病可协助诊断。

【鉴别诊断】

Martsolf 综合征（OMIM ID：212720）是一种罕见的常染色体隐性遗传疾病，Martsolf 等在 1978 年首次在一个犹太家庭的一对表亲兄弟中发现。它的特征是身材矮小、严重的智力低下、白内障及性腺功能减退，典型的颅面部畸形如小头畸形、噘嘴和上颌向后，以及骨和关节异常。

【治疗】

目前无特异性治疗。以对症支持为主，调整抗癫痫发作药物，预防并发症。

【预后】

预后不佳。大多数于儿童早期死亡，约 50% 的患儿在 2 岁前因癫痫发作、感染、呼吸或心搏骤停死亡。Kevelam 报告的病例中 1 例存活，但存在严重的神经功能障碍。

【遗传咨询】

目前认为 DEE35 是常染色体隐性遗传性疾病，如果父母双方各携带一个 *ITPA* 基因的致病变异位点，他们再生育的话，生育健康儿童的概率是 25%，50% 是携带者，生育同样患儿的概率是 25%，建议做产前基因检测。现已报道的 *ITPA* 基因致病性突变位点见表 2-35-1。

表 2-35-1　目前已报道的 *ITPA* 基因突变位点

表型	基因名	突变位点	蛋白改变	致病性
DEE35	*ITPA*	NM_033453.4(ITPA):c.263+583_295+1203del		致病
DEE35	*ITPA*	NM_033453.4(ITPA):c.264-607_295+1267del		致病
DEE35	*ITPA*	NM_033453.4(ITPA):c.359_366dup	p.G123fs	致病
DEE35	*ITPA*	NM_033453.4(ITPA):c.452G>A	p.W151*	致病

参考文献 ▶

[1] Ehara H, Utsunomiya Y, Ieshima A, et al. Martsolf syndrome in Japanese siblings[J]. American Journal of Medical Genetics Part A, 2007, 143A(9): 973-978.

[2] Handley M T, Reddy K, Wills J, et al. ITPase deficiency causes a Martsolf-like syndrome with a lethal infantile dilated cardiomyopathy[J]. PLOS Genetics, 2019, 15(3): e1007605.

[3] Kaur P, Neethukrishna K, Kumble A, et al. Identification of a novel homozygous variant confirms ITPA as a developmental and epileptic encephalopathy gene[J]. Am J Med Genet A, 2019, 179(5): 857-861.

[4] Kevelam S H, Bierau J, Salvarinova R, et al. Recessive ITPA mutations cause an early infantile encephalopathy[J]. Ann Neurol, 2015, 78(4): 649-658.

[5] Sakamoto M, Kouhei D, Haniffa M, et al. A novel ITPA variant causes epileptic encephalopathy with multiple-organ dysfunction[J]. Journal of Human Genetics, 2020.

[6] 彭凯，李花，欧阳梅. ITPA 基因突变的癫痫性脑病 1 例报告[J]. 癫痫与神经电生理学杂志, 2019, 28(4): 253-256.

（曹　咪　邓艳春）

36　发育性和癫痫性脑病 36 型（*ALG13* 相关性 DEE）

【概念】

发育性和癫痫性脑病 36 型（DEE36；OMIM ID：300884）为一种与 X 染色体相关的显性遗传性神经发育障碍，其特征是在婴儿期癫痫发作，随后出现精神运动发育迟缓。

【致病基因】

DEE36 的致病基因 *ALG13* 编码一个参与 N‑链糖基化过程的关键蛋白，与 *ALG14* 一起形成功能性 UDP‑GlcNAc 糖基转移酶，催化内质网 N‑链糖基化中高度保守的寡糖前体的第二次糖添加，而异常的 N‑链糖基化被认为是导致神经功能障碍和疾病的重要危险因素。*ALG13* 在中枢神经系统中的表达具有组织学和细胞特异性，主要在皮质和海马的神经元中表达。在 *ALG13* 基因敲除小鼠中，海人酸诱发的癫痫进展显著增加，包括癫痫发作时间延长、死亡率增加以及癫痫发作反应的严重程度。

【临床症状】

目前有 53 例病例报道，以平均 6.5 个月的发作年龄为特征，大多数患者在脑电图上表现为与高幅失律相关的婴儿痉挛，符合 West 综合征的临床诊断。受影响的个体有严重的精神运动发育迟缓，表现为运动功能不良、严重的智力残疾、语言能力差或缺乏，以及目光接触受限。更多特征包括喂养困难（有时需要管式喂养），眼部缺陷（包括皮质视觉障碍），面部畸形，脊柱侧弯或骨质减少。报告的绝大多数患者是女性，尽管罕见的受影响的男性与类似的表现型已被描述。De Ligt 等报道了一名 10 岁的女孩，在孕 34 周时出生，并表现出新生儿喂养问题、肌张力减退、癫痫和精神运动发育严重迟缓。她的头围较大（大于 2.5 SD），脑 MRI 显示脑积水、髓鞘发育迟缓和脑沟宽。其他特征包括自伤行为、睡眠障碍和畸形特征，如眼距过长、脸宽、耳位低、轻度后微颌、手脚小、关节挛缩和脊柱侧弯等。Dimassi 等报道了一名 6 岁女孩在 2 个月大时发生与高幅失律相关的婴儿痉挛，精神运动发育严重迟缓，不会坐，头部控制力差，目光接触减少。她有轻微的畸形特征，包括鼻尖长、鼻梁上翘、人中长、拇指内收。报道的 2 名患儿均有癫痫发作和发作后的严重精神运动发作迟滞。所有患儿头颅影像学示脑萎缩。血清转铁蛋白等电聚焦未见异常。

【辅助检查】

脑电图可见背景活动慢，高幅失律，多灶放电。

【诊断】

婴幼儿起病，癫痫发作、精神运动发育迟滞，头颅影像学示脑萎缩，血清转铁蛋白等电聚焦无异常，结合基因检测 *ALG13* 突变。

【鉴别诊断】

先天性糖基化障碍 1 型（Congenital Disorder of Glycosylation Type Is，CDG1）：由基因 *ALG13* 突变致病的难治性癫痫伴多种癫痫发作，肝大，手、脚和眼睑肿胀，反复感染，出血倾向增加，小头畸形，水平眼颤，双侧视神经萎缩,锥体外系和锥体系体征。实验室研究显示 APPT 时间延长,转铁蛋白等电聚焦显示异常的 N-糖基化与 CDG1 型一致。

【治疗】

以对症支持治疗为主。癫痫发作应用抗癫痫发作药物治疗,癫痫发作往往难以治疗,最初的癫痫痉挛对促肾上腺皮质激素或泼尼松反应最好,而氯巴占和非尔氨酯显示出继续癫痫治疗的希望。生酮饮食似乎在这些个体的治疗中起着重要作用,同时给予其他康复治疗等对症支持治疗。

【预后】

预后不佳。

【遗传咨询】

目前认为 DEE36 是 X 染色体连锁显性遗传性疾病,如果父母双方各携带一个 *ALG13* 基因的致病变异位点,他们再生育的话,生育的女孩均为患者,生育的男孩中,健康儿童的概率为 50%,同样患者的概率为 50%;若母亲携带一个 *ALG13* 基因致病突变位点,生育的女孩中,健康儿童的概率为 50%,再生育同样患儿的概率为 50%,在生育的男孩中,健康儿童的概率为 50%,再生育同样患儿的概率为 50%,建议做产前基因检测。现已报道的 *ALG13* 基因致病性突变位点见表 2-36-1。

表 2-36-1　目前已报道的 *ALG13* 基因突变位点

表型	基因名	突变位点	蛋白改变	致病性
DEE36	*ALG13*	NM_001099922.3（ALG13）:c.280A>G	K94E	致病
DEE36	*ALG13*	NM_001099922.3（ALG13）:c.320A>G	N107S	致病
DEE36	*ALG13*	NM_001099922.3（ALG13）:c.50T>A	I17N	致病
DEE36	*ALG13*	NM_001099922.3（ALG13）:c.2915G>T	G972V	致病
DEE36	*ALG13*	NM_001099922.3（ALG13）:c.241G>A	A81T	致病
DEE36	*ALG13*	NM_001099922.3（ALG13）:c.207_209del AGA	E69del	致病

 DEE36 病例

【简要病史】

女童,10 岁,右利手,体重 38 kg。3 年余前无诱因出现愣神、口角向一侧歪斜、发笑、双手不自主动作、意识不清,数秒钟缓解。在外院以癫痫治疗,具体不详,疗效不佳,上述症状平均每月发作 20 余次。2019年 6 月于睡眠中突然出现头向后仰、双眼上翻、口半张、口唇发绀、喉咙发声、右上肢上举、双下肢蹬直、意识不清,持续 1~2 分钟缓解。此后类似症状频繁发作,每天约 10 次左右,近 2 月余"愣神"样症状未再出现。现服用左乙拉西坦片 0.25 g 0.25 g 0.5 g 3 次/天治疗。足月顺产,无高热惊厥史;无中毒、颅脑外伤、中枢神经系统感染病史;家族中 1 姑奶患有癫痫。神经系统查体:背部可见大小约 0.5 cm×1.0 cm 咖啡斑,余无明显阳性体征。

【辅助检查】

1. 头颅磁共振检查　2019 年 9 月在西京医院查头颅磁共振未发现明显的脑结构异常,只见左侧侧脑室略大(图 2-36-1)。

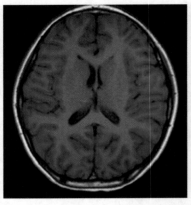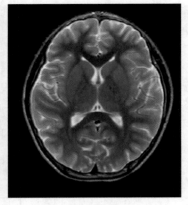

图 2-36-1　头颅磁共振 T1、T2 加权像未见明显脑
结构异常,只见左侧侧脑室略大

2.脑电图监测　脑电图监测见发作间期左额区的棘慢波,左侧为著;监测到一次发作,发作期见睡眠中突然转醒,下肢有抬举蹬踏动作,同期脑电图见各导低波幅快波,左前额为著,继之演变成波幅渐高的 θ 节律(图 2-36-2~2-36-5)。

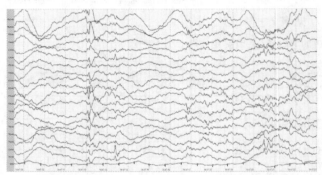

图 2-36-2　发作间期左额区的棘慢波发放(平均导联)　　　2-36-3　发作间期睡眠期左额区的棘慢波发放(双极导联)

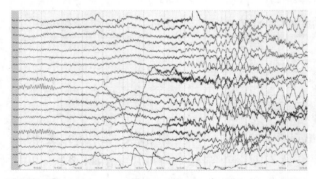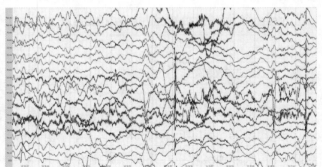

图 2-36-4　发作期起始脑电图。见各导低波幅快波,左前额为著并夹杂有小尖波,继之演变成波幅渐高的 θ 节律及棘慢波　　　图 2-36-5　发作持续约 40 秒结束,脑电图演变成大慢波,然后低平,之后逐渐恢复背景节律

3.基因检测　三人家系全外基因检测发现 *ALG13* 基因的第 21 号内含子的上游 -1 位置碱基 C > T 改变,该变异在正常群体变异数据库中均未见收录,属于罕见变异,且蛋白结构危害性预测软件预测为有害性突变。根据 ACMG 指南评级,该变异满足"PVS1 + PM2 + PP3"等级评分,符合致病性变异。其一代测序验证图如下(图 2-36-6)。

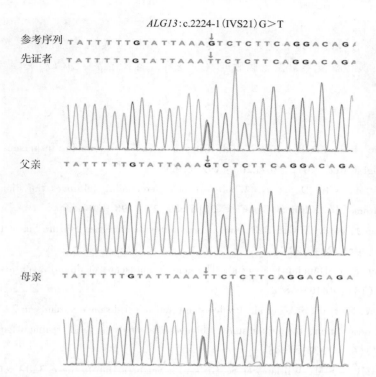

ALG13：c.2224-1（IVS21）G>T

图 2 - 36 - 6　三人家系全外基因检测发现 ALG13 基因的第 21 号内含子的上游 -1 位置碱基 C > T 改变，该变异来自母亲，但母亲表型正常

【诊断】

该患者诊断为额叶癫痫，局灶性发作伴意识障碍，ALG13 基因突变相关的发育性和癫痫性脑病（DEE36 型）。

【治疗及随访】

现服用左乙拉西坦片 0.25 g 0.25 g 0.5 g 3 次/天治疗。

点评

既往文献报道的 ALG13 基因突变导致的癫痫都是婴儿痉挛症表型，表现为痉挛发作，脑电图是高幅失律表现。本例患儿起病较晚，7 岁起病，表现为眼部和口部的局灶运动性发作，每次发作时间短，但次数多，多时一天可发作 10 次，白天晚上、醒睡均有发作，伴有发声、意识不清，有时双下肢抬举和蹬踏，脑电图在发作间期有额区的尖慢波发放，发作期也是额区起源扩展到各导的异常放电，符合额叶癫痫的电临床表现。头颅磁共振没有发现脑结构异常。患儿智力低于正常同龄儿童。基因检测 ALG13 基因的第 21 号内含子的上游 -1 位置碱基 C > T 改变，该变异来自母亲，但母亲没有癫痫发作病史。患儿和母亲均见有皮肤的咖啡斑，曾疑诊结节性硬化症（TSC），但没有 TSC 的其他表型。

ALG13，全称是天冬酰胺连接糖基化 13 同系物，编码一种高度保守的 X - 连接尿苷二磷酸（UDP）- N - 乙酰氨基葡萄糖基转移酶，用于合成脂连接低聚糖前体和 N - 连接糖基化。ALG13 中的新发变异是 DEE36 的基础，但鉴于其在糖基化中的重要作用，它也被认为是一种先天性糖基化障碍性疾病（CDG），即 ALG13 - CDG。先前报道的 24 例 ALG13 - CDG 病例具有新发变异，但令人惊讶的是，与大多数 CDG 不同，通过对转铁蛋白糖基化的检测，未发现 ALG13 - CDG 预期的糖基化缺陷。对两种新发的复合杂合变异 p. A81T 和 p. N107S 的结构同源性建模表明，两者都可能影响 ALG13 的功能。

本例患者属于来自母源的杂合变异,其智力障碍不严重,只是比正常同龄儿童反应慢,现上小学三年级,成绩中等。其癫痫发作对左乙拉西坦反应良好。本例丰富了 *AGL13* 基因突变的临床表型。

参考文献 ▶▶

[1] de Ligt J, Willemsen M H, van Bon B W, et al. Diagnostic exome sequencing in persons with severe intellectual disability[J]. N Engl J Med, 2012, 367(20): 192 - 1929.

[2] Dimassi S, Labalme A, Ville D, et al. Whole - exome sequencing improves the diagnosis yield in sporadic infantile spasm syndrome[J]. Clinical Genetics, 2016, 89(2): 198 - 204.

[3] Gao P, Wang F, Huo J, et al. ALG13 Deficiency Associated with Increased Seizure Susceptibility and Severity[J]. Neuroscience, 2019, 409: 204 - 221.

[4] Michaud J L, Lachance M, Hamdan F F, et al. The genetic landscape of infantile spasms[J]. Human Molecular Genetics, 2014, 23(18): 4846 - 4858.

[5] Ng B G, Eklund E A, Shiryaev S A, et al. Predominant and novel de novo variants in 29 individuals with ALG13 deficiency: Clinical description, biomarker status, biochemical analysis, and treatment suggestions[J]. J Inherit Metab Dis, 2020, 43(6): 1333 - 1348.

[6] Smith - Packard B, Myers S M, Williams M S. Girls with Seizures Due to the c. 320A > G Variant in ALG13 Do Not Show Abnormal Glycosylation Pattern on Standard Testing[J]. JIMD Rep, 2015, 22: 95 - 98.

[7] Timal S, Hoischen A, Lehle L, et al. Gene identification in the congenital disorders of glycosylation type I by whole - exome sequencing[J]. Human Molecular Genetics, 2012, 21(19): 4151 - 4161.

(曹 咪 邓艳春)

37　发育性和癫痫性脑病 *37* 型（*FRRS1L* 相关性 DEE）

【概念】

发育性和癫痫性脑病 37 型（DEE37；OMIM ID：616981）是由 *FRRS1L* 基因突变致常染色体隐性遗传的罕见疾病。

【致病基因】

AMPA 受体是大脑中最常见的谷氨酸受体亚型，介导了大多数快速谷氨酸兴奋性突触后电位，*FRRS1L* 基因编码 AMPA 受体附件蛋白的一个外核成分，缺失会影响 AMPAR 选区。神经元细胞中的 *FRRS1L* 基因敲除降低了钙内流和减少了 AMPA 诱导的内向电流，这表明它作为谷氨酸信号的重要调节因子发挥作用，*FRRS1L* 中的致病性变异（又名 C9orf4，0MIM ID：604574）导致癫痫 - 肌张力障碍性脑病。

【临床症状】

Madeo 等报道 8 例癫痫脑病的患儿，发病年龄为 6 ~ 24 月，运动性发作或者难治性癫痫，包括部分性发作和全身强直 - 阵挛性发作。大多数患者在癫痫发作后有发育倒退、智力减退、言语缺乏、自主活动减少、斜视姿势、震颤、低张力、反射亢进和眼震。头颅 MRI 示弥漫性皮质、小脑及尾状核头部萎缩。Shaheen 等报告了一个阿拉伯近亲婚配家庭，其中 5 个个体，年龄从 6 岁到 28 岁，癫痫性脑病发作时间在 6 个月至 2.5 岁之间，所有患者自婴儿期起发育迟缓，并在癫痫发作后表现出进一步的退化。Abdelmoumen 等报道 15 例黎巴嫩血统患儿表现为早期发育倒退和癫痫发作，从婴儿痉挛发展为 Lennox - Gastaut 综合征伴多动障碍。

【辅助检查】

脑电图显示睡眠时慢波背景活动和连续的脉冲波放电。

【诊断】

癫痫发作、智力低下等结合基因检测结果，有助于明确诊断。

【鉴别诊断】

与其他发育性和癫痫性脑病相鉴别。

【治疗】

以对症支持治疗为主。癫痫发作应用抗癫痫发作药物治疗，及其他康复治疗等对症支持治疗。

【预后】

预后不佳。在研究中大麻二酚联合氯巴占对癫痫治疗有治疗反应，为未来的治疗方向提供方向。Madeo M 等报道的 1 个近亲家庭中的 5 个兄弟姐妹随着时间推移变得反应迟钝，多动障碍逐渐变为僵硬、不动状态。

【遗传咨询】

目前认为 DEE37 是常染色体隐性遗传性疾病，如果父母双方各携带一个 *FRRS1L* 基因的致病变异位点,他们再生育的话,生育健康儿童的概率是25%,50%是携带者,生育同样患儿的概率是25%,建议做产前基因检测。现已报道的 *FRRS1L* 基因致病性突变位点见表2-37-1。

表2-37-1　目前已报道的 FRRS1L 基因突变位点

表型	基因名	突变位点	蛋白改变	致病性
DEE37	*FRRS1L*	NM_014334.4(FRRS1L):c.808C > T	Q270 *	致病
DEE37	*FRRS1L*	NM_014334.4(FRRS1L):c.721C > T	R241 *	致病
DEE37	*FRRS1L*	NM_014334.4(FRRS1L):c.692G > A	W231 *	致病
DEE37	*FRRS1L*	NM_014334.4(FRRS1L):c.618_619insTTTTTTTTTT NNNNNNNNNNGGGATGGTCTCGATCTCCTGACCTCG TGATCCGCCCGCCTCGGCCTCCCAAAGTGCTGGGATTA CAGGCGTGAGCCACCGCGCCCGGCCTCACCTGCAGATTT		致病
DEE37	*FRRS1L*	NM_014334.4(FRRS1L):c.584_586del	G195del	致病
DEE37	*FRRS1L*	NM_014334.4(FRRS1L):c.583G > T	G195 *	致病
DEE37	*FRRS1L*	NM_014334.4(FRRS1L):c.568del	A190fs	致病
DEE37	*FRRS1L*	NM_014334.4(FRRS1L):c.566del	P189fs	致病
DEE37	*FRRS1L*	NM_014334.4(FRRS1L):c.517C > T	Q173 *	致病
DEE37	*FRRS1L*	NM_014334.4(FRRS1L):c.486C > A	C162 *	致病
DEE37	*FRRS1L*	NM_014334.4(FRRS1L):c.431del	V144fs	致病
DEE37	*FRRS1L*	NM_014334.4(FRRS1L):c.300_301del	C100fs	致病
DEE37	*FRRS1L*	NM_014334.4(FRRS1L):c.283dup	I95fs	致病
DEE37	*FRRS1L*	NM_014334.4(FRRS1L):c.145del	D49fs	致病
DEE37	*FRRS1L*	NM_014334.4(FRRS1L):c.121G > T	G41Ter	致病
DEE37	*FRRS1L*	NC_000009.11:g.111929542_111929543insC		致病
DEE37	*FRRS1L*	NC_000009.12:g.(?_109147031)_(109147209_?)del		致病
DEE37	*FRRS1L*	NM_014334.4(FRRS1L):c.737_739delGAG	G246del	致病

参考文献 ▶

[1] Abdelmoumen I, Jimenez S, Valencia I, et al. Boricua Founder Variant in FRRS1L Causes Epileptic Encephalopathy With Hyperkinetic Movements[J]. J Child Neurol, 2021, 36(2): 93-98.

[2] Brechet A, Buchert R, Schwenk J, et al. AMPA - receptor specific biogenesis complexes control synaptic transmission and intellectual ability[J]. Nature Communications, 2017, 8(1).

[3] Madeo M, Stewart M, Sun Y, et al. Loss - of - Function Mutations in FRRS1L Lead to an Epileptic - Dyskinetic Encephalopathy[J]. American journal of human genetics, 2016, 98(6): 1249-1255.

[4] Shaheen R, Al Tala S, Ewida N, et al. Epileptic encephalopathy with continuous spike - and - wave during sleep maps to a homozygous truncating mutation in AMPA receptor component FRRS1L[J]. Clinical Genetics, 2016, 90(3): 282-283.

[5] Stewart M, Lau P, Banks G, et al. Loss of FRRS1L disrupts synaptic AMPA receptor function, and results in neurodevelopmental, motor, cognitive and electrographical abnormalities[J]. Disease Models & Mechanisms, 2019, 12(2): m36806.

(曹　咪　邓艳春)

38　发育性和癫痫性脑病 *38* 型（*ARV1* 相关性 DEE）

【概念】

发育性和癫痫性脑病 38 型（DEE38；OMIM ID：617020）是一种常染色体隐性遗传的罕见疾病。

【致病基因】

DEE38 由基因 *ARV1* 突变引起。基因 *ARV1* 位于 1q42.2，编码一个功能未知的 271 氨基酸蛋白，推测在人脂质膜稳态中发挥重要作用，可能在内质网和高尔基体之间运输神经酰胺。在酵母 *ARV1* 无效突变体的研究表明，它参与了许多生物化学过程，包括鞘脂和糖基磷脂酰肌醇（GPI）的合成，GPI 是一种附着在许多膜结合蛋白 C 端上的糖脂锚，GPI 锚点是翻译后修饰，使蛋白质从内质网穿过高尔基体并附着在质膜上。当 *ARV1* 基因突变时影响体内脂质代谢和神经细胞膜的兴奋性。

【临床症状】

Alazami A M 等报告一个高度血亲的沙特阿拉伯家庭，其中 3 名儿童有早发性癫痫性脑病、严重智力障碍、共济失调和未明确的视力障碍。Palmer E 等报告一名黎巴嫩女婴，患有严重的神经发育障碍，6 周后，她出现眼球过度运动、视觉不集中、视网膜营养不良、中枢性肌张力减退、外周性肌张力增强、伸肌姿势和肌张力障碍。4 个月大时出现癫痫持续状态，随后出现难治性癫痫发作伴心律失常。在 12 个月时死亡。脑成像显示额叶轻度沟化，但髓鞘化表现正常，在 T2 加权 MRI 上灰质有异常信号。Davids M 等报告 5 名黎巴嫩近亲家庭成员和 2 名来自墨西哥裔美国人家庭的姐妹，分别 17 岁和 29 个月，其特征包括后天性小头畸形、严重发育迟缓、智力发育严重受损、视力障碍、婴幼儿发作性癫痫、中央肌张力减退、外周肌张力升高、进食困难和误吸。同时这对姐妹有血清铁含量升高，胆固醇酯化降低，IgE 升高。其中一名姐妹的骨骼发现下颌骨长、脊柱侧弯、腰椎椎体楔入、大股骨头和骨盆变形。神经影像示一例为小脑萎缩和 u 型纤维髓鞘缺失，另一例为弥漫性皮质以及小脑萎缩以及延迟髓鞘形成。

【辅助检查】

脑电图无特征性表现。

【诊断】

起病早且严重的发育迟缓、癫痫发作、智力低下，结合基因检测结果可明确诊断。

【鉴别诊断】

需与其他类型的发育性和癫痫性脑病鉴别。

【治疗】

以对症支持治疗为主。癫痫发作应用抗癫痫发作药物治疗，及其他康复治疗等对症支持治疗。

【预后】

预后不佳，多数患儿在 12 个月至 5 岁之间死亡。

【遗传咨询】

目前认为 DEE38 是常染色体隐性遗传性疾病，如果父母双方各携带一个 *ARV1* 基因的致病变异位点，他们再生育的话,生育健康儿童的概率是25%,50%是携带者,生育同样患儿的概率是25%,建议做产前基因检测。现已报道的 *ARV1* 基因致病性突变位点见表2-38-1。

表2-38-1　目前已报道的 *ARV1* 基因突变位点

表型	基因名	突变位点	蛋白改变	致病性
DEE38	*ARV1*	NM_022786.3(ARV1):c.294+1G>A		致病
DEE38	*ARV1*	NM_022786.3(ARV1):c.518dup	P174fs	致病
DEE38	*ARV1*	NM_022786.3(ARV1):c.565G>A	G189R	致病

参考文献 ▶

[1] Alazami A M, Patel N, Shamseldin H E, et al. Accelerating Novel Candidate Gene Discovery in Neurogenetic Disorders via Whole-Exome Sequencing of Prescreened Multiplex Consanguineous Families[J]. Cell Reports, 2015, 10(2): 148-161.

[2] Davids M, Menezes M, Guo Y, et al. Homozygous splice-variants in human ARV1 cause GPI-anchor synthesis deficiency[J]. Mol Genet Metab, 2020, 130(1): 49-57.

[3] Palmer E E, Jarrett K E, Sachdev R K, et al. Neuronal deficiency of ARV1 causes an autosomal recessive epileptic encephalopathy[J]. Human Molecular Genetics, 2016: w157.

[4] Segel R, Aran A, Gulsuner S, et al. A defect in GPI synthesis as a suggested mechanism for the role of ARV1 in intellectual disability and seizures[J]. Neurogenetics, 2020, 21(4): 259-267.

[5] Swain E, Stukey J, McDonough V, et al. Yeast cells lacking the ARV1 gene harbor defects in sphingolipid metabolism. Complementation by human ARV1[J]. J Biol Chem, 2002, 277(39): 36152-36160.

（曹　咪　邓艳春）

39 发育性和癫痫性脑病 *39* 型（*SLC25A12* 相关性 DEE）

【概念】

发育性和癫痫性脑病 39 型（DEE39；OMIM ID:612949）是一种常染色体隐性遗传疾病,以婴儿癫痫、先天性肌张力减退、全面发育迟缓等表现为主。

【致病基因】

DEE39 由基因 *SLC25A12* 突变导致。基因 *SLC25A12* 位于 2q31.1,编码神经元特异性的谷氨酸－天冬氨酸线粒体载体(谷氨酸－天冬氨酸载体亚型 1,AGC1),AGC1 是神经苹果酸/天冬氨酸穿梭体的重要组成部分,它可以输出线粒体内的天门冬氨酸,并将还原性 NADH 从胞浆转移到线粒体,从而支持氧化磷酸化。AGC1 敲除小鼠显示大脑天冬氨酸和 NAA 水平显著降低,整体低髓鞘化,神经谷氨酸信号传导渐进性失效。

【临床症状】

Falk M J 等报告在瑞典出生且父母为远亲的一名 3 岁女孩,患有严重的精神运动迟缓、肌张力减低和中枢神经系统低化髓鞘化,发育迟缓在 5 个月时首次被发现,癫痫和间歇性呼吸暂停在 7 个月大时开始,头部控制能力很差,不能翻身或抓东西,目光接触差。血浆乳酸水平升高,在 3 岁 8 个月时没有精神运动发育,并发展为严重的痉挛和反射亢进。MRI 示大脑半球的髓鞘缺失和小脑幕上体积减小,小脑、脑干和丘脑基本正常,灰质未见局灶性病变,MRS 示 NAA 峰下降。Wibom R 等报告在印度出生的 2 个兄妹,父母为近亲婚配,先证者是一名约 6 岁的女孩,在 10 个月大时出现部分性和全面性癫痫发作,随后有精神运动发育迟缓和严重智力迟钝,言语缺失,不能坐或走,严重的肌无力,不能听从指令。全面的代谢检查和肌肉活检没有显示任何病因。头颅影像示髓鞘发育迟缓和脑容量丧失;MRS 示 NAA 峰降低,胆碱和乳酸值增高。她的哥哥在 10 个月大的时候出现癫痫,并且和先证者有类似的临床症状。

【辅助检查】

脑电图无特征性表现。

【诊断】

在患有婴儿癫痫、先天性肌张力减退、整体发育迟缓、髓鞘异常和脑 N－乙酰半氨酸减少的儿童中应予以考虑 *SLC25A12* 突变会损害神经元的 AGC1 活性。

【鉴别诊断】

Menke 病:呈 X－连锁隐性遗传,由 *ATP7A* 基因突变引起 P 型铜转运 ATP 酶缺乏,多在出生后几个月发病,多数在 3 岁前死亡,临床表现主要为卷发、进行性加重的神经退行性病(癫痫发作等)、结缔组织异常。

【治疗】

以对症支持治疗为主。生酮饮食可能有效,癫痫发作应用抗癫痫发作药物治疗,及其他康复治疗等对症支持治疗。

【预后】

预后不佳。

【遗传咨询】

目前认为 DEE39 是常染色体隐性遗传性疾病，如果父母双方各携带一个 *SLC25A12* 基因的致病变异位点，他们再生育的话，生育健康儿童的概率是 25%，50% 是携带者，生育同样患儿的概率是 25%，建议做产前基因检测。现已报道的 *SLC25A12* 基因致病性突变位点见表 2-39-1。

表 2-39-1　目前已报道的 *SLC25A12* 基因突变位点

表型	基因名	突变位点	蛋白改变	致病性
DEE39	*SLC25A12*	chr2:172669962:c.1058G > A	R353Q	致病

参考文献 ▶▶

[1] Falk M J, Li D, Gai X, et al. AGC1 Deficiency Causes Infantile Epilepsy, Abnormal Myelination, and Reduced N-Acetylaspartate[J]. JIMD Rep, 2014,14:77-85.

[2] Wibom R, Lasorsa F M, Tohonen V, et al. AGC1 deficiency associated with global cerebral hypomyelination[J]. N Engl J Med, 2009,361(5):489-495.

[3] 刘芳，汤继宏. Menkes 病 1 例[J]. 临床神经病学杂志，2018,31(4).

[4] 张晓青，孙素真，吴文娟，等. ATP7A 基因内含子突变致 Menkes 病 1 家系 2 例报告[J]. 中国循证儿科杂志，2018,13(06):459-463.

（曹　咪　邓艳春）

40 发育性和癫痫性脑病 *40* 型（*GUF1* 相关性 DEE）

【概念】

发育性和癫痫性脑病 40 型（DEE40；OMIM ID：617065）是常染色体隐性遗传疾病，是 West 综合征的一种，目前有一个家系 3 例报道。

【致病基因】

DEE40 由基因 *GUF1* 突变导致。基因 *GUF1* 位于 4p12，编码 GTPase，它被命名为 EF4 或 LepA，在线粒体蛋白质合成过程中触发延长核糖体的反向转位，该蛋白含有高度保守的 C 末端结构域。缺乏 GUF1 的酵母菌株在营养丰富的环境中生长时没有明显的生长缺陷，然而，它们在非发酵碳源上显示出冷敏和热敏生长缺陷，且缺陷在营养限制条件下最为明显。GUF1 缺陷突变体在细胞色素氧化酶的组装上也表现出缺陷。Bauerschmitt 等认为基因 *GUF1* 在线粒体蛋白合成中起着保真因子的作用。

【临床症状】

Alfaiz 等报告 3 例阿尔及利亚父母近亲婚配，患病的 3 个孩子在 4～6 个月大时出现难治性癫痫发作，癫痫发作与精神运动发育停滞和神经功能不良有关，包括眼神交流差或缺乏、肌张力减退、强直状态、痉挛性软瘫和手足徐动症（1 例）、肌张力异常、无法处理小事件。其中 1 例患者头颅影像起初正常，但 2 岁时出现弥漫性皮质萎缩。

【辅助检查】

3 例患儿脑电图均表现为高幅失律。

【诊断】

在婴儿期起病的难治性癫痫、精神运动发育停滞等，结合基因 *GUF1* 突变可协助诊断。

【鉴别诊断】

其他原因所致的 West 综合征鉴别。

【治疗】

以对症支持治疗为主，癫痫发作应用抗癫痫发作药物治疗，及其他康复治疗等对症支持治疗。

【预后】

预后不佳。其中 1 例患儿在 1 岁时于病毒感染期间发生癫痫猝死。

【遗传咨询】

目前认为 DEE40 是常染色体隐性遗传性疾病，如果父母双方各携带一个 *GUF1* 基因的致病变异位点，他们再生育的话，生育健康儿童的概率是 25%，50% 是携带者，生育同样患儿的概率是 25%，建议做产前基因检测。现已报道的 *GUF1* 基因致病性突变位点见表 2-40-1。

表 2 - 40 - 1 目前已报道的 *GUF1* 基因突变位点

表型	基因名	突变位点	蛋白改变	致病性
DEE40	*GUF1*	NM_021927.3（GUF1）:c.1825G > T	A609S	致病

参考文献 ▶▶

[1] Alfaiz A A, Müller V, Boutry - Kryza N, et al. West syndrome caused by homozygous variant in the evolutionary conserved gene encoding the mitochondrial elongation factor GUF1[J]. European journal of human genetics: EJHG, 2016, 24(7): 1001 - 1008.

[2] Bauerschmitt H, Funes S, Herrmann J M. The Membrane - bound GTPase Guf1 Promotes Mitochondrial Protein Synthesis under Suboptimal Conditions[J]. The Journal of biological chemistry, 2008, 283(25): 17139 - 17146.

（曹 咪 邓艳春）

41 发育性和癫痫性脑病 *41* 型（*SLC1A2* 相关性 DEE）

【概念】

发育性和癫痫性脑病 41 型（DEE41；OMIM ID：615006）是一种极为罕见的常染色体显性遗传神经系统疾病，主要的临床症状为早发的癫痫发作以及精神、运动发育迟缓。

【致病基因】

DEE41 是由 *SLC1A2* 基因杂合致病突变所致。*SLC1A2* 基因位于 11 号染色体短臂 13 区带，其编码产物是溶质载体家族 1（胶质高亲和力谷氨酸转运体）成员 2（Solute Carrier Family1 Member2，SLC1A2），是一种位于胶质细胞或突触前谷氨酸能神经末梢的膜结合蛋白，对于从突触中去除兴奋性神经递质谷氨酸和终止其作用至关重要。*SLC1A2* 基因在脑发育过程中的作用在 2013 年由 Epi4K 联盟和癫痫表型组/基因组计划于携带 *SLC1A2* 基因杂合突变的常染色体显性遗传的发育性和癫痫性脑病患者中首次报道。目前尚未对突变进行功能学研究。

【临床症状】

目前 DEE41 报道的病例十分罕见，仅有 5 名来自不同家系的患者报道。在 2013 年 Epi4K 联盟和癫痫表型组/基因组计划报道了一名 8 岁的女性患者。患者于出生后 1 个月时出现了肌阵挛性癫痫发作，并在癫痫发作后出现了发育倒退，且并随着病程进展出现了严重的智力障碍。其他的临床症状包括失明、肌张力低下和轻度的肌肉痉挛。2016 年 Epi4K 联盟和癫痫表型组/基因组计划报道了 2 名来自不同家系的女性患者。患者有着相似的临床表现，均在出生后 1 周出现了癫痫发作，且发作类型多样，并且在首次癫痫发作后出现了严重的发育迟缓。其中 1 名患者出现了四肢瘫痪、肾钙化、牙齿延迟萌出、小头畸形、多毛症、脊柱后凸畸形和关节挛缩等症状。另 1 名患者则出现肌张力低下和严重的智力障碍。Guella 等人报道了 2 名来自不同家系的男性患者，患者均在出生后 1 周内出现了局灶性运动性癫痫发作和抽搐，随着病程的进展，患者表现出严重的精神运动发育迟缓。其中 1 名患者还出现了视觉障碍、运动增加性运动障碍、语言障碍、进食困难和站立困难。另 1 名则有难治性癫痫发作，肌张力低下，进食困难和呼吸困难。

【辅助检查】

在已经报道的患者中，脑电图的异常表现为背景活动减慢、高幅失律和多灶性癫痫样波发放，部分患者的脑部影像学检查出现了非特异性的异常改变，包括髓鞘形成延迟、胼胝体薄、额叶萎缩和严重的幕上脑皮质萎缩等。

【诊断】

患者的诊断主要依靠临床症状结合基因检测，当发现符合 DEE 疾病特征并携带 *SLC1A2* 基因致病突变的患者时可以诊断为 DEE41。

【治疗】

由于目前报道的病例数量有限,且癫痫发作的类型多样,尚无准确有效的治疗方法报道。

【预后】

目前对该病的预后尚无明确文献报道。就目前的病例来看,部分患者有严重的精神运动发育迟缓和严重的智力障碍,预后多为不佳。

【遗传咨询】

目前认为 DEE41 是常染色体显性遗传性疾病,如果父母双方各携带一个 *SLC1A2* 基因的致病变异位点,他们再生育的话,生育健康儿童的概率是 25% ,生育同样患儿的概率是 75% ;若有一方携带 *SLC1A2* 基因的致病变异位点,生育同样患者和健康儿童的概率均为 50% ,建议做产前基因检测。目前已报道的 *SLC1A2* 基因致病性突变位点见表 2 - 41 - 1。

表 2 - 41 - 1　目前已报道的 *SLC1A2* 基因致病性突变位点

表型	基因名	突变位点	蛋白改变	致病性
DEE41	*SLC1A2*	NM_004171.4(SLC1A2):c.254T > C	L85P	致病
DEE41	*SLC1A2*	NM_004171.4(SLC1A2):c.244G > A	G82R	致病
DEE41	*SLC1A2*	NM_004171.4(SLC1A2):c.244G > C	G82R	致病

 DEE41 病例

【简要病史】

女孩,2 岁,右利手,体重 12.5 kg。患儿约 1 岁 4 月龄时首次发作,无诱因,表现为:清醒期吃饭时出现点头,每日 1 ~ 2 次,1 周后发作明显,表现为点头、拥抱样动作,偶有跌倒,成串出现,5 ~ 50 余次/组,2 ~ 3 组/天,嗜睡、睡眠中、觉醒期多发,严重时伴有发作性跌倒,立位跌倒发作为主,每天跌倒 2 ~ 3 次。曾服用托吡酯有效,控制 20 天无发作,但出现闭汗、食欲下降等不良反应。曾用地西泮及氯硝西泮、丙戊酸钠缓释片、左乙拉西坦和 ACTH 等均效果欠佳。1 岁 9 月龄开始生酮饮食治疗后发作减少。目前发作表现为:点头、拥抱样动作,单个出现,每日 20 余次;点头伴跌倒,每日 2 ~ 3 次,醒后多见。该患儿母 G2P2,母孕年龄 24 岁,母孕 2 ~ 3 月先兆流产,当时 B 超示胎盘血窦,保胎治疗。足月自然产,出生体重 2.65kg,出生时无缺氧窒息史,出生后无黄疸史,出生后 40 小时低血糖,血糖最低 1.5 mmol/L,当时对外界刺激无反应,昏迷 1 小时左右,住院治疗 1 月余,出院诊断"新生儿低血糖,新生儿颅内出血,新生儿败血症,新生儿低血糖脑病?"。生长发育略落后于同龄儿:2 ~ 3 月龄会追声、追物、追人,3 月龄会抬头,6 月龄会坐,6 ~ 7 月龄会翻身,10 ~ 11 月龄会爬,11 月龄会辅走,13 月龄独走,1 岁会讲话"爸爸、妈妈"。目前行走稳,会跑但跑不稳,不会跳,会拿勺子自己吃饭,语言表达会讲叠词。

【辅助检查】

1. 头颅磁共振　头颅磁共振见 T2 Flair 像上双侧额颞叶硬膜下间隙增宽,双侧大脑半球灰白质界限欠清晰,双侧侧脑室前后脚可见片状异常信号,以枕区为著(图 2 - 41 - 1 ~ 2 - 41 - 2)。

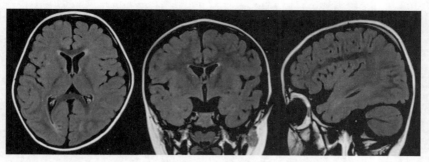

图 2-41-1　头颅磁共振 T2Flair 像上见双侧额颞叶硬膜下间隙增宽，双侧大
脑半球灰白质界限欠清晰，双侧侧脑室前后脚可见片状异常信号

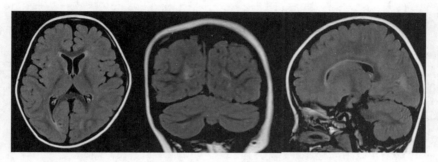

图 2-41-2　头颅磁共振 T2Flair 像上见双侧侧脑室前后脚可见片状
异常信号，以枕区为著

2. 脑电图监测　脑电监测见背景节律较同龄儿偏慢，双侧后头部导联可见中至长程、低至中波幅、6~7 次/秒后头部节律，波形欠整，调节欠佳；间歇期：在双侧半球各导联可见中至高波幅、不规则棘-慢波、多棘-慢波、低波幅快节律（图 2-41-3~2-41-5）。

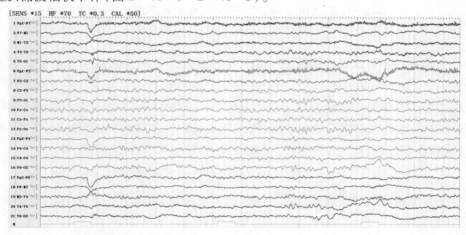

图 2-41-3　清醒期：双侧后头部导联可见中至长程、低至中波幅、6~7 次/秒后头部
节律，波形欠整，调节欠佳

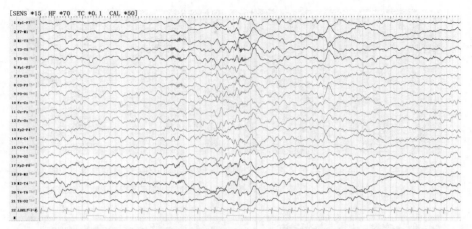

图 2 - 41 - 4　间歇期:在双侧半球各导联可见中至高波幅、不规则棘 - 慢波、低波幅快节律

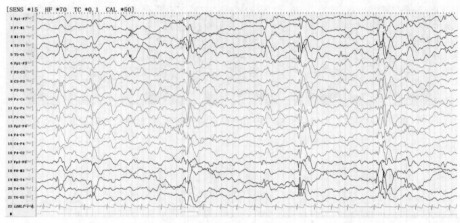

图 2 - 41 - 5　间歇期:在双侧半球各导联可见中至高波幅、不规则棘 - 慢波、多棘 - 慢波

3. 基因检测　为进一步明确病因诊断,于 2019 年元月进行了三人家系全外显子基因测序。在患者的测序数据中发现了 *SLC1A2* 基因的第 7 号外显子的第 970 位核苷酸由 C 到 T 的变异(c. 970C > T),导致所编码的蛋白质第 324 位的亮氨酸变成了苯丙氨酸(p. Leu324Phe)。该变异属于低频新发变异,父母均为野生型,按 ACMG 标准判定属于可能致病,所关联疾病为发育性和癫痫性脑病 41 型,常染色体显性遗传,临床特征有癫痫发作、全面性发育迟缓、极重度智力障碍,与该患者表型相符。

【诊断】

该例患者诊断为癫痫;强直发作(轴 - 肢带型),肌阵挛发作,肌阵挛 - 强直发作,精神运动发育迟滞;*SLC1A2* 基因突变相关的发育性和癫痫性脑病(DEE41 型)。

【治疗及随访】

该患者口服丙戊酸钠口服液 5 ml 2 次/天、氨己烯酸 312.5 mg 2 次/天、氯巴占 2.5 mg 2 次/天联合治疗,并辅助生酮饮食。生酮饮食初期接受度差,坚持 9 个月,后因反复发热、肺炎而停用;生酮饮食治疗期间,发作减少,生长发育有进步。

点评

　　婴儿期起病，表现为每日成组出现的强直发作、肌阵挛发作、肌阵挛－强直发作，伴精神运动发育迟滞，伴新生儿期低血糖史、新生儿颅内出血史、新生儿败血症，高度支持发育性癫痫性脑病，家系遗传学基因筛查为必查项目。

　　SLC1A2 基因突变可引起早发性婴儿癫痫性脑病 41 型，其临床表现：小头畸形，易怒，癫痫发作，昏睡，痉挛，全面性发育迟缓，全身性低张力，言语缺失，屈曲挛缩，脑萎缩／大脑萎缩，胼胝体发育不全，极重度智力障碍，发育倒退，高幅失律／高幅失律，行走不能，脊柱后侧凸，癫痫性脑病。癫痫发作类型以肌阵挛发作为主，也可有强直发作（局灶性或全面性）、肌阵挛－强直发作、非惊厥持续状态等。在治疗上需要尽早明确癫痫发作类型，选择针对性个体化药物，以肌阵挛发作类型为主的，氯硝西泮、氯巴占有效；以强直发作为主要发作类型的，可以选择丙戊酸钠、氨己烯酸等，在权衡抗癫痫药物的必要性及有可能出现的不良反应的前提下，最大可能规避其害，而达到最大程度控制发作、改善认知功能的目的。

参考文献

[1] Allen A S, Berkovic S F, Cossette P, et al. De novo mutations in epileptic encephalopathies[J]. Nature, 2013, 501(7466): 217 – 221.

[2] Epi4K Consortium. De Novo Mutations in SLC1A2 and CACNA1A Are Important Causes of Epileptic Encephalopathies[J]. Am J Hum Genet, 2016, 99(2): 287 – 298.

[3] Guella I, Mckenzie M B, Evans D M, et al. De Novo Mutations in YWHAG Cause Early – Onset Epilepsy[J]. Am J Hum Genet, 2017, 101(2): 300 – 310.

[4] Shashidharan P, Wittenberg I, Plaitakis A. Molecular cloning of human brain glutamate/aspartate transporter II [J]. Biochimica et biophysica acta, 1994, 1191(2): 393 – 396.

[5] Takai S, Kawakami H, Nakayama T, et al. Localization of the gene encoding the human L – glutamate transporter (GLT – 1) to 11p11.2 – p13 by fluorescence in situ hybridization[J]. Human genetics, 1996, 97(3): 387 – 389.

（韩腾辉　张翠荣　邓艳春）

42 发育性和癫痫性脑病 42 型（*CACNA1A* 相关性 DEE）

【概念】

发育性和癫痫性脑病 42 型（DEE42；OMIM ID：617106）是一种极为罕见的常染色体显性遗传神经系统疾病，主要的临床症状为早发的癫痫发作以及精神、运动发育迟缓。

【致病基因】

DEE42 是由 *CACNA1A* 基因杂合致病突变所致。*CACNA1A* 基因位于 19 号染色体短臂 13.13 区带，其编码产物是 P/Q 型电压依赖型钙通道 α－1A 亚单位（Calcium Channel, Voltage－Dependent, P/Q Type, Alpha－1a Subunit, *CACNA1A*），是 P/Q 型或 Cav2.1 电压门控钙通道的跨膜孔形成亚基。钙通道是多亚基的复合物，并且通道的活性是由 α－1 亚基控制，电压依赖性钙通道不仅介导 Ca^{2+} 进入兴奋性细胞，还参与各种 Ca^{2+} 依赖的生理过程，包括肌肉收缩，激素或神经递质释放和基因表达。*CACNA1A* 基因在脑发育过程中的作用在 2013 年由 Epi4K 联盟和癫痫表型组/基因组计划于携带 *CACNA1A* 基因杂合错义突变的常染色体显性遗传智力障碍的患者中首次报道。

CACNA1A 与人类疾病的首次关联可追溯到 1996 年，Opoff 等人描述了它在两种发作性神经疾病中的突变，即家族性偏瘫型偏头痛 1 型（FHM1）和发作性共济失调 2 型（EA2）；1997 年，第三种疾病脊髓小脑共济失调 6 型（SCA6）也被定位到 *CACNA1A* 位点，*CACNA1A* 变异的临床表现包括神经精神障碍、阵发性肌张力障碍、癫痫以及以早期发育迟缓和癫痫性脑病的各种组合为特征的复杂表型。有学者提出了一个新的假说强调了 *CACNA1A* 表型的年龄依赖性。

【临床症状】

关于 DEE42 报道的病例十分有限，仅有 5 个家系 6 名患者报道。在 2013 年 Epi4K 联盟和癫痫表型组/基因组计划报道了一名 19 岁女性患者，患者在出生后几天内出现了肌阵挛性癫痫发作，随着病程的进展患者出现严重的智力障碍。其他的一些临床特征有交替性内斜视、眼球震颤、共济失调步态、肌挛缩、肌张力低下和孤独症。2016 年 Epi4K 联盟和癫痫表型组/基因组计划报道了 5 名患者，患者均在出生后数天到数周内出现癫痫发作，癫痫发作的类型多样，包括局灶性肌阵挛性癫痫发作、强直阵挛性癫痫发作、强直性癫痫发作和惊厥性癫痫持续状态。患者均有中度到重度的智力障碍与发育迟缓。其他的临床症状有肌张力减退、肢体张力增高伴反射亢进、震颤、共济失调步态和异常眼球运动。

【辅助检查】

在已报道的患者中，均出现了脑电图的异常改变，其特征为背景节律减慢，广泛的尖波发放和多灶性癫痫样波发放；脑部影像学检查则无异常改变。

【诊断】

患者的诊断主要依靠临床症状结合基因检测，当发现符合 DEE 疾病特征并携带 *CACNA1A* 基因致病突变的患者时可以诊断为 DEE42。

【鉴别诊断】

需要与其他以局灶性肌阵挛发作和智力障碍为主要临床特征的癫痫脑病相鉴别。

【治疗】

由于报道的病例过少，目前尚无准确有效的治疗方法的报道。

【预后】

目前对该病的预后尚无明确文献报道。就目前的病例来看，患者出现了中到重度的智力障碍和一系列的精神运动发育迟缓，预后一般不佳。

【遗传咨询】

目前认为 DEE42 是常染色体显性遗传性疾病，如果父母双方各携带一个 *CACNA1A* 基因的致病变异位点，他们再生育的话，生育健康儿童的概率是 25%，生育同样患儿的概率是 75%；若有一方携带 *CACNA1A* 基因的致病变异位点，生育同样患者的概率为 50%，建议做产前基因检测。目前已报道的 *CACNA1A* 基因致病性突变位点见表 2-42-1。

表 2-42-1　目前已报道的 *CACNA1A* 基因致病性突变位点

表型	基因名	突变位点	蛋白改变	致病性
DEE42	*CACNA1A*	NM_001127222.2(CACNA1A):c.6371C>A	S2124*	致病
DEE42	*CACNA1A*	NM_001127222.2(CACNA1A):c.6202C>T	R2068*	致病
DEE42	*CACNA1A*	NM_001127222.2(CACNA1A):c.5529-1231C>T	R1857*	致病
DEE42	*CACNA1A*	NM_001127222.2(CACNA1A):c.5529-1268C>A	C1844*	致病
DEE42	*CACNA1A*	NM_001127222.2(CACNA1A):c.5425A>C	I1809L	致病
DEE42	*CACNA1A*	NM_001127222.2(CACNA1A):c.5393C>T	S1798L	致病
DEE42	*CACNA1A*	NM_001127222.2(CACNA1A):c.5123T>C	I1708T	致病
DEE42	*CACNA1A*	NM_001127222.2(CACNA1A):c.5115T>G	Y1705*	致病
DEE42	*CACNA1A*	NM_001127222.2(CACNA1A):c.5056C>T	Q1686*	致病
DEE42	*CACNA1A*	NM_001127222.2(CACNA1A):c.4979G>A	R1660H	致病
DEE42	*CACNA1A*	NM_001127222.2(CACNA1A):c.4950+1G>T		致病
DEE42	*CACNA1A*	NM_001127222.2(CACNA1A):c.4633C>T	R1545*	致病
DEE42	*CACNA1A*	NM_001127222.2(CACNA1A):c.4519G>T	A1507S	致病
DEE42	*CACNA1A*	NM_001127222.2(CACNA1A):c.4514T>C	F1505S	致病
DEE42	*CACNA1A*	NM_001127222.2(CACNA1A):c.4426C>T	Q1476*	致病
DEE42	*CACNA1A*	NM_001127222.2(CACNA1A):c.4389-1G>C		致病
DEE42	*CACNA1A*	NM_001127222.2(CACNA1A):c.4291C>T	R1431*	致病
DEE42	*CACNA1A*	NM_001127222.2(CACNA1A):c.4249C>T	R1417*	致病
DEE42	*CACNA1A*	NM_001127222.2(CACNA1A):c.4174G>A	V1392M	致病
DEE42	*CACNA1A*	NM_001127222.2(CACNA1A):c.4064C>A	T1355N	致病
DEE42	*CACNA1A*	NM_001127222.2(CACNA1A):c.4043G>A	R1348Q	致病
DEE42	*CACNA1A*	NM_001127222.2(CACNA1A):c.4033C>T	R1345*	致病
DEE42	*CACNA1A*	NM_001127222.2(CACNA1A):c.3089+1G>A		致病
DEE42	*CACNA1A*	NM_001127222.2(CACNA1A):c.2755G>T	E919*	致病
DEE42	*CACNA1A*	NM_001127222.2(CACNA1A):c.2551C>T	Q851*	致病
DEE42	*CACNA1A*	NM_001127222.2(CACNA1A):c.2539C>T	Q847*	致病
DEE42	*CACNA1A*	NM_001127222.2(CACNA1A):c.2408G>A	W803*	致病

表型	基因名	突变位点	蛋白改变	致病性
DEE42	*CACNA1A*	NM_001127222.2（CACNA1A）:c.2401G > T	E801 *	致病
DEE42	*CACNA1A*	NM_001127222.2（CACNA1A）:c.2191G > T	E731 *	致病
DEE42	*CACNA1A*	NM_001127222.2（CACNA1A）:c.2134G > T	A712S	致病
DEE42	*CACNA1A*	NM_001127222.2（CACNA1A）:c.2134G > A	A712T	致病
DEE42	*CACNA1A*	NM_001127222.2（CACNA1A）:c.2022C > A	Y674 *	致病
DEE42	*CACNA1A*	NM_001127222.2（CACNA1A）:c.2006G > A	W669 *	致病
DEE42	*CACNA1A*	NM_001127222.2（CACNA1A）:c.1999G > A	E667K	致病
DEE42	*CACNA1A*	NM_001127222.2（CACNA1A）:c.1994C > T	T665M	致病
DEE42	*CACNA1A*	NM_001127222.2（CACNA1A）:c.1745G > A	R582Q	致病
DEE42	*CACNA1A*	NM_001127222.2（CACNA1A）:c.1744C > T	R582 *	致病
DEE42	*CACNA1A*	NM_001127222.2（CACNA1A）:c.1701G > A	W567 *	致病
DEE42	*CACNA1A*	NM_001127222.2（CACNA1A）:c.1635C > A	Y545 *	致病
DEE42	*CACNA1A*	NM_001127222.2（CACNA1A）:c.1538G > A	W513 *	致病
DEE42	*CACNA1A*	NM_001127222.2（CACNA1A）:c.1469G > A	W490 *	致病
DEE42	*CACNA1A*	NM_001127222.2（CACNA1A）:c.1434C > G	Y478 *	致病
DEE42	*CACNA1A*	NM_001127222.2（CACNA1A）:c.1360C > T	R454 *	致病
DEE42	*CACNA1A*	NM_001127222.2（CACNA1A）:c.1082 + 1G > A		致病
DEE42	*CACNA1A*	NM_001127222.2（CACNA1A）:c.904G > A	D302N	致病
DEE42	*CACNA1A*	NM_001127222.2（CACNA1A）:c.877G > A	G293R	致病
DEE42	*CACNA1A*	NM_001127222.2（CACNA1A）:c.653C > T	S218L	致病
DEE42	*CACNA1A*	NM_001127222.2（CACNA1A）:c.592C > T	R198 *	致病
DEE42	*CACNA1A*	NM_001127222.2（CACNA1A）:c.439G > A	E147K	致病
DEE42	*CACNA1A*	NM_001127222.2（CACNA1A）:c.301G > C	E101Q	致病

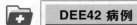

DEE42 病例

【简要病史】

患儿,女,2 岁 1 个月。患儿于就诊一年前(2019 年 1 月)从床上摔下后出现双眼上翻,持续数十秒缓解,后发现每天均有发作,发作频繁,约 20 ~ 30 次/天,症状相似,就诊于当地医院,行头颅磁共振检查未见脑结构异常,未明确诊断。后于 2019 年 6 月就诊于西京医院,行脑电图提示异常,诊断癫痫。给予左乙拉西坦口服溶液,患儿发作症状明显较少,最长 2 个月无发作。同年 10 月左右患者发作逐渐增多,发作症状较前减轻,表现为突然的双眼眨动、欲倾倒而未倒地,数秒缓解。多时每日发作 7 ~ 8 次。为求进一步诊治来院。出生史:8 月胎龄,顺产,无难产史。一兄及一双胞胎姐姐发育正常,患儿发育较姐姐缓慢。无热性惊厥史,无脑炎、脑外伤史,无中毒史;否认家族史。

【辅助检查】

1.头颅磁共振检查　未见明显脑结构异常。

2.视频脑电图监测　来院后行 24 小时 VEEG 监测见清醒时以 4 ~ 5 Hz 低至极高幅(60 ~ 360 μV)θ 节律为主调,发作间期见各导阵发性 2.5 ~ 3 Hz 尖、棘慢节律,双侧前额、额、中央、前、中、后导不同步单、连发尖慢、棘慢复合波(图 2 - 42 - 1)。

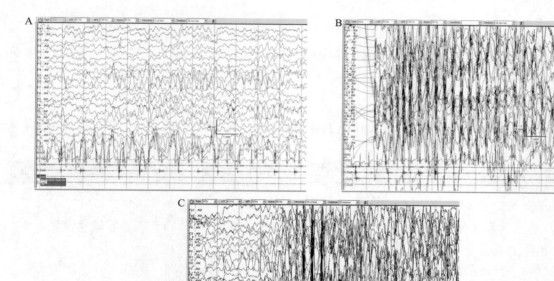

图 2 - 42 - 1   脑电图结果

A:清醒时以 4 ~ 5 Hz 低至极高幅(60 ~ 360 μV)θ 节律背景；
B:发作期各导 3 Hz 棘慢波发放；C:发作间期各导的棘慢、多棘慢波爆发

3. 基因检测　为明确病因行三人家系全外基因检测发现,先证者 *CACNA1A* 基因的第 32 号外显子的第 5 060 位置的 C 变成了 T 的杂合突变(c. 5 060C > T),导致所编码的蛋白的第 1 687 位苏氨酸变成了苯丙氨酸(p. Ser1687Phe),父母该位点都是野生型,患儿属于新发杂合突变(图 2 - 42 - 2)。该变异导致的相应临床表型为发育性和癫痫性脑病 42 型。

CACNA1A:c.5060(exon32)G>T

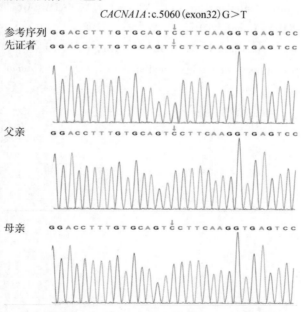

图 2 - 42 - 2   三人家系全外基因检测发现先证者 *CACNA1A* 基因 c. 5060
(exon32)C > T, p. Ser1687Phe,父母该位点都是野生型

【诊断】

该患者诊断为癫痫,眼睑肌阵挛伴失神发作,Jeavons 综合征,智力发育迟缓,*CACNA1A* 基因突变相关的发育性和癫痫性脑病(DEE42 型)。

【治疗及随访】

现服丙戊酸钠口服液 2 ml 2 次/天;左乙拉西坦口服液 2 ml 2 次/天。每天发作 2 次眼睑肌阵挛伴失神,持续 10 秒左右,比之前减少 90%。

点评

电压依赖性钙通道 α1 亚单位 *CACNA1A* 基因在神经元通讯中起主要作用。该基因突变导致钙离子内流改变,从而改变神经递质的释放,导致各种神经疾病的发展,如伴有皮质扩散性抑郁的偏瘫性偏头痛、癫痫、发作性共济失调 2 型和脊髓小脑共济失调 6 型。

失神发作和 3 Hz 棘波放电是 *CACNA1A* 基因突变癫痫表型的典型发现。驱动失神发作的脑电图变化取决于丘脑皮质回路的异常同步,P/Q 通道功能的丧失导致丘脑皮层网络中 T 型电流的增加,而 T 型钙电流直接参与 3 Hz 棘波节律的产生。但是尚未见有 *CACNA1A* 基因突变导致 Jeavons 综合征的文献报道。

参考文献

[1] Allen A S, Berkovic S F, Cossette P, et al. De novo mutations in epileptic encephalopathies[J]. Nature, 2013, 501(7466): 217-221.

[2] Diriong S, Lory P, Williams M E, et al. Chromosomal localization of the human genes for alpha 1A, alpha 1B, and alpha 1E voltage-dependent Ca^{2+} channel subunits[J]. Genomics, 1995, 30(3): 605-609.

[3] Elisabetta Indelicato, Sylvia Boesch, From Genotype to Phenotype: Expanding the Clinical Spectrum of CACNA1A Variants in the Era of Next Generation Sequencing. Front Neurol. 2021 Mar 2.

[4] Epi4K Consortium. De Novo Mutations in SLC1A2 and CACNA1A Are Important Causes of Epileptic Encephalopathies[J]. Am J Hum Genet, 2016, 99(2): 287-298.

[5] Kordasiewicz H B, Thompson R M, Clark H B, et al. C-termini of P/Q-type Ca^{2+} channel alpha1A subunits translocate to nuclei and promote polyglutamine-mediated toxicity[J]. Human molecular genetics, 2006, 15(10): 1587-1599.

(韩腾辉　邓艳春)

43 发育性和癫痫性脑病 *43* 型（*GABRB3* 相关性 DEE）

【概念】

发育性和癫痫性脑病 43 型（DEE43；OMIM ID：617113）是一种极为罕见的常染色体显性遗传神经系统疾病，主要的临床症状为早发的癫痫发作以及精神、运动发育迟缓。

【致病基因】

DEE43 是由 *GABRB3* 基因杂合致病突变所致。*GABRB3* 基因位于 15 号染色体长臂 12 区带，其编码产物是 γ－氨基丁酸受体的 β－3 亚单位（Gamma－Aminobutyric Acid Receptor，GABRB3），是异源五聚体配体门控离子通道的 GABA－A 受体基因家族的成员，而 GABA 是哺乳动物大脑中主要的抑制性神经递质。*GABRB3* 基因在脑发育过程中的作用在 2013 年由 Epi4K 联盟和癫痫表型组/基因组计划于携带 *GABRB3* 基因杂合突变的常染色体显性遗传的发育性和癫痫性脑病患者中首次报道。*GABRB3* 在胚胎大脑中高幅表达，其中阻遏因子－1－沉默转录因子（REST）调节神经元基因。Gabrb3 在成人大脑中的表达水平较低，但在海马中的表达水平仍然较高。小鼠 *GABRB3* 的纯合性破坏导致肌阵挛和非典型失神发作，认知、运动协调和体感过程受损。杂合性变异会导致癫痫样脑电图活动增加和癫痫易感性升高。在人类中，编码 *GABRB3* 信号肽的外显子 1A 和外显子 2 的三种不同点突变与儿童失神癫痫（CAE）分离，导致神经元 GABA 电流减少。在 Rett 综合征（MeCP2 缺乏）、Angelman 综合征和孤独症患者中，*GABRB3* 和 *UBE3A* 的表达均降低，伴有智力低下和癫痫。当 UBE3A 缺乏时，会出现更严重的癫痫症状。因为 *UBE3A* 调节 REST，后者控制 *GABRB3* 的表达，*MeCP2* 修饰 *UBE3A*，并在癫痫发生中通过表观遗传学机制发挥作用。

【临床症状】

目前 DEE43 报道的病例十分罕见，仅有 11 名患者报道。在 2013 年 Epi4K 联盟和癫痫表型组/基因组计划报道了 4 名来自不同家系的患者，所有患者在出生后一年内出现多种类型的癫痫发作，包括失神性、肌阵挛性和全面强直阵挛性癫痫发作。其中有 3 名患者出现了发育迟缓，2 名患者出现了行为异常。后续的随访报道，3 名患者出现了轻到重度的智力障碍。在 2016 年 Epi4K 联盟和癫痫表型组/基因组计划报道了另外 7 名患者，其中 6 名患者在出生后 1 年内出现了多种类型的癫痫发作，发作类型包括肌阵挛性、强直性、失神性和全面强直阵挛性癫痫发作。所有患者均出现了发育迟缓和轻度到重度的智力障碍。结合先前报道的 4 例患者（共 11 例），其中 5 名患者有重度智力障碍，3 名患者为轻度至中度智力障碍，其余 3 名患者的认知功能障碍程度尚不清楚。

【辅助检查】

在报道的患者中，脑电图检查异常表现的特征为背景活动减慢，广泛的 3 Hz 棘慢波发放和高幅失律。

【诊断】

患者的诊断主要依靠临床症状结合基因检测，当发现符合 DEE 疾病特征并携带 *GABRB3* 基因致病突变的患者时可以诊断为 DEE43。

【鉴别诊断】

需要与其他以癫痫及智力障碍为主要临床特征的癫痫脑病相鉴别。

【治疗】

目前尚无对该疾病明确有效的治疗的报道。

【预后】

就目前已经报道的病例来看,随着病程进展,部分患者出现了轻到重度的智力障碍,预后不佳。

【遗传咨询】

目前认为 DEE43 是常染色体显性遗传性疾病,如果父母一方携带一个 GABRB3 基因的致病变异位点,他们再生育的话,生育同样患者和正常儿童的概率均为 50%,建议做产前基因检测。目前已报道的 GABRB3 基因致病性突变位点见表 2 - 43 - 1。

表 2 - 43 - 1　目前已报道的 GABRB3 基因致病性突变位点

表型	基因名	突变位点	蛋白改变	致病性
DEE43	GABRB3	NM_000814.6(GABRB3):c.913G > A	A305T	致病
DEE43	GABRB3	NM_000814.6(GABRB3):c.745C > A	Q249K	致病
DEE43	GABRB3	NM_000814.6(GABRB3):c.545A > T	Y182F	致病
DEE43	GABRB3	NM_000814.6(GABRB3):c.358G > A	D120N	致病

DEE43 病例

【简要病史】

女性患者,29 岁,右利手,体重 56 kg。患者于 19 年前无诱因出现双手不自主抖动,呈一过性,意识清楚,每天 3 ~ 4 次,未予重视。2004 年 4 月(13 岁)因情绪不良突发头颈向右侧偏转、双眼上翻、牙关紧闭、口吐白沫、四肢抽搐、意识不清,持续 4 ~ 5 分钟缓解。在西安交大第二附属医院经检查诊断为癫痫,用药不详,上述症状平均每年发作 1 次。2009 年 5 月在外院给予中药治疗后手抖症状消失,GTCS 样发作频率基本同前。2015 年 7 月之后频繁出现双侧上眼睑快速颤动,意识清楚,数秒钟缓解,每天 7 ~ 8 次。2019 年 7 月就诊于西京医院,调整为左乙拉西坦片 0.75 g 2 次/天、奥卡西平片 0.45 g 2 次/天、维生素 B₆ 片 20 mg 2 次/天治疗,至今再无任何形式的临床发作。现服药同前。出生史正常;无高热惊厥史;7 岁时有头部外伤史;无中毒、中枢神经系统感染病史;否认家族遗传史。神经系统查体无明显阳性体征。

【辅助检查】

1. 头颅磁共振　头颅磁共振检查未见明显的脑结构异常。

2. 脑电图监测　清醒期以枕区优势的 10 ~ 11 Hz 低中波幅的 α 节律为主调,调节调幅欠佳。醒睡发作间期见双侧枕、后颞、双侧额、中线额导单发和连发的尖慢波,以双枕导尤其左枕导明显(图 2 - 43 - 1)。

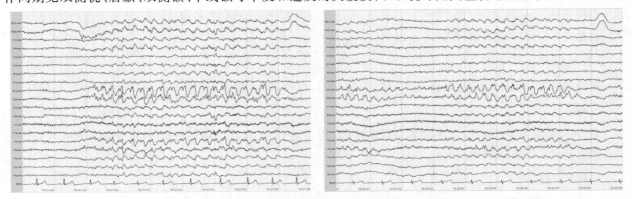

图 2 - 43 - 1　发作间期双枕、后颞、前额、额导棘慢波及慢波节律,枕导,尤其左侧枕导明显

3. 基因检测　为明确病因做了三人家系全外基因检测发现，*GABRB3* 基因的第 1 号外显子的第 5 位核苷酸的 G 被 A 替代（c.5G＞A）的杂合变异，导致所编码的蛋白质第二位的色氨酸变成终止码，后面的 401 个氨基酸无法翻译（p.W2X,401）。该变异为罕见的无义变异，在普通人群中发生频率较低，蛋白结构危害性预测软件预测为有害性变异。*GABRB3* 基因致病性变异可导致常染色体显性遗传的儿童失神性癫痫易感 5 型疾病（OMIM ID:612269），显然该患者的临床表型不符合。Epi4K 联盟 2016 年报告了 7 例 DEE43 患者，主要发作类型为肌阵挛、强直、失神和全身强直阵挛性发作；脑电图显示多种异常，包括全面性棘波放电、背景减慢和高幅失律。该患者的临床表型与 DEE43 临床症状符合。基因检测一代验证测序图如下（图 2 - 43 - 2）。

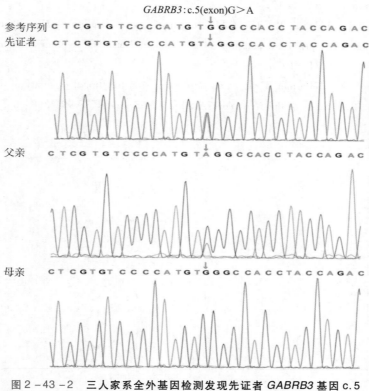

图 2 - 43 - 2　三人家系全外基因检测发现先证者 *GABRB3* 基因 c.5
（exon1）G＞A, p.W2X,突变来自无癫痫表型的父亲

【诊断】

癫痫；局灶进展为双侧强直阵挛发作、眼睑肌阵挛发作,*GABRB3* 基因突变相关的发育性和癫痫性脑病（DEE43）。

【治疗及随访】

目前服用左乙拉西坦 0.75 g 2 次/天,奥卡西平 0.62 g/d,维生素 B6 片 20 mg 2 次/天。已一年多无发作。

⬛⬛⬛　点　评　⬛⬛⬛

GABRB3 基因突变可以有多种癫痫发作表型,该例的癫痫表型是局灶起源的,起源于双侧枕区,尤其是左侧枕区。推测后期的眼睑肌阵挛发作也是起源于双侧枕区。

一般情况下,奥卡西平会加重肌阵挛的发作,但是该例患者是局灶性起源的眼睑肌阵挛发作,所以用奥卡西平和左乙拉西坦有效。

参考文献

[1] Allen A S, Berkovic S F, Cossette P, et al. De novo mutations in epileptic encephalopathies[J]. Nature, 2013, 501(7466): 217 - 221.

[2] Epi4K Consortium. De Novo Mutations in SLC1A2 and CACNA1A Are Important Causes of Epileptic Encephalopathies[J]. Am J Hum Genet, 2016, 99(2): 287 - 298.

[3] Tanaka M, DeLorey TM, Delgado - Escueta A, Olsen RW. GABRB3, Epilepsy, and Neurodevelopment. In: Jasper's Basic Mechanisms of the Epilepsies [Internet]. 4th edition. Bethesda (MD): National Center for Biotechnology Information (US); 2012.

[4] Wagstaff J, Chaillet J R, Lalande M. The GABAA receptor beta 3 subunit gene: characterization of a human cDNA from chromosome 15q11q13 and mapping to a region of conserved synteny on mouse chromosome 7[J]. Genomics, 1991, 11(4): 1071 - 1078.

[5] Whiting P J, Bonnert T P, Mckernan R M, et al. Molecular and functional diversity of the expanding GABA - A receptor gene family[J]. Annals of the New York Academy of Sciences, 1999, 868: 645 - 653.

（韩腾辉　邓艳春）

44　发育性和癫痫性脑病 *44* 型（*UBA5* 相关性 DEE）

【概念】

发育性和癫痫性脑病 44 型（DEE44；OMIM ID：617132）是一种极为罕见的常染色体隐性遗传神经系统疾病，主要的临床症状为早发的癫痫发作以及精神、运动发育迟缓。

【致病基因】

DEE44 是由 *UBA5* 基因纯合致病突变所致。*UBA5* 基因位于 3 号染色体长臂 22.1 区带，其编码产物是泛素样修饰活性酶（Ubiquitin – Like Modifier Activating Enzyme 5，UBA5），是一种泛素折叠修饰剂 – 1 的类 E1 激活酶，辅助泛素样蛋白与靶蛋白结合。*UBA5* 基因在脑发育过程中的作用在 2016 年由 Muona 等人于携带 *UBA5* 基因纯合突变的常染色体隐性遗传的发育性和癫痫性脑病患者中首次报道。针对突变的功能学研究指出，患者的成纤维细胞的 UBA5 表达的 mRNA 和蛋白质水平降低，并且泛素样蛋白 – UBA5 中间体的形成受损，表明突变可能造成 UBA5 的 E1 样酶活性以及转移泛素样蛋白的能力降低。

【临床症状】

目前关于 DEE44 报道的病例较少，仅有 13 个家系 19 名患者报道。Muona 等人报道了来自 5 个不同家系的 9 名患者，绝大多数患者在出生后 1 年内出现了难治性癫痫发作，发作类型主要是肌阵挛性癫痫发作。患者均在出生后数月内表现出烦躁、紧张不安、先天性弓背和眼神接触不良的症状。随着病程进展，患者表现出严重的精神运动发育迟缓。其他临床症状包括肌张力低下、肌痉挛和小头畸形等。4 名患者在 5 至 21 岁之间死亡。Colin 等人报道了来自 4 个不同家系的 5 名患者，年龄为 2.5～6 岁。3 名患者在出生后几个月内出现难治性癫痫发作，随着病程进展患者均出现了严重的精神运动发育迟缓和智力障碍。其他临床症状包括发育不全、小头畸形、轴性张力减退，常伴有周围张力增高或痉挛、视觉追踪能力差、语言障碍和运动障碍等。1 名患者在 2.5 岁时死亡。

【辅助检查】

在已报道的患者中，脑电图的异常表现为高幅失律，部分患者的脑部影像学检查出现了非特异性改变，包括髓鞘形成延迟、胼胝体薄、皮质萎缩、小脑萎缩和白质改变。

【诊断】

患者的诊断主要依靠临床症状结合基因检测，当发现符合 DEE 疾病特征并携带 *UBA5* 基因致病突变的患者是可以诊断为 DEE44。

【鉴别诊断】

需要与其他以肌阵挛发作为特点的发育性和癫痫性脑病鉴别。

【治疗】

患者的癫痫发作多为难治性，目前尚无关于该疾病有效的治疗的报道。

【预后】

目前对该病的预后无明确文献报道。就目前的病例来看，患者出现有严重的精神运动发育迟滞和智力障碍,部分患者随着病程进展死亡,预后较差。

【遗传咨询】

目前认为 DEE44 是常染色体隐性遗传性疾病,如果父母双方各携带一个 *UBA5* 基因的致病变异位点,他们再生育的话,生育健康儿童的概率是 25% ,50% 是携带者,生育同样患儿的概率是 25% ,建议做产前基因检测。目前已报道的 *UBA5* 基因致病性突变位点见表 2 – 44 – 1。

表 2 – 44 – 1　目前已报道的 *UBA5* 基因致病性突变位点

表型	基因名	突变位点	蛋白改变	致病性
DEE44	UBA5	NM_032169.5(ACAD11):c.37G > T	E13 *	致病
DEE44	UBA5	NM_024818.6(UBA5):c.164G > A	R55H	致病
DEE44	UBA5	NM_024818.6(UBA5):c.181C > T	R61 *	致病
DEE44	UBA5	NM_024818.6(UBA5):c.503G > A	G168E	致病
DEE44	UBA5	NM_024818.6(UBA5):c.562C > T	R188 *	致病
DEE44	UBA5	NM_024818.6(UBA5):c.761T > C	L254P	致病
DEE44	UBA5	NM_024818.6(UBA5):c.778G > A	V260M	致病
DEE44	UBA5	NM_024818.6(UBA5):c.855C > A	Y285 *	致病
DEE44	UBA5	NM_024818.6(UBA5):c.904C > T	Q302 *	致病
DEE44	UBA5	NM_024818.6(UBA5):c.1111G > A	A371T	致病
DEE44	UBA5	NM_024818.6(UBA5):c.1165G > T	D389Y	致病

参考文献 ▶

[1]Dou T, Gu S, Liu J, et al. Isolation and characterization of ubiquitin – activating enzyme E1 – domain containing 1, UBE1DC1[J]. Molecular biology reports, 2005, 32(4): 265 – 271.

[2]Komatsu M, Chiba T, Tatsumi K, et al. A novel protein – conjugating system for Ufm1, a ubiquitin – fold modifier [J]. The EMBO journal, 2004, 23(9): 1977 – 1986.

[3]Muona M, Ishimura R, Laari A, et al. Biallelic Variants in UBA5 Link Dysfunctional UFM1 Ubiquitin – like Modifier Pathway to Severe Infantile – Onset Encephalopathy[J]. Am J Hum Genet, 2016, 99(3): 683 – 694.

[4]Colin E, Daniel J, Ziegler A, et al. Biallelic Variants in UBA5 Reveal that Disruption of the UFM1 Cascade Can Result in Early – Onset Encephalopathy[J]. Am J Hum Genet, 2016, 99(3): 695 – 703.

[5]Lauren C Briere , Melissa A Walker , Frances A et al. A description of novel variants and review of phenotypic spectrum in UBA5 – related early epileptic encephalopathy. Cold Spring Harb Mol Case Stud 2021 Jun 11; 7(3) High.

(韩腾辉　邓艳春)

45 发育性和癫痫性脑病 45 型（*GABRB1* 相关性 DEE）

【概念】

发育性和癫痫性脑病 45 型（DEE45；OMIM ID：617153）是一种极为罕见的常染色体显性遗传神经系统疾病，主要的临床症状为早发的癫痫发作以及精神、运动发育迟缓。

【致病基因】

DEE45 是由 *GABRB1* 基因杂合致病突变所致。*GABRB1* 基因位于 4 号染色体短臂 12 区带，其编码产物是 γ–氨基丁酸受体，β–1（Gamma – Aminobutyric Acid Receptor，Beta – 1，GABRB1），是异源五聚体配体门控离子通道的 GABA – A 受体基因家族的成员，且哺乳动物大脑中的主要抑制性神经递质 GABA 通过该通道起作用。*GABRB1* 基因在脑发育过程中的作用在 2013 年由 Epi4K 联盟和癫痫表型组/基因组计划于携带 *GABRB1* 基因杂合突变的常染色体显性遗传智力障碍的患者中首次报道。HEK293 细胞的体外功能研究表明，突变改变了通道的动力学特性，导致 GABA 能递质抑制能力减弱。

【临床症状】

目前 DEE45 报道的病例十分罕见，仅有来自不同家系 2 名患者报道。Epi4K 联盟和癫痫表型组/基因组计划报道了一名 4.5 岁男性患者，患者在出生后 12 个月时出现癫痫发作，于 35 个月大时出现发育倒退。患者有严重的精神运动发育迟缓，此外还有肌张力低下、共济失调和视觉障碍等症状。Lien 等人报道了一名 32 个月龄的男性患者，患者于出生后 3 个月时出现了难治性癫痫发作，并随着病程进展出现了严重的精神运动发育迟滞与肌张力低下。

【辅助检查】

在已报道的患者中，脑电图的异常表现为高幅失律；脑部影像学检查无特异性异常，可表现为胼胝体变薄。

【诊断】

患者的诊断主要依靠临床症状结合基因检测，当发现符合 DEE 疾病特征并携带 *GABRB1* 基因致病突变的患者时可以诊断为 DEE45。

【鉴别诊断】

需要与其他以癫痫性痉挛发作为特点的发育性和癫痫性脑病鉴别。

【治疗】

患者的癫痫发作均为药物难治性，采用多种抗癫痫药物治疗无效，目前尚无有效的治疗报道。

【预后】

目前对该病的预后尚无明确文献报道。就目前的病例来看，随着病程的进展，患者出现了严重的精神运动发育迟滞，癫痫发作控制不佳，预后一般不良。

【遗传咨询】

目前认为 DEE45 是常染色体显性遗传性疾病，如果父母双方各携带一个 *GABRB1* 基因的致病变异位点,他们再生育的话,生育健康儿童的概率是 25%,生育同样患儿的概率是 75%;若有一方携带 GABRB1 基因的致病变异位点,生育同样患者的概率为 50%,建议做产前基因检测。目前已报道的 GABRB1 基因致病性突变位点见表 2-45-1。

表 2-45-1　目前已报道的 GABRB1 基因致病性突变位点

表型	基因名	致病性	蛋白改变	致病性
DEE45	GABRB1	NM_000812.4（GABRB1）:c.737T > C	F246S	致病
DEE45	GABRB1	NM_000812.4（GABRB1）:c.740T > C	I247T	致病

 DEE45 病例

【简要病史】

患者,男,26 岁,右利手。患者因发作性意识不清伴肢体抽搐长达 19 年来诊。患者大约于 7 岁时出现发作性愣神,每天 10 余次,一次数秒钟,在天气变冷时会出现全身抖动;也有突然意识不清倒地、全身抽搐的现象,每月 7~8 次。患者第一胎,第一产。家族中其舅舅有癫痫病。2018 年 4 月在当地医院做脑电图见全导阵发性 1.5~2.5 Hz 慢棘慢综合波和多棘慢综合波发放,诊断为癫痫。曾服用丙戊酸钠,病情不见好转,智力、记忆力低下。用药后发作减少,愣神发作约每周 3 次;GTCS 样发作约每月 3 次。现服丙戊酸钠缓释片 0.5 g 2 次/天,苯巴比妥 15 mg 2 次/天,氯硝西泮 1 mg 2 次/天,拉考沙胺 200 mg 2 次/天。2020 年 6 月至 12 月半年无发作,之后又出现发作,频率较前减少,拟行术前评估。

【辅助检查】

1.头颅磁共振　未见明显异常。

2.脑电图监测　2018 年在当地医院行 5 小时视频脑电图监测,清醒期背景 7~8 Hz 慢 α 节律,比正常成人慢,调节调幅差。监测过程中见频繁出现的全导阵发性短至中程的 1.5~2.5 Hz 棘慢波节律和短程的 10 Hz 左右的棘波节律(图 2-45-1)。

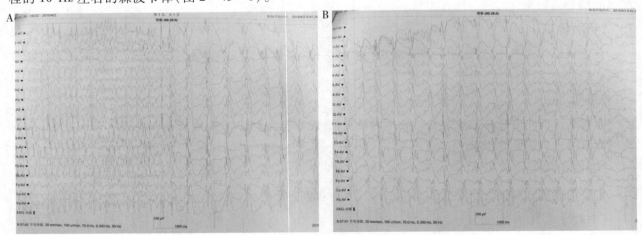

图 45.1　脑电图结果

A:短程的 10 Hz 左右的棘波节律后面跟着 1.5~2.5 Hz 棘慢波节律;B:全导阵发性短至中程的 1.5~2.5 Hz 棘慢波节律

3.基因检测　三人家系全外显子基因测序发现,患者的 GABRB1 基因的第 4 号外显子的第 265 位的 C 被 T 替换(c.265C > T),导致其所编码的蛋白质第 89 位的谷氨酰胺变成了终止码,导致其后面的 386 个氨基酸不能得到翻译(p. Gln89X,386)。该杂合截断变异来自父亲;母亲是野生型,未见文献和数据库报道。因当时病人做基因检测时患者已是成人,而这个基因对应的 OMIM 网的临床表型是"早发性婴儿癫痫脑病"，所以当时出的报告是阴性。当我们对报告进一步解读时发现了这个变异，结合患者起病年龄只有 7 岁（实际起病可能更早），还有患者癫痫脑病的表现，我们判断 *GABRB1* 基因的截断变异很可能是他的致病基因。

【诊断】

该患者诊断为癫痫，Lennox‐Gastaut 综合征，*GABRB1* 基因突变相关的发育性和癫痫性脑病（DEE45 型）。

【治疗及随访】

现服拉考沙胺 150 mg 2 次/天；丙戊酸钠缓释片 0.5 g 2 次/天；苯巴比妥 15 mg 2 次/天；氯硝西泮 1 mg 2 次/天；发作略有减少。患者是药物难治性癫痫，前期准备术前评估，进一步手术治疗。

点评

Lennox‐Gastaut 综合征是药物难治性癫痫性脑病，有不典型失神发作、肌阵挛发作、失张力和全面强直阵挛发作和严重的认知障碍。但是，其病理生理机制尚不清楚。已有文献报道人类 GABA A 型受体 β3 亚基基因（*GABRB3*）的一个新发突变（c. G358A，p. D120N）已在一名 Lennox‐Gastaut 综合征患者中被确认。研究者在小鼠体内产生杂合 Gabrb3 +/D120N 敲除，发现其具有频繁的自发性非典型失神发作，以及较不频繁的强直性、肌阵挛性、无张力性和全身强直阵挛发作；此外，敲除小鼠表现出 Lennox‐Gastaut 综合征患者的异常行为，包括学习和记忆障碍、多动、社交障碍和焦虑增加。再现了人类 Lennox‐Gastaut 综合征发作类型和行为异常，进一步研究表明是由丘脑皮质回路中抑制性 GABA 能信号受损引起的。此外，抗癫痫药物和大麻素治疗改善了敲除小鼠的非典型失神发作。这种同源敲除小鼠表明，单个基因的单点突变可导致多种类型的癫痫发作和多种行为异常。*GABRB1* 是编码 GABAA 受体 β1 亚基的基因，因此，有理由推测 *GABRB1* 基因的致病性突变也可以导致 Lennox‐Gastaut 综合征。

参考文献

[1] Allen A S, Berkovic S F, Cossette P, et al. De novo mutations in epileptic encephalopathies[J]. Nature, 2013, 501(7466): 217‐221.

[2] Janve V S, Hernandez C C, Verdier K M, et al. Epileptic encephalopathy de novo GABRB mutations impair γ‐aminobutyric acid type A receptor function[J]. Annals of neurology, 2016, 79(5): 806‐825.

[3] Kirkness E F, Kusiak J W, Fleming J T, et al. Isolation, characterization, and localization of human genomic DNA encoding the beta 1 subunit of the GABAA receptor (GABRB1)[J]. Genomics, 1991, 10(4): 985‐995.

[4] Whiting P J, Bonnert T P, Mckernan R M, et al. Molecular and functional diversity of the expanding GABA‐A receptor gene family[J]. Annals of the New York Academy of Sciences, 1999, 868: 645‐653.

（韩腾辉 邓艳春）

46 发育性和癫痫性脑病 46 型（*GRIN2D* 相关性 DEE）

【概念】

发育性和癫痫性脑病 46 型（DEE46；OMIM ID：617162）是一种极为罕见的常染色体显性遗传神经系统疾病，主要的临床症状为早发的癫痫发作以及精神、运动发育迟缓。

【致病基因】

DEE46 是由 *GRIN2D* 基因杂合致病突变所致。*GRIN2D* 基因位于 19 号染色体长臂 13.33 区带，其编码产物是谷氨酸受体，离子型，N-甲基-D-天冬氨酸，2D 亚单位（Glutamate Receptor, Ionotropic, N-Methyl-D-Aspartate, Subunit 2D, GRIN2D），是离子型谷氨酸 NMDA 受体的一种亚基，参与通道的形成。*GRIN2D* 基因在脑发育过程中的作用在 2016 年由 Li 等人于携带 *GRIN2D* 基因杂合错义突变的常染色体显性遗传的发育性和癫痫性脑病患者中首次报道。NMDA 受体复合物中 GluN2D 的存在可能赋予中间神经元独特的能力，以产生树突钙峰，整合远程信号，并通过谷氨酸溢出使大量中间神经元在协调放电中同步。GluN2D 亚单位产生的长时间突触衰变、高谷氨酸效价和适度的镁阻滞可使中间神经元产生突发放电，因此可能对其振荡和节律性质负有部分责任。GluN2D 受体在 GABA 能中间神经元和基底节内的突触后信号传导中起着关键作用。丘脑底核（STN）神经元已显示出树突状 *GRIN2D* 受体的高表达。STN 是基底节内唯一的谷氨酸能兴奋性核团，接受来自丘脑和皮质的兴奋性驱动，并向苍白球内侧和黑质网状部提供兴奋性输出。GRIN2D 受体在调节 GABA 能中间神经元活性和协调基底节内直接和间接通路激活平衡方面的中心作用，使该亚单位内的突变直接对电路兴奋性和协调运动功能产生实质性影响。对转染突变的非洲爪蟾卵母细胞和 HEK293 细胞中进行膜片钳研究表明，*GRIN2D* 突变增加了受体对谷氨酸和甘氨酸激动剂的反应性，降低了通道对负变构调节剂的敏感性，延长了失活时间，并增加了通道打开的可能性，增强 NMDA 受体通道的功能，将该突变转染到大鼠皮质神经元中导致神经元兴奋性毒性增加。

【临床症状】

目前 DEE46 报道的病例十分罕见，仅有 5 名患者报道。Li 等人报道了 2 名来自不同家系的女孩，患者分别在出生后 2 个月和 4 个月时出现了难治性癫痫发作和严重的精神运动发育迟缓。其他的临床症状包括进食困难、轴性肌张力减退、视觉障碍和发育畸形等。1 名患者服用左乙拉西坦后，癫痫发作得到了控制。Tsuchida 等人报道了来自不同家系的 3 名患者，患者的临床表现相似，均在出生后几个月或几年内出现难治性癫痫发作和严重的精神运动发育迟缓。其他临床症状包括肌阵挛、肌张力低下、行走困难、语言困难、多动症和孤独症等。

【辅助检查】

在已报道的患者中，脑电图异常的表现为高幅失律，弥漫性棘波和棘慢复合波发放；部分患者脑部影像学检查呈现非特异性的异常表现，包括脑白质体积减小、脑室扩张、胼胝体变薄和脑萎缩。

【诊断】

患者的诊断主要依靠临床表现结合基因检测，当发现符合 DEE 体征以及 *GRIN2D* 基因致病突变时可以确诊。

【鉴别诊断】

需要与其他以癫痫性痉挛发作为特点的发育性和癫痫性脑病鉴别。

【治疗】

患者的癫痫发作多为难治性,部分患者使用左乙拉西坦治疗,癫痫发作可被控制。最近 Hausman Kedem 团队描述了 5 例经分子诊断证实的 GRIN 相关癫痫性脑病患者(4 名男性,年龄 6 个月至 13 岁)的免疫治疗效果,其中 4 例 *GRIN2A* 相关癫痫失语谱或伴有 CSWS 的癫痫性脑病,伴有言语、交流和行为退化,1 例 *GRIN2D* 相关婴儿发育性癫痫性脑病。所有患者均有不同程度的整体发育迟缓/智力残疾,并对抗癫痫发作药物有耐药。所有患者均接受每月静脉注射免疫球蛋白 2 g/kg,持续 6 个月;2 名患者还接受了大剂量皮质类固醇冲击治疗。结果:3 例患者的脑电图正常化或接近正常化,其中 2 例患者的语言能力和沟通能力有轻微改善。知觉或空间能力,以及执行功能和注意广度仍然显著受损。

【预后】

目前对该病的预后尚无明确文献报道。就目前的病例来看,患者在病程中出现有严重的精神运动发育迟缓,预后一般。

【遗传咨询】

目前认为 DEE46 是常染色体显性遗传性疾病,如果父母双方各携带一个 *GRIN2D* 基因的致病变异位点,他们再生育的话,生育健康儿童的概率是 25%,生育同样患儿的概率是 75%;若有一方携带 *GRIN2D* 基因的致病变异位点,生育同样患者的概率为 50%,建议做产前基因检测。目前已报道的 *GRIN2D* 基因致病性突变位点见表 2 - 46 - 1。

表 2 - 46 - 1　目前已报道的 *GRIN2D* 基因致病性突变位点

表型	基因名	突变位点	蛋白改变	致病性
DEE46	*GRIN2D*	NM_000836.4(GRIN2D):c.1345G > A	D449N	致病
DEE46	*GRIN2D*	NM_000836.4(GRIN2D):c.1999G > A	V667I	致病
DEE46	*GRIN2D*	NM_000836.4(GRIN2D):c.2043G > C	M681I	致病
DEE46	*GRIN2D*	NM_000836.4(GRIN2D):c.2080A > C	S694R	致病

参考文献

[1] Hausman - Kedem M, Menascu S, Greenstein Y, Fattal - Valevski A. Immunotherapy for GRIN2A and GRIN2D - related epileptic encephalopathy. Epilepsy Res. 2020 Jul;163:106325.

[2] Hess S D, Daggett L P, Deal C, et al. Functional characterization of human N - methyl - D - aspartate subtype 1A/2D receptors[J]. Journal of neurochemistry, 1998, 70(3):1269 - 1279.

[3] Kalsi G, Whiting P, Bourdelles B L, et al. Localization of the human NMDAR2D receptor subunit gene (GRIN2D) to 19q13.1 - qter, the NMDAR2A subunit gene to 16p13.2 (GRIN2A), and the NMDAR2C subunit gene (GRIN2C) to 17q24 - q25 using somatic cell hybrid and radiation hybrid mapping panels[J]. 1998, 47(3):423.

[4] Li D, Yuan H, Ortiz - Gonzalez X R, et al. GRIN2D Recurrent De Novo Dominant Mutation Causes a Severe Epileptic Encephalopathy Treatable with NMDA Receptor Channel Blockers[J]. Am J Hum Genet, 2016, 99(4):802 - 816.

[5] Tsuchida N, Hamada K, Shina M, et al. GRIN2D variants in three cases of developmental and epileptic encephalopathy[J]. Clin Genet, 2018, 94(6):538 - 547.

（乔晓枝　邓艳春）

47 发育性和癫痫性脑病 47 型（*FGF12* 相关性 DEE）

【概念】

发育性和癫痫性脑病 47 型（DEE47；OMIM ID：617166）是一种极为罕见的常染色体显性遗传神经系统疾病，主要的临床症状为早发的癫痫发作以及智力障碍和孤独症谱系障碍。

【致病基因】

DEE47 是由 *FGF12* 基因杂合致病突变所致。*FGF12* 基因位于 3 号染色体长臂 28～29 区带，其编码产物是成纤维细胞生长因子 12（fibroblast growth factor 12，FGF12），是成纤维细胞生长因子同源因子家族的成员，是一种与电压门控钠通道胞浆尾部相互作用并可以提高神经元钠通道快速失活的电压依赖性的小胞浆蛋白。*FGF12* 基因在脑发育过程中的作用在 2011 年由 Siekierska 等人于携带 *FGF12* 基因杂合突变的常染色体显性遗传发育性和癫痫性脑病的患者中首次报道，在神经元细胞和斑马鱼中进行的体外功能表达研究表明，该突变导致功能增强效应，并增加了斑马鱼的神经元兴奋性和癫痫样活性。

Jana Velíšková 构建了 *FGF12* 基因 p. Arg52His 错义突变小鼠模型，并成功诱导完全外显的癫痫性脑病。所有 Fhf1 R52H/＋小鼠都经历了癫痫发作或癫痫样发作，并在 12 至 26 日龄之间死亡。19～20 日龄小鼠的脑电图记录证实癫痫猝死（SUDEP）是在大脑活动丧失和死亡之前即刻发生的严重强直性癫痫发作。在致命性癫痫发作后 2～53 秒内，心率突然下降，表明伴随癫痫发作的副交感神经过度增强可能是导致 SUDEP 的原因。

【临床症状】

目前 DEE47 报道的病例十分罕见，仅有 6 名患者报道。Siekierska 等人报道了同一家系的 2 名患者，患者分别在出生后 2 周和 4 周岁时出现难治性癫痫发作。随后患者出现了严重的精神运动发育迟缓，伴有严重的智力障碍、站立或行走困难、视力障碍、进食困难和语言障碍。其他的临床特征包括眼底检查视盘苍白、小头畸形、轴性肌张力低下和四肢共济失调。患者分别在 3.5 岁和 7 岁时死亡。Al Mehmadi 等人报道了来自不同家系的 3 名患者，患者有着相同的 *FGF12* 基因杂合突变（c. 155G＞A，p. R52H）。2 名患者在出生后第 2 天出现了难治性癫痫发作，另 1 名患者在出生后 6 周出现了难治性癫痫发作。癫痫发作的类型包括全面强直阵挛性发作和部分性发作，严重者出现了癫痫持续状态。患者有中到重度的精神运动发育迟滞和中到重度的智力障碍。1 名患者使用了苯妥英钠和迷走神经刺激术，改善了癫痫发作的频率和症状。Guella 等人报道了 1 名患者，其在出生后第 2 天出现了强直性癫痫发作，随着病程进展患者最终发展为药物难治性癫痫，伴有发育迟缓、中度智力障碍和孤独症。

【辅助检查】

在已报道的患者中，脑电图的异常表现为背景节律减慢、高幅失律和全面性癫痫样波发放；脑部影像学检查异常表现有小脑萎缩、颞叶内侧硬化、小脑叶轻度隆起和小脑扁桃体下疝畸形。

【诊断】

患者的诊断主要依靠临床表现结合基因检测，当发现符合 DEE 体征以及 *FGF12* 基因致病突变时可以确诊。

【鉴别诊断】

需要与其他以全面强直阵挛性发作为临床特点的发育性和癫痫性脑病鉴别。

【治疗】

患者的癫痫发作均为药物难治性，部分患者采用迷走神经刺激术可能对癫痫发作起到改善的作用，但需要警惕 SUDEP 的可能性。

【预后】

目前对该病的预后尚无明确文献报道。就目前的病例来看，随着年龄的增加患者的癫痫发作并无减少的趋势，并且出现了严重的发育迟缓以及中度到重度的智力障碍，预后一般较差。

【遗传咨询】

目前认为 DEE47 是常染色体显性遗传性疾病，如果父母双方各携带一个 *FGF12* 基因的致病变异位点，他们再生育的话，生育健康儿童的概率是 25%，生育同样患儿的概率是 75%；若有一方携带 *FGF12* 基因的致病变异位点，生育同样患者的概率为 50%，建议做产前基因检测。目前已报道的 *FGF12* 基因致病性突变位点见表 2 - 47 - 1。

表 2 - 47 - 1　目前已报道的 *FGF12* 基因致病性突变位点

表型	基因名	突变位点	蛋白改变	致病性
DEE47	*FGF12*	NM_004113.6(FGF12)：c.155G > A	R52H	致病

参考文献

[1] Al - Mehmadi S, Splitt M, Ramesh V, et al. FHF1 (FGF12) epileptic encephalopathy: Table[J]. 2016, 2(6): e115.

[2] Gulla I, Huh L, Mckenzie M B, et al. De novo FGF12 mutation in 2 patients with neonatal - onset epilepsy[J]. 2016, 2(6): e120.

[3] Liu Y, Chiu I M J C, Research G. Assignment of FGF12, the human FGF homologous factor 1 gene, to chromosome 3q29 - >3qter by fluorescence in situ hybridization[J]. 1997, 78(1): 48 - 49.

[4] Siekierska A, Isrie M, Liu Y, et al. Gain - of - function FHF1 mutation causes early - onset epileptic encephalopathy with cerebellar atrophy[J]. 2016, 2162.

[5] Smallwood P M, Munoz - Sanjuan I, Tong P, et al. Fibroblast growth factor (FGF) homologous factors: new members of the FGF family implicated in nervous system development[J]. 1996, 93(18): 9850 - 9857.

[6] Velíšková J, Marra C, Liu Y, et al. Early onset epilepsy and sudden unexpected death in epilepsy with cardiac arrhythmia in mice carrying the early infantile epileptic encephalopathy 47 gain - of - function FHF1 (FGF12) missense mutation. Epilepsia. 2021 Jul;62(7):1546 - 1558.

（乔晓枝　邓艳春）

48　发育性和癫痫性脑病 *48* 型（*AP3B2* 相关性 DEE）

【概念】

发育性和癫痫性脑病 48 型（DEE48；OMIM ID：617276）是一种极为罕见的常染色体隐性遗传神经系统疾病，主要的临床症状为早发的癫痫发作以及严重的智力障碍及语言障碍。

【致病基因】

DEE48 是由 *AP3B2* 基因纯合或复杂杂合致病突变所致。*AP3B2* 基因位于 15 号染色体长臂 25.2 区带，其编码产物是衔接相关蛋白复合物 3β2 亚单位（adaptor - related protein complex 3，beta - 2 subunit，AP3B2），其存在于特定的神经元中，并在神经递质的释放中发挥作用。*AP3B2* 基因在脑发育过程中的作用在 2016 年由 Assoum 等人于携带 *AP3B2* 基因纯合突变的常染色体隐性遗传的发育性和癫痫性脑病患者中首次报道。目前 DEE48 报道的病例较少，仅有 10 个家系 14 名患者报道，且尚未对患者突变位点进行功能学研究。

【临床症状】

Assoum 等人报道了来自 8 个不同家系的 12 名患者，其中有 6 名患者由近亲结婚的父母所生。患者的临床表现相似，在婴儿早期即出现肌张力低下、进食困难、发育迟缓和癫痫发作，并随着病程进展出现了严重的发育迟缓、智力障碍和语言障碍。几乎所有的患者均在出生后 9 个月内出现了癫痫发作，并最终发展为难治性癫痫发作，部分严重的患者还出现了癫痫持续状态。患者的其他临床表现还包括小头畸形、视神经苍白、视网膜色素变性、反射减弱、运动障碍和睡眠障碍等。Anazi 等人报道了来自 2 个不同家系的 3 名患者，患者临床表现为严重的发育迟缓、早发性癫痫发作、严重的张力减退、小头畸形和言语障碍。

【辅助检查】

在 Assoum 等人报道的患者中，脑电图异常表现为高幅失律；4 名患者有脑部影像学检查异常，其非特异性改变为脑室扩大、大脑萎缩、小脑萎缩和胼胝体变薄。

【诊断】

患者的诊断主要依靠临床症状和基因检测，当发现患者出现符合 DEE 的临床特征和 *AP3B2* 基因致病突变时可以确诊。

【鉴别诊断】

需要与其他以癫痫性痉挛为主要发作特征的癫痫脑病相鉴别。

【治疗】

患者的癫痫发作均为药物难治性，采用多种抗癫痫药物治疗无效，目前尚无有效的治疗报道。

【预后】

目前对该病的预后尚无明确文献报道。就目前的病例来看，随病程的进展，患者出现了严重的发育迟缓和智力障碍，且尚无有效的治疗方式对患者进行治疗，预后一般不佳。

【遗传咨询】

目前认为 DEE48 是常染色体隐性遗传性疾病，如果父母双方各携带一个 *AP3B2* 基因的致病变异位点，他们再生育的话，生育健康儿童的概率是 25%，50% 是携带者，生育同样患儿的概率是 25%，建议做产前基因检测。目前已报道的 *AP3B2* 基因致病性突变位点见表 2 - 48 - 1。

表 2 - 48 - 1　目前已报道的 *AP3B2* 基因致病性突变位点

表型	基因名	突变位点	蛋白改变	致病性
DEE48	AP3B2	NM_001278512.2（AP3B2）:c.1182G > A	K394 *	致病
DEE48	AP3B2	NM_001278512.2（AP3B2）:c.940C > T	Q314 *	致病
DEE48	AP3B2	NM_001278512.2（AP3B2）:c.199C > T	R67 *	致病

参考文献

[1] Anazi S, Maddirevula S, Faqeih E, et al. Clinical genomics expands the morbid genome of intellectual disability and offers a high diagnostic yield. Mol Psychiatry. 2017 Apr;22(4): 615 - 624.

[2] Assoum M, Philippe C, Isidor B,, et al. Autosomal - Recessive Mutations in AP3B2, Adaptor - Related Protein Complex 3 Beta 2 Subunit, Cause an Early - Onset Epileptic Encephalopathy with Optic Atrophy[J]. Am J Hum Genet, 2016, 99(6): 1368 - 1376.

[3] Grabner C P, Price S D, Lysakowski A, et al. Regulation of large dense - core vesicle volume and neurotransmitter content mediated by adaptor protein 3[J]. Proceedings of the National Academy of Sciences of the United States of America, 2006, 103(26): 10035 - 10040.

（韩腾辉　邓艳春）

49 发育性和癫痫性脑病 *49* 型（*DENND5A* 相关性 DEE）

【概念】

发育性和癫痫性脑病 49 型（DEE49；OMIM ID：617281）是一种极为罕见的常染色体显性遗传神经系统疾病，主要的临床症状为早发的癫痫发作以及精神、运动发育迟缓，影像学检查可能会出现脑钙化。

【致病基因】

DEE49 是由 *DENND5A* 基因纯合致病突变所致。*DENND5A* 基因位于 11 号染色体短臂 15.4 区带，其编码产物是含 DENN 域蛋白 5A（DENN domain - containing protein 5a，DENND5A），其可作为鸟嘌呤核苷酸交换因子激活 RAB GTPases 从而控制膜运输。*DENND5A* 基因在脑发育过程中的作用在 2016 年由 Han 等人于携带 *DENND5A* 基因纯合突变的常染色体隐性遗传发育性和癫痫性脑病的患者中首次报道。在培养的神经元细胞中敲除 *DENND5A* 后，树突的生长增强，分枝复杂度更高，分化程度也更高，这表明突变可能导致突触连接不正常，可能造成神经元死亡，从而导致神经功能障碍。

【临床症状】

目前 DEE49 报道的病例十分罕见，仅有 4 个家系 6 名患者报道。Han 等人报道了来自 2 个不同家系的 4 名患者，患者均在新生儿期出现癫痫发作，发作类型包括强直性、肌阵挛性和全面强直肌阵挛性癫痫发作。患者在癫痫发作后出现严重的发育迟缓、语言障碍和智力障碍，其中来自同 1 家系的 2 名患者还出现有痉挛性四肢瘫痪，另 1 家系中的 2 名患者出现了焦虑和多动症的症状。所有的患者均出现了小头畸形以及面部畸形。Anazi 等人报道了来自不同家系的 2 名患者，均由近亲结婚的父母所生。患者在出生后几天内出现了难治性癫痫发作，随后出现严重的发育迟缓、轴向性肌张力低下以及周围神经反射亢进。其中有 1 名患者因视神经萎缩而失明，另 1 名患者出现了低眼压的症状。

【辅助检查】

Han 等人报道的患者中，脑电图检查出异常的特征是背景节律减慢与广泛的棘波发放，脑部影像学检查的异常特征有广泛的脑部钙化、脑室扩大和胼胝体发育不良。Anazi 等人报道的患者的脑部影像学异常则表现为脑积水代偿性脑室扩大，部分丘脑融合。

【诊断】

患者的诊断主要依靠临床表现结合基因检测，当发现符合 DEE 体征以及 *DENND5A* 基因致病突变时可以确诊。

【鉴别诊断】

需要与其他以强直性、肌阵挛性和全面强直肌阵挛性癫痫发作为特点的发育性和癫痫性脑病鉴别。

【治疗】

患者的癫痫发作均为药物难治性，采用多种抗癫痫药物治疗无效，目前尚无有效的治疗报道。

【预后】

目前对该病的预后尚无明确文献报道。就目前的病例来看，患者在首次癫痫发作后出现了严重的发育迟缓和智力障碍,预后一般较差。

【遗传咨询】

目前认为 DEE49 是常染色体显性遗传性疾病,如果父母双方各携带一个 *DENND5A* 基因的致病变异位点,他们再生育的话,生育健康儿童的概率是 25%,生育同样患儿的概率是 75%;若有一方携带 *DENND5A* 基因的致病变异位点,生育同样患者的概率为 50%,建议做产前基因检测。目前已报道的 *DENND5A* 基因致病性突变位点见表 2 - 49 - 1。

表 2 - 49 - 1　目前已报道的 *DENND5A* 基因致病性突变位点

表型	基因名	突变位点	蛋白改变	致病性
DEE49	*DENND5A*	NM_015213.3(DENND5A):c.517_518delGA	D173 *	致病
DEE49	*DENND5A*	NM_015213.3(DENND5A):c.2547delG	K850 *	致病
DEE49	*DENND5A*	NM_015213.3(DENND5A):c.1622A > G	D541G	致病
DEE49	*DENND5A*	NM_015213.3(DENND5A):c.3811del	Q1271 *	致病

参考文献 ▶▶

[1] Anazi S, Maddirevula S, Faqeih E, et al. Clinical genomics expands the morbid genome of intellectual disability and offers a high diagnostic yield. Mol Psychiatry. 2017, 22(4): 615 - 624.

[2] Han C, Alkhater R, Froukh T, et al. Epileptic Encephalopathy Caused by Mutations in the Guanine Nucleotide Exchange Factor DENND5A. Am J Hum Genet. 2016, 99(6): 1359 - 1367.

[3] Yoshimura S, Gerondopoulos A, Linford A, et al. Family - wide characterization of the DENN domain Rab GDP - GTP exchange factors. J Cell Biol. 2010, 191(2): 367 - 381.

（韩腾辉　邓艳春）

50 发育性和癫痫性脑病 50 型（*CAD* 相关性 DEE）

【概念】

发育性和癫痫性脑病 50 型（DEE50；OMIM ID：616457）是一种极为罕见的常染色体隐性遗传神经系统疾病，主要的临床症状为早发的癫痫发作以及精神、运动发育迟缓。

【致病基因】

DEE50 是由 *CAD* 基因纯合或复合杂合致病突变所致。*CAD* 基因位于 2 号染色体短臂 23.3 区带，其编码产物是一种三功能蛋白，该蛋白与嘧啶生物合成的 6 步途径中的前 3 种酶的酶活性有关：氨基甲酸酯磷酸合成酶、天冬氨酸转氨甲酰酶和二氢乳清酶。*CAD* 基因在脑发育过程中的作用在 2015 年由 Ng 等人于携带 *CAD* 基因纯合突变的常染色体隐性遗传的发育性和癫痫性脑病患者中首次报道，针对含突变的患者细胞的代谢通量研究表明，通过从头合成途径，受损的天冬氨酸被整合入 RNA 和 DNA。此外，突变细胞内 CTP、UTP 和几乎所有用作糖基化供体的 UDP 活化糖量都下降。

【临床症状】

目前 DEE50 报道的病例十分罕见。Ng 等人报道了一个 4 岁男性患者，其 *CAD* 基因突变为 c.1843 - 1G > A，患者在 17 月龄时出现了癫痫发作，并且出现了精神运动发育迟缓、轻度肌张力低下和步态稍宽。此外患者患有泛二糖苷酶缺乏症和肾小管性酸中毒，但在婴儿期均得到治疗。Koch 等人报道了来自 3 个家系的 5 名患者，*CAD* 基因突变包括 c.98T > G，c.5365C > T。患者均在出生后 1 年内出现了严重的发育迟缓，并在 6 个月到 2 岁之间出现了难治性癫痫发作，其中 2 名患者出现了癫痫持续状态。患者出现严重残疾，卧床不起或无法行走，意识或警觉性下降和沟通能力差。其中 3 名患者在 2.5 至 5 岁之间死亡。McGraw 等人报道了 2 例患者，临床症状主要表现为难治性癫痫、发育迟缓甚至倒退以及进行性小脑萎缩。患者均携带 *CAD* 双等位基因突变。2 例患者中，女性患者于 5 岁时起服用尿苷[100 mg/（kg·d）]治疗，其癫痫发作和发育情况均得到了很大改善，但另一例患者服用尿苷后仅有轻微的症状改善。Aliya Frederick 等人报道了 1 例 8 岁女性患者，其父母为近亲婚育（表兄妹），其 *CAD* 基因突变为 c.98T > G，患者 17 月龄再一次发热后开始出现癫痫发作，其发作类型包括强直发作、全面性强直阵挛发作、行为停止和局灶性运动发作（肢体和眼球异常运动），其癫痫发作频率为 6 ~ 12 次/天，还有数次癫痫持续状态；此外还出现发育倒退、共济失调、手震颤等症状，患者 4 岁时被诊断为孤独症谱系障碍。

【辅助检查】

Ng 等人报道的 4 岁男性患者实验室检查显示血氨略有增加、尿嘌呤和嘧啶含量正常；外周血涂片显示异嗜单核细胞增多症，棘形红细胞和破碎的红细胞；骨髓活检提示患者有贫血；红细胞蛋白的凝胶电泳表明糖基化异常。Koch 等人报道的患者中 2 名患者脑电图出现了多灶性的尖波发放；3 名患者的脑部影像学检查出现异常，表现为进行性全脑萎缩，实验室检查提示所有患者均存在正细胞性贫血、红细胞增多症和单核细胞增多症。Aliya Frederick 等人报道的 8 岁女性患者脑电图表现为弥漫性 δ 活动和多灶性癫痫样放电，脑部影像学检查未见异常。

【诊断】

患者的诊断主要依靠临床表现结合基因检测,当发现符合 DEE 体征以及 *CAD* 双等位基因致病突变时可以确诊。

【鉴别诊断】

需要与其他以全面强直阵挛发作为主要发作特征的癫痫脑病相鉴别。

【治疗】

患者体内 CTP、UTP 和糖基化供体的 UDP 活化糖含量下降,而这些改变可以通过补充尿苷来补救。Hamdan 等人报道了 2 名采用口服尿苷治疗[100 mg/(kg·d)]的患者,其临床症状得到了显著的改善。Aliya Frederick 等人报道的 8 岁女性患者在采用口服尿苷治疗[100 mg/(kg·d),分四次给药]后的 4 天,癫痫发作停止,精神状态明显改善;2 个月后,患者警觉性增强,爱玩,能说多词和句子,动作协调,能独立行走,在末次随访时服用氯巴占[1 mg/(kg·d)]、左乙拉西坦[40 mg/(kg·d)]、尿苷[100 mg/(kg·d)],已达到 1 年无癫痫发作。

【预后】

目前对该病的预后尚无明确文献报道。就目前的病例来看,患者均出现了严重的神经运动发育迟缓,且部分患者出现儿童期死亡,预后多不佳。在患者添加尿苷治疗后,癫痫发作能得到控制,精神运动也能明显改善,能总体改善患者预后。

【遗传咨询】

目前认为 DEE50 是常染色体隐性遗传性疾病,如果父母双方各携带一个 *CAD* 基因的致病变异位点,他们再生育的话,生育健康儿童的概率是 25%,50% 是携带者,生育同样患儿的概率是 25%,建议做产前基因检测。目前已报道的 *CAD* 基因致病性突变位点见表 2 - 50 - 1。

表 2 - 50 - 1　目前已报道的 *CAD* 基因致病性突变位点

表型	基因名	突变位点	蛋白改变	致病性
DEE50	*CAD*	NM_004341.5(CAD):c.98T > G	M33R	致病
DEE50	*CAD*	NM_004341.5(CAD):c.571C > T	R191 *	致病
DEE50	*CAD*	NM_004341.5(CAD):c.1843 - 1G > A		致病
DEE50	*CAD*	NM_004341.5(CAD):c.5365C > T	R1789 *	致病
DEE50	*CAD*	NM_004341.5(CAD):c.6071G > A	R2024Q	致病

参考文献

[1] Frederick A, Sherer K, Nguyen L, et al. Triacetyluridine treats epileptic encephalopathy from CAD mutations: a case report and review. Ann Clin Transl Neurol, 2021, 8(1): 284 - 287.

[2] Koch J, Mayr JA, Alhaddad B, et al. CAD mutations and uridine - responsive epileptic encephalopathy. Brain, 2017, 140(2): 279 - 286.

[3] Ng BG, Wolfe LA, Ichikawa M, et al. Biallelic mutations in CAD, impair de novo pyrimidine biosynthesis and decrease glycosylation precursors. Hum Mol Genet, 2015 Jun 1;24(11):3050 - 3057.

[4] Simmer JP, Kelly RE, Rinker AG Jr, et al. Mammalian dihydroorotase: nucleotide sequence, peptide sequences, and evolution of the dihydroorotase domain of the multifunctional protein CAD. Proc Natl Acad Sci U S A, 1990, 87(1): 174 - 178.

（韩腾辉　邓艳春）

51 发育性和癫痫性脑病 51 型（*MDH2* 相关性 DEE）

【概念】

发育性和癫痫性脑病 51 型（DEE51；OMIM ID：617339）是一种极为罕见的常染色体隐性遗传神经系统疾病，主要的临床症状为早发的癫痫发作以及精神运动发育迟滞。

【致病基因】

DEE51 由 *MDH2* 基因致病突变所致。*MDH2* 基因位于 7 号染色体长臂 11.23 区带，其编码产物是三羧酸循环中线粒体内苹果酸脱氢酶，该酶催化苹果酸可逆氧化为草酰乙酸，并在苹果酸 – 天冬氨酸 NADH 穿梭中发挥作用。*MDH2* 基因在脑发育过程中的作用在 2017 年由 Ait – El – Mkadem 等人于携带 *MDH2* 基因纯合突变的常染色体隐性遗传智力障碍的患者中首次报道。目前 DEE51 报道的病例十分罕见，仅有 4 个家系的 4 名女性患者被报道。这 4 名患者携带 *MDH2* 基因突变，其为 c.620C > T 纯合突变、c.320 – 2A > T 和 c.641C > A 复合杂合突变（NM_005918.3），针对 c.620C > T 纯合突变的功能学研究指出，突变体的转录产物的酶活性几乎无法检测到。鉴于目前报道的病例较少，其基因型与表型间的关系暂时无法判断。

【临床症状】

目前 DEE51 报道的病例十分罕见，Ait Mkadem 等人报道了 3 个家系的 3 例 c.620C > T 纯合突变患者，Chiara Ticci 等报道了 1 例 c.320 – 2A > T 和 c.641C > A 复合杂合突变的患者。3 例 c.620C > T 纯合突变患者中，2 例患者在新生儿期发病，另 1 例患者在 5 月龄发病。患者主要临床表现相似，在疾病早期出现肌张力低下和癫痫发作的症状。3 例患者均为药物难治性癫痫，主要的癫痫发作类型包括全身性和肌阵挛性。所有患者在发育过程中均出现了严重的精神运动发育迟滞。3 例患者中还伴有便秘、锥体束征、伸肌足底反应、斜视等症状。其中 1 例患者出现色素性视网膜炎，另 1 例患者出现了多乳头畸形症状。1 例复合杂合突变患者为 18 月龄起病，表现为精神运动发育迟滞（无发育倒退）、步态不稳、反复跌倒；2 岁时诊断为扩张型心肌病，并进行了心脏移植手术，到 4 岁时心脏功能恢复正常，患儿 5 岁时出现全面性癫痫发作（肌阵挛失神发作，表现为意识丧失伴眼睑肌阵挛），6 岁时 IQ81 分，仍有上肢运动障碍和步态共济失调，伴有头和躯干不稳，其父母均有多亲属结肠癌和乳腺癌家族史。

【辅助检查】

实验室检查显示患者血液和脑脊液乳酸增加。尿有机酸浓度大多正常，仅有 1 例患者出现尿有机酸浓度异常。脑部影像学检查呈现脑萎缩和髓鞘延迟形成等非特异性异常表现。发作期脑电图表现为各导持续 2~3 秒的棘慢综合波的暴发。

【诊断】

患者的诊断主要依靠临床症状和基因检测，当发现患者出现符合 DEE 的临床特征和 *MDH2* 双等位基因致病突变时可以确诊。

【治疗】

患者的癫痫发作均为药物难治性，研究发现，患儿采用生酮治疗，可能取得一定的效果。

【预后】

根据文献报道,患者预后较差,可出现儿童期死亡。在 Edvardson 等人报道的 3 名患者中死亡年龄分别为 1.5 岁、5 岁和 12 岁。

【遗传咨询】

目前认为 DEE51 是常染色体隐性遗传性疾病,如果父母双方各携带一个 *MDH2* 基因的致病变异位点,他们再生育的话,生育健康儿童的概率是 25%,50% 是携带者,生育同样患儿的概率是 25%,建议做产前基因检测。目前已报道的 *MDH2* 基因致病性突变位点见表 2 - 51 - 1。

表 2 - 51 - 1　目前已报道的 *MDH2* 基因致病性突变位点

表型	基因名	突变位点	蛋白改变	致病性
DEE51	*MDH2*	NM_005918.4(MDH2):c.109G > A	p. Gly37Arg	致病
DEE51	*MDH2*	NM_005918.4(MDH2):c.398C > T	p. Pro133Leu	致病
DEE51	*MDH2*	NM_005918.4(MDH2):c.596del	p. Gly199fs	致病
DEE51	*MDH2*	NM_005918.4(MDH2):c.620C > T	p. Pro207Leu	致病
DEE51	*MDH2*	NM_005918.4(MDH2):c.320 - 2A > T 和 c.641C > A 复合杂合突变		致病

参考文献 ▶

[1] Mutations in MDH2, Encoding a Krebs Cycle Enzyme, Cause Early - Onset Severe Encephalopathy %J American Journal of Human Genetics[J]. 2017, 100(1): 151 - 159.

[2] TICCI C, NESTI C, RUBEGNI A, et al. Bi - allelic variants in MDH2: Expanding the clinical phenotype[J]. Clinical genetics, 2022, 101(2): 260 - 264.

（韩腾辉　邓艳春）

52　发育性和癫痫性脑病 52 型（*SCN1B* 相关性 DEE）

【概念】

发育性和癫痫性脑病 52 型（DEE52；OMIM ID：617350）是一种极为罕见的常染色体隐性遗传神经系统疾病，主要的临床症状为早发的癫痫发作以及精神运动发育迟缓。

【致病基因】

DEE52 由 *SCN1B* 基因致病突变所致。*SCN1B* 基因位于 19 号染色体长臂 13.11，*SCN1B* 基因编码电压门控钠通道的 β-1 亚基。电压门控钠通道是在包括神经元在内的可兴奋细胞中产生动作电位所必需的多聚体蛋白质复合物，由一个中央孔形成性 α 亚基和 2 个 β 亚基组成。钠通道 β-1 亚基调节通道电压依赖性和门控，通道的细胞表面表达以及细胞-细胞和细胞-基质的粘附性。2009 年由 Patino 等人首次报道携带 *SCN1B* 基因纯合错义突变的发育性和癫痫性脑病患者。目前 DEE52 报道的病例较少。HEK293 和转染了该突变的中国仓鼠肺 1610 成纤维细胞中进行膜片钳电生理研究表明，该蛋白在细胞内表达量充足，但突变蛋白在细胞表面的表达量低下，这与膜的运输功能缺陷密切相关。Scala 等人发现 *SCN1B* 基因突变会导致常见的钠通道 Nav1.1（*SCN1A*）、Nav1.2（*SCN2A*）以及 Nav1.6（*SCN8A*）的功能发生改变，通道的通透性和电压之间的关系向着更加去极化的方向发展，同时通道快速失活后的回复速度也较野生型减慢，从而使神经元的兴奋性提高。

【临床症状】

目前 DEE52 报道的病例十分罕见。Patino 等人报道了一个由近亲结婚父母所生的同卵双胞胎男孩。在患者 3 个月大时在接种疫苗后出现全身性强直-阵挛性癫痫发作。之后，患者多次癫痫发作，发作的类型包括高热性癫痫发作和肌阵挛性癫痫发作。随着病程进展，患者出现精神运动减退，全身肌张力减退和锥体束征。患者患有药物难治性癫痫，使用丙戊酸、氯硝西泮、氯巴占和苯妥英钠药物治疗后仍然无效。患者于 14 月龄死于吸入性肺炎，而他的双胞胎兄弟表现正常不受影响。Ogiwara 等人报道了一个 24 岁的日本男子，他的父母身体健康。患者 6 个月大时出现癫痫持续状态和肌阵挛性发作。之后，患者多次癫痫发作，发作的类型包括发热引起的肌阵挛性癫痫发作和全身性强直-阵挛性癫痫发作，严重时出现癫痫持续状态。患者在初次癫痫发作后出现神经运动系统发育迟滞、四肢共济失调、智力低下和轻微的锥体束征。随着病程进展，其癫痫逐渐演变为 Dravet 综合征。患者采用多种癫痫药联合治疗均对癫痫发作无改善。

【辅助检查】

在 Patino 等人报道的患者中，脑电图特征为 Rolandic 区放电。Ogiwara 等人报道的患者的脑电图特征为发作间期额区的低频多棘波和慢波。Ramadan 等人报道的患者脑电图复杂多变，主要包括癫痫样波发放和背景节律变慢。部分患者脑磁共振成像显示轻度的非特异性萎缩伴侧脑室增大。

【诊断】

患者的诊断主要依靠临床症状和基因检测，当发现患者出现符合 DEE 的临床特征和 *SCN1B* 基因致病突变时可以确诊。

【治疗】

患者的癫痫发作均为药物难治性，多种抗癫痫发作药物联合治疗对病情无改善。Ramadan 等人报道的一名患者采用了左乙拉西坦可部分改善病情。

【预后】

患者预后较差，除了癫痫发作后出现精神运动发育迟滞外，可出现儿童期死亡。

【遗传咨询】

目前认为 DEE52 是常染色体隐性遗传性疾病，如果父母双方各携带一个 *SCN1B* 基因的致病变异位点，他们再生育的话，生育健康儿童的概率是 25%，50% 是携带者，生育同样患儿的概率是 25%，建议做产前基因检测。目前已报道的 *SCN1B* 基因致病性突变位点见表 2-52-1。

表 2-52-1　目前已报道的 *SCN1B* 基因致病性突变位点

表型	基因名	突变位点	蛋白改变	致病性
DEE52	*SCN1B*	NM_001037.5（SCN1B）:c.254G > A	p. Arg85His	致病
DEE52	*SCN1B*	NM_001037.5（SCN1B）:c.316A > T	p. Ile106Phe	致病
DEE52	*SCN1B*	NM_001037.5（SCN1B）:c.355T > G	p. Tyr119Asp	致病
DEE52	*SCN1B*	NM_001037.5（SCN1B）:c.363C > G	p. Cys121Trp	致病

 DEE52 病例

【简要病史】

患者男，14 岁，右利手，体重 90 kg。患儿在 1 岁 4 个月时因高热（40℃）第一次出现四肢抽搐、呼之不应、双眼上翻，持续约 2 分钟缓解，诊断为热惊。此后，每次感冒或发热体温在 37℃～38℃时均会出现上述症状，持续到 4 岁。4 岁后出现无热抽搐，每年发作 6～7 次，形式同前，曾服用托吡酯治疗，8～10 岁期间发作较少，大约每年发作 1～2 次，加用奥卡西平后 2 年无发作。2018 年开始发作又频繁，一月 5～6 次，并出现发作性愣神数秒。其父亲有热惊和癫痫病史。患者出生时难产，可疑有缺氧史。出生后运动发育可，语言智力发育较同龄儿童差。2016 至 2018 年每年复查一次脑电图均异常。为明确病因做了三人家系全外基因检测。

【辅助检查】

1. 头颅磁共振检查　2019 年 8 月在西京医院做头颅磁共振检查见透明隔增宽，余未见明显脑结构异常（图 2-52-1）。

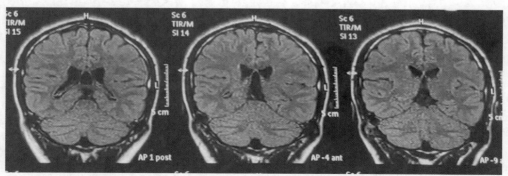

图 2-52-1　头颅磁共振 T2Flair 像见透明隔增宽

2.**脑电图监测**　清醒时以 9 ~ 10.5 Hz 低至中幅(10 ~ 50 μV)α 节律为主调;调节、调幅尚可。醒睡可见各导可见少量阵发性慢波夹杂尖、棘波发放。其中,顶、枕、中、后颞导偶见尖波散发(图 2 - 52 - 2)。

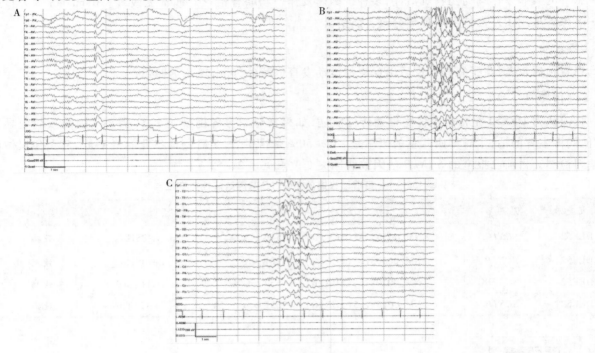

图 2 - 52 - 2　脑电图结果

A:各导阵发性的单发棘慢波,以左侧枕、顶、枕中线、顶中线导为明显;B:平均导联见各导棘慢波节律
短程发放,以右侧额、颞导明显;C:双极导联见各导 θ 节律,其中双侧前额、额导见棘慢波节律发放

3.**基因检测**　三人家系全外基因检测发现来自父亲的 *SCN1B* 基因的剪切位点变异[c.208 - 2 (IVS2)A > G](图 2 - 52 - 3),该变异属于低频(PM2)、功能缺失性(PVS1)致病变异,并且符合家系共分离(PS1)。一代测序验证图如下:

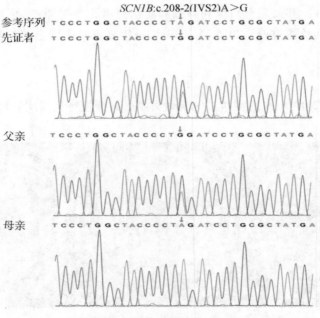

图 2 - 52 - 3　*SCN1B* 基因的剪切位点变异[c.208 - 2
(IVS2)A > G],该变异来自父亲

【诊断】

癫痫;全面强直阵挛发作;认知障碍;全面强直阵挛性热惊附加症,也符合 *SCN1B* 基因突变相关性发育性和癫痫性脑病(DEE52 型)。

【治疗及随访】

目前服用左乙拉西坦 1.0 g,一天 2 次,拉考沙胺 100 mg 早晚各一次,50 mg 中午 1 次。发作减少 50% 以上,智力发育无改变。

点 评

患者 4 岁前是热性惊厥发作,表现为 GTCS 发作,其父亲也有热惊史,首次发作诊断热惊是正确的。但是其父亲年长后有无热惊厥,发展成癫痫,所以应该警惕患儿也会出现无热惊厥的可能性,果然患儿在 4 岁以后出现了无热惊厥。热惊的患儿如果是复杂热惊、合并有脑结构发育异常或智力语言运动发育迟缓并且有家族史者应积极查找病因。

目前对 *SCN1B* 变体的功能效还不够清楚,然而,有实验表明当使用 CBZ 治疗时,对 *SCN1B* 空白神经元的持续性钠电流反常地增加,提示应避免使用钠通道阻断剂,而应优先考虑使用增强 GABA 活性的化合物如 VPA、BZDs 和司替戊醇(STP)。但该例患者在添加使用拉考沙胺后,发作是有减少的。所以 *SCN1B* 个体化治疗还有待进一步研究。

参考文献

[1] Ogiwara I, Nakayama T, Yamagata T, et al. A homozygous mutation of voltage - gated sodium channelβI gene SCN1B in a patient with Dravet syndrome[J]. Epilepsia, 2012, 53(12): e200 - e203.

[2] Patino GA, Claes LR, Lopez - Santiago LF, et al. A functional null mutation of SCN1B in a patient with Dravet syndrome[J]. J Neurosci, 2009, 29(34): 10764 - 10778.

[3] Ramadan W, Patel N, Anazi S, et al. Confirming the recessive inheritance of SCN1B mutations in developmental epileptic encephalopathy[J]. Clin Genet, 2017, 92(3): 327 - 331.

[4] Scala M, Efthymiou S, Sultan T, et al. Homozygous SCN1B variants causing early infantile epileptic encephalopathy 52 affect voltage - gated sodium channel function[J]. Epilepsia. 2021, 62(6): e82 - e87.

(韩腾辉　邓艳春)

53 发育性和癫痫性脑病 53 型（*SYNJ1* 相关性 DEE）

【概念】

发育性和癫痫性脑病 53 型（DEE53；OMIM ID：617389）是一种极为罕见的常染色体隐性遗传神经系统疾病，主要的临床症状为早发的癫痫发作以及精神运动发育迟缓。

【致病基因】

DEE53 由 *SYNJ1* 基因致病突变所致。*SYNJ1* 基因位于 21 号染色体长臂 22.11 区带，其编码产物是多磷酸肌醇磷酸酶，在被膜小窝和突触囊泡动力学中发挥重要作用。*SYNJ1* 基因在神经系统发育过程中的作用在 1999 年由 Cremona 等人在 *SYNJ1* 基因缺陷的小鼠中验证。*SYNJ1* 基因缺陷小鼠表现出神经系统发育异常，出生后不久就死亡。2016 年 Hardies 等人报道了 3 个与 *SYNJ1* 基因纯合突变导致的严重的发育性和癫痫性脑病家系。得出结论，人类常染色体 *SYNJ1* 基因纯合突变的相关的表型与残留的 SYNJ1 磷酸酶活性相关。造成 SYNJ1 双重磷酸酶活性丧失的突变会导致严重的 DEE，而产生的突变造成的 SYNJ1 磷酸酶结构域的去磷酸化活性丧失仅导致早发性婴儿帕金森病和癫痫发作易感性明显增加。

【临床症状】

目前 DEE53 报道的病例十分罕见。Hardies 等人报道的病例中，其中有 2 个家系是近亲结婚，而第 3 个家系非近亲结婚。在其中 2 个家系中，4 名患者在出生第一天出现癫痫发作，而在另一个家系中，2 名患者在出生后出现肌张力低下和婴儿早期喂养不良，后分别在 2.5 和 6 个月时出现癫痫发作。癫痫发作类型包括强直性、强直阵挛性、肌阵挛性和眨眼性发作。有 1 名患者在病程中出现了几次癫痫持续状态。这 4 名患者的癫痫发作均为药物难治性癫痫，多种抗癫痫药物联合治疗无效。这些患者均表现出神经运动发育迟滞、进行性痉挛性四肢瘫、严重的智力障碍、中枢视力障碍或缺乏眼神交流以及无法进食，需要进行胃造口术。Samanta 和 Arya 报道了 1 例女性患者，她主要的临床症状包括早发的难治性局灶性肌阵挛癫痫、婴儿痉挛症、肌张力低下、角弓反张、显著的发育迟缓以及进行性的神经退行性病程。

【辅助检查】

在报道的 1 个家系中，根据实验室检查结果，2 名患者的肝脏和成纤维细胞中的血清肌酸激酶增加，乳酸增加以及线粒体呼吸道复合物 Ⅲ 和 Ⅳ 的综合缺乏，提示线粒体功能异常。6 名患者中有 5 名患者的脑部影像正常，但其中 1 名患者检查显示胼胝体薄、局限胶质增生和侧脑周围萎缩。脑电图特征为背景活动减慢和多灶性癫痫波发放。

【诊断】

患者的诊断主要依靠临床症状和基因检测，当发现患者出现符合 DEE 的临床特征和 *SYNJ1* 基因致病突变时可以确诊。

【治疗】

患者的癫痫发作均为药物难治性，抗癫痫药物治疗效果不佳。患者均有进食困难的症状，适当条件下可行胃造口术。

【预后】

根据目前的报道该病的预后较差,患者可出现儿童期死亡。

【遗传咨询】

目前认为 DEE53 是常染色体隐性遗传性疾病,如果父母双方各携带一个 *SYNJ1* 基因的致病变异位点,他们再生育的话,生育健康儿童的概率是 25%,50% 是携带者,生育同样患儿的概率是 25%,建议做产前基因检测。目前已报道的 *SYNJ1* 基因致病性突变位点见表 2 - 53 - 1。

表 2 - 53 - 1　目前已报道的 *SYNJ1* 基因致病性突变位点

表型	基因名	突变位点	蛋白改变	致病性
DEE53	*SYNJ1*	NM_203446.3（SYNJ1）:c.3865C > T	p. Arg1289Ter	致病
DEE53	*SYNJ1*	NM_203446.3（SYNJ1）:c.3457del	p. Gly1152_Val1153insTer	致病
DEE53	*SYNJ1*	NM_203446.3（SYNJ1）:c.3438dup	p. Ala1147fs	致病
DEE53	*SYNJ1*	NM_203446.3（SYNJ1）:c.3248 - 2A > G		致病
DEE53	*SYNJ1*	NM_203446.3（SYNJ1）:c.3208C > T	p. Arg1070Ter	致病
DEE53	*SYNJ1*	NM_203446.3（SYNJ1）:c.3126del	p. Ser1043fs	致病
DEE53	*SYNJ1*	NM_203446.3（SYNJ1）:c.2793_2797del	p. Arg932fs	致病
DEE53	*SYNJ1*	NM_203446.3（SYNJ1）:c.2546A > G	p. Tyr849Cys	致病
DEE53	*SYNJ1*	NM_203446.3（SYNJ1）:c.2411G > A	p. Trp804Ter	致病
DEE53	*SYNJ1*	NM_203446.3（SYNJ1）:c.1821del	p. Gln608fs	致病
DEE53	*SYNJ1*	NM_203446.3（SYNJ1）:c.1279_1280dup	p. Met428fs	致病
DEE53	*SYNJ1*	NM_203446.3（SYNJ1）:c.1093dup	p. Tyr365fs	致病
DEE53	*SYNJ1*	NM_003895.3（SYNJ1）:c.24G > A	p. Trp8Ter	致病
DEE53	*SYNJ1*	NM_003895.3（SYNJ1）:c.12_13dup	p. Trp5fs	致病

参考文献

[1] Cremona O, Paolo G D, Wenk M R, et al. Essential role of phosphoinositide metabolism in synaptic vesicle recycling[J]. Cell. 1999,99(2):179 - 188.

[2] Hardies, Katia, Cai Y, et al. Loss of SYNJ1 dual phosphatase activity leads to early onset refractory seizures and progressive neurological decline[J]. Brain. 2016, 139(Pt 9):2420 - 2430.

[3] Perera R M, Zoncu R, Lucast L, et al. Two synaptojanin 1 isoforms are recruited to clathrin - coated pits at different stages[J]. Proc Natl Acad Sci U S A. 2006, 103(51):19332 - 19337.

[4] Samanta D, Arya K. Electroclinical Findings of SYNJ1 Epileptic Encephalopathy[J]. J Pediatr Neurosci. 2020, 15(1): 29 - 33.

（韩腾辉　邓艳春）

54 发育性和癫痫性脑病 54 型（*HNRNPU* 相关性 DEE）

【概念】

发育性和癫痫性脑病 54 型（DEE54；OMIM ID：617391）是一种极为罕见的常染色体显性遗传神经系统疾病，主要的临床症状为早发的癫痫发作以及精神运动发育迟缓。

【致病基因】

DEE54 是由 *HNRNPU* 基因致病杂合突变所致。*HNRNPU* 基因位于 1 号染色体长臂 44 区带，其编码产物是异质核糖核蛋白（hnRNPs），是一种高度保守的蛋白质，该蛋白质与 RNA 结合并介导其代谢和运输。*HNRNPU* 基因在脑发育过程中的作用在 2013 年由 Carvill 等人于携带 *HNRNPU* 基因杂合无义突变的常染色体显性遗传的患者中首次报道。通过多个突变位点及临床表型的研究，目前已经确定 *HNRNPU* 基因突变主要会导致癫痫、智力障碍和运动障碍。

【临床症状】

在 2013 年 Carvill 等人报道了一名 33 岁的男性患者。患者于 2 岁时首次发病，癫痫的发作类型为强直性癫痫发作。其后出现多种类型的癫痫发作，包括非典型性癫痫发作、肌阵挛性癫痫发作、非惊厥性癫痫持续状态以及强直性和强直-阵挛性癫痫发作。在癫痫发作出现前，患者就已经出现严重的发育迟缓，通常会发展为极重度的智力障碍。携带该突变基因的患者在出生后数天到数周内出现多类型的难治性癫痫发作，该型的患者癫痫发作，最初往往是由发热诱发，但随病程进展后续癫痫的发作与发热失去关联。患者在发育过程中出现神经运动发育迟缓，包括智力低下、言语贫乏或失语等。部分患者出现孤独症等精神行为表现。

【辅助检查】

脑电图显示癫痫样波发放。部分患者脑部影像学检查显示脑室增大，迟发性髓鞘形成。

【诊断】

患者的诊断主要依靠临床表现结合基因检测，当发现符合 DEE 体征以及 *HNRNPU* 基因致病突变是可以确诊。

【治疗】

患者的癫痫发作类型多样，均为药物难治性癫痫，文献报道不足，尚无明确有效的治疗方法。

【预后】

目前对该病的预后尚无明确文献报道。

【遗传咨询】

目前认为 DEE54 是常染色体显性遗传性疾病，如果父母双方有一个携带一个 *HNRNPU* 基因的致病变异位点，他们再生育的话，生育健康儿童的概率是 50%，生育同样患儿的概率是 50%，建议做产前基因检测。目前已报道的 *HNRNPU* 基因致病性突变位点见表 2-54-1。

表 2 −54 −1 目前已报道的 *HNRNPU* 基因致病性突变位点

表型	基因名	突变位点	蛋白改变	致病性
DEE54	*HNRNPU*	NM_031844.3（HNRNPU）:c.2471_2472delinsGA	p. Tyr824Ter	致病
DEE54	*HNRNPU*	NM_031844.3（HNRNPU）:c.2425 − 2A > G		致病
DEE54	*HNRNPU*	NM_031844.3（HNRNPU）:c.1812dup	p. Val605fs	致病
DEE54	*HNRNPU*	NM_031844.3（HNRNPU）:c.1681dup	p. Gln561fs	致病
DEE54	*HNRNPU*	NM_031844.3（HNRNPU）:c.1664del	p. Leu555fs	致病
DEE54	*HNRNPU*	NM_031844.3（HNRNPU）:c.1282del	p. Gly429fs	致病
DEE54	*HNRNPU*	NM_031844.3（HNRNPU）:c.1230 + 5G > A		致病
DEE54	*HNRNPU*	NM_031844.3（HNRNPU）:c.1173_1174del	p. Cys391_ Glu392delinsTer	致病
DEE54	*HNRNPU*	NM_031844.3（HNRNPU）:c.575C > A	p. Ser192Ter	致病
DEE54	*HNRNPU*	NM_031844.3（HNRNPU）:c.511C > T	p. Gln171Ter	致病
DEE54	*HNRNPU*	NM_031844.3（HNRNPU）:c.481C > T	p. Gln161Ter	致病
DEE54	*HNRNPU*	NM_031844.3（HNRNPU）:c.143_149del	p. Gly48fs	致病
DEE54	*HNRNPU*	NM_031844.3（HNRNPU）:c.16delinsATT	p. Val6fs	致病

 DEE54 病例

【简要病史】

患儿,男,13 岁,右利手,体重 37.8 kg。患者大约在六七岁时,吃饭出现过几次掉碗现象,当时家长未予重视。10 余天后出现突然双手举过肩动作,眼神发愣,持续约数秒钟,事后无记忆,频繁时每天 2 ~ 3 次,有时间隔 1 ~ 2 天发作 1 次。就诊于当地医院,查 EEG 异常,经兰大二院查头颅 MRI 见右侧大脑半球发育欠佳并右侧颞顶叶陈旧性脑软化灶,24hVEEG 异常,诊断为"癫痫",给予口服抗癫痫药物治疗(曾服用丙戊酸钠片、托吡酯片、左乙拉西坦片、拉莫三嗪片、氯硝西泮片等)和经颅磁刺激治疗,仍然发作,形式与前相似,表现为突然双手举过肩,平均每天发作 2 ~ 3 次。2018 年 1 月就诊于西京医院,支持癫痫的诊断,在维持口服药物(拉莫三嗪片、托吡酯片、丙戊酸镁缓释片、苯巴比妥片)治疗的基础上加用了生酮饮食治疗,症状稍缓解,平均每周发作 1 次,多于感冒、情绪不佳时易发。既往 2015 年行"扁桃体"摘除术;2016 年 8 月因"颅脑外伤"行左侧开颅手术治疗(具体不详);出生史正常;无高热惊厥史;无中毒、中枢神经系统感染病史;否认家族及遗传代谢病史;神经系统查体智力低下,反应迟钝,余未见明显阳性体征。

【辅助检查】

1.头颅磁共振 见右侧半球发育不良,有陈旧性软化灶(图 2 − 54 − 1)。

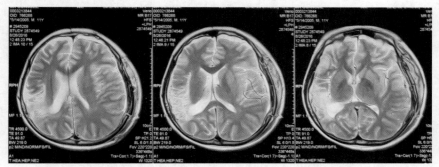

图 2 −54 −1 头颅磁共振 T2 加权像见右侧半球发育不良,有陈旧性软化灶

2.脑电图监测 清醒时以 4 ~ 5 Hz 低至中幅(10 ~ 70 μV)θ 节律为主调;左侧枕、顶、后颞导波幅较右

侧减低;右侧前额、额、前颞导波幅较左侧减低;未见明确 α 波。各导可见较多量中至极高幅单、连发尖慢、棘慢、多棘慢复合波及阵发性 1.5～2.5 Hz 尖慢、棘慢、多棘慢节律;左侧前额、额、前、中、后颞导并可见单发尖慢复合波发放(图 2-54-2),监测到两次发作,一次在患者吃饭中,可见患者双上肢强直、低头于桌面,维持此姿势约 10 秒,同步 EEG 可见各导中-高幅 14 Hz 左右棘波节律;随后各导见欠规则 1.5～2.5 Hz 尖慢、棘慢、多棘慢节律发放时可见患者吃饭动作停顿,目光呆滞或双眼凝视。另一次在睡眠 Ⅱ 期中,突然出现双上肢强直、头后仰,持续约 7、8 秒缓解;同步脑电仍见各导棘波节律发放。

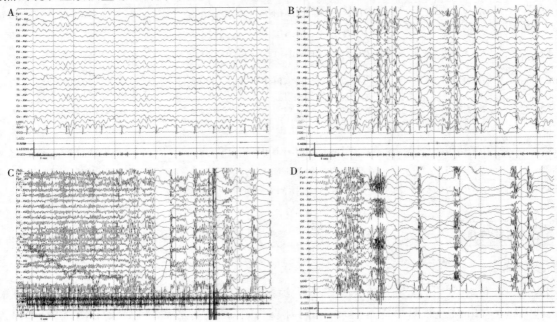

图 2-54-2 脑电图结果

A:清醒以慢波(4～5 Hz)节律为背景;B:各导见欠规则 1.5～2.5 Hz 尖慢、棘慢波;C:强直发作时可见各导中-高幅 14 Hz 左右棘波节律;D:各导中-高幅 14 Hz 左右短程棘波节律和多棘慢波发放

3. 基因检测 为进一步明确诊断做了三人家系的全外显子基因检测,发现 HNRNPU 基因的第一号外显子的第 162 位的 G 被 T 替代(c.162G＞T),导致所编码的蛋白质第 54 位的谷氨酸变成了天冬氨酸(p. Glu54Asp),该变异来自父亲(图 2-54-3)。

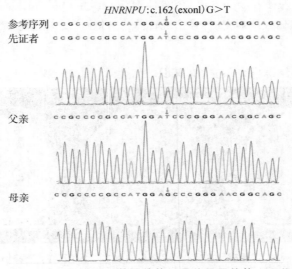

图 2-54-3 HNRNPU 基因的第一号外显子的第 162 位的 G 被 T 替代(c.162G＞T),该变异来自父亲

【诊断】

癫痫；不典型失神发作、强直发作，认知障碍，LGS，药物难治性癫痫，*HNRNPU* 基因相关的发育性和癫痫性脑病（DEE54 型）。

【治疗及随访】

目前口服拉莫三嗪片 150 mg 早晚各 1 次、托吡酯片 125 mg 早晚各 1 次、丙戊酸镁缓释片 0.25 g 早晚各 1 次、苯巴比妥片 30 mg 晚 1 次、艾地苯醌片 30 mg 早晚各 1 次、赛尔软胶囊 2 粒早晚各 1 次及生酮饮食治疗。仍每周有发作，已行迷走神经刺激术（VNS）治疗。经调整参数后，发作略有减少。

■■■ 点 评 ■■■

患者有不典型失神发作、强直发作和 GTCS 发作，脑电图以 1.5～2.5 Hz 的慢的棘慢波为主，并见睡眠期的棘节律，患儿认知功能障碍，临床上符合 Lennox Gastaut 综合征（LGS）的诊断。

患者既往无感染、免疫和代谢病史，有一次脑外伤是在患癫痫之后，那次外伤是否和癫痫发作有关，不能提供病史。所以做了三人家系全外显子基因检测，当时的第一次报告是阴性的，没有发现致病性变异，当我们在重新解读报告时发现了 *HNRNPU* 基因的杂合点突变。查阅文献发现 Anna Durkin 等人在 2020 年报道了一个 *HNRNPU* 基因突变的 21 例的最大队列。该队列的表型包括智力障碍、行为障碍、癫痫和颅面部畸形。最常见的面部畸形包括牙齿间距过大（19%）、小头畸形（19%）和眼睑裂异常（24%）。该患者头围比正常同龄儿童小之外，没有其他面部畸形，同时有智力障碍和癫痫，我们认为也符合 HNRNPU 相关的发育性和癫痫性脑病（DEE54 型）。

HNRNPU 似乎是功能缺失的变异体，几乎所有变异体都是新发变异。到目前为止，文献中报道的错义变体非常少，其致病性有待进一步验证。

▌▌参考文献 ▶

[1]Allen A S, Berkovic S F, Cossette P, et al. De novo mutations in epileptic encephalopathies[J]. Nature. 2013, 501(7466): 217 - 221.

[2]Carvill G L, Heavin S B, Yendle S C, et al. Targeted resequencing in epileptic encephalopathies identifies de novo mutations in CHD2 and SYNGAP1[J]. Nat Genet. 2013, 45(7): 825 - 830.

[3]de Kovel C G F, Brilstra E H, van Kempan M J A, et al. Targeted sequencing of 351 candidate genes for epileptic encephalopathy in a large cohort of patients. Mol Genet Genomic Med. 2016, 4(5): 568 - 580.

[4]Hamdan F F, Srour M, Capo - Chichi J M, et al. De novo mutations in moderate or severe intellectual disability [J]. PLoS Genet. 2014, 10(10): e1004772.

[5]Song Z, Zhang Y, Yang C, et al. De novo frameshift variants of HNRNPU in patients with early infantile epileptic encephalopathy: Two case reports and literature review[J]. Int J Dev Neurosci. 2021, 81(7): 663 - 668.

（韩腾辉　邓艳春）

55 发育性和癫痫性脑病 *55* 型（*PIGP* 相关性 DEE）

【概念】

发育性和癫痫性脑病 55 型（DEE55；OMIM ID：617599）是一种极为罕见的常染色体隐性遗传神经系统疾病，主要的临床症状为早发的癫痫发作以及精神运动发育迟缓。

【致病基因】

DEE55 由 *PIGP* 基因纯合致病突变所致。*PIGP* 基因位于 21 号染色体长臂 22.13 区带，其编码产物是糖基磷脂酰肌醇锚定蛋白合成酶 P（Phosphatidylinositol Glycan Anchor Biosynthesis Class P Protein，PIGP），是糖基磷脂酰肌醇锚定蛋白合成酶的一个亚基，催化糖基磷脂酰肌醇锚定蛋白生物合成的第一步。*PIGP* 基因在脑发育过程中的作用在 2017 年由 Johnstone 等人通过全外显子技术于携带 *PIGP* 基因复杂杂合突变患有发育性和癫痫性脑病的患者中首次报道。患者的成纤维细胞中 PIGP mRNA 降低，蛋白表达水平降低，糖基磷脂酰肌醇锚定蛋白的细胞表面表达降低。同时基因缺陷可以通过 *PIGP* 的过表达来纠正，证实了 PIGP 和糖基磷脂酰肌醇锚定蛋白在神经发育中的作用。目前 DEE55 报道的病例十分罕见，仅有 3 个家系 7 名患者报道。

【临床症状】

在 2017 年 Johnstone 等人报道了来自 1 个家系的 2 名患者。患者均在出生后几周内开始出现难治性癫痫发作。2 名患者在癫痫发作后出现精神运动发育落后，2 名患者均出现了肌张力低下和皮质视觉障碍的症状。其他 1 名患者有严重的智力障碍与进食困难的症状。另外 1 名在 26 月龄时死亡。Vetro 等人在 2020 年报道了 4 个来自同一家系的 DEE55 患者。患者均在出生后数月内出现难治性癫痫发作。患者均出现了神经运动发育迟滞，运动障碍，肌张力低下和肌痉挛等症状。2 名患者出现了进食困难，并需通过管饲途径喂养。其中有 2 名患者分别在 27 个月和 12 岁大时死亡。

【辅助检查】

Johnstone 等人报道的患者的脑电图特征为背景活动减慢、广泛的癫痫样活动放电。Krenn 等人报道的患者的脑电图也为广泛的癫痫样活动放电。Vetro 等人报道的患者中脑电图表现为非对称背景活动减慢，伴弥漫性的多灶性癫痫样活动放电与爆发 - 抑制模式放电。已报道的患者均出现了影像学上的异常。主要包括弥漫性脑萎缩、胼胝体偏薄、脑室扩大和白质异常信号等。

【诊断】

患者的诊断主要依靠临床症状结合基因检测，当发现符合 DEE 疾病特征并携带 *PIGP* 基因双等位致病突变的患者时可以诊断为 DEE55。

【治疗】

患者的癫痫发作均为难治性癫痫，目前尚无有效的治疗方案报道。

【预后】

据已有的文献报道，该病的预后较差。就目前的病例来看，患者除了有难治性癫痫发作外还可出现儿童期死亡。

【遗传咨询】

目前认为 DEE55 是常染色体隐性遗传性疾病，如果父母双方各携带一个 *PIGP* 基因的致病变异位点，他们再生育的话，生育健康儿童的概率是 25%，50% 是携带者，生育同样患儿的概率是 25%，建议做产前基因检测。目前已报道的 *PIGP* 基因致病性突变位点见表 2 - 55 - 1。

表 2 - 55 - 1　目前已报道的 *PIGP* 基因致病性突变位点

表型	基因名	突变位点	蛋白改变	致病性
DEE55	*PIGP*	NM_153681.2(PIGP):c.456delA	p. Glu153AsnfsTer34	致病
DEE55	*PIGP*	NM_153681.2(PIGP):c.74T>C	Met25Thr	致病

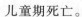

参考文献 ▶

[1] Desprairias C, Valence S, Maurey H, et al. Three novel patients with epileptic encephalopathy due to biallelic mutations in the PLCB1 gene[J]. Clin Genet. 2020, 97(3): 477 - 482.

[2] Johnstone DL, Nguyen TT, Murakami Y, et al. Compound heterozygous mutations in the gene PIGP are associated with early infantile epileptic encephalopathy[J]. Hum Mol Genet. 2017, 26(9): 1706 - 1715.

[3] Krenn M, Knaus A, Westphal D S, et al. Biallelic mutations in PIGP cause developmental and epileptic encephalopathy[J]. Ann Clin Transl Neurol. 2019, 6(5): 968 - 973.

（韩腾辉　邓艳春）

56　发育性和癫痫性脑病 56 型（*YWHAG* 相关性 DEE）

【概念】

发育性和癫痫性脑病 56 型（DEE56；OMIM ID：617665）是一种极为罕见的常染色体显性遗传神经系统疾病，主要的临床症状为早发的癫痫发作以及智力障碍和语言发育迟缓。

【致病基因】

DEE56 由 *YWHAG* 基因纯合致病突变所致。*YWHAG* 基因位于 7 号染色体长臂 11.23 区带，其编码产物是 14 - 3 - 3 蛋白，内皮素受体亚型。该产物是一种磷酸丝氨酸和磷酸苏氨酸结合蛋白，在有丝分裂和细胞增殖的信号传导中起重要作用。在 2017 年由 Guella 等人于 4 名携带 *YWHAG* 基因杂合错义突变的常染色体显性遗传智力障碍的 DEE56 患者中首次报道。这 4 名患者携带的均为杂合突变（3 名患者为 p. R132C，另外 1 名患者为 p. E15A）。Cornell 和 Wachi 等人在 2016 年报道了 *YWHAG* 基因编码表达产物量的改变会导致小鼠锥体细胞迁移延迟，从而导致癫痫。*YWHAG* 基因到目前为止共发现了 10 种可导致癫痫发作的突变，其中错义突变 9 种，截短突变 1 种。与 DEE 相关的突变主要集中于 14 - 3 - 3 蛋白的磷酸丝氨酸和磷酸苏氨酸结合位点附近，可能造成较为严重的功能损害，形成突变型二聚体，而截短突变（p. Arg42Ter）则位于 14 - 3 - 3 蛋白形成二聚体的关键位点，仅会导致 14 - 3 - 3 蛋白野生型二聚体数量减少，所造成的表型也较轻，表现为热性惊厥和肌阵挛癫痫。这说明 *YWHAG* 基因突变所导致的表型是一个表型谱，突变所造成的功能改变的严重程度与患者的表型相对应。

【临床症状】

2017 年 Guella 等人报道了 4 名年龄在 10 ~ 22 岁之间的女性患者，所有患者均出现了早发性癫痫发作和智力障碍。患者均出现了多种癫痫发作类型，包括肌阵挛性、失神性、全面强直阵挛性、热性、局灶性运动伴眼睑颤动或肢体抽搐癫痫发作，其中 1 名患者出现了癫痫持续状态。3 名患者发病年龄为 1 岁内，另 1 名发病年龄未知。这 4 名患者的癫痫发作均为药物难治性癫痫，多种抗癫痫发作药物治疗不佳，部分患者使用丙戊酸钠后得到了一定的缓解。所有患者均患有中到重度智力障碍和语言发育迟缓。1 名患者出现了注意力不集中、焦虑和强迫症等症状，另 1 名患者出现了孤独症的症状。部分携带 *YWHAG* 基因突变的患者并不会表现出 DEE 的症状，而是仅表现为热性惊厥以及肌阵挛发作，在使用丙戊酸进行治疗后达到无癫痫发作，且患者的智力发育和运动能力均无明显异常。

【辅助检查】

患者脑电图表现为背景节律紊乱，不典型棘波、尖波、多棘波和广泛的棘波发放。3 名患者的脑部影像学未见异常，另外 1 名则表现为脑萎缩。

【诊断】

患者的诊断主要依靠临床症状结合基因检测，当发现符合 DEE 疾病特征并携带 *YWHAG* 基因致病突变的患者时可以诊断为 DEE56。

【治疗】

患者的癫痫发作均为药物难治性，在 Guella 等人报道的 4 名患者中，部分患者使用双丙戊酸钠治疗后,癫痫发作得到了部分的缓解。

【预后】

该病预后不良,患者均患有难治性癫痫,治疗不佳,并有智力障碍等神经发育异常的症状。

【遗传咨询】

目前认为 DEE56 是常染色体显性遗传性疾病,如果父母双方有一个携带一个 *YWHAG* 基因的致病变异位点,他们再生育的话,生育健康儿童的概率是 50%,生育同样患儿的概率是 50%,建议做产前基因检测。目前已报道的 *YWHAG* 基因致病性突变位点见表 2 - 56 - 1。

表 2 - 56 - 1　目前已报道的 *YWHAG* 基因致病性突变位点

表型	基因名	突变位点	蛋白改变	致病性
DEE56	*YWHAG*	NM_012479.4(YWHAG):c.451G > T	p. Glu151Ter	致病
DEE56	*YWHAG*	NM_012479.4(YWHAG):c.395G > A	p. Arg132His	致病
DEE56	*YWHAG*	NM_012479.4(YWHAG):c.394C > T	p. Arg132Cys	致病

参考文献 ▶

[1] Cornell B, Wachi T, Zhukarv V, et al. Overexpression of the 14 - 3 - 3gamma protein in embryonic mice results in neuronal migration delay in the developing cerebral cortex[J]. Neuroscience letters, 2016, 628: 40 - 46.

[2] Guella I, Mckenzie M B, Evans D M, et al. De Novo Mutations in YWHAG Cause Early - Onset Epilepsy[J]. Am J Hum Genet, 2017, 101(2): 300 - 310.

[3] Morrison D. 14 - 3 - 3: modulators of signaling proteins? [J]. Science. 1994 Oct 7; 266(5182): 56 - 57.

[4] Wachi T, Cornell B, Marshell C, et al. Ablation of the 14 - 3 - 3gamma Protein Results in Neuronal Migration Delay and Morphological Defects in the Developing Cerebral Cortex[J]. Developmental neurobiology, 2016, 76 (6): 600 - 614.

[5] Ye XG, Liu ZG, Wang J, et al. YWHAG Mutations Cause Childhood Myoclonic Epilepsy and Febrile Seizures: Molecular Sub - regional Effect and Mechanism[J]. Front Genet. 2021, 12: 632466.

（韩腾辉　邓艳春）

57 发育性和癫痫性脑病 57 型（*KCNT2* 相关性 DEE）

【概念】

发育性和癫痫性脑病 57 型（DEE57；OMIM ID：617771）是一种极为罕见的常染色体显性遗传神经系统疾病,主要的临床症状为早发的癫痫发作以及发育迟缓。

【致病基因】

DEE57 由 *KCNT2* 基因突变所致。*KCNT2* 基因位于 1 号染色体长臂 31.3 区带,其编码产物是钾离子通道亚家族 T 成员 2（Kcnt2）。Kcnt2 通道开放能够增加外向的钾电流,从而起到降低和调节神经元兴奋性的作用。*KCNT2* 基因在脑发育过程中的作用在 2017 年由 Gururaj 等人于携带 *KCNT2* 基因杂合突变的常染色体显性遗传的 DEE 患者中首次报道。体外功能性表达研究指出,与野生型相比,突变体的蛋白表达降低,离子选择性显著改变,对氯化物的敏感性降低,钠电流传导性提高。此外突变体在原代大鼠背根神经节神经元中的表达引起膜超兴奋性和神经元毒性。之后 Ambrosino 等作者陆续报道了一系列携带 *KCNT2* 基因致病性突变的患者,根据体外实验结果,这些新发现的突变既有获得功能性突变,也有丧失功能性突变,且均可以导致 DEE,最为常见的癫痫综合征是婴儿痉挛症和婴儿游走性局灶性癫痫,这表明 *KCNT2* 基因获得功能性突变和丧失功能性突变所导致的癫痫表型有一定重叠。

【临床症状】

在 2017 年 Gururaj 等人报道了 1 名有 *KCNT2* 基因突变的男性患者,其临床表现主要为肌张力减退、顽固性的癫痫发作和严重的发育迟缓。患者于出生后 3 个月出现癫痫发作。其主要的发作类型为长时间的强直性癫痫发作,此外还有肌阵挛性癫痫发作和非典型性失神发作。患者采用了多种药物治疗,效果不佳。Ambrosino 等人于 2018 年报道了 2 例携带 *KCNT2* 新发错义突变的女性患者,患者在 8 月龄时出现癫痫发作,发作类型为癫痫性痉挛,每日均有发作,诊断为 West 综合征,随着病程发展,该患者逐渐发展为 Lennox - Gastaut 综合征,发作形式也转变为频繁的夜间强直发作和双侧强直阵挛发作,患者对多种抗癫痫药物反应不佳,激素治疗以及生酮饮食治疗也无明确疗效。除上述症状外,患者出现了明显的发育迟缓,目前可以行走,但无语言发育。该患者的双臂毛发明显增多,头发及眉毛浓密,睫毛长而浓密。多位患者在出生后第一天就出现了全面性癫痫发作,在使用苯巴比妥作为治疗后癫痫发作未再出现,但脑电图仍有异常,表现为癫痫样放电由左侧半球向右侧半球游走。由于较长时间没有癫痫发作,患者在 6 月龄时停用了苯巴比妥,停用后出现了 1 次全面性强直阵挛发作。此后患者未服用抗癫痫药物,再未出现强直阵挛发作,但仍有频繁的失神发作。患者的发育明显迟缓,肌张力低下,语言发育迟缓,具有严重的学习障碍,两位患者均有类似的毛发特征。2020 年 Mao 等人报道了 2 例以局灶性运动性癫痫发作为主要临床特征的 DEE57 患者,Inuzuka 等人则报道了 1 例以夜间过度运动样发作为主要临床症状的患者。Gong 等人随后于 2021 年再次报道了 2 例患者,1 例主要的临床表现为婴儿痉挛症,另 1 例则为婴儿游走性局灶性癫痫,患者的毛发特征与前述的患者十分相似。

【辅助检查】

患者的脑电图表现背景活动异常,多灶性癫痫波发放,也有部分患者的脑电图表现为高幅失律。脑部影像学检查表现为脑白质普遍减少,胼胝体变薄。部分患者的 MRI 无明显异常。

【诊断】

患者的诊断主要依靠临床症状结合基因检测,当发现符合 DEE 疾病特征并携带 *KCNT2* 基因致病突变时可以诊断为 DEE57。

【鉴别诊断】

需要与其他类型 DEE 尤其是钾通道基因突变导致的 DEE 进行鉴别。

【治疗】

患者的癫痫发作为药物难治性,抗癫痫药物治疗效果不佳。

【预后】

目前对该病的预后尚无明确文献报道。就目前的病例来看,患者的癫痫发作采用多种抗癫痫发作药物治疗不佳,且合并严重的发育迟缓,预后较差。

【遗传咨询】

目前认为 DEE57 是常染色体显性遗传性疾病,如果父母双方有一个携带一个 *KCNT2* 基因的致病变异位点,他们再生育的话,生育健康儿童的概率是 50%,生育同样患儿的概率是 50%,建议做产前基因检测。目前已报道的 *KCNT2* 基因致病性突变位点见表 2 - 57 - 1。

表 2 - 57 - 1　目前已报道的 *KCNT2* 基因致病性突变位点

表型	基因名	突变位点	蛋白改变	致病性
DEE57	*KCNT2*	NM_001287820.2（KCNT2）:c.569G > C	p. Arg190Pro	致病
DEE57	*KCNT2*	NM_198503.5（KCNT2）:c.143_144del	p. Leu48fs	致病
DEE57	*KCNT2*	NM_001287819.1（KCNT2）:c.720T > A	p. Phe240Leu	致病
DEE57	*KCNT2*	NM_001287820.2（KCNT2）:c.569G > A	p. Arg190His	致病
DEE57	*KCNT2*	ENST00000294725（KCNT2）:c.725C > A	p. Thr242Asn	致病
DEE57	*KCNT2*	NM_198503.2（KCNT2）:c.1690A > T	p. Lys564 *	致病

DEE57 病例

【简要病史】

患儿男,12 岁,右利手,体重 37.6 kg。约 6 年前感冒发热后于睡眠中突发双眼上翻、牙关紧闭、口唇紫绀、流涎、四肢抽搐、意识不清,持续 1~2 分钟缓解,在当地医院未明确诊断。此后类似症状每年发作 1~2 次,感冒易诱发。曾诊断为癫痫,给予丙戊酸钠缓释片、卡马西平片治疗,疗效不佳。2020 年 6 月就诊于西京医院,确诊为癫痫,调整为左乙拉西坦和奥卡西平片口服;2021 年 3 月 7 日因情绪不良发作 1 次,形式与前相似。现服用左乙拉西坦片 0.5 g 0.75 g 2 次/天、奥卡西平片 0.45 g 2 次/天治疗。患儿顺产出生,早产 1 月,低体重儿;自幼智力发育低下,4 岁时有头部外伤史;无中毒、中枢神经系统感染病史;否认家族遗传史。神经系统查体无反应略迟钝外,无其他明显阳性体征。

【辅助检查】

1.头颅磁共振检查　头颅磁共振见 T1 加权像右侧侧脑室旁及双侧半卵圆中心点片和条索样异常信号,右侧明显(图 2 - 57 - 1)。

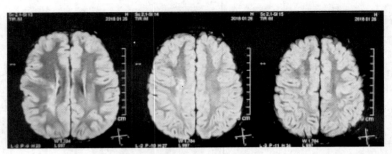

图 2-57-1 头颅磁共振见 TI 加权像右侧侧脑室旁及双侧半卵圆中
心点片和条索样异常信号,右侧明显

2. 脑电图监测 清醒安静状态以 8~8.5 Hz 的 α 节律为主调,调节调幅一般。醒睡可见左侧中、后颞导类周期样尖慢波,左侧额、中央、顶导也可见尖慢波单发或连发,右侧前、中、后颞导见阵发性低至中波幅的 θ 活动(图 2-57-2)。

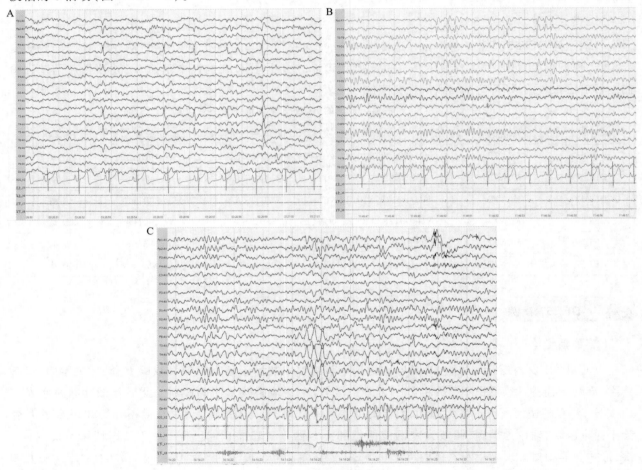

图 2-57-2 脑电图结果

A:清醒期左侧中、后颞导类周期样尖慢波;B:左侧额、中央、顶导也可见
尖慢波单发或连发;C:右侧前、中、后颞导见阵发性低至中波幅的 θ 活动

3. 基因检测 三人家系全外基因检测发现有两个新发的可能致病基因,一个是 KCNT2 基因的第 26 号外显子第 3 074 位的 A 被 C 替代[c. 3047(exon26)A>C],导致所编码的蛋白 1 016 位置的谷氨酰胺变成脯氨酸(p. Q1016P),该错义变异属于位于深入研究的无良性变异的外显子功能域(PM1)的低频(PM2);另一个基因是 DYNC1H1 的第 74 号外显子的第 13 327 位的 A 被 C 替换(c.13 327A>C)(图 2-

57 - 3），导致所编码的蛋白质 4 443 位置的谷氨酰胺变成甘氨酸（p. K4 443Q），经软件预测该错义变异对蛋白功能有害。

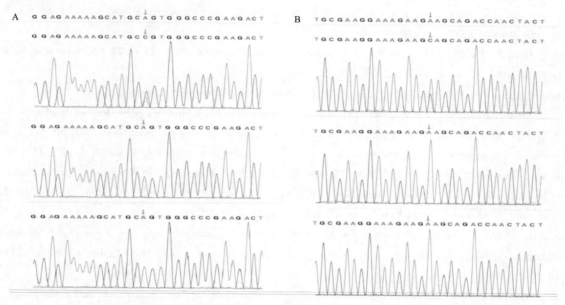

图 2 - 57 - 3 患者三人家系的 *KCNT2* 基因和 *DYNC1H1* 基因突变的一代测序验证图

A：KCNT2，第 3074 位的 A 被 C 替代，是新发突变，父母均是野生型；

B：DYNC1H1，第 13327 位的 A 被 C 替换，也是新发突变，父母均是野生型

【诊断】

该患者诊断为癫痫；局灶继发全面强直阵挛发作；智力发育迟滞；*KCNT2* 相关的发育性和癫痫性脑病（DEE57 型）。

【治疗及随访】

目前服用左乙拉西坦片 0.5 g 0.75 g 2 次/天、奥卡西平片 0.45 g 2 次/天治疗。

点 评

编码钾通道（KCN）的基因突变可导致发育性和癫痫性脑病，表现为难治性癫痫发作和频繁的癫痫发作。KCN 基因家族编码广泛的钾通道亚单位，包括 *KCNA1*、*KCNA2*、*KCNB1*、*KCNC1*、*KCNQ2*、*KCNQ3*、*KCNQ5* 和 *KCNT1*。*KCNT1*（Slo2.2 或 Slack）与 *KCNT2*（Slo2.1 或 Slick）属于钠依赖钾通道基因的 Slo2 家族，编码由电压和（或）细胞内离子或第二信使浓度变化控制的成孔 α 亚基。*KCNT2* 曾被认为是癫痫的候选基因，其症状与 *KCNT1* 基因相似。最近对 West 综合征患者的研究发现了 *KCNT2* 突变的相关性。

DYNC1H1 基因编码细胞质动力蛋白复合物的一个大的（超过 530 kD）关键亚单位。动力蛋白是一组微管激活的 ATP 酶，用于将化学能转换为机械能。它们被分为两大亚群，即轴丝动力蛋白和细胞质动力蛋白。细胞质动力蛋白与多种其他形式的细胞内运动有关，包括逆行轴突运输、顶端和基底外侧表面之间的蛋白质分类，以及内体和溶酶体等细胞器的重新分布。*DYNC1H1* 基因突变的表型是常染色体显性遗传的智力低下，伴有神经元迁移缺陷，也有报道 Charcot - Marie - Tooth（CMT）综合征轴索型的表型，可能均和突触的传递有关。但是在该例患者 *KCNT2* 基因和 *DYNC1H1* 基因都是低频的新发突变，根据 ACMG 标准均可判断为可能致病，但两者是否联合致病尚有待研究。

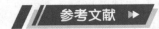
参考文献 ▶▶

［1］De novo gain – of – function variants in KCNT2 as a novel cause of developmental and epileptic encephalopathy［J］. Ann Neurol, 83(6): 1198 – 1204.

［2］Gong P, Jiao X, Yu D, et al. Case Report: Causative De novo Variants of KCNT2 for Developmental and Epileptic Encephalopathy［J］. Front Genet, 2021, 12: 649556.

［3］Guruaj S, Palmer E E, Sheehan G D, et al. A De Novo Mutation in the Sodium – Activated Potassium Channel KCNT2 Alters Ion Selectivity and Causes Epileptic Encephalopathy［J］. Cell Rep, 2017 Oct 24; 21(4): 926 – 933.

［4］Inuzuka LM, Macedo – Souza LI, et al. Additional observation of a de novo pathogenic variant in KCNT2 leading to epileptic encephalopathy with clinical features of frontal lobe epilepsy［J］. Brain Dev, 2020, 42(9): 691 – 695.

［5］Mao X, Bruneau N, Gao Q, et al. The Epilepsy of Infancy With Migrating Focal Seizures: Identification of de novo Mutations of the KCNT2 Gene That Exert Inhibitory Effects on the Corresponding Heteromeric KNa1. 1/KNa1. 2 Potassium Channel［J］. Front Cell Neurosci, 2020, 14: 1.

［6］Tomasello D L, Hurley E, Wrabetz L, et al. Slick (Kcnt2) Sodium – Activated Potassium Channels Limit Peptidergic Nociceptor Excitability and Hyperalgesia［J］. J Exp Neurosci, 2017 Sep 14; 11: 1179069517726996.

（韩腾辉　邓艳春）

58　发育性和癫痫性脑病 *58* 型（*NTRK2* 相关性 DEE）

【概念】

发育性和癫痫性脑病 58 型（DEE58；OMIM ID：617830）是一种极为罕见的常染色体显性遗传神经系统疾病，主要的临床症状为早发的癫痫发作以及精神运动发育迟缓。

【致病基因】

DEE8 由 *NTRK2* 基因纯合致病突变所致。*NTRK2* 基因位于 9 号染色体长臂 21. 33 区带，其编码产物是神经营养性酪氨酸激酶受体 2（NTRK2）。NTRK2 是脑源性神经营养因子（BDNF）的受体，能够与 BDNF 相互作用，共同调节脑突触的短期突触功能和长时程增强作用。*NTRK2* 基因激活后具有的生物学功能取决于其下游通路的不同。一方面，*NTRK2* 基因可能通过 Shc - Akt 下游信号通路发挥神经保护作用；另一方面，通过 PLCγ1 信号通路，BDNF 和 NTRK2 编码的 TrkB 蛋白可能会导致癫痫发生。*NTRK2* 基因在脑发育过程中的作用在 2017 年由 Hamdan 等人于携带 *NTRK2* 基因纯合突变的常染色体显性遗传智力障碍的患者中首次报道。目前 DEE58 报道的病例十分罕见，Hamdan 等人报道了 4 例携带杂合错义突变（p. Tyr434Cys）的患者，但尚未进行功能学研究。Yoganathan 等人于 2021 年报道了另外 5 例患者，分别携带 2 种不同的杂合错义突变（p. Y434C 和 p. R551Q），这一组患者也没有进行功能学研究。

【临床症状】

在 2017 年 Hamdan 等人报道了 4 名无血缘关系的患者。这些患者的临床表现类似，主要的癫痫发作类型为癫痫性痉挛，发病年龄为出生后 12 小时到 4 月龄，其中 1 名患者出现了癫痫持续状态。这 4 名患者均出现严重的精神运动发育迟缓，通常会发展为中度到重度的智力障碍与行走困难。其他的临床特征包括后天性小头畸形、进食困难、整体生长不良、肌张力低下、痉挛、反射亢进、眼球震颤、精细或自主运动能力差等。这 4 名患者的癫痫发作均为药物难治性癫痫，多种抗癫痫发作药物治疗不佳。2021 年 Yoganathan 等人报道了另外 5 例患者，这 5 例患者中，最为常见的癫痫发作类型也为癫痫性痉挛，起病年龄为 1 月龄至 6 月龄之间，1 名患者在使用 3 种抗癫痫发作药物（丙戊酸、氯硝西泮以及吡哆醇）后达到无癫痫发作，另外 4 人则为药物难治性癫痫。除癫痫发作外，3 名患者出现了明显的运动障碍症状，包括口部运动障碍、偏身投掷征、舞蹈手足徐动症等。患者还出现了其他神经系统症状，包括肌张力低下、小头畸形等。

【辅助检查】

Hamdan 等人报道的患者中，其脑电图表现多为弥漫性慢波、多灶性多棘波发放和高幅失律。患者脑部影像学均表现为视神经发育不良。Yoganathan 等人报道的患者的脑电图特征与 Hamdan 等人报道的相似，MRI 则有所不同，患者出现了皮质萎缩、胼胝体菲薄、白质缺乏以及髓鞘发育不良等。

【诊断】

患者的诊断主要依靠临床表现结合基因检测，当发现符合 DEE 体征以及 *NTRK2* 基因致病突变时可以确诊。

【治疗】

患者的癫痫发作多为药物难治性,采用多种抗癫痫药物治疗无效,Yoganathan 等人报道的 1 名患者在使用 3 种抗癫痫药物(丙戊酸、氯硝西泮以及吡哆醇)后达到无癫痫发作。

【预后】

目前对该病的预后尚无明确文献报道。就目前的病例来看,患者的预后一般较差,患者出现了中度到重度的智力发育障碍,且运动发育也同样明显落后。

【遗传咨询】

目前认为 DEE58 是常染色体显性遗传性疾病,如果父母双方有一个携带一个 *NTRK2* 基因的致病变异位点,他们再生育的话,生育健康儿童的概率是 50%,生育同样患儿的概率是 50%,建议做产前基因检测。目前已报道的 *NTRK2* 基因致病性突变位点见表 2 − 58 − 1。

表 2 − 58 − 1　目前已报道的 *NTRK2* 基因致病性突变位点

表型	基因名	突变位点	蛋白改变	致病性
DEE58	*NTRK2*	NM_006180.6(NTRK2):c.1301A > G	p. Tyr434Cys	致病

参考文献 ▶

[1] Bibel M, Barde Y A. Neurotrophins: key regulators of cell fate and cell shape in the vertebrate nervous system [J]. Genes & development, 2000, 14(23): 2919 − 2937.

[2] Bothwell M. p75NTR: a receptor after all[J]. Science (New York, NY), 1996, 272(5261): 506 − 507.

[3] Carter B D, Lewin G R. Neurotrophins live or let die: does p75NTR decide? [J]. Neuron, 1997, 18(2): 187 − 190.

[4] Hamadan F F, Myers C T, Cossette P, et al. High Rate of Recurrent De Novo Mutations in Developmental and Epileptic Encephalopathies[J]. Am J Hum Genet, 2017, 101(5): 664 − 685.

[5] Huang YZ, He XP, Krishnamurthy K, et al. TrkB − Shc Signaling Protects against Hippocampal Injury Following Status Epilepticus[J]. J Neurosci. 2019, 39(23): 4624 − 4630.

[6] Liu G, Kotloski RJ, McNamara JO. Antiseizure effects of TrkB kinase inhibition[J]. Epilepsia. 2014, 55(8): 1264 − 1273.

[7] Yoganathan S, Arunachal G, Gowda VK, et al. NTRK2 − related developmental and epileptic encephalopathy: Report of 5 new cases[J]. Seizure, 2021 Nov; 92: 52 − 55.

(韩腾辉　邓艳春)

59　发育性和癫痫性脑病 *59* 型（*GABBR2* 相关性 DEE）

【概念】

发育性和癫痫性脑病 59 型（DEE59；OMIM ID：617904）是一种极为罕见的常染色体显性遗传神经系统疾病，主要的临床症状为早发的癫痫发作以及严重的智力障碍与语言障碍。

【致病基因】

DEE59 由 *GABBR2* 基因致病突变所致。*GABBR2* 基因位于 9 号染色体长臂 22.33 区带，其编码产物是 γ - 氨基丁酸 B 型受体 2 亚基（Gabbr2），是构成 γ - 氨基丁酸 B 型受体重要组成部分。γ - 氨基丁酸 B 型受体通过 G 蛋白偶联的第二信使系统调节神经递质的释放以及离子通道和腺苷酸环化酶的活性，从而抑制神经元活动。*GABBR2* 基因在脑发育过程中的作用在 2014 年于携带 *GABBR2* 基因纯合突变的常染色体显性遗传智力障碍的患者中首次报道。功能学研究指出，c.S695I 和 c.I705N 位点突变会影响 GABA 受体的结构完整性，从而降低 GABA 信号传导活性。鉴于目前报道的病例较少，其基因型与表型间的关系暂时无法判断。

【临床症状】

在 2014 年欧洲癫痫研究协会报道了 2 名患者，1 名 3 岁女性患者和 1 名 18 岁男性患者。2 名患者均在婴儿期出现了癫痫发作，其中女性患者出现了多种癫痫发作类型，包括局灶性肌阵挛癫痫发作和全面强直肌阵挛癫痫发作。男性患者在病程早期仅出现了婴儿痉挛症且在 5 月龄时该症状消失，随着病程进展出现了局灶性功能障碍性癫痫发作和非癫痫性呼吸暂停。2 名患者均出现了严重的智力障碍与失语。其中女性患者同时合并有严重的肌张力低下与进食困难，而另 1 名男性患者则出现了孤独症，行走困难等症状。在 2017 年 Hamdan 等人报道了 1 名 14 岁的男性患者，患者在 11 月龄时出现了短暂性局灶癫痫发作，并随病程的进展病情逐渐加重。患者采用多种药物联合治疗后，癫痫发作得到了部分控制。患者早期即出现了严重的发育迟缓，并随着病程发展出现了严重的智力障碍。此外还合并有肌张力低下、脊柱侧凸和攻击性行为等症状。

【辅助检查】

在已报道的 3 名患者中，均有脑电图的异常改变，其特征为高幅失律。患者的脑部影像学检查多为正常，仅在 Hamdan 等人报道的患者的脑部磁共振检查表现为脑室扩大。

【诊断】

患者的诊断主要依靠临床症状结合基因检测，当发现符合 DEE 疾病特征并携带 *GABBR2* 基因致病突变的患者时可以诊断为 DEE59。

【治疗】

由于报道的患者病例较少，尚无明确而有效的治疗方式。根据有限的报道，采用氨己烯酸、拉莫三嗪和托吡酯治疗对患者的癫痫发作控制可能有一定的作用。

【预后】

目前对该病的预后尚无明确文献报道。就目前的病例来看，患者均出现了重度的智力障碍，而运动发育也同样明显落后,预后不佳。

【遗传咨询】

目前认为 DEE59 是常染色体显性遗传性疾病,如果父母双方有一个携带一个 *GABBR2* 基因的致病变异位点,他们再生育的话,生育健康儿童的概率是 50%,生育同样患儿的概率是 50%,建议做产前基因检测。目前已报道的 *GABBR2* 基因致病性突变位点见表 2-59-1。

表 2-59-1　目前已报道的 *GABBR2* 基因致病性突变位点

表型	基因名	突变位点	蛋白改变	致病性
DEE59	GABBR2	NM_005458.8(GABBR2):c.2114T>A	p.Ile705Asn	致病
DEE59	GABBR2	NM_005458.8(GABBR2):c.2084G>T	p.Ser695Ile	致病
DEE59	GABBR2	NM_005458.8(GABBR2):c.2077G>T	p.Gly693Trp	致病

参考文献

[1] EuroEPINOMICS - RES Consortium; Epilepsy Phenome/Genome Project; Epi4K Consortium. De novo mutations in synaptic transmission genes including DNM1 cause epileptic encephalopathies[J]. Am J Hum Genet, 2014, 95(4): 360 - 370.

[2] Hamdan F F, Myers C T, Cossette P, et al. High Rate of Recurrent De Novo Mutations in Developmental and Epileptic Encephalopathies[J]. Am J Hum Genet, 2017, 101(5): 664 - 685.

[3] Kaupmann K, Malitschek B, Schuler V, et al. GABA(B) - receptor subtypes assemble into functional heteromeric complexes[J]. Nature, 1998, 396(6712):683 - 687.

[4] Kerr D I B, Ong J. GABAB receptors[J]. Pharmacol Ther. 1995;67(2):187 - 246.

[5] Martin S C, Russek S J, Farb D H. Molecular identification of the human GABABR2: cell surface expression and coupling to adenylyl cyclase in the absence of GABABR1[J]. Molecular and cellular neurosciences, 1999, 13(3): 180 - 191.

[6] Yoo Y, Jung J, Lee Y N, et al. GABBR2 mutations determine phenotype in rett syndrome and epileptic encephalopathy[J]. Annals of neurology, 2017, 82(3): 466 - 478.

(韩腾辉　邓艳春)

60　发育性和癫痫性脑病 60 型（*CNPY3* 相关性 DEE）

【概念】

发育性和癫痫性脑病 60 型（DEE60；OMIM ID：617929）是一种极为罕见的常染色体隐性遗传神经系统疾病，主要的临床症状为早发的癫痫发作以及精神运动发育迟缓。

【致病基因】

DEE60 由 *CNPY3* 基因致病突变所致。*CNPY3* 基因位于 6 号染色体短臂 21.1 区带，其编码产物是一种内质网中的伴侣蛋白，该伴侣蛋白调节多种 Toll 样受体的亚细胞分布和反应，并与其他生长有关的蛋白质的合成相关。*CNPY3* 基因在脑发育过程中的作用在 2018 年由 Mutoh 等人于携带 *CNPY3* 基因纯合和复合杂合突变的常染色体隐性遗传智力障碍的患者中首次报道。目前 DEE60 报道的病例十分罕见，仅有 2 个家系 3 名患者报道。这 3 名患者携带的突变为 c.373G > C，c.702_720dup 及 c.495 + 1G > A，针对它们的功能学研究指出，患者淋巴母细胞系中 Cnpy3 蛋白水平降低，表明突变体可导致蛋白功能丧失。*CNPY3* 敲除小鼠的体重减轻并且在静止条件下表现出震颤、痉挛或肌张力障碍特征。尽管没有自发性癫痫发作，但突变小鼠的静息 EEG 显示活动增强，与异常激活的神经元回路一致。这表明 Cnpy3 蛋白除已知的 Toll 样受体依赖性免疫应答外，在脑功能中也起着重要作用。鉴于目前报道的病例较少，其基因型与表型间的关系暂时无法判断。

【临床症状】

在 2018 年 Mutoh 等人报道了来自 2 个家族的 3 名患者，这些患者的临床表现类似，主要的癫痫发作类型为癫痫性痉挛，发病年龄为 1 ~ 4 月龄，随着患者病程，来自同一家族的 2 名的癫痫演变为了肌阵挛性癫痫发作和局灶性意识障碍性癫痫发作，另 1 名患者癫痫演化为了全面强直阵挛性癫痫。这 4 名患者的癫痫发作均为药物难治性癫痫，多种抗癫痫药物治疗不佳。3 名患者均出现了痉挛性瘫痪，来自同一家系的 2 名患者均发展为了严重的智力障碍，另一名患者在 13 月龄时死亡。

【辅助检查】

在 Mutoh 等人报道的患者中，2 名来自同一家系的患者脑电图特征为 3 ~ 4 月龄出现的高幅失律，10 岁时出现弥散性的棘慢复合波，另 1 名患者则表现为暴发 - 抑制模式。患者的脑部影像学均表现为弥漫性进行性脑萎缩和海马旋转不良。

【诊断】

患者的诊断主要依靠临床表现结合基因检测，当发现符合 DEE 体征以及 *CNPY3* 基因致病突变时可以确诊。

【治疗】

患者的癫痫发作均为药物难治性，采用多种抗癫痫药物治疗无效，目前尚未有效的治疗报道。

【预后】

目前对该病的预后尚无明确文献报道。就目前的病例来看，患者的预后一般较差，报道的患者中 2

名出现了重度的智力发育障碍,另外 1 名则出现了幼儿期死亡。

【遗传咨询】

目前认为 DEE60 是常染色体隐性遗传性疾病,如果父母双方各携带一个 *CNPY3* 基因的致病变异位点,他们再生育的话,生育健康儿童的概率是 25% ,50% 是携带者,生育同样患儿的概率是 25% ,建议做产前基因检测。目前已报道的 *CNPY3* 基因致病性突变位点见表 2 - 60 - 1。

表 2 - 60 - 1　目前已报道的 *CNPY3* 基因致病性突变位点

表型	基因名	突变位点	蛋白改变	致病性
DEE60	*CNPY3*	NM_006586.5(CNPY3):c.373G > C	p. Gly125Arg	致病
DEE60	*CNPY3*	NM_006586.5(CNPY3):c.495 + 1G > A		致病
DEE60	*CNPY3*	NM_006586.5(CNPY3):c.702_720dup	p. Ser241delinsGly SerArgArgGlnGluTer	致病

参考文献 ▶

Mutoh H, Kato M, Akita T, et al. Biallelic Variants in CNPY3, Encoding an Endoplasmic Reticulum Chaperone, Cause Early - Onset Epileptic Encephalopathy[J]. Am J Hum Genet. 2018 Feb 1;102(2):321 - 329.

(韩腾辉　邓艳春)

61 发育性和癫痫性脑病 61 型（*ADAM22* 相关性 DEE）

【概念】

发育性和癫痫性脑病 61 型（DEE61；OMIM ID：617933）是一种极为罕见的常染色体隐性遗传神经系统疾病，主要的临床症状为早发的癫痫发作以及全面精神运动发育迟缓。

【致病基因】

DEE61 由 *ADAM22* 基因致病性突变所致。*ADAM22* 基因与 DEE61 之间的关系由 Fukata 等人于 2006 年首次报道。*ADAM22* 基因位于 7q21.12 区带，编码一种与 LGI1（OMIM ID：604619）相互作用的蛋白质，并在神经元表面形成一个复合体。该复合体定位于突触后膜，调节突触成熟和功能。ADAM22 是 LGI1 的受体。LGI1 增强 AMPA 受体介导的海马脑片突触传递。PSD－95（OMIM ID：602887）是一种特殊的突触蛋白，其作用是控制突触 AMPA 受体的数量，PSD－95 水平的增加会选择性地增加突触 AMPA 受体的数量。海马脑片在 LGI1－AP 培养液中孵育后，突触 AMPA/NMDA 比值明显升高。细胞外分泌的 LGI1 连接大脑中的两个受体 ADAM22 和 ADAM23，并形成一个跨突触蛋白复合物，由 PSD－95 介导，包括突触前钾通道和突触后 AMPA 受体。LGI1 的缺失可能会破坏突触蛋白连接，并选择性地减少 AMPA 受体介导的海马突触传递，导致癫痫发作，表明 LGI1 可能是大脑兴奋的主要决定因素之一，*ADAM22* 和 *LGI1* 两个基因都与癫痫有关。LGI1－ADAM22 复合体功能的丧失可能会使突触不成熟，并可能导致癫痫发作。*ADAM22* 基因敲除小鼠会出现不同的表型，如共济失调、严重癫痫发作、体重减轻和运动不协调，并在 3～4 周内死亡。Fukata 等人随后又发现 LGI1－ADAM22－MAGUK 这一复合体是跨突触纳米体系的重要组成部分，这一体系具有维持精确的突触传递和预防癫痫的作用。*ADAM22* 基因突变可能损害这一复合体的稳定性，从而导致患者出现癫痫发作。

【临床症状】

患儿起病年龄小，主要的临床症状为药物难治性的早发性局灶性及全面性癫痫发作、肌阵挛发作，伴有低眼压和全面精神运动发育迟缓。患儿的发作通常是早期的局灶性发作，随后进展为全面强直阵挛发作，癫痫发作以及智力障碍等症状会持续到成年期。患儿的下肢反射活跃，上下肢僵硬，无法正常行走。患儿的头颅影像学检查提示快速进展的脑萎缩，并伴有硬膜下积液，患者可能还伴有其他畸形，例如 Muona 等人报道的 1 例患者伴有小头畸形。

【辅助检查】

患儿的脑电图为广泛性棘波，背景活动异常。

【诊断】

该病的临床症状主要为早发的局灶性癫痫进展为药物难治性全面强直阵挛发作，因此诊断主要依靠基因检测，当发现有患儿有类似临床表现时，应考虑行基因检测，发现 *ADAM22* 基因致病性突变即可明确诊断。

【治疗】

Atsushi Yamagata 等人测试了化学校正剂 4－苯基丁酸酯（4PBA），4PBA 显著提高了 LGI1 的分泌及其与 ADAM22 的结合力。对于表现为自发性全面性惊厥的小鼠,4PBA 治疗显著减少发作,可能成为治疗的新选择。但在临床上仍未能明确治疗 DEE61 引起的癫痫发作或者改善其带来的智力损害及发育迟缓。

【预后】

该病的预后较差,患儿均有严重的智力障碍和发育迟缓。Muona 报道的 1 名 *ADAM22* 杂合突变患者为药物难治性癫痫伴有全面精神运动发育迟缓,26 岁仍无法行走。

【遗传咨询】

目前认为 DEE61 是常染色体隐性遗传性疾病,如果父母双方各携带一个 *ADAM22* 基因的致病变异位点,他们再生育的话,生育健康儿童的概率是 25%,50% 是携带者,生育同样患儿的概率是 25%,建议做产前基因检测。目前已报道的 *ADAM22* 基因致病性突变位点见表 2 - 61 - 1。

表 2 - 61 - 1　目前已报道的 *ADAM22* 基因致病性突变位点

表型	基因名	突变位点	蛋白改变	致病性
DEE61	*ADAM22*	NM_001324418.2(ADAM22):c.1202G > A	(p. Cys401Tyr)	致病
DEE61	*ADAM22*	NM_001324418.2(ADAM22):c.2396del	(p. Ser799fs)	致病
DEE61	*ADAM22*	NM_001324418.2(ADAM22):c.2860C > T	(p. Arg954Ter)	致病

参考文献 ▶

[1] Fukata Y, Adesnik H, Iwanaga T, et al. Epilepsy - related ligand/receptor complex LGI1 and ADAM22 regulate synaptic transmission[J]. Science, 2006, 313(5794): 1792 - 1795.

[2] Fukata Y, Chen X, Chiken S, et al. LGI1 - ADAM22 - MAGUK configures transsynaptic nanoalignment for synaptic transmission and epilepsy prevention[J]. Proc Natl Acad Sci U S A. 2021, 118(3): e2022580118.

[3] Fukata Y, Lovero K L, Iwanaga T, et al. Disruption of LGI1 - linked synaptic complex causes abnormal synaptic transmission and epilepsy[J]. Proceedings of the National Academy of Sciences of the United States of America, 2010, 107(8): 3799 - 3804.

[4] Fukata Y, Yokoi N, Miyazaki Y, et al. The LGI1 - ADAM22 protein complex in synaptic transmission and synaptic disorders[J]. Neuroscience Research, 2017, 116: 39 - 45.

[5] Muona M, Fukata Y, Anttonen A K, et al. Dysfunctional ADAM22 implicated in progressive encephalopathy with cortical atrophy and epilepsy[J]. Neurol Genet, 2016, 2(1): e46.

[6] Sagane K, Hayakawa K, Kai J, et al. Ataxia and peripheral nerve hypomyelination in ADAM22 - deficient mice [J]. Bmc Neuroscience, 2005, 6.

[7] Schnell E, Sizemore M, Karimzadegan S, et al. Direct interactions between PSD - 95 and stargazin control synaptic AMPA receptor number[J]. Proceedings of the National Academy of Sciences of the United States of America, 2002, 99(21): 13902 - 13907.

[8] Yamakata A, Fukai S. Insights into the mechanisms of epilepsy from structural biology of LGI1 - ADAM22[J]. Cellular and Molecular Life Sciences, 2020, 77(2): 267 - 274.

(魏子涵　邓艳春)

62 发育性和癫痫性脑病 *62* 型（*SCN3A* 相关性 DEE）

【概念】

发育性和癫痫性脑病 62 型（DEE62；OMIM ID：617938），是一种极为罕见的常染色体显性遗传神经系统疾病，主要的临床症状为早发的癫痫发作、精神运动发育迟缓及脑皮质发育畸形。

【致病基因】

DEE62 由 *SCN3A* 基因（Sodium voltage–gated channel，alpha subunit 3）致病性突变所致。*SCN3A* 基因与 DEE62 之间的关系由 Zaman 等人于 2018 年首次报道。*SCN3A* 基因位于 2q24.3 区带，全长约 120 kb，有 30 个外显子，包括一个非编码备选第一外显子、备选外显子 6 和备选外显子 12 b。*SCN3A* 在小脑和额叶表达最多，在杏仁核、尾状核、海马、黑质、延髓和枕极中等表达，在丘脑底核、丘脑、大脑皮质、颞叶和壳核表达较少。*SCN3A* 在胚胎发生期间和出生后早期都有高水平的表达，到成年后下降到几乎检测不到的水平，这也可以解释癫痫脑病为什么出现在婴儿早期。*SCN3A* 突变表现出显著的功能增益与显著增加的非灭活 Na⁺ 电流，而在较轻表型患者中识别的突变可能导致功能丧失或微小的功能增益，从而引起癫痫脑病。突变型通道的电生理记录显示通道功能显著增强，缓慢失活电流分量的幅度明显增加，其中的两个突变体（p. Ile875Thr 和 p. Pro1333Leu）的激活电压依赖左移到更超极化的电位。而 Zaman 等人于 2020 年报道的 22 例致病性 *SCN3A* 变异型患者中的一个变异体（p. Ile1468Arg）则表现出混合效应，有通道功能增强，也有部分功能丧失。

【临床症状】

患儿起病年龄小，可在出生第一天出现癫痫发作，主要的临床症状为药物难治性的早发性强直性发作及肌阵挛发作，伴有低眼压和全面精神运动发育迟缓，部分患儿无法正常行走。癫痫发作以及智力障碍、发育迟缓等症状会持续到成年期。部分患儿还伴有其他畸形，例如 Zaman 等人报道的 1 例患者伴有小头畸形。Inuzuka 等人于 2021 年报道了 2 例携带 *SCN3A* 基因新发杂合突变的患者，患者 1 为 5 岁男性，出生 5 周后首次出现癫痫发作，包括局灶性及全面性发作，多种抗癫痫发作药物、生酮饮食和迷走神经刺激治疗均无法控制其癫痫发作。患者的临床症状还包括肌张力低下、严重的发育迟缓以及肌张力障碍。患者 2 为 3 岁女性患者，5 月龄时首次出现癫痫发作，主要为全面性发作以及癫痫性痉挛，患者的癫痫发作在使用氨己烯酸后得到控制。患者随后还出现了自闭行为、共济失调以及严重的失眠等症状。Zaman 等人于 2020 年报道的 22 例致病性 *SCN3A* 变异型患者中（15/22；68%）表现出皮质发育畸形，这也是 DEE62 的一个临床特征。

【辅助检查】

患儿的脑电图以低位节律，伴有高振幅多灶性尖波和棘波为特点。患儿的头颅影像学检查部分正常，部分提示多小脑回，胼胝体变薄等。

【诊断】

该病的临床症状主要为药物难治性的早发性强直性发作及肌阵挛发作，因此诊断主要依靠基因检测，当发现有患儿有类似临床表现时，应考虑行基因检测，发现 *SCN3A* 基因致病性突变即可明确诊断。

【治疗】

SCN3A 脑病患儿的癫痫对钠通道拮抗剂如苯妥英钠等有良好的反应,但长远效果仍不明确,目前仍无法治疗 DEE62 引起的智力损害及发育迟缓。

【遗传咨询】

目前认为 DEE62 是常染色体显性遗传性疾病,如果父母双方各携带一个 SCN3A 基因的致病变异位点,他们再生育的话,生育健康儿童的概率是 25%,生育同样患儿的概率是 75%;若有一方携带 SCN3A 基因的致病变异位点,生育同样患者的概率为 50%,建议做产前基因检测。目前已报道的 SCN3A 基因致病性突变位点见表 2-62-1。

表 2-62-1　目前已报道的 SCN3A 基因致病性突变位点

表型	基因名	突变位点	蛋白改变	致病性
DEE62	SCN3A	NM_006922.4(SCN3A):c.3998C>T	(p.Pro1333Leu)	致病
DEE62	SCN3A	NM_006922.4(SCN3A):c.2624T>C	(p.Ile875Thr)	致病

 DEE62 病例

【简要病史】

女孩,3 岁 5 月,利手无法判断,体重 18 kg。患儿约于 3 岁 1 月龄首次发作,发作前发热持续 2~3 天,热峰 38.3℃,伴腹泻,热退后第二天出现发作,表现为:双眼左侧凝视,头向左歪,张口,大量流口水,全身僵直,持续约 10 分钟,发作前无先兆;发作后左侧上下肢活动不灵活,持续 4~5 个月后逐渐好转,但未完全恢复至发作前。一周后再发,此后发作表现为:①点头,双眼上翻,咧嘴,双上肢上抬一下,有时跌倒。持续约 1~3 秒。开始单个出现,每天 3~7 次。12 月月中开始成组发作,每组 30~40 次。目前单个发作每日 6~8 次。醒时多见。②动作停止,双眼左侧凝视,头向左歪,左侧眼角抽动,四肢不动,偶有左手抽动。持续约不到 1 分钟。无发作前先兆,发作后入睡。类似发作频率大约 2~3 天 1 次,均在清醒期发作。服用德巴金 5 ml bid、妥泰胶囊 50 mg bid、氯巴占早 5 mg 晚 2.5 mg,后两种发作有减少趋势,长时间发作未再出现。该患儿母 G1P1,母孕年龄 28 岁,母孕期 5 月前呕吐明显,孕 26 周产检发现"侧脑室增宽"。足月顺产,出生时无缺氧窒息史,出生后第 2~3 天明显黄疸(黄疸指数不详),未治疗,50 余天消褪。生长发育迟缓。1~2 月龄追声、追物,2~3 月龄会抬头,6 月龄会翻身,1 岁会爬,18 月龄会独走;会讲单个字,例如"妈",2 岁半才会讲短句、叠字。智力发育稍差。3 岁语言表达最多能讲 7~8 个字,词汇量不丰富,语言理解尚可,简单日常用语可。行走不稳,跑步不稳,不会跳,动作协调性较差,双手精细动作较差。记忆力尚可,学习能力较差。3 岁病后生长发育进一步倒退,行走不稳,语言表达下降,发音欠清晰,语言表达内容较前明显减少,语言理解较差。记忆力下降,学习能力下降。好动,注意力不集中。行为异常,吐口水,掐人,咬人。神经系统查体:神志清,精神差,语言表达能力差,问话不答,注意力不集中,多动,伴异常行为,肢体活动尚可,肌张力尚可,未引出病理征。

【辅助检查】

1.头颅磁共振　头颅磁共振见 T2 Flair 像上双侧额叶硬膜下间隙增宽,胼胝体发育不良,各脑沟增宽、加深,双侧脑室系统扩大(图 2-62-1)。

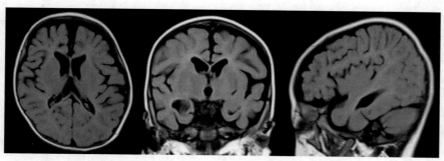

图 2－62－1　头颅磁共振 T2 Flair 像上见双侧额叶硬膜下间隙增宽，胼胝体发育不良，各脑沟增宽、加深，双侧脑室系统扩大

2.脑电图监测　脑电图监测提示清醒期未见正常生理节律；发作间期双侧半球各导联可见大量低至中波幅、2～5 Hz 慢波活动；在双侧半球各导联，可见大量中至高波幅棘慢波、多棘慢波、低波幅快节律（图 2－62－2～2－62－5）。

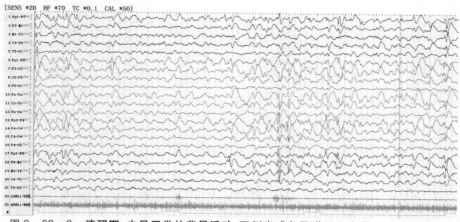

图 2－62－2　清醒期：未见正常的背景活动，双侧半球各导联可见大量 θ～δ 频段的慢波活动

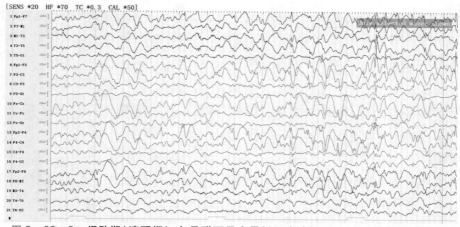

图 2－62－3　间歇期（清醒期）：各导联可见大量低至中波幅、2～5 次/秒慢波活动；在双侧半球各导联，可见大量中至高波幅棘－慢波

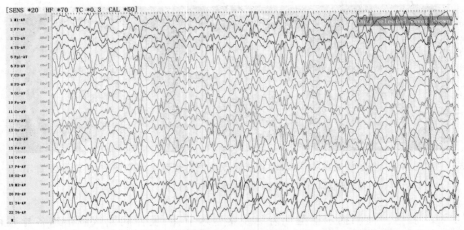

图 2-62-4 间歇期(清醒期)在双侧半球各导联,可见大量中至高波幅棘-慢波、多棘-慢波

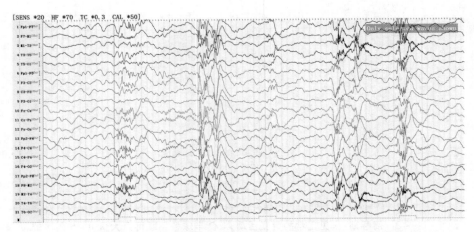

图 2-62-5 间歇期(睡眠期):在双侧半球各导联,可见大量中至高波幅棘-慢波、多棘-慢波

3. 基因检测 为进一步明确病因于 2019 年 11 月行全外显子基因测序,在患者的册序数据中发现 SCN3A(c.1602A > C)基因杂合突变,来源于母亲,为常染色体显性遗传,对应的表型是①病灶多变的家族性局灶性癫痫 4 型;②发育性和癫痫性脑病 62 型。

【诊断】

癫痫;强直发作,偏侧凝视,精神运动发育迟滞(倒退),行为异常;SCN3A 相关的发育性和癫痫性脑病。

【治疗及随访】

该患目前口服德巴金 5 ml bid、托吡酯胶囊 50 mg bid、氯巴占早 5 mg 晚 2.5 mg,有效,病初的丛集性短暂强直发作逐渐控制到单个发作,目前仍每日发作,每日数次至 10 次,长时程的发作未再出现。

点 评

　　癫痫发作前即出现精神发育的落后，癫痫发作后精神运动进一步倒退，且每日频繁发作，产检发现"侧脑室增宽"等宫内神经系统发育异常，磁共振提示广泛性皮质发育不饱满，胼胝体发育不良等影像学异常表现，脑电图提示未见正常的背景活动、弥漫性棘-慢波、多棘-慢波，高度支持发育相关性癫痫性脑病，发热可为其癫痫发作的诱发因素，家系遗传学基因筛查为其必查项目。

　　SCN3A 基因突变可引起早期婴儿型癫痫性脑病 62 型，表型为生长迟缓、整体发育不良、部分患者小头畸形、部分患者皮质性盲、吞咽困难、喂养困难、肌张力减退、癫痫性脑病、严重到重度全面发育迟缓、难治性癫痫类型多样、失语、不能行走、四肢瘫痪、EEG 可见多灶性棘波发放、高幅失律、胼胝体发育不良、白质异常、多小脑回、婴儿期起病。该患儿全面发育迟滞，癫痫发作频繁，脑电图未见典型的生理性节律，频繁弥漫性癫痫样放电，广泛性脑皮质发育不饱满，胼胝体发育不良，发作后左侧肢体活动不灵一直未恢复到发作前状态，尽管氯巴占短期发作减少，但总体提示预后不良。有研究提示 *SCN3A* 编码钠通道孔形成 α 亚基 Nav1.3，在大脑中高幅表达突变通道的电生理记录显示通道功能增益显著，缓慢失活的电流分量的幅度明显增加，提示抗癫痫药物拉考沙胺选择性地阻断了野生型和突变型 Nav1.3 通道中瞬时电流的缓慢失活，这可能对临床治疗有帮助。

参考文献 ▶

［1］Chen Y H, Dale T J, Romanos M A, et al. Cloning, distribution and functional analysis of the type III sodium channel from human brain［J］. European Journal of Neuroscience, 2000, 12(12): 4281 - 4289.

［2］Holland K D, Kearney J A, Glauser T A, et al. Mutation of sodium channel SCN3A in a patient with cryptogenic pediatric partial epilepsy［J］. Neuroscience Letters, 2008, 433(1): 65 - 70.

［3］Kasai N, Fukushima K, Ueki Y, et al. Genomic structures of SCN2A and SCN3A - candidate genes for deafness at the DFNA16 locus［J］. Gene, 2001, 264(1): 113 - 122.

［4］Lamar T, Vanoye C G, Calhoun J, et al. SCN3A deficiency associated with increased seizure susceptibility［J］. Neurobiology of Disease, 2017, 102: 38 - 48.

［5］Trujillano D, Bertoli - Avella A M, Kandaswamy K K, et al. Clinical exome sequencing: results from 2819 samples reflecting 1000 families［J］. European Journal of Human Genetics, 2017, 25(2): 176 - 182.

［6］Vanoye C G, Gurnett C A, Holland K D, et al. Novel SCN3A variants associated with focal epilepsy in children ［J］. Neurobiology of Disease, 2014, 62: 313 - 322.

［7］Zaman T, Helbig I, Bozovic I B, et al. Mutations in SCN3A cause early infantile epileptic encephalopathy［J］. Ann Neurol, 2018, 83(4): 703 - 717.

［8］Zaman T, Helbig K L, Clatot J, et al. SCN3A - Related Neurodevelopmental Disorder: A Spectrum of Epilepsy and Brain Malformation［J］. Ann Neurol, 2020, 88(2): 348 - 362.

（魏子涵　张翠荣　邓艳春）

63 发育性和癫痫性脑病63型（*CPLX1* 相关性 DEE）

【概念】

发育性和癫痫性脑病 63 型（DEE63；OMIM ID：617976）是一种极为罕见的常染色体隐性遗传神经系统疾病，主要的临床症状为早发的癫痫发作以及精神运动发育迟缓。

【致病基因】

DEE63 由 *CPLX1* 基因（Complexin1）突变所致。*CPLX1* 基因与 DEE63 之间的关系由 Karaca 等人于 2015 年首次报道。*CPLX1* 基因位于 4p16.3 区带，编码复合蛋白 1，属于高度保守的复合蛋白家族。推测 CPLX1 通过干扰 SNARE 复合体（可溶性 N－乙基马来酰亚胺附着蛋白受体）的 C 端稳定性来调节囊泡的融合能力，SNARE 复合体是突触小泡融合过程和神经递质释放级联的重要效应因子。突触前神经末梢的复合蛋白功能是抑制 SNARE 介导的突触小泡自发的胞吐，同时增强神经递质之间的联系。对基因敲除小鼠的研究表明，CPLX1 与神经和精神疾病有关，*CPLX1* 基因敲除小鼠可出现共济失调。DEE63 病因可能是 *CPLX1* 变异导致其抑制功能丧失和增强自发神经递质释放。

【临床症状】

患儿起病年龄小，已报道的发作起始年龄在出生 2 周至 3 岁，主要的临床症状为药物难治性的早发性肌阵挛发作，少数有全面强直阵挛发作，全面精神运动发育迟缓，部分患儿无法独坐及正常行走，癫痫发作以及智力障碍、发育迟缓等症状会持续到成年期。患部分患儿还伴有其他畸形，例如 Silke 等人报道的 1 例患者伴有小脑裂隙。Karaca 等人报道了两个 *CPLX1* 纯合子功能缺失变异的姐妹，她们表现为癫痫和皮质萎缩。

【辅助检查】

患儿的脑电图以广泛性棘波为特点。患儿的头颅影像学检查通常正常，部分提示有皮质萎缩等。

【诊断】

该病的临床症状主要为药物难治性的早发性肌阵挛发作，因此诊断主要依靠基因检测，当发现有患儿有类似临床表现时，应考虑行基因检测，发现 *CPLX1* 双等位基因致病性突变即可明确诊断。

【治疗】

CPLX1 脑病患儿为药物难治性，常规抗癫痫药物及生酮饮食均无效，也无有效方法治疗 DEE63 引起的智力损害及发育迟缓。

【预后】

该病的预后较差，患儿有严重的智力障碍和发育迟缓，1 名患儿在 8 岁时睡眠中因严重癫痫发作死亡。

【遗传咨询】

目前认为 DEE63 是常染色体隐性遗传性疾病，如果父母双方各携带一个 *CPLX1* 基因的致病变异位点，他们再生育的话，生育健康儿童的概率是 25%，50% 是携带者，生育同样患儿的概率是 25%，建议做产前基因检测。目前已报道的 *CPLX1* 基因致病性突变位点见表 2 - 63 - 1。

表 2 - 63 - 1   目前已报道的 *CPLX1* 基因致病性突变位点

表型	基因名	突变位点	蛋白改变	致病性
DEE63	*CPLX1*	NM_006651（CPLX1）c. 322G > T	E108X	致病
DEE63	*CPLX1*	NM_006651. 2（CPLX1）c. 315C > A	C105X	致病
DEE63	*CPLX1*	NM_006651. 2（CPLX1）c. 382C > A	L128M	致病

参考文献 ▶

[1] Brose N. Altered Complexin expression in psychiatric and neurological disorders: Cause or consequence? [J]. Molecules and Cells, 2008, 25(1): 7 - 19.

[2] Drew C J G, Kyd R J, Mortan A J. Complexin 1 knockout mice exhibit marked deficits in social behaviours but appear to be cognitively normal[J]. Hum Mol Genet, 2007, 16(19): 2288 - 2305.

[3] Karaca E, Harel T, Pehlivan D, et al. Genes that Affect Brain Structure and Function Identified by Rare Variant Analyses of Mendelian Neurologic Disease[J]. Neuron, 2015, 88(3): 499 - 513.

[4] Kielar C, Sawiak S J, Negredo P N, et al. Tensor - Based Morphometry and Stereology Reveal Brain Pathology in the Complexin1 Knockout Mouse[J]. PLoS One, 2012, 7(2).

[5] Redler S, Strom T M, Wieland T, et al. Variants in CPLX1 in two families with autosomal - recessive severe infantile myoclonic epilepsy and ID[J]. European Journal of Human Genetics, 2017, 25(7): 889 - 893.

[6] Snead D, Wragg R T, Dittman J S, et al. Membrane curvature sensing by the C - terminal domain of complexin [J]. Nat Commun, 2014, 5.

[7] Trimbuch T, Rosenmund C. Should I stop or should I go? The role of complexin in neurotransmitter release[J]. Nature Reviews Neuroscience, 2016, 17(2): 118 - 125.

（魏子涵　邓艳春）

64 发育性和癫痫性脑病 64 型（*RHOBTB2* 相关性 DEE）

【概念】

发育性和癫痫性脑病 64 型（DEE64；OMIM ID：618004）是一种极为罕见的常染色体显性遗传神经系统疾病，主要的临床症状为早发的癫痫发作以及精神运动发育迟缓。

【致病基因】

DEE64 由 *RHOBTB2* 基因（Rho – related BTB domain – containing protein 2）致病性突变所致。RHOBTB2 基因与 DEE64 之间的关系由 Straub 等人于 2018 年首次报道。Rho 相关的 BTB 结构域蛋白构成了非典型 Rho GTP 酶的一个亚家族，在哺乳动物中以 RHOBTB1、RHOBTB2 和 RHOBTB3 为代表。在这三个编码基因中，RHOBTB2 在神经系统中表达最丰富。*RHOBTB2* 基因位于 8p21.3 区带，包含 9 个外显子，大小约为 20.5 kb。*RHOBTB* 基因在果蝇树突状神经元中的敲除导致树突数量减少，提示其在神经功能和树突发育中可能起作用。相关研究发现体内果蝇直系同源基因 *RhoBTB* 的数量增加与癫痫易感性和严重的运动缺陷有关。在 HEK293 细胞中 *RHOBTB2* 突变导致蛋白水平高于野生型，很可能是因为蛋白酶体的降解受损，导致蛋白质功能改变，从而出现癫痫发作等表型。

【临床症状】

患儿起病年龄小，已报道的 13 例患儿发作起始年龄在出生 1 周至 9 个月，主要的临床症状为局灶性难治性发作、全身性强直 – 阵挛发作及高热性癫痫持续状态，症状最轻患儿为高热惊厥，其中 5 名患儿出现癫痫持续状态。所有患儿的神经发育都受到严重损害，行动能力和言语能力缺乏或延迟，1 名患者出现发育停滞，5 名患者出现退化，这与癫痫的严重程度有关。4 名患儿出现偏瘫（其中 3 人在癫痫发作后）。大多数患儿出现肌张力障碍、阵发性舞蹈样运动及出生后进行性小头畸形，5 名患者出生后出现发育迟缓。

【辅助检查】

患儿的脑电图以广泛的棘波或多棘波为特点。大多患儿头颅影像学检查提示髓鞘发育不良或脑室增大，胼胝体变薄，其中 1 名出现急性弥散异常以及脑萎缩和梗死，4 名患者的 MRI 也显示进行性脑萎缩。

【诊断】

该病的临床症状主要为局灶性难治性发作和全身性强直阵挛发作，因此诊断主要依靠基因检测，当发现有患儿有类似临床表现时，应考虑行基因检测，发现 *RHOBTB2* 基因致病性突变即可明确诊断。

【治疗】

RHOBTB2 脑病患儿对常规抗癫痫治疗的反应良好，如卡马西平、苯妥英钠、丙戊酸、拉莫三嗪、托吡酯、左乙拉西坦等均有效。但目前仍没有有效治疗可改善 DEE64 带来的智力损害及发育迟缓。

【预后】

该病的预后较好，大部分患儿常规抗癫痫药物治疗后可减少癫痫发作或停止发作，但发育迟缓等仍无有效改善。

【遗传咨询】

目前认为 DEE64 是常染色体显性遗传性疾病，如果父母双方各携带一个 *RHOBTB2* 基因的致病变异位点，他们再生育的话，生育健康儿童的概率是 25%，生育同样患儿的概率是 75%；若有一方携带 *RHOBTB2* 基因的致病变异位点，生育同样患者的概率为 50%，建议做产前基因检测。目前已报道的 *RHOBTB2* 基因致病性突变位点见表 2 - 64 - 1。

表 2 - 64 - 1　目前已报道的 *RHOBTB2* 基因致病性突变位点

表型	基因名	突变位点	蛋白改变	致病性
DEE64	*RHOBTB2*	NM_015178.3（RHOBTB2）:c.1382G > A	（p. Arg461His）	致病
DEE64	*RHOBTB2*	NM_015178.3（RHOBTB2）:c.1453C > T	（p. Arg485Cys）	致病
DEE64	*RHOBTB2*	NM_015178.3（RHOBTB2）:c.1465C > G	（p. Arg489Gly）	致病
DEE64	*RHOBTB2*	NM_015178.3（RHOBTB2）:c.1466G > A	（p. Arg489Gln）	致病

参考文献

[1] Belal H, Nakashima M, Matsumoto H, et al. De novo variants in RHOBTB2, an atypical Rho GTPase gene, cause epileptic encephalopathy[J]. Hum Mutat, 2018, 39(8): 1070 - 1075.

[2] Berthold J, Schenkova K, Ramos S, et al. Characterization of RhoBTB - dependent Cul3 ubiquitin ligase complexes - Evidence for an autoregulatory mechanism[J]. Experimental Cell Research, 2008, 314(19): 3453 - 3465.

[3] Ji W, Rivero F. Atypical Rho GTPases of the RhoBTB Subfamily: Roles in Vesicle Trafficking and Tumorigenesis[J]. Cells, 2016, 5(2).

[4] Ramos S, Khademi F, Somesh B P, et al. Genomic organization and expression profile of the small GTPases of the RhoBTB family in human and mouse[J]. Gene, 2002, 298(2): 147 - 157.

[5] Straub J, Konrad E D H, Gruner J, et al. Missense Variants in RHOBTB2 Cause a Developmental and Epileptic Encephalopathy in Humans, and Altered Levels Cause Neurological Defects in Drosophila[J]. Am J Hum Genet, 2018, 102(1): 44 - 57.

[6] Wilkins A, Carpenter C L. Regulation of RhoBTB2 by the Cul3 ubiquitin ligase complex [M]//Balch W E, Der C J, Hall A. Small Gtpases in Disease, Pt B. 2008: 103 - 109.

[7] Wilkins A, Ping Q G, Carpenter C L. RhoBTB2 is a substrate of the mammalian Cul3 ubiquitin ligase complex [J]. Genes & Development, 2004, 18(8): 856 - 861.

（魏子涵　邓艳春）

65 发育性和癫痫性脑病 65 型（*CYFIP2* 相关性 DEE）

【概念】

发育性和癫痫性脑病 65 型（DEE65；OMIM ID：618008）是一种极为罕见的常染色体显性遗传神经系统疾病，主要的临床症状为早发的成串样痉挛发作以及精神运动发育迟缓。

【致病基因】

DEE65 由 *CYFIP2* 基因（cytoplasmic FMRP – interacting protein 2）致病性突变所致。*CYFIP2* 基因与 DEE65 之间的关系由 Nakashima 等人于 2018 年首次报道。*CYFIP2* 基因位于 5q33.3，编码 WASP 家族 verprolin 同源蛋白（WAVE），CYFIP2 和 CYFIP2 是典型 WAVE 调节复合物（WRC）的成员，WRC 是肌动蛋白动力学的关键调节因子，在肌动蛋白重塑、轴突延长、树突棘形态形成和突触可塑性中发挥核心作用。*CYFIP2* 突变可能破坏氢键，导致结构不稳定和 WAVE 调节复合物的异常激活。相关实验显示所有突变体 CYFIP2 与结构域的相互作用均弱于野生型 CYFIP2。免疫荧光显示，转染突变型 CYFIP2 的细胞中肌动蛋白和 CYFIP2 的异位斑点堆积明显增加，因此 *CYFIP2* 突变可能对 WAVE 信号通路有功能增强效应，肌动蛋白动力学的失调可能导致树突棘异常，从而破坏大脑兴奋和抑制之间的平衡，导致癫痫及神经紊乱。

【临床症状】

患儿起病年龄小，已报道的 16 例患儿发作起始年龄都在出生后 6 个月内，主要的临床症状为成串样痉挛发作，也可出现全面强直阵挛发作、精神运动发育迟缓；其他共同特征包括小头畸形、面部畸形和失张力。

【辅助检查】

患儿的脑电图为爆发 – 抑制型和（或）高幅失律，分别与大田原综合征和 West 综合征相似。MRI 可出现脑及白质弥漫性萎缩（特别是额叶）、大脑半球畸形、额叶交叉和交叉后区发育不良。部分患儿出现吞咽困难并依赖胃管喂养，以及视力障碍和（或）斜视。

【诊断】

该病的临床症状主要为成串样痉挛发作，因此诊断主要依靠基因检测，当发现患儿有类似临床表现时，应考虑行基因检测，发现 *CYFIP2* 基因致病性突变即可明确诊断。

【鉴别诊断】

需要与其他病因引起的 West 综合征和大田原综合征进行鉴别。

【治疗】

CYFIP2 脑病患儿可使用丙戊酸、托吡酯、氨己烯酸以及 ACTH 治疗，但 ACTH 治疗可能会导致患儿出现弥漫性脑萎缩。目前仍没有有效治疗可改善 DEE65 带来的智力损害及发育迟缓。

【预后】

该病预后不良，大部分患儿仍为药物难治性癫痫，发育迟缓等仍无有效改善。

【遗传咨询】

目前认为 DEE65 是常染色体显性遗传性疾病，如果父母双方各携带一个 *CYFIP2* 基因的致病变异位点，他们再生育的话，生育健康儿童的概率是 25%，生育同样患儿的概率是 75%；若有一方携带 *CYFIP2* 基因的致病变异位点，生育同样患者的概率为 50%，建议做产前基因检测。目前已报道的 *CYFIP2* 基因致病性突变位点见表 2 - 65 - 1。

表 2 - 65 - 1　目前已报道的 *CYFIP2* 基因致病性突变位点

表型	基因名	突变位点	蛋白改变	致病性
DEE65	*CYFIP2*	NM_001037333.3(CYFIP2):c.259C > T	(p. Arg87Cys)	致病
DEE65	*CYFIP2*	NM_001037333.3(CYFIP2):c.260G > C	(p. Arg87Pro)	致病
DEE65	*CYFIP2*	NM_001037333.3(CYFIP2):c.1363G > C	(p. Ala455Pro)	致病
DEE65	*CYFIP2*	NM_001037333.3(CYFIP2):c.1917C > G	(p. Ile639Met)	致病
DEE65	*CYFIP2*	NM_001037333.3(CYFIP2):c.1918G > A	(p. Glu640Lys)	致病
DEE65	*CYFIP2*	NM_001037333.3(CYFIP2):c.2095G > C	(p. Asp699His)	致病
DEE65	*CYFIP2*	NM_001037333.3(CYFIP2):c.2099A > G	(p. Gln700Arg)	致病

参考文献 ▶▶

[1] Biembengut I V, Silva I L Z, De Souza T, et al. Cytoplasmic FMR1 interacting protein (CYFIP) family members and their function in neural development and disorders[J]. Molecular Biology Reports, 2021, 48(8): 6131 - 6143.

[2] Chen B Y, Chou H T, Brautigam C A, et al. Rac1 GTPase activates the WAVE regulatory complex through two distinct binding sites[J]. Elife, 2017, 6.

[3] Chen Z, Borek D, Padrick S B, et al. Structure and control of the actin regulatory WAVE complex[J]. Nature, 2010, 468(7323): 533 - 538.

[4] Lee Y, Kim D, Ryu J R, et al. Phosphorylation of CYFIP2, a component of the WAVE - regulatory complex, regulates dendritic spine density and neurite outgrowth in cultured hippocampal neurons potentially by affecting the complex assembly[J]. Neuroreport, 2017, 28(12): 749 - 754.

[5] Nakashima M, Kato M, Aoto K, et al. De novo hotspot variants in CYFIP2 cause early - onset epileptic encephalopathy[J]. Ann Neurol, 2018, 83(4): 794 - 806.

[6] Schenck A, Bardoni B, Moro A, et al. A highly conserved protein family interacting with the fragile X mental retardation protein (FMRP) and displaying selective interactions with FMRP - related proteins FXR1P and FXR2P [J]. Proceedings of the National Academy of Sciences of the United States of America, 2001, 98(15): 8844 - 9.

[7] Zhang Y, Lee Y, Han K. Neuronal function and dysfunction of CYFIP2: from actin dynamics to early infantile epileptic encephalopathy[J]. BMB Rep, 2019, 52(5): 304 - 311.

[8] Zweier M, Begemann A, McWalter K, et al. Spatially clustering de novo variants in CYFIP2, encoding the cytoplasmic FMRP interacting protein 2, cause intellectual disability and seizures[J]. European Journal of Human Genetics, 2019, 27(5): 747 - 759.

（魏子涵　邓艳春）

66 发育性和癫痫性脑病 66 型（*PACS2* 相关性 DEE）

【概念】

发育性和癫痫性脑病 66 型（DEE66；OMIM ID：618067）是一种罕见且严重的常染色体显性遗传神经系统疾病，以出生后数天内出现多种形式的癫痫发作为特点。

【致病基因】

DEE66 由 *PACS2* 基因致病性突变所致。*PACS2* 基因位于 14 号染色体长臂 32 区带，该基因在多种组织内广泛表达，在外周血淋巴细胞以及脊髓中表达量较高，其编码产物是一种多功能分类蛋白，参与核基因的表达以及信号传导通路的调节。在细胞核中，PACS2 蛋白通过调控 SIRT1 – p53 – 21 轴，直接抑制 P53 蛋白的 SIRT1 依赖去乙酰化来促进 DNA 损伤后的细胞周期停滞。在细胞质中，PACS2 蛋白调节内质网稳态、内质网 – 线粒体通信、自噬以及离子通道、受体以及酶等蛋白的胞内转运。Olson 等人于 2018 年首次报道了 *PACS2* 基因与 DEE66 型的关系，在 14 例患者中，所有的患者均携带 *PACS2* 基因复合杂合错义突变 p. Glu209Lys（E290K），体外功能试验提示，该突变减弱了 PACS2 蛋白上调节 PACS2 蛋白与其他蛋白间相互作用的结构域的功能，可能对细胞的功能产生不良影响。

【临床症状】

关于 DEE66 型的病例报道较少，目前共报道 22 例患者。大多数患者在出生后数天至数星期内开始出现多种形式的癫痫发作，最为常见的发作类型是局灶性运动性发作，还可能出现的发作形式包括自主神经性发作、强直发作以及全面强直阵挛发作，少部分患者还有可能出现肌阵挛发作。癫痫发作随病程延长发生变化，特别是在患者 1 岁以后。部分患者在接受治疗后可以达到无癫痫发作。患者在 2～3 岁时会有不同程度的行走发育迟滞、智力发育迟滞以及语言发育迟滞。大约半数的患者存在行为障碍，例如孤独症谱系障碍或者强迫症等。常见的神经系统体征包括肌张力低下、手的特定动作、宽基步态、反射亢进、眼球震颤、近视、远视、散光以及皮质性视损伤等。特定的面部特征可能不同，但通常包括粗糙的面部特征、连眉、器官过距、下斜的睑裂、宽鼻根、上唇薄以及口部宽且口角向下。非神经系统体征包括远端肢体畸形、心脏间隔缺损、隐睾以及血液系统疾病如贫血以及中性粒细胞减少症等。

【辅助检查】

新生儿期患者的脑电图表现多为局灶性及多灶性放电或者表现为弥散性的衰减，放电多表现为多量尖波发放；癫痫脑病中更为常见的严重脑电图表现，例如爆发 – 抑制以及高幅失律等，并未在患者中观察到。大约半数的患者头颅 MRI 存在异常，主要表现为小脑叶发育不全、小脑蚓部发育不良、大枕大池等。

【诊断】

患者的诊断主要依靠基因检测以及特征性的临床症状，当发现 *PACS2* 基因致病突变时可以确诊。

【鉴别诊断】

需要与其他以局灶性运动性发作为特点的癫痫脑病相鉴别。

【治疗】

该病并无对因治疗方法，目前患者多采用抗癫痫药物对症治疗。

【预后】

该病尚无较大规模的预后研究,根据 Olson 等人的研究,患者的发作随年龄的增长而减少,部分患者在治疗后可以达到无癫痫发作。

【遗传咨询】

目前认为 DEE66 是常染色体显性遗传性疾病,如果父母双方各携带一个 PACS2 基因的致病变异位点,他们再生育的话,生育健康儿童的概率是 25%,生育同样患儿的概率是 75%;若有一方携带 PACS2 基因的致病变异位点,生育同样患者的概率为 50%,建议做产前基因检测。目前已报道的 PACS2 基因致病性突变位点见表 2-66-1。

表 2-66-1　目前已报道的 PACS2 基因致病性突变位点

表型	基因名	突变位点	蛋白改变	致病性
DEE66	PACS2	NM_001100913.3（PACS2）:c.625G > A	E209K	致病

参考文献

[1] Atkins K M, Thomas L L, Barroso - González J, et al. The multifunctional sorting protein PACS - 2 regulates SIRT1 - mediated deacetylation of p53 to modulate p21 - dependent cell - cycle arrest[J]. Cell reports, 2014, 8(5): 1545 - 1557.

[2] Mizuno T, Miyata R, Hojo A, et al. Clinical variations of epileptic syndrome associated with PACS2 variant[J]. Brain & development, 2021, 43(2): 343 - 347.

[3] Olson H E, Jean - Marçais N, Yang E, et al. A Recurrent De Novo PACS2 Heterozygous Missense Variant Causes Neonatal - Onset Developmental Epileptic Encephalopathy, Facial Dysmorphism, and Cerebellar Dysgenesis[J]. American journal of human genetics, Am J Hum Genet, 2018, 102(5): 995 - 1007.

[4] Sakaguchi Y, Yoshihashi H, Uehara T, et al. Coloboma may be a shared feature in a spectrum of disorders caused by mutations in the WDR37 - PACS1 - PACS2 axis[J]. American journal of medical genetics. Part A, 2021, 185(3): 884 - 888.

[5] Simmen T, Aslan J E, Blagoveshchenskaya A D, et al. PACS - 2 controls endoplasmic reticulum - mitochondria communication and Bid - mediated apoptosis[J]. The EMBO journal, 2005, 24(4): 717 - 729.

[6] Thomas G, Aslan J E, Thomas L, et al. Caught in the act - protein adaptation and the expanding roles of the PACS proteins in tissue homeostasis and disease[J]. Journal of cell science, 2017, 130(11): 1865 - 1876.

[7] Werneburg N W, Bronk S F, Guicciardi M E, et al. Tumor necrosis factor - related apoptosis - inducing ligand (TRAIL) protein - induced lysosomal translocation of proapoptotic effectors is mediated by phosphofurin acidic cluster sorting protein - 2 (PACS - 2)[J]. The Journal of biological chemistry, 2012, 287(29): 24427 - 24437.

[8] Wu M J, Hu C H, Ma J H, et al. Early infantile epileptic encephalopathy caused by PACS2 gene variation: three cases report and literature review[J]. Zhonghua er ke za zhi, 2021, 59(7): 594 - 599.

[9] Xiao T T, Yang L, Wu B B, et al. Genotype and phenotype analysis of neonates with neonatal encephalopathy complicated with perinatal hypoxic event[J]. Zhonghua er ke za zhi, 2021, 59(4): 280 - 285.

[10] Youker R T, Shinde U, Day R, et al. At the crossroads of homoeostasis and disease: roles of the PACS proteins in membrane traffic and apoptosis[J]. The Biochemical journal, 2009, 421(1): 1 - 15.

（魏子涵　邓艳春）

67 发育性和癫痫性脑病 67 型（CUX2 相关性 DEE）

【概念】

发育性和癫痫性脑病 67 型（DEE67；OMIM ID：618141）是一种罕见的常染色体显性遗传的神经系统疾病。

【致病基因】

该病是由位于 12 号染色体长臂 24.11～12 的 CUX2 基因致病突变所致。CUX2 基因与其同源基因 CUX1 一同编码果蝇同源盒 DNA 结合转录因子 Cut 的脊椎动物同源物。其中，CUX1 基因在全身组织中广泛表达，而 CUX2 基因主要在发育过程中的神经组织中表达，并且在有丝分裂后的神经元中持续表达，也使其成为皮质 Ⅰ～Ⅲ 层上部神经元的标志。CUX2 基因敲除的小鼠具有正常的皮质结构，但这些小鼠的皮质 Ⅱ～Ⅲ 层神经元出现了轴突的缩短、神经元分支减少、神经棘数量减少以及突触功能减弱等。这些 CUX2 基因敲除的小鼠表现出的工作记忆减弱可能与上述变化相关。Pfisterer 等人比较了颞叶癫痫患者和正常成人尸检的脑皮质组织转录水平改变，他们发现最大的转录水平改变集中于某些特定的神经元亚群，其中就包含表达 CUX2 基因的亚群。这表明特定亚群的神经元功能发生改变就可能导致患者出现癫痫发作，这可能是 CUX2 基因突变的致病原因之一。

【临床症状】

CUX2 基因致病突变首先在两个大规模全外显子测序研究（一项为智力障碍患者研究，另一项为两种特定的 DEE，婴儿痉挛症以及 LGS）中发现，这 2 例患者均携带错义突变 c.1768G > A（p. Glu590Lys）。Chatron 等人在 2018 年报道了 7 例同样携带这一基因突变的患者。这 9 例患者包括 2 名女性及 7 名男性，患者的起病年龄在 2 月龄至 9 岁间，中位起病年龄为 6 月龄，起病时的癫痫发作类型包括肌阵挛发作、失神发作、伴有肌阵挛成分的不典型失神发作以及局灶性发作（包括枕叶癫痫发作、偏侧阵挛发作以及局灶性痉挛发作）。这 9 名患者的临床表现构成了一个独特的表型谱，主要表现为全面性癫痫发作，在严重的一端为早发性的发育性和癫痫性脑病，较为轻微的一端为伴有严重发育性脑病的全面性癫痫综合征。其他神经系统表现则包括：7 人有严重的智力障碍并且不会说话，1 人有重度智力障碍，6 名患者表现出了孤独症特征。7 名患者可以行走。2 名患者在儿童期出现了与癫痫无关的显著发育倒退。

【辅助检查】

所有的患者起病时均存在脑电图异常，最为常见的是全面性的棘慢、多棘慢波发放，部分患者中亦可见到局灶性放电，包括颞区放电、枕区放电、多灶性放电、高幅失律以及局灶性慢活动。随访过程中，患者的脑电图表现具有多种特征，包括全面性棘慢波发放、局灶性或多灶性癫痫样放电以及背景活动减慢等。部分患者在治疗后脑电图恢复正常。患者的头颅影像学无特异性表现，多数患者未见明显异常，部分患者出现了小脑萎缩、双侧海马不对称以及薄胼胝体等症状。

【诊断】

该病的诊断主要依靠基因检测以及临床表现，当发现 CUX2 基因致病性突变以及临床表现相对应时即可诊断。

【鉴别诊断】

需要与其他以癫痫发作以及智力障碍为特点的癫痫脑病相鉴别。

【治疗】

该病尚无针对性治疗方法，仅能使用抗癫痫药物对症治疗。部分患者在使用丙戊酸治疗后完全控制了癫痫发作，多数患者在使用多种抗癫痫药物后仍然有较为频繁的癫痫发作。

【预后】

多数患者预后不佳，在使用多种抗癫痫药物后仍有发作，且存在较为严重的智力障碍以及发育迟滞。

【遗传咨询】

目前认为 DEE67 是常染色体显性遗传性疾病，如果父母双方各携带一个 *CUX2* 基因的致病变异位点，他们再生育的话，生育健康儿童的概率是 25%，生育同样患儿的概率是 75%；若有一方携带 *CUX2* 基因的致病变异位点，生育同样患者的概率为 50%，建议做产前基因检测。目前已报道的 *CUX2* 基因致病性突变位点见表 2-67-1。

表 2-67-1　目前已报道的 *CUX2* 基因致病性突变位点

表型	基因名	突变位点	蛋白改变	致病性
DEE67	*CUX2*	NM_015267.4（CUX2）:c.1768G > A	E590K	致病
DEE67	*CUX2*	NM_015267.4（CUX2）:c.2834C > T	T945M	致病

参考文献 ▶▶

[1] Quaggin S E, Heuvel G B, Golden K, et al. Primary structure, neural-specific expression, and chromosomal localization of Cux-2, a second murine homeobox gene related to Drosophila cut[J]. The Journal of biological chemistry, United States: 1996, 271(37): 22624-22634.

[2] Sansregret L, Nepveu A. The multiple roles of CUX1: insights from mouse models and cell-based assays[J]. Gene, Netherlands: 2008, 412(1-2): 84-94.

[3] Yamada M, Clark J, McClelland C, et al. Cux2 activity defines a subpopulation of perinatal neurogenic progenitors in the hippocampus[J]. Hippocampus, 2015, 25(2): 253-267.

[4] Cubelos B, Sebastián-Serrano A, Kim S, et al. Cux-2 controls the proliferation of neuronal intermediate precursors of the cortical subventricular zone[J]. Cerebral cortex (New York, N.Y. : 1991), United States: 2008, 18(8): 1758-1770.

[5] Cubelos B, Sebastián-Serrano A, Kim S, et al. Cux-1 and Cux-2 control the development of Reelin expressing cortical interneurons[J]. Developmental neurobiology, 2008, 68(7): 917-925.

[6] Cubelos B, Sebastián-Serrano A, Beccari L, et al. Cux1 and Cux2 regulate dendritic branching, spine morphology, and synapses of the upper layer neurons of the cortex[J]. Neuron, 2010, 66(4): 523-535.

[7] Pfisterer U, Petukhov V, Demharter S, et al. Identification of epilepsy-associated neuronal subtypes and gene expression underlying epileptogenesis[J]. Nat Commun. 2020, 11(1): 5038.

[8] Allen A S, Berkovic S F, Cossette P, et al. De novo mutations in epileptic encephalopathies[J]. Nature, 2013, 501(7466): 217-221.

[9] Rauch A, Wieczorek D, Graf E, et al. Range of genetic mutations associated with severe non-syndromic sporadic intellectual disability: an exome sequencing study[J]. Lancet (London, England), England: 2012, 380(9854): 1674-1682.

[10] Chatron N, Møller R S, Champaigne N L, et al. The epilepsy phenotypic spectrum associated with a recurrent CUX2 variant[J]. Annals of neurology, Ann Neurol, 2018, 83(5): 926-934.

（魏子涵　邓艳春）

68   发育性和癫痫性脑病 *68* 型（*TRAK1* 相关性 DEE）

【概念】

发育性和癫痫性脑病 68 型（DEE68；OMIM ID:618201）是一种常染色体隐性遗传的严重神经系统疾病。

【致病基因】

DEE68 由 *TRAK1* 基因致病性突变所致。*TRAK1* 基因位于 3 号染色体 22.1 区带，其编码的蛋白 TRAK1 与 TRAK2 及 MIRO 蛋白共同参与细胞中线粒体转运的调节。细胞中的线粒体的转运由驱动蛋白 1 家族负责，其编码基因为 *KIF5A*、*KIF5B* 以及 *KIF5C*。TRAK 蛋白以及 MIRO 蛋白的作用是将 KIF5 蛋白连接到线粒体上。Brickley 等人发现，在海马神经元中敲除 *TRAK1* 基因会导致线粒体转运能力显著下降，并且同时影响顺行性及逆行性运输。既往的研究还表明，线粒体的转运与其功能存在相关性，这与 Barel 等人在携带 *TRAK1* 基因致病性突变患者的成纤维细胞中发现的现象相同，表明 TRAK1 蛋白在调节线粒体转运的作用之外，对于线粒体的功能也有重要的调节作用。Hao 等人的研究表明在颞叶癫痫的患者脑组织中，*TRAK1* 基因表达减少，体外模型中，敲低 *TRAK1* 基因会导致线粒体分裂因子增多，而在体模型则表明敲低 *TRAK1* 基因会增加模型出现癫痫发作的风险。这说明 *TRAK1* 基因可能是通过影响线粒体功能，从而导致患者出现癫痫发作。

【临床症状】

TRAK1 基因与癫痫之间的关系由 Barel 等人最先报道，目前总共仅有 10 例患者。患者主要的临床表现可分为两大类，首先，所有的患者均在 1～15 月龄间起病，发病时的症状主要为多部位的肌阵挛，且这些肌阵挛发作会随着时间的推移变得更加严重，演化成多个部位的局灶性癫痫持续状态。这些肌阵挛发作并不一定会伴随发作期的脑电改变。随后，在以肌阵挛发作起病数月后，所有的患者都会出现药物难治性的全面强直阵挛发作，并且有很高的可能性演变为全面强直阵挛性癫痫持续状态，患者需要使用麻醉药物才能缓解其癫痫持续状态。在其他神经系统症状方面，患者可能出现肌张力低下或者原本肌张力正常，随后出现进展性肌张力增高。患者具有独特的发育史：在 1～2 岁间，患者表现为轻至中度的发育迟缓，但所有患者在出现全面性癫痫持续状态后均会出现发育快速倒退，全面丧失里程碑事件。

【辅助检查】

患者在起病初期的肌阵挛发作表现为背景活动减慢以及间断性的棘波发放，可能与肌阵挛发作不同步，在全面性癫痫发作出现后，患者的发作间期脑电图会出现多灶性及全面性的棘波发放。

【诊断】

患者的诊断主要依靠特征性的临床症状及基因检测。当发现 *TRAK1* 双等位基因致病性突变以及相关临床症状对应时即可诊断。

【鉴别诊断】

需要与其他以全面强直阵挛发作以及全面性癫痫持续状态为特点的癫痫脑病相鉴别。

【治疗】

目前尚无对因治疗方法，仅能对症治疗，患者对多种抗癫痫药物反应不佳。

【预后】

该病患者预后极差,其对多种抗癫痫药物反应不佳,多数患者在突然出现发育倒退后数周至数月间死亡。

【遗传咨询】

目前认为 DEE68 是常染色体隐性遗传性疾病,如果父母双方各携带一个 *TRAK1* 基因的致病变异位点,他们再生育的话,生育健康儿童的概率是 25%,50% 是携带者,生育同样患儿的概率是 25%,建议做产前基因检测。目前已报道的 *TRAK1* 基因致病性突变位点见表 2-68-1。

表 2-68-1　目前已报道的 *TRAK1* 基因致病性突变位点

表型	基因名	突变位点	蛋白改变	致病性
DEE68	*TRAK1*	NM_001042646.3（TRAK1）: c. 286 + 1G > A		致病
DEE68	*TRAK1*	NM_001042646.3（TRAK1）: c. 287 - 2A > G		致病
DEE68	*TRAK1*	NM_001042646.3（TRAK1）: c. 287 - 2A > C		致病

 DEE68 病例

【简要病史】

患者男,7 岁,右利手,体重 25 kg。患者在 6 岁时,于一天凌晨睡眠中出现一侧肢体抽搐,在当地做头颅磁共振未见异常,查 24 小时脑电监测见较多量的 Rolandic 区异常放电,诊断为 BECTS,曾给予托吡酯治疗,效果不明显,发作频繁,头眼向右侧偏斜,无明显肢体抽搐。2018 年 2 月之后无诱因频繁出现头颈向右侧偏转、双眼向右侧凝视、手中持物坠落、意识不清,数十秒钟缓解,每天 4~5 次,来西京医院就诊,换用左乙拉西坦 0.25 g 一天两次,后经西京医院多次复诊近半年余未再发作。现服用左乙拉西坦片 0.5 g 2 次/天、丙戊酸镁缓释片 0.25 g 2 次/天治疗。足月顺产,无出生缺陷史;无高热惊厥史;无中毒、颅脑外伤、中枢神经系统感染病史;否认家族遗传史,在患病前患儿智力低于同龄儿童。神经系统查体:高级智能略差,余无明显异常。后加到早 0.25 g,晚 0.5 g,同时为明确病因行三人家系全外显子基因测序。经治疗已两年半无发作,2021 年 7 月复查脑电图基本恢复,只偶见左侧真枕导单发尖慢波。

【辅助检查】

1. 头颅磁共振　当地医院做头颅磁共振未见明显脑结构异常。

2. 脑电图监测结果　见下图(图 2-68-1)。

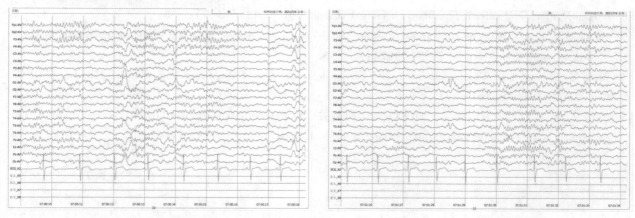

图 2-68-1　清醒期以 7~8.5 Hz 低至中幅(10~70 μV)慢 α 节律为主调,调节、调幅尚可。醒睡发作间期,各导可见多量单、连发尖慢、多棘慢综合波发放

3.基因检测结果　在该患者 WES 检测数据中发现 *TRAK1* 基因的第 14 号外显子的 2 066 至 2 067 核苷酸之间插入了六个碱基（c.2 066_c.2 067insGGAGGA），属于非移码突变。该突变在正常人群分布率中无收录，属于罕见变异，但由于该突变位于简单重复结构区域，无法进行一代验证，*TRAK1* 基因突变会导致常染色体显性遗传的发育性和癫痫性脑病 68 型疾病（OMIM ID:618201），该疾病的临床表型与受检者的临床症状吻合。

【诊断】

该例患者诊断为癫痫，局灶性发作，智力发育落后，BECTS 变异型，发育性和癫痫性脑病（DEE68 型）。

【治疗及随访】

患者服用左乙拉西坦片 0.5 g 2 次/天、丙戊酸镁缓释片 0.25 g 2 次/天治疗已两年半无发作，但智力未有改善。

点评

在未作基因检测之前，根据患者的临床表现有睡眠中的局灶性癫痫发作，脑电图 Rolandic 区的异常放电，并且伴有夜间睡眠中的电持续状态，诊断 BECTS 变异型是符合的。经基因检测之后，发现了 *TRAK1* 基因的插入突变，这是一个未见报道的突变，进一步明确的分子分型诊断。

参考文献

[1] Anazi S, Maddirevula S, Salpietro V, et al. Expanding the genetic heterogeneity of intellectual disability[J]. Human genetics, 2017, 136(11-12): 1419-1429.

[2] Anesti V, Scorrano L. The relationship between mitochondrial shape and function and the cytoskeleton[J]. Biochimica et biophysica acta, 2006, 1757(5-6): 692-699.

[3] Barel O, Malicdan M C V, Ben-Zeev B, et al. Deleterious variants in TRAK1 disrupt mitochondrial movement and cause fatal encephalopathy[J]. Brain, 2017, 140(3): 568-581.

[4] Brickley K, Stephenson F A. Trafficking kinesin protein (TRAK)-mediated transport of mitochondria in axons of hippocampal neurons[J]. The Journal of biological chemistry, 2011, 286(20): 18079-18092.

[5] Fransson S, Ruusala A, Aspenström P. The atypical Rho GTPases Miro-1 and Miro-2 have essential roles in mitochondrial trafficking[J]. Biochemical and biophysical research communications, 2006, 344(2): 500-510.

[6] Sagie S, Lerman-Sagie T, Maljevic S, et al. Expanding the phenotype of TRAK1 mutations: hyperekplexia and refractory status epilepticus[J]. Brain: a journal of neurology, 2018, 141(7): e55.

[7] Sheng Z H, Cai Q. Mitochondrial transport in neurons: impact on synaptic homeostasis and neurodegeneration[J]. Nature reviews. Neuroscience, 2012, 13(2): 77-93.

[8] Wang X, Schwarz T L. The mechanism of Ca^{2+}-dependent regulation of kinesin-mediated mitochondrial motility[J]. Cell, 2009, 136(1): 163-174.

[9] Wu H, Liu Y, Li H, et al. TRAK1-Mediated Abnormality of Mitochondrial Fission Increases Seizure Susceptibility in Temporal Lobe Epilepsy. Mol Neurobiol, 2021, 58(3): 1237-1247.

（魏子涵　邓艳春）

69　发育性和癫痫性脑病 *69* 型（*CACNA1E* 相关性 DEE）

【概念】

发育性和癫痫性脑病 69 型（DEE69；OMIM ID：618285）是一种常染色体显性遗传的严重早发性神经发育性疾病。

【致病基因】

该病是由位于 1 号染色体 25.3 区带的 *CACNA1E* 基因致病突变所致。*CACNA1E* 基因编码钙离子通道 Cav2 家族 Cav2.3 的 α_{1E} 亚基。Cav2.3 广泛分布于中枢神经系统，其功能是调控高电压激活且快速失活的 R 型钙电流，这一类型的通道在启动突触传递中发挥重要作用。在小鼠模型中，Weiergraber 等人发现敲除 *CACNA1E* 基因的小鼠与普通小鼠相比有着更高的癫痫发作阈值，这证明该基因在癫痫发作过程中可能有一定的作用。Helbig 等人首次报道了该基因与癫痫之间的关系，并发现了 14 种不同的 *CACNA1E* 基因突变，并且主要集中于 S6 段的胞质部分，体外实验证明这些突变主要是获得功能性突变，使内向型钙电流增加，从而影响神经元的兴奋性以及突触传递。

【临床症状】

目前报道了约 30 例携带 *CACNA1E* 基因致病突变的患者。多数患者在出生后第一年中就开始出现癫痫发作，其平均发病年龄为 4.5 月龄（范围为 1 天至 47 月龄），最为常见的癫痫发作类型是癫痫性痉挛，其次是局灶性运动性发作，多数患者会出现一种以上的癫痫发作类型。部分患者会出现癫痫持续状态，而也有部分患者并未出现癫痫发作。患者的癫痫发作多为药物难治性，仅有少数患者在使用托吡酯（TPM）后可以显著控制其癫痫发作。多数患者存在显著的发育障碍、运动过度性的运动障碍以及严重的轴性肌张力低下。在 2 岁及以上的患者中，多数患者无法说话和行走。部分患者出现了发育倒退，多与癫痫发作相关。

【辅助检查】

患者的脑电图主要表现为局灶性放电、多灶性放电以及高幅失律，部分患者出现了慢 - 棘慢复合波，还有患者出现了睡眠期的棘慢符合波以及爆发 - 抑制等脑电图表现。半数以上患者的头颅 MRI 未见明显异常，部分患者表现为白质体积缩小、皮质萎缩、髓鞘发育迟缓以及薄胼胝体等表现。

【诊断】

患者的诊断主要依靠基因检测，在发现 *CACNA1E* 基因致病突变，并且具有相应的临床表现时即可诊断。

【鉴别诊断】

需要与以癫痫性痉挛以及局灶性运动性发作为主要特征的其他癫痫脑病相鉴别。

【治疗】

患者的癫痫发作多为药物难治性，但有部分患者在使用 TPM 后显著控制了其癫痫发作频率。

【预后】

患者的预后较差,部分患者在幼年期死亡,中位死亡年龄为 2.7 岁,其死因多为呼吸循环衰竭或癫痫持续状态。

【遗传咨询】

目前认为 DEE69 是常染色体显性遗传性疾病,如果父母双方各携带一个 *CACNA1E* 基因的致病变异位点,他们再生育的话,生育健康儿童的概率是 25%,生育同样患儿的概率是 75%;若有一方携带 *CACNA1E* 基因的致病变异位点,生育同样患者的概率为 50%,建议做产前基因检测。目前已报道的 *CACNA1E* 基因致病性突变位点见表 2 - 69 - 1。

表 2 - 69 - 1 目前已报道的 *CACNA1E* 基因致病性突变位点

表型	基因名	突变位点	蛋白改变	致病性
DEE69	*CACNA1E*	NM_001205293.3(CACNA1E):c.1054G>A	G352R	致病
DEE69	*CACNA1E*	NM_001205293.3(CACNA1E):c.2101A>G	I701V	致病
DEE69	*CACNA1E*	NM_001205293.3(CACNA1E):c.2104G>A	A702T	致病

参考文献

[1] Helbig K L, Lauerer R J, Bahr J C, et al. De Novo Pathogenic Variants in CACNA1E Cause Developmental and Epileptic Encephalopathy with Contractures, Macrocephaly, and Dyskinesias[J]. American journal of human genetics, Am J Hum Genet, 2018, 103(5): 666-678.

[2] Parajuli L K, Nakajima C, Kulik A, et al. Quantitative regional and ultrastructural localization of the Ca(v)2.3 subunit of R-type calcium channel in mouse brain[J]. The Journal of neuroscience: the official journal of the Society for Neuroscience, 2012, 32(39): 13555-13567.

[3] Weiergräber M, Henry M, Krieger A, et al. Altered seizure susceptibility in mice lacking the Ca(v)2.3 E-type Ca²⁺ channel[J]. Epilepsia, United States: 2006, 47(5): 839-850.

[4] Weiergräber M, Henry M, Radhakrishnan K, et al. Hippocampal seizure resistance and reduced neuronal excitotoxicity in mice lacking the Cav2.3 E/R-type voltage-gated calcium channel[J]. Journal of neurophysiology, United States: 2007, 97(5): 3660-3669.

[5] Williams M E, Marubio L M, Deal C R, et al. Structure and functional characterization of neuronal alpha 1E calcium channel subtypes[J]. The Journal of biological chemistry, United States: 1994, 269(35): 22347-22357.

[6] Wormuth C, Lundt A, Henseler C, et al. Review: Ca(v)2.3 R-type Voltage-Gated Ca(2+) Channels - Functional Implications in Convulsive and Non-convulsive Seizure Activity[J]. The open neurology journal, 2016, 10: 99-126.

(魏子涵 邓艳春)

70 发育性和癫痫性脑病 70 型（*PHACTR1* 相关性 DEE）

【概念】

发育性和癫痫性脑病 70 型（DEE70；OMIM ID：618298）是一种罕见的常染色体显性遗传疾病，该病的主要临床特点是患儿在出生一个月内就会出现癫痫发作，且多为癫痫性痉挛。患儿多有中到重度的智力障碍和精神运动发育迟滞。

【致病基因】

DEE70 由 *PHACTR1* 基因致病性突变所致。*PHACTR1* 基因位于 6 号染色体短臂 24 区带，其编码产物属于磷酸酶和肌动蛋白调节物（Phosphatase and actin regulators，PHACTR）家族的一员。人类的 PHACTR 家族共包括 4 种不同的成员（PHACTR1~4），这 4 种蛋白在脑的胚胎发育过程和成年脑中的表达截然不同。这四种蛋白的结构类似，由包含核定位信号以及 RPEL 区域的 N 端结构、包含 3 个 REPL 区的 C 端结构以及 1 个蛋白磷酸酶 1（PP1）结合位点。*PHACTR1* 基因在皮质神经元发育的全过程中均有表达，与神经元的迁徙和皮质结构的构成密切相关。De Ligt 等首先报道了 1 例 28 岁的女性患者，携带 *PHACTR1* 基因新发的复合杂合突变（R521C），随后 Hamada 等人于 2018 年也发现了 2 例携带 *PHACTR1* 基因新发的复合杂合突变的患者（L500P 以及 N479I），体外实验证明 L500P 以及 N479I 突变可以干扰肌动蛋白的结合，而 R521C 突变则可以干扰 PP1 的结合。另外，Ali 等人证实 PHACTR1 蛋白与 *KCNT1* 基因编码的钾离子通道间有密切的相互作用，PHACTR1 和 PP1 的复合体可以调节 KNa1.1 的功能，而携带特定突变的 *PHACTR1* 则因无法结合 PP1 而无法调节 KNa1.1。这些可能是 *PHACTR1* 基因致病的原因。

【临床症状】

目前报道的 DEE70 的患者数量较少，到目前仅有 4 例。患者多于出生后 1~3 月内出现癫痫发作，且多为癫痫性痉挛。患者对于药物的反应不一，部分患者在药物或者 ACTH 激素冲击治疗后可以减轻其癫痫发作，但也有患者对于药物和激素治疗反应不佳。除癫痫发作外，患者还可能出现严重的精神运动发育迟滞，在发育过程中可以学会某些技能，例如独坐或说几个简单的词，但可能在后续病程中丧失这些技能。患者可能存在一定的身体畸形，例如小头畸形、脊柱侧弯以及隐睾等。

【辅助检查】

患者的脑电图多表现为高幅失律，符合 West 综合征的特征。患者的头颅 MRI 可能出现皮质萎缩、髓鞘形成不良、胼胝体发育不全以及额颞部以上的非阻塞性外部脑积水，但也有可能无明显异常。

【诊断】

患者的诊断需依靠典型的临床症状结合基因检测得出，当检测到 *PHACTR1* 基因致病性突变时可以诊断 DEE70。

【鉴别诊断】

需要与其他可以导致 West 综合征的癫痫脑病，如 DEE1 等相鉴别。

【治疗】

部分患者的癫痫发作可以使用抗癫痫发作药物或者 ACTH 冲击治疗，目前仍无对因治疗。

【预后】

患者的预后较差,虽然部分患者的癫痫发作可以依靠药物或激素治疗控制,但患者的精神运动发育迟滞目前仍无法治疗。

【遗传咨询】

目前认为DEE70是常染色体显性遗传性疾病,如果父母双方各携带一个*PHACTR1*基因的致病变异位点,他们再生育的话,生育健康儿童的概率是25%,生育同样患儿的概率是75%;若有一方携带*PHACTR1*基因的致病变异位点,生育同样患者的概率为50%,建议行产前基因检测。目前已报道的*PHACTR1*基因致病性突变位点见表2-70-1。

表2-70-1　目前已报道的 *PHACTR1* 基因致病性突变位点

表型	基因名	突变位点	蛋白改变	致病性
DEE70	*PHACTR1*	NM_030948.6(PHACTR1):c.1436A>T	N479I	致病
DEE70	*PHACTR1*	NM_030948.6(PHACTR1):c.1499T>C	L500P	致病
DEE70	*PHACTR1*	NM_030948.6(PHACTR1):c.1561C>T	R521C	致病

参考文献

[1] Ali SR, Malone TJ, Zhang Y, et al. Phactr1 regulates Slack (KCNT1) channels via protein phosphatase 1 (PP1) [J]. FASEB J. 2020, 34(1): 1591-1601.

[2] Allen P B, Greenfield A T, Svenningsson P, et al. Phactrs 1-4: A family of protein phosphatase 1 and actin regulatory proteins[J]. Proceedings of the National Academy of Sciences of the United States of America, 2004, 101(18): 7187-7192.

[3] de Ligt J, Willemsen M H, van Bon B W M, et al. Diagnostic exome sequencing in persons with severe intellectual disability[J]. The New England journal of medicine, United States: 2012, 367(20): 1921-1929.

[4] Hamada N, Ogaya S, Nakashima M, et al. De novo PHACTR1 mutations in West syndrome and their pathophysiological effects[J]. Brain: a journal of neurology, England: 2018, 141(11): 3098-3114.

[5] Marakhonov A V, Přechová M, Konovalov F A, et al. Mutation in PHACTR1 associated with multifocal epilepsy with infantile spasms and hypsarrhythmia[J]. Clinical genetics, 2021, 99(5): 673-683.

[6] Wiezlak M, Diring J, Abella J, et al. G-actin regulates the shuttling and PP1 binding of the RPEL protein Phactr1 to control actomyosin assembly[J]. Journal of cell science, England: 2012, 125(Pt 23): 5860-5872.

（魏子涵　邓艳春）

71　发育性和癫痫性脑病 71 型（*GLS* 相关性 DEE）

【概念】

发育性和癫痫性脑病 71 型（DEE71；OMIM ID：138280）是一种罕见且严重的常染色体隐性遗传的儿童期癫痫综合征，由 2q32 染色体上的编码谷氨酰胺酶基因（*GLS*；138280）中的纯合或复合杂合突变引起的。DEE71 患者的特征是早期新生儿难治性癫痫发作，呼吸衰竭，脑结构异常和脑水肿，出生后数周内死亡。谷氨酰胺水平显著增高。

【致病基因】

GLS 基因位于 2q32 区带，编码 K 型线粒体谷氨酰胺酶，该酶在脑中普遍表达，并且通常是高表达。谷氨酰胺酶在谷氨酸盐的产生中起关键作用，谷氨酸盐是中枢神经系统，包括脑干呼吸中枢的主要兴奋性神经递质。受影响儿童的呼吸功能障碍可能是 GLS 功能丧失的结果。*GLS* 基因敲除小鼠模型支持这一观察结果。GLS 缺乏导致神经元谷氨酸释放减少、对二氧化碳的化学敏感性降低、通气不足和潮气量减少。这符合受影响儿童的呼吸表型，其特征是低通气、呼吸暂停和 Cheyne - Stokes 呼吸。谷氨酸盐能诱导轴突的髓鞘形成。谷氨酰胺 - 谷氨酸盐穿梭紊乱是癫痫的一个已知原因。谷氨酸盐还通过三羧酸循环调节能量代谢，从而满足大脑的高能量需求。癫痫的另一个已知机制是通过能量消耗导致的线粒体功能障碍。谷氨酸盐缺乏可能导致三羧酸循环流量减少，因为 α - 酮戊二酸供应减少，因此可能导致线粒体功能障碍。谷氨酸是由从谷氨酰胺被 *GLS* 编码的谷氨酰胺酶催化产生的，谷氨酰胺是一种重要的氨解毒剂和蛋白质的组成成分，也是其他氨基酸、嘌呤和嘧啶的来源。谷氨酰胺水平降低也可能导致脑结构的发育异常。由于谷氨酸诱导髓磷脂合成，降低的谷氨酸水平可能导致脑白质受累，这可能解释了在受影响的儿童中所见的丘脑水平的无髓皮质脊髓束。另一个与线粒体功能障碍有关的先天谷氨酸代谢错误与新生儿癫痫性脑病和爆发抑制有关。这种缺陷是由线粒体谷氨酸载体 1（GC1，由 *SLC25A22* 编码）中的双等位基因突变引起的，导致线粒体谷氨酸转运和氧化减少。这种天生的代谢错误导致的异常提示了谷氨酰胺 - 谷氨酸盐体内平衡和呼吸调节、神经传递和存活的重要性。

【临床症状】

Rumping 等报告了来自 2 个无关家庭的 3 例患者，家庭 1 患儿为 *GLS* 基因 c.695dup p. Asp232Glufs * 2 突变（截短突变）。该患儿是通过剖宫产出生的，在 1 分钟、5 分钟和 10 分钟时，Apgar 评分分别为 6 分、5 分和 7 分，自主呼吸受限并需要呼吸机辅助通气。出生后不久就出现严重的肌张力低下和呼吸功能不全，需要机械通气。在接下来的几个小时内，局灶性癫痫发作加剧并扩散，最终还包括四肢强直阵挛性癫痫发作。患者早期出现难治性癫痫发作，伴有脑电图上的暴发抑制模式。体格检查显示对外部刺激反应不充分、肌肉张力不足、没有吮吸反射、动作不协调。在家庭 1 中，另 1 个孩子曾死于类似疾病。

家庭 2 中 1 号患儿为 *GLS* 基因 c.815G→A/c.241C→T p. Arg272Lys/p. Gln81 *（复合杂合突变）。该患儿在孕期未见异常，分娩时出现羊水粪染及胎心异常。生后在 1 分钟、5 分钟和 10 分钟时，Apgar 评分分别为 2 分、7 分和 7 分，自主呼吸受限，肌张力减低，呼吸支持下状态稍好转，停用呼吸支持后表现为潮式呼吸（Cheyne - Stokes respiration），被转移到重症监护室。在那里，婴儿被注射了镇静剂，进行了孵化和人工通气。用儿茶酚胺、多巴胺和肾上腺素治疗低动脉血压。第 2 天,婴儿出现局灶性癫痫发作,伴有不同程度的不对称强直运动、不规则眼球运动、眼睑和四肢肌阵挛性抽搐。

家庭 2 中 2 号患儿为 GLS 基因 c. 815G→A/c. 241C→T p. Arg272Lys/p. Gln81 * (复合杂合突变)。该患儿表现出类似新生儿呼吸衰竭和癫痫持续状态的临床表现。出生时,婴儿没有自主呼吸,在 1 分钟、5 分钟和 10 分钟时,Apgar 评分分别为 4 分、5 分和 7 分。呼吸支持改善了循环,但通气不足和呼吸暂停持续存在。数小时内,出现肌阵挛性癫痫发作,脑电图呈暴发抑制模式,对各种抗癫痫发作药物无反应。

患病个体的谷氨酰胺水平显著增加(家庭 2 正常儿童的谷氨酰胺水平处于临界状态,因此谷氨酰胺的升高可能仅是一种现象而不能归类为临床表现)。

【辅助检查】

脑电图均显示持续性的爆发抑制模式,可伴有全面性节律性放电。发作期可表现为可变的局灶性放电,形态特征可变,通常叠加有节律性 α/β 活动。

家庭 1 的患儿的头颅 MRI 示:额叶皮质发育不良,皮质下及深部白质受累。随后的头颅 MRI 显示了脑实质破坏引起的胶质增生,特别是额叶深部白质,以及最初正常出现的基底神经节、胼胝体、丘脑、脑干和蚓部的明显体积损失,所有这些都可能是由于直接破坏和继发性网络损伤。在 DWI 图像上,可以看到广泛的血管源性脑水肿,特别是在深部白质和胼胝体(考虑是由癫痫活动引起)。

家庭 2 中受影响 1 号患儿头颅 MRI 的轴位 T1 加权像,在内囊后肢水平有额叶皮质发育不良和皮质脊髓束的白质受累。

家庭 2 中 2 号患儿头颅 MRI 提示大脑皮质发育不良,额叶明显,严重的脑白质脱髓鞘;皮质下白质中的钙斑和纤维凹陷。

【诊断】

该病的临床症状与其他类型的发育性和癫痫性脑病综合征类似,诊断主要依靠临床表现以及基因检测。患儿通常有明确的家族史,出生后出现自主呼吸受限(潮式呼吸或需要呼吸支持),在 1~2 天出现难治性癫痫,EEG 通常表现为暴发抑制模式,MRI 出现额叶为主的大脑皮质发育不良及严重的脑白质脱髓鞘,在停止治疗后于婴儿期死亡。如有此类患儿应考虑行基因检测,发现 GLS 双等位基因致病性突变即可明确诊断。

【鉴别诊断】

1. 需要与其他类型 DEE 通过基因检测鉴别。

2. 神经元蜡样质脂褐质沉积症(NCL)是一组多在儿童期发病的具有遗传异质性的神经元变性疾病,婴儿型神经元蜡样质脂褐质沉积症(INCL)是 NCL 发病最早和最严重的一种类型,在国内相对罕见,其临床表现主要为进行性视力恶化、癫痫、精神运动衰退和过早死亡。

【治疗】

DEE71 引起的癫痫发作通过多种 ASMs 不能完全控制。

家庭 1 患儿最初出现肌阵挛癫痫,几小时内局灶性癫痫逐渐加重并扩散为全面强直-阵挛发作,癫痫发作对劳拉西泮、左乙拉西坦、丙戊酸、类固醇冲击治疗和因怀疑非酮症高血糖而给予右美沙芬的试验无效。当开始使用苯巴比妥并开始 3 天硫喷妥钠诱导的昏迷时,癫痫发作暂时缓解。然而,停药后,癫痫发作在 1 天内复发。同样,开始连续输注氯胺酮,并导致 2 天的无癫痫发作间隔,但即使在剂量增加到 5 mg/(kg·h)后,这种药物也无效。

家庭 2 患儿 1 的癫痫发作对苯巴比妥、苯妥英、咪达唑仑和托吡酯无效。

家庭 2 患儿 2 的癫痫发作对左乙拉西坦、苯巴比妥、氨己烯酸和苯妥英无效。

【预后】

DEE71 的预后较差，已报道的 3 例患儿和 1 例可疑是该病的患儿均因顽固性癫痫伴呼吸衰竭，在停止治疗后在婴儿期死亡。

【遗传咨询】

目前认为 DEE71 是常染色体隐性遗传性疾病，如果父母双方各携带一个 *GLS* 基因的致病变异位点，他们再生育的话，生育健康儿童的概率是 25%，50% 是携带者，生育同样患儿的概率是 25%，建议做产前基因检测。目前已报道的 *GLS* 基因致病性突变位点见表 2 - 71 - 1。

表 2 - 71 - 1　目前已报道的 *GLS* 基因致病性突变位点

表型	基因名	突变位点	蛋白改变	致病性
DEE71	*GLS*	NM_014905.5(GLS):c.241C > T	(p. Gln81Ter)	致病
DEE71	*GLS*	NM_014905.5(GLS):c.695dup	(p. Asp232fs)	致病
DEE71	*GLS*	NM_014905.5(GLS):c.815G > A	(p. Arg272Lys)	致病

参考文献

[1] Barker - Haliski M, White H S. Glutamatergic Mechanisms Associated with Seizures and Epilepsy[J]. Cold Spring Harb Perspect Med, 2015, 5(8): a022863.

[2] Curthoys N P, Watford M. Regulation of glutaminase activity and glutamine metabolism[J]. Annu Rev Nutr, 1995, 15: 133 - 159.

[3] Curtis D R, Phillis J W, Watkins J C. The chemical excitation of spinal neurones by certain acidic amino acids[J]. J Physiol, 1960, 150(3): 656 - 682.

[4] Lundgaard I, Luzhynskaya A, Stockley J H, et al. Neuregulin and BDNF induce a switch to NMDA receptor - dependent myelination by oligodendrocytes[J]. PLoS Biol, 2013, 11(12): e1001743.

[5] Masson J, Darmon M, Conjard A, et al. Mice lacking brain/kidney phosphate - activated glutaminase have impaired glutamatergic synaptic transmission, altered breathing, disorganized goal - directed behavior and die shortly after birth[J]. J Neurosci, 2006, 26(17): 4660 - 4671.

[6] Molinari F, Kaminska A, Fiermonte G, et al. Mutations in the mitochondrial glutamate carrier SLC25A22 in neonatal epileptic encephalopathy with suppression bursts[J]. Clin Genet, 2009, 76(2): 188 - 194.

[7] Molinari F, Raas - Rothschild A, Rio M, et al. Impaired mitochondrial glutamate transport in autosomal recessive neonatal myoclonic epilepsy[J]. Am J Hum Genet, 2005, 76(2): 334 - 339.

[8] Mount C W, Monje M. Wrapped to Adapt: Experience - Dependent Myelination[J]. Neuron, 2017, 95(4): 743 - 756.

[9] Nedergaard M, Takano T, Hansen A J. Beyond the role of glutamate as a neurotransmitter[J]. Nat Rev Neurosci, 2002, 3(9): 748 - 755.

[10] Rahman S. Pathophysiology of mitochondrial disease causing epilepsy and status epilepticus[J]. Epilepsy Behav, 2015, 49: 71 - 75.

[11] Rowley N M, Madsen K K, Schousboe A, et al. Glutamate and GABA synthesis, release, transport and metabolism as targets for seizure control[J]. Neurochem Int, 2012, 61(4): 546 - 558.

[12] Rumping L, Buttner B, Maier O, et al. Identification of a Loss - of - Function Mutation in the Context of Glutaminase Deficiency and Neonatal Epileptic Encephalopathy[J]. JAMA Neurol, 2019, 76(3): 342 - 350.

[13] Spodenkiewicz M, Diez - Ferandez C, Rüfenacht V, et al. Minireview on Glutamine Synthetase Deficiency, an Ultra - Rare Inborn Error of Amino Acid Biosynthesis[J]. Biology (Basel), 2016, 5(4).

（刘　超　邓艳春）

72 发育性和癫痫性脑病72型（*NEUROD2*相关性DEE）

【概念】

发育性和癫痫性脑病72型（DEE72；OMIM ID：618374）是一种罕见且严重的常染色体显性遗传的儿童期癫痫综合征，DEE72患者的特点是在生命的最初几个月出现发育迟缓，然后在5个月大时出现难治性癫痫痉挛发作，多种抗癫痫发作药物不能控制其发作。

【致病基因】

DEE72由*NEUROD2*（neuronal differentiation factor 2，OMIM ID：601725）基因杂合突变所致。*NEUROD2*基因位于17q12区带，在大脑皮层、小脑和其他神经元群体中的有丝分裂后神经元中表达，并诱导人类胚胎干细胞中的神经元分化。*NEUROD2*调节神经前体中的细胞周期停滞，有助于成熟神经元表型和非神经元细胞神经源性分化的基因转录。NEUROD2限制了基质相互作用分子1（Stim1）在皮层神经元中的表达，因此可以在内质网钙耗尽时微调SOCE（控制储存操作的钙入口，control store - operated calcium entry）反应，是一种在皮层发育过程中调节神经元钙稳态的机制。*NEUROD2*（−/−）小鼠在出生后第14天表现出共济失调、运动障碍、癫痫发作阈值降低和神经细胞过度死亡，并且*NEUROD2*（−/−）的小鼠大脑比正常情况下小，神经细胞表现出高凋亡率，某些区域发育不良（如胼胝体发育不全）。NEUROD2是小鼠新皮层中投射神经元建立远距离纤维束的关键调控因子，*NEUROD2*突变小鼠的新皮层的轴突发育受阻。NEUROD2能促进抑制性突触驱动并降低细胞固有的神经元兴奋性，提示其可能在癫痫中起作用。由于单倍剂量体不足，*NEUROD2*基因突变小鼠表现出刻板印象、多动，偶尔还会自发癫痫发作。NEUROD2在新皮质发育中起关键作用，其基因突变会导致患者出现神经发育障碍，包括智力残疾和孤独症。

【临床症状】

目前共有2例DEE72患者的报道。2例患者均为新生突变，病例特点为，出生后数月表现出发育迟缓（发育里程碑事件落后），5月龄出现频繁癫痫发作（痉挛发作），多种抗癫痫药物治疗均不能控制癫痫发作。通过生酮饮食或迷走神经刺激术（VNS）能达到癫痫无发作，但语言、运动发育依然迟缓。患者1在2岁时仅能独立翻身，3岁时仍不能走路和说话；患者2在4月龄时能翻身，但是出现痉挛发作后发育倒退，20月龄恢复独立翻身，用VNS 4个月后（20月龄）开始有语言发育，2岁时能被扶着站起来。

【辅助检查】

患者1在最初癫痫发作时EEG表现为高幅失律，没有背景活动、多灶性、高振幅的棘波和多棘波发放；癫痫无发作前最后一次EEG示睡眠时左侧颞区出现间歇性癫痫样放电，双侧枕区出现过度慢波。

患者2在最初癫痫发作时EEG表现为高幅失律，睡眠脑电节律紊乱，以及枕导节律缺失；癫痫无发作前最后一次EEG示癫痫样放电减少，背景活动良好。

患者1在6个月时，髓鞘形成延迟，胼胝体变薄。12个月时，双侧顶叶白质T2信号强度不对称增加，胼胝体薄，额颞脑脊液间隙突出，髓鞘形成改善。3.5岁时，壳核、壁脑室周围白质的双侧T2信号强度增加，胼胝体弥漫性变薄，髓鞘形成正常。

患者 2 在 5 个月时,正常,除了垂体后叶 T1 亮点缺失。10 个月时,轻度全脑萎缩,垂体后叶 T1 亮点持续缺失。15 个月时,额颞部脑脊液间隙突出,伴有轻度全脑萎缩。

【诊断】

该病的临床症状与其他类型的早发型婴儿癫痫脑病综合征类似,诊断主要依靠临床表现以及基因检测。患儿通常有婴儿期早期起病的难治性癫痫,精神运动发育迟滞,EEG 通常表现为高度节律失常,MRI 可表现为胼胝体及脑白质髓鞘发育落后和轻度额颞叶为著的脑萎缩。如有此类患儿应考虑行基因检测,发现 *NEUROD2* 基因致病性突变即可明确诊断。

【鉴别诊断】

其他类型早发型婴儿癫痫脑病综合征:通过基因检测鉴别。

神经元蜡样质脂褐质沉积症(NCL)是一组多在儿童期发病的具有遗传异质性的神经元变性疾病,婴儿型神经元蜡样质脂褐质沉积症(INCL)是 NCL 发病最早和最严重的一种类型,在国内相对罕见,其临床表现主要为进行性视力恶化、癫痫、精神运动衰退和过早死亡。

【治疗】

DEE72 引起的癫痫发作通过多种 ASMs(氨己烯酸、左乙拉西坦、氯巴占等)不能完全控制。对 ACTH 和泼尼松龙效果不佳。应用生酮饮食或 VNS 能达到癫痫无发作。

【预后】

DEE72 的预后较差,尽管患儿通过生酮饮食或 VNS 能达到癫痫无发作,但是均伴有严重的精神运动发育障碍。

【遗传咨询】

目前认为 DEE72 是常染色体显性遗传性疾病,如果父母双方各携带一个 *NEUROD2* 基因的致病变异位点,他们再生育的话,生育健康儿童的概率是 25%,生育同样患儿的概率是 75%;若有一方携带 *NEUROD2* 基因的致病变异位点,生育同样患者的概率为 50%,建议做产前基因检测。目前已报道的 *NEUROD2* 基因突变位点见表 2 - 72 - 1。

表 2 - 72 - 1　目前已报道的 *NEUROD2* 基因突变位点

表型	基因名	突变位点	蛋白改变	致病性
DEE72	*NEUROD2*	NM_006160.4(NEUROD2):c.401T > C	M134T	致病
DEE72	*NEUROD2*	NM_006160.4(NEUROD2):c.388G > C	E130Q	致病

参考文献

[1] Bormuth I, Yan K, Yonemasu T, et al. Neuronal basic helix - loop - helix proteins Neurod2/6 regulate cortical commissure formation before midline interactions[J]. J Neurosci, 2013, 33(2): 641 - 651.

[2] Chen F, Moran J T, Zhang Y, et al. The transcription factor NeuroD2 coordinates synaptic innervation and cell intrinsic properties to control excitability of cortical pyramidal neurons[J]. J Physiol, 2016, 594(13): 3729 - 3744.

[3] Franklin A, Kao A, Tapscott S, et al. NeuroD homologue expression during cortical development in the human brain[J]. J Child Neurol, 2001, 16(11): 849 - 853.

[4] Guner G, Guzelsoy G, Isleyen F S, et al. NEUROD2 Regulates Stim1 Expression and Store - Operated Calcium Entry in Cortical Neurons[J]. eNeuro, 2017, 4(1).

[5] Matsushita M, Nakatake Y, Arai I, et al. Neural differentiation of human embryonic stem cells induced by the transgene - mediated overexpression of single transcription factors[J]. Biochem Biophys Res Commun, 2017, 490

（2）：296－301.

［6］McCormick M B, Tamimi R M, Snider L, et al. NeuroD2 and neuroD3: distinct expression patterns and transcriptional activation potentials within the neuroD gene family［J］. Mol Cell Biol, 1996, 16(10): 5792－5800.

［7］Miyata T, Maeda T, Lee J E. NeuroD is required for differentiation of the granule cells in the cerebellum and hippocampus［J］. Genes Dev, 1999, 13(13): 1647－1652.

［8］Olson J M, Asakura A, Snider L, et al. NeuroD2 is necessary for development and survival of central nervous system neurons［J］. Dev Biol, 2001, 234(1): 174－187.

［9］Runge K, Mathieu R, Bugeon S, et al. Disruption of NEUROD2 causes a neurodevelopmental syndrome with autistic features via cell－autonomous defects in forebrain glutamatergic neurons［J］. Mol Psychiatry, 2021, 26(11): 6125－6148.

［10］Sega A G, Mis E K, Lindstrom K, et al. De novo pathogenic variants in neuronal differentiation factor 2 (NEUROD2) cause a form of early infantile epileptic encephalopathy［J］. J Med Genet, 2019, 56(2): 113－122.

（刘　超　邓艳春）

73　发育性和癫痫性脑病 73 型（*RNF13* 相关性 DEE）

【概念】

发育性和癫痫性脑病 73 型（DEE73；OMIM ID：618379）是一种罕见且严重的常染色体显性遗传的儿童期癫痫综合征，DEE73 患者的特点是先天性小头畸形、听力异常、婴儿癫痫性脑病和严重发育迟缓。

【致病基因】

DEE73 由 *RNF13*（RING finger protein 13）基因致病突变所致。*RNF13* 基因位于 3q25.1，RNF13 基因编码的全长蛋白由 381 个氨基酸残基组成，编码产物为环指蛋白 13（RNF13），野生型 RNF13 广泛定位内体和溶酶体。RNF13 是一种内体整合膜 E3 泛素连接酶，它包含一个 N－端蛋白酶相关（PA）结构域和一个被跨膜区（TM）分隔的 C－端环指（RING finger）结构域，RNF13 的 C－端片段具有介导泛素化的能力，功能是介导内小体、质膜、细胞质、核质或内核膜上的泛素化。泛素的经典功能包括参与蛋白翻译后修饰，然后在 26S 蛋白酶体复合物中进行蛋白水解降解。泛素连接酶（E3）与适当的泛素偶联酶（E2）和泛素激活酶（E1）协同作用介导蛋白泛素化。真核生物的泛素连接酶主要分为三个家族：RING、HECT 和 U－box 蛋白。基于全基因组预测，＞90% 的泛素连接酶是环状蛋白。RNF13 是一种进化保守的蛋白，RNF13 的表达在肌发生过程中受到发育调控，并在各种人类肿瘤中上调。RNF13 的表达被肌肉生长抑制剂肌生成抑制素上调，RNF13 在体外的异位表达以 E3 活性依赖的方式抑制成肌细胞增殖。RNF13 在胚胎和成人脑组织中表达，在神经元发育中，神经突起生长开始后，脑 *RNF13* 基因上调。*RNF13* 的遗传破坏导致小鼠的学习和记忆缺陷。过表达 *RNF13* 可诱导 PC12 细胞中自发的神经突生长。张强等人的研究发现 *RNF13* 缺失小鼠海马的 SNARE（可溶性 N－乙基马来酰亚胺敏感因子－附着蛋白受体）复合蛋白水平没有变化，但 SNARE 复合物组装受损，RNF13 参与了 SNARE 复合体的调控，从而控制突触功能。RNF13 参与了内质网应激诱导的 IRE1α－JNK 分支的激活，进一步调节细胞凋亡。RNF13 敲低的细胞对内质网应激引起的凋亡和 JNK 活化具有抵抗力，相反，*RNF13* 的过表达诱导 JNK 激活和 caspase 依赖性凋亡，并且 RNF13 的内质网（ER）定位和功能性 RING 结构域是其诱导 JNK 激活的活性所必需的。Edvardson 等鉴定了 *RNF13* 基因的从头杂合错义突变（L311S，609247.0001 和 L312P，609247.0002），两种突变都发生在高度保守的区域，对翻译后修饰很重要。对具有 L311S 突变的患者的细胞进行的体外功能表达研究表明，与对照组相比，ER 应激的信号增强，并且 ER 应激诱导的细胞凋亡增加，与功能获得效应一致。使用荧光显微镜方法研究受 RNF13 蛋白变体影响的分子和细胞机制，研究表明野生型 RNF13 广泛定位内体和溶酶体，而 L311S 和 L312P 不广泛地与溶酶体标志物 Lamp1 共定位。RNF13、L311S 和 L312P 蛋白影响内溶酶体系统内体囊泡的大小以及荧光标记的表皮生长因子的时空进展，但不会影响转铁蛋白。此外，共免疫沉淀表明 RNF13 破坏了与 AP－3 复合物的关联。AP－3 复合物亚基 AP3D1 的敲低会改变野生型 RNF13 的溶酶体定位，并同样影响内体囊泡的大小。

【临床症状】

DEE73 的特点是先天性小头畸形、婴儿癫痫性脑病和严重发育迟缓，癫痫发作在出生后不久或在出生后前几个月内发生。Edvardson 等报道了 3 名来自三个不相关家庭的男性患儿，均伴有严重的神经发育和神经退行性疾病。患者 1 在妊娠中(第一胎)发现母体血液中的甲胎蛋白(AFP)异常高。3 例患儿均足月出生,但出生时头围小,围产期的特点是喂养困难、坐立不安、肌肉张力异常增加。他们在 7 周至 7 个月大时出现了药物难治性的强直、阵挛发作及局灶扩展至双侧强直 - 阵挛发作和肌阵挛癫痫发作。所有受影响的个体都有皮质视力障碍、眼球运动障碍、瞳孔对光有反应,但无法固定或跟踪。3 例患儿均有听力异常,2 例患有严重的感音神经性聋,1 例患有轻度听力障碍。3 例患儿均未达到任何发育里程碑,都没有表现出自愿运动和交流,总是伴有肌张力增加、肢体挛缩和脊柱侧凸。喂养困难的患儿通过胃造口术进食,但仍表现出生长不良。畸形特征包括面中部发育不全、额头狭窄、鼻子短、下巴小和鼻梁狭窄。1 例患有白内障,2 例患有腹股沟疝,1 例患有髋关节发育不良,骨龄延迟。

【辅助检查】

脑电图显示背景活动减慢,双侧间期非同步棘波和尖波发放,以及局灶性强直和阵挛发作相关的局灶性放电泛化为全面性放电。

2 例患者的脑磁共振成像显示胼胝体薄,其中 1 例患儿在 1 岁时髓鞘形成延迟,随后的影像显示幕上和幕下脑组织萎缩。

【诊断】

该病的临床症状与其他类型的早发型婴儿癫痫脑病综合征类似,诊断主要依靠临床表现以及基因检测。患儿通常有明确的家族史,婴儿期早期起病的难治性癫痫,精神运动发育迟滞,小头畸形,手足部屈曲畸形,脊柱侧凸畸形,MRI 表现为胼胝体及脑白质髓鞘化不良。如有此类患儿应考虑行基因检测,发现 *RNF13* 基因致病性突变即可明确诊断。

【鉴别诊断】

1. 需要与其他类型 DEE 通过症状学、脑电图及基因检测鉴别。本患儿特点为先天性小头畸形、听力异常、婴儿癫痫性脑病和严重发育迟缓。

2. "猫叫综合征"是第 5 号染色体短臂缺失引起的遗传病,发生率为十万分之一,在国内外均很少见。患儿在出生时表现为体重、身高严重低于正常新生儿,平均体重不会超过 2.5 kg,头围也偏小,患儿在出生后会有生长障碍。患儿哭声轻,音调高,类似猫叫,"猫叫综合征"因此而得名。患儿伴有皮纹改变、严重的智力障碍、颅面部发育异常(头比较圆而且小,眼距比较宽,下颌比较小,鼻梁又宽又平,耳朵也小),还常伴有斜视、白内障症状。差不多有一半的病例有先天性的畸形表现,有心血管畸形、肾及各种骨骼畸形等。发育明显落后,一般要 2 岁才能学会坐,4 岁才能走,步态常表现为痉挛性。

【治疗】

DEE73 引起的癫痫发作通过多种 ASMs 不能完全控制。

【预后】

DEE73 的预后较差,3 例患儿中,一名患者在 33 个月时因败血症死亡,而其他 2 例在 21 个月和 8 年时存活,但仍伴有严重的精神运动发育异常,听力障碍和难治性的癫痫发作。

【遗传咨询】

目前认为 DEE73 是常染色体显性遗传性疾病,如果父母双方各携带一个 *RNF13* 基因的致病变异位点,他们再生育的话,生育健康儿童的概率是 25%,生育同样患儿的概率是 75%;若有一方携带 *RNF13* 基因的致病变异位点,生育同样患者的概率为 50%,建议做产前基因检测。目前已报道的 *RNF13* 基因突变位点见表 2 - 73 - 1。

表 2 - 73 - 1　目前已报道的 *RNF13* 基因突变位点

表型	基因名	突变位点	蛋白改变	致病性
DEE73	*RNF13*	NM_183381.3（RNF13）:c.932T > C	L311S	致病
DEE73	*RNF13*	NM_183381.3（RNF13）:c.935T > C	L312P	致病

参考文献 ▶▶

[1] Arshad M, Ye Z, Gu X, et al. RNF13, a RING finger protein, mediates endoplasmic reticulum stress - induced apoptosis through the inositol - requiring enzyme（IRE1α）/c - Jun NH2 - terminal kinase pathway[J]. J Biol Chem, 2013, 288(12): 8726 - 8736.

[2] Bocock J P, Carmicle S, Chhotani S, et al. The PA - TM - RING protein RING finger protein 13 is an endosomal integral membrane E3 ubiquitin ligase whose RING finger domain is released to the cytoplasm by proteolysis[J]. FEBS J, 2009, 276(7): 1860 - 1877.

[3] Bocock J P, Carmicle S, Sircar M, et al. Trafficking and proteolytic processing of RNF13, a model PA - TM - RING family endosomal membrane ubiquitin ligase[J]. FEBS J, 2011, 278(1): 69 - 77.

[4] Edvardson S, Nicolae C M, Noh G J, et al. Heterozygous RNF13 Gain - of - Function Variants Are Associated with Congenital Microcephaly, Epileptic Encephalopathy, Blindness, and Failure to Thrive[J]. Am J Hum Genet, 2019, 104(1): 179 - 185.

[5] Jin X, Cheng H, Chen J, et al. RNF13: an emerging RING finger ubiquitin ligase important in cell proliferation [J]. FEBS J, 2011, 278(1): 78 - 84.

[6] Saito S, Honma K, Kita - Matsuo H, et al. Gene expression profiling of cerebellar development with high - throughput functional analysis[J]. Physiol Genomics, 2005, 22(1): 8 - 13.

[7] Tranque P, Crossin K L, Cirelli C, et al. Identification and characterization of a RING zinc finger gene（C - RZF）expressed in chicken embryo cells[J]. Proc Natl Acad Sci U S A, 1996, 93(7): 3105 - 3109.

[8] Zhang Q, Li Y, Zhang L, et al. E3 ubiquitin ligase RNF13 involves spatial learning and assembly of the SNARE complex[J]. Cell Mol Life Sci, 2013, 70(1): 153 - 165.

[9] Zhang Q, Meng Y, Zhang L, et al. RNF13: a novel RING - type ubiquitin ligase over - expressed in pancreatic cancer[J]. Cell Res, 2009, 19(3): 348 - 357.

[10] Zhang Q, Wang K, Zhang Y, et al. The myostatin - induced E3 ubiquitin ligase RNF13 negatively regulates the proliferation of chicken myoblasts[J]. FEBS J, 2010, 277(2): 466 - 476.

（刘　超　邓艳春）

74 发育性和癫痫性脑病 *74* 型（*GABRG2* 相关性 DEE）

【概念】

发育性和癫痫性脑病 74 型（DEE74；OMIM ID：137164）是一种常染色体显性遗传神经系统疾病，由 *GABRG2* 基因致病突变所致。主要的临床症状为早发的顽固性癫痫发作，严重的全面发育迟缓，伴有智力发育受损、语言缺失和严重的肌张力减退伴有运动障碍，还可伴有眼球运动障碍。

【致病基因】

GABRG2 基因位于 5 号染色体长臂 5q34，在哺乳动物的大脑中大量表达，编码产物为 GABA$_A$ 受体 γ2 亚基，γ2 亚基被组装成 αβγ2 受体，这是大脑中主要的 GABA$_A$ 受体亚型。γ2 亚基在 GABA$_A$ 受体运输和突触聚集中起关键作用。它们在合成后位于内质网（ER）内，在那里与其他结合伴侣（例如 α 和 β 亚基）寡聚，并进一步组装成五聚体受体。只有正确组装的受体才能转运到 ER 之外，到达细胞表面和突触，并在被 GABA 激活时传导氯离子电流。GABA$_A$ 受体介导大多数快速抑制性神经传递。纯合子 *GABAG2* 基因敲除小鼠不能存活，杂合子 *GABAG2* 基因敲除小鼠可存活，表现出焦虑，据报道在某些遗传背景下没有癫痫发作。*GABAG2*（R82Q 和 Q390X）基因敲入小鼠降低了皮质抑制并表现出癫痫表型，证实了 γ2 亚基在癫痫中的关键作用。*GABRG2* 的突变与高热惊厥（FS）和遗传性癫痫综合征相关，包括儿童期失神癫痫（CAE），伴有高热惊厥加全身性癫痫（GEFS +）和 Dravet 综合征（DS）/婴儿严重肌阵挛性癫痫（SMEI）。Shen 等在 8 个与 DEE74 无血缘关系的儿童中识别出 6 个不同的 *GABRG2* 基因新发的（*de novo*）杂合错义突变（A106T、I107T、P282S、R323Q、R323W 和 F343L）。突变发生在整个基因的不同位置，体外功能表达研究显示出不同的作用：这些变体在不同程度上降低了 GABA 诱发的电流，某些变体改变了锌敏感性。一些变体导致对 GABA 刺激的效力降低，而另一些变体引起通道的动力学异常。突变蛋白在转染的 HEK293 细胞中稳定，但显示出不同的表面和细胞内表达，这表明某些突变体在内质网中的运输受损和异常保留。例如，R323Q 突变（137164.0006）发生在成孔 M2 结构域的不变残基上，通道电流降低约 50%，锌抑制作用提高约 25%，表面表达降低约 50%，并且与 GABA 相比降低了对 GABA 的响应野生型。与野生型相比，A106T 突变（137164.0007）发生在 N - 末端结构域，通道电流降低约 30%，表面表达轻度降低约 75%，减慢通道失活，并且对 GABA 的反应降低。2021 年，Zhou 等人发现 *GABRG2* 基因突变（F343L）明显影响了斑马鱼脑部的代谢，从而造成突触前囊泡释放障碍，导致抑制性神经元释放 GABA 减少或者兴奋性和抑制性神经元间的不平衡，这可能是造成携带这类基因突变患者出现癫痫发作的原因。

【临床症状】

Shen 等报道了 8 名患有 DEE74 的无血缘关系的欧洲裔儿童，年龄在 3 岁到 10 岁之间。不同发作类型的顽固性癫痫在出生后第一年内出现，包括强直 - 阵挛性发作、强直性发作、局灶扩展至双侧强直 - 阵挛发作、发热性发作和肌阵挛性发作。大多数患者会出现其他类型的癫痫发作（失张力发作、全面强直 - 阵挛发作、失神发作、局灶性发作）。所有患者均有严重的整体发育迟缓，伴有智力发育受损、语言缺失和严重的肌张力减退伴有运动障碍。其他特征包括眼球运动异常及舞蹈性运动。无畸形或其他疾病特征。

【辅助检查】

EEG 显示 β 活动和头顶区域的局灶性放电,也可出现弥散的慢波背景和不规则的全面性癫痫样放电。大多数大脑磁共振成像正常,但 3 名患者有异常。1 号患者 MRI 示额叶髓鞘形成延迟;2 号患者 MRI 示大脑镰发育不良;8 号患者 MRI 示脑室和轴外脑脊液空间增大。

【诊断】

该病的临床症状与其他类型的发育性和癫痫性脑病综合征类似,诊断主要依靠临床表现以及基因检测。当发现有患儿出现早发的顽固性癫痫发作,严重的整体发育迟缓,伴有智力发育受损、语言缺失和严重的肌张力减退伴有运动障碍,还可伴有眼球运动障碍,MRI 表现为脑白质髓鞘化不良或大脑镰发育不良时,应考虑行基因检测,基因检测发现 *GABRG2* 基因致病性突变可以明确诊断。

【鉴别诊断】

1. *GABRG2* 的突变与高热惊厥(FS)和遗传性癫痫综合征相关,包括儿童期失神癫痫(CAE),伴有高热惊厥加全身性癫痫(GEFS +)。这些携带 *GABRG2* 基因的患者一般不会出现顽固性癫痫发作,严重的整体发育迟缓伴有智力发育受损、语言缺失和严重的肌张力减退伴有运动障碍。

2. Dravet 综合征(DS)/婴儿严重肌阵挛性癫痫(SMEI)均于 1 岁内起病,起病高峰年龄为出生后 6 个月内。最常见的首发症状为发热诱发的较长时间惊厥发作(30 分钟以上),表现为单侧肢体阵挛或双侧强直阵挛发作,部分患儿首次发作前有接种疫苗诱因。1 岁后逐渐出现无热惊厥,但仍有热敏感特点(遇到发热性疾病或环境温度过热即可出现癫痫发作),癫痫发作可以表现为多种形式,包括局灶性发作、全面强直阵挛发作(癫痫大发作)、肌阵挛发作、不典型失神发作等,易出现癫痫持续状态。患儿起病前发育多正常,发病后常逐渐出现精神运动发育迟缓,特别是语言发育迟缓,60% 患儿有共济失调表现。

【治疗】

部分患者的癫痫发作为药物难治性,多种 ASMs 均无效。部分应用单用 LEV、联合应用 VPA 和 TPM 能达到癫痫无发作。部分患者单用 LTG 能轻微改善症状。

【预后】

8 例患儿中有 3 例出现 Lennox - Gastaut 综合征的特征。癫痫的结局是可变的,有 2 名患者最终没有癫痫发作,而另外 6 名患者尽管联合使用了抗癫痫药物,在最后一次随访时癫痫发作仍然难以控制。

【遗传咨询】

目前认为 DEE74 是常染色体显性遗传性疾病,如果父母双方各携带一个 *GABRG2* 基因的致病变异位点,他们再生育的话,生育健康儿童的概率是 25%,生育同样患儿的概率是 75%;若有一方携带 *GABRG2* 基因的致病变异位点,生育同样患者的概率为 50%,建议做产前基因检测。目前已报道的 *GABRG2* 基因致病性突变位点见表 2 - 74 - 1。

表 2 - 74 - 1　目前已报道的 *GABRG2* 基因致病性突变位点

表型	基因名	突变位点	蛋白改变	致病性
DEE74	*GABRG2*	NM_198904.4(GABRG2):c.316G > A	(p. Ala106Thr)	致病
DEE74	*GABRG2*	NM_198904.4(GABRG2):c.844C > T	(p. Pro282Ser)	致病
DEE74	*GABRG2*	NM_198904.4(GABRG2):c.968G > A	(p. Arg323Gln)	致病

 DEE74 病例

【简要病史】

女性患者,15 岁,右利手,体重 58 kg。患者于 2 年余前(2018 年 12 月)跳舞时突然跌倒,意识不清,无肢体抽搐,持续1~2分钟缓解,未重视。之后1年内上述症状又出现过2次,2019年11月在西京医院查头颅磁共振未见明显脑结构异常,行24小时视频脑电监测,发现发作间期异常放电,诊断为癫痫,给予左乙拉西坦0.5 g口服一天两次。疫情防控期间买不到药自行减量,发作频繁,10个月内反复出现10余次,表现为右侧肢体抖动伴意识不清,一次约2分钟,经复诊左乙拉西坦加量至1.0 g一天两次,自2020年9月至今无发病。患儿出生史正常,第二胎,双胎,正常产,同胎哥哥正常;2岁时有高热惊厥史2次;无中毒、颅脑外伤、中枢神经系统感染病史;其母亲幼年时有过一次癫痫发作史。神经系统查体智力低于同龄人,无局灶神经系统体征。

【辅助检查】

1. 头颅磁共振检查　头颅磁共振未见明显脑结构异常。

2. 脑电图监测　2019年行24小时视频脑电图监测见清醒期背景节律较同龄人慢,清醒闭目以8~9 Hz低至高幅(10~80 μV)慢α节律为主调,调节、调幅尚可。发作间期见双侧前额、额导单发尖慢波(图2-74-1~2-74-3)。

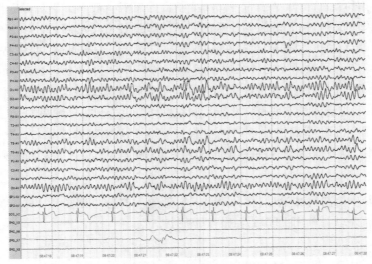

图2-74-1　脑电图监测见清醒期背景节律较同龄人慢,8~9 Hz
低至高幅(10~80 μV)慢α节律为主调

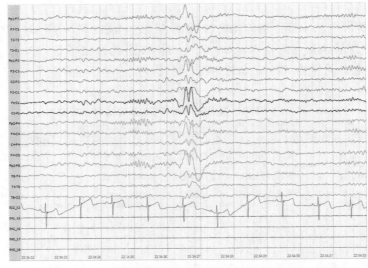

图2-74-2　发作间期脑电图见睡眠二期的额区(Fp1、F3、Fp2、
F4和Fz)为主的尖波连发

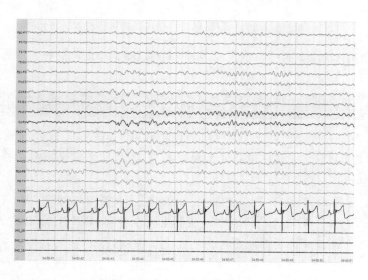

图 2－74－3　发作间期脑电图见中央顶区（C3、C4、CZ、P3 和
P4）的低幅棘慢波发放

3. 基因检测　为明确病因行三人家系全外显子基因检测发现，编码 GABA－A 受体 γ 亚单位的基因
GABRG2 在第 4 号外显子第 345 和 346 位核苷酸之间插入一个碱基 T，导致框移变异，突变位置之后编码
了 8 个氨基酸变成终止码（图 2－74－4），导致蛋白截断，编码后面 5 个外显子的核苷酸不能正常翻译，这
是一个导致蛋白功能缺失的可能致病变异。该杂合变异来自母亲，母亲年轻时也有癫痫发作病史。

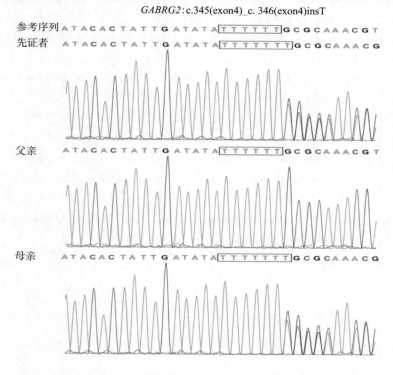

图 2－74－4　基因检测发现来自母亲的 *GABRG2* 基因在第 345 和
346 位核苷酸间插入了一个碱基 T 导致框移突变

【诊断】

　　癫痫；局灶性发作伴知觉缺失；认知障碍；*GABRG2* 相关的局灶性癫痫，符合发育性和癫痫性脑病 74
型的诊断。

【治疗及随访】

目前服用左乙拉西坦 1.0 g 2 次/天,维生素 B_6 20 mg 2 次/天,已 1 年 4 个月无发作,但脾气暴躁,学习成绩有提高。

点 评

该例起病较晚,癫痫发作也比较轻,只有局灶性运动发作,伴意识不清,没有继发的全面强制阵挛发作,对左乙拉西坦反应好,并且在减量复发后再次加量,癫痫发作也得到了控制。但这种病人是否需要终身服药尚需长期随访。

局灶起源的遗传性癫痫的常见基因突变会想到家族颞叶或额叶癫痫的致病基因,比如 CNRNA4、CNRNA2、DEPDC5、NPRL2、NPRL3 等,实际上很多导致 DEE 的基因均可有局灶性癫痫的表型。只是单纯只有局灶性癫痫的表型较少。

参考文献 ▶

[1] Shen D, Hernandez C C, Shen W, et al. De novo GABRG2 mutations associated with epileptic encephalopathies[J]. Brain, 2017, 140(1): 49 − 67.

[2] Alldred M J, Mulder − Rosi J, Lingenfelter S E, et al. Distinct gamma2 subunit domains mediate clustering and synaptic function of postsynaptic GABAA receptors and gephyrin[J]. J Neurosci, 2005, 25(3): 594 − 603.

[3] Crestani F, Lorez M, Baer K, et al. Decreased GABAA − receptor clustering results in enhanced anxiety and a bias for threat cues[J]. Nat Neurosci, 1999, 2(9): 833 − 839.

[4] Reid C A, Kim T, Phillips A M, et al. Multiple molecular mechanisms for a single GABAA mutation in epilepsy [J]. Neurology, 2013, 80(11): 1003 − 1008.

[5] Tan H O, Reid C A, Single F N, et al. Reduced cortical inhibition in a mouse model of familial childhood absence epilepsy[J]. Proc Natl Acad Sci U S A, 2007, 104(44): 17536 − 17541.

[6] Kang J Q, Shen W, Zhou C, et al. The human epilepsy mutation GABRG2 (Q390X) causes chronic subunit accumulation and neurodegeneration[J]. Nat Neurosci, 2015, 18(7): 988 − 996.

[7] Kang J Q, MacDonald R L. Molecular Pathogenic Basis for GABRG2 Mutations Associated With a Spectrum of Epilepsy Syndromes, From Generalized Absence Epilepsy to Dravet Syndrome[J]. JAMA Neurol, 2016, 73(8): 1009 − 1016.

[8] Zhou J, Liang W, Wang J, et al. An epileptic encephalopathy associated GABRG2 missense mutation leads to pre − and postsynaptic defects in zebrafish[J]. Hum Mol Genet, 2021, 20: ddab338.

(刘　超　邓艳春)

75 发育性和癫痫性脑病 75 型（*PARS2* 相关性 DEE）

【概念】

发育性和癫痫性脑病 75 型（DEE75；OMIM ID：612036）是一种常染色体隐性遗传神经系统疾病，是一种多系统线粒体疾病，由 *PARS2* 基因纯合或复合杂合突变引起。主要的临床特点为小头畸形、肌张力低下、癫痫发作、早期发育延迟和（或）退化、智力残疾、大脑结构异常（进行性脑萎缩）以及其他全身性发现，包括高乳酸血症、进行性心肌病等。所有患者通常都具有相似的特征和症状，大多数患者在 10 岁前死亡。

【致病基因】

PARS2 基因位于 1 号染色体短臂 32.3 区带，表达产物是脯氨酰 tRNA 合成酶 2，是一种线粒体氨酰基 – tRNA 合成酶（mt – aaRS），通过其同源氨基酸脯氨酸补充线粒体脯氨酰 tRNA。线粒体氨酰基 – tRNA 合成酶（aaRSs）对于线粒体蛋白质的生物合成和氧化磷酸化是必不可少的，共有十九种核基因编码 aaRS。mt – aaRSs 的疾病相关突变会导致多系统损伤，而中枢神经系统是最常受影响的系统，许多特定的机制可能会影响、利用或调节神经元细胞中的线粒体翻译装置。

Ciara 等研究发现脑萎缩和小头畸形似乎是由 mt – aaRSs 缺陷引起的中枢神经系统疾病的一般特征，但在脑 MRI 上有明显的部位差异，表明每个单独的 aaRS 疾病都涉及特定的脑区，以额叶萎缩为主是 PARS2 的特征性表现。

【临床症状】

PARS2 缺乏症患者的临床特征包括小头畸形、肌无力、癫痫发作、智力障碍、脑结构异常（额叶为主的进行性脑萎缩、胼胝体薄、基底节坏死、脑白质病变等）和其他全身症状，包括高乳酸血症和严重的心肌病。所有患者通常具有相似的特征和症状，大多数在 10 岁前死亡。癫痫发作类型包括癫痫痉挛发作、全面性发作。既往报道的 10 例患者中有 5 例患者伴有心肌病。

【辅助检查】

几乎所有患者的脑电图出现短时间的高幅失律。脑 MRI 变化几乎相同，主要表现为额叶发育不全或萎缩，伴不同程度进行性脱髓鞘和胼胝体发育不良。Yin 等提出小脑白质异常可在 DEE75 的早期出现，可能有助于疾病的早期诊断。

【诊断】

该病的临床症状和其他类型的 DEE 类似，但是病情严重、死亡率高，诊断主要依靠临床表现以及基因检测。当发现有患儿出现早发的小头畸形、肌张力低下、癫痫发作、早期发育延迟和（或）退化、智力残疾、大脑结构异常（进行性脑萎缩）以及其他全身性发现，包括乳酸血症、进行性心肌病等，应考虑行基因检测，基因检测发现 *PARS2* 基因致病性突变可以明确诊断。

【鉴别诊断】

1. 需要与其他类型的线粒体氨酰基 – tRNA 合成酶（mt – aaRS）功能异常疾病如 *NARS2* 突变等进行

鉴别。

2. 需要与其他类型的 DEE,尤其是伴有高乳酸血症、进行性心肌病等特征的线粒体脑病特进行鉴别。

【治疗】

多种抗癫痫发作药物可以应用,但不建议应用干扰线粒体代谢的药物,如丙戊酸。可用 ACTH 和其他抗癫痫药。心肌病可应用保护心肌的药物。针对线粒体功能障碍可应用抗氧化补充剂治疗。

【预后】

癫痫痉挛发作对抗癫痫药物都有反应,虽然癫痫病发作容易控制,但其智力障碍和精神运动退化仍然严重。既往研究中 10 例患者 6 例死亡。多数患者死因为心肌病心脏功能衰竭及多脏器衰竭,有一例患儿死于 4 个月时的肺炎。Mohammed 等的病例尽管定期需要住院治疗,但他活了 20 年。他从婴儿期开始接受针对线粒体功能障碍的抗氧化补充剂的支持性治疗。此外,他还有一个受影响的哥哥,没有接受治疗,在童年早期死于心脏衰竭。

【遗传咨询】

目前认为 DEE75 是常染色体隐性遗传性疾病,如果父母双方各携带一个 PARS2 基因的致病变异位点,他们再生育的话,生育健康儿童的概率是 75%,生育同样患儿的概率是 25%,建议做产前基因检测。目前已报道的 PARS2 基因致病性突变位点见表 2 - 75 - 1。

表 2 - 75 - 1　目前已报道的 PARS2 基因致病性突变位点

表型	基因名	突变位点	蛋白改变	致病性
DEE75	PARS2		(p. Pro377_Lys378insTer)	致病

参考文献 ▶

[1] A Almuqbil M, Vernon H J, Ferguson M, et al. PARS2 – associated mitochondrial disease: A case report of a patient with prolonged survival and literature review[J]. Molecular Genetics and Metabolism Reports, 2020, 24: 100613.

[2] Yin X, Tang B, Mao X, et al. The genotypic and phenotypic spectrum of PARS2 – related infantile – onset encephalopathy[J]. Journal of Human Genetics, 2018, 63(9): 971 – 980.

[3] Sofou K, Kollberg G, Holmström M, et al. Whole exome sequencing reveals mutations in NARS2 and PARS2, encoding the mitochondrial asparaginyl – tRNA synthetase and prolyl – tRNA synthetase, in patients with Alpers syndrome[J]. Molecular Genetics & Genomic Medicine, 2015, 3(1): 59 – 68.

[4] Ciara E, Rokicki D, Lazniewski M, et al. Clinical and molecular characteristics of newly reported mitochondrial disease entity caused by biallelic PARS2 mutations[J]. Journal of Human Genetics, 2018, 63(4): 473 – 485.

[5] Al Balushi A, Matviychuk D, Jobling R, et al. Phenotypes and genotypes of mitochondrial aminoacyl – tRNA synthetase deficiencies from a single neurometabolic clinic[J]. JIMD reports, 2020, 51(1): 3 – 10.

[6] Pronicka E, Piekutowska – Abramczuk D, Ciara E, et al. New perspective in diagnostics of mitochondrial disorders: two years' experience with whole – exome sequencing at a national paediatric centre[J]. Journal of Translational Medicine, 2016, 14(1): 174.

[7] Mizuguchi T, Nakashima M, Moey L H, et al. A novel homozygous truncating variant of NECAP1 in early infantile epileptic encephalopathy: the second case report of EIEE21[J]. Journal of Human Genetics, 2019, 64(4): 347 – 350.

（刘　超　邓艳春）

76　发育性和癫痫性脑病 76 型（*ACTL6B* 相关性 DEE）

【概念】

发育性和癫痫性脑病 76 型（DEE76；OMIM ID：612458）是一种罕见且严重的常染色体隐性遗传的儿童期癫痫综合征，由 *ACTL6B* 基因纯合或复合杂合突变所致。DEE76 患者的特点是早发癫痫发作、严重的全面发育迟缓、肌张力低下、肢体痉挛性瘫痪以及脑成像异常。一些患者可能还有其他特征，例如脊柱侧弯或小头畸形。该疾病可能导致儿童死亡。

【致病基因】

ACTL6B 基因位于 7q22.1 区带，编码的肌动蛋白相关蛋白（ARP），这是一类类似于肌动蛋白的蛋白，在染色质重塑和组蛋白乙酰化中发挥作用。ACTL6B（BAF53B）能以特定的时空顺序与多个复合物相互作用，大多数研究都集中于 ACTL6B 在 BAF（BRG1/BRM 相关因子）或 SWI/SNF 复合物中的作用。作为基因表达的重要调节因子，ACTL6B（BAF53B）可通过以 ATP 依赖的方式重塑核小体。为了在发育过程中调控不同组基因，BAF 亚基可以与同源的替代基因交换。在发育中的神经细胞退出细胞周期时，BAF 亚基被同源基因进行替代。在此期间，特异性 BAF（npBAF）复合物通过交换几个亚基转化为神经特异性 BAF（nBAF）复合物，包括与其同源的 *BAF53* 和 *BAF53A*，这部分是通过有丝分裂后神经元中 miR－9＊和 miR－124 的表达增加而实现的，此过程抑制了编码 BAF53A、ACTL6A 的基因的表达。nBAF 复合物可以结合反式激活因子 CREST 并通过 BAF53B 介导的相互作用被招募到对树突形成至关重要的基因中。因此，在神经元发育过程中 BAF53B 蛋白水平的丢失会导致树突生长受损。Staahl B. T 等在 *ACTL6B* 敲除（KO）小鼠中发现其树突棘和突触功能缺失，导致长期记忆受损和生存率下降。神经祖细胞在野生型人类神经元中敲除 *ACTL6B* 将导致树突发育严重缺陷。2021 年 Ahn 等人在由 DEE76 患者的多能干细胞发育而来的神经元中发现，*ACTL6B* 基因突变不会影响神经前体细胞发育为神经细胞的过程，这类突变可以影响其编码的蛋白质的稳定性，从而减少蛋白质的聚集并影响特异性 BAF（npBAF）复合物的功能，提高神经元的兴奋性，从而导致癫痫样放电。

【临床症状】

DEE76 是一种年龄依赖性癫痫综合征，多在近亲婚育的家系中发现。表现为早发癫痫发作（通常为难治性，癫痫发作每天发生数次），严重的全面发育迟缓、孤独症行为、肌张力低下、肢体痉挛性瘫痪以及脑成像异常（主要是脑萎缩和髓鞘延迟）。一些患者可能还有其他特征，例如脊柱侧弯，四肢痉挛性瘫痪或小头畸形。该疾病可能导致儿童死亡。患儿在 4 岁至 10 岁时，不能说话，不能走动，不能独立坐着，缺乏有目的性的活动。Yuksel. Z 等研究中发现，1 名患者最初胼胝体较薄，后来达到正常大小，与延迟髓鞘形成一致。一些患者被发现有畸形特征，包括额部隆起、球鼻、深陷的眼睛、下弯的嘴角、高拱的上颚、张开的嘴伴有牙齿排列不整齐、大耳朵和斜视。1 例患者肛门狭窄，胸部异常。

【辅助检查】

脑电图显示全面性慢波背景活动和多灶性间期癫痫样异常。脑部影像均显示弥漫性容积损失、广泛的低髓鞘化、白质萎缩、胼胝体变薄、小脑蚓部发育不全以及罕见的局灶性皮质发育不良或不对称的脑回模式。

【诊断】

该病的临床症状和其他类型的发育性和癫痫性脑病综合征类似,但是病情严重、死亡率高,诊断主要依靠临床表现以及基因检测。当发现明确的近亲婚育史或其他家族史,患儿出现早发癫痫发作(通常为难治性),严重的全面发育迟缓,孤独症表现,肌张力低下,肢体痉挛性瘫痪以及脑成像异常(主要是脑萎缩和髓鞘延迟),一些患者可能还有其他特征例如脊柱侧弯或小头畸形,应考虑行基因检测,或兄弟姐妹中有因类似病情早期死亡,应考虑行基因检测,发现 *ACTL6B* 基因致病性突变可明确诊断。

【鉴别诊断】

需要与其他类型发育性和癫痫性脑病尤其是伴有痉挛性截瘫的 DEE 通过基因检测鉴别。

【治疗】

多种 AEDs 不能完全控制 DEE76 引起的癫痫发作。

【预后】

DEE76 的预后较差,患儿多在童年死亡。幸存下来的患者有严重的全身性发育迟缓、癫痫性脑病、轴性肌张力减退、肌肉萎缩和上肢肌张力障碍或痉挛。其他常见的特征包括发育不良、视觉追求和眼神接触差。癫痫发作难以得到控制。

【遗传咨询】

目前认为 DEE76 是常染色体隐性遗传性疾病,如果父母双方各携带一个 *ACTL6B* 基因的致病变异位点,他们再生育的话,生育健康儿童的概率是 75% 其中 2/3 是健康携带者,生育同样患儿的概率是 25%,建议做产前基因检测。目前已报道的 *ACTL6B* 基因致病性突变位点见表 2-76-1。

表 2-76-1　目前已报道的 *ACTL6B* 基因致病性突变位点

表型	基因名	突变位点	蛋白改变	致病性
DEE76	*ACTL6B*	NM_016188.5(ACTL6B):c.1279del	(p.Ter427AspextTer?)	致病
DEE76	*ACTL6B*	NM_016188.5(ACTL6B):c.999T>A	(p.Cys333Ter)	致病
DEE76	*ACTL6B*	NM_016188.5(ACTL6B):c.407_410dup	(p.Met137fs)	致病

参考文献 ▶

[1] Ahn L Y, Coatti G C, Liu J, et al. An epilepsy – associated ACTL6B variant captures neuronal hyperexcitability in a human induced pluripotent stem cell model. J Neurosci Res. 2021, 99(1):110 – 123.

[2] Bell S, Rousseau J, Peng H, et al. Mutations in ACTL6B Cause Neurodevelopmental Deficits and Epilepsy and Lead to Loss of Dendrites in Human Neurons[J]. American Journal of Human Genetics, 2019, 104(5): 815 – 834.

[3] Biggar S R, Crabtree G R. Continuous and widespread roles for the Swi – Snf complex in transcription[J]. The EMBO journal, 1999, 18(8): 2254 – 2264.

[4] Fichera M, Failla P, Saccuzzo L, et al. Mutations in ACTL6B, coding for a subunit of the neuron – specific chromatin remodeling complex nBAF, cause early onset severe developmental and epileptic encephalopathy with brain hypomyelination and cerebellar atrophy[J]. Human Genetics, 2019, 138(2): 187 – 198.

[5] Karaca E, Harel T, Pehlivan D, et al. Genes that Affect Brain Structure and Function Identified by Rare Variant Analyses of Mendelian Neurologic Disease[J]. Neuron, 2015, 88(3): 499 – 513.

[6] Lessard J, Wu J I, Ranish J A, et al. An essential switch in subunit composition of a chromatin remodeling complex during neural development[J]. Neuron, 2007, 55(2): 201 – 215.

［7］Maddirevula S，Alzahrani F，Al – Owain M，et al. Autozygome and high throughput confirmation of disease genes candidacy［J］. Genetics in Medicine：Official Journal of the American College of Medical Genetics，2019，21（3）：736 – 742.

［8］Meagher R B，Kandasamy M K，Deal R B，et al. Actin – related proteins in chromatin – level control of the cell cycle and developmental transitions［J］. Trends in Cell Biology，2007，17（7）：325 – 332.

［9］Staahl B T，Crabtree G R. Creating a neural specific chromatin landscape by npBAF and nBAF complexes［J］. Current Opinion in Neurobiology，2013，23（6）：903 – 913.

［10］Sudarsanam P，Winston F. The Swi/Snf family nucleosome – remodeling complexes and transcriptional control［J］. Trends in genetics：TIG，2000，16（8）：345 – 351.

［11］Vogel – Ciernia A，Matheos D P，Barrett R M，et al. The neuron – specific chromatin regulatory subunit BAF53b is necessary for synaptic plasticity and memory［J］. Nature Neuroscience，2013，16（5）：552 – 561.

［12］Wu J I，Lessard J，Olave I A，et al. Regulation of dendritic development by neuron – specific chromatin remodeling complexes［J］. Neuron，2007，56（1）：94 – 108.

［13］Yoo A S，Staahl B T，Chen L，et al. MicroRNA – mediated switching of chromatin – remodelling complexes in neural development［J］. Nature，2009，460（7255）：642 – 646.

［14］Yüksel Z，Yazol M，Gümüş E. Pathogenic homozygous variations in ACTL6B cause DECAM syndrome：Developmental delay，Epileptic encephalopathy，Cerebral Atrophy，and abnormal Myelination［J］. American Journal of Medical Genetics. Part A，2019，179（8）：1603 – 1608.

（刘　超　邓艳春）

77　发育性和癫痫性脑病 *77* 型（*PIGQ* 相关性 DEE）

【概念】

发育性和癫痫性脑病 77 型（DEE77；OMIM ID：605754）是一种罕见且严重的常染色体隐性遗传的儿童期癫痫综合征，由 *PIGQ* 基因纯合或复合杂合突变所致。DEE77 患者的特点是在生命的最初几个月出现难治性癫痫发作。患者具有严重的全面发育延迟，并且可能具有其他可变特征，包括畸形或粗糙的面部特征，视觉缺陷以及轻度的骨骼或肾脏异常；患儿通常早期死亡。

【致病基因】

PIGQ 基因位于 16p13.3 区带，编码产物为 Q 类磷脂酰肌醇多糖锚定物，是 N–乙酰葡糖胺转移酶复合物的关键辅酶，是催化 GPI–锚定生物合成的第一步。在细胞水平上，该疾病是由糖基磷脂酰肌醇（GPI）合成中的缺陷引起的，从而影响了 GPI 锚定蛋白在细胞表面的表达。GPI 锚定蛋白（GPI–APs）在胚胎发生，细胞信号传导，免疫应答和神经发生中起重要作用。Martin 等在一名西非后裔 DEE77 的孩子身上发现了 *PIGQ* 基因的纯合剪接位点突变，突变位于 *PIGQ* 基因第 3 外显子的高度保守的剪接受体位点：NM_004204：exon3：c.690–2A＞G。该突变发生在 *PIGQ* 的催化区域之前，表明它废除了酶的功能，导致 GPI 的合成减少。突变体转染到 *PIGQ* 缺陷的 CHO 细胞后并不能像野生型那样有效地恢复 GPI 锚定蛋白的表达，而且与野生型相比，突变体蛋白的表达减少，这与功能缺失效应相一致。Alazami 等在一名患有 DEE77 的患者（12DG0223）中鉴定出 *PIGQ* 基因突变（R207X；605754.0002）。Starr 等在一名患有 DEE77 的男婴身上发现了 *PIGQ* 基因的复合杂合突变，母系移码突变为 c.968_969delTG（p.L323Pfs＊119），导致蛋白质过早截断，父系起源框内缺失 c.1199_1201delACT（p.Y400del）位于位置 400，在脊椎动物中是完全保守的（EXAC 数据库频率：0.02%）。

【临床症状】

DEE77 是一种年龄依赖性癫痫综合征，多见于近亲结婚家系。DEE77 常表现为最初几个月出现难治性癫痫发作，患者具有严重的全面发育迟缓，并且可能具有其他可变特征，包括畸形或粗糙的面部特征、视觉缺陷以及轻度的骨骼或肾脏异常。Martin 等报道了一例 DEE77 患儿，患儿在 4 周时出现难治性癫痫发作，并出现严重的精神运动发育迟缓。脑成像显示髓鞘形成延迟和减少，他在 2 岁 4 个月时死于呼吸道感染。Alazami 等报道了一名 DEE77 患者，父母为近亲婚配，临床细节有限，患者有顽固性癫痫、发育迟缓和视神经萎缩。Starr 等报告了一名非亲属父母出生的男孩，患有复杂的多系统异常，在 10 个月大时死亡。妊娠期合并严重羊水过多，但没有明显的新生儿问题。在他大约 4 月龄，有肌张力减退、头部控制不良、进食不良和喘息发作。他有粗糙的畸形面部特征：包括上眼睑下垂、耳垂远距、肉质向上隆起、鼻翼较厚、鼻尖较宽、鼻尖前倾、面颊丰满、人中部长而光滑、上唇薄红唇、嘴角向下以及轻度小颌。他也有漏斗胸、腹直肌分离、腹股沟疝、腹壁松弛、皮肤柔软下垂和足底深皱。眼科受累包括垂直性眼球震颤、远视、散光、皮质性视觉障碍和无泪。肾脏显示多个小的肾皮质囊肿，膀胱输尿管反流，但肾功能正常。男孩在 7 个月左右出现难治性肌阵挛和多灶性癫痫。影像学检查显示歪头、脑室大、前囟门大、蝶骨翼发育不良、脊柱侧弯和长骨短暂性病变。碱性磷酸酶水平持续升高。10 个月大时，他出现发热感染，导致癫痫发作和死亡。Johnstone 等人于 2020 年报道了 7 例携带 *PIGQ* 基因致病性突变的患者，患者的临床症状主要表现为癫痫发作、轴性肌张力低下、发育迟缓以及多发性的先天畸形。患者的癫痫在 2.5 月龄至 7 月龄间起病，发作类型主要包括局灶性强直发作（可能进展为局灶性癫痫持续状态）、双侧强直 – 阵挛发作（可能进展为全面性癫痫持续状态）、肌阵挛发作、癫痫性痉挛、失神发作以及游走性局灶性癫痫发作。这些患者中，2 例患者的癫痫发作得到了部分控制，仅在生病时会出现，而其他患者则未能控制癫痫发作，反复出现癫痫持续状态或每日均有癫痫发作。患者的视觉均有明显障碍，部分患者表现为皮质盲，而其他患者则有视网膜传输功能障碍等。所有的患者均有先天性心脏畸形，包括二尖瓣脱垂、肺动脉瓣狭窄、肺动脉高压、传导阻滞和心律失常以及右心室肥厚。泌尿生殖系统症状则包括双肾积水、肾结石以及膀胱输尿管反流。患者均有明显的胃肠道症状，包括严重的便秘、特发性肠扭转、结肠扩张以及十二指肠蹼等，部分患者需要胃管来摄入食物。*PIGQ* 双等位基因突变的患者死亡率较高，在 7 名患者中，有 4 人在报道时已经死亡。

【辅助检查】

患者的脑电图表现与临床症状相符合，发病早期脑电图可无明显异常，后逐渐转变为暴发 – 抑制模式、背景活动减慢伴有发作间期多灶性尖波、高幅失律以及发作期局灶性棘慢波发放。头颅 MRI 在发病初期时无明显异常，后续检查中可发现进行性的皮质体积缩小。部分患者中出现了髓鞘发育不良乃至脱髓鞘的症状。其他非特异性的症状还包括脑室周围空间扩大、小脑蚓部体积缩小及垂体发育不良等。

【诊断】

该病的临床症状和其他类型的发育性和癫痫性脑病综合征类似，但是病情严重，死亡率高，诊断主要依靠临床表现以及基因检测。当发现明确的近亲婚育史或其他家族史，患儿出现早发癫痫发作（通常为难治性），严重的整体发育延迟，并且可能具有其他可变特征，包括畸形或粗糙的面部特征、视觉缺陷以及轻度的骨骼或肾脏异常，或兄弟姐妹中有因类似病情早期死亡，应考虑行基因检测，发现 *PIGQ* 基因致病性突变可明确诊断。

【鉴别诊断】

需要与其他类型发育性和癫痫性脑病综合征尤其是糖基化障碍性疾病进行鉴别，主要通过基因检测鉴别。

【治疗】

多种 ASMs 不能完全控制 DEE77 引起的癫痫发作。

【预后】

DEE77 的预后较差，患儿多在童年死亡。

【遗传咨询】

目前认为 DEE77 是常染色体隐性遗传性疾病，如果父母双方各携带一个 *PIGQ* 基因的致病变异位点，他们再生育的话，生育健康儿童的概率是 75%（25% 是健康，50% 是携带者），生育同样患儿的概率是 25%，建议做产前基因检测。目前已报道的 *PIGQ* 基因致病性突变位点见表 2 – 77 – 1。

表 2 - 77 - 1　目前已报道的 *PIGQ* 基因致病性突变位点

表型	基因名	突变位点	蛋白改变	致病性
DEE77	*PIGQ*	NM_004204.5(PIGQ):c.211C > T	(p. Gln71Ter)	致病
DEE77	*PIGQ*	NM_004204.5(PIGQ):c.618del	(p. Arg206fs)	致病
DEE77	*PIGQ*	NM_004204.5(PIGQ):c.619C > T	(p. Arg207Ter)	致病
DEE77	*PIGQ*	NM_004204.5(PIGQ):c.690 - 2A > G		致病
DEE77	*PIGQ*	NM_004204.5(PIGQ):c.968_969del	(p. Leu323fs)	致病
DEE77	*PIGQ*	NM_004204.5(PIGQ):c.1578_1579del	(p. Arg527fs)	致病

参考文献 ▶

[1] Alazami A M, Hijazi H, Kentab A Y, et al. NECAP1 loss of function leads to a severe infantile epileptic encephalopathy[J]. Journal of Medical Genetics, 2014, 51(4): 224 - 228.

[2] Johnstone DL, Nguyen TTM, Zambonin J, et al. Early infantile epileptic encephalopathy due to biallelic pathogenic variants in PIGQ: Report of seven new subjects and review of the literature. J Inherit Metab Dis[J]. 2020, 43(6): 1321 - 1332.

[3] Martin H C, Kim G E, Pagnamenta A T, et al. Clinical whole - genome sequencing in severe early - onset epilepsy reveals new genes and improves molecular diagnosis[J]. Human Molecular Genetics, 2014, 23(12): 3200 - 3211.

[4] Starr L J, Spranger J W, Rao V K, et al. PIGQ glycosylphosphatidylinositol - anchored protein deficiency: Characterizing the phenotype[J]. American Journal of Medical Genetics. Part A, 2019, 179(7): 1270 - 1275.

（刘　超　邓艳春）

78　发育性和癫痫性脑病 *78* 型（*GABRA2* 相关性 DEE）

【概念】

发育性和癫痫性脑病 78 型（DEE78；OMIM ID：137140）是一种严重的常染色体显性遗传神经系统疾病，由 *GABRA2* 基因杂合致病突变所致。其特征是在出生后的头几天或头几个月发作难治性癫痫，随后智力发展严重受损。其他特征可能包括皮质视觉障碍、肌张力减退和异常运动，如强直状态。

【致病基因】

GABRA2 基因位于 4 号染色体短臂 12 区带，编码 $GABA_A$ 受体的 α_2 亚基。$GABA_A$ 受体是一种配体门控的氯离子通道，通常通过将膜电位降至氯离子电位（在神经元中约为 $-80mM$）来降低膜兴奋性，与焦虑症、抑郁症和其他行为障碍（包括药物依赖性和精神分裂症）有关。虽然 γ-氨基丁酸在成年大脑中是一种抑制性神经递质，但有证据表明，它在哺乳动物中枢神经系统发育过程中也有兴奋作用。通过促进神经干细胞的维持和更新，GABA 能信号在发育过程中也发挥着作用。Butler 等发现 *GABRA2* 基因中有一个全新的杂合错义突变（T292K；137140.0005）。在 HEK293 细胞中进行的体外功能表达研究表明，突变导致了通道基底泄漏电流的增加，并且对 GABA 没有产生电流，这可能是由于突变通道处于开放状态。与野生型相比，细胞表面的突变蛋白和突变受体表达总量也显著减少。该障碍可能是大脑发育过程中异常去极化信号和 GABA 刺激反应受损的综合结果。Maljevic 等在 3 例不相关的 DEE78 患者中鉴定了 *GABRA2* 基因的新杂合错义突变（L291V、137140.0006；M263T、137140.0007；F325L；137140.0008），外显子组测序发现的突变均发生在跨膜结构域的保守残基上。在非洲爪蟾卵母细胞的体外功能表达研究显示，与野生型相比，所有变异均能显著降低 GABA 诱导的电流振幅。一些突变表现出不同的剂量反应效应。研究结果与功能缺失机制是一致的。

【临床症状】

DEE78 的特征是在生命的前几天或几个月中出现难治性癫痫发作，发作类型包括癫痫持续状态、局灶性发作、婴儿痉挛、失神、强直、强直-阵挛发作和肌阵挛发作，智力发育严重损害。其他特征可表现为皮质视觉障碍、肌张力低下和异常运动。发育严重迟缓，如俯卧时不能抬起头、不能走路或说话。神经学检查示严重肌张力减退、深部腱反射正常、舞蹈动作持续。还可表现为小头畸形、脑瘫或孤独症。Maljevic 等报道了 2 例严重程度较轻的 DEE78 的兄妹。先证者在 17 岁时出现全身性强直-阵挛性发作。他在 18 个月大的时候被诊断为孤独症谱系障碍，在 2.5 岁的时候发育倒退，并且有中度的智力发育障碍和语言延迟。他 13 岁的妹妹也有轻度/中度智力发育障碍，并在 2 岁时出现复杂的局灶性癫痫发作，没有孤独症的特征。两名患者的癫痫发作都可以通过药物控制，大脑 MRI 也正常。

【辅助检查】

Butler 等报道了一名患有 DEE78 的 11 岁女孩在 6 周时出现难治性癫痫发作。2 岁时的脑电图表现为慢而杂乱的背景，伴有多灶性癫痫样放电。9 岁时的脑 MRI 显示髓鞘形成减少。Orenstein 等报告了一名患有 DEE78 的男婴，发作间期 EEG 示快速背景活性和局灶性异常；发作期 EEG 显示有 2 Hz 棘慢节律传播。Maljevic 等报道 DEE 患儿脑电图示多种异常波形，包括多灶性棘波、孤立性棘波和不连续弥漫性棘波发放，MRI 上表现为广泛性脑萎缩、脊髓异常和薄型胼胝体。脑 MRI 也可正常。

【诊断】

该病的临床症状与其他类型的发育性和癫痫性脑病综合征类似,诊断主要依靠临床表现以及基因检测。当发现有患儿出现早发的顽固性癫痫发作,随后智力发展严重受损。其他特征可能包括皮质视觉障碍、肌张力减退和异常运动,MRI 表现为脑白质髓鞘化不良或广泛性脑萎缩、脊髓异常和胼胝体薄,应考虑行基因检测,基因检测发现 GABRA2 基因致病性突变可以明确诊断。

【鉴别诊断】

其他类型发育性和癫痫性脑病综合征:通过症状学、脑电图及基因检测鉴别。本患儿特点为先天性小头畸形、听力异常、婴儿癫痫性脑病和严重发育迟缓。

【治疗】

部分患者的癫痫发作为药物难治性,多种 ASMs 均无效。Maljevic 等报道了 2 例严重程度较轻的 DEE78 的兄妹,癫痫发作较晚,能通过 ASMs 控制其发作。

【预后】

预后不佳。患者的癫痫发作大多为药物难治性,且伴有严重的智力、运动发育迟缓和运动障碍、肌张力障碍等。

【遗传咨询】

目前认为 DEE78 是常染色体显性遗传性疾病,如果父母双方各携带一个 GABRA2 基因的致病变异位点,他们再生育的话,生育健康儿童的概率是 25%,生育同样患儿的概率是 75%;若有一方携带 GABRA2 基因的致病变异位点,生育同样患者的概率为 50%,建议做产前基因检测。目前已报道的 GABRA2 基因致病性突变位点见表 2-78-1。

表 2-78-1　目前已报道的 GABRA2 基因致病性突变位点

表型	基因名	突变位点	蛋白改变	致病性
DEE78	GABRA2	NM_000807.4(GABRA2):c.975C > A	(p. Phe325Leu)	致病
DEE78	GABRA2	NM_000807.4(GABRA2):c.875C > A	(p. Thr292Lys)	致病
DEE78	GABRA2	NM_000807.4(GABRA2):c.871C > G	(p. Leu291Val)	致病
DEE78	GABRA2	NM_000807.4(GABRA2):c.788T > C	(p. Met263Thr)	致病

 DEE78 病例

【简要病史】

男性患儿,3 月 10 天,以"10 天间断抽搐 8 次"前来就诊,10 天前患儿无明显诱因出现抽搐发作,表现为:双眼向左上方凝视,口周发绀,呼之无反应,四肢软无抽动,无大小便失禁,持续约 30 秒左右自行缓解,后口周转红润,立即就诊于当地医院,行脑电图提示婴幼儿异常范围脑电图,为求诊治遂于当地医院,给予"维生素 B6、头孢噻肟舒巴坦及苯巴比妥"等住院治疗 7 天,住院后 2 天未予苯巴比妥治疗,无抽搐发作后出院,期间无抽搐发作。1 天前患儿无明显诱因于睡眠中先后出现抽搐发作 6 次,表现为:双眼向右上方凝视,四肢伸展 1~2 秒后回缩,出现面部涨红后出现鼻周及口周发绀,持续约 30 秒未予处理自行缓解,缓解后患儿口周及面色转红润,抽搐发作形式及持续时间同前。

【辅助检查】

1. 脑电图监测　24 小时视频脑电图监测提示异常脑电图,双侧枕、颞区为主多灶性棘波、尖波、尖慢波、慢波发放,监测到睡眠期 2 次局灶性发作(图 2-78-1~2-78-2)。

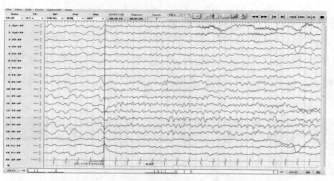
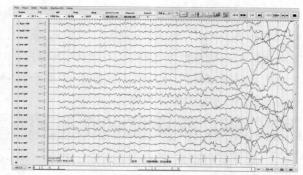

图 2-78-1　双侧枕、颞区为主多灶性棘波、
尖波、尖慢波、慢波发放

图 2-78-2　双侧枕、颞区为主多灶性棘波、尖波、
尖慢波、慢波发放，出现癫痫发作

2.基因检测　三人家系全外基因检测发现 *GABRA2* 的第四号外显子第 460 位置的 C 被 G 替换（图 2-78-3），导致其编码的蛋白质第 154 位置的亮氨酸变为缬氨酸，蛋白预测有害，该变异为新发突变，父母该位点都是野生型。

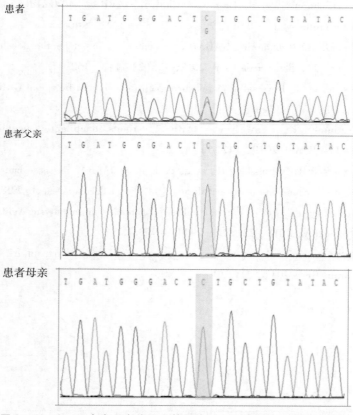

图 2-78-3　三人家系全外显子基因检测发现 *GABRA2* 四号外显子
第 460 位置的 C 被替换为 G，父母均为野生型

【诊断】

癫痫，局灶性运动性发作伴意识障碍；认知障碍；GABRA2 相关的局灶性癫痫，符合发育性和癫痫性脑病 78 型的诊断。

【治疗及随访】

给予丙戊酸钠 33 mg/（kg·d）口服液治疗，早 2.5 ml，晚 2.5 ml，控制不佳，随后加用奥卡西平 40 mg/

（kg·d）联合抗癫痫治疗早2 ml，晚2 ml，期间患儿仍有抽搐发作，后加用左乙拉西坦口服液41 mg/（kg·d）联合抗癫痫治疗，早1.7 ml晚1.7 ml，控制3月无发作。因为血小板减少减停丙戊酸药发作明显增多、现再次加用丙戊酸联合治疗，仍有发作，表现为：睡眠中突然清醒，表情痛苦，有呲嘴，伴或不伴口唇发绀，持续数秒缓解，每周2~3次。现患儿11月余，表情呆，反应差，仍不能独坐，不会叫"爸爸，妈妈"，肢体软，四肢肌张力粗侧Ⅲ~Ⅳ级。

点　评

　　该例起病较早，癫痫发作较重且较为频繁，不仅有局灶运动性发作，还伴有继发的全面强制阵挛发作，对多种ASMs反应均较差。

参考文献

［1］Ben – Ari Y, Khazipov R, Leinekugel X, et al. GABAA, NMDA and AMPA receptors: a developmentally regulated 'ménage à trois'［J］. Trends Neurosci, 1997, 20(11): 523 – 529.

［2］Butler K M, Moody O A, Schuler E, et al. De novo variants in GABRA2 and GABRA5 alter receptor function and contribute to early – onset epilepsy［J］. Brain, 2018, 141(8): 2392 – 2405.

［3］Engin E, Liu J, Rudolph U. α2 – containing GABA(A) receptors: a target for the development of novel treatment strategies for CNS disorders［J］. Pharmacol Ther, 2012, 136(2): 142 – 152.

［4］Knabl J, Witschi R, Hösl K, et al. Reversal of pathological pain through specific spinal GABAA receptor subtypes［J］. Nature, 2008, 451(7176): 330 – 334.

［5］Maljevic S, Keren B, Aung Y H, et al. Novel GABRA2 variants in epileptic encephalopathy and intellectual disability with seizures［J］. Brain, 2019, 142(5): e15.

［6］Orenstein N, Goldengberg – Stern H, Straussberg R, et al. A de novo GABRA2 missense mutation in severe early – onset epileptic encephalopathy with a choreiform movement disorder［J］. Eur J Paediatr Neurol, 2018, 22(3): 516 – 524.

［7］Teng L, Tang Y B, Sun F, et al. Non – neuronal release of gamma – aminobutyric Acid by embryonic pluripotent stem cells［J］. Stem Cells Dev, 2013, 22(22): 2944 – 2953.

［8］Vollenweider I, Smith K S, Keist R, et al. Antidepressant – like properties of α2 – containing GABA(A) receptors［J］. Behav Brain Res, 2011, 217(1): 77 – 80.

（刘　超　邓艳春）

79 发育性和癫痫性脑病 *79* 型（*GABRA5* 相关性 DEE）

【概念】

发育性和癫痫性脑病 79 型（DEE79；OMIM ID：137142）是一种严重的常染色体显性遗传神经系统疾病，由 *GABRA5* 基因杂合致病突变所致。其特征是在出生后的头几个月发作难治性癫痫。受影响的个体有严重受损的精神运动发育，可能表现出低张力或强直状态。脑 MRI 可显示髓鞘退化、脑萎缩和胼胝体变薄。

【致病基因】

GABRA5 基因位于 15 号染色体长臂 15q12 区带，编码 GABA$_A$ 受体的 α_5 亚基。GABA$_A$ 受体是一种配体门控的氯离子通道，通常通过将膜电位降至氯离子电位（在神经元中约为 $-80mM$）来降低膜兴奋性，与镇痛、焦虑症、抑郁症和其他行为障碍（包括药物依赖性和精神分裂症）有关。虽然 γ - 氨基丁酸在成年大脑中是一种抑制性神经递质，但有证据表明，它在哺乳动物中枢神经系统发育过程中也有兴奋作用。通过促进神经干细胞的维持和更新，GABA 能信号在发育过程中也发挥着作用。Butler 等在一名父母没有血缘关系的 2 岁男孩（患者 1）的 DEE79 中发现了 *GABRA5* 基因的一种新的杂合错义突变（V294L；137142.0001）。该突变发生在成孔的跨膜结构域中，HEK293 细胞的体外功能表达研究显示，突变的亚基在细胞表面表达并被纳入通道，突变的通道对 GABA 的敏感性是野生型的 10 倍。这种增敏导致受体对 GABA 敏感度降低，GABA 诱发的最大电流减少，通过 GABA 氯电流的能力受损。Hernandez 等在 2 名患有 DEE79 的非亲属儿童（患者 1 和患者 2）中发现 *GABRA5* 基因的新杂合突变（V294F，；137142.0002 和 S413F；137142.0003）。对该基因位点在大鼠原代海马神经元和 HEK293 细胞突变的体外功能表达研究显示，与野生型相比，突变体 V294F 在树突 GABA 能突触的表达降低；与野生型相比，两种变异均导致 GABA 诱发电流振幅降低。

【临床症状】

DEE79 的特征是在生命的前几天或几个月中出现难治性癫痫发作，精神运动发育障碍，可能表现出低张力或强直状态。脑 MRI 可显示髓鞘退化、脑萎缩和胼胝体变薄。Butler 等报道了一名男婴（患者 1），他在 4 个月大时在睡眠中发生癫痫。发作类型包括肌阵挛性、强直性、口咽自动症、全面强直 - 阵挛性发作和游走性局灶性发作。癫痫发作频率在 6 个月内增加到每天发作 100 次。癫痫发作时期，他的认知和运动发育严重迟缓，并发展为继发性小头畸形。癫痫发作最初对药物没有反应，但最终患者在 14 个月大时通过非 GABA 能机制的药物组合而无癫痫发作。在 24 个月的时候，他出现了肌张力减退、四肢痉挛和孤独症的表现。Hernandez 等报道了 2 例患有 DEE79 的非亲属男孩（患者 1 和 2）。他们在 3 到 4 个月大时表现为局灶性、强直性和全面性的难治性癫痫发作。两例患者的脑 MRI 均显示皮质萎缩和胼胝体变薄。在 4 岁和 7 岁时，他们都有严重的智力发育障碍，严重的运动障碍和语言能力丧失。Boonsimma 等人于 2020 年报道了 1 例携带新发 *GABRA5* 基因错义突变的女性患者，该患者的主要临床表现为局灶性强直性癫痫发作、全面性的发育迟缓以及小头畸形。该患者使用苯巴比妥、托吡酯和左乙拉西坦联合治疗，无明显治疗效果，但在加用氯巴占后患者的癫痫发作由每天 10～20 次减少至每天 2～3 次，提示氯巴占可以用于该病的添加治疗。

【辅助检查】

Hernandez 等报道了 2 例患有 DEE79 的非亲属男孩(患者 1 和 2)。他们在 3 到 4 个月大时表现为局灶性、强直性和全面性的难治性癫痫发作。1 例患者癫痫发作时 EEG 表现为背景广泛性慢波和多灶性尖波发放;他还经历过癫痫持续状态。第 2 例患者 EEG 显示成簇出现的痉挛发作伴局灶性发作和高幅失律。两例患者的 MRI 均显示皮质萎缩和胼胝体变薄。

【诊断】

该病的临床症状与其他类型的发育性和癫痫性脑病综合征类似,诊断主要依靠临床表现以及基因检测。当发现有患儿出现早发的难治性癫痫发作,精神运动发育障碍,可能表现出低张力或强直状态。脑 MRI 可显示髓鞘退化、脑萎缩和胼胝体变薄,应考虑行基因检测,基因检测发现 GABRA5 基因致病性突变可以明确诊断。

【鉴别诊断】

其他类型发育性和癫痫性脑病综合征:通过症状学、脑电图及基因检测鉴别。本病特征为难治性癫痫发作,精神运动发育障碍,可能表现出低张力或强直状态。脑成像可显示髓鞘退化、脑萎缩和胼胝体变薄。

【治疗】

部分患者的癫痫发作为药物难治性,通常情况下应避免选择作用于 GABA$_A$ 受体的药物。Bulter 等人报道服用非 GABA 能机制的药物组合(唑尼沙胺、左乙拉西坦和奥卡西平)可使患者达到无癫痫发作。Boonsimma 等人则报道了联合苯巴比妥、托吡酯、左乙拉西坦以及氯巴占后可以有效控制患者的癫痫发作。DEE79 具体的致病机制及治疗还需要进一步研究。

【预后】

预后不佳。患者的癫痫发作大多为药物难治性,且伴有严重的智力、运动发育迟缓和语言发育障碍、肌张力障碍等。

【遗传咨询】

目前认为 DEE79 是常染色体显性遗传性疾病,如果父母双方各携带一个 GABRA5 基因的致病变异位点,他们再生育的话,生育健康儿童的概率是 25%,生育同样患儿的概率是 75%;若有一方携带 GABRA5 基因的致病变异位点,生育同样患者的概率为 50%,建议做产前基因检测。目前已报道的 GABRA5 基因致病性突变位点见表 2 - 79 - 1。

表 2 - 79 - 1 目前已报道的 GABRA5 基因致病性突变位点

表型	基因名	突变位点	蛋白改变	致病性
DEE79	GABRA5	NM_000810.4(GABRA5):c.880G > T	(p. Val294Phe)	致病
DEE79	GABRA5	NM_000810.4(GABRA5):c.880G > C	(p. Val294Leu)	致病
DEE79	GABRA5	NM_000810.4(GABRA5):c.1238C > T	(p. Ser413Phe)	致病

参考文献 ▶

[1] Ben - Ari Y, Khazipov R, Leinekugel X, et al. GABAA, NMDA and AMPA receptors: a developmentally regulated 'ménage à trois'[J]. Trends Neurosci, 1997, 20(11): 523 - 529.

[2] Boonsimma P, Suwannachote S, Phokaew C, et al. A case of GABRA5 - related developmental and epileptic

encephalopathy with response to a combination of antiepileptic drugs and a GABAering agent［J］. Brain Dev. 2020，42（7）：546－550.

［3］Butler K M, Moody O A, Schuler E, et al. De novo variants in GABRA2 and GABRA5 alter receptor function and contribute to early－onset epilepsy［J］. Brain, 2018, 141（8）：2392－2405.

［4］Engin E, LIiu J, Rudolph U. α2－containing GABA（A）receptors：a target for the development of novel treatment strategies for CNS disorders［J］. Pharmacol Ther, 2012, 136（2）：142－152.

［5］Hernandez C C, Xiangwei W, Hu N, et al. Altered inhibitory synapses in de novo GABRA5 and GABRA1 mutations associated with early onset epileptic encephalopathies［J］. Brain, 2019, 142（7）：1938－1954.

［6］Knabl J, Witschi R, Hösl K, et al. Reversal of pathological pain through specific spinal GABAA receptor subtypes ［J］. Nature, 2008, 451（7176）：330－334.

［7］Teng L, Tang Y B, Sun F, et al. Non－neuronal release of gamma－aminobutyric Acid by embryonic pluripotent stem cells［J］. Stem Cells Dev, 2013, 22（22）：2944－2953.

［8］Vollenweider I, Smith K S, Keist R, et al. Antidepressant－like properties of α2－containing GABA（A）receptors［J］. Behav Brain Res, 2011, 217（1）：77－80.

（刘　超　邓艳春）

80 发育性和癫痫性脑病 80 型（*PIGB* 相关性 DEE）

【概念】

发育性和癫痫性脑病 80 型（DEE80；OMIM ID：618580）是一种罕见且严重的常染色体隐性遗传的神经系统疾病，主要的临床特征包括发育迟缓、早发性癫痫和周围神经病变。

【致病基因】

DEE80 由磷脂酰肌醇多糖锚定生物合成 B 类基因 *PIGB* 突变所致。*PIGB* 基因位于染色体 15q21.3 区带，编码一种 554 个氨基酸的内质网跨膜蛋白，将第三个甘露糖转移到糖基化磷脂酰肌醇（GPI）锚定的核心骨架上，其大多数氨基酸位于内质网侧的羧基末端部分，少部分位于胞质侧的氨基末端部分，因此其功能部分位于内质网的管腔一侧。在真核生物中，细胞表面蛋白通过糖基化磷脂酰肌醇锚与膜结合，而 GPI 锚定前体在内质网中合成，通过 GPI 锚定在细胞表面的蛋白质在神经发育过程中发挥着多种关键作用。GPI 合成和加工过程中影响编码蛋白基因的致病变异导致一组临床异质性疾病，其中 DEE80 于 2019 年首次在 16 名无家族亲缘关系的患者中被发现。由于碱性磷酸酶是 GPI 锚定蛋白，因此 *PIGB* 基因突变可导致碱性磷酸酶升高。

【临床症状】

DEE80 是一种年龄依赖性癫痫综合征，多见于近亲结婚家系。DEE80 常表现为最初几个月出现难治性癫痫发作，患者具有严重的全面发育延迟，并且可能具有其他可变特征，包括畸形或粗糙的面部特征，视觉缺陷以及轻度的骨骼或肾脏异常。Murakami 等 1 报道了来自 10 个非亲属家庭的 16 例患者患有 DEE80。有几个家庭是近亲婚育家系，疾病的严重程度有所不同。16 名患者中有 8 人在出生后的前几个月或几年内死亡。这些患者从婴儿期开始就有全面发育迟缓、智力发育严重受损、明显的喂养问题和营养不足。所有癫痫发作都发生在出生后第一年，其中大多数难以治疗。5 例患者有退行性的神经轴索病变或脱髓鞘感觉运动神经病变，通常表现为反射微弱或无反射。大约一半的人有听力受损和可变的视觉问题，如固定不良、视盘苍白和对视觉诱发电位反应减弱。大多数患者具有畸形特征，包括粗糙的面部特征、距离过远、鼻桥宽、人中长而光滑、上唇支起、舌头大或突出、耳畸形耳垂上翘、小颌、尖下巴、面颊丰满。大多数患者的远端骨骼异常包括短的远端指骨和发育不全的指甲、三趾拇指、变细的手指和马蹄足。大多数患者的实验室检查显示血清碱性磷酸酶升高，这是 GPIBD（GPI 生物合成缺陷）的一个特征。其他变量和非特异性异常包括怀孕期间羊水过多、早产、先天性心脏缺陷、肛门狭窄、便秘和皮肤干燥或粗糙。Van Bever 等人曾报告有一个摩洛哥血统的非近亲家庭（家庭 1）的临床诊断与 DOORS 综合征相符（耳聋，指甲营养不良，骨营养不良，智力迟钝，癫痫）。这个家族的患者也有 2 - 氧戊二酸的增加，这在其他患者中没有观察到。Schiavoni 等人于 2021 年报道了 1 例携带 *PIGB* 基因纯合突变的女性患者，该患者仅在 28 月龄时因发热出现了 1 次癫痫持续状态，规律服用左乙拉西坦后再未出现癫痫发作，其主要临床症状表现为全面性的发育迟缓、肌张力低下、骨骼异常以及白质改变。

【辅助检查】

DEE80 患者的脑 MRI 表现无特异性，可出现胼胝体变薄、脑室增大和髓鞘发育不良和非特异性白质异常,2 例为多小脑回。但大多数患者中检测到血清碱性磷酸酶升高,可作为一种特异性的筛查指标。患者的脑电图可表现为低电压快波和额区为著的高幅慢波,还可观察到暴发抑制模式的脑电图。

【诊断】

该病的临床症状和其他类型的发育性和癫痫性脑病综合征类似,但是病情严重、死亡率高,诊断主要依靠临床表现以及基因检测。当发现明确的近亲婚育史或其他家族史,患儿第一年内出现早发癫痫发作（通常为难治性）。患者具有严重的整体发育延迟,并可能具有其他可变特征,包括畸形或粗糙的面部特征,远端骨骼异常以及听力或视力受损,患儿多在出生数月或数年内死亡,或兄弟姐妹中有因类似病情早期死亡,应考虑行基因检测,发现 *PIGB* 基因致病性突变可明确诊断。

【鉴别诊断】

其他类型发育性和癫痫性脑病综合征:通过症状学、脑电图及基因检测鉴别。本患儿特点为发育迟缓、早发性癫痫和周围神经病变。

【治疗】

DEE80 患者的癫痫多表现为药物难治性癫痫,但 Schiavoni 等报道的 1 例纯合突变患者症状则不同,她只经历过一次发热性癫痫持续状态,在采用左乙拉西坦治疗后无癫痫复发。

【预后】

DEE80 较严重且预后差,几乎所有的 DEE80 患者均在新生儿期出现难治性癫痫发作,约有一半的患者在 4 岁之前死亡。

【遗传咨询】

目前认为 DEE80 是常染色体隐性遗传性疾病,如果父母双方各携带一个 *PIGB* 基因的致病变异位点,他们再生育的话,生育健康儿童的概率是 75%（25% 健康,50% 是健康携带者）,生育同样患儿的概率是 25%,建议做产前基因检测。目前已报道的 *PIGB* 基因致病性突变位点见表 2 - 80 - 1。

表 2 - 80 - 1　目前已报道的 *PIGB* 基因致病性突变位点

表型	基因名	突变位点	蛋白改变	致病性
DEE80	*PIGB*	NM_004855.5（PIGB）:c.1162G > C	(p. Ala388Pro)	致病

参考文献

[1] Murakami Y, Nguyen T T M, Baratang N, et al. Mutations in PIGB Cause an Inherited GPI Biosynthesis Defect with an Axonal Neuropathy and Metabolic Abnormality in Severe Cases[J]. The American Journal of Human Genetics, 2019, 105(2): 384 - 394.

[2] Schiavoni S, Spagnoli C, Rizzi S, et al. Further delineation of PIGB - related early infantile epileptic encephalopathy[J]. European Journal of Medical Genetics, 2021, 64(10): 104268.

[3] Takahashi M, Inoue N, Ohishi K, et al. PIG - B, a membrane protein of the endoplasmic reticulum with a large lumenal domain, is involved in transferring the third mannose of the GPI anchor[J]. The EMBO journal, 1996, 15(16): 4254 - 4261.

[4] Van Bever Y, Balemans W, Duval E L I M, et al. Exclusion of OGDH and BMP4 as candidate genes in two siblings with autosomal recessive DOOR syndrome[J]. American Journal of Medical Genetics Part A, 2007, 143A(7): 763 - 767.

（刘　超　邓艳春）

81 发育性和癫痫性脑病 81 型（*DMXL2* 相关性 DEE）

【概念】

发育性和癫痫性脑病 81 型（DEE81；OMIM ID：618663）是一种常染色体隐性遗传神经发育障碍，以出生后不久发生严重的难治性癫痫为特征，为大田原综合征的一种类型。

【致病基因】

DEE81 由基因 *DMXL2* 突变导致。*DMXL2* 基因编码 rabconnectin - 3，在大脑和突触末端高表达，调节 v - atp 酶的组装和活性，并参与细胞内信号通路。患者成纤维细胞表现出与溶酶体标记物和降解过程减少相关的溶酶追踪信号增加，缺陷的溶酶体稳态伴有自噬受损，表现为 LC3 II 信号降低、多聚泛素化蛋白的积累和自噬受体 p62，电镜显示自噬溶酶体结构发生形态学改变。在 *DMXL2* 沉默的小鼠海马神经元中，重现了溶酶体稳态的改变和自噬的缺陷，表现出受损的神经元轴突伸长和突触缺失。双等位基因 *DMXL2* 突变引起的溶酶体功能受损和自噬影响神经元发育和突触的形成，导致大田原综合征、严重发育障碍和寿命缩短。

【临床症状】

Maddirevula 等报告 1 例父母有血缘关系的 3 岁男孩，在 3 月龄时出现局灶性癫痫发作，随后出现全面发育迟缓，缺乏眼神交流，巨颅畸形，面部特征包括长脸、前额高、人中短、低位耳。头颅影像示脑萎缩、脑干萎缩。Espositod 等报告来自 3 个家庭的 6 例患者，每个家庭有 2 个受影响的兄弟姐妹，其中 2 个家庭为近亲，分别为以色列阿拉伯血统和土耳其血统，患者出生后不久出现呼吸窘迫或难治性局灶性、肌阵挛性或强直性癫痫。患者几乎无发育进展，视力不佳，四肢瘫痪，肌张力减退，缺乏自主运动，几乎没有认知、运动、交流或语言发育。其他特征包括感音神经性聋、周围多发神经病变（轻度）和畸形特征，如肌病面容、睑裂小、内眦赘皮、前额短、鞍鼻和高腭弓。家庭 1 的 2 个患者有小头畸形（ - 3.6 SD），而其他患者有较大的头部。部分患者出现非凹陷性水肿。

【辅助检查】

脑电图示背景活动紊乱、多导尖波、爆发抑制放电。部分患者脑部影像学显示胼胝体薄、髓鞘形成不良和进行性白质脑病。

【诊断】

婴幼儿起病，难治性癫痫、精神运动发育迟滞，结合基因检测 *DMXL2* 双等位基因致病性突变，可协助诊断。

【鉴别诊断】

需要与其他病因引起的大田原综合征相鉴别。

【治疗】

以对症支持治疗为主，癫痫发作应用抗癫痫发作药物治疗，及其他康复治疗等对症支持治疗。

【预后】

预后不佳。Espositod 等报道的 6 名患者中 5 名在出生后 9 年内死亡。

【遗传咨询】

目前认为 DEE81 是常染色体隐性遗传性疾病，如果父母双方各携带一个 *DMXL2* 基因的致病变异位点，他们再生育的话，生育健康儿童的概率是 25% ,50% 是携带者，生育同样患儿的概率是 25% ,建议做产前基因检测。目前已报道的 *DMXL2* 基因突变位点见表 2 - 81 - 1。

表 2 - 81 - 1　目前已报道的 *DMXL2* 基因突变位点

表型	基因名	突变位点	蛋白改变	致病性
DEE81	*DMXL2*	NM_001378457.1（DMXL2）:c.7521 - 1G > A		致病
DEE81	*DMXL2*	NM_001378457.1（DMXL2）:c.6257_6258insTTACATGA	E2086fs	致病
DEE81	*DMXL2*	NM_001378457.1（DMXL2）:c.5135C > T	A1712V	致病
DEE81	*DMXL2*	NM_001378457.1（DMXL2）:c.4478C > G	S1493 *	致病
DEE81	*DMXL2*	NM_001378457.1（DMXL2）:c.4478C >	S1493 *	致病

参考文献 ▶

[1] Esposito A, Falace A, Wagner M, et al. Biallelic DMXL2 mutations impair autophagy and cause Ohtahara syndrome with progressive course[J]. Brain, 2019,142(12):3876 - 3891.

[2] Maddirevula S, Alzahrani F, Al - Owain M, et al. Autozygome and high throughput confirmation of disease genes candidacy[J]. Genetics in medicine, 2018,21(3):736 - 742.

（曹　咪　邓艳春）

82 发育性和癫痫性脑病 82 型（*GOT2* 相关性 DEE）

【概念】

发育性和癫痫性脑病 82 型（DEE82；OMIM ID：618721）是一种常染色体隐性遗传的线粒体病，表现为早发性代谢性癫痫脑病。

【致病基因】

DEE82 由基因 *GOT2* 突变导致。基因 *GOT2* 位于 16 号染色体短臂 21 区带，编码线粒体谷氨酸草酰乙酸转氨酶，也称天门冬氨酸氨基转移酶，是一种吡哆醇 5 - 磷酸（维生素 B_6）依赖性的酶，催化草酰乙酸和谷氨酸可逆转化为天门冬氨酸和 α - 酮戊二酸，这一过程在氨基酸代谢、尿素循环和细胞内 NAD（H）氧化还原稳态中很重要。在动物模型中，敲除斑马鱼的 *GOT2* 基因会导致不同严重程度的发育性脑缺损、头小、身体圆或弯、尾巴畸形、低循环伴心包水肿，以及胚胎死亡。突变斑马鱼也出现癫痫样发作，前脑脑电图异常。

【临床症状】

Van Karnebeek 等报道来自 3 个非血缘关系的 4 例患者（2 例血缘关系的来自埃及，1 例来自罗马尼亚，病例 2 和病例 3 为姐妹），年龄在 4~10 岁。患儿在出生后不久或最初几个月出现进食困难、呼吸功能不全、流口水、肌张力减退和发育迟缓。其中病例 1 有腹肌痉挛和睡眠不佳。所有患者在 4 到 9 个月大时出现严重且频繁的癫痫发作，发作类型包括高热惊厥、非高热惊厥、肌阵挛、强直和全面性强直 - 阵挛型。病例 1 和 4 为难治性癫痫，患者 2 和患者 3 的癫痫发作可以用抗癫痫发作药物控制。患者多出现发育不良、进行性小头畸形、反复感染。他们的精神运动、智力发育严重受损，言语障碍，以及痉挛性肢体瘫痪或四肢瘫痪。只有 1 名患者可以在支撑下短距离行走；其余 3 例患者需轮椅辅助。更多的临床特征包括眼球震颤和脊柱侧弯，患者 2 和患者 3 在冬季会出现肢端青紫和冻疮。实验室检测示所有患者的血乳酸和血氨水平升高；病例 1 有丝氨酸减少和瓜氨酸增加；尿中的有机酸和酰基肉碱含量未见异常。

【辅助检查】

脑电图可见颞顶叶尖波，双侧额顶叶多发尖波。影像学显示所有患者脑萎缩、脑白质异常；其他表现为脑室增大、胼胝体变薄、小脑蚓部萎缩。病例 1 有脑室周围白质软化和多囊性脑软化。

【诊断】

婴幼儿起病，难治性癫痫，全面性发育迟缓，结合基因检测 *GOT2* 双等位基因致病性突变，可协助诊断。

【鉴别诊断】

需要与其他 DEE 进行鉴别，尤其是与需要与 *MDH1* 基因相关的脑病（DEE88）相鉴别。后者是一种苹果 - 天门冬氨酸穿梭代谢紊乱疾病，与早期发病的严重脑病相关，临床表现为全身性发育迟缓、癫痫和进行性小头畸形，血氨基酸、肉碱、乳酸和尿液有机酸浓度均正常，但在干血斑中检测发现谷氨酸和三磷酸甘油水平升高。

【治疗】

吡哆醇和丝氨酸治疗可改善癫痫发作频率,甚至完全控制,同时辅以其他康复治疗等对症支持治疗。

【预后】

预后不佳,每个家庭都有一个受累的胎儿或孩子死于这种疾病。

【遗传咨询】

目前认为 DEE82 是常染色体隐性遗传性疾病,如果父母双方各携带一个 *GOT2* 基因的致病变异位点,他们再生育的话,生育健康儿童的概率是 25%,50% 是携带者,生育同样患儿的概率是 25%,建议做产前基因检测。现已报道的 *GOT2* 基因致病性突变位点见表 2 – 82 – 1。

表 2 – 82 – 1　目前已报道的 *GOT2* 基因突变位点

表型	基因名	突变位点	蛋白改变	致病性
DEE82	*GOT2*	hg19:16:.58750636G > C,c.784C > G	R262G	致病

参考文献 ▶

[1] Broeks M H, Shamseldin H E, Alhashem A, et al. MDH1 deficiency is a metabolic disorder of the malate – aspartate shuttle associated with early onset severe encephalopathy[J]. Human Genetics, 2019, 138 (11 – 12): 1247 – 1257.

[2] van Karnebeek C D M, Ramos R J, Wen X, et al. Bi – allelic GOT2 Mutations Cause a Treatable Malate – Aspartate Shuttle – Related Encephalopathy[J]. The American Journal of Human Genetics, 2019, 105 (3): 534 – 548.

（曹　咪　邓艳春）

83 发育性和癫痫性脑病 83 型（*UGP2* 相关性 DEE）

【概念】

发育性和癫痫性脑病 83 型（DEE83；OMIM ID：618744）是一种常染色体隐性遗传的神经发育障碍疾病，特点是在出生后几天到几月出现难治性癫痫发作，并有显著的脑电图异常，伴有运动或语言发育迟缓，视追踪差，需要鼻饲喂养，多数患者在生命的前几年死亡。

【致病基因】

DEE83 由基因 *UGP2* 突变导致。*UGP2* 基因位于 2 号染色体短臂 15 区带，编码尿苷二磷酸葡萄糖焦磷酸化酶 2，具有两种主要的异构体，一种较长的异构体 1 和一种较短的异构体 2，它们在 N 端有 11 个不同的氨基酸，但在功能上是相同的。在人脑发育过程中，短亚型在多种细胞类型中表达，包括下丘脑、皮层、中脑和丘脑的神经纤维网，脊髓边缘区，脉络膜丛立方上皮细胞，大脑皮层神经元，小脑神经元和胶质细胞等。在敲除斑马鱼 *UGP2* 基因后导致产生 UDP - 葡萄糖的能力下降、神经活动减少、运动异常、自发视觉运动减少，这可能增加癫痫发作的易感性。

【临床症状】

Perenthaler 等报告了来自 13 个无亲缘关系家庭的 20 例患儿，起病年龄多在 3.5 岁以下，也有 4 例在 6 ～ 13 岁起病。患儿在出生后几天到几月出现频发发作的、难治性癫痫，均有严重的全面性发育障碍，包括头部发育迟缓、不能翻身或坐立、语言障碍、视觉追踪能力差或缺失以及严重的咀嚼困难需要鼻饲喂养，同时有中枢性肌张力减退伴周围性痉挛或反射亢进，少数有肌张力障碍。部分患者可观察到眼部异常，如远视、中央凹发育不全和视盘苍白，眼球震颤是罕见的。其他包括便秘和反复感染，主要为呼吸系统感染。患者可有不同的畸形，包括小头畸形或头围小、前额倾斜、发际线高、眉弓拱起、鼻梁扁平、耳垂低、人中突出、嘴小和近指或膝外翻。

【辅助检查】

脑电图显著异常，包括多灶性放电、全导尖波、多尖波和高幅失律。大多数患者的脑成像显示非特异性的异常，如皮质、大脑和小脑萎缩，髓鞘发育迟缓，白质减少和胼胝体薄等。

【诊断】

婴幼儿起病，难治性癫痫，语言、运动发育迟缓，特殊面容等，基因结果提示 *UGP2* 双等位基因致病性突变，可协助明确诊断。

【鉴别诊断】

需要与其他类型的癫痫及癫痫脑病相鉴别。

【治疗】

以对症支持治疗为主，癫痫发作应用抗癫痫发作药物治疗，及其他康复治疗等对症支持治疗。

【预后】

预后不佳。在 20 例患者中，其中 11 例在 2 月至 13 岁死亡，还有 7 例同胞兄弟因死亡未能参与研究。

【遗传咨询】

目前认为DEE83是常染色体隐性遗传性疾病，如果父母双方各携带一个*UGP2*基因的致病变异位点，他们再生育的话，生育健康儿童的概率是25%，50%是携带者，生育同样患儿的概率是25%，建议做产前基因检测。现已报道的*UGP2*基因致病性突变位点见表2-83-1。

表2-83-1　目前已报道的*UGP2*基因突变位点

表型	基因名	突变位点	蛋白改变	致病性
DEE83	*UGP2*	chr2:64083454A>G	M12V	致病

参考文献 ▶▶

Perenthaler E, Nikoncuk A, Yousef S, et al. Loss of UGP2 in brain leads to a severe epileptic encephalopathy, emphasizing that biallelic isoformspecific start – loss mutations of essential genes can cause genetic diseases[J]. Acta Neuropathologica, 2020(139)：415-442.

（曹　咪　邓艳春）

84 发育性和癫痫性脑病 84 型（*UGDH* 相关性 DEE）

【概念】

发育性和癫痫性脑病 84 型（DEE84；OMIM ID：618792）是一种极为罕见的常染色体隐性遗传神经系统疾病，主要的临床症状为早发的癫痫发作以及精神运动发育迟缓。

【致病基因】

DEE84 由 *UGDH* 基因致病性突变所致。*UGDH* 基因位于 4 号染色体短臂 14 区带，其编码产物是 UDP - 葡萄糖脱氢酶（UDPGDH）。该酶通过 NAD^+ 还原为 NADH 将 UDP - 葡萄糖（UDP - glc）转换为 UDP - 葡糖醛酸/UDP - 葡糖醛酸（UDP - GlcA）。UDP - GlcA 是糖脂，糖胺聚糖，透明质酸，硫酸软骨素，硫酸乙酰肝素和蛋白聚糖的重要组成部分，它们在细胞外基质中起重要作用，且通过葡糖醛酸化作用进行解毒也需要 UDP - GlcA。Hengel 等人在 2020 年首次报道携带 *UGDH* 基因纯合突变的常染色体隐性遗传和复合杂合突变的 DEE 患者。功能学研究显示，突变可能破坏蛋白质的稳定性，干扰蛋白与 NAD 结合和阻止 UGDH 组装成六聚体酶。患者的成纤维细胞中 UGDH 蛋白水平降低，UGDH 催化的 NAD^+ 还原为 NADH 降低，细胞体积减少，与神经元祖细胞相关的蛋白质表达受损。

【临床症状】

目前关于 DEE84 报道的病例有 25 个家系的 30 名患者。大多数患者在出生后几个月或几年内出现难治性癫痫，发作类型包括婴儿痉挛、强直性、阵挛性、失张力性和肌阵挛性癫痫发作。患者在婴儿早期出现发育迟缓、轴向肌张力减退、进食困难和严重的运动障碍，部分患者伴有痉挛、肌张力障碍、舞蹈症、共济失调或震颤。多数患者出现行走困难或语言发育严重障碍。其中 12 个患者出现严重的进食难，需要管饲喂养。患者均发展为难治性癫痫，多种抗癫痫药物治疗不佳，3 名患者在儿童时期死亡。

【辅助检查】

Hengel 等人报道的 20 名患者中进行了脑部影像学检查，其中 7 名患者正常，其他患者出现非特异性的异常表现，包括髓鞘延迟形成、脑室扩大、大脑萎缩、小脑萎缩和胼胝体薄。脑电图检查出现明显异常，其特征为背景活动减慢、爆发抑制模式、多灶性棘波复合波发放和高幅失律。

【诊断】

患者的诊断主要依靠临床表现结合基因检测，当发现符合 DEE 体征以及 *UGDH* 双等位基因致病突变时可以确诊。

【鉴别诊断】

需要与其他以癫痫发作以及发育迟缓为特点的发育性和癫痫性脑病鉴别。

【治疗】

患者的癫痫发作均为药物难治性，采用多种抗癫痫发作药物治疗无效，目前尚未有效的治疗报道。

【预后】

目前对该病的预后尚无明确文献报道。就目前的病例来看,患者的预后一般较差,患者早期即可出现难治性癫痫发作与严重的神经运动发育异常,且症状随年龄增长而无减少。严重的患者可出现婴儿期死亡。

【遗传咨询】

目前认为 DEE84 是常染色体隐性遗传性疾病,如果父母双方各携带一个 *UGDH* 基因的致病变异位点,他们再生育的话,生育健康儿童的概率是25%,50%是携带者,生育同样患儿的概率是25%,建议做产前基因检测。目前已报道的 *UGDH* 基因致病性突变位点见表2-84-1。

表2-84-1　目前已报道的 *UGDH* 基因致病性突变位点

表型	基因名	突变位点	蛋白改变	致病性
DEE84	*UGDH*	NM_003359.4(UGDH):c.1100A > G	Y367C	致病
DEE84	*UGDH*	NM_003359.4(UGDH):c.950G > A	R317Q	致病
DEE84	*UGDH*	NM_003359.4(UGDH):c.244G > A	A82T	致病
DEE84	*UGDH*	NM_003359.4(UGDH):c.214T > G	S72A	致病
DEE84	*UGDH*	NM_003359.4(UGDH):c.193C > T	R65 *	致病
DEE84	*UGDH*	NM_003359.4(UGDH):c.41A > G	Y14C	致病

参考文献 ▶▶

[1]Hengel H, Bosso - Lefèvre C, Grady G, et al. Loss - of - function mutations in UDP - Glucose 6 - Dehydrogenase cause recessive developmental epileptic encephalopathy[J]. Nat Commun, 2020, 11(1):595.

[2]Marcu O, Stathakis D G, Marsh J L. Assignment1 of the UGDH locus encoding UDP - glucose dehydrogenase to human chromosome band 4p15.1 by radiation hybrid mapping[J]. Cytogenet Cell Genet, 1999, 86(3 - 4):244 - 245.

[3]Spicer A P, Kaback L A, Smith T J, et al. Molecular Cloning and Characterization of the Human and Mouse UDP - Glucose Dehydrogenase Genes[J]. J Biol Chem, 1998, 273(39):25117 - 25124.

(乔晓枝　邓艳春)

85 发育性和癫痫性脑病 85 型（*SMC1A* 相关性 DEE）

【概念】

发育性和癫痫性脑病 85 型（DEE85；OMIM ID：301044）是一种极为罕见的 X 染色体显性遗传神经系统疾病，主要的临床症状为早发的癫痫发作以及精神、运动发育迟缓，以及伴或不伴大脑中线结构缺陷。

【致病基因】

DEE85 由 *SMC1A* 基因致病性突变所致。*SMC1A* 基因位于 X 染色体短臂 11.22 区带，其编码产物是 1 号染色体结构维持蛋白样蛋白 1（SMC1L1），其参与染色体黏连蛋白复合体的组成，维持姐妹染色单体的相连状态。*SMC1A* 基因在脑发育过程中的作用在 2013 年由 Hansen 等人于携带 *SMC1A* 基因纯合突变的 X 染色体显性遗传的发育性和癫痫性脑病患者中首次报道，针对它们的功能学研究指出，对患者成纤维细胞的分析显示突变体转录物产物较正常明显减少。目前报道的病例较少，其基因型与表型间的关系暂时无法判断。

【临床症状】

目前 DEE85 报道的病例数量有限。患者均在出生后 1 年内出现癫痫发作，发作类型多样，包括全身性强直阵挛性、局灶性和肌阵挛性癫痫发作等，严重者出现有癫痫持续状态，癫痫发作倾向于表现出周期性发作或簇状发作，患者的发作均进展为药物难治性癫痫；患者均出现了严重的发育迟缓，智力低下，语言发育障碍以及面部畸形；几乎所有报道的患者均为女性，且突变多为新发突变。

【辅助检查】

在已报道的患者中，大多数患者脑部影像学出现异常，其特征包括大脑中线结构缺陷，薄胼胝体和各种形式的前脑无裂畸形；患者的脑电图检查，多出现无特异性的异常表现，包括广泛的背景活动减慢、高幅失律、局灶性或多灶性尖波和棘波发放。

【诊断】

患者的诊断主要依靠临床表现结合基因检测，当发现符合 DEE 体征以及 *SMC1A* 基因致病突变时可以确诊。

【鉴别诊断】

需要与其他以全身性强直阵挛发作、癫痫持续状态以及发育迟缓为主要发作特征的癫痫脑病相鉴别。

【治疗】

患者的癫痫发作多为药物难治性，采用多种抗癫痫发作药物治疗无效。Hu 等人于 2021 年在 470 名在 2010—2020 年间诊断为发育性和癫痫性脑病或早发性婴儿癫痫脑病的患者中发现了 118 名具有明确致病基因的患者，其中 3 名携带 *SMC1A* 基因致病性突变。患者在接受生酮饮食添加治疗后癫痫发作明显减少。

【预后】

目前对该病的预后尚无明确文献报道。就目前的病例来看,绝大多数患者的癫痫发作随年龄增长并无改善,患者均有的智力障碍和发育迟缓,预后多不佳。

【遗传咨询】

目前认为DEE85是X染色体显性遗传性疾病,如果父母双方各携带一个*SMC1A*基因的致病变异位点,他们再生育的话,生育的女孩均为患者,生育的男孩中,健康儿童的概率为50%,同样患者的概率为50%;若母亲携带一个*SMC1A*基因致病突变位点,生育的女孩中,健康儿童的概率为50%,再生育同样患儿的概率为50%,在生育的男孩中,健康儿童的概率为50%,再生育同样患儿的概率为50%,建议做产前基因检测。目前已报道的*SMC1A*基因致病性突变位点见表2-85-1。

表2-85-1 **目前已报道的** *SMC1A* **基因致病性突变位点**

表型	基因名	突变位点	蛋白改变	致病性
DEE85	*SMC1A*	NM_006306.4(SMC1A):c.3145C > T	R1049 *	致病
DEE85	*SMC1A*	NM_006306.4(SMC1A):c.3115C > T	Q1039 *	致病
DEE85	*SMC1A*	NM_006306.4(SMC1A):c.2683C > G	R895G	致病
DEE85	*SMC1A*	NM_006306.4(SMC1A):c.2197G > T	E733 *	致病
DEE85	*SMC1A*	NM_006306.4(SMC1A):c.1911 + 1G > T		致病

参考文献 ▶

[1] Goldstein JH, Tim - Aroon T, Shieh J, et al. Novel SMC1A frameshift mutations in children with developmental delay and epilepsy[J]. Eur J Med Genet, 2015, 58(10): 562 - 568.

[2] Hansen J, Mohr J, Bürki S, Lemke JR. A case of cohesinopathy with a novel de - novo SMC1A splice site mutation[J]. Clin Dysmorphol, 2013, 22(4): 143 - 145.

[3] Hu C, Liu D, Luo T, et al. Phenotypic spectrum and long - term outcome of children with genetic early - infantile - onset developmental and epileptic encephalopathy[J]. Epileptic Disord, 2021, Epub ahead of print.

[4] Jansen S, Kleefstra T, Willensen M H, et al. De novo loss - of - function mutations in X - linked SMC1A cause severe ID and therapy - resistant epilepsy in females: expanding the phenotypic spectrum[J]. Clin Genet, 2016, 90(5): 413 - 419.

[5] Lebrun N, Lebon S, Jeannet P Y, et al. Early - onset encephalopathy with epilepsy associated with a novel splice site mutation in SMC1A[J]. Am J Med Genet A, 2015, 167A(12): 3076 - 3081.

[6] Paul K, Berger S I, Valentina C, et al. Cohesin complex - associated holoprosencephaly[J]. Brain, 2019, 142(9): 2631 - 2643.

[7] Rocques P J, Jeremy C, Sarah B, et al. The human SB1.8 gene (DXS423E) encodes a putative chromosome segregation protein conserved in lower eukaryotes and prokaryotes[J]. Hum Mol Genet. 1995 Feb;4(2):243 - 249.

[8] Sumara I, Vorlaufer E, Gieffers C, et al. Characterization of vertebrate cohesin complexes and their regulation in prophase[J]. The Journal of cell biology, 2000, 151(4): 749 - 762.

[9] Symonds J D, Joss S, Metcalfe K A, et al. Heterozygous truncation mutations of the SMC1A gene cause a severe early onset epilepsy with cluster seizures in females: Detailed phenotyping of 10 new cases[J]. Epilepsia, 2017, 58(4): 565 - 575.

(乔晓枝 邓艳春)

86 发育性和癫痫性脑病 *86* 型（*DALRD3* 相关性 DEE）

【概念】

发育性和癫痫性脑病 86 型（DEE86；OMIM ID：618910）是一种极为罕见的常染色体隐性遗传神经系统疾病，主要的临床症状为早发的癫痫发作以及精神运动发育迟缓。

【致病基因】

DEE86 由 *DALRD3* 基因致病性突变所致。*DALRD3* 基因位于 3 号染色体短臂 21.31 区带，其编码产物是 DALR 反密码子结合结构域蛋白 3（DALR anticodon – binding domain – containing protein 3，DALRD3），其是一种 tRNA 结合蛋白，可与甲基转移酶 METTL2 相互作用，并在特定精氨酸 tRNA 的 32 位上促进 METTL2 催化的 3 – 甲基胞嘧啶的形成，而反密码子环 32 位的 3 – 甲基胞嘧啶修饰在真核生物中是保守的，并在反密码子折叠和功能中起作用。*DALRD3* 基因在脑发育过程中的作用在 2020 年由 Lentini 等人于携带 *DALRD3* 基因纯合突变的常染色体隐性遗传的 DEE 患者中首次报道。针对它们的功能学研究指出，该突变将导致 DALR tRNA 反密码子结合域的丢失，对患者来源的淋巴细胞的研究，DALRD2 蛋白的水平降低，3 – 甲基胞嘧啶修饰也大大降低，表明突变可能导致 DALRD2 蛋白部分功能丧失。

【临床症状】

目前 DEE86 报道的病例十分罕见，仅有 1 个家系 2 名患者报道。在 Lentini 等人报道了来自同一家系的 2 名患者，由近亲结婚的父母所生。其母亲在两次妊娠中均出现羊水过少和胎盘功能不全。患者在出生后的 6~7 个月内出现严重而持续的癫痫发作，主要的癫痫发作类型为肌阵挛性癫痫发作。患者均有严重的发育迟缓、严重的运动障碍、肌肉萎缩性肌张力减退、肌张力运动障碍和面部轻微的畸形。其他临床特征包括进食不良，其中 1 名患者由管饲喂养，视盘苍白，小头畸形以及视觉追踪不良或缺乏。2 名患者分别在 7 岁和 11 岁时出现无法运动和说话。

【辅助检查】

Lentini 等人报道的 2 名患者均出现了脑电图异常表现，其特征为多灶性癫痫波发放、背景活动减慢以及广泛性多棘波发放，其中一名患者的脑部影像学检查出现了异常，表现为弥漫性脑实质萎缩和髓鞘发育不良。

【诊断】

患者的诊断主要依靠临床症状结合基因检测，当发现符合 DEE 疾病特征并携带 *DALRD3* 双等位基因致病突变的患者时可以诊断为 DEE86 或 DALRD3 相关性 DEE。

【鉴别诊断】

需要与其他以肌阵挛发作为主要发作特征的癫痫脑病相鉴别。

【治疗】

Lentini 等人报道的患者中，1 名患者的癫痫发作可通过药物控制，而另 1 名患者的癫痫发作则控制不佳。由于报道的病例较少，目前尚无准确有效的治疗报道。

【预后】

目前对该病的预后尚无明确文献报道。就目前的病例来看,患者的癫痫发作可能通过药物得到控制,但患者出现严重的发育迟缓与运动发育落后,预后多不佳。

【遗传咨询】

目前认为 DEE86 是常染色体隐形遗传性疾病,如果父母双方各携带一个 *DALRD3* 基因的致病变异位点,他们再生育的话,生育健康儿童的概率是 25%,50% 是携带者,生育同样患儿的概率是 25%,建议做产前基因检测。目前已报道的 *DALRD3* 基因致病性突变位点见表 2 – 86 – 1。

表 2 – 86 – 1　目前已报道的 *DALRD3* 基因致病性突变位点

表型	基因名	突变位点	蛋白改变	致病性
DEE86	*DALRD3*	NM_001009996.3（DALRD3）:c.1251C > A	Y417 *	致病

 参考文献 ▶

Lentini J M, Alsaif H S, Faqeih E, et al. DALRD3 encodes a protein mutated in epileptic encephalopathy that targets arginine tRNAs for 3 – methylcytosine modification[J]. Nat Commun, 2020, 11(1): 2510.

（乔晓枝　邓艳春）

87 发育性和癫痫性脑病 87 型（*CDK19* 相关性 DEE）

【概念】

发育性和癫痫性脑病 87 型（DEE87；OMIM ID：618916）是一种极为罕见的常染色体显性遗传神经系统疾病，主要的临床症状为早发的癫痫发作以及精神运动发育迟缓。

【致病基因】

DEE87 由 *CDK19* 基因杂合致病突变所致。*CDK19* 基因位于 6 号染色体长臂 21 区带，其编码产物是细胞周期蛋白依赖性激酶（Cdk19）。Cdk19 在多种人类组织中表达，在胎儿脑和视网膜中高幅表达。Cdk19 与某些伴侣蛋白相互作用一起形成 CDK 模块，调节 RNA 聚合酶 Ⅱ 以控制转录活性。在 2020 年，由 *Chung* 等人首次报道 *CDK19* 基因突变与 DEE 相关。目前 DEE87 报道的病例十分罕见，仅有 5 名患者报道。*Chung* 等人报道的 3 名患者共携带 2 种新发错义突变（c.586A > G 以及 c.94T > C）。针对这两种的突变体动物学研究显示，含突变体果蝇生存能力下降，突变蛋白定位在神经元的核周区域，并且该突变导致突变蛋白具有显性负效应。鉴于目前报道的病例较少，其基因型与表型间的关系暂时无法判断。

【临床症状】

Chung 等人报道了来自不同家系的 3 名患者。其中 1 名 25 岁的患者，癫痫发作前已出现婴儿期整体发育迟缓，在 15 岁时出现了全面强直阵挛性癫痫发作，并随病程进展出现了神经退行和失语。其他功能异常包括肌张力减退、关节松弛、轻度脊柱侧凸、异食癖等。另外 2 名 3 岁以下的患者，癫痫发作年龄在 6 至 9 个月龄。这 2 名患者也出现了婴儿期整体发育延迟。3 名患者癫痫发作均为药物难治性癫痫，采用多种药物治疗效果不佳。所有患者出现了一系列的面部畸形，包括斜视、面中部发育不全和唇弓畸形等。Sugawara 等人于 2020 年报道了 1 例携带新发 *CDK19* 基因错义突变的女性患者。患者表现出的临床特征与 Chung 等人描述的相同，但他们发现患者的脑脊液中出现了蛋白显著增多以及甘氨酸显著升高的情况，且患者血浆中的甘氨酸含量同样升高，表明 *CDK19* 基因可能会导致代谢异常，但其机制尚不清楚。Yang 等人于 2021 年报道的患者与前 4 例患者的临床症状类似。

【辅助检查】

Chung 等人报道的患者中，均出现了脑部影像学异常，包括交界性小头畸形、轻度脑萎缩和髓鞘延迟形成。脑电图特征为高幅失律。

【诊断】

患者的诊断主要依靠临床症状结合基因检测，当发现符合 DEE 疾病特征并携带 *CDK19* 基因致病突变的患者时可以诊断为 DEE87 或 *CDK19* 相关性 DEE。

【治疗】

患者的癫痫发作均为药物难治性，采用多种药物治疗效果不佳。尚无有效的治疗的报道。

【预后】

目前对该病的预后尚无明确文献报道。就目前的病例来看，随着病程进展患者的神经发育迟滞逐渐加重,预后多为不良。

【遗传咨询】

目前认为 DEE87 是常染色体显性遗传性疾病,如果父母双方有一个携带一个 *CDK19* 基因的致病变异位点,他们再生育的话,生育健康儿童的概率是 50%,生育同样患儿的概率是 50%,建议做产前基因检测。目前已报道的 *CDK19* 基因致病性突变位点见表 2-87-1。

表 2-87-1 目前已报道的 *CDK19* 基因致病性突变位点

表型	基因名	突变位点	蛋白改变	致病性
DEE87	*CDK19*	NM_015076.5（CDK19）:c.94T > C	p. Tyr32His	致病
DEE87	*CDK19*	NM_015076.5（CDK19）:c.82G > A	p. Gly28Arg	致病
DEE87	*CDK19*	NM_015076.5（CDK19）:c.82G > C	p. Gly28Arg	致病

参考文献 ▶▶

[1] Chung H L, Mao X, Wang H, et al. De Novo Variants in CDK19 Are Associated with a Syndrome Involving Intellectual Disability and Epileptic Encephalopathy[J]. Am J Hum Genet. 2020 May 7;106(5):717-725.

[2] Mukhopadhyay A, Kramer J M, Merkx G, et al. CDK19 is disrupted in a female patient with bilateral congenital retinal folds, microcephaly and mild mental retardation[J]. Human genetics, 2010, 128(3):281-291.

[3] Sugawara Y, Mizuno T, Moriyama K, et al. Cerebrospinal fluid abnormalities in developmental and epileptic encephalopathy with a de novo CDK19 variant[J]. Neurol Genet. 2020, 6(6):e527.

[4] Yang S, Yu W, Chen Q, et al. A novel variant of CDK19 causes a severe neurodevelopmental disorder with infantile spasms[J]. Cold Spring Harb Mol Case Stud. 2021, 7(2):a006082.

（韩腾辉　邓艳春）

88　发育性和癫痫性脑病 88 型（*MDH1* 相关性 DEE）

【概念】

发育性和癫痫性脑病 88 型（DEE88；OMIM ID：618959）是一种极为罕见的常染色体隐性遗传神经系统疾病，主要的临床症状为早发的癫痫发作以及精神运动发育迟缓。

【致病基因】

DEE88 由 *MDH1* 基因纯合致病突变所致。*MDH1* 基因位于 2 号染色体短臂 15 区带，其编码产物是苹果酸脱氢酶 1，其功能为利用柠檬酸循环中的 NAD/NADH 催化苹果酸转化为草酰乙酸。*MDH1* 基因在脑发育过程中的作用在 2019 年由 Broeks 等人于携带 *MDH1* 基因纯合突变的常染色体隐性遗传智力障碍的患者中首次报道。目前 DEE88 报道的病例十分罕见，仅有 1 个家系 2 名患者报道。患者的淋巴母细胞和成纤维细胞中 MDH1 蛋白水平降低，且神经系统表型与 *MDH2* 基因突变相关的 DEE51 患者的表型相似。这 2 名患者携带的均为 *MDH1* 基因纯合突变（c.413C > T）。目前报道的病例较少，其基因型与表型间的关系暂时无法判断。

【临床症状】

Broeks 等人报道了来自同一家族的 2 名患者，1 名 25 月龄男性患者和 1 名 4 岁女性患者，这 2 名患者为不同的近亲结婚父母所生。其主要的临床表现相似，主要为整体发育迟缓、癫痫和进行性小头畸形。2 名患者均在幼年时期出现了癫痫发作。随着病程进展，患者出现了小头畸形、生长发育不良和面部畸形等严重的生长发育延迟的症状。其中男性患者使用了托吡酯和氯硝西泮进行治疗，癫痫发作得到了部分控制。

【辅助检查】

在报道的 2 名患者中，男性患者出现了脑电图异常，特征为高幅失律，另 1 名女性患者则正常。男性患者出现了脑部影像学检查异常，特征为胼胝体变薄、白质缺乏和侧脑室不对称。另 1 名女性患者脑部影像学检查仅表现为轻度的胼胝体缩短。*MDH1* 缺乏是苹果酸－天冬氨酸穿梭中的一种新的代谢缺陷，三磷酸甘油水平增高是一种潜在的生物标记物。

【诊断】

患者的诊断主要依靠临床症状结合基因检测，当发现符合 DEE 疾病特征并携带 MDH1 基因致病突变的患者是可以诊断为 DEE88 或 *MDH1* 相关性 DEE。

【治疗】

由于报道的患者数量较少，尚无有效的治疗方法报道。根据有限的资料，使用了托吡酯和氯硝西泮进行治疗可能取得一定的效果。

【预后】

目前对该病的预后尚无明确文献报道。就目前的病例来看，患者均出现了生长发育迟缓，预后多为不良。

【遗传咨询】

目前认为 DEE88 是常染色体隐性遗传性疾病，如果父母双方各携带一个 *MDH1* 基因的致病变异位点，他们再生育的话，生育健康儿童的概率是 25%，50% 是携带者，生育同样患儿的概率是 25%，建议做产前基因检测。目前已报道的 *MDH1* 基因致病性突变位点见表 2 - 88 - 1。

表 2 - 88 - 1　目前已报道的 *MDH1* 基因致病性突变位点

表型	基因名	突变位点	蛋白改变	致病性
DEE88	*MDH1*	NM_005917.4（MDH1）:c.359C > T	p. Ala120Val	致病

参考文献 ▶

[1] Broeks M H, Shamseldin H E, Alhashem A, et al. MDH1 deficiency is a metabolic disorder of the malate - aspartate shuttle associated with early onset severe encephalopathy[J]. 2019, 138(3): 1 - 11.

[2] Tanaka T, Inazawa J, Nakamura Y. Molecular cloning and mapping of a human cDNA for cytosolic malate dehydrogenase (MDH1)[J]. Genomics. 1996 Feb 15;32(1):128 - 130.

（韩腾辉　邓艳春）

89 发育性和癫痫性脑病 89 型（*GAD1* 相关性 DEE）

【概念】

发育性和癫痫性脑病 89 型（DEE89；OMIM ID：619124）是一种严重的常染色体隐性遗传神经系统疾病。

【致病基因】

DEE89 是由 *GAD1* 基因致病性突变所致。*GAD1* 基因位于 2 号染色体长臂 31.1 区带，其编码产物是谷氨酸脱羧酶 67 型（GAD67）。脊椎动物体内存在两种谷氨酸脱羧酶，即 GAD67 及 GAD65，分别由 *GAD1* 基因和 *GAD2* 基因编码。GAD67 在神经元中表达广泛，其功能是催化神经元细胞质中 γ - 氨基丁酸（GABA）的合成。在胚胎期，GAD67 是主要的亚型，在神经元发育、突触生成、软腭的正常发育以及胎儿的运动发育中发挥重要的作用。Asada 等人证实，*GAD1* 基因敲除的小鼠会在出生时死亡，并且表现出腭裂、缺氧以及大脑皮质中的 GABA 含量减少。约半数的 *GAD1* 基因敲除的小鼠会表现出脐突出。在斑马鱼中纯合敲除 *GAD1* 基因会导致颅面部的畸形以及过早死亡。O'Connor 等人利用光遗传学技术避开了早期发育阶段，在较为成熟的斑马鱼模型中证明了敲除 *GAD1* 基因会使动物出现脑电活动的增多以及癫痫样的行为改变。

【临床症状】

DEE89 极为罕见，目前共有 17 例患者。Chatron 等人于 2020 年首次报道了 11 例患者。这 11 例患者分别来自 6 个不同的家庭，其中 4 人在报道时已死亡。患者通常于出生后 2 月内出现癫痫发作，其主要的癫痫发作类型包括癫痫性痉挛以及肌阵挛发作。6 名患者在使用抗癫痫药物后达到了无癫痫发作，其中 5 人加用了氨己烯酸。多数患者的头围正常，但均存在严重的精神运动发育迟滞。除上述神经系统表现外，7 名患者出现了腭裂，6 名患者出现了关节挛缩，5 名患者出现了先天性的马蹄内翻足，4 名患者出现了脊柱侧弯。Neuray 等人同样于 2020 年报道了 6 例携带 *GAD1* 基因纯合或复合杂合突变的患者，在这些患者中，4 例患者的父母存在近亲婚配的情况。所有的患者均有早发性的癫痫发作（出生后 2~6 个月首次发作），主要以局灶性运动性发作为主。3 例患者使用抗癫痫发作药物后可以控制其发作，另 3 例则为药物难治性癫痫。患者使用的抗癫痫发作药物各不相同，3 例加用了氨己烯酸，但仅有 1 例患者达到了无癫痫发作。所有的患者均有明显的发育迟缓，多数患者无法进行语言交流，即使在药物控制癫痫发作后，患者的智力发育仍然落后。

【辅助检查】

患者发病时的脑电图表现主要为暴发 - 抑制模式或其变异型，另有部分患者的脑电图在病程中表现为高幅失律。5 名患者的头颅 MRI 完全正常，部分患者表现为胼胝体发育不全等非特异性症状。

【诊断】

患者的诊断主要依靠基因检测，当发现 *GAD1* 双等位基因致病突变时即可确诊。

【鉴别诊断】

需要与以癫痫性痉挛和肌阵挛发作为主要特征的其他癫痫脑病相鉴别。

【治疗】

患者的癫痫发作为药物难治性，部分患者在加用氨己烯酸后可以达到无癫痫发作。

【预后】

患者的预后极差，部分患者在出生后数天至数周内死亡，余下患者均有严重的发育性和癫痫性脑病，即使控制了癫痫发作，仍会遗留明显的精神运动发育迟滞。

【遗传咨询】

目前认为 DEE89 是常染色体隐性遗传性疾病，如果父母双方各携带一个 *GAD1* 基因的致病变异位点，他们再生育的话，生育健康儿童的概率是 25%，50% 是携带者，生育同样患儿的概率是 25%，建议做产前基因检测。目前已报道的 *GAD1* 基因致病性突变位点见表 2 – 89 – 1。

表 2 – 89 – 1　目前已报道的 *GAD1* 基因致病性突变位点

表型	基因名	突变位点	蛋白改变	致病性
DEE89	*GAD1*	NM_000817.3（GAD1）:c.1414 – 1G > C		致病
DEE89	*GAD1*	NM_000817.3（GAD1）:c.1525G > A	E509K	致病
DEE89	*GAD1*	NM_000817.3（GAD1）:c.1591C > T	R531 *	致病

参考文献 ▶

[1] Asada H, Kawamura Y, Maruyama K, et al. Cleft palate and decreased brain gamma – aminobutyric acid in mice lacking the 67 – kDa isoform of glutamic acid decarboxylase[J]. Proceedings of the National Academy of Sciences of the United States of America, 1997, 94(12): 6496 – 6499.

[2] Chatron N, Becker F, Morsy H, et al. Bi – allelic GAD1 variants cause a neonatal onset syndromic developmental and epileptic encephalopathy[J]. Brain, 2020, 143(5): 1447 – 1461.

[3] Dirkx R J, Thomas A, Li L, et al. Targeting of the 67 – kDa isoform of glutamic acid decarboxylase to intracellular organelles is mediated by its interaction with the NH2 – terminal region of the 65 – kDa isoform of glutamic acid decarboxylase[J]. The Journal of biological chemistry, United States: 1995, 270(5): 2241 – 2246.

[4] Neuray C, Maroofian R, Scala M, et al. Early – infantile onset epilepsy and developmental delay caused by bi – allelic GAD1 variants[J]. Brain, 2020, 143(8): 2388 – 2397.

[5] O'Connor M J, Beebe L L, Deodato D, et al. Bypassing Glutamic Acid Decarboxylase 1 (Gad1) Induced Craniofacial Defects with a Photoactivatable Translation Blocker Morpholino[J]. ACS chemical neuroscience, 2019, 10(1): 266 – 278.

[6] Oh W – J, Westmoreland J J, Summers R, et al. Cleft palate is caused by CNS dysfunction in Gad1 and Viaat knockout mice[J]. PloS one, 2010, 5(3): e9758.

[7] Saito K, Kakizaki T, Hayashi R et al. The physiological roles of vesicular GABA transporter during embryonic development: a study using knockout mice[J]. Molecular brain, 2010, 3: 40.

[8] Zhang Y, Vanmeert M, Siekierska A et al. Inhibition of glutamate decarboxylase (GAD) by ethyl ketopentenoate (EKP) induces treatment – resistant epileptic seizures in zebrafish[J]. Scientific reports, 2017, 7(1): 7195.

（韩腾辉　邓艳春）

90 发育性和癫痫性脑病 *90* 型（*FGF13* 相关性 DEE）

【概念】

发育性和癫痫性脑病 90 型（DEE90；OMIM ID：301058）是一种 X 连锁的神经系统疾病。

【致病基因】

DEE90 由 *FGF13*（*FHF2*）基因半杂合子或杂合子突变引起。在哺乳动物中有四种 *FHF* 基因，包括 *FHF1*（*FGF12*）、*FHF2*（*FGF13*）、*FHF3*（*FGF11*）和 *FHF4*（*FGF14*）。*FGF13* 基因在人类胎儿和成人大脑中的显著表达，尤其是在小脑和皮质中，该基因编码成纤维细胞生长因子 13（FGF13 蛋白），属于在发育和成人中枢神经系统中表达的成纤维细胞生长因子的一个亚类。FGF13 蛋白也称为成纤维细胞生长因子同源因子 2（FHF2），是一种细胞内蛋白，可与电压门控钠通道的 C 端结构域结合以调节其功能和位置。在 *FHF2* 基因诱导性缺失的小鼠模型中观察到钠通道功能障碍，尤其在心脏中。*FHF2* 基因外显子 1A 编码 FHF2A 亚型（FHF2A）。突变 FHF2A 蛋白失去诱导通道快速发生、长期阻断的能力，同时保留了前兴奋性特性（FHF2A 蛋白限制静息电位下通道的稳态失活），这些功能获得效应可能会增加神经元的兴奋性，FHF2 A 亚型 N 末端的变异是发育性癫痫脑病一个原因。Wu 等人于 2021 年发现与正常组织相比，局灶皮质发育不良（FCD）的组织中，*FGF13* 的转录和表达水平均显著提高，提示 *FGF13* 可能会导致神经元移行异常。

【临床症状】

Fry 等报道 7 例患者，包括 6 男 1 女，来自 5 个不相关的家庭，均表现出发育迟缓、智力障碍。患者年龄范围为 2～19 岁之间，在生命的第一天到 6 个月之间出现癫痫样表现。发作表现为癫痫痉挛、强直性发作、痴笑发作、失神发作、跌倒发作和全面强直阵挛发作。局灶性癫痫发作与运动（眼球抽搐或头部偏移）、呼吸暂停和口腔消化道自动症（咀嚼或反复吞咽）有关。自主症状包括流口水、发作性呕吐和皮肤潮红。发育迟缓表现为行走迟缓或不能行走、言语能力差或言语缺失、沟通能力差，其他特征包括肌张力下降、步态不稳、异常运动、反射亢进、脊柱侧弯、皮层视觉障碍和便秘。患者可伴有非特异性面部畸形，如面部粗糙及斜视。4 例患者被诊断为孤独症谱系障碍。

【辅助检查】

DEE90 患儿的 EEG 可表现为多灶放电，节律失常、间歇期爆发抑制，类似 Lennox – Gastaut 综合征的慢棘波背景。脑 MRI 显示可正常，可为海马体和头部对称 T2 高强度，内部结构清晰度丧失或脑萎缩。

【诊断】

患者的诊断主要依靠特征性的临床症状及基因检测。当发现 *FGF13* 基因致病性突变以及相关临床症状对应时即可诊断。

【鉴别诊断】

需与其他类型发育性和癫痫性脑病通过基因检测进行鉴别。

【治疗】

目前尚无对因治疗方法，仅能对症治疗，癫痫发作对多种抗癫痫药物均有耐药性。

【预后】

患者难治性癫痫发作，预后不良。

【遗传咨询】

目前认为 DEE90 是 X 染色体显性遗传性疾病，如果父母双方各携带一个 *FGF13* 基因的致病变异位点，他们再生育的话，生育的女孩均为患者，生育的男孩中，健康儿童的概率为 50%，同样患者的概率为 50%，若母亲携带一个 *FGF13* 基因致病突变位点，生育的女孩中，健康儿童的概率为 50%，再生育同样患儿的概率为 50%，在生育的男孩中，健康儿童的概率为 50%，再生育同样患儿的概率为 50%，建议做产前基因检测。但 OMIM 显示：伴 X 显性和伴 X 隐性遗传，文献中女性患者怀疑其母亲是嵌合体。目前已报道的 *FGF13* 基因致病性突变位点见表 2-90-1。

表 2-90-1 目前已报道的 *FGF13* 基因致病性突变位点

表型	基因名	突变位点	蛋白改变	致病性
DEE90	*FGF13*	NM_004114.5（FGF13）:c.41G > C（p. Arg14Thr）	R14T	致病
DEE90	*FGF13*	NM_004114.5（FGF13）:c.32G > C（p. Arg11Pro）	R11P	致病
DEE90	*FGF13*	NM_004114.5（FGF13）:c.31C > T（p. Arg11Cys）	R11C	致病

参考文献 ▶

[1] Fry A E, Marra C, Derrick A V, et al. Missense variants in the N - terminal domain of the A isoform of FHF2/FGF13 cause an X - linked developmental and epileptic encephalopathy[J]. Am J Hum Genet, 2021, 108(1): 176 - 185.

[2] Wei E Q, Sinden D S, Mao L, et al. Inducible Fgf13 ablation enhances caveolae - mediated cardioprotection during cardiac pressure overload[J]. Proc Natl Acad Sci U S A, 2017, 114(20): e4010 - e4019.

[3] Wu K, Yue J, Shen K, et al. Increased expression of fibroblast growth factor 13 in cortical lesions of the focal cortical dysplasia[J]. Brain Res Bull. 2021, 168: 36 - 44.

（韩腾辉　邓艳春）

91 发育性和癫痫性脑病 *91* 型 (*PPP3CA* 相关性 DEE)

【概念】

发育性和癫痫性脑病 91 型 (DEE91;OMIM ID:617711) 是一种常染色体显性遗传的神经系统疾病,主要表现为多种形式的癫痫发作,发育迟缓和智力障碍。

【致病基因】

DEE91 由 *PPP3CA* 基因杂合突变所致。*PPP3CA* 基因位于染色体 4q24,其编码钙调磷酸酶 A。钙调磷酸酶是一种高度保守的异二聚体,由钙调磷酸酶 A(催化亚单位)和钙调磷酸酶 B(调节亚单位)组成,前者负责钙调磷酸酶与钙调蛋白的相互作用。大脑中的钙调磷酸酶通过调节钙离子的信号反应在突触传递中发挥重要作用,具体而言,其在突触可塑性方面调节维 A 酸和 N-甲基-D-天冬氨酸(NMDA)受体通道门控的活性。钙调磷酸酶参与癫痫和神经发育障碍的突触囊泡循环。在突触囊泡循环的囊泡内吞过程中,GTP 酶水解时,由基因 *DNM1* 编码的动力蛋白(Dynamin-1)去磷酸化后中断空囊泡循环。Dynamin-1 调节钙调磷酸的活性具有去磷酸化作用。*PPP3CA* 基因的突变可能通过减少基因 *DNM1* 介导的内吞作用而导致发育性和癫痫性脑病。

【临床症状】

PPP3CA 基因突变相关联的 DEE91 病例目前报道 21 例。从出生到生后 2 年内,所有患者均发育迟缓、智力障碍,有的患者甚至出现发育倒退。癫痫方面,在出生的 2 月到生后 4 年内,多数患者出现多种形式的癫痫发作,包括局灶性发作、癫痫性痉挛、强直性发作、肌阵挛性发作、全身强直-阵挛性发作、失神发作、失张力发作、异常眼动、眼球震颤等。其他方面特征,面部粗糙、眼距过宽、鼻翼宽、小缩颌、厚嘴唇、巨口、舌头大、声音嘶哑、皮质视觉障碍、言语表达障碍、足内翻、不能行走或走路不稳、孤独症特征等症状。

【辅助检查】

DEE91 患者 EEG 多表现为多灶性癫痫样放电,也可表现为全面性放电、背景活动异常。脑 MRI 显示可正常,异常显示包括脑萎缩、髓鞘形成延迟和白质改变,脑发育不全和胼胝体变薄,脑间隙增大,侧脑室增宽、脑萎缩等。

【诊断】

患者的诊断主要依靠特征性的临床症状及基因检测。当发现 *PPP3CA* 基因致病性突变以及相关临床症状对应时即可诊断。

【鉴别诊断】

需要与其他发育性和癫痫性脑病相鉴别。

【治疗】

目前尚无对因治疗方法,仅能对症治疗,患者对多种抗癫痫药物反应不佳。

【预后】

多发展为严重的智力障碍,多为药物难治性癫痫。

【遗传咨询】

目前认为 DEE91 是常染色体显性遗传性疾病，如果父母双方各携带一个 *PPP3CA* 基因的致病变异位点，他们再生育的话，生育健康儿童的概率是 25%，生育同样患儿的概率是 75%；若有一方携带 *PPP3CA* 基因的致病变异位点，生育同样患者的概率为 50%，建议做产前基因检测。目前已报道的 *PPP3CA* 基因致病性突变位点见表 2-91-1。

表 2-91-1　目前已报道的 *PPP3CA* 基因致病性突变位点

表型	基因	突变位点	蛋白改变	致病性
DEE91	*PPP3CA*	NM_000944.5（PPP3CA）：c.1339G > A（p. Ala447Thr）	A447T，A405T	致病
DEE91	*PPP3CA*	NM_000944.5（PPP3CA）：c.1333C > T（p. Gln445Ter）	Q445 *，Q403 *	致病
DEE91	*PPP3CA*	NM_000944.5（PPP3CA）：c.1311_1315del（p. Ser438fs）	S438fs，S396fs	致病
DEE91	*PPP3CA*	NM_000944.5（PPP3CA）：c.1308_1311dup（p. Ser438fs）	S438fs，S396fs	致病
DEE91	*PPP3CA*	NM_000944.5（PPP3CA）：c.1299dup（p. Ser434fs）	S392fs，S434fs	致病
DEE91	*PPP3CA*	NM_000944.5（PPP3CA）：c.1290dup（p. Met431fs）	M431fs，M389fs	致病
DEE91	*PPP3CA*	NM_000944.5（PPP3CA）：c.844G > A（p. Glu282Lys）	E282K	致病
DEE91	*PPP3CA*	NM_000944.5（PPP3CA）：c.843C > G（p. His281Gln）	H281Q	致病
DEE91	*PPP3CA*	NM_000944.5（PPP3CA）：c.275A > G（p. His92Arg）	H92R	致病

参考文献

[1] Aitken A, Klee C B, Cohen P. The structure of the B subunit of calcineurin[J]. Eur J Biochem, 1984, 139(3): 663-671.

[2] Arendt K L, Zhang Z, Ganesan S, et al. Calcineurin mediates homeostatic synaptic plasticity by regulating retinoic acid synthesis[J]. Proc Natl Acad Sci U S A, 2015, 112(42): e5744-5752.

[3] Cohen P T, Chen M X, Armstrong C G. Novel protein phosphatases that may participate in cell signaling[J]. Adv Pharmacol, 1996, 36: 67-89.

[4] Lai M M, Hong J J, Ruggiero A M, et al. The calcineurin - dynamin 1 complex as a calcium sensor for synaptic vesicle endocytosis[J]. J Biol Chem, 1999, 274(37): 25963-25966.

[5] Lieberman D N, Mody I. Regulation of NMDA channel function by endogenous Ca(2+) - dependent phosphatase [J]. Nature, 1994, 369(6477): 235-239.

[6] Marks B, Stowell M H, Vallis Y, et al. GTPase activity of dynamin and resulting conformation change are essential for endocytosis[J]. Nature, 2001, 410(6825): 231-235.

[7] Mizuguchi T, Nakashima M, Kato M, et al. Loss - of - function and gain - of - function mutations in PPP3CA cause two distinct disorders[J]. Hum Mol Genet, 2018, 27(8): 1421-1433.

[8] Myers C T, Stong N, Mountier E I, et al. De Novo Mutations in PPP3CA Cause Severe Neurodevelopmental Disease with Seizures[J]. Am J Hum Genet, 2017, 101(4): 516-524.

[9] Panneerselvam S, Wang J, Zhu W, et al. PPP3CA truncating variants clustered in the regulatory domain cause early - onset refractory epilepsy[J]. Clin Genet. 2021, 100(2): 227-233.

[10] Qian Y, Wu B, Lu Y, et al. Early - onset infant epileptic encephalopathy associated with a de novo PPP3CA gene mutation[J]. Cold Spring Harb Mol Case Stud, 2018, 4(6).

[11] Rydzanicz M, Wachowska M, Cook E C, et al. Novel calcineurin A (PPP3CA) variant associated with epilepsy, constitutive enzyme activation and downregulation of protein expression[J]. Eur J Hum Genet, 2019, 27(1): 61-69.

（李国艳　邓艳春）

92　发育性和癫痫性脑病 *92* 型（*GABRB2* 相关性 DEE）

【概念】

发育性和癫痫性脑病 92 型（DEE92；OMIM ID：617829）是一种常染色体显性遗传的神经系统疾病，主要表现为从热性惊厥到严重癫痫脑病的连续表型谱及各种运动障碍。

【致病基因】

DEE92 由 *GABRB2* 基因杂合突变所致。*GABRB2* 基因位于 5 号染色体长臂 34 区带，其编码 GABAA 受体的 β2 亚基在大脑各区域广泛高表达。γ 氨基丁酸（GABA）受体分为 GABA A 型（GABAA）和 GABA B 型（GABAB）受体，GABAA 受体为配体门控氯离子通道，GABAB 受体为 G 蛋白偶连受体。GABAA 受体是由不同的亚基（α1 ~ α6，β1，β2，β3，γ1 ~ γ3，δ，ε，π，θ，ρ1 ~ ρ3）组装成的异五聚体。多数的 GABAA 受体包含两个 α 亚基，两个 β 亚基，另一个通常是 γ 亚基，每个亚基都有四个跨膜域（四个 α 螺旋 M1 ~ M4），五个亚基的第二个跨膜域（M2）组合形成中心离子孔道。目前致病变异几乎全是错义变异，主要分布在细胞外 N 端、M1、M2、M3 跨膜区以及 M2 ~ M3 连接区。体外实验表明，*GABRB2* 基因突变导致蛋白及 GABAA 型受体失功能。研究发现 M1、M2、M2 ~ M3 连接区与较严重的表型相关，而胞外 N 端和 M3 与较轻的表型相关。

【临床症状】

GABRB2 表型范围从轻度发热性发作到严重癫痫性脑病，表型主要包括四方面。①婴儿期或儿童期开始出现各种类型癫痫发作，全面性发作包括全身性强直阵挛、强直、痉挛、肌阵挛、失张力、典型和非典型失神发作。局灶性发作包括局灶性强直、局灶性阵挛、局灶性肌阵挛和非运动性发作。约 50.0% 以上患者发作容易被发热诱发，一些患者至少有一次癫痫持续状态（SE）发作，包括惊厥性和非惊厥性。②运动障碍包括舞蹈症或舞蹈性手足徐动症、肌张力障碍、共济失调、过度运动、未指定运动障碍、震颤、非癫痫性肌阵挛和阵发性下视。③发育史，患者可有不同程度的发育障碍，甚至发育倒退，表现为言语障碍、学习困难、孤独症，丧失部分里程碑事件、喂养困难。癫痫发病年龄与发育障碍的严重程度相关。④头、面部和肢体特征，包括扁平面颊、上斜或下斜睑裂、眼距过近、上睑下垂、低位发育不良的耳廓、短人中、小颌、高弓腭和锥形手指、斜视、皮质视觉障碍等。

【辅助检查】

EEG 可表现为节律失常和/或爆发抑制，非特异性慢速广泛或多灶性尖波发放，广泛棘波和多棘波发放，还可表现为背景正常但有全面性或局灶性癫痫样放电，光阵发性反应。MRI 可表现为灰质或白质体积小、髓鞘发育迟缓、海马体积小、海马内翻或旋转不足、非特异性 T2 信号改变或胶质增生、胼胝体发育不良、Chiari 畸形等。

【诊断】

患者的诊断主要依靠特征性的临床症状及基因检测。当发现 *GABRB2* 基因致病性突变以及相关临床症状对应时即可诊断。

【鉴别诊断】

需要与其他发育性和癫痫性脑病相鉴别。

【治疗】

GABRB2 基因突变约 50% 患者为难治性癫痫发作，最常用的抗癫痫药物左乙拉西坦和丙戊酸在反应率上并不明显优于其他药物，个别患者使用生酮饮食和改良的阿特金斯饮食后获益。丘脑深部脑刺激能显著改善肌张力障碍、舞蹈性手足徐动、发育进展和癫痫发作。丙戊酸似乎是最有效的抗癫痫药物，其次是氧异安定。Hamdan FF 等分别选用丙戊酸、拉莫三嗪治疗。Srivastava S 等报道氧异安定联合拉莫三嗪有效控制一例癫痫发作。

【预后】

DEE92 中有的患者对抗癫痫药物有反应，并且可通过丘脑深部脑刺激改善症状及发育进展，有的患者为药物难治性。

【遗传咨询】

目前认为 DEE92 是常染色体显性遗传性疾病，如果父母双方各携带一个 *GABRB2* 基因的致病变异位点，他们再生育的话，生育健康儿童的概率是 25%，生育同样患儿的概率是 75%；若有一方携带 *GABRB2* 基因的致病变异位点，生育同样患者的概率为 50%，建议做产前基因检测。目前已报道的 *GABRB2* 基因致病性突变位点见表 2 - 92 - 1。

表 2 - 92 - 1　目前已报道的 *GABRB2* 基因致病性突变位点

表型	基因	突变位点	蛋白改变	致病性
DEE92	*GABRB2*	NM_001371727.1（GABRB2）:c.909G > T（p.Lys303Asn）	K303N	致病
DEE92	*GABRB2*	NM_001371727.1（GABRB2）:c.908A > G（p.Lys303Arg）	K303R	致病
DEE92	*GABRB2*	NM_001371727.1（GABRB2）:c.904G > A（p.Val302Met）	V302M	致病
DEE92	*GABRB2*	NM_001371727.1（GABRB2）:c.859A > C（p.Thr287Pro）	T287P	致病
DEE92	*GABRB2*	NM_001371727.1（GABRB2）:c.830T > C（p.Leu277Ser）	L277S	致病
DEE92	*GABRB2*	NM_001371727.1（GABRB2）:c.730T > C（p.Tyr244His）	Y244H	致病
DEE92	*GABRB2*	NM_001371727.1（GABRB2）:c.236T > C（p.Met79Thr）	M79T	致病

 DEE92 病例

【简要病史】

患儿，男，6 岁 8 个月，体重 35 kg。患儿因发作性抽搐伴意识不清 6 年多来诊。患儿于 8 月龄在一次发热时出现抽搐发作，表现为呼之不应，双眼上翻，口周及颜面部发青，无四肢强直抽动，持续约 10s 缓解，就诊当地医院诊断"热性惊厥"，对症治疗。一月后，患者出现无热抽搐发作，就诊于唐都医院，诊断为"癫痫"，口服奥卡西平、氯硝西泮治疗。治疗 9 个月余，患者仍有间断抽搐发作，表现形式、持续时间基本同前平均每月发作一次，遂就诊于西安市儿童医院，先后给予口服"丙戊酸钠、奥卡西平、左乙拉西坦、托吡酯"等药物治疗，日间抽搐好转，夜间仍有间断抽搐发作，表现为睡眠中突然出现双眼斜视，身体侧斜，半坐位，四肢乱舞动，持续数秒后缓解，缓解后继续入睡，调整用药，加用拉莫三嗪，后逐渐减停托吡酯，奥卡西平。2019 年患儿仍有夜间抽搐发作，多时一天 4 ~ 5 次，少时数天发作 1 次，再次就诊于西安市儿童医院，24 小时脑电图检查提示为异常儿童脑电图，MRI 有异常，予丙戊酸钠口服液 4.5 ml bid，拉莫三嗪片早 25 mg，晚 50 mg 治疗。患儿为足月顺产，无出生缺陷，发育迟缓，走路比同龄孩子晚，说话比同龄孩子晚，否认家族史。查体：反应迟钝，智力低下，说话吐字不清，余未见异常。

【辅助检查】

1.头颅磁共振检查 头颅磁共振见前头部发育不良,蛛网膜下腔增宽,T2 加权像上皮层下白质异常信号(图 2 - 92 - 1)。

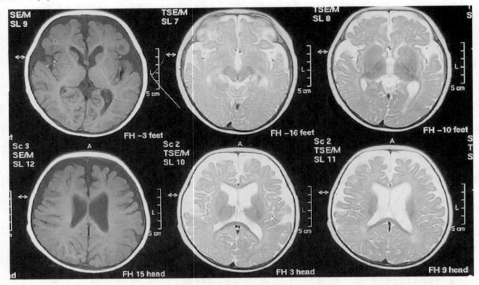

图 2 - 92 - 1 头颅磁共振见前头部发育不良,蛛网膜下腔增宽,T2 加权像上皮层下白质异常信号

2.脑电图监测 24 小时 EEG 异常,睡眠各期稍多量灶性低 - 中波幅尖波、棘波,3 ~ 4 Hz 棘慢波散发或簇发,以右侧半球为主,中央、顶、中后颞区著,睡眠期放电增多(图 2 - 92 - 2)。

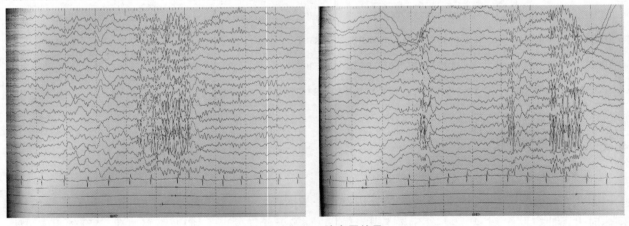

图 2 - 92 - 2 脑电图结果

3.基因检测 为进一步明确病因行三人家系全外基因检测,发现 *GABRB2* 基因的第 5 号外显子的第 373 位的 G 被 A 替代(373G > A -),导致所编码的蛋白质第 125 位的天冬氨酸变成了天冬酰胺(p. Asp125Asn),该位点患者父母都是野生型,属于低频新发变异,根据 ACMG 标准属于可能致病变异(图 2 - 92 - 3)。

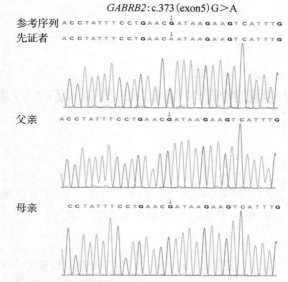

GABRB2: c.373（exon5）G>A

参考序列　A C C T A T T T C C T G A A C G A T A A G A A G T C A T T T G

先证者　　A C C T A T T T C C T G A A C A T A A G A A G T C A T T T G

父亲　　　A C C T A T T T C C T G A A C G A T A A G A A G T C A T T T G

母亲　　　C C T A T T T C C T G A A C G A T A A G A A G T C A T T T G

图 2-92-3　基因检测发现先证者 *GABRB2* 基因的第 5 号外显子第 373 号位的 G 被 A 取代

【诊断】

药物难治性癫痫，全面发育迟缓，*GABRB2* 基因相关的发育性和癫痫性脑病。

【治疗及随访】

给丙戊酸钠口服液 4.5 ml bid，拉莫三嗪片早 25 mg，晚 50 mg 治疗，左乙拉西坦，3 ml 一天两次，发作略有减少。运动、语言、智力发育仍全面落后于正常同龄儿童。

点评

GABRB2 相关癫痫的严重程度从遗传性全面性癫痫到发育性和癫痫性脑病。发育障碍和运动障碍是主要特征。该表型谱与其他 GABAA 受体编码基因具有可比性。表型严重程度因蛋白质结构域而异。*GABRB2* 变异患者最常见的表型包括早发性癫痫、热性惊厥和热性惊厥附加征。实验证据支持 GABA 能抑制的丧失是 *GABRB2* 相关神经发育障碍的潜在机制。

该例患者 8 月龄以热性惊厥起病，之后发展成无热惊厥，全面性癫痫发作，运动语言智力全面发育落后，对多种抗癫痫药物反应差，符合发育性和癫痫性脑病的诊断，基因检测明确了分子分型诊断，但目前尚没有精准治疗手段，拟行术前评估，行 VNS 神经调控治疗。

参考文献

[1] El Achkar C M, Harrer M, Smith L, et al. Characterization of the GABRB2-Associated Neurodevelopmental Disorders[J]. Ann Neurol, 2021, 89(3): 573-586.

[2] Hamdan F F, Myers C T, Cossette P, et al. High Rate of Recurrent De Novo Mutations in Developmental and Epileptic Encephalopathies[J]. Am J Hum Genet, 2017, 101(5): 664-685.

[3] Srivastava S, Cohen J, Pevsner J, et al. A novel variant in GABRB2 associated with intellectual disability and epilepsy[J]. Am J Med Genet A, 2014, 164a(11): 2914-2921.

[4] Yang Y, Xiangwei W, Zhang X, et al. Phenotypic spectrum of patients with GABRB2 variants: from mild febrile seizures to severe epileptic encephalopathy[J]. Dev Med Child Neurol, 2020, 62(10): 1213-1220.

（李国艳　邓艳春）

93 发育性和癫痫性脑病93型（*ATP6V1A* 相关性 DEE）

【概念】

发育性和癫痫性脑病93型（DEE93；OMIM ID：618012）是一种常染色体显性遗传的神经系统疾病，患者可以先表现为热性惊厥，后演变为严重的癫痫脑病及发育迟缓。

【病因】

DEE93 由 *ATP6V1A* 基因杂合突变所致。*ATP6V1A* 基因位于 3 号染色体长臂 13.13 区带，其编码蛋白 V-ATP 酶（vacuolar ATPase）的一种组成结构。该酶是多亚单位质子泵，负责膜运输过程，包括受体介导的内吞作用、溶酶体酶的细胞内运输和所有真核细胞内细胞器的酸化。V-ATP 酶在神经递质进入突触囊泡和调节突触传递中发挥着独特的作用，其在神经元发育和突触形成中起着关键作用。*ATP6V1A* 基因突变导致溶酶体水平下降，进一步影响神经突起延长缺陷，并伴有兴奋性突触丧失及突触形成受损，最终可导致发育性和癫痫性脑病。

【临床症状】

Fassi 等报道 4 例 *ATP6V1A* 基因突变相关联的 DEE93 病例。患者在生命最初几个月或几年出现发育迟缓和热性惊厥，后演变为更严重的癫痫发作，伴有强直、全身阵挛、肌阵挛和局灶性发作。2 例 11 个月大时出现热性惊厥，2 例患者在将近 3 岁时出现热性惊厥。癫痫发作较早的 2 例患有脑病，伴有顽固性癫痫发作、严重的发育迟缓和智力障碍、不能言语、无视觉注视、肌张力减退和四肢瘫痪且无法行走。癫痫发作较晚的 2 例患者智力障碍较轻，语言落后，其他特征包括远视、视神经萎缩、虹膜缺损、隐睾和轻度面部畸形（宽前额，深陷的眼睛，喙状鼻）特征等。

【辅助检查】

DEE93 患者 EEG 可表现慢背景、弥漫性和多灶性癫痫样放电，睡眠期间持续慢棘波及节律失常。2 例头颅 MRI 表现为大脑和小脑萎缩、髓鞘形成不良和胼胝体薄，2 例在 7 岁时仍表现正常。

【诊断】

患者的诊断主要依靠特征性的临床症状及基因检测。当发现 *ATP6V1A* 基因致病性突变以及相关临床症状对应时即可诊断。

【鉴别诊断】

需要与其他发育性和癫痫性脑病相鉴别。

【治疗】

目前尚无对因治疗方法，仅能对症治疗。

【预后】

患者发作常演变为更为严重的癫痫发作。

【遗传咨询】

目前认为 DEE93 是常染色体显性遗传性疾病，如果父母双方各携带一个 *ATP6V1A* 基因的致病变异位点，他们再生育的话，生育健康儿童的概率是 25%，生育同样患儿的概率是 75%；若有一方携带 *ATP6V1A* 基因的致病变异位点，生育同样患者的概率为 50%；建议做产前基因检测。目前已报道的 *ATP6V1A* 基因致病性突变位点见表 2 - 93 - 1。

表 2 - 93 - 1　目前已报道的 *ATP6V1A* 基因致病性突变位点

表型	基因	突变位点	蛋白改变	致病性
DEE93	*ATP6V1A*	NM_001690.3(ATP6V1A):c.298G4T	p. D 100 Y	致病
DEE93	*ATP6V1A*	NM_001690.3(ATP6V1A):c.1045G4A	p. D 349 N	致病
DEE93	*ATP6V1A*	NM_001690.3(ATP6V1A):c.1112A4G	p. D 371G	致病
DEE93	*ATP6V1A*	NM_001690.3(ATP6V1A):c.80C4G	p. P 27 R	致病

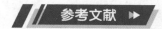
参考文献

Fassio A, Esposito A, Kato M, et al. De novo mutations of the ATP6V1A gene cause developmental encephalopathy with epilepsy[J]. Brain, 2018, 141(6): 1703 - 1718.

（李国艳　邓艳春）

94　发育性和癫痫性脑病 *94* 型（*CHD2* 相关性 DEE）

【概念】

发育性和癫痫性脑病 94 型（DEE94；OMIM ID：615369）是一种常染色体显性遗传的严重神经系统疾病。

【致病基因】

DEE94 由 *CHD2* 基因致病性突变所致。*CHD2* 基因位于 15 号染色体长臂 26.1 区带，该基因编码染色质域螺旋酶 DNA 结合蛋白（CHD）家族的一个成员 CHD2。CHD 家族是 ATP 依赖的染色质重塑蛋白，有助于染色质结构的重组和组蛋白变异的沉积，这一作用是调节基因表达所必需的。CHD2 由多个功能域组成，包括 N 端 2 个染色域、一个 ATP 酶/解旋酶域和一个 DNA 结合域，CHD2 的 N 端包含两个染色域，有自我抑制的作用，是蛋白质染色质重塑活性所必需的，DNA 结合域能够感知双链 DNA，增强 CHD2 的染色质重构活性。*CHD2* 基因功能障碍可能对其他基因产生下游影响，但其具体途径仍有待阐明，可能与 *CHD2* 的目标基因表达改变相关。在发育过程中，CHD2 调控了大量的基因，这可能是 *CHD2* 基因突变所致的临床表型具有多样性的原因。

【临床症状】

Carvill 等人首次提出 CHD2 与癫痫有关，其相关联的 DEE94 主要的临床表现分两大类。首先，患者发病年龄约 1~3 岁，智力障碍及精神运动发育迟缓，一些患者可出现发育倒退；其次，有多种癫痫发作类型，如肌阵挛、失张力、强直、强直－阵挛、癫痫持续状态、失神等。显著的特征是光敏性癫痫发作；患者可同时患有孤独谱系障碍疾病、注意缺陷多动障碍。

【辅助检查】

脑电图（EEG）显示弥漫性慢波，多灶性棘波和广泛性棘波、广泛的尖波复合波发放。头颅 MRI 可显示脑萎缩或者正常。

【诊断】

患者的诊断主要依靠特征性的临床症状及基因检测。当发现 *CHD2* 基因致病性突变以及相关临床症状对应时即可诊断。

【鉴别诊断】

需要与热敏感性肌阵挛性癫痫发作。*CHD2* 基因突变的患者表现出与 Dravet 综合征相似的热敏感性全面性癫痫发作，但癫痫发作明显较晚，而且与 Dravet 综合征不同，发育迟缓可在癫痫发作前出现。

【治疗】

目前尚无对因治疗方法，仅能对症治疗，患者对多种抗癫痫药物反应不佳。

【预后】

预后较差，甚至出现发育倒退现象。

【遗传咨询】

目前认为 DEE94 是常染色体显性遗传性疾病，如果父母双方各携带一个 *CHD2* 基因的致病变异位点,他们再生育的话,生育健康儿童的概率是 25%,生育同样患儿的概率是 75%,若有一方携带 *CHD2* 基因的致病变异位点,生育同样患者的概率为 50%,建议做产前基因检测。目前已报道的 *CHD2* 基因致病性突变位点见表 2 - 94 - 1。

表 2 - 94 - 1　目前已报道的 *CHD2* 基因致病性突变位点

表型	基因	突变位点	蛋白改变	致病性
DEE94	*CHD2*	NM_001271.4(CHD2):c.340C > T (p. Arg114Ter)	R114 *	致病
DEE94	*CHD2*	NM_001271.4(CHD2):c.522del (p. Lys174_Val175insTer)		致病
DEE94	*CHD2*	NM_001271.4(CHD2):c.628G > T (p. Glu210Ter)	E210 *	致病
DEE94	*CHD2*	NM_001271.4(CHD2):c.670C > T (p. Arg224Ter)	R224 *	致病
DEE94	*CHD2*	NM_001271.4(CHD2):c.693 - 2A > G		致病
DEE94	*CHD2*	NM_001271.4(CHD2):c.739G > T (p. Glu247Ter)	E247 *	致病
DEE94	*CHD2*	NM_001271.4(CHD2):c.747_748del (p. Gly250fs)	G250fs	致病
DEE94	*CHD2*	NM_001271.4(CHD2):c.879_883del (p. Ser293fs)	S293fs	致病
DEE94	*CHD2*	NM_001271.4(CHD2):c.938_948del (p. Gly313fs)	G313fs	致病
DEE94	*CHD2*	NM_001271.4(CHD2):c.948C > A (p. Tyr316Ter)	Y316 *	致病
DEE94	*CHD2*	NM_001271.4(CHD2):c.1053G > A (p. Trp351Ter)	W351 *	致病
DEE94	*CHD2*	NM_001271.4(CHD2):c.1081G > T (p. Glu361Ter)	E361 *	致病
DEE94	*CHD2*	NM_001271.4(CHD2):c.1099C > T (p. Gln367Ter)	Q367 *	致病
DEE94	*CHD2*	NM_001271.4(CHD2):c.1135_1138del (p. Gln378_Ile379insTer)		致病
DEE94	*CHD2*	NM_001271.4(CHD2):c.1382_1383delinsAAGTCTGAA (p. Leu461delinsGlnValTer)		致病
DEE94	*CHD2*	NM_001271.4(CHD2):c.1387C > T (p. Gln463Ter)	Q463 *	致病
DEE94	*CHD2*	NM_001271.4(CHD2):c.1396C > T (p. Arg466Ter)	R466 *	致病
DEE94	*CHD2*	NM_001271.4(CHD2):c.1459del (p. Tyr487fs)	Y487fs	致病
DEE94	*CHD2*	NM_001271.4(CHD2):c.1541dup (p. Thr516fs)	T516fs	致病
DEE94	*CHD2*	NM_001271.4(CHD2):c.1552del (p. Gln518fs)	Q518fs	致病
DEE94	*CHD2*	NM_001271.4(CHD2):c.1650_1653del (p. Arg550fs)	R550fs	致病
DEE94	*CHD2*	NM_001271.4(CHD2):c.1719G > A (p. Thr573 =)		致病
DEE94	*CHD2*	NM_001271.4(CHD2):c.1754_1785del (p. Lys585fs)	K585fs	致病
DEE94	*CHD2*	NM_001271.4(CHD2):c.1809 + 1del		致病
DEE94	*CHD2*	NM_001271.4(CHD2):c.1809 + 1G > A		致病
DEE94	*CHD2*	NM_001271.4(CHD2):c.1810 - 2A > C		致病
DEE94	*CHD2*	NM_001271.4(CHD2):c.1880_1883del (p. Ser627fs)	S627fs	致病
DEE94	*CHD2*	NM_001271.4(CHD2):c.1883T > G (p. Leu628Ter)	L628 *	致病
DEE94	*CHD2*	NM_001271.4(CHD2):c.1894dup (p. Thr632fs)	T632fs	致病
DEE94	*CHD2*	NM_001271.4(CHD2):c.1897_1898del (p. Leu633fs)	L633fs	致病
DEE94	*CHD2*	NM_001271.4(CHD2):c.2425C > T (p. Arg809Ter)	R809 *	致病
DEE94	*CHD2*	NM_001271.4(CHD2):c.2536C > T (p. Arg846Ter)	R846 *	致病
DEE94	*CHD2*	NM_001271.4(CHD2):c.2587_2591del (p. Phe863fs)	F863fs	致病

表型	基因名	突变位点	蛋白改变	致病性
DEE94	CHD2	NM_001271.4（CHD2）:c.2597C > A（p.Ser866Ter）	S866 *	致病
DEE94	CHD2	NM_001271.4（CHD2）:c.2765dup（p.Glu923fs）	E923fs	致病
DEE94	CHD2	NM_001271.4（CHD2）:c.2785_2801delinsTG（p.Ala929_Val934delinsTer）		致病
DEE94	CHD2	NM_001271.4（CHD2）:c.2826_2827insTGGC（p.Met943fs）	M943fs	致病
DEE94	CHD2	NM_001271.4（CHD2）:c.2888_2889insAT（p.Phe963fs）	F963fs	致病
DEE94	CHD2	NM_001271.4（CHD2）:c.3171_3172del（p.Glu1058fs）	E1058fs	致病
DEE94	CHD2	NM_001271.4（CHD2）:c.3187G > T（p.Glu1063Ter）	E1063 *	致病
DEE94	CHD2	NM_001271.4（CHD2）:c.3214C > T（p.Arg1072Ter）	R1072 *	致病
DEE94	CHD2	NM_001271.4（CHD2）:c.3323_3324del（p.Asp1107_Ser1108insTer）		致病
DEE94	CHD2	NM_001271.4（CHD2）:c.3349A > T（p.Arg1117Ter）	R1117 *	致病
DEE94	CHD2	NM_001271.4（CHD2）:c.3355_3356del（p.Arg1119fs）	R1119fs	致病
DEE94	CHD2	NM_001271.4（CHD2）:c.3409C > T（p.Arg1137Ter）	R1137 *	致病
DEE94	CHD2	NM_001271.4（CHD2）:c.3735del（p.Lys1245fs）	K1245fs	致病
DEE94	CHD2	NM_001271.4（CHD2）:c.3780dup（p.Trp1261fs）	W1261fs	致病
DEE94	CHD2	NM_001271.4（CHD2）:c.3787dup（p.Val1263fs）	V1263fs	致病
DEE94	CHD2	NM_001271.4（CHD2）:c.3782G > A（p.Trp1261Ter）	W1261 *	致病
DEE94	CHD2	NM_001271.4（CHD2）:c.3782G > T（p.Trp1261Leu）	W1261L	致病
DEE94	CHD2	NM_001271.4（CHD2）:c.3925C > T（p.Gln1309Ter）	Q1309 *	致病
DEE94	CHD2	NM_001271.4（CHD2）:c.3937C > T（p.Arg1313Ter）	R1313 *	致病
DEE94	CHD2	NM_001271.4（CHD2）:c.3938G > C（p.Arg1313Pro）	R1313P	致病
DEE94	CHD2	NM_001271.4（CHD2）:c.4003G > T（p.Glu1335Ter）	E1335 *	致病
DEE94	CHD2	NM_001271.4（CHD2）:c.4106C > G（p.Ser1369Ter）	S1369 *	致病
DEE94	CHD2	NM_001271.4（CHD2）:c.4174C > T（p.Gln1392Ter）	Q1392 *	致病
DEE94	CHD2	NM_001271.4（CHD2）:c.4184_4187del（p.Lys1395fs）	K1395fs	致病
DEE94	CHD2	NM_001271.4（CHD2）:c.4233_4236del（p.Glu1412fs）	E1412fs	致病
DEE94	CHD2	NM_001271.4（CHD2）:c.4771_4772del（p.Leu1591fs）	L1591fs	致病
DEE94	CHD2	NM_001271.4（CHD2）:c.4909C > T（p.Arg1637Ter）	R1637 *	致病
DEE94	CHD2	NM_001271.4（CHD2）:c.4921C > T（p.Gln1641Ter）	Q1641 *	致病
DEE94	CHD2	NM_001271.4（CHD2）:c.4949dup（p.Gly1651fs）	G1651fs	致病
DEE94	CHD2	NM_001271.4（CHD2）:c.4968dup（p.Trp1657fs）	W1657fs	致病
DEE94	CHD2	NM_001271.4（CHD2）:c.4971G > A（p.Trp1657Ter）	W1657 *	致病
DEE94	CHD2	NM_001271.4（CHD2）:c.5035C > T（p.Arg1679Ter）	R1679 *	致病
DEE94	CHD2	NM_001271.4（CHD2）:c.5068C > T（p.Arg1690Ter）	R1690 *	致病
DEE94	CHD2	NC_000015.9:g.（?_93514985）_（93518190_?）del		致病
DEE94	CHD2	NC_000015.10:g.（?_92929010）_（92929111_?）del		致病

续表

表型	基因名	突变位点	蛋白改变	致病性
DEE94	CHD2	NC_000015.10：g.（？_92901218）_（93040513_？）del		致病
DEE94	CHD2	NC_000015.10：g.（？_92967305）_（93012464_？）del		致病
DEE94	CHD2	NC_000015.10：g.（？_92901218）_（92901319_？）del		致病
DEE94	CHD2	NC_000015.10：g.（？_92939558）_（92944535_？）del		致病
DEE94	CHD2	NM_001271.4（CHD2）：c.3266_3271delinsGTGACTCTGA（p.Thr1089fs）	T1089fs	致病
DEE94	CHD2	CHD2，TRP548ARG		致病
DEE94	CHD2	CHD2，ARG1644LYSFSTER22		致病
DEE94	CHD2	CHD2，GLY491VALFSTER13		致病
DEE94	CHD2	CHD2，GLU1412GLYFSTER64		致病
DEE94	CHD2	NM_001271.4（CHD2）：c.3638_3644delinsAAAATGCACAGAAATGTCATCAAGAGGTTAANNNNNNNNNNNATGCATTTCCCCAGTAGATGGGTCCTTGTACACCAAGACTTTTTGTTCGTCTTTGTACCAGAGTTTAGCCAAAG（p.Ser1213_Val1215delinsTer）		致病

 DEE94 病例

【简要病史】

女孩,6 岁,左利手,体重 25 kg。患儿约于 1 岁左右高热(39℃)后突然出现双眼上翻、口角流涎、意识不清,无肢体抽搐症状,持续约数分钟缓解。就诊于交大二附院,查头颅 MRI 未见异常、EEG 大致正常,诊断为热惊厥,未做治疗。此后多于发热后,类似发作再次出现。约 4 岁时交大二附院诊断为癫痫,给予口服托吡酯片治疗,最长约 1 年无发作。2014 年因头部摔伤再次发作,形式与前相似,牙关紧闭、四肢抽搐,约 1 分钟缓解。曾到北京 301 医院给予口服左乙拉西坦治疗,仍有发作,GTCS 样,频繁时每周 1 次。2017 年 7 月就诊于西京医院,给予口服左乙拉西坦、托吡酯及生酮饮食治疗,至今无发作。出生时母亲"羊水早破",患者有出生缺氧史,自幼语言和智力发育落后于同龄儿童。无中毒史,无中枢神经系统感染病史,家族中其姑有"热性惊厥"史,神经系统查体:言语欠流利,反应稍慢,余未见明显异常。

【辅助检查】

1.头颅磁共振　头颅磁共振见 T2 Flair 像上双侧额部脑室旁脑白质髓鞘异常信号(图 2-94-1)。

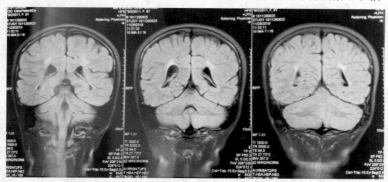

图 2-94-1　头颅磁共振 T2Flair 像上见双侧侧脑室旁脑白质异常信号,髓鞘发育不良

2.脑电图监测　脑电监测见背景节律较同龄儿偏慢,调节条幅差。清醒及睡眠期双侧中央、顶、枕、前、中、后颞、中线中央、顶导均可见多量连发尖慢综合波发放,以左侧顶、枕、后颞导占优势(图2-94-2~2-94-3)。

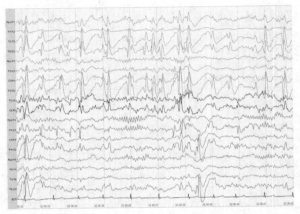

图2-94-2　左侧Rolandic区较多量的棘慢波发放

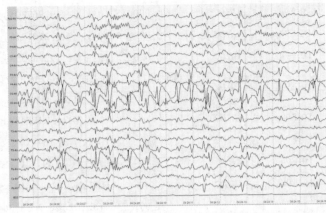

图2-94-3　发作间期右侧枕颞为主的棘慢波持续发放

3.基因检测　为明确病因做了三人家系全外显子基因检测,发现CHD2基因的新发致病变异,在CHD2的第36号外显子的第4 636位C>T变异(4 636C>T),导致其编码的蛋白在1 456位的精氨酸密码子变成终止码,比正常蛋白质少编码了283个氨基酸,属于截短致病突变(p. R1546X,283)。其一代测序验证图如下(图2-94-4)。

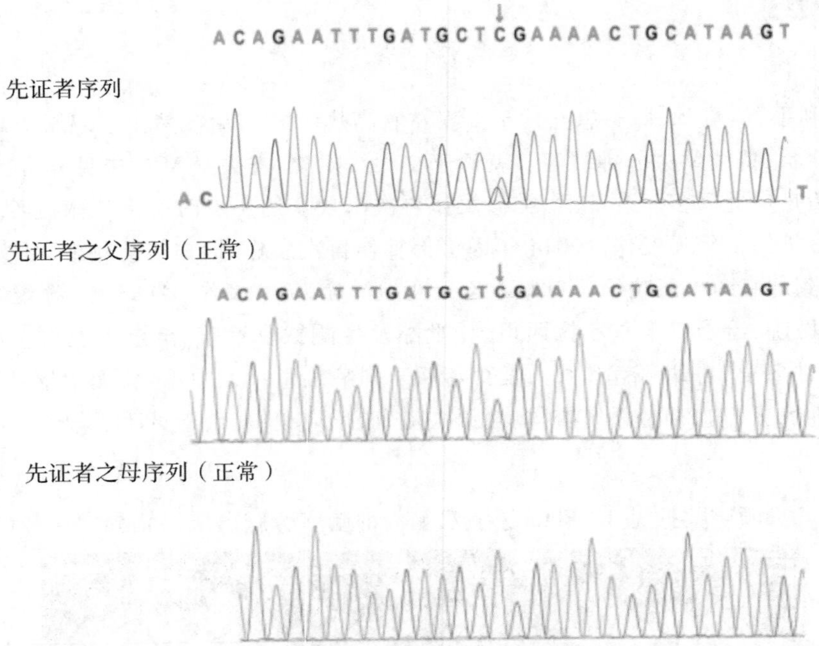

ACAGAATTTGATGCTCGAAAACTGCATAAGT

先证者序列

先证者之父序列（正常）

ACAGAATTTGATGCTCGAAAACTGCATAAGT

先证者之母序列（正常）

图2-94-4　基因检测结果

【诊断】

癫痫;局灶继发全面强直阵挛发作;智力发育迟滞;CHD2相关的发育性和癫痫性脑病。

【治疗及随访】

该患目前口服左乙拉西坦片0.5 g早中晚各1次、托吡酯片50 mg早晚各1次、维生素B₆片10 mg早晚各1次治疗。加用生酮饮食一个月后无发作,至今已2年多无发作。

点 评

早期以热性惊厥起病，后期转为无热惊厥的儿童患者大约占热惊的 1/5，所以凡是有热性惊厥的儿童，不能忽视。尤其是复杂热惊或者同时合并有运动语言和智力发育迟缓的患儿更应积极查找病因。

CHD2 基因突变导致的癫痫发作的表型较多，有局灶性也有全面性癫痫发作，有肌阵挛也有强直阵挛发作，该例患者在用抗发作药的同时加用生酮饮食效果较好，值得推荐。

参考文献

［1］Carvill G L, Hevain S B, Yendle S C, et al. Targeted resequencing in epileptic encephalopathies identifies de novo mutations in CHD2 and SYNGAP1［J］. Nat Genet, 2013, 45(7): 825 − 830.

［2］Lamar K J, Carvill G L. Chromatin Remodeling Proteins in Epilepsy: Lessons From CHD2 − Associated Epilepsy［J］. Front Mol Neurosci, 2018, 11(208).

［3］Petersen A K, Streff H, Tokita M, et al. The first reported case of an inherited pathogenic CHD2 variant in a clinically affected mother and daughter［J］. Am J Med Genet A, 2018, 176(7): 1667 − 1669.

［4］Rauch A, Wieczorek D, Graf E, et al. Range of genetic mutations associated with severe non − syndromic sporadic intellectual disability: an exome sequencing study［J］. Lancet, 2012, 380(9854): 1674 − 1682.

［5］Suls A, Jaehn J A, Kecskés A, et al. De novo loss − of − function mutations in CHD2 cause a fever − sensitive myoclonic epileptic encephalopathy sharing features with Dravet syndrome［J］. Am J Hum Genet, 2013, 93(5): 967 − 975.

［6］Symonds J D. CHD2 epilepsy: epigenetics and the quest for precision medicine［J］. Dev Med Child Neurol, 2020, 62(5): 549 − 550.

［7］Wilson MM, Henshall DC, Byrne SM, Brennan GP. CHD2 − Related CNS Pathologies［J］. Int J Mol Sci. 2021, 22(2): 588.

（李国艳　邓艳春）

95 发育性和癫痫性脑病 95 型（*PIGS* 相关性 DEE）

【概念】

发育性和癫痫性脑病 95（DEE95；OMIM ID：618143）是一种常染色体隐性遗传的神经系统疾病，又称糖基磷脂酰肌醇生物合成缺陷 18，临床表现为肌张力减退、发育迟缓、听力损失、失语、视力障碍伴眼球震颤和皮层性盲，孤独症特征，难治性癫痫发作（发热性和非发热性）、婴儿痉挛症等。

【致病基因】

DEE95 由 *PIGS* 基因致病性突变所致。*PIGS* 基因位于 17 号染色体长臂 11.2 区带，该基因编码糖基磷脂酰肌醇锚定蛋白（GPI-AP），尤其是 GPI 转酰胺酶复合物的一个亚单位，该复合物催化形成的 GPI 与含有 C 端 GPI 连接信号蛋白质的连接。GPI-AP 功能也与维生素 B_6 和叶酸转运、核苷酸代谢和脂质稳态有关。单个细胞中 PIGS 数量减少或功能缺乏会导致细胞表面 GPI-AP 表达下降。GPI 转酰胺酶复合物不能将 GPI 锚定蛋白转移到带有 GPI 附着信号序列的前体蛋白上而导致疾病发生。

【临床症状】

PIGS 基因相关联的 DEE95 病例，目前总共仅有 13 例报道。主要的临床表现可为肌张力减退、发育迟缓、听力损失、失语、视力障碍伴眼球震颤和皮层盲、孤独症特征、过度哭或笑、难治性癫痫发作（发热性和非发热性）、婴儿痉挛症等。文献中 2 例胎儿胎动减少或消失，多处关节挛缩，终止妊娠。头及面部特征包括小头畸形、杏仁状睑裂、拱形眉毛、长鼻子、凹陷性鼻梁、深人中、宽舌、厚牙龈、无牙齿等。其他特征包括短指、第五指近端发育不良、远端指骨发育不良、球状脚趾、单掌横纹、关节屈曲、脐疝、腹股沟疝、隐睾症、鸡胸、肝大、髋部松弛、肾畸形、共济失调、喂养困难等。1 例患者碱性磷酸酶水平轻度升高。3 例死于反复呼吸道感染相关的并发症，1 例死于癫痫发作时的窒息。

【辅助检查】

DEE95 患者 EEG 表现为清醒和睡眠期间爆发抑制模式，高幅和慢波为主，节律失常。发作间期由双侧、高幅、不规则慢波混合多个局灶性棘波或多棘波发放。颅脑 MRI 可表现为小脑萎缩、弥漫性皮质萎缩，额叶和前颞叶萎缩，伴或不伴全脑萎缩、脑桥发育不全、丘脑体积增大、小头畸形。

【诊断】

患者的诊断主要依靠特征性的临床症状及基因检测。当发现 *PIGS* 基因致病性突变以及相关临床症状对应时即可诊断。

【鉴别诊断】

需要与遗传性糖基磷脂酰肌醇锚定蛋白缺乏症、其他发育性和癫痫性脑病相鉴别。

【治疗】

文献中报道的 7 病例中，1 例服吡哆醇后发作频次减少，2 例服吡哆醇和叶酸后有反应，2 例发作频率减少，1 例发育有改善。

【预后】

该病患者对多种抗癫痫药物反应不佳,吡哆醇和叶酸治疗后,症状有改善,但一些患者死于神经系统并发症。

【遗传咨询】

目前认为 DEE95 是常染色体隐性遗传性疾病,如果父母双方各携带一个 *PIGS* 基因的致病变异位点,他们再生育的话,生育健康儿童的概率是 25%,50% 是携带者,生育同样患儿的概率是 25%,建议做产前基因检测。目前已报道的 *PIGS* 基因致病性突变位点见表 2 - 95 - 1。

表 2 - 95 - 1　目前已报道的 *PIGS* 基因致病性突变位点

表型	基因	突变位点	蛋白改变	致病性
DEE95	*PIGS*	NM_033198.4(PIGS):c.1316_1352delinsGGTTGCT (p. Thr439_Lys451delinsArgLeuLeu)		致病
DEE95	*PIGS*	NM_033198.4(PIGS):c.1141_1164dup (p. Asp381_Val388dup)		致病
DEE95	*PIGS*	NM_033198.4(PIGS):c.1070G > A (p. Gly357Asp)	G357D	致病
DEE95	*PIGS*	NM_033198.4(PIGS):c.986C > G (p. Pro329Arg)	P329R	致病
DEE95	*PIGS*	NM_033198.4(PIGS):c.734G > A (p. Trp245Ter)	W245 *	致病
DEE95	*PIGS*	NM_033198.4(PIGS):c.468 + 1G > C		致病
DEE95	*PIGS*	NM_033198.4(PIGS):c.174G > C (p. Gln58His)	Q58H	致病

参考文献

[1] Efthymiou S, Dutra - Clarke M, Maroofian R, et al. Expanding the phenotype of PIGS - associated early onset epileptic developmental encephalopathy[J]. Epilepsia, 2021, 62(2): e35 - e41.

[2] Nguyen T T M, Murakami Y, Wigby K M, et al. Mutations in PIGS, Encoding a GPI Transamidase, Cause a Neurological Syndrome Ranging from Fetal Akinesia to Epileptic Encephalopathy[J]. Am J Hum Genet, 2018, 103(4): 602 - 611.

[3] Zhang L, Mao X, Long H, et al. Compound Heterozygous PIGS Variants Associated With Infantile Spasm, Global Developmental Delay, Hearing Loss, Visual Impairment, and Hypotonia[J]. Front Genet, 2020, 11(564).

（李国艳　邓艳春）

96 发育性和癫痫性脑病 96 型（*NSF* 相关性 DEE）

【概念】

发育性和癫痫性脑病 96 型（DEE96；OMIM ID：619340）是一种常染色体显性遗传神经的系统疾病，主要表现为：严重的癫痫发作、智力障碍和发育迟缓。

【致病基因】

DEE96 由 *NSF* 基因突变所致。*NSF* 基因位于 17 染色体长臂 21.31，该基因编码的 N - 乙基马来酰亚胺敏感因子（NSF）是同源六聚体 ATP 酶。NSF 蛋白的膜受体是可溶性 NSF 附着蛋白受体（SNARE）复合物，NSF 和 SNARE 复合物的组装和拆卸，以及钙在适当位置和时间的触发，是囊泡转运和膜融合的关键步骤，在突触传递中也起作用。两种 NSF 突变，在功能异常的苍蝇和婴儿中都表现出癫痫发作。

【临床症状】

Suzuki 等报道 2 例 DEE96 女婴。第 1 例出生后出现持续呕吐和强直性癫痫发作，在生命的第 36 天死于呼吸衰竭。第 2 例在妊娠 33 周时早产，在出生前就表现出水肿、贫血和发育不良。出生时，头围为 23.5 cm，无自主呼吸，需要辅助机械通气，出现肌阵挛发作。3 岁时，她出现严重的智力障碍、运动发育迟缓，无法自主呼吸，频繁出现肌阵挛发作和癫痫性痉挛。

【辅助检查】

脑电图显示持续爆发抑制模式。

【诊断】

患者的诊断主要依靠基因检测。当发现 *NSF* 基因致病性突变以及相关临床症状对应时即可诊断。

【鉴别诊断】

需要与其他发育性和癫痫性脑病相鉴别。

【治疗】

目前尚无对因治疗方法，仅能对症治疗。

【预后】

因肌张力下降伴有呼吸功能不全，可能导致过早死亡。幸存者可出现严重的发育迟缓和持续性癫痫发作。

【遗传咨询】

目前认为 DEE96 是常染色体显性遗传性疾病，如果父母双方各携带一个 *NSF* 基因的致病变异位点，他们再生育的话，生育健康儿童的概率是 25%，生育同样患儿的概率是 75%；若有一方携带 *NSF* 基因的致病变异位点，生育同样患者的概率为 50%，建议做产前基因检测。目前已报道的 *NSF* 基因致病性突变位点见表 2 - 96 - 1。

表 2 - 96 - 1　目前已报道的 *NSF* 基因致病性突变位点

表型	基因	突变位点	蛋白改变	致病性
DEE96	*NSF*	NM_006178.3（NSF）:c.1375G > A chr17:44782125G > A（GRCh37）	p.A459T	致病
DEE96	*NSF*	NM_006178.3（NSF）:c.1688C > T chr17:44791279C > T（GRCh37）	p.P563 - L	致病

参考文献 ▶

[1]Glick B S, Rothman J E. Possible role for fatty acyl - coenzyme A in intracellular protein transport[J]. Nature, 1987, 326(6110)：309 - 312.

[2]Söllner T, Bennett M K, Whiteheart S W, et al. A protein assembly - disassembly pathway in vitro that may correspond to sequential steps of synaptic vesicle docking, activation, and fusion[J]. Cell, 1993, 75(3)：409 - 418.

[3]Suzuki H, Yoshida T, Morisada N, et al. De novo NSF mutations cause early infantile epileptic encephalopathy[J]. Ann Clin Transl Neurol, 2019, 6(11)：2334 - 2339.

（李国艳　邓艳春）

97　发育性和癫痫性脑病 97 型（*CELF2* 相关性 DEE）

【概念】

发育性和癫痫型脑病 97 型（DEE97，OMIM ID:619561）是一种以发育迟缓、智力障碍以及癫痫脑病为主要临床特征的常染色体显性遗传病,表现为癫痫发作、发育迟缓和孤独症谱系障碍等。

【致病基因】

DEE97 由 *CELF2* 基因致病性突变所致。*CELF2* 基因位于 10 号染色体短臂 14 区带,其编码的 CELF2 蛋白是一种穿梭于细胞核和细胞质之间的 RNA 结合蛋白,在人类中共有 6 种不同种类的 CELF 蛋白（CELF1～6）,分别由 *CELF1～CELF6* 基因编码。这些蛋白参与到 mRNA 生产过程的多个方面,包括:可变性剪切、RNA 编辑、脱腺苷化以及 RNA 稳定性及翻译的控制等。这 6 种蛋白可以依照氨基酸序列同源性分为 2 组即 CELF1 和 CELF2,这两种蛋白在多种组织种均有表达,包括中枢神经系统、骨骼肌以及心脏等。在动物模型中,研究者们发现 *CELF2* 基因参与到了中枢神经系统以及心脏的胚胎发育中,且根据以往的研究来看,*CELF2* 基因对于错义突变和无义突变的耐受性很低,这表明 *CELF2* 基因在人类的发育等过程中可能发挥关键作用。

【临床症状】

目前对于携带 *CELF2* 基因致病性突变的人类患者报道较少,仅有 Itai 等人报道的 5 例患者。在这 5 例患者中,4 例为新发突变,1 例遗传自嵌合体母亲。4 例患者表现出了 DEE 的特征,其蛋白质改变均集中于 CELF2 蛋白 C 端的 20 个氨基酸中,为核定位信号所在的区域,这些突变蛋白均出现了异常的细胞质定位。患者 1 在 7.5 月龄开始出现癫痫发作,发作形式表现为癫痫性痉挛,脑电图表现为高幅失律。在 3 岁 4 个月时,患者 1 全身的肌张力低下,在没有支撑的情况下无法行走,且无语言发育。患者 2 在 2.5 月龄时首次出现癫痫发作,其症状表现为眨眼、眼球向一侧偏斜以及肌阵挛。脑电图表现为暴发 - 抑制模式。他的癫痫发作频率到 2 岁时开始下降,到患者 13 岁时癫痫发作完全停止。患者除癫痫发作外表现出了孤独症症状以及行为异常,表现为多动以及自残行为。患者 2 到 16 岁时仍无语言发育、眼神交流以及社交性微笑。患者 3 在 4 月龄时首次出现癫痫发作,表现为癫痫性痉挛,并被诊断为 West 综合征。其脑电图表现为高幅失律,患者除癫痫外还表现出孤独症状、多动以及易怒。患者 9 岁时才可以行走并且可以说 2 个词的句子。患者 4 在出生后 5～6 天就出现了全面强直阵挛发作,且在 4 月龄时再次出现。眼科检查发现视力发育成熟推迟。脑电图表现为高幅失律,头颅 MRI 提示双侧侧脑室轻度扩大。在患者 5 岁 3 个月时,患者表现出严重的发育迟缓、肌张力低下且无法行走。

【辅助检查】

患者的脑电图表现为高幅失律或暴发 - 抑制模式。头颅 MRI 可出现轻度的双侧侧脑室扩大等非特异性症状。

【诊断】

患者出现早发的癫痫发作、发育迟缓以及孤独症状时可以考虑诊断 DEE97,通过基因检测发现 *CELF2* 基因致病性突变时可以诊断 DEE97 或 *CELF2* 基因相关性 DEE。

【鉴别诊断】

需要与其他同样表现为癫痫发作、发育迟缓以及孤独症状的癫痫脑病相鉴别。

【治疗】

患者的癫痫多为药物难治性,但具有一定自限性,部分患者在进入青春期后癫痫发作停止。但对于孤独症状以及发育迟缓等症状并无有效治疗方法。

【预后】

患者的预后较差,即使癫痫发作停止,也无法解决孤独症状以及发育迟缓等症状。

【遗传咨询】

目前认为 DEE97 是常染色体显性遗传性疾病,如果父母双方各携带一个 *CELF2* 基因的致病变异位点,他们再生育的话,生育健康儿童的概率是 25%,生育同样患儿的概率是 75%;若有一方携带 *CELF2* 基因的致病变异位点,生育同样患者的概率为 50%,建议做产前基因检测。目前已报道的 *CELF2* 基因致病性突变位点见表 2 - 97 - 1。

表 2 - 97 - 1　目前已报道的 *CELF2* 基因致病性突变位点

表型	基因名	突变位点	蛋白改变	致病性
DEE97	*CELF2*	NM_001326342.2（CELF2）:c.1516C > G	R506G	致病
DEE97	*CELF2*	NM_001326342.2（CELF2）:c.1558C > T	P520S	致病
DEE97	*CELF2*	NM_001326342.2（CELF2）:c.1562dup	Y521 *	致病

参考文献 ▶

[1] Blech - Hermoni Y, Stillwagon S J, Ladd A N. Diversity and conservation of CELF1 and CELF2 RNA and protein expression patterns during embryonic development[J]. Developmental dynamics: an official publication of the American Association of Anatomists, 2013, 242(6): 767 - 777.

[2] Choi D K, Yoo K W, Hong S K, et al. Isolation and expression of Napor/CUG - BP2 in embryo development[J]. Biochemical and biophysical research communications, United States: 2003, 305(3): 448 - 454.

[3] Dasgupta T, Ladd A N. The importance of CELF control: molecular and biological roles of the CUG - BP, Elav - like family of RNA - binding proteins[J]. Wiley interdisciplinary reviews. RNA, 2012, 3(1): 104 - 121.

[4] Itai T, Hamanaka K, Sasaki K, et al. De novo variants in CELF2 that disrupt the nuclear localization signal cause developmental and epileptic encephalopathy[J]. Hum Mutat, 2021, 42(1): 66 - 76.

[5] Karczewski K J, Francioli L C, Tiao G et al. The mutational constraint spectrum quantified from variation in 141, 456 humans[J]. Nature, 2020, 581(7809): 434 - 443.

（李国艳　邓艳春）

98 发育性和癫痫性脑病 98 型（*ATP1A2* 相关性 DEE）

【概念】

发育性和癫痫性脑病 98 型（DEE98,OMIM ID:619605）是一种以早发性的癫痫发作以及不同程度的全面性发育迟缓为特征的一类常染色体显性遗传的疾病。

【致病基因】

DEE98 由 *ATP1A2* 基因致病性突变所致。*ATP1A2* 基因位于 1 号染色体长臂 23.2 区带,其编码的产物是 Na$^+$ – K$^+$ – ATP 酶的 alpha2 亚基。Na$^+$ – K$^+$ – ATP 酶对于维持星形胶质细胞的膜电位非常重要。*ATP1A2* 基因致病性突变可能会导致星形胶质细胞无法从突触间隙摄取释放的谷氨酸,在既往的报道中,该基因的突变已经证明与家族性偏瘫性偏头痛 2 型、儿童交替性偏瘫等相关,而早发性的严重儿童癫痫或发育性和癫痫性脑病的相关报道较少。Vetro 等人首次报道了 6 例携带 *ATP1A2* 基因致病性突变所致的发育性和癫痫性脑病患者,并发现了 5 种新发的复合杂合突变,体外实验表明这些突变均可以不同程度地影响 Na$^+$ – K$^+$ – ATP 酶的功能,且影响功能越严重的突变所导致的临床症状也越严重。Vetro 等人估计约有 5% 的 *ATP1A2* 基因突变会导致发育性和癫痫性脑病。

【临床症状】

目前报道的 DEE98 的病例数较少。Vetro 等人在 2021 年报道了 6 例儿童患者,年龄在 1 月龄至 12 岁不等,其癫痫的起病年龄则在出生后 10 天至 8 岁不等。发作类型包括局灶性阵挛性发作、局灶性强直发作、游走性局灶性发作以及全面强直阵挛发作。两名患者因难治性癫痫持续状态所导致的呼吸并发症于出生后 1 年内死亡。其他的症状包括肌张力低下、肢体强直以及四肢轻瘫。多数患者有全面的发育迟滞以及智力障碍。也有患者仅有癫痫发作而无其他伴随症状。Moya Mendez 等人也于 2021 年报道了 7 例携带 *ATP1A2* 基因致病性突变的患者,其临床表现与 Vetro 等人报道的患者类似。

【辅助检查】

患者的脑电图均异常,多表现为多灶性尖波及慢波,1 位患者表现为暴发 – 抑制模式。脑部 MRI 在部分患者中有异常,多表现为薄型胼胝体、脑室扩大、额叶萎缩、小脑萎缩及外侧裂多小脑回等。

【诊断】

患者具有典型癫痫脑病的临床症状,且发现 *ATP1A2* 基因致病性突变时即可确诊。

【鉴别诊断】

DEE98 需要与其他以局灶性癫痫发作、发育迟滞及智力障碍的癫痫脑病相鉴别。

【治疗】

患者的癫痫多为药物难治性,使用多种抗癫痫药物仍然会出现癫痫发作。

【预后】

多数患者的预后较差,多有难治性的癫痫发作以及全面的发育迟滞和智力障碍。但也有部分患者仅有癫痫发作。

【遗传咨询】

目前认为 DEE98 是常染色体显性遗传性疾病,如果父母双方各携带一个 *ATP1A2* 基因的致病变异位点,他们再生育的话,生育健康儿童的概率是 25%,生育同样患儿的概率是 75%;若有一方携带 *ATP1A2* 基因的致病变异位点,生育同样患者的概率为 50%,建议做产前基因检测。目前已报道的 *ATP1A2* 基因致病性突变位点见表 2 - 98 - 1。

表 2 - 98 - 1　目前已报道的 *ATP1A2* 基因致病性突变位点

表型	基因名	突变位点	蛋白改变	致病性
DEE98	*ATP1A2*	NM_000702.4(ATP1A2)c.879C > G	I293M	致病
DEE98	*ATP1A2*	NM_000702.3(ATP1A2)c.1097G > C	G366V	致病
DEE98	*ATP1A2*	NM_NM_000702.4(ATP1A2)c.2723G > A	R908Q	致病
DEE98	*ATP1A2*	NM_000702.4(ATP1A2)c.2336G > A	S779N	致病

 DEE98 病例

【简要病史】

患者女,9 岁,右利手,体重 30 kg。主诉:20 天前不明原因出现发作性全身僵直、意识不清 1 次。2021 年 11 月 23 日夜间入睡半小时后出现左手上举并僵直、全身僵直、双眼上翻、喉咙发声、意识不清,持续数分钟缓解。当地医院考虑为癫痫,未治疗。此后 1 个月内类似症状间断发作 2 次。异常儿童脑电图:睡眠期双侧前、中、后颞、右侧前额、额、左侧枕导可见少量单、连发尖波以及尖慢综合波发放,右侧前、中、后颞导占优势。诊断:癫痫。

【辅助检查】

1.脑电图检查　清醒安静闭目状态下双侧枕区可见 9 ~ 10 Hz 低至中幅 α 节律为主调,调节调幅尚可。睡眠期双侧前、中、后颞、右侧前额、额、左侧枕导可见少量单、连发尖波以及尖慢综合波发放,右侧前、中、后颞导占优势(图 2 - 98 - 1 和图 2 - 98 - 2)。

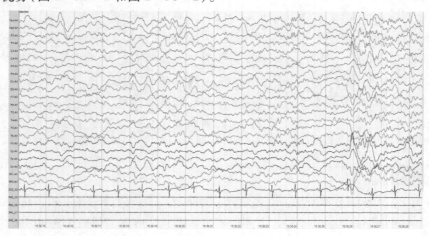

图 2 - 98 - 1　发作间期睡眠状态双侧前、中、后颞、右侧前额、额、左侧枕导可见少量单、连发尖波以及尖慢综合波发放,右侧前、中、后颞导占优势

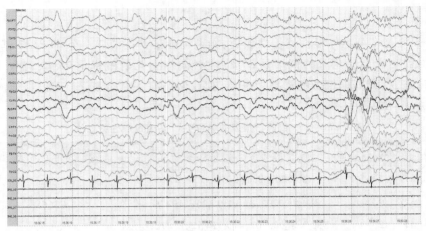

图 2-98-2　发作间期睡眠状态双侧前、中、后颞、右侧前额、额、左侧枕导可见少量
单、连发尖波、尖慢综合波发放,右侧前、中、后颞导占优势

2.基因检测　为进一步明确病因,做了三人家系全外显子基因测序,在患者数据中发现 *ATP1A2* 基因的位于 19 号内含子倒数第 46 位的核苷酸 C 变异为 T[c.2710-46(IVS19)C>T]的替换,该错义变异位于深入研究的无良性变异的外显子功能域(clinvar 无 benign 变异),并且在 clinvar 数据库已确定致病变异。

【诊断】

癫痫;局灶继发全面强直发作;局灶性发作;智力发育迟滞;ATP1A2 相关的 DEE(DEE98 型)。

【治疗及随访】

该患目前口服左乙拉西坦 0.75 g 早晚各 1 次,奥拉西坦 0.4 g 一天两次。目前已一年无发作,但智力和语言发育落后没有改善。

点评

根据患者癫痫发作、智力语言运动发育迟缓的临床表现,符合 DEE 的诊断,有基因检测的适应证。

ATP1A2 基因相关的临床表型比较多,例如家族性偏瘫性偏头痛 2 型(OMIM:602481)、家族性偏瘫性偏头痛 2 型、FARIMPD(OMIM:619602)、儿童交替性偏瘫症 1 型(OMIM:104290)等。DEE98 型是 2021 年 11 月 OMIM 网依据 Vetro 等人 2021 年 5 月在 *Brain* 杂志的一篇报道"ATP1A2 和 ATP1A3 相关的早发癫痫性脑和多微脑回"收录的,clinvar 数据库 2022 年才有致病性的证据,诊断为 DEE98 型。

参考文献 ▶

[1]Moya-Mendez M E, Mueller D M, Pratt M et al. Early onset severe ATP1A2 epileptic encephalopathy:Clinical characteristics and underlying mutations[J]. Epilepsy & behavior:E&B, 2021, 116:107732.

[2]Vetro A, Nielsen H N, Holm R, et al. ATP1A2- and ATP1A3-associated early profound epileptic encephalopathy and polymicrogyria[J]. Brain:a journal of neurology, 2021, 144(5):1435-1450.

(李国艳　邓艳春)

99 发育性和癫痫性脑病 *99* 型（*ATP1A3* 相关性 DEE）

【概念】

发育性和癫痫性脑病 99 型（DEE99；OMIM ID：619606）是一种极为罕见的常染色体显性遗传神经系统疾病，主要的临床症状为早发的癫痫发作、身体发育迟缓以及智力发育障碍。

【致病基因】

DEE99 由 *ATP1A3* 基因致病性突变所致。*ATP1A3* 基因位于 19q13 区带，编码 $Na^+ - K^+ - ATP$ 酶跨膜离子泵的 α-3 催化亚基，该亚基主要分布在中枢神经系统的神经元中，包括基底节、海马和小脑。通过生化研究，Hilgenberg 等人发现 *ATP1A3* 在小鼠皮质神经元中结合 agrin（AGRN）。Agrin 通过与 MUSK 的相互作用介导神经肌肉接头处乙酰胆碱受体的积累，并且它也与大脑发育有关。Agrin 在神经元中结合 ATP1A3 并抑制其活性，使得小鼠皮质神经元的膜去极化和动作电位频率增加，并可能导致癫痫发作。在之前的报道中，携带 *ATP1A3* 基因致病突变的患者常表现出神经性和非神经性特征，通常由发热或其他因素引发的急性发作和阵发性发作，如快速起病的帕金森肌张力障碍症、儿童交替偏瘫、小脑性共济失调、腔静脉畸形、视神经萎缩和感觉神经性听力损失（卡普斯综合征）。直至 2021 年，*ATP1A3* 基因与 DEE99 之间的关系才由 Vetro 等人首次报道，该报道调查了发育性和癫痫性脑病与皮质发育畸形相关的遗传原因，并鉴定出 16 例 *ATP1A3* 杂合突变患者。

【临床症状】

患儿起病年龄小，大多数于婴儿早期发病。主要的临床症状为药物难治性的局灶性及全身性癫痫发作、癫痫持续状态、视神经萎缩、智力及身体发育迟缓，其他特征可能包括低眼压、四肢瘫痪、眼球震颤和呼吸暂停。患儿的发作通常表现为早期的局灶性癫痫发作和全身性强直阵挛发作，严重的发育迟缓、智力障碍和肌张力低下等症状会长期持续存在。在 Vetro 等人的报道中，*ATP1A3* 基因突变的患者在出生到 4 岁之间出现各种类型的癫痫发作，发作类型包括局灶性、多灶性、阵挛性、强直性和全身性强直-阵挛性发作。部分患者于儿童时期死亡，主要死于难治性癫痫持续状态的呼吸系统感染。

【辅助检查】

在 Vetro 等人的报道中，16 名患者的脑电图均异常，显示多灶性放电和背景活动缓慢。其中 1 例患者出现阵发性抑制模式。部分患者的头颅影像学检查提示异常，包括大脑萎缩、多小脑回、脑室扩张和胼胝体变薄。

【诊断】

DEE99 诊断主要依靠基因检测，当发现有患儿出现类似临床症状时，应考虑行基因检测，发现 *ATP1A3* 基因致病突变即可明确诊断。

【鉴别诊断】

需要与其他以早期的局灶性癫痫发作和全身性强直阵挛发作为特点的癫痫脑病相鉴别。

【治疗】

目前尚无对因治疗的方法,仅能针对症状对症治疗,多种抗癫痫药物对患者无明显作用。

【预后】

该病的预后较差,大多数患者有各种形式的癫痫发作,少数甚至出现呼吸暂停。在 Vetro 等人报道的 22 名 ATP1A3/ATP1A2 突变的患者中,7 名患者在儿童期因难治性癫痫持续状态或呼吸系统感染死亡。

【遗传咨询】

目前认为 DEE99 是常染色体显性遗传性疾病,如果父母双方各携带一个 ATP1A3 基因的致病变异位点,他们再生育的话,生育健康儿童的概率是 25%,生育同样患儿的概率是 75%;若有一方携带 ATP1A3 基因的致病变异位点,生育同样患者的概率为 50%,建议做产前基因检测。目前已报道的 ATP1A3 基因突变位点见表 2-99-1。

表 2-99-1 目前已报道的 *ATP1A3* 基因突变位点

表型	基因名	突变位点	蛋白改变	致病性
DEE99	*ATP1A3*	NM_152296.5(ATP1A3):c.2443G > A	E815K	致病
DEE99	*ATP1A3*	NM_152296.5(ATP1A3):c.1081T > C	S361P	致病
DEE99	*ATP1A3*	NM_152296.5(ATP1A3):c.947G > T	G316V	致病
DEE99	*ATP1A3*	NM_152296.5(ATP1A3):c.875T > G	L292R	致病

 DEE99 病例

【简要病史】

患者男,16 岁,右利手,体重 41 kg。因发作性抽搐伴意识不清 13 年,左下肢无力 3 年来诊。患儿首次发作在 3 岁时(2013 年),无诱因突发双眼上翻、口唇紫绀、四肢抽搐、意识不清,持续约 10 分钟缓解。当地医院未给予明确诊断,未做治疗。上述症状分别于 2014 年 6 月、2016 年 10 月各发作 1 次,形式与之前相似。2015 年就诊于西京医院,查 24 hEEG 异常、头颅 MR 正常,诊断为癫痫,给予口服丙戊酸钠缓释片 0.5 g 早晚各 1 次治疗。患者曾自行停药,至今又发病 2 次。近三年来患者经常出现左下肢无力、走路跛行,持续没有好转。患者为第二胎第二产,出生史正常;无高热惊厥史;无中毒、颅脑外伤史;无中枢神经系统感染病史;否认家族及遗传代谢病史;自幼运动、语言、智力发育均明显落后于同龄儿童,小学四年级时辍学。神经系统查体:高级智能差、语言功能差、发音不清、双侧 Babinsiki 征(+)、走路左下肢跛行。

【辅助检查】

1.头颅磁共振 2013 年在兰州行头颅磁共振扫描,报告未见异常,仔细阅片见双侧半卵圆中心和侧脑室后角脑白质少许异常信号(图 2-99-1)。

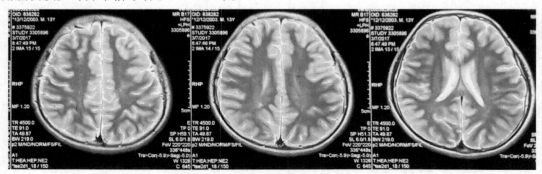

图 2-99-1 头颅磁共振检查见双侧半卵圆中心和侧脑室后角脑白质少许异常信号

2.脑电图监测　清醒期以 9～10 Hz 低至中幅(10～40 μV)α 节律为主调,调节、调幅欠佳。各导可见少量、散在低至中幅 143～297 ms θ 波并可见少量 18～20 Hz β 活动,前头部导显。发作间期右侧前额、额、前、中、后颞导偶见少量单发尖波发放(图 2-99-2～2-99-3)。

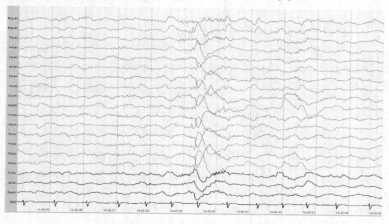

图 2-99-2　发作间期清醒状态右侧前额、额、前、中、后颞导偶见少量单发尖波发放

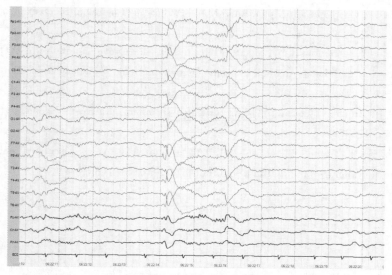

图 2-99-3　发作间期睡眠状态右侧前额、额、前、中、后颞导偶见少量单发尖波发放

3.基因检测　为进一步明确病因,做了三人家系全外显子基因测序,在患者数据中发现 *ATP1A3* 基因的第 16 号外显子的第 2 116 位核苷酸 G > A 的替换(c.2116G > A),导致其编码的蛋白质第 706 位的甘氨酸变成了精氨酸(p.G706R),该错义变异位于深入研究的无良性变异的外显子功能域(clinvar 无 benign 变异),并且在 clinvar 数据库已确定的致病变异。

【诊断】

癫痫;局灶继发全面强直阵挛发作;局灶性发作;智力发育迟滞;ATP1A3 相关的 DEE(DEE 型)。

【治疗及随访】

患者目前服用左乙拉西坦 0.75 g 一天两次,已四年无发作,但仍然说话不清楚、左下肢无力、智力低下。

点 评

根据患者癫痫发作、智力语言运动发育迟缓的临床表现,头颅磁共振脑白质发育异常,符合 DEE 的诊断,有基因检测的适应证。

ATP1A3 基因相关的临床表型比较多,例如儿童交替性偏瘫 2 型(OMIM:614820)、小脑性共济失调、视神经萎缩和感觉神经性耳聋、CAPOS(OMIM:601338)、肌张力障碍 12 型等。DEE99 型是 2021 年 11 月 OMIM 网依据 Vetro 等人 2021 年 5 月在 Brain 杂志的一篇报道"ATP1A2 和 ATP1A3 相关的早发癫痫性脑病和多微脑回"收录的。该患者是 2020 年 11 月做的基因检测,当时对于该基因位点的报告是可能致病,报告是阴性的。在报告再解读时发现了新的表型报告,并且在 clinvar 数据库 2022 年才有致病性的证据,才补充诊断为 DEE99 型。所以,对报告的重新解读非常重要。

另外,该患者的间断性左侧肢体无力,经随访主要是活动不灵活,也可能是肌张力障碍的表现,并且出现的比较晚。

参考文献

[1] Hilgenberg L G, Su H, Gu H, et al. Alpha3Na$^+$/K + – ATPase is a neuronal receptor for agrin[J]. Cell, 2006, 125(2):359 – 369.

[2] Rosewich H, Thiele H, Ohlenbusch A, et al. Heterozygous de – novo mutations in ATP1A3 in patients with alternating hemiplegia of childhood: a whole – exome sequencing gene – identification study[J]. Lancet Neurol, 2012,11(9):764 – 773.

[3] Salles P A, Mata I F, Brünger T, et al. ATP1A3 – Related Disorders: An Ever – Expanding Clinical Spectrum[J]. Front Neurol, 2021,12:637890.

[4] Vetro A, Nielsen H N, Holm R, et al. ATP1A2 – and ATP1A3 – associated early profound epileptic encephalopathy and polymicrogyria[J]. Brain, 2021,144(5):1435 – 1450.

(张楚楚　邓艳春)

100　发育性和癫痫性脑病 *100* 型（*FBXO28* 相关性 DEE）

【概念】

发育性和癫痫性脑病 100 型（DEE100；OMIM ID：619777）是一种极为罕见的常染色体显性遗传神经系统疾病。主要的临床特征是全面性发育迟缓和早发的药物难治性癫痫，并在癫痫发作后显示发育倒退。受影响的个体有共济失调步态或无法行走，智力发育严重受损，通常伴有语言功能缺失。其他特征包括轴性肌张力低下、过度运动、面部畸形和脑成像异常。

【致病基因】

DEE100 由 *FBXO28* 基因杂合致病突变所致。*FBXO28* 基因位于 1 号染色体长臂 42.11 区带，具有 5 个外显子，其编码产物是 F-box 蛋白家族的成员，其特征在于大约 40 个氨基酸的 F-box 基序。SCF 复合物是一种蛋白质泛素连接酶，由 SKP1（OMIM ID：601434），CUL1（OMIM ID：603134）和 F-box 蛋白组成。F-box 蛋白通过 F 盒与 SKP1 相互作用，并且它们能通过其他蛋白质相互作用域与泛素化靶标相互作用。已报道的 9 个 *FBXO28* 基因突变中，2 个错义突变位于 F-box 结构域中。其余 7 个突变，包括 2 个错义突变、3 个移码突变和 2 个无义突变，均位于 5 号外显子，预测为可以逃脱无意义介导的 mRNA 降解，为单倍体功能不全的另一种机制。

【临床症状】

目前 DEE100 报道的病例较少，Amy L Schneider 等人报道了 10 例患者，其中 8 例为新发突变，2 例从未受影响的父母继承（父母为该突变的低水平嵌合突变）。患者年龄 11 个月至 25 岁，2 例死亡，分别在 15 岁和 25 岁。所有患者在 8 月龄至 5 岁之间出现癫痫发作，并且所有患者在癫痫发作前均表现出发育迟缓，其中 6 例患者在癫痫发作后出现发育倒退。患者具有多种类型的癫痫发作，包括婴儿痉挛、热性惊厥、局灶性发作、局灶进展至双侧强直阵挛发作、阵挛、全面强直阵挛发作、失神发作、肌阵挛发作和癫痫持续状态。癫痫发作总体上是持续的，通常每天发生，并且大多数患者通过抗癫痫发作药物治疗无效。患者伴有严重的智力障碍。患者通常无法行走或仅能在协助下行走，并且语言功能缺失。此外，患者还伴有轴性肌张力低下、流口水和吞咽困难，有时伴有误吸。其中 6 例患者需要通过管饲进食。此外，8 名患者伴有运动功能异常，包括共济失调、肌阵挛、过度运动、肌张力障碍、舞蹈症、运动障碍和刻板动作。其他可伴有的临床特征包括肢体肌张力亢进、肢体挛缩、脊柱侧弯或脊柱后凸、痉挛性四肢轻瘫、腱反射消失以及需要吸氧的中枢性呼吸暂停。约半数患者有非特异性和可变性的畸形特征，如获得性小头畸形、小颌畸形、睑裂短、内眦赘皮、眼距过宽、斜视、耳廓大而位置低、鼻梁扁平、嘴唇丰满、高腭弓。

【辅助检查】

脑电图可表现为各种异常，包括无序的背景活动、多灶性棘波发放和睡眠中连续的棘慢综合波活动、多灶性和全面性的棘慢综合波放电、阵发性反应和高幅节律紊乱。大多数患者的脑成像异常，但结果各不相同。MRI 检查结果包括脑容量丢失或脑萎缩伴脑室增大、髓鞘形成延迟、胼胝体变薄和白质丢失，皮质发育畸形（巨脑回畸形、局灶性皮质发育不良和多小脑回）。

【诊断】

患者的诊断主要依靠临床表现结合基因检测,当发现符合 DEE 体征以及 *FBXO28* 基因致病突变时可以确诊。

【鉴别诊断】

需要与染色体 1q41～q42 微缺失综合征、*WDR26* 基因突变导致的癫痫发作、其他伴有面部畸形的综合征(如 KBG 综合征)以及其他癫痫脑病相鉴别。

【治疗】

患者的癫痫发作为药物难治性,多种 ASMs 均效果不佳。

【预后】

就目前已报道的 10 例患者来看,DEE100 预后较差。患者均出现了严重的神经运动发育迟缓和药物难治性癫痫发作,部分患者有运动障碍、语言障碍、吞咽功能障碍(需要管饲)。10 例患者中已有 2 例患者死亡,分别在 15 岁和 25 岁。

【遗传咨询】

目前认为 DEE100 是常染色体显性遗传性疾病,已报道的 10 例患者中 8 例为新生突变,2 例从未受影响的父母继承,其父母为低水平嵌合突变。如果父母中一方携带 *FBXO28* 基因的致病变异位点,他们再生育的话,生育健康儿童的概率是 50%,50% 是患者,建议做产前基因检测。目前已报道的 *FBXO28* 基因致病性突变位点见表 2-100-1。

表 2-100-1 目前已报道的 *FBXO28* 基因致病性突变位点

表型	基因名	突变位点	蛋白改变	致病性
DEE100	*FBXO28*	NM_015176.4(FBXO28):c.191T>G	L64R	致病
DEE100	*FBXO28*	NM_015176.4(FBXO28):c.196G>C	A66P	可能致病
DEE100	*FBXO28*	NM_015176.4(FBXO28):c.972_973delACinsG	R325Efs*	致病
DEE100	*FBXO28*	NM_015176.4(FBXO28):c.1042C>G	R348G	致病
DEE100	*FBXO28*	NM_015176.4(FBXO28):c.1043G>T	R348L	可能致病
DEE100	*FBXO28*	NM_015176.4(FBXO28):c.1063del	I355*	致病
DEE100	*FBXO28*	NM_015176.4(FBXO28):c.1072_1073del	L358*	致病
DEE100	*FBXO28*	NM_015176.4(FBXO28):c.1078A>T	K360*	致病

参考文献 ▶▶

[1] Balak C, Belnap N, Ramsey K, et al. A novel FBXO28 frameshift mutation in a child with developmental delay, dysmorphic features, and intractable epilepsy: A second gene that may contribute to the 1q41-q42 deletion phenotype[J]. American journal of medical genetics Part A, 2018, 176(7): 1549-1558.

[2] Jin J, Cardozo T, Lovering R C, et al. Systematic analysis and nomenclature of mammalian F-box proteins[J]. Genes & development, 2004, 18(21): 2573-2580.

[3] Schneider AL, Myers CT, Muir AM, et al. FBXO28 causes developmental and epileptic encephalopathy with profound intellectual disability[J]. Epilepsia, 2021, 62(1): e13-e21.

(刘 超 邓艳春)

从蛋白质相互作用网络探索发育性和癫痫性脑病的发病机制及大脑的奥秘

人类大脑有 140 亿~860 亿神经元,一个神经元有一个轴突、多个树突,一个神经元大约有 15 000 个树突棘,在有些情况可接受多达 10 万个输入,形成大大小小的网络。大脑就像浩瀚的宇宙,内含大千世界。

癫痫是一种大脑网络疾病。这种网络疾病,不仅仅体现在异常放电是网络样扩散,在第二篇对 100 种 DEE 分子机制的研究中我们发现,癫痫又是一个分子网络病,在大脑这个高度精密、高度自动化、高度复杂的生物化学与电磁化学的系统中,任何一个重要分子的功能异常,都可能打破正常的网络平衡,从而造成不同程度和不同方面的脑功能网络异常。

蛋白质是组成生物体并行使生物功能的重要生物大分子。蛋白质通过相互作用构成网络来参与生物信号传递、基因表达调节、能量和物质代谢及细胞周期调控等生命过程的各个环节。蛋白质相互作用网络(protein – protein interaction,PPI)是以蛋白质作为节点,以参与同一代谢途径、生物学过程、结构复合体、功能关联或蛋白质间的物理接触作为边的网络。目前来讲,蛋白质相互作用网络是被研究最充分的生物分子网络之一,对于理解细胞网络结构及功能,以及疾病发生发展的基础至关重要。

为了探究目前发现的参与发育性和癫痫脑病的基因间是否存在相互作用关系,我们利用 STRING(https://string – db. org)网站对 97 个 DEE 基因进行 PPI 网络构建。置信度为 0.7(Confidence = 0.7),去除离散的蛋白,得到 63 个蛋白的互作网络图。在此图中,我们可以看出主要是由参与 GABA 能抑制性受体、兴奋性谷氨酸能受体、离子通道(钠离子、钾离子和氯离子)以及能量代谢相关的基因构成网络。

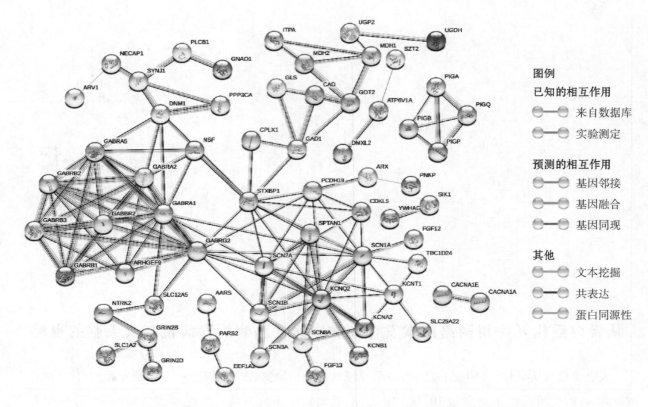

参与发育性和癫痫性脑病的 97 种基因编码蛋白的相互作用网络示意图

人类大约有 20 162 个基因,其中大约 76%(15 331)的基因在人一生的不同时期在脑内表达和起作用。本书从 DEE 入手,按照 OMIM 网上 DEE 相关基因注册的时间排序,学习了 100 个 DEE 相关基因的功能、致病机制、临床表型、治疗和预后等。但我们深信,能够导致 DEE 的基因绝不止这些,有一些基因突变明确能够导致 DEE 但没有以 DEE 的关键词注册,比如可以导致精神智力发育迟滞的基因,相当比例的患者都有癫痫发作,按照 DEE 的定义,这部分患者都符合 DEE 的诊断。将来还会发现更多的 DEE 相关基因,可能不止 100,也不止 1 000。当我们逐一知晓脑内每个基因的功能、变异导致的疾病表现、它们的网络连接时,我们解除 DEE 患者的疾苦的手段是否可能会更多、更全面且精准?离揭开大脑的奥秘是否更近一些?或许我们需要跳出我们自己编织的网才能真正认识人类的大脑,期待这一天的到来。

附 录 常用儿童发育评估量表

1 韦氏智力测试量表【新改版】（儿童）

韦氏学龄前及初小儿童智力测验量表 **2**

3 韦氏儿童智力量表修订版（WISC-R）

绘人测验 **4**

5 儿童适应行为量表

丹佛发育筛查测验 **6**

7 贝利婴幼儿发育量表【BSID】

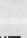